SUSAN E. MULRONEY
ADAM K. MYERS

인체생리학

NETTER'S ESSENTIAL PHYSIOLOGY

2ND EDITION

SUSAN E. MULRONEY
ADAM K. MYERS

인체생리학

NETTER'S ESSENTIAL PHYSIOLOGY

2ND EDITION

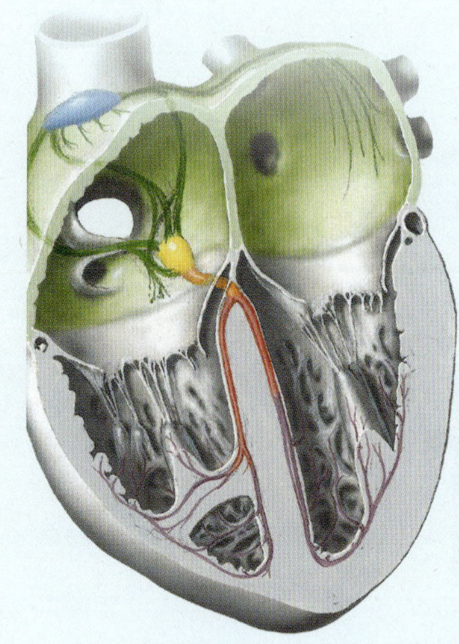

SUSAN E. MULRONEY
ADAM K. MYERS

인체생리학

NETTER'S
ESSENTIAL
PHYSIOLOGY

2ND EDITION

F. Netter M.D.

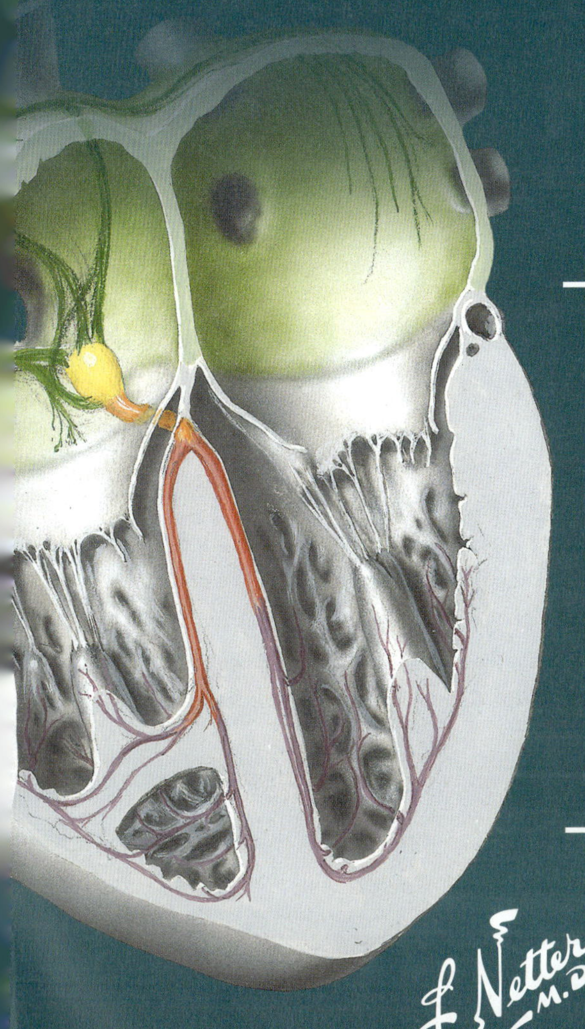

SUSAN E. MULRONEY
ADAM K. MYERS

인체생리학

NETTER'S ESSENTIAL PHYSIOLOGY

2ND EDITION

F. Netter M.D.

대한생리학회 외 공역

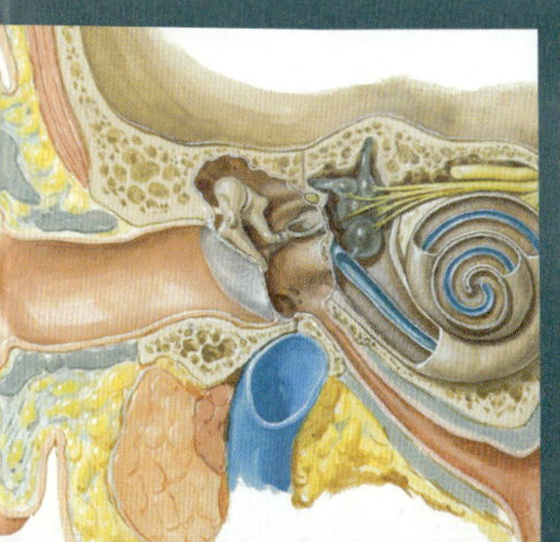
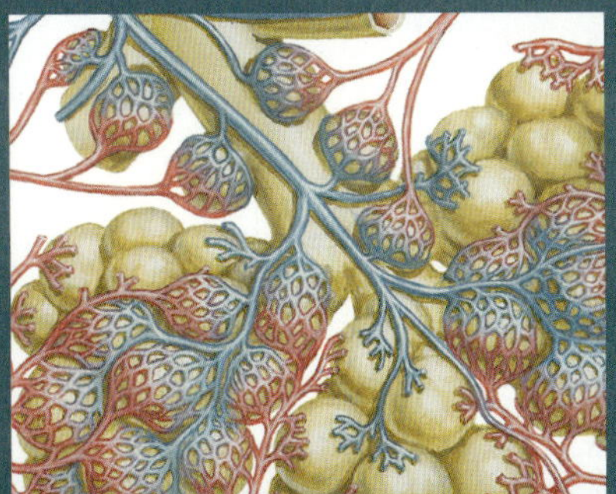
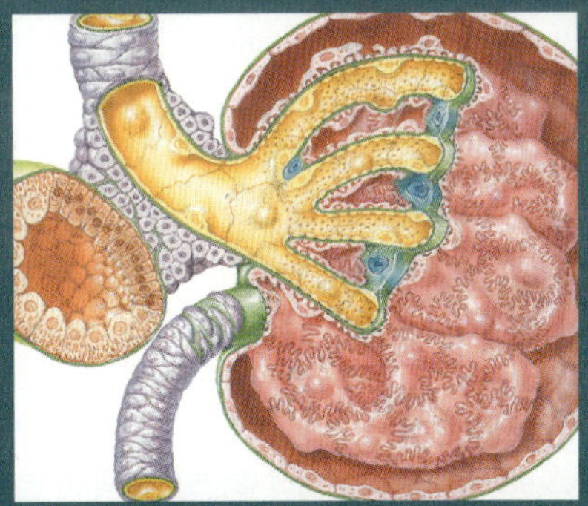
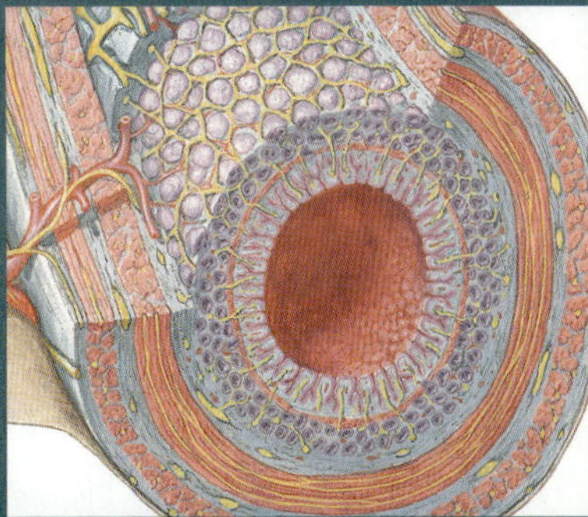

메디컬사이언스
MEDICAL SCIENCE

ELSEVIER

ELSEVIER

Netter's Essential Physiology, 2nd edition
Copyright © 2016 by Elsevier, Inc. All rights reserved.
ISBN: 978-0-3233-5819-4

This translation of *Netter's Essential Physiology*, 2nd edition by Susan Mulroney & Adam Myers was undertaken by Medical Science and is published by arrangement with Elsevier Inc. and Elsevier Korea L.L.C.

인체생리학, 대한생리학회 외
Korean ISBN: 979-11-88877-98-0

Netter's Essential Physiology, 2nd edition by Susan Mulroney & Adam Myers의 번역서는 Elsevier Inc.와 Elsevier Korea L.L.C.와의 계약을 통해 메디컬사이언스에서 출간되었습니다.

Printed in Korea

NETTER'S ESSENTIAL PHYSIOLOGY

SECOND EDITION

SUSAN E. MULRONEY, PhD
Professor of Pharmacology & Physiology
Director, Special Master's Program
Georgetown University Medical Center

ADAM K. MYERS, PhD
Professor of Pharmacology & Physiology
Associate Dean and Assistant Vice President for Special Graduate Programs
Georgetown University Medical Center

Illustrations by
FRANK H. NETTER, MD

Contributing Illustrators
Carlos A.G. Machado, MD
John A. Craig, MD
James A. Perkins, MS, MFA
Tiffany Slaybaugh DaVanzo, MA, CMI

ELSEVIER

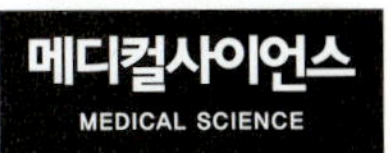

인체생리학

NETTER'S ESSENTIAL PHYSIOLOGY 2ND EDITION

인 쇄 | 2018년 8월 24일 인쇄
발행일 | 2018년 8월 31일 발행

저 자 | Susan E. Mulroney, Adam K. Myers
역 자 | 대한생리학회 외 공역
발행처 | 메디컬사이언스
발행인 | 하재용 외 1명
등록제 | 2016-000295 호
주 소 | 서울시 마포구 성암로 28 (성산동 134-2) 상가 201호
전 화 | **Tel.** 02-6748-3300 **Fax.** 02-6003-1977
이메일 | mspub@mspub.co.kr
홈페이지 | http://www.mspub.co.kr/
정 가 | 40,000원

I S B N : 979-11-88877-98-0

인체생리학 역자명단

편집위원

방효원 중앙대학교 의과대학 생리학교실(책임 역자)
김성준 서울대학교 의과대학 생리학교실
임채헌 울산대학교 의과대학 생리학교실
강동묵 성균관대학교 의과대학 생리학교실
유해영 중앙대학교 적십자간호대학
임인자 중앙대학교 의과대학 생리학교실
박규상 연세대학교 원주의과대학 생리학교실

공역자

김경윤 인제대학교 작업치료학과
강동묵 성균관대학교 의과대학 생리학교실
강신욱 경북전문대학교 작업치료과
고선근 호남대학교 물리치료학과
김계엽 동신대학교 물리치료학과
김보균 가천대학교 응급구조학과
김성준 서울대학교 의과대학 생리학교실
김성호 신구대학교 물리치료과
김연정 경희대학교 간호과학대학
김영화 경일대학교 응급구조학과
김은미 나사렛대학교 응급구조학과
김은정 동신대학교 물리치료학과
김익균 대구가톨릭대학교 약학대학
김익성 동아보건대학교 응급구조과
김인주 동의과학대학교 응급구조과
김지은 충청대학교 간호학과
김진우 대전보건대학교 응급구조과
김현아 한림성심대학교 간호학과
문달주 대구과학대학교 물리치료과
문혜경 호서대학교 간호학과
박규상 연세대학교 원주의과대학 생리학교실
박상웅 을지대학교 응급구조학과
박유진 춘해보건대학교 응급구조과
박정언 위덕대학교 간호학과
박혜숙 제주한라대학교 간호학과
방효원 중앙대학교 의과대학 생리학교실
성동준 건국대학교 스포츠건강학
안은영 마산대학교 작업치료과
염은이 청운대학교 간호학과
유해영 중앙대학교 적십자간호대학
윤중수 경동대학교 임상병리학과
이경완 원광보건대학교 간호학과
이경은 동명대학교 간호학과
이병기 대원대학교 물리치료과
이수현 공주대학교 의료정보학과
이윤미 인제대학교 간호학과
이재민 광주보건대학교 응급구조과
이정상 서영대학교 임상병리과
이준호 대전대학교 응급구조학과
이효정 한국교통대학교 물리치료학과
임인자 중앙대학교 의과대학 생리학교실
임채헌 울산대학교 의과대학 생리학교실
장현철 수성대학교 방사선과
장혜란 중부대학교 간호학과
정동주 호서대학교 임상병리학과
정봉재 한국국제대학교 방사선학과
정영준 구미대학교 물리치료과
주경숙 유원대학교 간호학과
지태정 가야대학교 방사선학과
하승한 충북보건과학대학교 간호학과
한승로 김천대학교 방사선학과
황유진 가천대학교 의용생체공학과

(가나다 순)

We dedicate this book to our families, for their love and support. We dedicate it also to the students of Georgetown University, who are exceptional in their character and their love of learning.

서문 *PREFACE*

인체생리학은 개체와 계통, 기관, 조직, 세포와 여기에서 일어나는 물리 및 화학적 과정 등 다양한 수준에서 인체 기능을 연구하는 학문이다. 생리학은 생물학과 화학, 생화학, 물리학의 개념과 원리가 통합된 복잡한 과학이기에, 생리학의 개념을 제대로 이해하기 위해서는 전통적인 교과서 이외에 강의 이상의 다양한 형태의 학습 방식이 필요하다. *Netter's Essential Physiology* 2판은 이것을 염두에 두고 준비하였다. 이 책에 포함된 다양한 그림과 간결하면서도 요점이 정리되고, 중요한 부분이 강조된 본문은 학생들로 하여금 어렵지만 필요한 부분을 이해하는 데 노력을 집중할 수 있도록 설계되었다. 이 책은 상세한 내용을 담고 있는 교과서라기보다는 필요에 따라 다른 학습 자료와 같이 활용하면서 생리학에서 꼭 필요한 부분을 스스로 학습할 수 있도록 하는 참고서이다.

이 책은 생리학 모든 분야를 가르치도록 고전적인 순서로 구성되어 있다. 체액 구분과 물질이동 기전, 세포생리학으로 시작하여 신경생리학과 심혈관생리학, 호흡생리학, 콩팥생리학, 위창자생리학, 내분비생리학으로 진행된다. 이 책은 학습자에게는 매우 큰 시각적 도움을 줄 것이다. 각 절에는 고인이 된 Frank Netter의 위대한 그림으로 구성되어 있으며, Carlos Machado와 John Craig, James Perkins, Tiffany DaVanzo 등이 이 그림들을 보다 최신 작품으로 수정하였다.

두 번째 판에는 지난 몇 년 동안 학생들과 강사의 피드백을 토대로 몇 가지 내용을 확장하고 일부 영역을 명확하게 하였다. 정보를 추가하는 것 외에도, 내용을 강화하고 병리생리학적 맥락을 제공하는 데 도움이 되는 많은 임상 관련 자료를 추가하였다. 심혈관계통 내용을 보완하기 위해 우리는 중요한 주제인 지혈과 혈액응고를 포함하는 새로운 장인 '혈액'을 추가하였다. 이번 판의 변경 사항 및 추가 사항은 *Netter's Physiology Flash Cards* 2판에 통합되어 있다.

대다수 대학에서 사용하는 발전되고 통합된 교육과정에 생리학과 세포생물학, 해부학이 도움이 됨을 인식하여 해부학 및 조직학에 관련된 일반적인 그림을 상당수 포함시켰다. 본문을 읽고, 그림을 이해하고 복습문제를 활용함으로써 학생들은 각 분야의 중요한 개념에 익숙해지고, 의학 및 치의학, 학부 상급과정, 간호학에서 요구되는 인체생리학의 필수 지식을 습득하게 될 것이다. 양이 너무 많은 교과서는 매우 유용한 참고 자료이기는 하지만 대부분은 학생들이 읽지 않는다. 우리는 이 책을 통해 학생들이 생리학이라고 하는 매혹적인 분야를 철저하게 배울 수 있도록 많은 도움과 영감을 줄 수 있기를 희망한다.

Susan E. Mulroney, PhD
Adam K. Myers, PhD

역자서문 TRANSLATOR INTRODUCTION

인체생리학은 생물과 물리, 화학 지식을 바탕으로 세포와 조직, 기관, 계통 나아가 온전한 개체 즉 인체 기능을 연구하는 학문이다. 생리학은 의학을 전공하는 학생 이외에도 의학과 관련된 학문분야를 공부하는 학생에게도 매우 중요한 과목이다. 하지만 생리학은 구조와 기능 원리가 통합된 복잡한 과학이므로 이를 제대로 이해하기 위해서는 구조적인 부분에 대한 기본적인 지식도 요구되고 있다. 이 책은 이러한 부분을 어느 정도 해결할 수 있는 얼마 되지 않은 좋은 교재라고 생각한다.

이 책의 특성은 전통적인 해부학 교재에 사용되고 있는 Frank Netter의 그림을 사용하고 있기에 해부학적인 부분이 많이 보완되고 있어, 의학 관련 학과에서 생리학을 공부하고자 하는 학생이 이 책만으로도 구조와 기능에 관한 지식들을 충분히 습득할 수 있을 것으로 생각된다. 본문을 읽고, 그림을 이해하고 복습문제를 활용함으로써 학생들은 각 분야의 중요한 개념에 익숙해지고, 학부 상급과정과 간호학에서 요구되는 인체생리학의 필수 지식을 습득하게 될 것이다.

이 책의 이러한 특성을 살려 의학 전공이 아닌 학생들의 생리학 공부에 도움을 주고자 대한생리학회 차원에서 1여 년간에 충실한 번역과 감수 과정을 거쳐 이 책을 완성하게 되었다. 번역은 가급적 원본의 내용을 충실히 전달하고자 노력하였으며 일부는 역자들의 교육 경험을 살려 보다 쉽게 표현하였다.

한 가지 아쉬운 점은 이 책에 사용한 한글 의학용어가 아직 제대로 정립되지 않아서 다소 혼동스러운 부분이 있다. 이 책에 사용한 한글용어는 의협용어 5.5판에서 제시하고 있는 용어를 가급적 사용하였고, 다소 적절하지 않은 용어의 경우는 전통적 생리학 용어를 사용하였다.

연구와 교육에 바쁜 와중에도 이 책의 완성을 위해 번역 작업에 참여해 주신 대한생리학회 소속 강동묵, 김성준, 박규상, 유해영, 임인자, 임채헌 교수님들과 감수에 참여해 주신 많은 교수님들 그리고 메디컬사이언스 관계자 분들께도 감사를 드린다.

끝으로 저자들의 저술 의도가 독자에게도 제대로 전달되어, 이 책을 통하여 각자의 공부와 연구에 큰 도움을 받기를 기대하며, 이 책이 나오기까지 물심양면으로 애쓰며 도움을 주신 많은 분들의 노고에 감사를 드린다.

2018년 8월
대표역자

목차 CONTENTS

1 절

세포생리학 및 체액 항상성, 세포막 물질이동

CELL PHYSIOLOGY, FLUID HOMEOSTASIS, AND MEMBRANE TRANSPORT

생리학(physiology)은 전체 유기체를 지원하기 위해 신체 각 계통이 개별적으로 그리고 어떻게 함께 작동하는가에 대한 연구이다. 의학은 생리학 원리의 적용이며, 이러한 원리를 이해하면 질병 발전에 대한 통찰력을 얻게 된다. 각 계통이 어떻게 작동하는지를 더 자세히 배우면서 "조절"과 "통합"이라는 용어를 지속적으로 익히게 될 것이다. 개체를 구성하는 요소의 상호작용 때문에 생리학 분야는 지속적으로 확대되고 있다. 다른 요인을 조절하는 유전자와 분자, 단백질에 대해 더 많은 것을 알게 될수록, 생리학 법칙은 정적인 것과 거리가 멀다는 것을 알 수 있다. 새로운 발견은 우리에게 매우 복잡한 유기체가 어떻게 존재하는지, 그리고 병태생리가 발생할 때 우리가 중재할 수 있는 방법에 대해 더 많은 통찰력을 준다. 이 절에서는 인체 각 체계의 필수적인 요소를 공부한다. 포괄적인 것보다는 각 계통을 조절하고 통합하는 원칙을 확실하게 이해하는 데 중점을 둔다.

1장 세포와 체액 항상성

The Cell and Fluid Homeostasis

세포 구조와 구성 *CELL STRUCTURE AND ORGANIZATION*

유기체는 원시바다에 떠다니는 단일세포로부터 진화하였다(그림 1.1). 다세포 생물이 존재하는 방식을 이해하는 열쇠는 단일세포가 외부환경에 직접 노출되었을 때, 유일한 장벽인 반투막만으로 일정한 세포내액 환경을 유지하는 방법을 이해하는 것이다. "바다"로부터 영양분은 통로 혹은 구멍을 통해 농도경사를 따라 확산되어 세포로 들어오고, 노폐물은 세포외배출을 통해 세포 밖으로 운반된다. 이 간단한 시스템에서 외부환경이 바뀌면(예: 과도한 열과 해수의 증발로 인해 염분이 증가하거나 수온이 변경된 경우) 세포는 적응하거나 혹은 소멸한다. 다세포 생물로 진화하기 위해 세포는 세포내 환경을 보다 잘 조절할 수 있도록 외부 환경에 대해 추가적인 장벽을 만들었다.

다세포 생물에서 세포는 분화를 하고, 독특한 세포내 단백질과 대사 체계, 생성물을 만든다. 비슷한 성질을 가진 세포들은 모여서 조직과 장기(세포 → 조직 → 장기 → 계통)를 만든다.

다양한 조직은 지지와 운동을 담당(근육조직)하기도 하고, 전

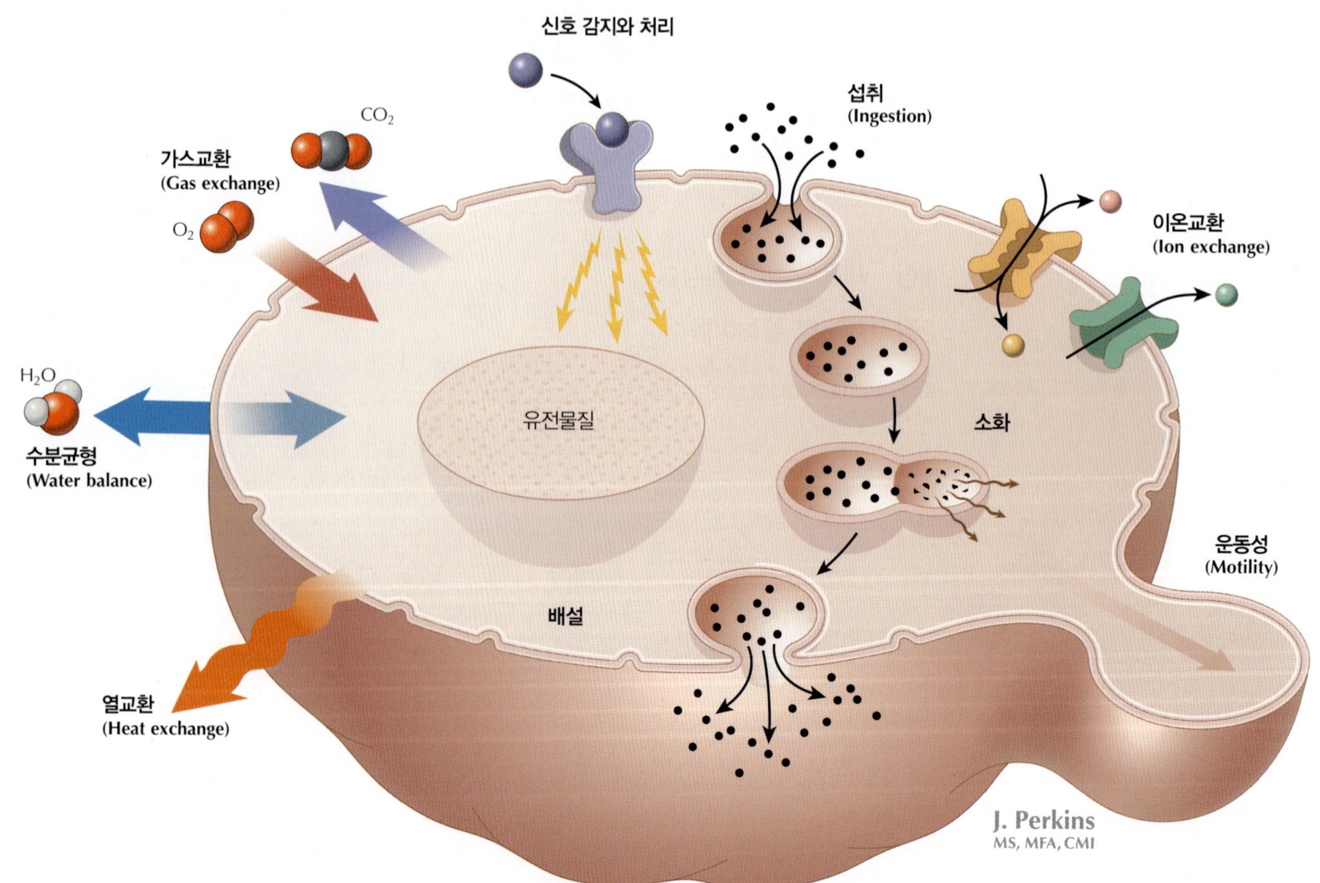

그림 1.1 원시바다에 담겨 있는 세포 최초 단세포 생물은 기본적인 기능을 수행하고 그들이 접하고 있는 외부 환경 변화에 적응할 수 있어야 했다. 반투막 세포막은 확산과 세포내섭취(endocytosis), 세포외배출(exocytosis), 단백질운반체 등을 이용하여 세포내로 영양분을 제공하는 과정이 가능하도록 해서 항상성이 유지되도록 한다.

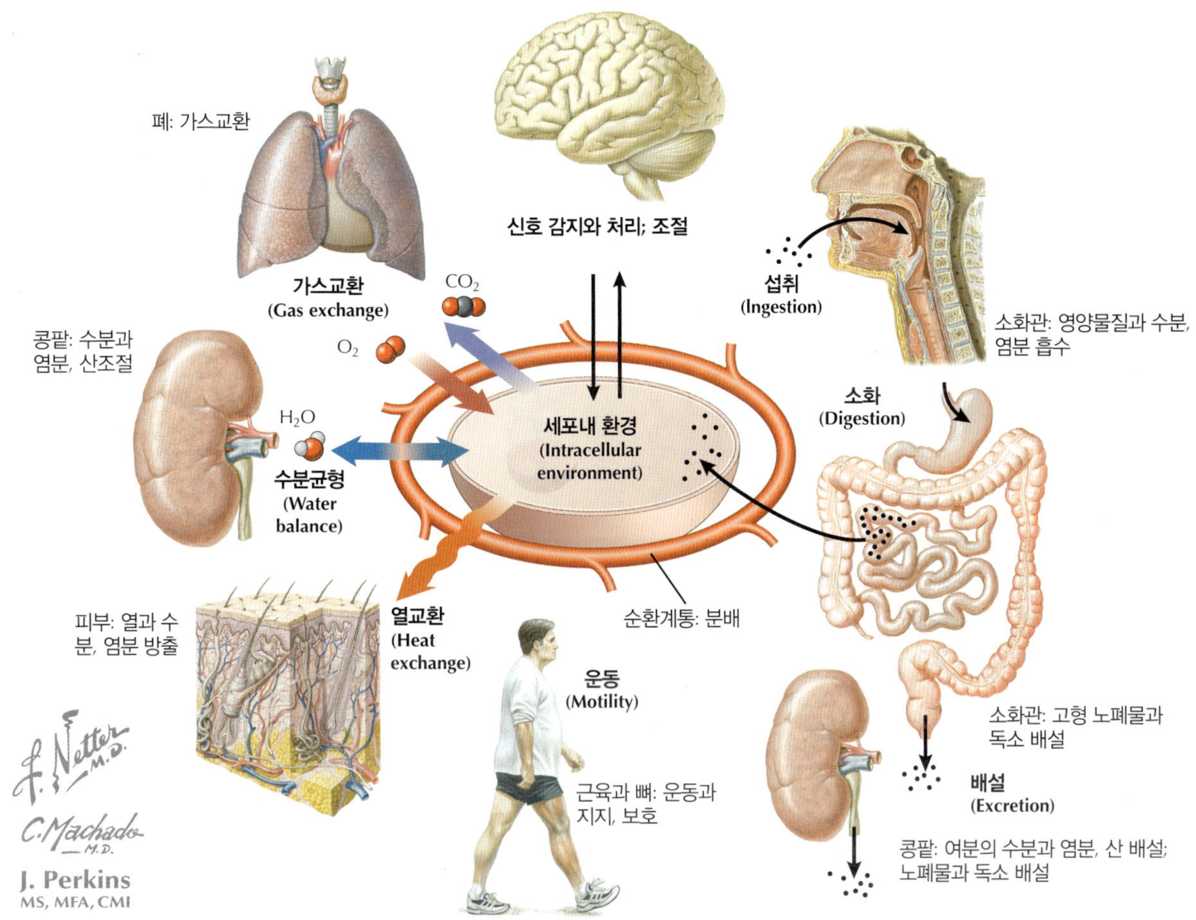

그림 1.2 **외환경 완충** 다세포 생물에서 세포의 안정된 환경을 유지하기 위해 여러 계통기관이 통합적으로 작용하는 기전은 단세포 개체에서 관찰되는 기본적인 항상성 조절기전과 동일하다. 이러한 계통들에 의해 세포는 특별한 기능을 수행할 수 있으며 또한 계통을 보호하는 역할도 하고 있다.

기흥분을 만들어 전도(신경조직)하며, 물질을 분비하고 흡수(상피조직)하고, 다른 세포를 결합(결합조직)시킨다. 이러한 조직들이 모여서 다른 세포를 제어(신경 및 내분비 계통)하고, 영양분 공급 및 노폐물의 지속적인 배설(호흡 및 위창자계통)을 담당하며, 영양분을 순환(심장혈관계통)시키고, 필요한 체액과 전해질을 여과 및 감시(콩팥계통)하며, 구조적 지지(골격계통)를 제공하고, 전체 구조를 보호하는 장벽(피부계통)을 만든다(그림 1.2).

세포막 *CELL MEMBRANE*

인체는 특정 기능을 수행하는 다양한 세포 소기관(예: 사립체, 과립 및 무과립 세포질그물, 골지체)을 포함하는 진핵세포(진정한 핵을 가진 세포)로 구성되어 있다. 핵과 세포 소기관을 가진 세포는 다양한 양의 당지질과 콜레스테롤, 단백질을 함유하고 있는 지질 이중층으로 구성된 **원형질막(plasma membrane)**으로 둘러싸여 있다. 지질 이중층은 인지질의 소수성 지방산 꼬리가 막 중앙을 향하고 친수성 극성 머리 그룹이 세포외 또는 세포내 공간을 향하고 있다. 막 유동성은 인지질내에 포함된 짧은사슬의 불포화지방산 양에 의해 주로 결정된다. 지질 이중층에 콜레스테롤이 혼입되면 유동성이 감소한다(그림 1.3). 이중층은 지용성인 소수성 내부 영역에 의해 에탄올과 같은 작은 소수성 용질이 확산될 수 있는 투과성을 보이지만, 물(양쪽에 존재)에 대해서는 효과적인 장벽으로 작용할 수 있도록 한다.

다양한 세포기능에 관여하는 막은 지질 이중층에 삽입된 다양한 단백질 때문에 실제로 **반투막(semipermeable)**으로 작용한다. 단백질은 이온통로 및 리간드수용체, 결합분자, 세포인식 표시자 등의 기능을 한다. 막을 가로지르는 이동은 수동 또는 능동 기전을 통해 일어나며, 막 구성과 용질의 농도경사, 운반단백질 가용성 등에 의해 결정된다(2장 참조). 유동성 혹은 단

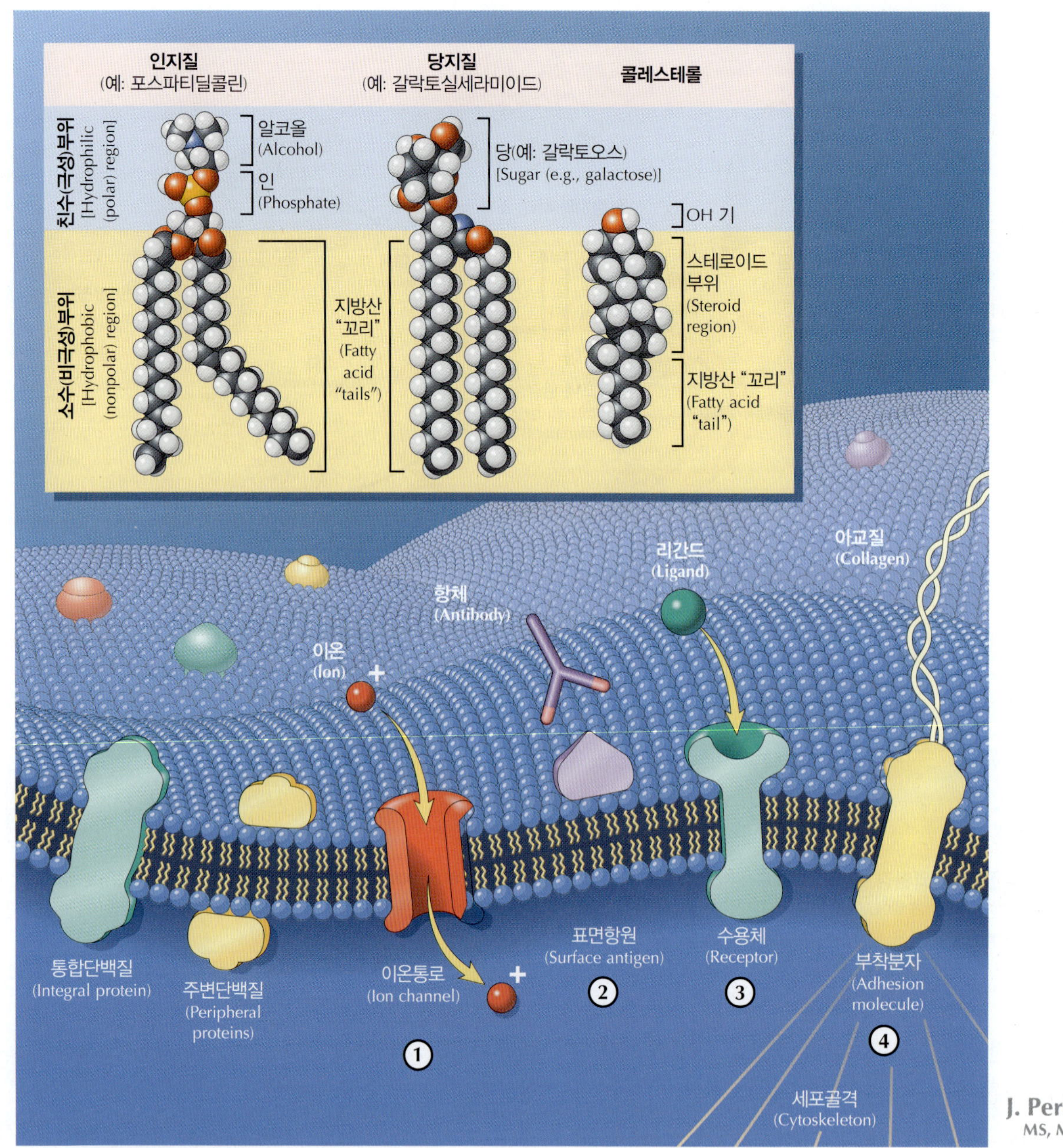

그림 1.3 **진핵세포 형질막** 형질막은 소수성 말단이 안쪽을 향하고 친수성 말단이 바깥쪽으로 향한 지질 이중층이다. 막의 주요 성분은 인지질과 당지질, 콜레스테롤이다. 다양한 단백질이 세포막에 존재하며 *(1)* 이온통로 및 *(2)* 표면 항원, *(3)* 수용체, *(4)* 부착 분자로서 기능을 하고 있다.

백질 농도와 두께가 변경되어 막 온전함이 손상되면 이동과정 역시 손상된다.

체액 구획: 크기 및 구성 요소 *FLUID COMPARTMENTS: SIZE AND CONSTITUTIVE ELEMENTS*

체액 구획 및 크기 *Fluid Compartments and Size*

전형적인 성인 신체는 약 60%가 물이어서, 체중이 70 kg인 사람에서 물은 약 42 L 정도이다(그림 1.4). 모든 체액 구획의 실제 크기는 신체 크기와 체질량 지수를 비롯한 다양한 요소에 따라 다르다. 정상적인 70 kg 성인의 경우:

- **세포내액(intracellular fluid, ICF)**은 **총체액량(total body water, TBW; 28 L)**의 2/3이며, **세포외액(extracellular fluid, ECF)**은 TBW의 나머지 1/3 (14 L)을 차지한다.
- ECF 구획은 *혈장(plasma*; 즉, 적혈구가 없는 혈액)과 **사이질액(interstitial fluid, ISF)**으로 구분되며, 이는 세포가 담겨 있는 체액 공간을 의미한다. 또한 뼈와 결합조직 내에도 수분이 존재한다. 혈장은 ECF의 1/4 (3.5 L)을 차

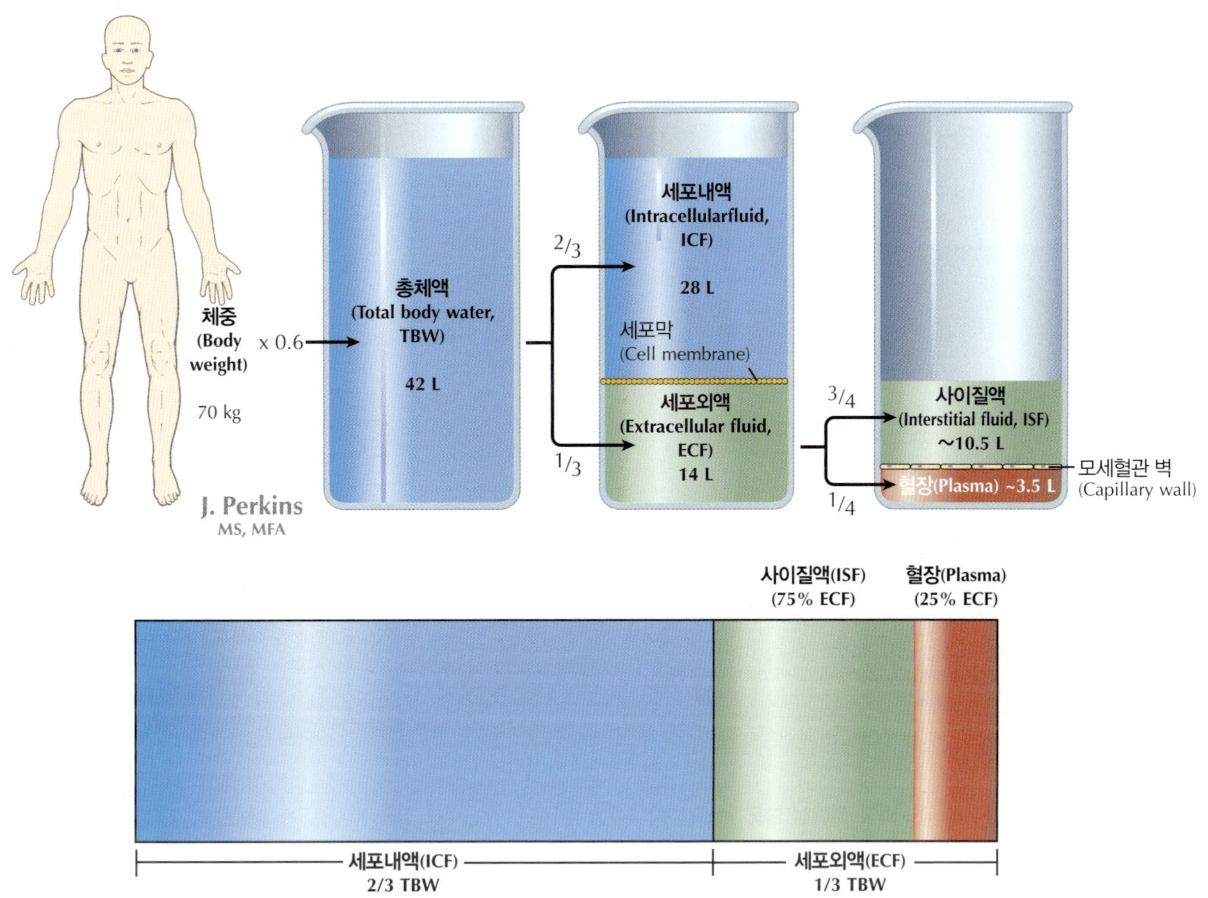

그림 1.4 **체액 구분** 정상적인 조건에서 인체 총체액량(TBW)은 체중의 약 60%이다. TBW의 대부분(2/3)은 세포내액(ICF)이고 1/3은 세포외액(ECF)이다. ECF는 혈장 및 사이질액(ISF)으로 구분한다.

지하고, ISF는 ECF의 나머지 3/4 (10.5 L)을 차지한다.

> **TBW** 양은 연령과 신체 유형에 따라 다르다. 급성장하는 영아에서 TBW는 체중의 약 75%이며, 노인에서는 비율이 낮다. 또한 체지방도 중요한 역할을 한다. 비만한 사람은 같은 연령의 보통 사람보다 TBW가 낮으며, 일반적으로 여성도 동일 연령의 남성보다 TBW가 낮다. TBW 양은 특히 약물 용량과 관련이 높다. 약물 종류에 따라 지용성이 다르기 때문에, 체지방과 비례하는 체액 구성은 약물 유효 농도에 영향을 줄 수 있다(그림 1.5).

세포내 및 세포외 구획 *Intracellular and Extracellular Compartments*

세포내 및 세포외 구획은 세포막에 의해 분리되어 있다. ECF 내에서 혈장과 ISF는 모세혈관 내피와 바닥막에 의해 분리된다. ISF는 세포를 둘러싸고, 세포 및 혈장과 밀접하게 접촉하고 있다.

ICF는 ECF와 서로 다른 용질 농도를 보이고 있다. 이러한 현상은 주로 나트륨-칼륨-ATPase (Na^+/K^+ ATPase, 또는 "나트륨 펌프")로 인해 ECF에는 Na^+이 높게, ICF에는 K^+이 높게

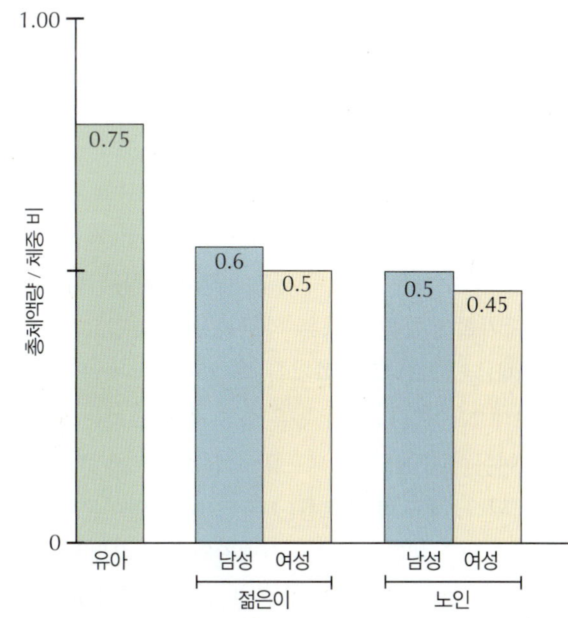

그림 1.5 **체중에 따른 총체액량** 정상적인 조건에서 총체액량(TBW)은 체지방 양에 영향을 가장 많이 받으며, 유아 및 남성의 경우 체중에 대한 TBW 비율이 더 높다. 노화로 근육량이 줄면 비율이 감소한다.

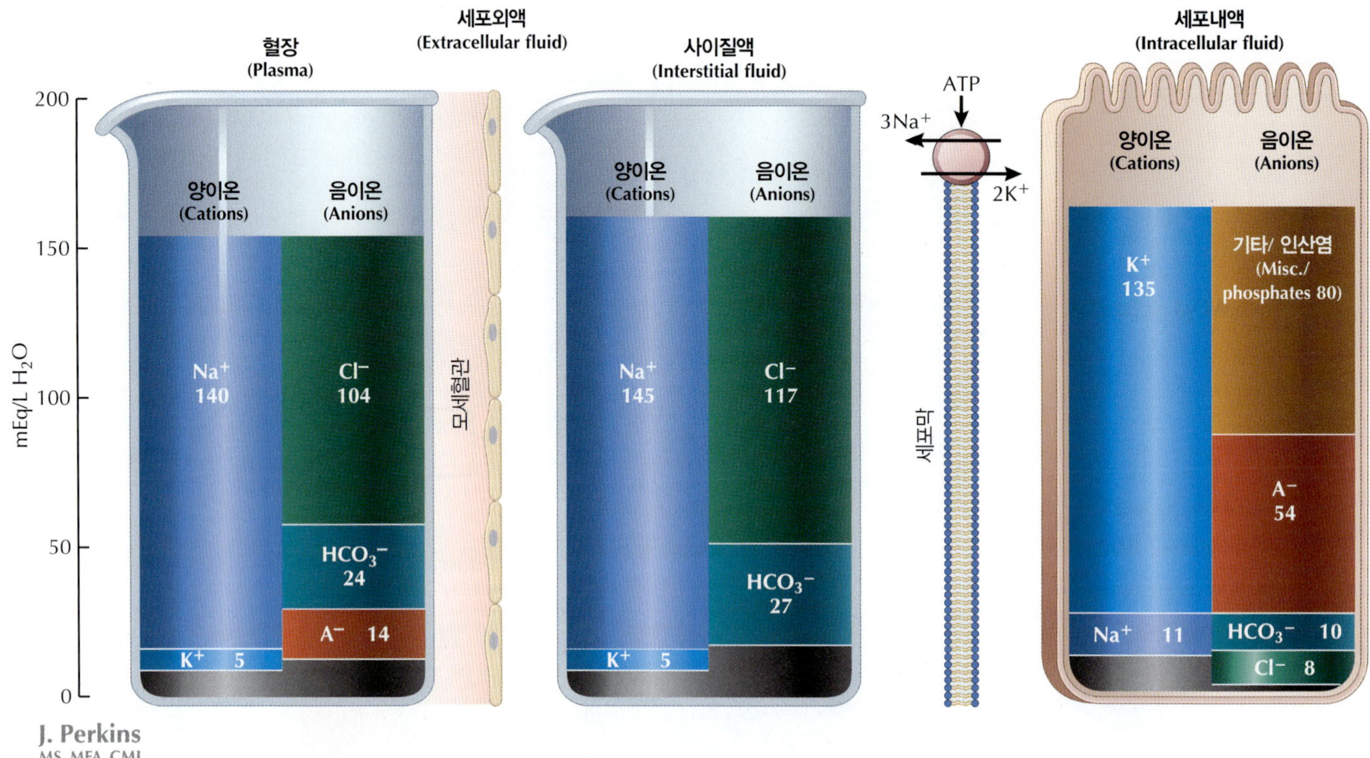

그림 1.6 세포내액과 세포외액 전해질 농도 세포외액의 주요 양이온은 Na^+이고, 세포내액 주요 양이온은 K^+이다. 이러한 차이는 바닥가쪽막에 존재하는 Na^+/K^+ ATPase에 의해 유지된다. 이 ATPase는 세 개의 Na^+을 세포 밖으로 퍼내며 대신 두 개의 K^+을 세포내로 이동시킨다. 각 구획에서 양과 음 전하는 서로 다른 이온에 의해 균형이 유지된다(값은 근사치임.) . A^-, 단백질.

유지되기 때문이다(그림 1.6). 상이한 용질 농도 유지에는 세포외 공간과 세포내 공간을 분리하는 세포막의 선택적 투과성도 매우 중요하다. 우리 몸의 양이온과 음이온은 균형을 이루고 있으므로, 각 구획 양전하 수는 음전하 수와 같다(그림 1.6 참조). 세포막을 가로지르는 이온 흐름은 전하와 용질 농도 경사 모두에 의존하므로, 전반적인 환경은 **전기화학평형(electrochemical equilibrium)** 유지에 의해 제어된다.

우리 몸에서 체액 삼투압농도(용질의 총 농도)는 ~290 milliosmole (mOsm)/L(일반적으로 계산 시 300 mOsm/L로 반올림 됨)이다. 이 수치는 모든 구획의 체액에 적용된다(그림 1.6 참조). 바닥가쪽막에 존재하는 나트륨ATPase펌프(거의 모든 세포에 존재)는 세포내/외 환경을 확립하고 유지하는 데 중요하다. 세포내 Na^+은 ECF의 높은 Na^+과 비교하여 낮은 농도(Na^+의존이동에서 Na^+을 세포내로 움직이도록 하는 운동력임)로 유지된다. **세포외 나트륨**(소량의 다른 양이온과 함께)은 염소 및 중탄산 음이온, 음이온 단백질과 균형을 이루고 있다. 대부분의 경우 혈장과 ISF 사이 용질 농도는 혈관내에만 머물러 있는 단백질(A^-로 표시, 정상 상태에서는 모세혈관막을 통과할 수 없음)을 제외하고는 유사하다. 높은 ECF Na^+ 농도는 세포내로의 Na^+ 이동뿐만 아니라 많은 다른 이동 과정에도 관여한다.

세포내 가장 많은 양이온은 *칼륨이온*이며 인산염과 단백질, 기타 소량의 다른 음이온들과 균형을 이루고 있다. 나트륨과 칼륨, 염소는 매우 높은 농도 경사를 보이기 때문에 이들 이온은 농도경사에 따라 수동이동이 일어난다. 특정 K^+통로를 통해 세포 밖으로 칼륨이 누출되는 것이 안정막전위 형성에 핵심 요소이다. 세포막을 가로 지르는 다양한 나트륨 및 칼륨, 염소 등의 농도 차이도 막전위 생성에 중요하다(3장 참조).

삼투압농도(osmolarity)는 용액 1리터당 존재하는 용해된 입자 수를 의미한다. 설탕과 같은 비전해질의 경우, 물질 1 millimole (mmol)은 1 mOsm 용액과 동일하다. 그러나 전해질의 경우는 해리된 각각의 분자를 고려해야 하므로 NaCl의 1 mM 용액은 2 mOsm/L 용액과 같고, 1 mM $CaCl_2$ 용액은 3 mOsm/L 용액과 같다. 또한 용액은 정상 혈장 삼투압농도(300 mOsm/L)와 비교하여 등삼투압(isosmotic, ~300 mOsm/L) 또는 저삼투압(hypo-osmotic, <300 mOsm/L), 고삼투압(hyperosmotic, >300 mOsm/L)으로 구분한다.

삼투 및 스탈링힘, 체액 항상성 *OSMOSIS, STARLING FORCES, AND FLUID HOMEOSTASIS*

삼투 *Osmosis*

세포막은 **선택적 투과성(반투막, semipermeable)**을 보이므로, 일부 분자(전부는 아님)가 통과할 수 있음을 의미한다. 조직 세포막은 특정 용질에 대한 투과성이 다르다. 조직 특이성은 콩팥단위(nephron)(18장과 19장 참조)를 통한 세포 용질 투과성 변화에서 볼 수 있듯이 조직 기능에 매우 중요하다. 막 양쪽에 존재하는 요소는 구획 사이의 물과 용질 이동을 억제하거나 혹은 용이하게 한다. 이러한 요인에는 다음과 같은 것들이 있다:

- 특정 용질 농도. 막 한쪽 면에 있는 용질 농도가 높을수록 확산에 의해 다른 쪽으로 용질이 더 잘 이동한다.
- 용질의 전반적인 농도. 한쪽 삼투압농도가 높을수록 물을 이 공간으로 "끌어당김"(물의 확산)으로서 삼투압이 만들어지도록 한다.
- 단백질 농도. 단백질은 세포막을 투과할 수 없기 때문에 단백질은 단백질 농도가 더 높은 공간으로 물을 "끌어 당김"으로써 삼투압(oncotic pressure)을 만든다.
- 정수압은 특정 공간으로부터 물을 "밀어내는" 힘을 의미한다(예: 모세혈관 정수압이 ISF 정수압을 초과할 경우 모세혈관에서 ISF로 물이 이동).

용질이 막 투과성을 보이면, 용질 **확산(diffusion)**은 농도경사를 따라 일어난다(2장 참조). 그러나 용질이 막 투과성이 없는 경우, 용매(이 경우 물)는 농도경사(물의 농도경사)가 평형에 도달할 때까지 용질 농도가 더 높은 공간으로 막을 가로질러 "당겨"진다. 확산에 의해 막을 가로지르는 물의 움직임을 **삼투(osmosis)**라고 하며, 막 투과성은 용질 확산이 일어날지 혹은 삼투(수분 운동)가 일어날지를 결정한다. 불투과 용질의 농도 차이는 ECF와 ICF 사이 **삼투평형(osmolar equilibration)**을 달성하기 위해 얼마나 많은 물이 막을 통과해야 하는지를 결정한다.

> 용액의 삼투압농도는 용해된 입자의 농도를 나타내며 용액은 다른 용액에 비해 저삼투압 혹은 등삼투압, 고삼투압으로 구분할 수 있다. 2종류의 등삼투압 용액을 사이에 두고 일어나는 액체 이동은 막의 용질에 대한 투과성에 의해 좌우된다. 단당류 설탕은 세포막에 불투과성이므로, 혈장(ECF)에 주입하면 ECF 구획에 머문다. 따라서 300 mOsm/L 설탕용액은 300 mOsm/L 정상 삼투압농도를 갖고 있는 세포와 등장성이므로 액체 이동이 일어나지 않는다. 300 mOsm/L 이상의 설탕용액은 고장성이며, 300 mOsm/L 미만의 설탕용액은 정상 세포 삼투압농도에 비해 저장성이다. 불투과성 용질과는 달리, 요소와 같은 투과성 용질은 평형에 도달할 때까지 세포내로 자유롭게 확산된다. 따라서 300 mOsm/L 요소용액은 등삼투압임에도 불구하고 저장성 용액으로 작용한다. 이 용액을 ECF에 주입하면 ICF 구획은 확장된다.

삼투는 **삼투압(osmotic pressure)**이 있을 때 발생한다. 삼투압은 삼투에 의해 반투막을 통한 액체 이동을 방지하는 데 필요한 정수압과 같다. 이 개념은 **이상적인 반투막(ideal semipermeable membrane)** 양면에 다른 농도의 용질을 지닌 용액을 넣은 U형 튜브를 사용하여 설명할 수 있다(즉, 물은 막을 투과하지만 용질은 투과하지 못한다. 그림 1.7A).

불균등한 용질 농도 때문에, 액체 이동을 억제하는 중력(정수압)에 반하여 액체는 더 높은 용질 농도(관 오른쪽) 쪽으로 **정수압(hydrostatic pressure)**과 **삼투압(osmotic pressure)**이 같아질 때까지 이동한다. 이 예에서 평형상태에 도달하면 용질 농도는 거의 같아지지만 수위는 동일하지 않으며 물 이동에 의해 삼투압이 만들어진다(그림 1.7B).

혈장에서 단백질 존재는 정수압(혈관 밖으로 여과)에 반대하는 상당한 **교질삼투압(oncotic pressure)**을 만들며 이것은 **모세혈관의 유효한 삼투압(effective osmotic pressure of the capillary)**으로 작용한다.

스탈링힘 *Starling Forces*

스탈링힘을 구성하는 주 요소는 교질삼투압 및 정수압이다. 스탈링힘은 모세혈관 벽을 가로질러 수분 움직임을 제어하는 압력이다. 모세혈관 밖으로 물의 순 움직임을 **여과(filtration)**라고 하며, 모세혈관내로 순 움직임은 **흡수(absorption)**라고 한다. 그림 1.8에서 볼 수 있듯이 4개의 힘이 수분 이동을 조절한다.

- **모세혈관 정수압(capillary hydrostatic pressure)**인 HP_c는 모세혈관 밖으로 이동하도록 하는 힘이며 심장에 의해 발생된 동맥압과 정맥압에 영향을 받는다.
- π_c는 **모세혈관 교질삼투압(capillary oncotic pressure)**이며 모세혈관 밖으로의 여과에 반하는 힘이며 혈액내 단백질 농도에 따라 결정된다. 모세혈관에서 유일하게 효과적으로 교질삼투압을 만들 수 있는 것은 혈관벽에 대한 투과성을 가지고 있지 않은 단백질이다.
- P_i는 **사이질 정수압**으로 모세혈관 밖으로의 여과에 반하는 힘이지만, 일반적으로 그 크기가 매우낮다.

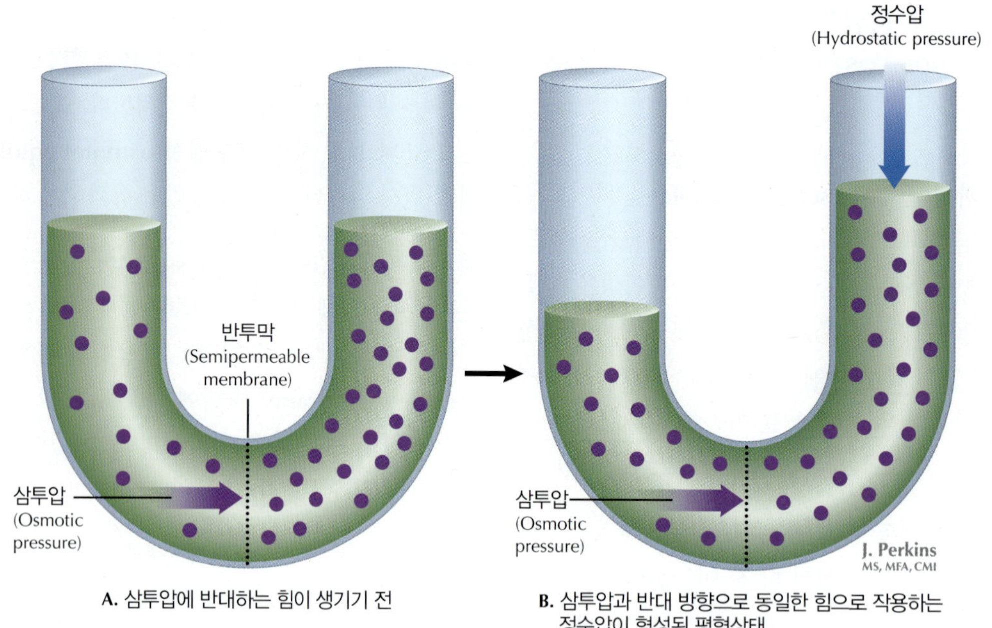

그림 1.7 삼투와 삼투압 반투막에 의해 "U관"의 두 구획이 분리되어 있으면, 수분은 막을 통과하여 더 높은 용질 농도 쪽으로 움직이며**(A)**, 용질은 거의 평형에 도달하게 되고, 관 양쪽 사이에 존재하는 정수압에 반하는 삼투압이 발생한다**(B)**. 혈관에서 정수압은 중력과 심장 수축에 의해 발생되며 삼투압은 정수압에 대항하는 데 필요한 힘이다. 삼투압은 막 양면에서 용질 농도를 균등하게 되도록 한다. 교질삼투압(π)은 불투과성 단백질에 의해 생성되는 삼투압이다. 혈장의 교질삼투압은 모세혈관에서 효과적으로 작용하는 삼투압이다.

- π_i는 **사이질액 교질삼투압(interstitial hydrostatic pressure)**으로 모세혈관 밖으로 이동하도록 하는 힘이지만, 정상 상태에서는 모세혈관 밖으로 단백질이 거의 빠져나가지 않으므로 이 값은 0에 가깝다.

모세혈관을 통한 수분이동은 모세혈관 벽의 물리적 인자(예를 들어, 구멍 크기 및 창문 유무)와 단백질에 대한 상대적 투과율의 결과에 따라 다를 수 있지만, 일반적으로 다음과 같은 인자는 대부분 조직에서 일정한 것으로 간주된다.

이러한 힘은 ***Starling 방정식(Starling equation)***을 사용하여 순 여과를 설명하는 데 사용된다.

$$\text{순 여과} = K_f[(HP_c - P_i) - \sigma(\pi_c - \pi_i)] \qquad \textbf{식 1.1}$$

K_f는 상수로서 모세혈관 벽의 투과성에 영향을 미치는 물리적 요인이고, σ(반사 계수)는 단백질에 대한 막 투과도($0 < \sigma < 1$)를 나타낸다. 간 모세혈관(굴모양, sinusoids)은 단백질에 대해 매우 높은 투과성을 보이며, $\sigma = 0$이다. 그러므로 간 모세혈관에서 수분이동은 정수압에 의해 제어된다. 대조적으로, 대부분 조직에서 모세혈관은 단백질에 대한 투과성이 낮으므로($\sigma = \sim 1$), Starling 방정식은 간단하게 여과 압력에서 흡수 압력을 빼는 것으로 표현할 수 있다.

$$\text{(여과)} - \text{(흡수)}$$
$$\text{순 여과} = K_f[(HP_c + \pi_i) - (P_i + \pi_c)] \qquad \textbf{식 1.2}$$

K_f는 "상수"이지만 신체 각 부위 즉 몸과 뇌, 콩팥 토리모세혈관에 따라 다른 값을 보인다. 몸 모세혈관에 비해 대뇌 모세혈관은 낮은 K_f(여과가 잘 되지 않음)를, 토리모세혈관은 높은 K_f(여과가 잘 됨)를 보인다. 따라서 여과는 모세혈관과 사이질 사이의 정수압 차이에서 모세혈관과 사이질액 교질삼투압 차이(단백질 반사계수로 보정됨)를 뺀 값에 의해 결정된다. 정상 상태에서 가장 가변적인 힘은 혈장 부피를 반영하는 HP_c와 π_c라는 것은 확실하게 알아야 한다.

임상 적용 1.1
세포외액에 용질을 첨가함에 따른 구획 크기 변화 (Effect of Adding Solutes to the Extracellular Fluid on Compartment Size)

내분비 및 콩팥 계통은 체액 및 전해질 항상성의 신속한 조절을 보장하기 위해 협력한다. ECF에 물과 고장용액 첨가가 ICF 부피 및 삼투압농도에 대해 어떠한 잠재적 영향을 미치는지 이해하는 것은 중요하다. 체중이 60 kg인 사람은 TBW이 36 L (60 kg × 60%) 이며(콩팥에 의한 보상이 없는 상황에서), 어떠한 변화가 일어나는지를 알아보도록 하자. 이 사람에서 ICF는 2/3 (24 L)이고 ECF는 TBW의 1/3 (12 L)이다. 삼투압농도는 300 mOsm/L이므로, ICF에는 7,200 mOsm의 용질이, ECF에는 3,600 mOsm의 용질이 있다 (전체 용질 = 10,800 mOsm).

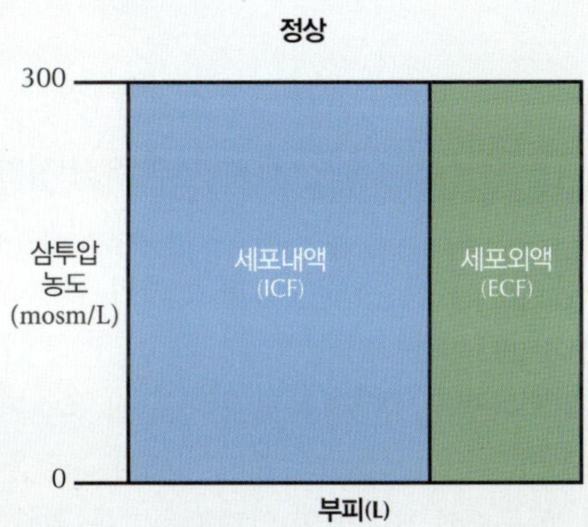

최종 삼투압농도는 ICF와 ECF 구획 사이에서 평형을 이룬다는 것을 명심하라. 혈장(ECF)에 용액을 첨가하면 구획의 크기와 삼투압농도에는 다음과 같은 변화가 일어난다:

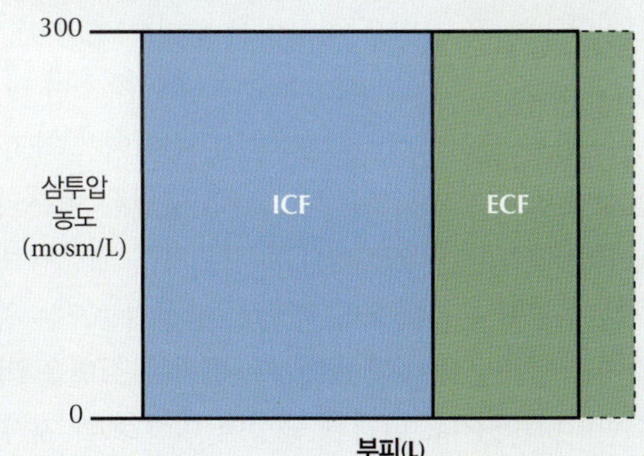

Na^+Cl^-는 ECF에 잔류하기 때문에 ECF의 구획은 500 mL (12 L에서 12.5 L로)와 150 mOsm (300 mOsm/L × 500 mL)이 늘어났지만, ICF 부피는 동일하게 유지되고 ICF 삼투압농도는 정상(300 mOsm/L) 상태를 유지하고 있다.

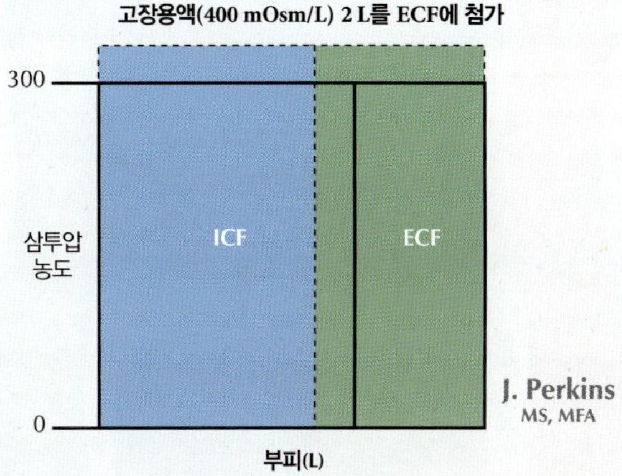

다시 말해 용액이 Na^+Cl^-이기 때문에 용질(오스몰)은 ECF에 남아 전체 ECF 용질은 4,400 mOsm (초기 3,600 mOsm + 주입된 800 mOsm)이 된다. 이렇게 증가된 삼투압농도에 의해 수분은 ICF로부터 빠져나오고(즉, ICF가 "수축"), ECF는 삼투압 평형이 달성될 때까지 팽창한다. 최종 삼투압은 신체 총 mOsm (7,200 + 3600 + 800 = 11,600 mOsm)을 TBW (36 + 2 = 38 L)로 나눈 값으로 결정된다(11,600 mOsm ÷ 38 L = 305 mOsm/L). ECF 부피는 총 ECF 용질을 삼투압으로 나눈 값 또는 4,400 mOsm ÷ 305 mOsm/L = 14.4 L이므로, ICF 부피는 23.6 L (38 L − 14.4 L)로 감소되었다.

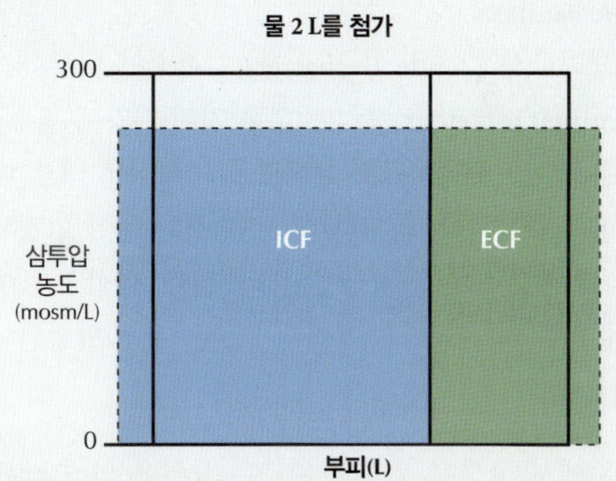

혈장에 순수한 물을 첨가하면 ECF 삼투압은 즉시 희석되어 ICF에 비해 ECF는 저장성이 되고 ECF에서 ICF로 수분이 이동하게 된다. 평형 후, 각 구획은 더 낮은 삼투압과 더 큰 부피를 가질 것이다. 최종 삼투압은 284 mOsm/L (10,800 mosm ÷ 38 L)이며, 구획 부피는 25.3 L (ICF, 2/3 TBW) 및 12.7 L (ECF, 1/3 TBW)이다.

콩팥은 ICF 항상성을 보장하기 위해 ECF 부피와 삼투압농도 변화에 신속하게 반응한다는 것을 20장에서 배우게 된다.

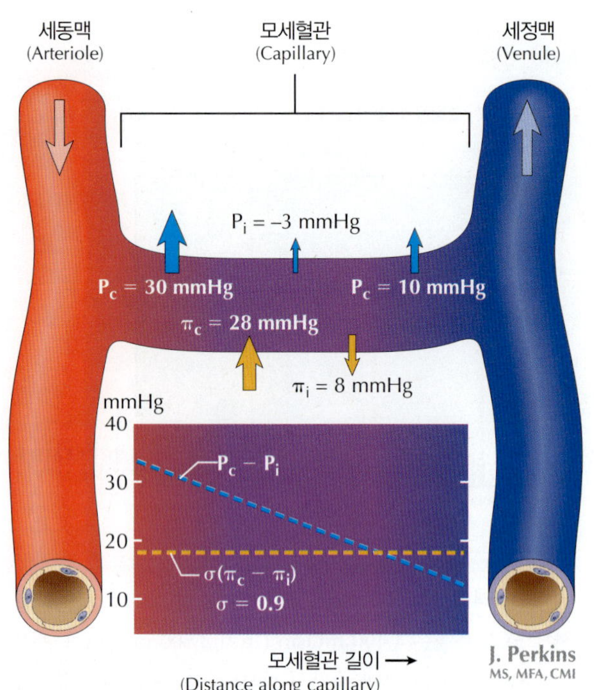

그림 1.8 모세혈관에서 작용하는 스탈링힘 스탈링힘(정수압 및 교질삼투압)은 모세혈관 벽을 가로질러 일어나는 수분 및 영양분의 대량 흐름에 관여한다. 모세혈관 벽의 단백질에 대한 투과성은 대부분 조직에서 매우 낮으며 단백질의 반사계수(σ)는 대략 ~1이다. 사각형 그림에서 보는 바와 같이 수분이 모세혈관을 통해 조직으로 확산됨에 따라 스탈링힘은 변화하게 되고 순 여과가 일어나게 하는 힘[특히 P_c (HP_c, 모세혈관 정수압)]이 감소한다(*파란색 점선*). ***π_c*, 모세혈관 교질삼투압; *π_i*, 사이질액 교질삼투압; *P_i*, 사이질액 정수압.**

항상성 *Homeostasis*

프랑스 생리학자 Claude Bernard는 지속적인 내부환경 또는 **내환경(milieu intérieur)**을 유지하는 것이 건강에 필수적이라는 개념을 처음으로 밝혔다. 다세포 생물에서는 내부 및 외부 환경 균형이 중요하다. 외부환경이 변화하는 동안 일정한 내부 기능을 유지하는 능력을 **항상성**이라고 한다. 항상성은 여러 장기계통에 의한 내부 환경의 통합된 조절을 통해 달성된다(그림 1.2 참조).

세포 수준에서 항상성 조절의 예로는 삼투에 의해 작은 압력(삼투압) 변화가 발생하여도 늘어날 수 있는 반투막이 있어 적응이 가능하다. 그러나 보다 적절한 세포 기능을 위해서는 ICF 및 삼투압농도는 엄격하게 통제되어야 한다.

혈장은 내부환경과 외부환경 사이의 경계이다. 그러므로, 혈장 삼투압농도를 유지하는 것은 세포 항상성에 중요한 열쇠이다. 이러한 이유로 많은 계통이 혈장 삼투압농도 조절에 관여를 하고 있다. **갈증**과 **소금 욕구**는 탈수 및/또는 출혈로 인해 유발될 수 있는 행동 반응이다. 이러한 반응은 수분 및 소금 섭취를 증가시키는 특정 섭식행동(예: 물 마시기, 짠 음식 섭취를 통한 수분섭취 자극)을 자극하는 역할을 한다. 내분비계 및 교감신경계는 콩팥을 통해 분 단위로 나트륨과 물의 양을 조절하고 이를 통해 혈장 삼투압농도가 일정하게 유지되도록 한다(20장 참조). 일반적으로 혈장 삼투압농도 변화는 잘 조절되고, 시상하부 삼투수용기(osmoreceptors)뿐만 아니라 콩팥을 통한 체액 조성 감지, 목동맥과 대동맥의 압력수용기를 통한 혈압 감지, 압력과 삼투압농도 변화에 다른 호르몬 분비, 나트륨과 수분 재흡수를 조절하기 위한 콩팥 작용 등을 통해 항상성이 유지된다. 이러한 통합 제어는 체액 항상성의 핵심이다. 콩팥을 통한 수분과 전해질 조절은 5절에서 다룬다.

수분 섭취와 배설은 균형을 이루어야 한다(그림 1.9). 물 섭취량(음식 및 수분을 통한)이 배설량보다 많으면(소변 및 땀과 호흡, 대변을 통한 불감상실) 개체는 여분의 체액을 가지게 되고, 이로 인해 혈장 삼투압농도는 감소되고 콩팥은 여분의 수분을 배설하게 된다(20장 참조). 반대로 섭취량이 배설량보다 적으면 개체는 수분이 부족하게 되고 혈장 삼투압농도는 증가한다. 이 상황에서 갈증반응이 활성화되고 콩팥은 소변을 적게 배설하여 소변이 적어진다. 이러한 균형에 대한 보다 자세한 개념과 체액 및 전해질 항상성 조절에 내분비계통과 심장혈관계통, 콩팥계통이 어떻게 통합적으로 관여하는지에 대해서는 다른 절에서 자세히 다룰 것이다.

스탈링힘이 수분 이동에 미치는 효과의 예는 체액부피 변화와 물리적 요인 변화로 설명할 수 있다. 심하게 탈수된 사람은 혈액량이 감소하며 이는 잠재적으로 혈압(예: HP_c)을 낮추고 π_c를 증가시킨다. Starling 방정식에 따르면, 이러한 변화는 여과력을 감소시키고 흡수력을 증가시켜 순 여과의 전반적인 감소를 가져와 혈액량 증가를 초래한다.

막의 물리적 특성이 변하면 스탈링힘도 영향을 받는다. K_f는 모세혈관 막이 독소나 질병에 의해 손상된 경우 변경될 수 있다. 내피세포 사이 틈이나 창문이 확장되면(병이 있는 콩팥토리에서 볼 수 있음), 혈장단백질이 사이질 공간으로 새어 나와 π_i를 증가시킴으로써 스탈링힘을 변화시킨다. 말초 모세혈관에서 이러한 기전은 **부종**을 일으킨다. 울혈심장기능상실 혹은 간경변, 패혈증 환자에게도 스탈링힘은 변화될 수 있다.

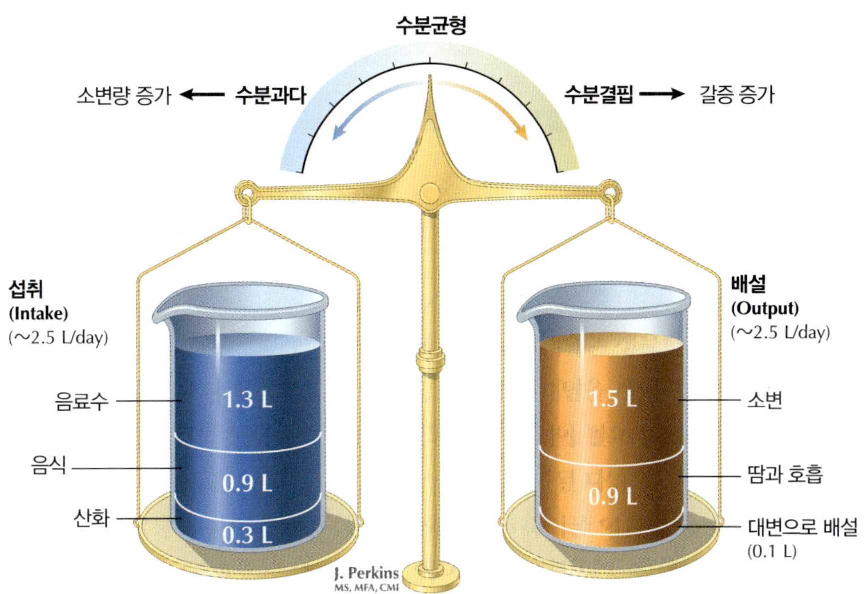

그림 1.9 **수분균형** 수분균형을 유지하려면 수분 섭취량과 수분 배설량이 일치해야 한다. 섭취량(음식 및 음료수)이 배설량을 초과하면(소변과 대변 수분, 불감상실) 개체는 양의 균형(positive balance)을 이루고 소변량은 과다한 수분을 제거하기 위해 증가한다. 음의 수분 균형은(negative fluid balance) 섭취량이 배설량보다 적을 때 발생한다. 이 경우 통합된 반응은 항상성이 회복될 때까지 갈증을 증가시키고 추가적인 배설을 감소시킨다.

임상 적용 1.2
체액량 측정(Measurement of Fluid Compartment Size)

지표 희석법은 서로 다른 체액 구획에 있는 수분량을 측정하는데 사용한다. 각 구획에는 특정한 지시물질이 사용된다. 알려진 양의 지시물질을 실험동물 혈액에 주입한 후 분산되도록 한다. 그런 다음 혈장 샘플을 얻고 지시물질 농도를 측정한다. 구획량(부피)은 다음 공식을 사용하여 계산한다.

$$\text{부피(리터)} = \frac{\text{주입된 지시물질 양(mg)}}{\text{지시물질 최종 농도(mg/L)}}$$

구획	지시물질
TBW	안티피린과 삼중수; 이 물질들은 모든 구획에 확산된다.
ECF	이눌린; 이 물질은 혈장과 사이질액에 확산된다. 이눌린은 비교적 덩치가 큰 당(분자량이 5000)이므로 세포막을 통과하지 못하고 대사도 되지 않는다.
혈장량	에번스블루 색소; 이 물질은 혈장단백질과 결합한다. 총혈액량은 혈장과 적혈구로 구성되어 있다. 적혈구용적률은 전체 혈액에 대한 적혈구의 %이다. 적혈구용적률은 정상 성인남자는 ~0.42 (42%)이고 여성은 ~0.38이다.

외삽법에 의해 다른 구획은 다음 공식에 의해 결정될 수 있다.

$$\text{TBW} = \text{ECF} + \text{ICF}$$

$$ICF = \text{TBW} - \text{ECF}$$

$$ISF = (\text{ECF} - \text{혈장량})$$

혈액량 = 혈장량 + 적혈구 부피(이전 참조)이므로 다음 식에 의해 계산할 수 있다.

$$\text{혈액량} = (\text{혈장량} \div [1 - \text{적혈구용적률}])$$

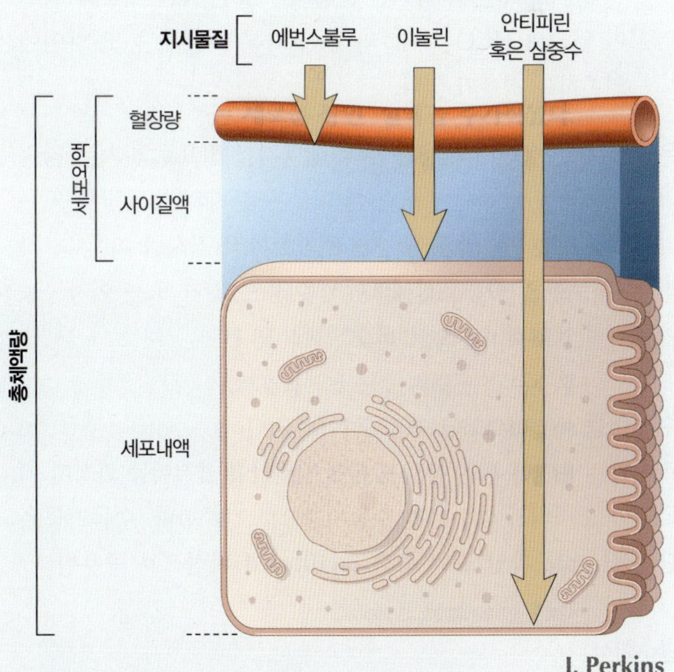

구획별 체액량을 측정하기 위해 사용하는 물질

2장 세포막 물질이동

Membrane Transport

세포에서 물질이동: 수동 및 능동 기전

CELLULAR TRANSPORT: PASSIVE AND ACTIVE MECHANISMS

이온과 용질은 다양한 유형의 운반단백질과 통로를 통해 여러 가지 다른 방식으로 형질막을 통해 이동한다. 운반체와 통로의 종류는 다음과 같다:

- **이온통로(ion channels)**와 **구멍(pores)**은 구획 사이의 용질 확산에 관여한다.
- **단일운반체(uniporters)**는 과당(fructose)과 같은 특정 분자를 인식하는 막 운반단백질이다.
- **순방향공동운반체(symporter)**는 양이온이 농도경사를 따라 이동하면서 다른 분자(다른 이온 혹은 당, 아미노산, 올리고 펩티드)를 같이 이동시킨다.
- **역방향공동운반체(antiporter)**는 이온이 농도경사를 따라 이동하면서 동시에 이온 이동과는 반대 방향으로 다른 물질을 이동시킨다. 이러한 종류의 이동은 Na^+ 이동과 관련이 있거나 HCO_3^-/Cl^-와 같이 다른 이온의 농도 차이에 의존하는 경우가 있다.

운반체(혹은 운반단백질)는 항상 에너지를 필요로 하지는 않는다. 통로 및 단일운반체를 통한 이동은 분자의 농도경사 또는 다른 이온 이동에 의해 형성된 전기화학적 경사를 따른다. 그러나, 대부분의 비흥분성세포에서 이동은 일차 또는 이차능동 이동이며 에너지 소비를 필요로 한다.

수동이동 *Passive Transport*

관여하는 운반체 혹은 통로 종류에 상관없이 물질이동 과정에 에너지가 소비되지 않는다면 **수동이동**으로 간주한다. 수동이동은 **단순(simple)확산** 또는 **촉진(facilitated)확산**으로 구분한다.

단순확산

물질이 지용성인 경우(가스 혹은 일부 호르몬 및 콜레스테롤)는 농도경사를 따라 세포막을 통해 **단순확산**으로 이동한다(그림 2.1). 이 이동은 ***Fick 법칙***을 따른다.

$$J_i = D_i \times A(1/X) \times (C_1 - C_2) \qquad \text{식 2.1}$$

여기서:

- J_i는 순 이동을 의미
- D_i는 확산계수(coefficient of diffusion)
- A는 면적
- X는 세포막 두께
- $(C_1\text{-}C_2)$는 막을 사이에 두고 걸려있는 농도경사

즉, 막을 가로질러 일어나는 물질의 수동확산은 막 면적과 물질의 농도 차에 비례하며, 막 두께에는 반비례한다.

촉진확산

촉진확산은 막에 존재하는 **관문통로(gated channels)** 혹은 운반단백질을 통해 일어난다. 관문통로는 외부 요소에 반응하여 열리고 닫히는 "문"을 가진 통로이며 이를 통해 용질이동이 일

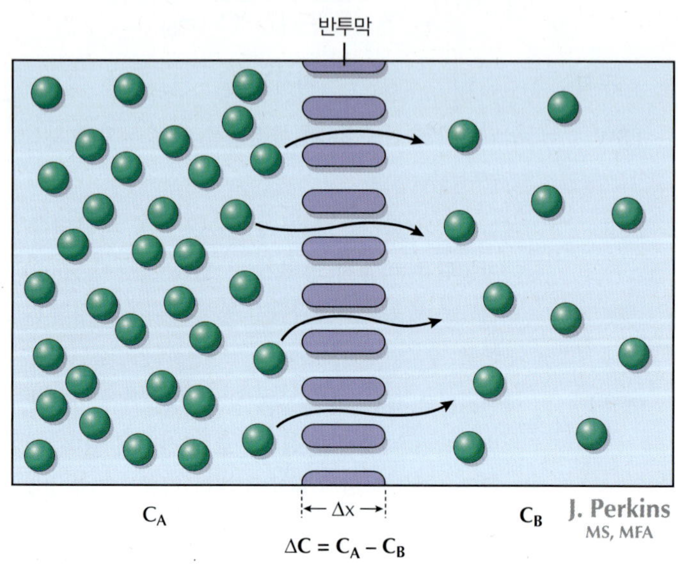

그림 2.1 반투막을 통한 확산 막이 용질에 대한 투과성을 가지고 있다면, 확산은 용질 농도경사를 따라 일어난다. 확산속도는 용질 농도차이(ΔC)와 막 두께(Δx)에 좌우된다.

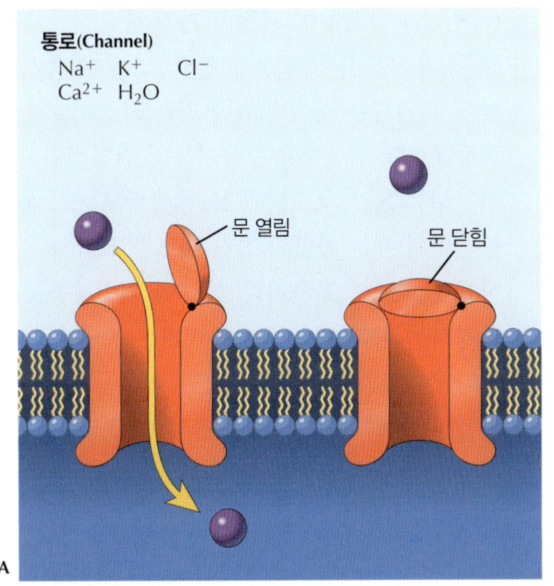

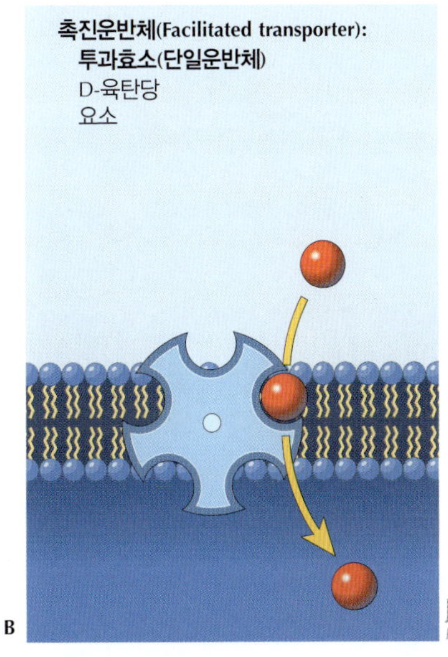

그림 2.2 **수동이동** 막을 통한 물질의 수동이동은 특정통로 또는 운반단백질을 통해 일어난다. 그림의 통로 **(A)**는 "관문" 상태에 따라 열리고 닫힌다. 관문이 열리고 닫히기 위한 구조 변화는 리간드 결합 또는 전압 변화에 의해 일어난다. 그림 **(B)**의 특정 운반단백질은 물질과 결합하면 형태학적 변화를 일으키고 물질을 막의 다른 쪽으로 방출한다.

어난다(그림 2.2A). 예로는 Ca^{2+} 및 K^+, Na^+통로가 있다. 이러한 이온통로를 통한 세포 안, 밖으로의 이동은 안정막전위를 제외한 세포막전위 형성에 중요하게 작용한다(3장 참조). 어떤 물질의 촉진확산은 운반단백질이 관여하며, 물질이 운반체와 결합을 하면 단백질의 형태학적 변화가 발생하고, 물질을 막의 다른 쪽으로 옮긴다(그림 2.2B).

단순 및 촉진 확산은 에너지 소비를 필요로 하지 않으며, 물질 크기와 막 구성, 용질의 농도 차에 의존적이다. 다음은 2종류 확산의 중요한 차이점이다:

- **단순확산**은 농도 차와 이동량이 직선적인 관계를 가지며, 모든 농도 범위에서 일어난다. 농도경사가 증가하면 고농도 구획에서 저농도 구획으로 확산되는 속도가 증가한다.
- **촉진확산**은 최대이동속도($\mathbf{V_{max}}$)에 영향을 받는다. 촉진확산속도는 낮은 용질 농도에서는 단순확산보다 크다. 그러나, 보다 높은 용질 농도에서 촉진확산속도는 V_{max}에 도달한다(즉, 운반체가 포화됨). 반면에 수동확산속도는 운반체에 의해 제한받지 않는다. 촉진확산의 또 다른 특징은 막에 운반단백질을 첨가함으로써 V_{max}가 증가될 수 있다는 것인데, 이것은 운반과정의 중요한 조절 측면이기도 하다.

능동이동 *Active Transport*

1차 능동이동

1차 능동이동은 세포 안쪽 혹은 바깥쪽으로 이온을 이동시키기 위해 **삼인산아데노신(adenosine triphosphate, ATP)** 형태의 에너지를 직접 사용한다(그림 2.3). 그림 2.3에는 많은 세포에 존재하는 중요한 종류가 언급되어 있지만, 가장 보편적인 것은 *Na^+펌프(Na^+ pump, Na^+/K^+ ATPase)*이다. Na^+펌프는 ATP를 사용하여 Na^+을 세포 밖으로, 그리고 K^+을 세포내로 유입하여 필수적인 세포내 및 세포외 이온환경을 유지한다(그림 2.4). 3개의 Na^+이 세포 밖으로 이동되고 2개의 K^+이 세포내로 이동되어 농도경사로 인한 이온확산 효과에 추가하여 전기적 경사(세포 내부에 약간 음의 값)를 확립하는 데 도움이 된다(3장에서 논의). Na^+펌프가 세포내, 외부의 Na^+ 및 K^+ 환경을 유지하는 능력은 세포 기능에 필수적이다. Na^+펌프가 차단되면(예: ouabain), 세포내 및 세포외 Na^+과 K^+이 평형을 이

ATP를 이용하는 운반체는 특정 이온을 그들의 농도경사 역방향으로 이동시키는 데 중요하다. 아주 흔한 Na^+/K^+ ATPase(나트륨 펌프)가 세포내 및 세포외 나트륨 및 칼륨 농도를 유지하는 데 필요하지만 다른 펌프 역시 중요한 생리기능에 관여한다. 예를 들어, H^+/K^+ ATPase는 위산 생성에 관여하고, H^+ ATPase는 콩팥을 통한 산 배설에 기여하여 산-염기 항상성 유지에 관여하고, Ca^{2+} ATPase는 매우 낮은 세포내 칼슘 농도를 유지하기 위해 칼슘을 세포 밖으로 퍼낸다.

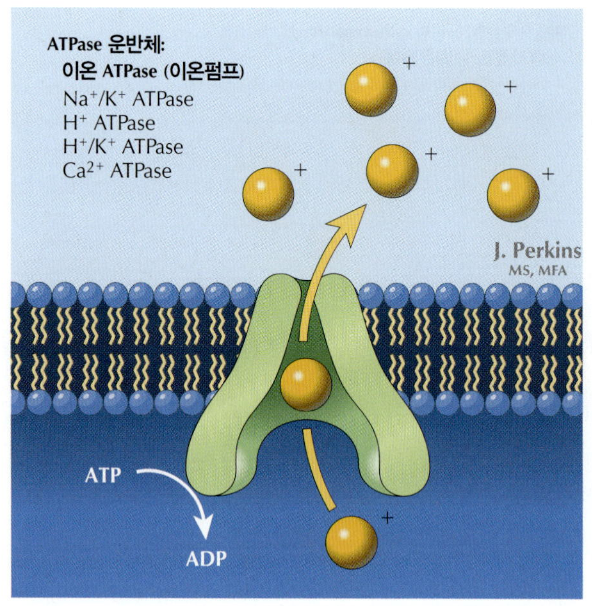

그림 2.3 1차 능동이동 1차 능동이동에 관여하는 단백질은 농도경사에 반해 물질을 수송하기 위해 삼인산아데노신(ATP) 형태의 에너지를 필요로 한다. *ADP*, 이인산아데노신

루게 되고, 막 운반 및 전위에 영향을 미친다 (3장 참조)

2차 능동이동

많은 물질이 Na^+와 함께 **2차 능동이동[공동운반(cotransport)** 이라고도 함]을 통해 세포 안팎으로 이동한다. Na^+ 농도경사는 Na^+/K^+펌프에 의해 유지되며, 순방향공동운반체 또는 역방향공동운반체를 통해 Na^+이 농도경사를 따라 세포내로 이동될 때 다른 분자를 동시에 세포내 또는 세포외로 이동시킨다 (그림 2.4 참조). 이 과정의 가장 중요한 부분은 Na^+/K^+ 펌프를 통해 Na^+을 농도경사 역방향으로 이동시켜 세포내 농도를 낮게 유지하는 것이며, 이어지는 과정이 *2차 이동*이다. 순방향공동운반에 의한 2차 능동이동의 전형적인 예는 창자상피에서 관찰되는 Na^+-포도당과 Na^+-갈락토오스 운반이다. 역방향공동운반의 예는 콩팥과 창자 세포를 포함하여 많은 세포에 존재하는 Na^+/H^+ 교환이다. Na^+이 역방향공동운반체를 통해 농도경사를 따라 세포내로 들어가는 동안 H^+은 세포 밖으로 나온다. Na^+펌프는 통로를 통한 이온들의 *수동이동*을 초래하기도 한다: Na^+(농도경사를 따라 이동) 및 Cl^-(전기적 중성을 유지하기 위해 Na^+를 따라 이동), H_2O(삼투압 경사를 따라 이동, 그림 2.4C 참조).

Ouabain과 digoxin은 심장기능상실 및 부정맥 치료에 의학적으로 사용되는 식물유래 심장배당체이다. 심장배당체는 Na^+/K^+ ATPase를 차단하여 세포내 Na^+를 상승시킨다. 세포내 Na^+가 높아지면, Na^+와 교환하여 세포 밖으로 Ca^{2+}를 퍼내는 2차 운반체 활성이 억제되어, 세포내 Ca^{2+} 농도가 증가한다. 이러한 상황에서, 심장근육세포 탈분극은 근세포질그물로부터 더 많은 Ca^{2+} 유출을 초래하고, 따라서 더 강한 근육수축이 초래된다. 식물의 심장배당체로는 strophanthus (ouabain), foxglove (digitalis), 백합계곡 등이 있다. 역사적으로, 심장배당체를 함유하는 식물 추출물은 화살촉 독 및 심장강장제, 이뇨제로 사용되어 왔다.

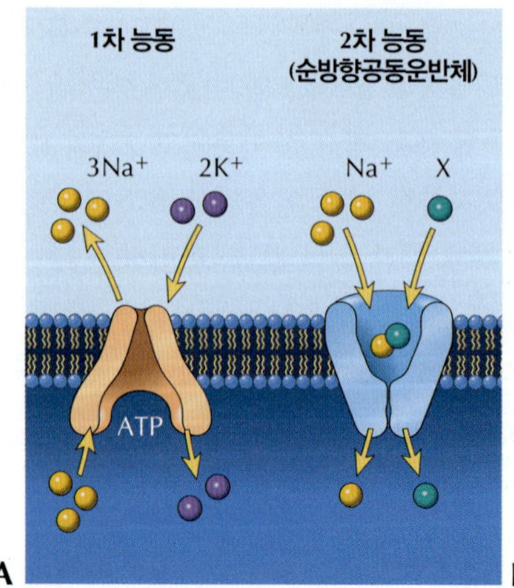

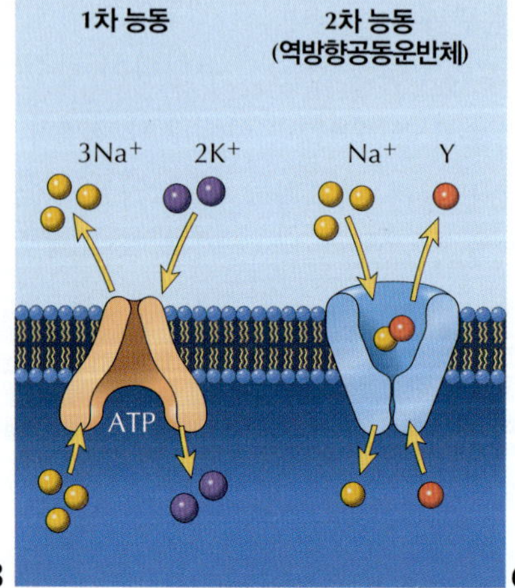

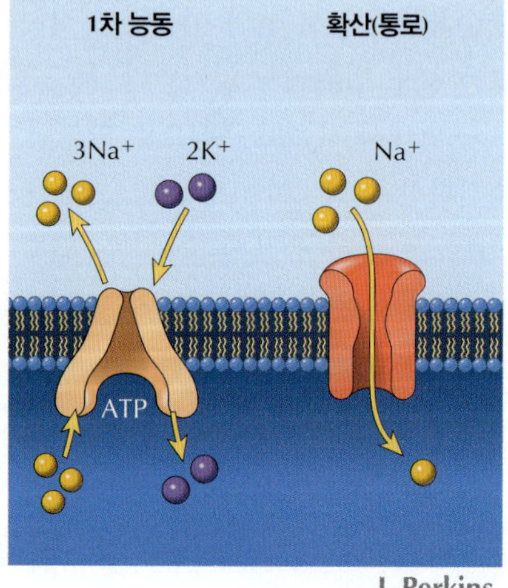

그림 2.4 2차 능동이동 에너지가 직접적으로 소비되지는 않지만 2차 능동이동 운반체는 1차 능동이동에 의해 형성된 농도경사(주로 Na^+)를 이용하여 동일한 방향으로[순방향공동운반체**(A)**; 예: Na^+-포도당, Na^+-Cl^-, Na^+-PO_4^{2-} 또는 콩팥세뇨관과 작은창자에서의 Na^+-아미노산 이동], 혹은 반대 방향[역방향공동운반체**(B)**, 예: 콩팥 세뇨관과 작은창자에서 Na^+/H^+ 또는 Na^+/K^+ 수송]으로 다른 물질을 이동시키거나, 이온 이동을 위한 농도 경사를 만들기도 한다**(C)**.

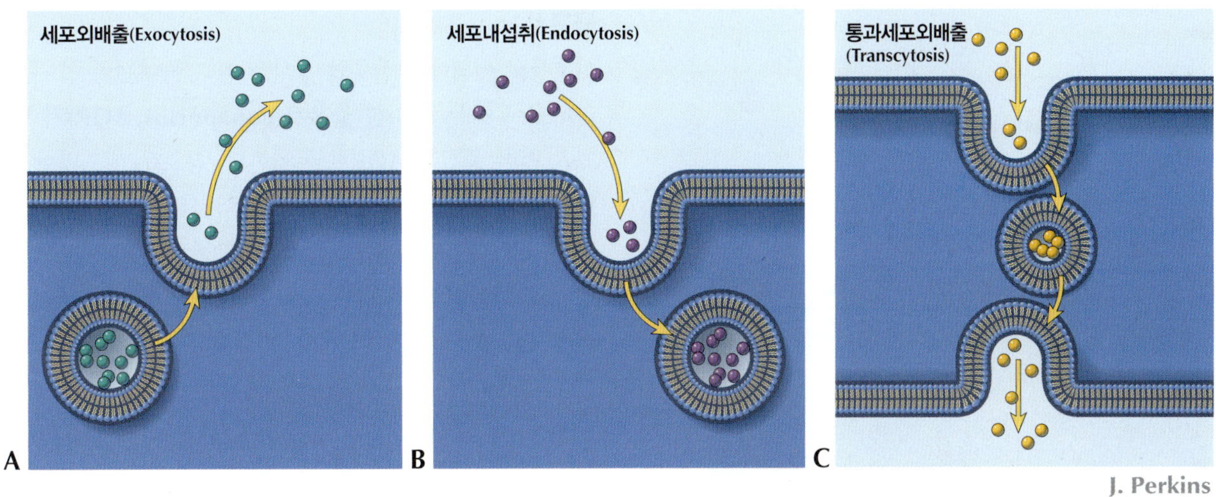

그림 2.5 **세포막을 통한 소포이동** **A,** 세포외배출. **B,** 세포내섭취. **C,** 통과세포외배출

이온통로 *ION CHANNELS*

이온 이동은 통로를 통해서 뿐만 아니라 막 운반체가 관여하는 과정을 통해서도 일어난다. **이온통로**는 높은 선택성을 보이며 특정 이온이 농도경사(예: Na^+ 및 Cl^-, K^+, Ca^{2+})를 따라 통과할 수 있게 한다(그림 2.2A 참조). 선택성은 이온 크기와 전하 정도에 따라 달라진다. 관문통로는 다양한 자극에 의해 열리거나 닫힐 수 있다. 소리와 빛, 기계적 늘림, 화학물질, 전압 변화와 같은 자극은 관문 조절을 통해 이온 이동을 제어한다.

통로 종류는 다음과 같다:

- **리간드조절통로(ligand-gated channels)**는 통로에 특이적으로 작용하는 아세틸콜린과 같은 리간드가 결합함으로써 열린다. 리간드가 수용체와 결합하면 통로가 열리고 이온이 통과하게 된다. 이들은 주로 4량체 혹은 5량체(소단위가 4개 혹은 5개) 통로이다.
- **막전압조절통로(voltage-gated channels)**는 막전압 변화에 반응하여 열린다. 이들 통로는 특정 이온만 통과시키며, 이온이 통과하는 통로를 형성하는 세포막횡단도메인을 가진 여러 개의 소단위로 구성되어 있다.
- **틈새이음통로**(소위 *반쪽통로[hemichannels]*라고 부름)는 인접한 2개의 세포 사이에 형성되며, 열릴 경우 세포 사이에 이온과 작은 분자가 통과 할 수 있도록 한다. 반쪽통로는 일반적으로 6량체(즉, 6개의 소단위 또는 커넥신으로 이루어짐)이다.

소포막 운반 *Vesicular Membrane Transport*

통로와 운반체를 통한 이동 외에도 특정 물질은 **세포외배출(exocytosis)** 혹은 **세포내섭취(endocytosis)**, **통과세포외배출(transcytosis)**을 통해 세포로 들어오거나 배출될 수 있다. 세포막을 통한 이런 종류의 이동은 ATP를 필요로 하며 이동을 위해 지질막 소포로 물질을 포장하는 과정이 필요하다(그림 2.5).

- 세포외배출은 소포에 포함되어 있는 물질을 배출하기 위해 소포와 세포막 융합이 필요하다.
- 세포내섭취는 세포 외부에 존재하는 물질이나 입자가 세포막에 의해 빨려 들어와 세포내에서 소포를 형성하는 과정이다. 식균작용은 큰 입자의 세포내섭취이다. 포액작용(pinocytosis, "세포 마시기")은 액체와 액체와 연관이 있는 물질의 세포내섭취이다(비디오 2.1).
- 통과세포외배출은 모세혈관 내피세포와 창자 상피세포에서 일어나며, 세포내섭취와 세포외배출 과정을 통해 세포를 가로질러 물질을 이동시킨다.

소포 포장 및 수송은 물질이 독성(예: 항원 또는 폐기물, 철)을 가지고 있거나 또는 신호경로를 변경(예: Ca^{2+})시킬 가능성이 있어 세포내 환경으로부터 격리시켜야 할 때 특히 중요하다.

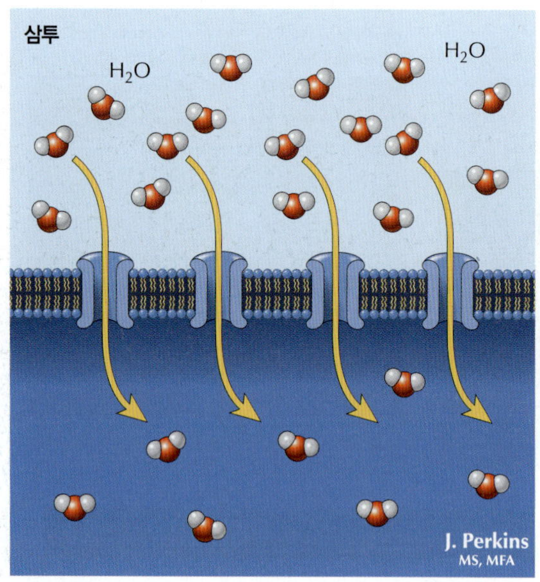

그림 2.6 **물통로** 물 이동은 특별한 물통로 혹은 아쿠아포린을 통해 삼투압 경사를 따라 일어난다. 물통로(aquaporin)를 통한 수분 이동은 세포막에서 이 단백질을 삽입하거나 제거함으로써 조절할 수 있다.

아포단백질(apoprotein)은 지질을 함유한 소포 조립에 필요하며, 세포외배출 과정을 통해 세포로부터 소포가 나가도록 하는 데 도움을 준다. **Apo B**는 창자 상피세포에서 암죽미립(chylomicron) 형성에 중요한 아포단백질이다. 이 단백질이 결핍(무베타지질단백혈증, abetalipoproteinemia)될 경우 창자세포로부터 림프액으로 암죽미립이 이동하지 못하므로 지질과 지용성비타민의 흡수장애가 초래된다. 무베타지질단백혈증은 간세포에서 초저밀도지질단백질(very-low-density lipoprotein)이 혈액으로 세포외배출되는 데 장애를 초래한다(26장 참조).

물통로 *Aquaporins*

이온통로 이외에도 삼투압 경사에 따라 물이 소수성 세포막을 통과하도록 하는 특수한 **물통로(aquaporins, AQP)**가 있다(그림 2.6). 많은 종류의 AQP가 존재한다; 통로는 세포막에 기본적으로 존재하거나, 필요에 따라 세포막 삽입을 통해 조절된다(예: 항이뇨호르몬에 의한 조절; 19장 참조). AQP-3는 으뜸세포 *바닥가쪽막*에 항상 존재하는 반면, AQP-2 경우는 콩팥 피질집합관세포의 *속공간쪽막*에 필요 시 삽입되어 물 이동을 조절한다.

신호전달 기전 *SIGNAL TRANSDUCTION MECHANISMS*

세포에서 일어나는 다양한 현상(즉, 물질분비, 수축, 이완, 효소 합성, 세포 성장)의 기본적인 조절은 대부분 수용체에 조절물질이 결합하고 수용체가 세포내 효과 단백질과 연결됨으로써 일어난다.

신경전달물질 및 스테로이드, 펩티드 호르몬과 같은 **작용제(agonists)**는 서로 다른 전달경로를 자극한다. 경로는 종종 고리형AMP (cyclic adenosine monophosphate, cAMP) 및 고리형GMP (cyclic guanosine monophosphate, cGMP), Ca^{2+}, 삼인산이노시톨(inositol trisphosphate)과 같은 **둘째전령물질계(second messenger systems)** 활성화를 포함한다. 둘째전령물질은 단백질키나아제를 활성화시키거나, 혹은 Ca^{2+}의 경우 칼모듈린을 활성화시킬 수 있다. 경로는 물질분비 혹은 이온방출, 근육 수축/이완, 특정 유전자 전사 조절 등의 결과를 초래한다.

이러한 경로를 사용하는 일부 G단백결합수용체의 예가 표 2.1에 나와 있으며 일반적인 신호전달경로는 표 2.2에 요약되어 있다.

표 2.1 **G단백질**

G단백질	수용체를 활성화시키는 물질	효과기	신호경로
G_s	Epinephrine, norepinephrine, histamine, glucagon, ACTH, luteinizing hormone, follicle-stimulating hormone, thyroidstimulating hormone, others	Adenylyl cyclase Ca^{2+} channels	↑Cyclic AMP ↑Ca^{2+} 유입
G_{olf}	Odorants	Adenylyl cyclase	↑AMP (후각)
G_{r1} (rods)	Photons	Cyclic GMP phosphodiesterase	↓Cyclic GMP (시각)
G_{r2} (cones)	Photons	Cyclic GMP phosphodiesterase	↓Cyclic GMP (색각)
G_{i1}, G_{i2}, G_{i3}	Norepinephrine, prostaglandins, opiates, angiotensin, many peptides	Adenylyl cyclase Phospholipase C Phospholipase A_2 K^+ channels	↓Cyclic AMP ↑Inositol 1,4,5-trisphosphate, diacylglycerol, Ca^{2+} 세포막 분극
G_q	Acetylcholine, epinephrine	Phospholipase Cβ	↑Inositol 1,4,5-trisphosphate, diacylglycerol, $Ca2^+$

From Hansen J: Netter's Atlas of Human Physiology, Philadelphia, Elsevier, 2002.
주석: 소단위의 각 계열은 최소한 1개 이상의 동형이 존재한다. 20개 이상의 α소단위가 확인되었다.
ACTH, adrenocorticotropic hormone; *AMP*, adenosine monophosphate; *GMP*, guanosine monophosphate.

표 2.2 신호전달경로

Adenylyl Cyclase (cAMP)	Phospholipase C (IP_3 – Ca^{2+})	세포질/핵 수용체	Tyrosine Kinase	Guanylate Cyclase (cGMP)
ACTH	GnRH*	Cortisol	Insulin	ANP
LH	TRH*	Estradiol	IGFs	Nitric oxide
FSH	GHRH*	Progesterone	GH	
ADH (V_2 receptor)	CRH*	Testosterone		
PTH	Angiotensin II	Aldosterone		
Calcitonin	ADH (V_1 receptor)	Calcitriol		
Glucagon	Oxytocin	Thyroid hormones		
β-Adrenergic agonists	α-Adrenergic agonists			

From Hansen J: Netter's Atlas of Human Physiology, Philadelphia, Elsevier, 2002.
* 세포내 cAMP를 증가시킴.
ACTH, adrenocorticotropic hormone; *ADH*, antidiuretic hormone (vasopressin); *ANP*, atrial natriuretic peptide; *cAMP*, cyclic adenosine monophosphate; *cGMP*, cyclic guanosine monophosphate; *CRH*, corticotropin-releasing hormone; *FSH*, follicle-stimulating hormone; *GH*, growth hormone; *GHRH*, growth hormone-releasing hormone; *GnRH*, gonadotropin-releasing hormone; *IGF*, insulin-like growth factor; IP_3, inositol trisphosphate; *LH*, luteinizing hormone; *PTH*, parathyroid hormone; *TRH*, thyrotropin-releasing hormone.

단백질키나아제 *Protein Kinases*

많은 신호전달경로가 단백질키나아제에 의한 단백질 인산화를 통해 작용한다. 단백질키나아제C (PK-C)는 Ca^{2+}와 디아실글리세롤(diacylglycerol), 특정 세포막 인지질에 의해 활성화될 수 있다. PK-A와 같은 단백질키나아제는 둘째전령인 cAMP에 의해 활성화되므로, "cAMP-의존 키나아제"로 지칭된다. cGMP-의존 키나아제도 존재한다.

또 다른 중요한 경로는 리간드조절통로(그림 2.7)를 통한 Ca^{2+} 유입에 의해 일어나며, 이는 Ca^{2+}-칼모듈린의존키나아제 활성화를 초래한다. 이러한 키나아제는 민무늬근 수축과 호르몬 분비, 신경전달물질 방출에 중요하다.

그림 2.7 **Ca^{2+}-칼모듈린(calmodulin) 신호전달** Ca^{2+}-칼모듈린 신호전달의 좋은 예는 신경전달물질[예를 들어, 창자 민무늬근육에서의 탁키키닌(tachykinin)]이 수용체에 작용하여 Ca^{2+}통로를 개방시켜 민무늬근육 수축을 유발시키는 과정이다. 증가된 세포질 Ca^{2+}은 특정 미오신키나아제(myosin kinases)를 활성화시키는 칼모듈린(*CaM*)에 결합한다. 이로 인한 미오신 인산화가 일어나고 액틴과 결합하게 되어 연결다리가 형성되며 근육수축이 유발된다. *CaM 키나아제*, Ca^{2+}-칼모듈린-의존성 단백질키나아제.

G단백질(이종삼량체 삼인산구아노신결합단백질)

G Proteins [Heterotrimeric Guanosine Triphosphate-Binding Proteins]

대부분의 세포막수용체는 G단백질(이종삼량체 삼인산구아노신[GTP] 결합단백질)과 연결되어 있다. 세포막 결합수용체와 G단백질 복합체에 리간드가 결합하면 이인산구아노신(GDP) 인산화에 의해 GTP가 생성되고, G단백질 α소단위가 세포막에 부착되어 있는 효소(예, 아데닐사이클라아제 혹은 포스포리파아제C)를 활성화시킨다. 이러한 둘째전령물질계는 PK-A나 PK-C와 같은 특정 작용 단백질 활성화를 유발한다(그림 2.8). 활성화된 G단백질은 과정을 불활성화시키기 위한 구아노신삼인산분해효소(guanosine triphosphatase, GTPase) 활성도 동시에 갖고 있다. 아데닐사이클라아제의 경우를 보면, GTPase에 의해 GDP + P_i가 생성되면, α소단위에 GDP가 결합하게 되고 이로 인해 Gα와 βγ 소단위는 재결합하고 아데닐사이클라제는 불활성화 된다. 많은 호르몬과 펩티드가 이러한 일반적인 기전을 통해 작용한다. 다양한 G단백연결수용체 예가 표 2.1에 제시되어 있다.

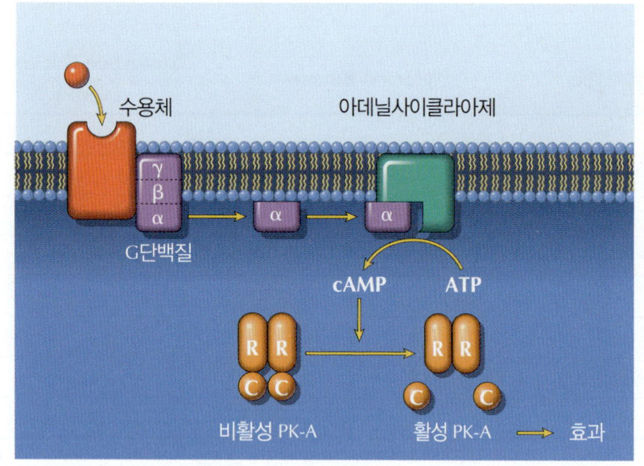

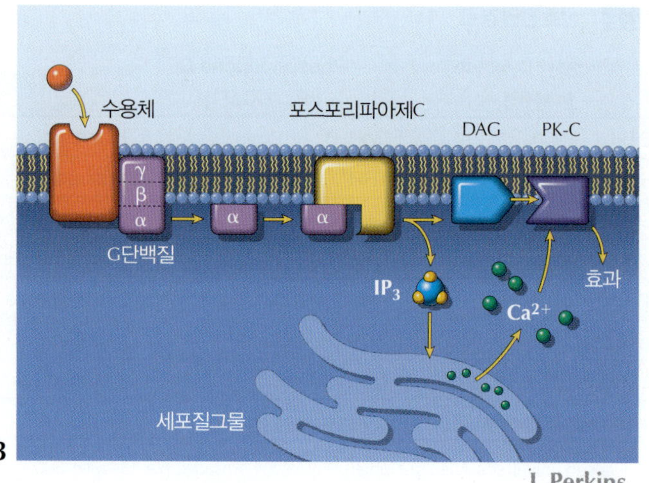

그림 2.8 **G단백질연결수용체** 많은 리간드는 세포막에 결합된 G단백질과 관련된 수용체에 결합함으로써 신호전달 경로를 시작한다. 이 G단백질은 둘째전령물질계를 활성화시키는 다른 세포막 결합단백질과 상호 작용한다. 대표적인 둘째전령물질(고리형cAMP [cAMP])와 삼인산이노시톨 [IP_3])은 작용 단백질인 인산활성효소A (phosphokinase A, PK-A) **(A)**와 인산활성효소C (phosphokinase C, PK-C) **(B)**를 활성화시킨다. *ATP*, 삼인산아데노신, *DAG*, 디아실글리세롤.

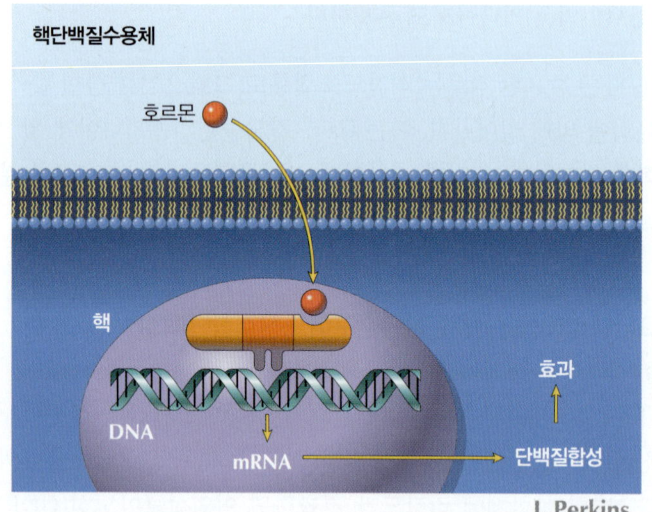

그림 2.9 **핵단백질수용체** 몇몇 지방 친화적인 호르몬은 세포막에 결합하지 않고 막을 통해 확산되어 세포질을 거쳐 핵으로 이동한다. 핵에서 데옥시리보핵산(DNA)과 관련된 수용체에 결합하여 리보핵산(RNA) 합성을 조절한다. 이 과정은 단백질 전사와 유전자부호해독을 포함하기 때문에 최종 효과를 내기 위해서는 시간이 필요하다.

핵수용체 *Nuclear Receptors*

스테로이드호르몬 및 갑상샘호르몬과 같은 몇몇 리간드는 **핵수용체**에 직접 결합하고, 데옥시리보핵산과 상호 작용하며, 표적 유전자로부터 전령리보핵산 전사를 증가 혹은 감소시킨다(그림 2.9). 단백질 합성을 증가시키기 위해 이 경로가 자극되면, 이 과정은 유전자 전사 및 부호해독 과정을 포함하기 때문에 최종 단백질이 만들어지기까지는 시간이 필요하다. 하지만 저장소포에서 단백질을 방출해서 효과를 나타내는 다른 호르몬 및 리간드는 비교적 빠른 작용을 보인다.

단순과 복잡 경로 *Simple Versus Complex Pathways*

구아닐사이클라아제(guanylate cyclase system, cGMP)계는 일반적으로 신호전달경로가 상대적으로 간단하고 신속하게 작용한다. 이러한 유형의 신속한 효과는 혈관 내피세포에 의해 방출되는 산화질소에 의한 민무늬근육 이완반응에서 볼 수 있다(그림 2.10A). 이 경로는 성장인자 신호전달과 같이 리간드가 결합한 후 핵전사 및 단백질 합성에서 끝나는 다단계 과정을 거치는 복잡하고 느린 전달과정과는 대조적이다(그림 2.10B)

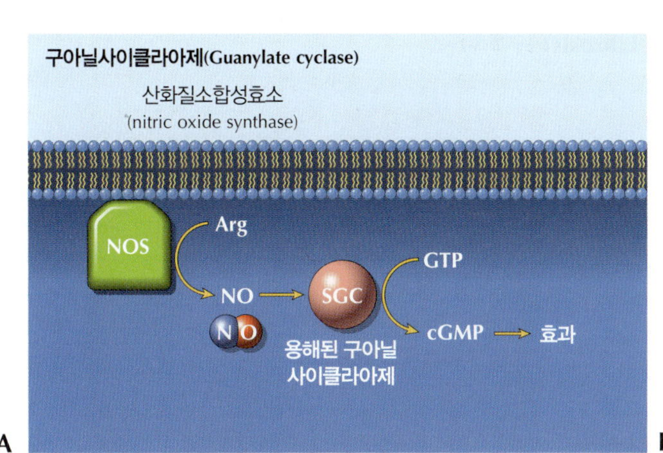

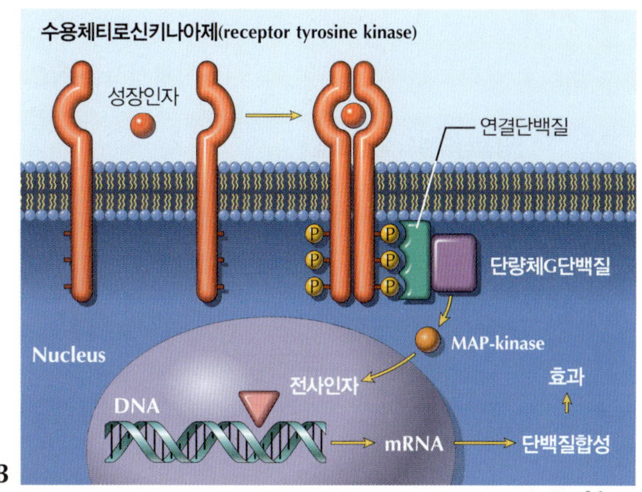

그림 2.10 **단순과 복잡 신호전달계** **A,** 일부 신호전달경로는 구아닐사이클라제(guanylate cyclase) 활성화 및 고리형*GMP* (cyclic guanosine monophosphate, cGMP) 합성에서 관찰된 것과 같은 즉각적인 효과가 있다. **B,** 다른 경로는 훨씬 더 복잡하며 많은 작용기와 핵 전사를 포함하므로 최종 효과를 나타내기 위한 시간이 길어진다. *Arg*, 아르기닌; *DNA*, 데옥시리보핵산; *GTP*, 삼인산구아노신; *MAP*, 미토겐활성화단백질; *mRNA*, 메신저리보핵산; *NO*, 산화 질소; *NOS*, 산화질소합성효소.

임상 적용 2.1
낭성섬유증(Cystic Fibrosis)

막 운반체의 중요성은 백인에서 주로 발견되는 치명적인 유전병인 낭성섬유증을 통해 설명이 가능하다(2000명 출산에 1명). 낭성섬유증은 세포 꼭대기(속공간)쪽에 존재하는 전기발생염소통로를 조절하는 *낭성섬유증세포막횡단조절자(cystic fibrosis transmembrane regulator, CFTR)* 유전자 결손으로 야기된다(그림 2.2A 참조). 결함은 주로 폐 및 췌장에서 이온 및 체액 이동에 심각한 영향을 미친다. 기도 및 췌장 샘꽈리와 관의 속공간으로 Cl^-를 분비하고, 이와 함께 Na^+와 물이 따라서 움직이게 하는 데 매우 중요하게 작용한다. 낭성섬유증 환자에서 CFTR단백질은 유의하게 감소하여 Cl^- 분비가 줄어 끈적한 분비를 유발한다. 폐에서는 끈적하고 건조한 점액층이 감염을 증가시키고, 췌장에서 샘꽈리 관은 점액으로 막혀 적절한 소화에 필요한 충분한 양의 완충액과 효소를 분비하지 못한다. 췌장기능상실은 신생아에서 태아 태변창자막힘증과 소화 불량, 흡수 장애, 그리고 나이가 들수록 체중 감소 등과 같은 위창자관 합병증을 유발할 수 있다.

낭성섬유증은 보통 2세 전에 진단되며, 최근 생존율은 37세(낭성섬유증재단 자료 인용)까지로 높아졌다. 항생제가 빈번한 폐 감염을 치료하는 데 사용되지만, 현재 이 병에 대한 근본적인 치료법은 없다. 치료에는 점액을 묽게 하고 밖으로 뱉을 수 있도록 환자의 가슴과 등을 두드리는 물리 치료가 포함된다. 폐내 타격식 인공호흡기 및 2상 흉부 통풍장치와 같은 점액에 대한 충격 작용을 주는 새로운 방법이 개발되었다. 폐 질환이 악화됨에 따라 환자는 막힌 기도의 환기를 돕기 위해 양압을 사용해야 할 수도 있다.

폐 질환 이외에도 췌장 기능장애로 인한 위창자관에 미치는 영향은 운동성을 보이지 않는 작은창자 영역을 외과적으로 제거해야 할 필요가 있거나, 일반적으로 감소된 췌장 효소의 보충이 필요하다. 또한, 내분비 췌장기능(인슐린 및 글루카곤, 소마토스타틴) 감소는 낭성섬유증 환자의 당뇨병 발생을 증가시킨다.

낭성섬유증 환자에서 이환율은 높고 수명은 상당히 단축된다. 환자가 폐 감염을 잘 극복하여도, 폐 기능의 점진적인 감소와 운동 불내증으로 인해 결국 폐 이식이 필요하다.

(*계속*)

임상 적용 2.1
낭성섬유증(Cystic Fibrosis)—*(계속)*

[낭성섬유증의 임상 특징]

영아	태변창자막힘증 태변복막염 황달
영아기 후	성장 장애
소아기	지방변증 재발되는 기관지폐 감염 장 폐쇄
성인	지방간 담석 담도협착 총담도관폐쇄 췌장염

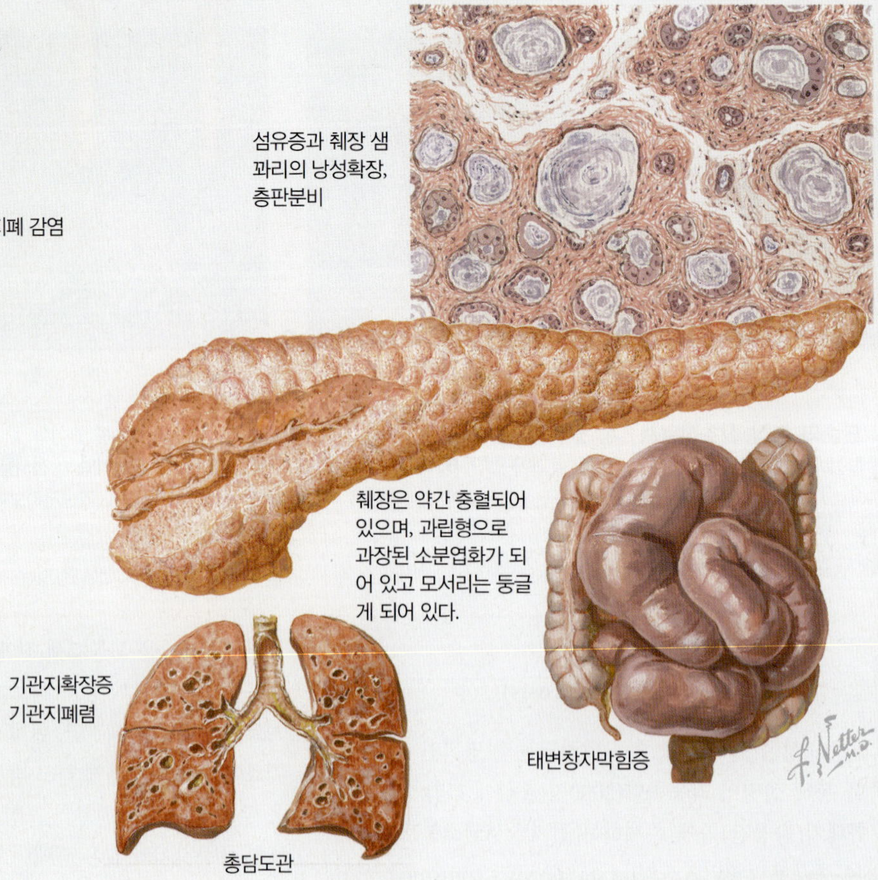

섬유증과 췌장 샘꽈리의 낭성확장, 층판분비

췌장은 약간 충혈되어 있으며, 과립형으로 과장된 소분엽화가 되어 있고 모서리는 둥글게 되어 있다.

기관지확장증
기관지폐렴

태변창자막힘증

총담도관

선천성낭성섬유증

복습문제

Review Questions

1장 세포와 체액 항상성

1. 안티피린과 이눌린을 체중이 60 kg인 사람에게 주입하였다. 평형 상태에 도달한 후 혈액을 채취하고 각 물질의 농도를 측정하였다.

	주입한 지시물질 양	혈액내 농도
안티피린	50 mg	1.39 mg/L
이눌린	20 mg	1.67 mg/L

이 수치를 이용하여 가장 **옳은** 답을 고르시오.

A. 세포내액량은 28 L이다.
B. 사이질액량은 9 L이다.
C. 혈장량은 5 L이다.
D. 총체액량은 42 L이다.
E. 세포외액량은 28 L이다.

2. σ 값이 1인 모세혈관에서 스탈링힘이 아래와 같다면 수분이동(모세혈관 안 혹은 밖으로)의 압력과 방향은?

- $HP_c = 30$ mmHg
- $HP_i = 3$ mmHg
- $\pi_c = 28$ mmHg
- $\pi_i = 8$ mmHg

A. 3 mmHg, 모세혈관 안으로
B. 3 mmHg, 모세혈관 밖으로
C. 7 mmHg, 모세혈관 안으로
D. 7 mmHg, 모세혈관 밖으로
E. 19 mmHg, 모세혈관 밖으로

3. ECF에 순수한 물을 첨가하면 평형상태에 도달한 후 ICF 및 ECF 구획의 부피와 삼투압에 어떤 영향을 미치는가? (물 배설은 없고 원래의 혈장 삼투압농도는 300 mOsm/L이라고 가정한다.)

A. ICF 부피는 감소, ECF 부피는 증가
B. ICF 삼투압농도는 감소, ECF 삼투압농도는 증가
C. ICF 삼투압농도는 증가, ECF 삼투압농도는 증가
D. ICF 부피는 증가, ECF 부피는 증가
E. ICF 부피와 삼투압농도는 감소

4. 등장용액에서 다음 용액으로 적혈구를 옮겼을 때 적혈구의 부피가 줄어드는 경우는?

A. 300 mM NaCl
B. 150 mM NaCl
C. 300 mM urea
D. 300 mM sucrose
E. 150 mM sucrose

5. 80 kg인 육상선수가 2 L의 생리식염수(300 mOsm/L NaCl)를 마셨다. 평형 후(비뇨계를 통한 손실은 없다고 가정할 때), 그의 체액 상태에서 가장 가능성 있는 변화는 무엇인가?

A. TWB가 42 L로 된다.
B. ICF와 ECF에 2 L가 고르게 분포하게 된다.
C. 용액의 1/3은 ECF에, 2/3는 ICF로 들어가게 된다.
D. ECF 부피는 18 L가 된다.
E. ICF 부피는 34 L가 된다.

2장 세포막 물질이동

6. 세포막 이동에 관한 **옳은** 설명은?

A. 어떤 물질의 단순(수동)확산은 세포막 두께에 영향을 받지 않는다.
B. 이온통로는 상대적으로 비선택성이므로 한 종류의 통로를 통해 다양한 전해질이 통과한다.
C. 막전압조절통로는 이온특이성을 가지고 있으며 막전압 변화에 반응하여 열린다.
D. 2차 능동이동은 특정 물질을 세포 안, 밖으로 이동시키기 위해 직접 삼인산아데노신을 사용한다.
E. 촉진확산은 특정 물질을 세포 안, 밖으로 이동시키기 위해 에너지를 사용한다.

7. 창자 또는 콩팥 상피세포에서 세포내 나트륨 농도를 낮게 유지하는 데 직접적인 역할을 하는 막 운반체는?

A. 바닥가쪽막 Na^+/H^+ 역방향공동운반체

B. 바닥가쪽막 Na^+/Ca^{2+} 역방향공동운반체

C. 꼭대기막 Na^+/H^+ 역방향공동운반체

D. 바닥가쪽막 Na^+/K^+ 아데노신삼인산분해효소(ATPase)

E. 꼭대기막 Na^+/K^+ ATPase

8. Quabain과 digoxin의 작용 기전은?

A. cGMP 자극

B. Na^+/K^+ ATPase 억제

C. Na^+/K^+ ATPase 자극

D. cGMP 억제

E. H^+/K^+ ATPase 자극

9. 낭성섬유증의 병적 상황이 시작되도록 하는 결손은?

A. 칼슘통로이며 세포 밖으로 칼슘이동을 증가시킴

B. G단백결합칼슘통로이며 세포내 칼슘을 증가시킴

C. G단백결합염소통로이며 세포 밖으로 염소이온 이동을 증가시킴

D. 염소통로이며 세포 밖으로 염소이온 이동을 감소시킴

E. Na^+/K^+ ATPase이며 세포 밖 K^+ 농도를 증가시킴

10. 세포내 유리 Ca^{2+} 증가에 의한 민무늬근육 수축에 직접 영향을 미치는 것은?

A. cAMP

B. 칼모듈린

C. 포스포리파아제C

D. cGMP

E. 핵 단백질

2절
신경계통과 근육
The Nervous System and Muscle

인간과 같은 복잡한 유기체에서 항상성은 신체 먼 부분들 사이의 소통과 변화하는 내적 및 외적 조건의 지속적인 감시, 그리고 이러한 조건에 대한 복잡하지만 조정된 반응을 필요로 한다. 이러한 행동은 고도로 분화된 조직과 기관, 계통에 의해 통합된 방식으로 수행된다. 이 까다로운 일련의 작업은 다양한 운동계통과 신경계통에 의해 주로 조정된다.

3장 신경과 근육 생리학

Nerve and Muscle Physiology

신경계와 근육 생리를 이해하기 위해서는 비교적 단순한 세포에서 일어나는 과정뿐만 아니라 중추신경계와 말초신경, 수용체, 그리고 근육 사이의 복잡한 상호작용에 대한 기능을 이해할 필요가 있다. 이 장에서는 신경 및 근육 기능의 기본 원리에 대해 설명한다. 신경 및 근육 기능의 통합에 관여하는 중추신경계 역할은 4장에서 다룬다.

안정막전위 *RESTING MEMBRANE POTENTIALS*

신경계를 통한 소통을 위해서는 전기신호의 생성 및 전달이 필요하며, 이것은 세포가 안정막전위를 유지할 수 있는지 능력에 달려 있다. **안정막전위**라는 용어는 **항정상태전위(steady-state potential)**와 동의어이다. 안정막전위는 선택적 투과성을 보이는 막을 통한 이온의 수동확산에 의해 생성된다. 이온 확산의 결과 세포막을 경계로 양전하 또는 음전하의 분포가 비대칭이 되는 상황(전하 분리)이 일어나서 막전압 차이가 생기는 것이다. 그림 3.1은 가상 세포에서의 예이다.

이론적으로 가장 단순한 상황을 배경으로 설명하자면, 세포막은 오직 하나의 이온만을 투과할 수 있다. 이 이온이 세포 외부와 비교하여 세포내부에 보다 높은 농도로 존재한다면, 이온은 충분한 막전위가 생성되어 이온 순이동이 중지될 때까지 세포 밖으로 확산된다. 예를 들어, 막이 K^+에만 투과성이 있고 세포내 K^+농도가 세포외 농도보다 높으면, K^+의 바깥쪽 순 이동이 발생하여 음성막전위가 발생한다. 이를 통해 세포내 구획이 세포외에 비하여 전기적으로 음성을 띠고 있다는 것이 설명된다. 세포 외부로는 아주 적은 양의 이온이 확산되어 나가므로, 세

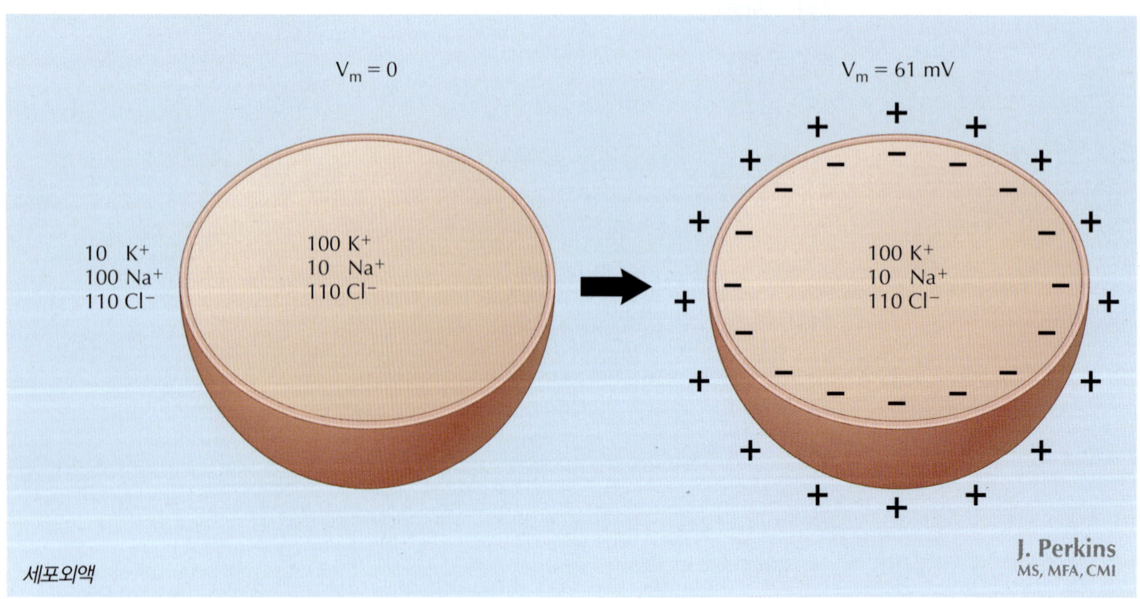

그림 3.1 이론적인 세포에서 세포막전위 정해진 세포내 이온농도(mEq/L)를 가진 세포를 이온농도가 다른 용액에 넣게 되면, 농도 기울기에 의해 확산이 일어난다. 이 예에서, 내부 및 외부 구획을 분리하는 막이 K^+에만 선택적으로 투과성을 가지고 있다고 가정하자. 세포가 K^+에 대해 선택적으로 투과성을 가지고 있어 세포내부에서 외부로 즉시 K^+확산이 시작되고, 막 내부는 음전위를, 막 외부는 양전위를 띠게 된다. 막은 K^+확산을 위한 기울기에 반대되는 전기적 경사로 작용하는 음전위를 가지게 되고, 결과적으로 전기화학적 평형이 이루어진다. 투과성 이온이 하나만 존재하는 경우에, 막전위(V_m)는 네른스트(Nernst) 방정식에 의해 계산될 수 있다.

포내 이온농도는 이온의 바깥쪽 순 이동을 방지하기에 충분한 전기적 경사가 생기기 전과 비교하여 거의 바뀌지 않는다. 이 시점이 안정막전위이다. 두 구획(내부와 외부) 사이의 전위 차이 때문에 초과 양전하는 세포막 바깥쪽 면에 가까운 반면, 음전하는 막 안쪽을 따라 정렬된다.

Nernst방정식 *Nernst Equation*

막이 하나의 이온만 투과할 수 있다면 **Nernst방정식**(그림 3.1 참조)을 사용하여 세포내부와 외부의 전위차(E_X)를 예측할 수 있다.

$$E_X = (RT/ZF)\ln([X]_o/[X]_i) \qquad \textbf{식 3.1}$$

여기서:

- E_x는 Nernst전위 혹은 평형전위(equilibrium potential)
- $\ln([X]_o/[X]_i)$는 X이온의 구획 안쪽 농도($[X]_i$)에 대한 바깥쪽 농도($[X]_o$)비의 자연로그
- R은 이상기체상수(ideal gas constant)
- T는 절대온도
- Z는 이온전하 값
- F는 Faraday 숫자(96500 coulomb/mole)

37°C 인체에서 방정식은 다음과 같이 간단히 표시할 수 있다:

$$E_X = (61\,\text{mV}/Z)\log([X]_o/[X]_i) \qquad \textbf{식 3.2}$$

따라서, 한 종류의 1가 양이온(예: K^+)에 대해 투과성이 있고, 세포내 농도가 외부보다 10배 더 높은 단순한 가설 상황(그림 3.1 참조)에서, 이 방정식은 다음과 같이 된다.

$$E_{K^+} = (61\,\text{mV}/+1)\log(0.1\,\text{mM}/1.0\,\text{mM})$$
$$E_{K^+} = (61\,\text{mV})\log(0.1) = -61\,\text{mV} \qquad \textbf{식 3.3}$$

전기화학적 평형은 세포내부 또는 외부의 투과성 이온농도를 변화시킴으로써 크게 바뀔 것이다. 하나의 이온 만이 투과성을 보이는 경우, 투과성 이온에 대한 Nernst전위는 안정막전위와 동일하다. 실제 세포에서, 하나 이상의 이온이 투과성을 보이므로 안정막전위는 존재하는 이온의 서로 다른 투과성(전도성, conductance)과 세포막을 가로지르는 이들 이온의 농도 차이의 결과로서 결정된다. Nernst전위(평형전위, equilibrium potential)은 세포막이 특정 이온에만 선택적 투과성을 보일 때 발생하는 *이론적인* 막전위(*theoretical* membrane potential)이다. 표 3.1에는 세포 안과 밖(사이질액)에 존재하는 다양한 이온들의 정상 농도 값과 주요 투과성 이온에 대한 대략적인 Nernst전위가 나열되어 있다.

표 3.1 세포질과 사이질에 존재하는 주요 이온의 대략적인 농도와 Nernst 전위

	농도(mM)		
이온	세포질	사이질	Nernst 전위(mV)
Na^+	14	140	61
K^+	140	4	− 94
Cl^-	8	108	− 68

Goldman-Hodgkin-Katz방정식

하나 이상의 투과성 이온을 포함하는 경우 실제 안정막전위(V_m)는 여러 이온의 투과성 및 농도를 고려한 **Goldman-Hodgkin-Katz방정식(G-H-K방정식)**을 이용해 계산할 수 있다.

$$V_m = \left(\frac{RT}{F}\right)\ln\left(\frac{P_{K^+}[K^+]_o + P_{Na^+}[Na^+]_o + P_{Cl^-}[Cl^-]_i}{P_{K^+}[K^+]_i + P_{Na^+}[Na^+]_i + P_{Cl^-}[Cl^-]_o}\right) \qquad \textbf{식 3.4}$$

여기서:

- P_X; X이온에 대한 막투과성
- $[X]_i$; X이온의 세포내 농도
- $[X]_o$; X이온의 세포외 농도
- R; 이상기체상수
- T; 절대온도
- F; Faraday숫자

세포는 많은 이온을 포함하고 있지만 이 단순화된 G-H-K식에서 K^+과 Na^+, Cl^-보다 세포막 투과성이 낮은 이온은 안정막전위에 기여하는 정도가 무시할 수 있기 때문에 생략한다. Cl^- 내부의 농도는 가장 오른쪽 위에 나타내고 Cl^- 외부 농도는 아래에 위치한다. 반면에 $[K^+]$와 $[Na^+]$는 $[Cl^-]$와 반대되는 전하(음과 양)를 가지고 있으므로 분수 식의 위−아래 배치가 반대로 된다.

대부분 세포에서 안정막전위는 약 −70 mV이다; 심장근육세포에서는 약 −90 mV이다. 세포질 K^+농도가 높고 세포외 K^+ 농도가 낮고 세포막의 K^+에 대한 투과성이 다른 이온에 비해 높기 때문에 K^+는 안정막전위 형성에 가장 크게 기여한다. 그러므로 다른 이온들이 안정막전위 전위에 일부 기여는 하지만, 안정막전위는 K^+의 Nernst전위와 *유사*하다. 구체적으로, Na^+ 통로를 통해 전기화학적 경사에 의한 Na^+유입은 세포의 안정

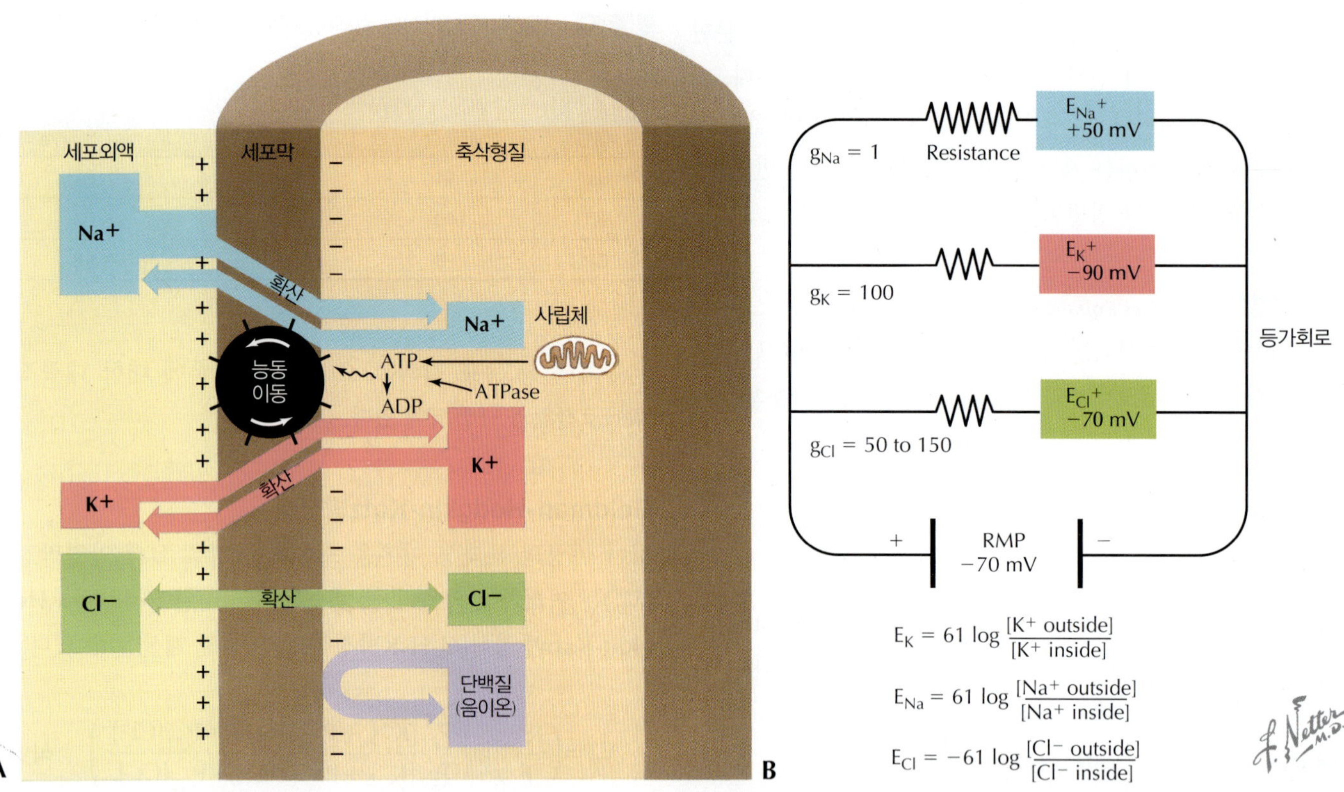

그림 3.2 안정막전위 세포질(이 예제에서는 축삭형질)과 사이질액 사이의 이온농도 차이는 운반체(주로 Na^+/K^+ ATPase) 활성도에 의해 생성되며, Na^+/K^+ ATPase는 K^+를 세포내로 퍼들이면서, Na^+를 세포외로 퍼낸다**(A)**. (직사각형 크기는 이온의 상대적 농도를 나타낸다.) 세포막은 이온에 대한 각각 다른 투과성을 가지므로 막을 가로질러 일어나는 누출은 각기 다른 속도를 보인다. 세포내에 존재하며 주로 음전위으로 하전되어 있는 단백질은 막 투과성이 없다. K^+는 가장 높은 투과성을 보이므로 세포 밖으로 K^+누출은 안정막전위 형성에 가장 중요하게 작용한다. 이 상황은 전기회로로 모델링할 수 있으며**(B)**, Nernst 방정식에서 얻은 값을 바탕으로 이온에 대한 전위차를 mV로 표시되어 있다. 이온 투과도는 전도도(conductance, g)로 표현되어 있다.

막전위가 K^+의 Nernst전위보다 덜 음성(양성)이 되게 한다. 살아있는 세포에서 Na^+와 K^+경사는 Na^+/K^+ ATPase를 통한 능동이동에 의해 유지되며, Na^+ (K^+도 동일; 그림 3.2)의 일정한 유입에 반대로 작용한다.

> 세포막전위가 세포의 정상적인 안정막전위보다 *더 음성*일 때 세포가 **과분극(hyperpolarized)**되었다고 하고, 반면 세포가 평상시 안정막전위보다 *양성* 막전위를 가진 경우 **탈분극(depolarized)**되었다고 한다. 세포막전위는 세포막을 가로지르는 각 이온의 개별 농도경사와 각 이온에 대한 막 투과성에 의해 좌우된다.

전기적 원칙 *ELECTROPHYSICAL PRINCIPLES*

몇몇 주요한 전기물리학 원리는 세포에서의 이온 이동과 신경계에서의 전기신호 전도에 적용된다. **Ohm법칙**에 따르면:

$$V = IR \qquad \textbf{식 3.5}$$

여기서:

- V는 전도체를 사이에 두고 볼트(V) 혹은 mV단위로 측정된 전위차를 의미
- I는 암패어(amperes, A) 혹은 나노암패어(nanoamperes, 10^{-9}A), 피코암패어(picoamperes, 10^{-12}A) 단위로 측정된 전류를 의미
- R은 옴(ohms) 혹은 메가옴(megaohms, 10^6 ohms) 단위로 측정된 저항을 의미

세포막을 가로질러 일어나는 투과성 이온의 이동을 포함해서 임의의 전기시스템에서 전류(즉, 하전된 입자가 흐르는 현상)는 시스템에 걸려 있는 전위차에 의해 발생하고 시스템 저항에 의해 방해받는다. 전도도(G)는 저항의 역수이며 시멘스(Siemens, S) 혹은 나노시멘스(nanoSiemens), 피코시멘스(picoSiemen) 단위로 측정할 수 있다.

$$G = 1/R \quad \text{식 3.6}$$

세포에서 다양한 이온에 대한 전도도는 각 이온에 대한 세포막의 "누출(leakiness)" 정도를 나타낸다(투과성 또는 열린 채널의 존재와 관련 있음). 막전위와 이온전도도를 기반으로 옴법칙를 통해 특정 이온전류를 예측할 수 있다.

$$I_X = G(V_m - E_x) \quad \text{식 3.7}$$

다시 말해, 세포막을 가로질러 발생하는 이온전류는 막전위와 이온의 평형(네른스트)전위 차이에 이온전도도를 곱한 것과 같다. 따라서 안정막전위(V_m; 대부분 세포에서 약 −70 mV)는 E_{K^+}(−94 mV)보다 덜 음성이기 때문에 안정막전위 상태에서 양이온 K^+는 지속적으로 농도경사를 따라 세포밖으로 누출된다. −70 mV인 안정막전위와 비교하여 Na^+평형전위는 61 mV이기 때문에 지속적으로 세포내로 유입된다. 관례에 따라, K^+의 이러한 외향이동과 관련된 전류(I_{K^+})는 양전류로, 내향 Na^+전류인 I_{Na^+}는 음전류로 표시한다. 다시 말하지만, 이러한 일정하지만 느린 누출에도 불구하고 Na^+/K^+ ATPase에 의한 능동이동은 이들 이온의 농도경사가 일정하게 유지될 수 있도록 한다.

활동전위 *ACTION POTENTIAL*

활동전위는 흥분성세포(신경세포 및 근육세포)에서 발생하는 급속한 탈분극 현상이다. 이것은 세포막의 이온 투과성을 증가시키는 전기 또는 화학 자극에 의해 시작된다(그림 3.3, 비디오 3.1). 활동전위는 다음과 같은 특성을 보인다:

- **문턱값전위(threshold potential)**는 증가된 이온전도도(대부분 Na^+)에 의해 활동전위가 시작되는 전위이다. 예를 들어, −70 mV의 안정막전위를 갖고 있는 세포의 경우 문턱값전위는 −50 mV 전후이다; 세포가 문턱값까지 탈분극되면 활동전위가 발생한다.
- 동일한 세포에서 발생하는 활동전위는 동일한 크기(전압 변화)와 판에 박힌 모양을 보이는 **"실무율(all-or-none)"** 반응을 보인다.
- 세포 표면 한 부위에서 활동전위가 발생하면 막을 따라 인접한 부위로 그 크기가 **전혀 줄지 않고 전도(nondecremental propagation)**된다.
- 두 번째 활동전위가 유발되지 않는 **불응기(refractory period)**는 활동전위 초반부터 시작된다.
- 절대불응기 이후에 관찰되는 **상대불응기(relative refractory period)** 동안 두 번째 활동전위를 만들기 위해서 정상보다 더 큰 자극이 필요하다.

문턱값전위는 외향 K^+누출과 내향 Na^+전류와의 균형에 의해 결정된다. 자극이 문턱값에 도달하는 탈분극을 생성하면 막전압조절Na^+통로가 열리고, 세포내로의 Na^+흐름이 항정상태를 유지하고 있던 K^+누출을 넘어서게 된다. 막의 추가적인 탈분극에 의해 더 많은 막전압조절Na^+통로가 열리게 된다. 이러한 양성되먹임은 모든 막전압조절Na^+통로가 열릴 때까지 계속되어 실무율 특성을 보이는 활동전위의 빠른 탈분극 시기를 만든다. 이 "빠른 통로(막전압조절Na^+통로)"는 비활성화도 빠르게 일어난다.

활동전위 동안 Na^+전도도의 이러한 변화와 함께, 상대적으로 느리게 활성화되면서 크기도 작은 K^+전도도 증가도 관찰된다(그림 3.3 참조). 이 현상은 막전압조절K^+통로가 열림으로써 발생하며 이것은 Na^+전도도 감소와 함께 막 재분극을 담당한다. 이 K^+통로는 막이 최종적으로 평형전위로 돌아갈 때까지 열린 상태를 유지함으로써 막이 안정막전위보다 더 음전위를 가지게 하여 활동전위의 과분극 또는 "undershoot" 시기를 만든다. 과분극된 막전위를 문턱값전위까지 도달하게 하기 위해서는 더 큰 자극이 요구되기 때문에 이 "undershoot"는 상대불응기 형성에 관여한다. 상대불응기 초기 무반응에 관여하는 두 번째 요소는 여전히 비활성 상태로 남아 있는 일부 Na^+통로이다.

세포외 Ca^{2+}농도는 막전압조절Na^+통로의 민감도를 변경하여 문턱값전위에 영향을 미친다. Ca^{2+}농도가 높을 경우 통로를 활성화시키기 위해 더 큰 막 탈분극을 필요로 하기 때문에 세포 흥분성은 감소한다.

> 막전위가 **문턱값전위**에 도달하기에 충분히 탈분극되어야 세포에서 **활동전위**가 시작된다. 이 현상이 발생하면 특정 막전압조절통로가 열리며, 하나 이상의 이온 전도도가 증가하여 세포의 빠른 탈분극이 발생한다. 많은 흥분성세포에서 활동전위의 상행각은 막전압조절Na^+통로 개방에 의해 생긴다. 세포가 문턱값전위에 도달하면, 충분한 수의 Na^+통로 **활성화문(activation gates)**이 열려 막을 통해 세포내로 Na^+이동이 일어나 활동전위 상행각이 발생된다. 활성화문이 열려 있는 몇 milliseconds (msec) 동안 시간의존적인 비활성화문이 닫히게 되고 이로 인해 Na^+통로는 비활성화 상태가 된다. 비활성화문은 세포가 안정막전위로 되돌아가면 다시 열린다.

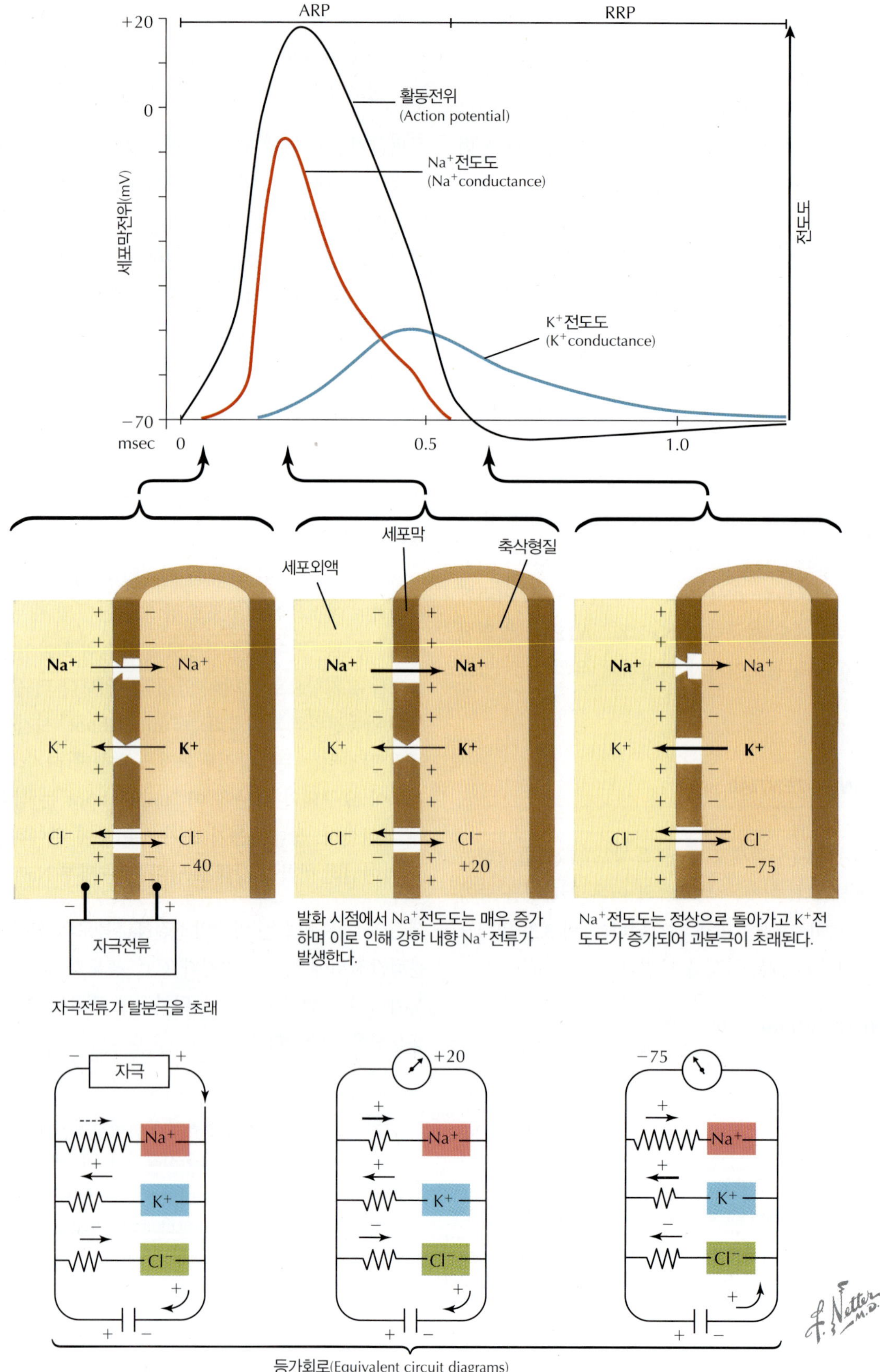

그림 3.3 **활동전위** 대부분의 흥분성세포에서 국소전위에 의해 Na^+전도도가 크게 증가되는 문턱값에 도달하면 막전압조절 Na^+통로를 열려 활동전위가 시작된다. 상단 패널은 막전위와 Na^+과 K^+상대투과도가 표시되어 있다. 활동전위 동안 Na^+ 및 K^+ 전도도 변화는 중간 패널에, 등가회로는 *하단 패널*에 함께 표시되어 있다. ARP, 절대불응기(absolute refractory period); RRP, 상대불응기(relative refractory period).

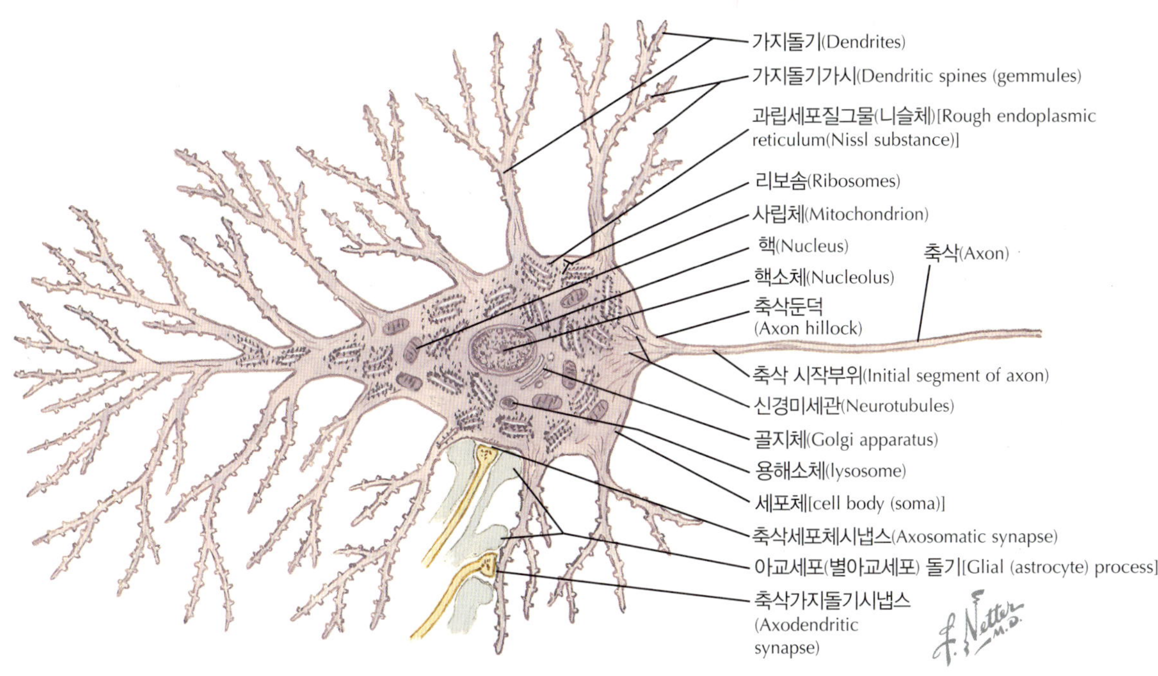

그림 3.4 신경세포(뉴런) 신경세포는 세포체(soma, cell body)와 여러 개의 가지돌기, 축삭으로 구성되어 있다. 신경세포는 시냅스에서 다른 신경세포로부터 신호를 받으면 국소 막전위 변화가 일어난다. 막전위가 충분히 탈분극되면, 축삭둔덕(axon hillock)에서 활동전위가 시작되고 축삭을 따라 다른 신경세포 또는 근육세포와 시냅스를 이루고 있는 곳으로 전파된다.

활동전위 전도 *ACTION POTENTIAL CONDUCTION*

흥분성세포에서 활동전위는 세포막을 따라 급속히 전파된다. 신경세포에서 **문턱값전위**에 도달하면, 축삭둔덕에서 활동전위가 생성되고, 축삭을 따라 축삭종말로 전달된다(그림 3.4, 세포 사이 전도는 나중에 논의). 탈분극이 세포막 한 지점에서 발생하면 Na^+이 세포외액에서 세포막을 통해 들어간다. 탈분극 지점의 양전하가 없어지면 **국소전류**가 발생하며, 양전하가 막을 따라 인접 부위에서 탈분극 영역으로 흐른다(그림 3.5A). 국소전류는 인접한 영역에 탈분극을 야기하고, 문턱값에 도달하면 활동전위가 새롭게 생성된다. **활동전위 전파**의 중요한 특징은 개시 지점에서 먼쪽으로 진행되면, 원점으로 다시 돌아갈 수는 없다는 것이다. 활동전위가 전도됨에 따라 활동전위가 지나간 바로 뒤 막 영역은 Na^+통로 불활성화의 결과로 절대불응기에 놓여 있으므로 역전도는 불가능하다.

뉴런의 필수적인 특성은 전기선과 유사하게 활동전위를 빠르게 전파할 수 있는 능력이다. 전도 속도는 다음과 같은 요소들에 의해 결정된다.

- **내부저항(internal resistance, R_i)**은 세포질내 전류 흐름에 대한 임피던스(즉, 축삭내 저항)이다.
- **막저항(membrane resistance, R_m)**은 세포막을 통과하는 전류 흐름에 대한 임피던스이다.
- **전기용량(capacitance, C_m)**은 막이 전하를 저장하는 능력이다.

이 변수들 사이의 관계를 통해 세포의 **전선특성—공간상수(space constant, λ)**와 **시간상수(time constant, τ)**—이 결정되며 축삭에서 전기 활동의 전도를 설명하는 데 유용하다. 전류에 의해 발생한 막전위가 최종 값의 63%까지 변하는 데 걸리는 시간이 **τ($\tau = R_m \times C_m$)**이다. 이는 막이 얼마나 빨리 혹은 느리게 탈분극 또는 재분극하는지를 나타내는 척도이며, 따라서 활동전위 전도속도와 반비례 관계가 있다. τ는 전도속도와 반비례 관계가 있기 때문에 막저항과 막전기용량이 낮아지면 전도는 빨라진다.

공간상수(λ, *길이상수*라고도 함)는 막을 따라 전위 변화가 전파될 때 원래 값의 63%까지 떨어지는 거리를 뜻하며, 결국 탈분극 전류가 얼마나 멀리 갈 수 있는가를 의미한다. λ가 클수록 탈분극 전류가 더 멀리까지 갈 수 있으며 전도 속도도 빨라진다. λ는 R_i에 대한 R_m비율에 비례한다:

$$\lambda = \sqrt{(R_m/R_i)} \quad \text{식 3.8}$$

> 활동전위 전도속도에서 내부저항(R_i)의 중요성은 대형 무척추 동물에 존재하는 축삭의 해부학 특성을 통해 알 수 있다. 오징어 거대축삭은 직경이 500 μm이다. 직경이 크고, 내부저항이 낮기 때문에 λ는 높아서 큰 동물에서 필요한 빠른 전도가 가능하게 한다. Alan Hodgkin과 Andrew Huxley는 이 큰 축삭을 이용하여 신경에서 전도현상 기전을 밝힘으로써 노벨상을 수상하였다.

척추동물 신경계는 무척추동물보다 훨씬 더 복잡하고 더 많은 수의 신경세포로 구성되어 있다. 척추동물 신경계의 많은 신경세포는 **말이집(myelin, myelin sheath)**을 가지고 있다(그림 3.5B). 말초신경계는 Schwann세포가, 중추신경계는 희소돌기아교세포에 의해 형성된 여러 층의 인지질막으로 구성된 절연층으로 덮여 있다. 말이집은 전기용량을 감소시키고 막저항을

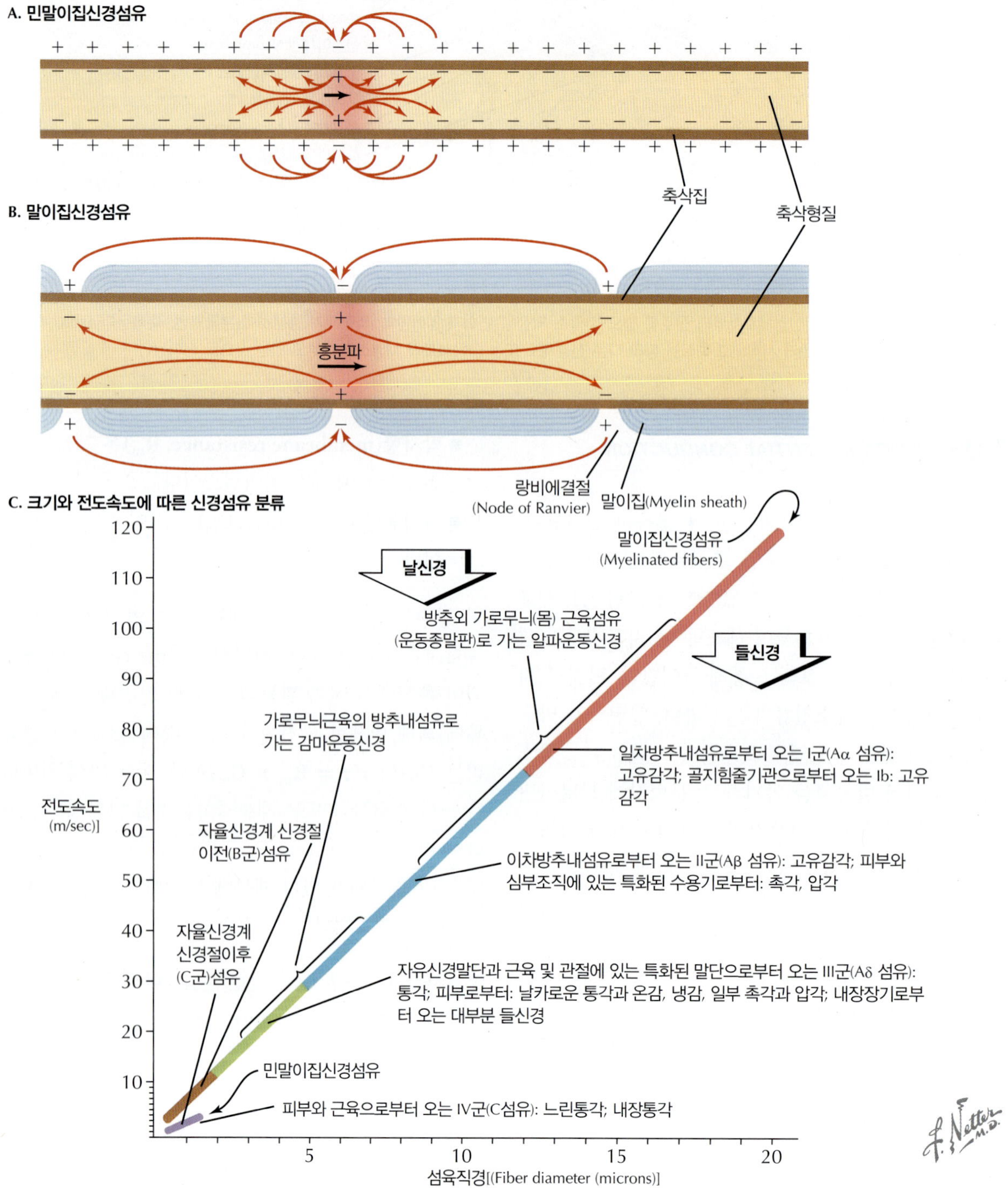

그림 3.5 **축삭전도** **A,** 활동전위는 국소전류를 통해 인접한 부위를 탈분극시켜 축삭을 따라 전파 및 전도된다. **B,** 말이집축삭에서 활동전위는 랑비에결절 사이를 "점프"한다. 이 과정을 *도약전도*라고 하며 전도속도가 매우 높다. **C,** 말이집과 축삭 직경은 매우 높은 전도속도와 연관된다.

임상 적용 3.1
다발성경화증(Multiple Sclerosis)

다발성경화증(MS)은 자가면역 장애에 의해 발생되는 염증성 신경퇴행질환이다. MS는 남성보다 여성에서 더 흔하고, 발병 연령은 보통 20세에서 40세 사이이다. MS에서 염증은 뇌와 척수신경 말이집의 점진적 파괴를 초래한다. 중추신경계를 구성하고 있는 말이집축삭의 말이집 손상에 의해 신경정보 전달에 이상을 초래하고 이로 인해 근력 약화 및 마비, 협동장애, 평형감각 장애, 우울증, 언어장애, 기억장애, 시각장애, 감각장애, 통증, 피로, 창자 및 방광 기능 장애, 성적 기능 장애를 포함한 다양한 증상이 나타날 수 있다. 진단은 임상 소견 및 뇌와 척수의 말이집탈락 병변을 확인하기 위한 자기공명영상, 뇌척수액에서 특징적인 γ글로불린의 올리고클론띠 확인을 통해 이루어진다.

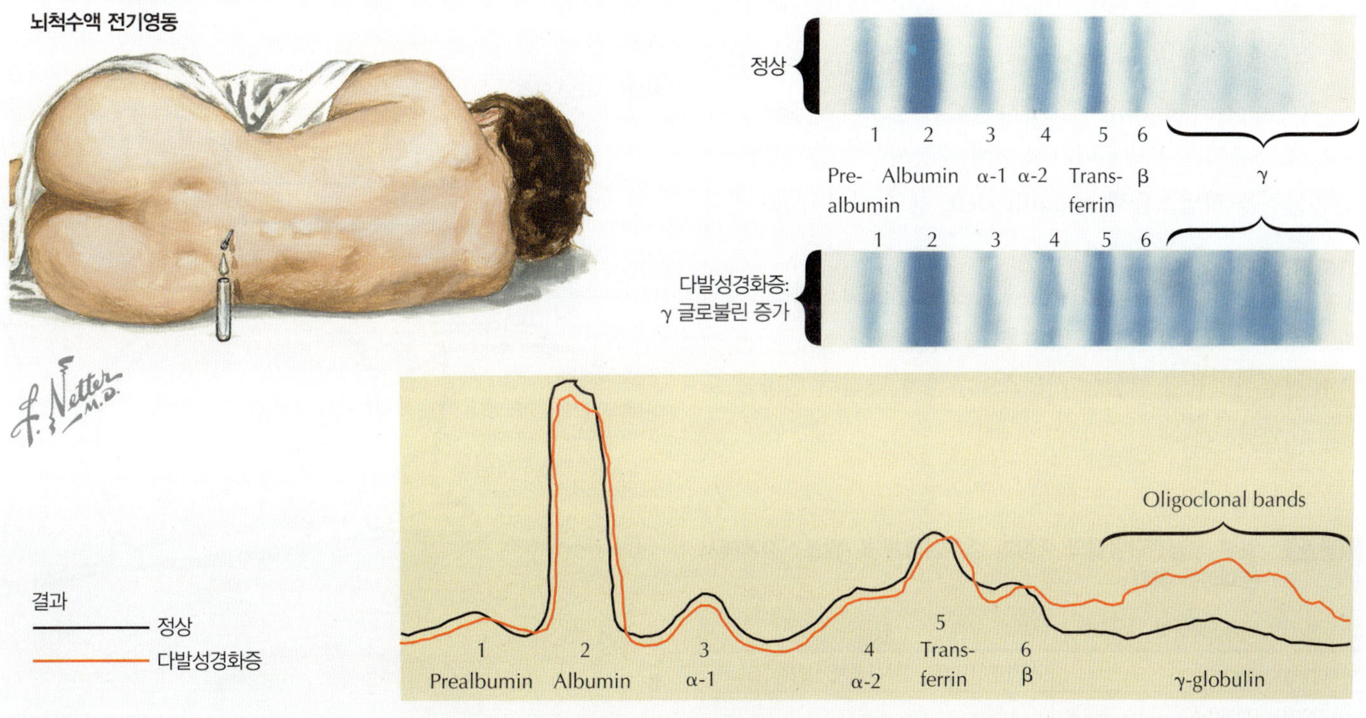

다발성 경화증: 진단 테스트—척수액 환자의 약 90%는 요추 천자로 얻은 뇌척수액 샘플의 겔 전기영동에서 γ글로불린(oligoclonal band)이 증가된 특성을 나타낸다.

증가시켜 전류가 막 밖으로 빠져 나가지 않고 축삭 내부만을 통과하도록 한다. 활동전위 전파를 위해서, 말이집 중간 중간에 **랑비에결절(신경섬유마디, nodes of Ranvier)**이라고 불리는 부분이 존재한다. 이 결절은 축삭을 따라 1~2 mm 간격으로 존재하며, 활동전위는 결절 사이를 빠르게 점프하며 전파한다. 본질적으로, 랑비에결절은 여러 개의 축전기가 직렬로 연결된 것과 동일하다. 활동전위가 결절 사이에서 "점프"하며 전도하는 과정을 **도약전도(saltatory conduction)**라고 하며, 작은 축삭 직경에도 불구하고 활동전위가 매우 빠르게 전파될 수 있도록 한다. 탈분극 동안 한 결절에서 생성된 국소전류는 다음 결절에서 탈분극을 초래하고, 활동전위는 매우 잘 절연된 부분을 우회하여 축삭을 따라 건너뛴다. 신경계 전반에 걸친 섬유는 서로 다른 직경과 전도속도를 가지고 있어 이를 기준으로 다양한 종류로 분류한다(그림 3.5C). 말이집이 없는 축삭에서 활동전위는 도약전도와 달리 축삭을 따라 느리게 전파된다.

시냅스전달 *SYNAPTIC TRANSMISSION*

시냅스(synapse)는 한 세포의 전기적 반응이 다른 세포로 전달되는 부위이다. 이 전달은 일부 세포에서는 **틈새이음(gap junction)**을 통해 전류가 하나의 세포에서 다른 세포로 직접 전달되는 **전기시냅스(electrical synapse)**를 통해 일어나기도 한다. 심장근육세포와 민무늬근육의 일부는 이 기전을 통해 소통한다(일부 신경세포는 전기와 화학 전달 두 가지를 모두를 통해 소통한다). 세포 사이의 전기시냅스에서, **코넥손(connexons)**이라고 불리는 세포막단백질은 세포 사이의 이온 흐름을 허용하는 통로를 형성하여 전류 전달을 가능하게 한다.

화학시냅스(chemical synapse)에서, 신경세포의 신경전달물질 방출은 시냅스이후세포에서 전기자극을 유발한다. 다양한 신경전달물질이 중추신경계와 말초신경계 여러 부위에서 발견된다(표 3.2). 그림 3.6는 화학시냅스 구조를 보여주고 있다. 화학시냅스에서는 다음과 같은 일련의 현상이 발생한다.

1. 신경세포 탈분극이 **축삭종말[axon terminal, 시냅스단추(synaptic bouton)]**에 도달하면 Ca^{2+}통로가 열린다.
2. Ca^{2+} 유입은 시냅스이전 소포에 저장되어 있는 신경전달물질을 **시냅스틈새(synaptic cleft**, 세포 사이 틈)로 방출한다.
3. 신경전달물질은 시냅스틈새를 가로질러 확산하고, 시냅스이후막에 있는 특정 막수용체와 결합한다.
4. 신경전달물질 결합은 시냅스이후막에 막전위 변화를 초래한다.

표 3.2 일부 신경전달물질의 특징과 중추신경계 및 말초신경계에서 존재하는 위치

신경전달물질	위치
Acetylcholine	신경근이음부, 자율신경계 신경절, CNS
Biogenic amines	
Norepinephrine	교감신경계 말단, CNS
Dopamine	CNS
Serotonin	CNS, GI tract
Amino acids	
γ-Aminobutyric acid (GABA)	CNS
Glutamate	CNS
Purines	
Adenosine	CNS
Adenosine triphosphate	CNS
Gas	
Nitric oxide	CNS, GI tract
Peptides	
β-Endorphins	CNS, GI tract
Enkephalins	CNS
Antidiuretic hormone	CNS(시상하부/뇌하수체 뒤엽)
Hypothalamic releasing hormones	CNS(시상하부/뇌하수체 앞엽)
Somatostatin	CNS, GI tract
Neuropeptide Y	CNS
Vasoactive intestinal peptide	CNS, GI tract

From Hansen J: Netter's Atlas of Human Physiology, Philadelphia, Elsevier, 2002.
CNS, 중추신경계; GI, 위창자.

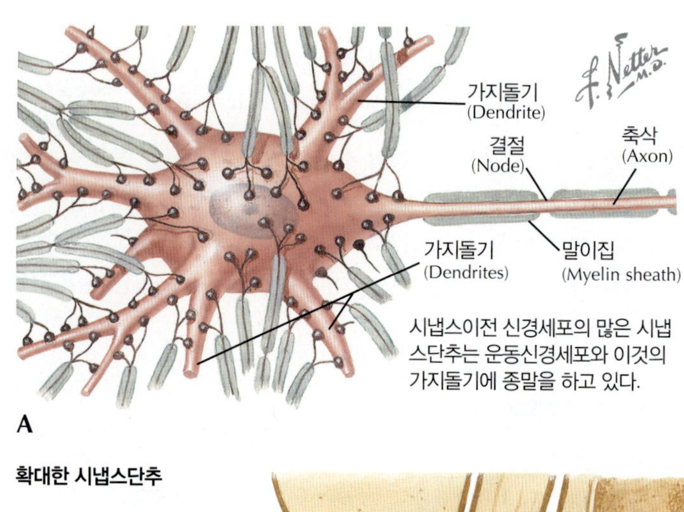

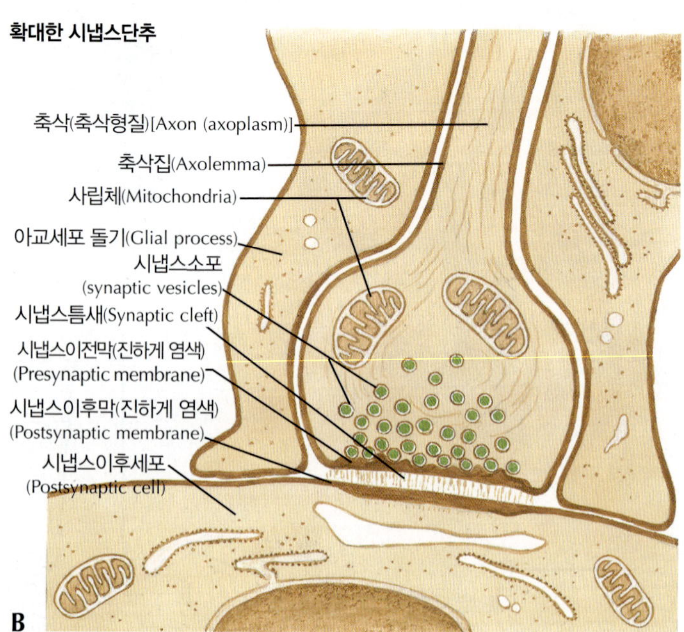

그림 3.6 시냅스 구조 신경세포 활동전위는 시냅스에서 다른 신경세포나 효과기로 전달된다. 축삭종말은 가지를 치고 시냅스단추를 형성한다. 시냅스단추가 다른 신경세포 가지돌기 혹은 세포체와 밀접하게 접해 있는 영역은 말이집이 존재하지 않는다**(A)**. 시냅스단추에 있는 소포가 시냅스이전막과 융합되면 시냅스틈새로 신경전달물질이 방출된다**(B)**. 방출된 신경전달물질은 확산 후 시냅스이후막 수용체와 결합하여 시냅스이후막에 흥분 또는 억제 효과를 일으킨다.

시냅스이전신경세포 종류(특정 신경전달물질이 방출)에 따라, 화학전달은 시냅스이후막에서 Na^+ 또는 Cl^-유입을 통해 **흥분시냅스이후전위(excitatory postsynaptic potential**, 탈분극) 또는 **억제시냅스이후전위(inhibitory postsynaptic potential**, 과분극) 중 하나를 발생시킨다(그림 3.7, 비디오 3.2). 이런 형태의 화학전달은 시냅스이전섬유와 시냅스이후세포 사이에서 **단방향**으로 이루어진다. 일반적으로 하나의 신경세포는 여러 개의 억제 및 흥분 신경세포로부터 시냅스 입력을 받는다. 따라서 활동전위 생성은 이러한 다중 입력의 합계에 의해 결정된다. 활동전위는 흥분시냅스이전섬유에 의해 생성된 일련의 자극이 **시간가중(temporal summation)**되거나, 여러 개의 흥분

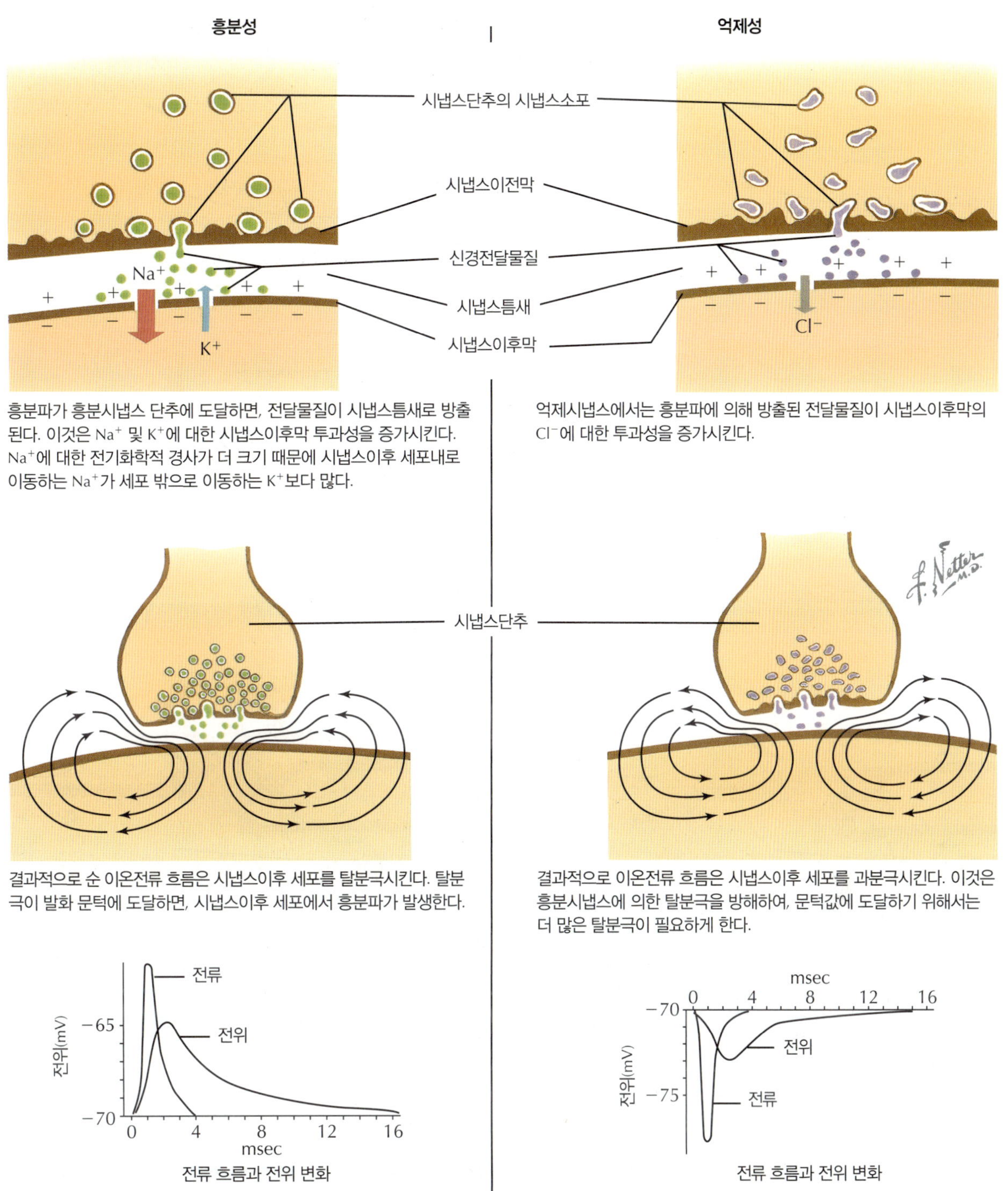

그림 3.7 **화학시냅스 전달** 시냅스 전달은 시냅스이후막에 흥분 또는 억제 효과를 초래할 수 있다. 흥분전달(*왼쪽*)에서는 국소전위의 탈분극 변화(흥분시냅스이후전위)가 발생한다. 억제전달(*오른쪽*)에서, 국소전위의 과분극 변화(억제시냅스이후전위)가 발생한다. 시간가중 및 공간가중에 의해 국소전위가 활동전위 발생에 필요한 문턱값을 넘기면 활동전위가 발생한다(그림 3.8 참조).

섬유에 의해 시냅스이후세포에 생성된 국소전위의 **공간가중(spatial summation)**의 결과로 발생할 수 있다(그림 3.8). 시냅스억제는 시냅스 이전 또는 이후에서 일어날 수 있다. 일부 억제섬유는 흥분섬유에 직접 작용하는 반면(**시냅스이전억제, presynaptic inhibition**), 다른 것들은 **시냅스이후억제(postsynaptic inhibition)**를 일으키기도 한다(그림 3.9). 시냅스이후막의 국소전위 합은 막의 공간 및 시간 상수에 의존한다.

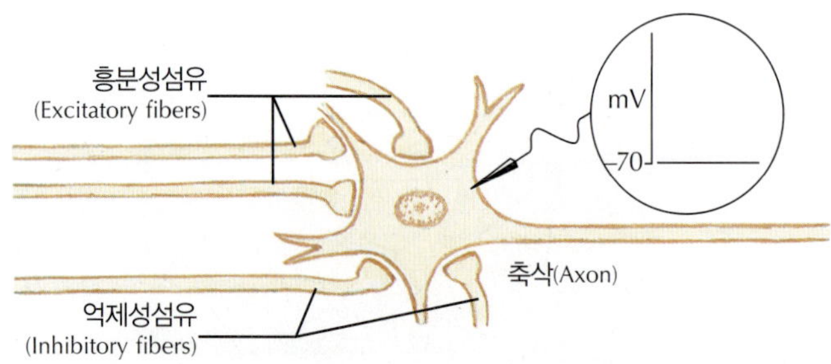

A. 안정상태:
운동신경세포에 흥분 및 억제신경섬유의 시냅스단추가 접하고 있다.

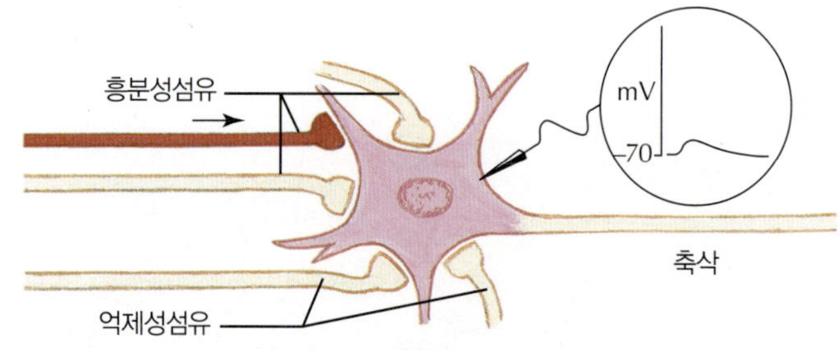

B. 부분 탈분극:
하나의 흥분섬유로부터의 흥분파는 운동신경세포의 부분 탈분극(문턱값 이하)을 일으킨다.

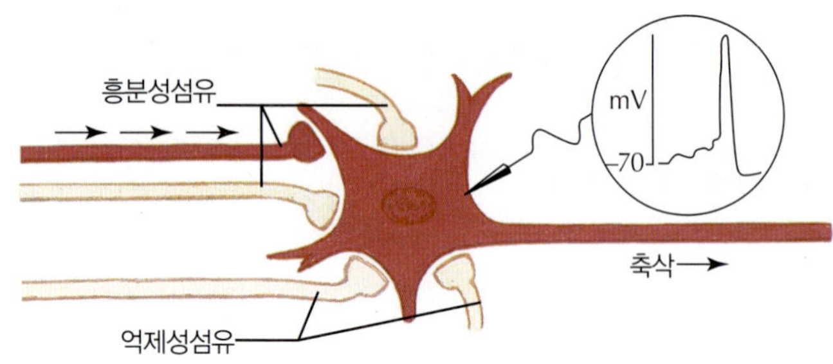

C. 흥분신호 시간가중:
하나의 흥분섬유로부터 연속적인 자극이 들어오면 활동전위를 유발할 수 있는 문턱값 이상 탈분극이 초래된다.

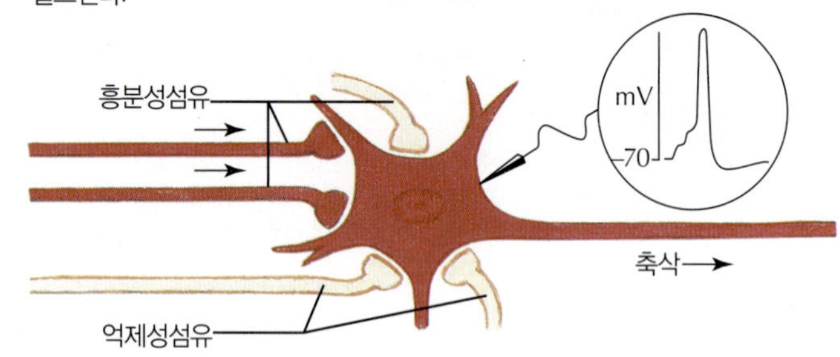

D. 흥분신호 공간가중:
2개의 흥분섬유로부터 온 흥분파에 의한 2개의 탈분극이 합쳐지면 활동전위를 유발할 수 있는 문턱값을 넘긴다.

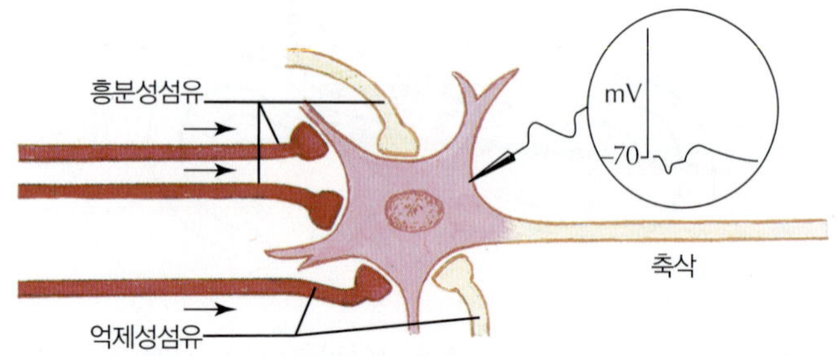

E. 흥분신호 공간가중에 대한 억제 효과:
2개의 흥분섬유로부터 오는 흥분파가 운동섬유에 도달하지만 억제섬유로부터 오는 흥분파는 탈분극을 억제하여 문턱값에 도달하지 못하도록 한다.

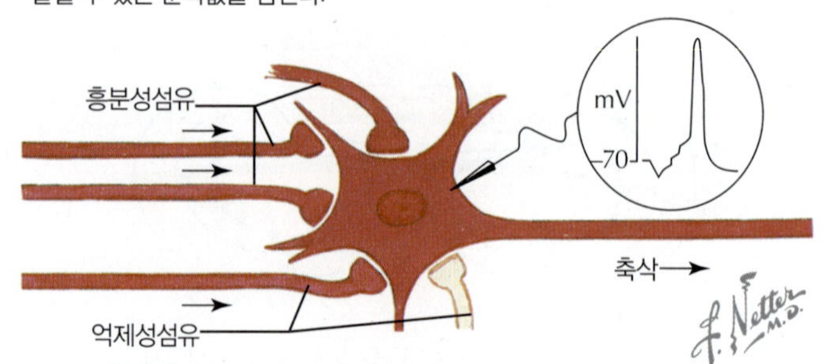

E. (계속):
운동신경세포는 추가적인 흥분자극을 받으면 동시에 들어오는 억제자극에도 불구하고 문턱값에 도달한다; 만약 추가적인 억제자극이 있다면 발화는 억제된다.

그림 3.8 시간가중 및 공간가중(Temporal and Spatial Summation) 휴식 상태(**A**)에서 신경세포는 안정막전위를 보인다. 신경세포는 여러 억제 및 흥분 신호를 받으며 이것들은 시간가중 및 공간가중이 되어 국소전위 변화를 만든다. 이러한 변화들의 합은 활동전위가 생성되는지 여부를 결정한다(**B~E**).

신경근이음부 *NEUROMUSCULAR JUNCTION*

운동신경(motoneurons)은 중추신경계에서 유래한 날신경이며 **운동끝판(motor endplates)** 혹은 **신경근이음부**로 알려진 특수한 시냅스에서 뼈대근육섬유와 연결되어 있다(그림 3.10). 여러 형태의 운동신경 중 가장 흔한 것은 α-운동신경이다. α-운동신경 가지들은 근육섬유의 **근육형질막(sarcolemmae,** 근육 세포막)에서 여러 개의 신경근이음을 형성한다. 따라서 각각의 α-운동신경은 다수의 근육섬유를 지배하지만, 각각의 근육섬유는 하나의 α-운동신경에 의해 지배를 받는다. 하나의 α-운동신경과 이것에 의해 지배받고 있는 근육섬유를 통칭 **운동단위(motor unit)**라고 한다. 근육을 지배하는 모든 운동신경을 통틀어 **운동신경집합(motor neuron pool)**이라고 한다.

α-운동신경의 시냅스단추에는 신경전달물질인 아세틸콜린(acetylcholine)을 함유한 소포가 많이 존재한다. 다른 신경세포의 경우와 마찬가지로 활동전위는 α-운동신경 종말에서 시냅스단추 소포로부터 신경전달물질 방출을 초래하는 Ca^{2+}이 유입되도록 한다. 소포에서 신경전달물질 방출은 소포단위로 이루어지며, 이로 인해 발생되는 반응도 하나의 소포에 포함되어 있는 신경전달물질의 **포장단위(quanta)** 방출로 개념화할 수 있다. 신경근이음부의 시냅스이후세포막에서 아세틸콜린은 아세틸콜린수용체 중 하나인 *니코틴수용체*에 결합한다. 방출

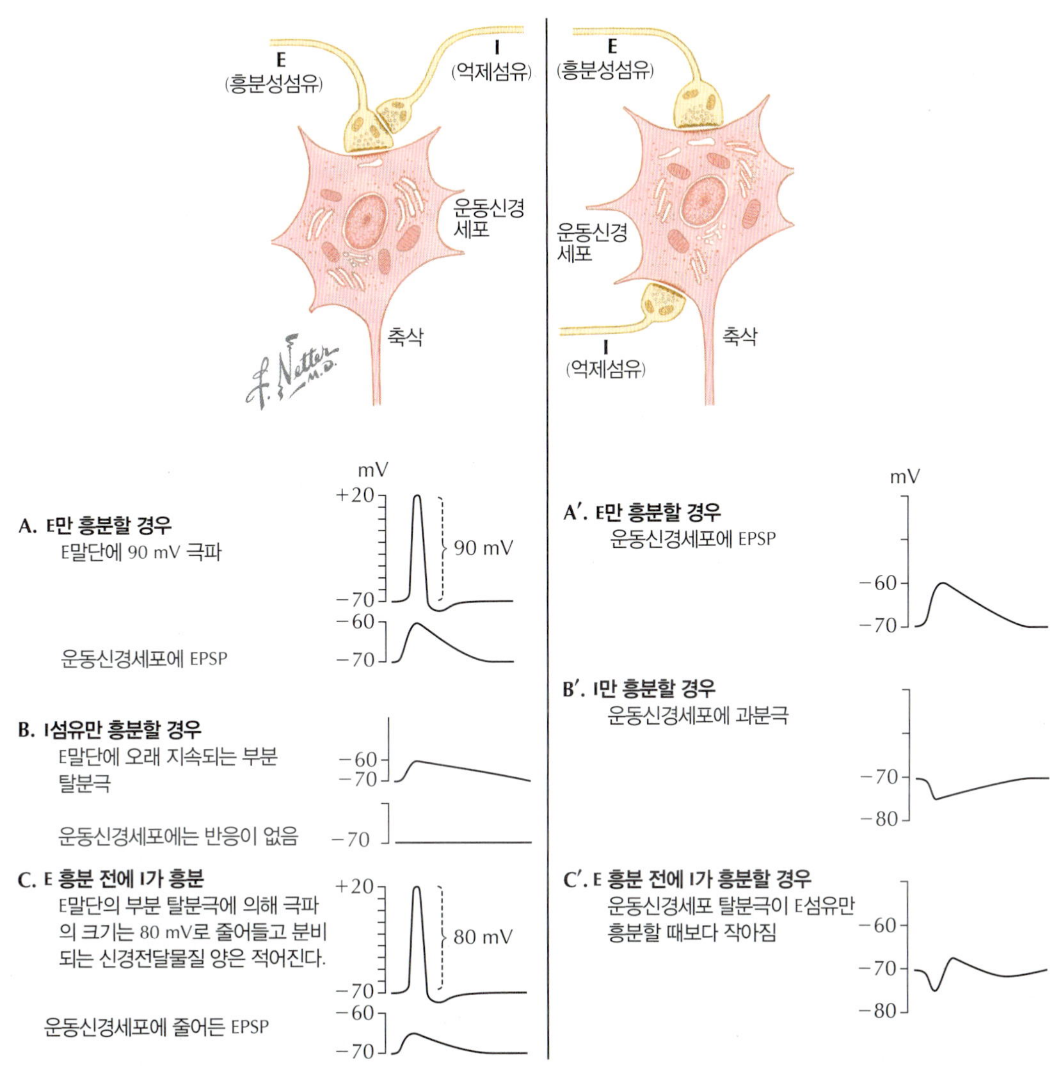

그림 3.9 **시냅스억제 기전** 억제는 시냅스이전 또는 시냅스이후에서 일어날 수 있다. 운동신경세포(*왼쪽 위*)에서 시냅스이전억제에 대해 설명하면, 어떤 억제섬유가 다른 신경세포의 흥분축삭이 운동신경세포와 시냅스하기 전에 흥분축삭과 시냅스를 이루는 것이다. 시냅스이후억제(*오른쪽 위*)는, 억제 및 흥분 섬유는 모두 표적 뉴런과 직접 시냅스한다. **A** 및 **B**, **C**는 흥분신호만 올 때, 억제신호만 올 때, 억제와 흥분이 같이 올 때 각각 흥분말단 및 운동신경세포에서 전위 변화를 나타내고 있다. **A′** 및 **B′**, **C′**는 흥분신호만 올 때, 억제신호만 올 때, 억제와 흥분이 같이 올 때 각각 운동신경세포에서 전위 변화를 나타내고 있다. *EPSP*, 흥분시냅스이후전위

된 아세틸콜린은 시냅스틈새에서 확산되어 나가거나, 근육섬유 바닥막에 존재하는 아세틸콜린에스테라아제(acetylcholinesterase)에 의해 빠르게 분해되기 때문에 작용시간이 매우 짧다.

시냅스이후 니코틴수용체에 아세틸콜린이 결합하면 리간드의존통로가 열린다. 이 통로들을 통해 Na^+과 K^+이 세포내로 유입되면 흥분시냅스이후전위(끝판전위, endplate potential)가 발생한다. 이 끝판전위가 문턱값에 도달하면 활동전위가 생성되어 궁극적으로 근육섬유 수축을 일으킨다. 아세틸콜린 작용은 니코틴수용체에 가역적으로 결합하여 아세틸콜린 결합을 차단하는 경쟁대항제(competitive antagonist)인 **쿠라레(curare)** 또는 수용체에 비가역적으로 결합하는 비경쟁대항제(noncompetitive antagonist)인 **코브라독(α-bungarotoxin)**에 의해 차단될 수 있다.

끝판전위는 신경세포 활동전위와 다음과 같은 차이점을 보인다.

- 끝판전위는 리간드의존통로에 의해 생성된다; 신경 활동전위는 전압의존통로에 의해 유발된다. 끝판전위가 문턱값에 도달하면 신경근이음부에서 활동전위가 생성된다.
- 신경세포 활동전위 탈분극은 +40 mV까지 가는 데 비해 빠른 탈분극이 0 mV까지만 간다.

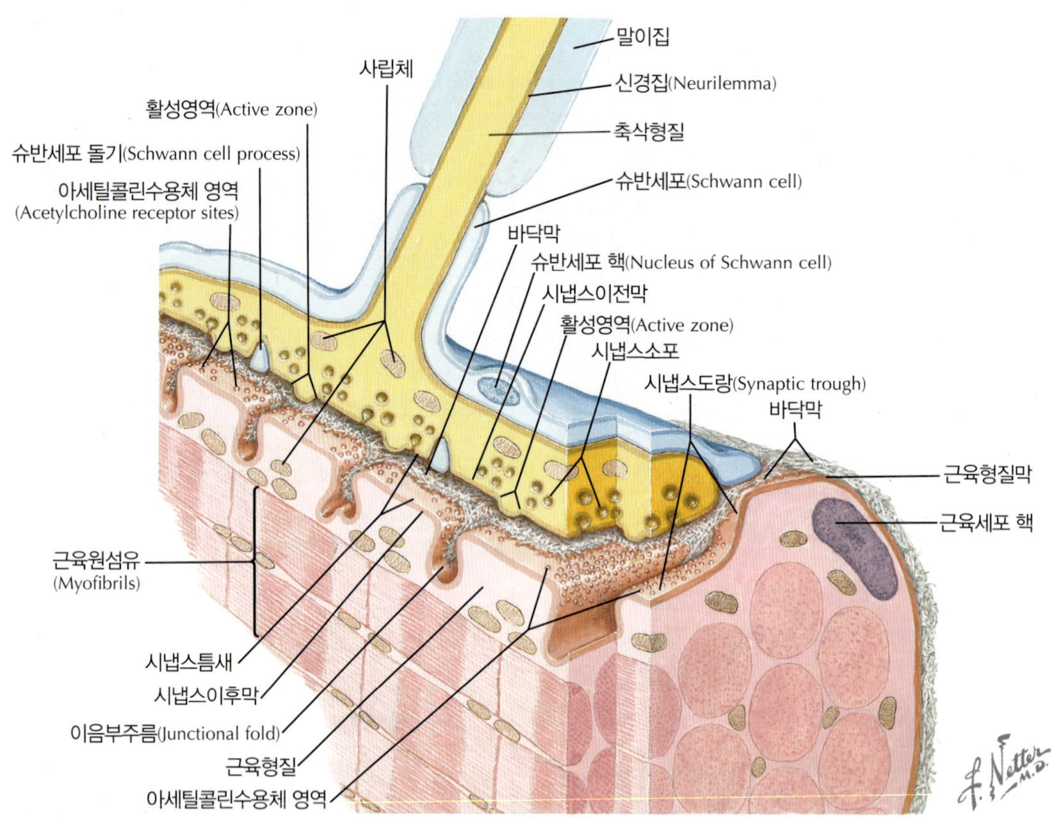

그림 3.10 신경근이음부 구조 신경근이음부에서, 운동신경 축삭은 *운동끝판(motor endplate)*으로 알려진 부위에서 뼈대근육과 시냅스를 한다. 운동신경 자극은 시냅스이전막에서 소포로부터 아세틸콜린 방출을 초래한다. 아세틸콜린은 확산되어 시냅스이후 수용체에 결합하여 근육형질막 탈분극을 일으키고 이것은 활동전위 발생으로 이어진다.

- 끝판전위를 생성하기 위해 Na^+와 K^+를 이동시키는 적은 수의 통로가 관여하지만, 신경 활동전위는 Na^+가 이동하는 많은 수의 통로가 관여한다.
- 끝판 재분극은 수동적인 반면, 활동전위의 경우 증가된 K^+ 전도도가 재분극에 관여한다.

리도카인(lidocaine) 및 이와 유사한 약물은 치과 또는 의료 처치에서 국소적으로 주입되어 마취제로 사용되며, 피부 가려움증 및 통증을 완화시키기 위해서도 국소적으로 사용할 수 있다. 리도카인은 신경세포막에서 전압의존Na^+통로를 차단하여 감각신경에서 신호 전달을 차단하기 때문에 마취 효과를 나타낸다. 심장세포에서 전압의존Na^+통로 차단 효과를 이용하여 리도카인을 정맥으로 주입해서 항부정맥제로도 사용한다.

뼈대근육 구조 *SKELETAL MUSCLE ORGANIZATION*

뼈대근육 수축은 자발적인 근육 운동의 기초이다. 다핵세포는 근육 자극 시 수축을 일으키는 특수 구조인 **근육원섬유마디(sarcomere)**를 포함한다. 근육원섬유마디는 **근육섬유(muscle fiber)**를 형성하는 **근원섬유(myofibril)**내에 포함되어 있다. 근육섬유가 모여서 **근육다발(muscle fascicle)**을 형성한다(그림 3.11). 근육원섬유마디와 근원섬유의 배열에 의해 뼈대근육의 줄무늬 모양이 현미경상에서 보인다. 수축은 근육원섬유마디의 가는잔섬유와 굵은잔섬유의 미끄러짐을 기반으로 발생한다(다음의 "흥분-수축 연결" 참조).

뼈대근육세포내에서, **근세포질그물(sarcoplasmic reticulum)**은 근원섬유를 둘러싼 복잡한 네트워크를 구성한다(그림 3.12). 무과립세포질그물의 특수한 형태인 이것은 세포내 Ca^{2+}을 고농도로 저장하는 장소이며, Ca^{2+}-ATPase와 Ca^{2+}을 격리하기 위한 칼시퀘스트린(calsequestrin; Ca^{2+} 결합단백질)뿐만 아니라 L-형(리간드개폐) Ca^{2+}통로를 가지고 있다. **가로세관(transverse tubules, T tubules)**은 근육세포막(근육형질막)의 깊은 함몰이다. 이들은 2개의 근세포질그물종말수조와 **세동이(triads)**를 형성하며, 이 세동이는 근육섬유에 수직으로 배열되어 있다. 가로세관은 표면으로부터 근육섬유 안쪽으로 확장되어 세포내부와 세포 외액 사이의 긴밀한 소통을 가능하게 한다.

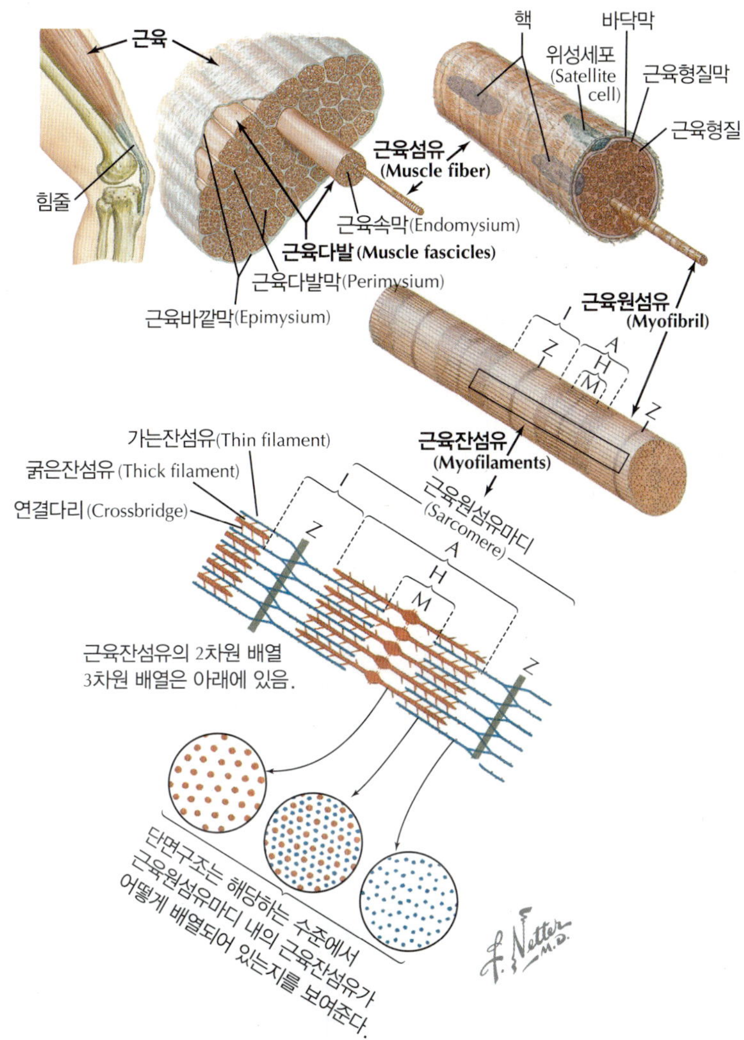

그림 3.11 **뼈대근육 구조** 뼈대근육은 다핵세포인 근육섬유가 모여있는 근육다발로 구성된다. 근육다발은 액틴과 미오신 섬유의 미끄러짐이 발생하는 근육원섬유마디를 포함하고 있는 작은 근원섬유들로 이루어져 있다. 뼈대근육내 근육원섬유마디 구조에 의해 줄무늬가 만들어진다. Z선은 두 근육원섬유마디 사이 경계를 표시한다. I 띠에는 Z선으로부터 근육원섬유마디 중간으로 뻗어 있는 액틴가는잔섬유만이 존재한다. 미오신굵은잔섬유는 어두운 A띠에 위치한다. H영역에는 액틴과 미오신 사이에 겹침이 없다. M선은 근육원섬유마디 중심에 있고 굵은잔섬유가 서로 연결되어 있는 곳이다.

이것을 통해 근세포질그물종말수조로 활동전위가 전달된다.

흥분-수축 연결 *EXCITATION-CONTRACTION COUPLING*

가로세관으로 전파된 탈분극은 근세포질그물을 가로질러 퍼진다(그림 3.13). 가로세관 세포막에는 **디하이드로피리딘수용체(dihydropyridine receptors)**라고 알려진 전압의존Ca^{2+}통로가 있다. 디하이드로피리딘수용체는 전압의존Ca^{2+}통로이지만, 이 통로를 통한 이온 이동은 뼈대근육 수축에 필요하지 않다. 오히려, 가로세관 탈분극에 의한 디하이드로피리딘수용체의 구조 변화가 필요하다. 이 수용체는 **리아노딘수용체(ryanodine receptors)**로 알려진 칼슘통로 단백질과 밀접하게 연결되어 있다. 이 단백질은 근세포질그물에 존재하는 큰 단백질이며, 근세포질그물수조와 가로세관 사이로 뻗어 있다. 디하이드로피리딘수용체의 입체 구조 변화는 리아노딘수용체의 구조 변화를 초래하고 이로 인해 근세포질그물에 저장되어 있던 Ca^{2+}이 방출되고 수축이 시작된다. **흥분-수축 연결**이라는 용어는 탈분극과 이어서 일어나는 Ca^{2+}방출 사이의 연결 관계를 의미한다.

이 과정을 요약하면:

- 운동신경종말 탈분극은 Ca^{2+}유입을 초래한다.
- 축삭종말 소포로부터 아세틸콜린이 방출된다.

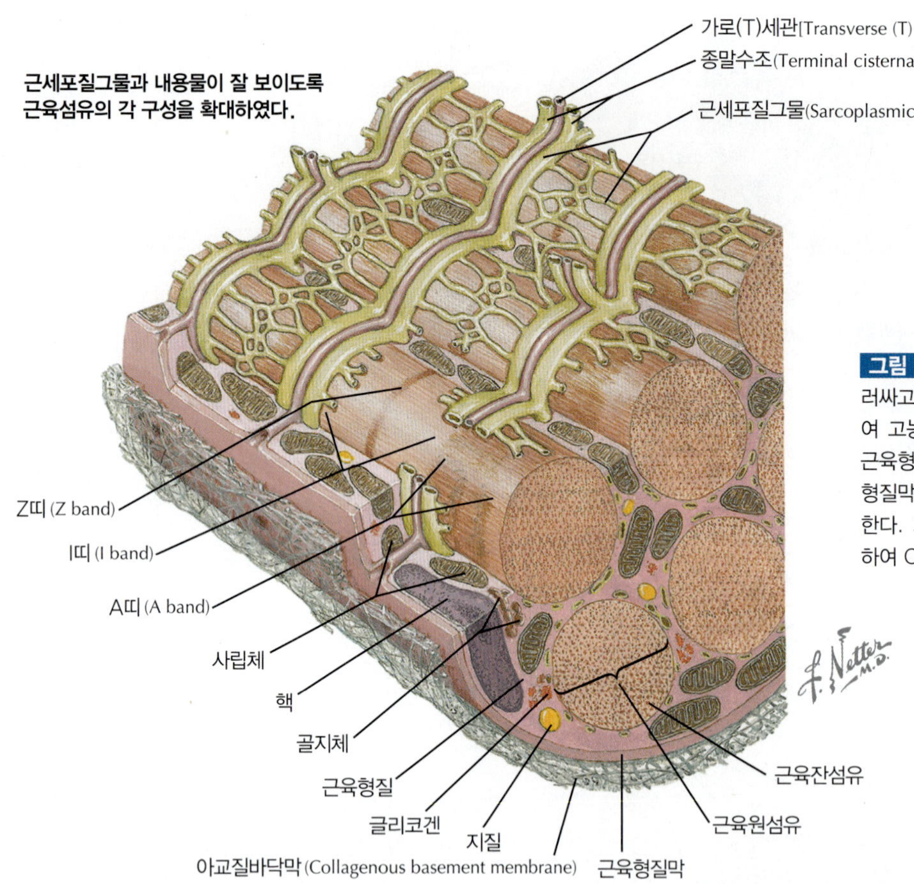

그림 3.12 **근세포질그물** 근세포질그물은 근원섬유를 둘러싸고 있는 복잡한 막구조이며, 근육형질로부터 Ca^{2+}를 제거하여 고농도로 저장하고 있다. 막에는 Ca^{2+}-ATPase가 존재하며 근육형질로부터 칼슘을 제거하는 작용을 한다. 가로세관은 근육형질막의 깊은 함몰이며 근세포질그물 종말수조와 세동이를 형성한다. 가로세관은 근육형질막으로부터 수조로 활동전위를 전달하여 Ca^{2+}가 방출되도록 한다.

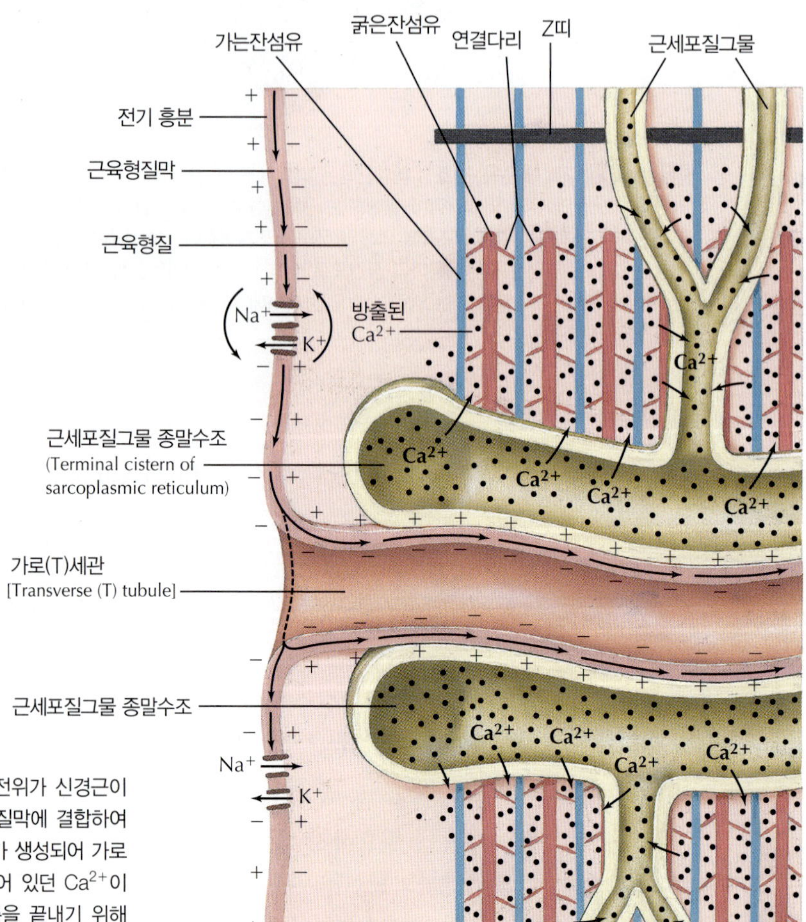

그림 3.13 **흥분-수축 연결** 운동신경세포 활동전위가 신경근이음부에서 아세틸콜린을 방출하면, 아세틸콜린이 근육형질막에 결합하여 양이온통로가 열리면서 Na^{+}유입이 일어난다. 활동전위가 생성되어 가로세관을 따라 퍼지면, 이로 인해 근세포질그물에 저장되어 있던 Ca^{2+}이 방출되어 연결다리 형성과 근육 수축이 시작된다. 수축을 끝내기 위해 Ca^{2+}은 Ca^{2+}-ATPase에 의해 근세포질그물로 다시 제거되어야 한다.

- 니코틴수용체에 아세틸콜린이 결합하면 끝판전위가 발생한다.
- 문턱값전위를 넘는 끝판전위에 의해 발생된 활동전위는 근육형질막을 따라 가로세관 속으로 전파된다.
- 가로세관 디하이드로피리딘수용체의 구조 변화는 근세포질그물에 존재하는 리아노딘수용체의 구조변화를 초래한다.
- 근세포질그물로부터 Ca^{2+}이 방출되고 수축이 시작된다.

잔섬유미끄럼설 *THE SLIDING FILAMENT THEORY*

근육원섬유마디에서 일어나는 잔섬유미끄럼설을 통해 뼈대근육 수축을 설명할 수 있다. 깍지 낀 상태로 서로 연결되어 있는 굵은잔섬유와 가는잔섬유의 미끄러짐이 수축의 기본이다(그림 3.14). 근육원섬유마디의 굵은잔섬유는 **미오신(myosin)** 단백질로 구성되어 있으며 **M선(M line)**에 고정되어 있다. 가는잔섬유는 **액틴(actin)**과 **트로포미오신(tropomyosin)**, **트로포닌(troponin)**으로 구성되어 있으며 **Z선(Z line)**에 고정되어 있다(그림 3.15). 구형G-액틴은 가는잔섬유내에서 중합되어 α-나선형 잔섬유(F-액틴)를 형성한다. 액틴의 나선 고랑을 따라 미오신 결합 부위가 존재하며, 이 부위는 **트로포미오신** 단백질에 의해 덮여 있다. 3가지 형태의 **트로포닌**도 규칙적인 간격으로 연결되어 있다(트로포닌C와 트로포닌I, 트로포닌T).

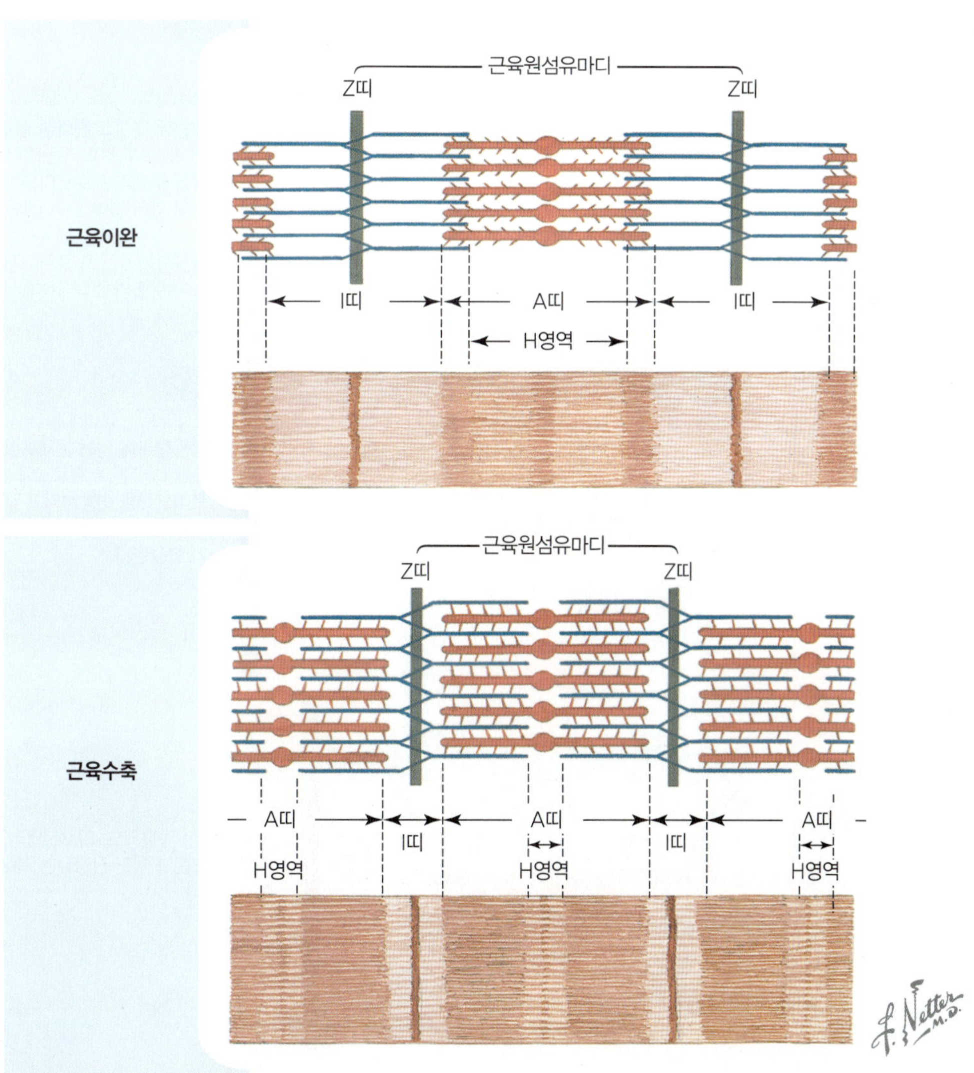

그림 3.14 근육 수축과 이완 근육 수축 동안 각 근육원섬유의 가는잔섬유는 굵은잔섬유 사이를 깊숙이 미끄러져 들어가 Z띠가 서로 가까워지게 즉 근육원섬유마디가 짧아지도록 한다. A띠 넓이는 그대로 유지되지만 I띠는 좁아진다. H영역 또한 가는잔섬유가 침범하여 좁아지거나 사라진다. 근육원섬유와 근육섬유(근육세포), 근육다발, 전체 근육이 두꺼워진다. 이완 중에는 그 반대가 발생한다.

세포질 Ca^{2+}농도가 매우 낮은 이완 상태(10^{-7}M)에서 트로포미오신이 액틴의 미오신과의 결합부위를 덮고 있기 때문에 미오신과 액틴의 결합은 차단된다. 부분 가수분해된 ATP(즉, ADP)는 미오신 머리에 결합되어 있다(그림 3.15 참조). 활동전위가 근세포질그물로부터 Ca^{2+}방출을 초래하면, Ca^{2+}과 트로포닌이 결합하고, 트로포닌과 트로포미오신은 액틴의 α-나선 고랑 안으로 이동한다. 이 작용을 통해 미오신과의 결합부위가 노출되면, 미오신 머리와 액틴의 결합이 이루어 지고 **연결다리(crossbridge)**가 형성된다(비디오 3.3). 결합이 형성된 후 미오신 머리가 안쪽 방향으로 꺾어지면서, 액틴과 미오신이 서로 미끄러져 근육원섬유마다 단축이 일어난다. 이어서 ADP와 무기인산염(P_i)방출이 이어진다. 다음으로 ATP가 미오신 머리에 결합하면 액틴과 미오신이 분리된다. ATPase에 의해 ATP가 부분적으로 가수분해되면 머리 부분의 "원위치로 펴짐"이 다시 일어난다. 세포질 Ca^{2+}이 여전히 높으면 미오신은 다시 액틴과 빠르게 결합하고, 연결다리주기는 동일한 형식으로 반복되며 수축이 지속된다. 연결다리주기는 여러 지점에서 동시에 발생하여 근육원섬유마다 단축을 초래한다. Ca^{2+}이 근세포질그물로 재흡수되면, 세포질 Ca^{2+}농도가 낮아져 근육이 이완된다.

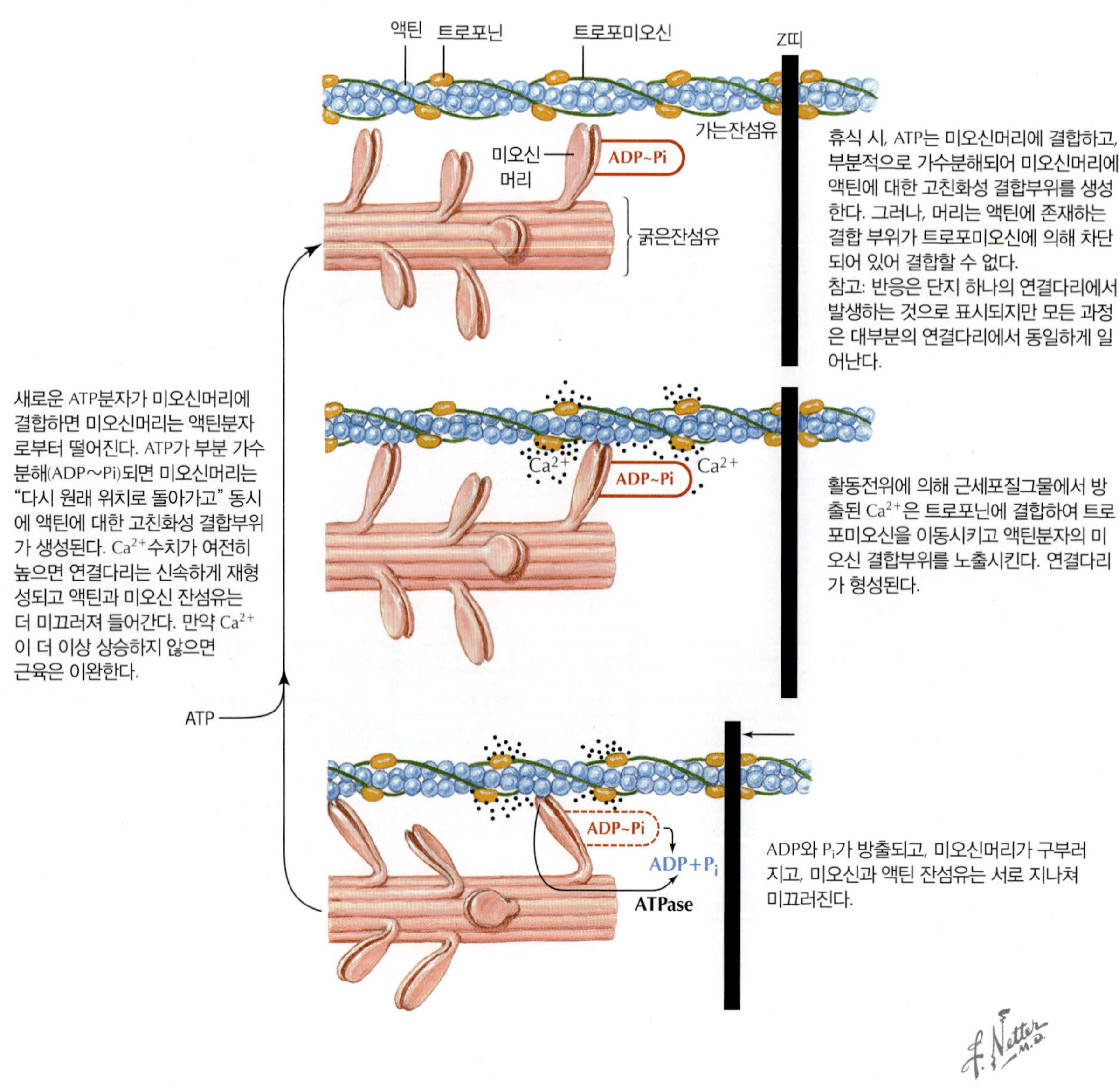

그림 3.15 근육 수축의 생화학적 기전 근육 수축은 액틴과 미오신이 지속적으로 연결다리를 형성함으로써 일어난다. 이 과정은 세포내 유리 Ca^{2+}와 ATP 이용 가능성에 달려있다.

연결다리주기 동안, 각 주기마다 하나의 미오신 머리를 분리시키기 위해 하나의 ATP분자가 필요하다. 또한, 이완(relaxation) 과정도 근세포질그물내로 Ca^{2+}를 격리시키기 위해 ATP를 필요로 한다. 사람이 죽으면 ATP가 고갈되고 미오신은 액틴과 결합된 상태로 남아 있기 때문에, 근육이 경직된 상태로 남아 있는 **사후경축(rigor mortis)**이 초래된다.

뼈대근육 수축에 있어 기계적 측면 *MECHANICAL CONSIDERATIONS IN SKELETAL MUSCLE CONTRACTION*

뼈대근육에 의한 힘 생성은 여러 요인에 의해 제어된다(그림 3.16). 예를 들어, 운동단위 크기 변화는 운동단위 기능과 일치한다. 작은 운동단위는 손가락과 눈의 움직임처럼 미세한 움직임을 수행하는 데 효과적이지만, 반면에 큰 운동단위는 거친 움직임을 수행한다(그림 3.16A 참조). 뼈대근육의 수축력은 운동단위 **동원(recruitment)**과 **수축 가중(summation of twitches)**에 의해 증가될 수 있다. 앞에서 언급했듯이, 단일 운동단위에 의해 지배받는 모든 근육섬유는 동시에 수축하게 된다. 보다 강한 수축을 위해서는 더 많은 운동단위가 동원되어야 한다(**공간가중, spatial summation**). 반복적으로 근육을 자극하면 **시간가중(temporal summation)**이 발생할 수 있다. 이 경우 근육 수축이 완전히 이완되지 않은 상태에서 또 다른 개별 수축이 발생하므로 단일수축보다 더 큰 수축력이 초래된다. 이런 현상의 이유는 빠른 빈도 자극에 의해 Ca^{2+}이 근세포질그물로 재흡수되는 속도보다 더 빠르게 방출되어 세포질 Ca^{2+}이 지속적으로 증가하기 때문이다(그림 3.16B 참조). 빠른 빈도 자극에 의해 지속되는 강한 수축을 **근강직(tetanus)**이라고 한다.

마지막으로, 수축 과정에서 발생하는 근육 장력은 휴식 시 장력 또는 근육 늘림(stretch) 정도에 달려 있다. 즉, 뼈대근육 수축은 **길이-장력 관계(length-tension relationship)**를 보인다(그림 3.16C 참조). 근육원섬유마디의 가는잔섬유와 굵은잔섬유의 겹침 정도는 수축 중에 형성되는 연결다리 수에 영향을 미친다. 자극 전 최적의 근육 길이까지 근육을 늘리면 더 많은 힘이 생성된다.

근육 수축은 등척 또는 등장력으로 특징지을 수 있다. **등척수축(isometric contraction)**에서 근육 길이는 일정하지만 장력에는 변화가 있다. 예를 들어 우리가 움직일 수 없는 물건에 힘을 가할 때 일어나는 수축이 그 예이다. 힘은 생성되지만 길이는 변경되지 않는다. 하지만 실제로 근육원섬유마디는 짧아지지만, 근육 결합조직과 세포 골격성분(**직렬탄성성분, series elastic elements**)의 늘림이 일어나 전체 길이에는 변화가 없게 된다. **등장력수축(isotonic contration)** 동안, 근육 장력은 일정하게 유지되고 근육은 짧아진다. 예를 들어 책을 들어 올리는 것과 관련된 수축이다. 실제로 모든 근육 움직임은 등척수축과 등장력수축의 조합이다. 예를 들어, 중량이 있는 물체를 움직이게 하는 데 물체가 움직이기 전까지는 등척수축이 관여하지만 일단 움직이기 시작하면 등장력수축이 관여한다.

> 일반적으로 역도운동과 같은 등척운동은 근육을 크게 하는 데 유용하다. 반복 등척운동을 하면 근육**비대(hypertrophy)**가 발생하며 근육원섬유마디 숫자 또한 증가한다[**과다형성(hyperplasia**, 근육세포 수 증가는 정상적으로는 잘 발생하지 않음)]. 근육**위축(atrophy)** 또는 쇠약(예, 근육원섬유마디 숫자 감소)은 장기간 침상안정(bed rest) 동안 근육을 사용하지 않을 때 발생한다.

민무늬근육 *SMOOTH MUSCLE*

민무늬근육은 가로무늬가 없는 근육이며 주로 장기내에서 발견된다. 수축단백질은 민무늬근육의 근육원섬유마디에 규칙적으로 배열되어 있지 않다; 오히려, 액틴은 세포막과 세포내의 치밀소체에 고정되어 있다. 하지만 수축의 기본은 다른 종류의 근육에서와 마찬가지로, 액틴-미오신 상호작용이다(그림 3.17). 뼈대근육과 민무늬근육, 심장근육의 비교가 표 3.3에 있다.

민무늬근육 종류 *Types of Smooth Muscle*

민무늬근육은 단단위 또는 다단위로 분류한다. 이 중 **단단위민무늬근육(unitary smooth muscle)**이 훨씬 풍부하며 혈관벽과 방광, 창자, 외에도 여러 기관에서 발견된다. 이 종류의 민무늬근육은 지속적이고 강력한 수축이 가능하다. 세포 사이에는 틈새이음이 존재하여 이온이동을 통해 전위가 직접 전달될 수 있으므로 활동전위의 신속하고 직접적인 확산이 가능하다. 결과적으로 많은 민무늬근육세포가 단일단위로 작용하여 동시 수축을 일으킨다. 대조적으로, **다단위민무늬근육(multiunit smooth muscle)**은 뼈대근육과 유사한 운동단위로 구성되어 있다. 세포는 서로 전기적으로 절연되어 있어(틈새이음이 없

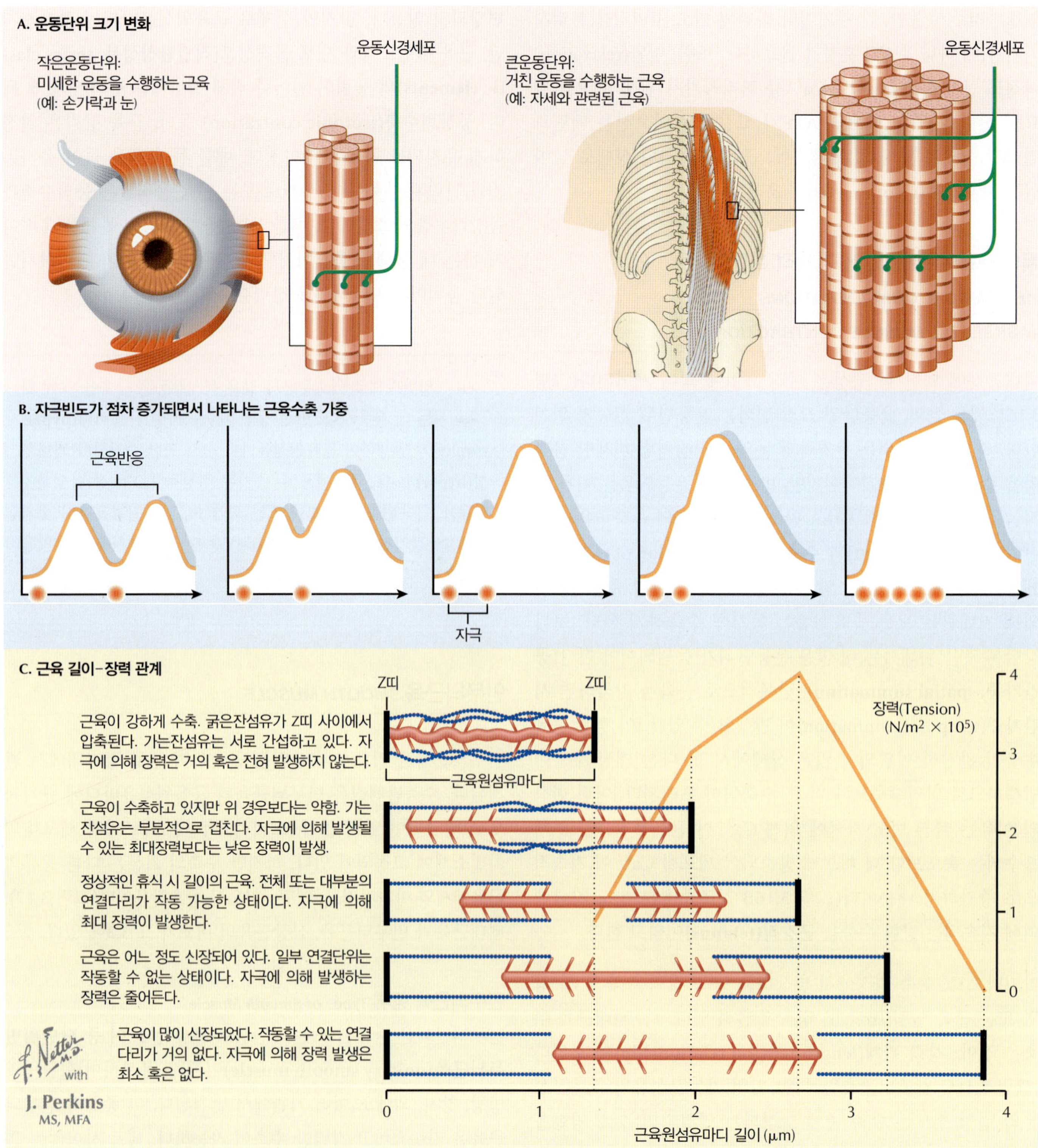

그림 3.16 근육장력 크기와 길이-장력 관계 뼈대근육이 자극될 때 생성되는 힘은 자극받는 운동단위의 크기**(A)**, 활성화 된 운동단위의 수와 근육섬유를 자극하는 빈도**(B)**, 수축 전 근육섬유 길이**(C)**에 좌우된다. 작은운동단위는 손가락이나 눈과 같이 정밀한 운동제어에 관여하지만, 큰운동단위는 거친 동작**(A)**에 관여한다. 뼈대근육은 더 많은 운동단위가 사용되면 더 큰 힘을 생성한다. 근육섬유가 반복적으로 자극되면 단일수축 사이에 완전한 이완 없이 개별 단일수축이 중첩되어 가중이 발생한다 **(B)**. 길이-장력 관계 또한 존재하는데, 최적 휴식길이 이하에서는 휴식 시 더 긴 근육원섬유마디 길이에 있으면(수축 전 근육을 늘림) 수축력이 더 커진다**(C)**.

임상 적용 3.2
중증근무력증(Myasthenia Gravis)

중증근무력증은 신경근이음부의 아세틸콜린수용체에 영향을 미치는 자가면역 신경근육질환이다. 이 질환에서 자가항체는 운동끝판 **아세틸콜린수용체**를 차단하거나 손상시켜, 수용체에서의 정상적인 아세틸콜린 효과를 억제하여 근육 약화를 유발한다. 눈과 얼굴 근육과 삼키는 것과 말하기, 씹기와 관련된 근육이 가장 흔히 영향을 받지만 다른 근육의 약화도 발생할 수도 있다. 중증근무력증 증상 발생은 신체 활동이 많은 기간 후에 갑자기 나타날 수 있으며, 휴식 기간이 경과하면 약해질 수 있다. 중증근무력증 위기는 전염병 또는 약물 부작용으로 인해 발생할 수 있는 응급 상황이다. 위기 상황에서 호흡근육이 약화되어 호흡이 어려워질 수도 있다. 이러한 경우에는 양압환기와 같은 보조 환기가 필요하다. 중증근무력증에서 증상은 보통 일시적으로 나타나며, 치료는 코르티코스테로이드와 같은 면역억제 약물뿐만 아니라 **콜린에스테라제억제제**(예: 네오스티그민)를 사용한다. 콜린에스테라제억제제는 아세틸콜린에스테라아제를 억제시켜 신경근이음부에서 아세틸콜린 반감기를 연장시킨다. 일부 경우에는, 자가항체를 제거하기 위해 혈장분리교환술 혹은 가슴샘절제술을 시행할 수 있다.

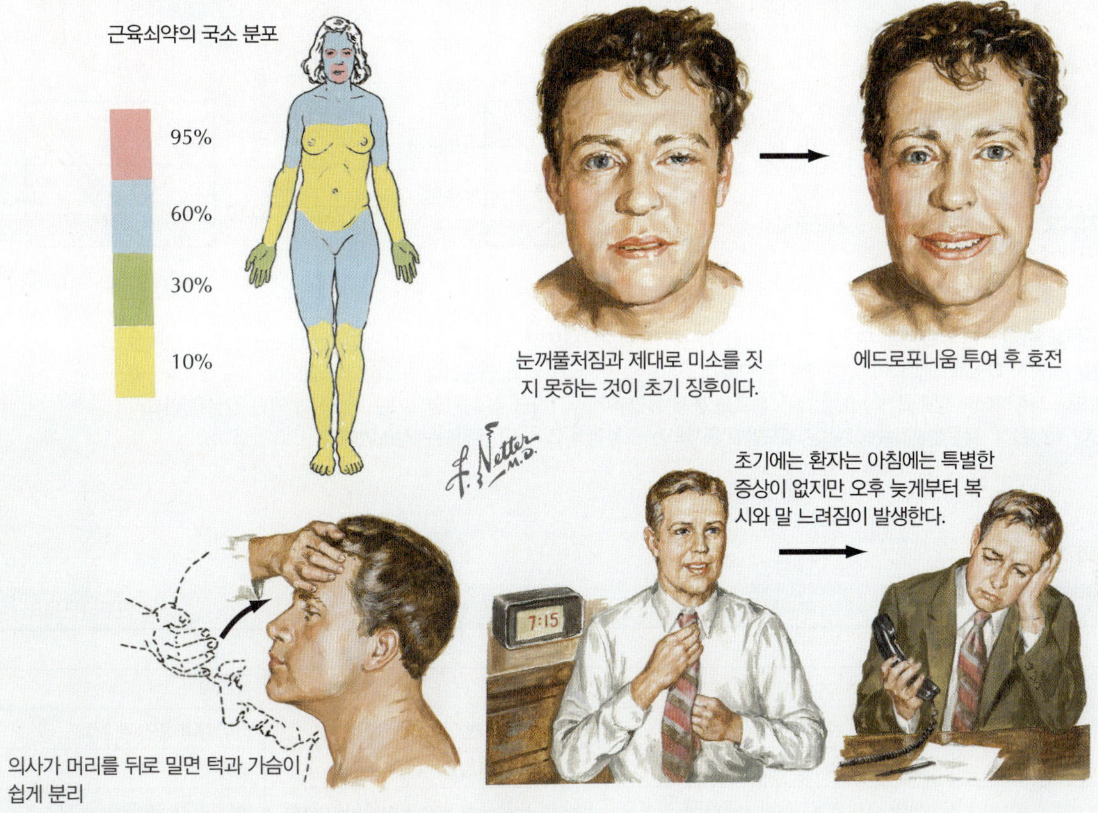

중증근무력증 임상증상 자가면역질환인 중증근무력증 환자에서 항체는 신경근이음부에서 니코틴아세틸콜린수용체를 차단하거나 숫자를 줄여 근육 피로를 초래한다. 진단 검사에는 edrophonium검사가 시행된다. Edrophonium chloride는 콜린에스테라아제억제제이므로 신경근이음부에서 아세틸콜린을 증가시킨다. 정맥 주사로 투여하면 중증근무력증 환자에게 복시(이중시)를 포함한 근육약화 증상이 일시적으로 완화된다.

뼈대근육섬유는 각각 *흰색근육*과 *적색근육*이라고 알려진 **빠른수축(fast-twitch)**과 **느린수축(slow-twitch)**섬유로 분류할 수 있다. 신체 대부분의 근육은 두 가지 유형이 혼합되어 구성되어 있지만, 개별 운동단위는 하나의 섬유 유형만 지배한다. 산소결합단백질인 **미오글로빈(myoglobin)**은 느린수축섬유에서만 발견되며 붉은색을 띠도록 한다. 빠른수축(백색근육)섬유는 무산소해당작용을 통해 에너지를 얻기 때문에 글리코겐 함량이 높다. 이 유형의 근육은 빠르고 강력한 운동에 사용된다; ATPase활성과 수축 속도는 빠르지만 피로에 대한 내성은 낮다. 느린수축(적색근육)섬유는 산화인산화를 통해 에너지를 동원하므로 글리코겐 함량이 낮다. 느린수축섬유는 지구력이 필요한 활동에 사용된다. ATPase활성과 수축 속도는 낮지만 피로에 대한 내성은 높다.

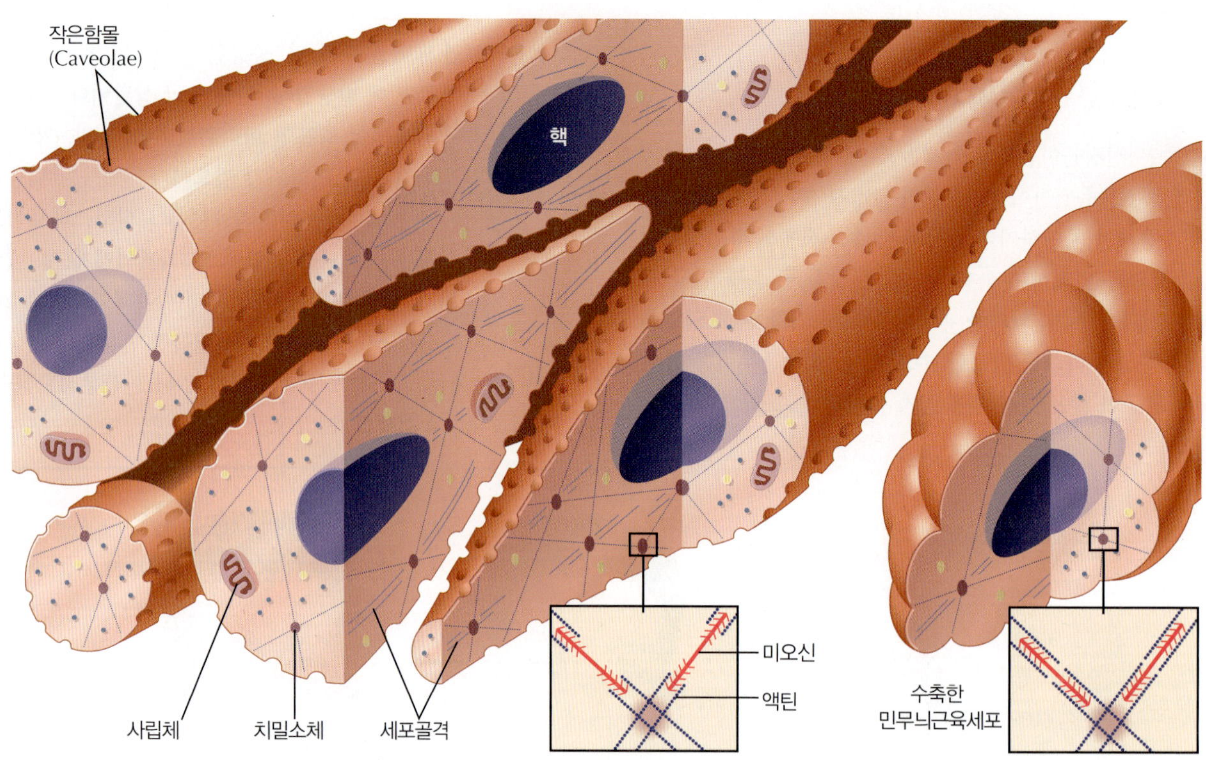

그림 3.17 민무늬근육 구조 방추모양을 지닌 민무늬근육세포의 액틴 및 미오신 잔섬유는 뼈대근육 수축 단백질과는 상당히 다르게 배열되어 있다. 액틴은 근육세포내에 있는 치밀소체와 원형질막에 고정되어 있으며, 세포내 Ca^{2+}이 세포내 저장고에서 방출되거나 또는 Ca^{2+}통로를 통해 유입되어 증가하면 수축을 일으키는 미오신과 액틴 잔섬유 미끄러짐이 발생한다. 작은함몰(caveolae)은 세포막에 존재하는 함몰이며 Ca^{2+}이 유입되는 장소이다.

표 3.3 근육 구조와 기능 비교

	뼈대근육	심장근육	민무늬근육
구조			
모양	길고 원통형	가지를 침	방추형
핵	여러 개이며 주변부에 위치	하나(간혹 두 개)이며 중간에 위치	하나이며 중간에 위치
근육원섬유마디	있으며 가로무늬를 보임	있으며 가로무늬를 보임	없음
T세관	있으며 근세포질그물과 세동이를 형성	있으며 근세포질그물과 이동이를 형성	없으며 작은함몰이 존재
세포의 전기적 연결	없음	있음; 사이원반내에 틈새이음	있음; 틈새이음
재생	됨; 위성세포를 통해	안 됨	됨
유사분열	안 됨	안 됨	됨
생리 기능			
수축을 위해 세포외 Ca^{2+}이 필요	필요 없음	필요함	필요함
연결다리 형성 조절	Ca^{2+}이 트로포닌에 결합해서	Ca^{2+}이 트로포닌에 결합해서	Ca^{2+}-칼모듈린의 미오신키나아제 활성화를 통한 미오신 인산화
수축력 조절	운동신경	자율신경계; β-아드레날린 작용제	자율신경: 호르몬
자극빈도 증가에 따른 단일수축 가중	됨	안 됨*	됨
잔섬유 겹침 정도에 따른 장력	변화됨	변화됨	변화됨

From Hansen J: *Netter's Atlas of Human Physiology*, Philadelphia, Elsevier, 2002.
뼈대근육과 심장근육, 민무늬근육의 구조와 기능의 차이점이 언급되어 있음.
* 심장근육은 근강직이 일어나지 않는다. 하지만 자극빈도를 빠르게 하면 세포내 Ca^{2+}농도가 증가되어 수축력이 높아지며 이런 현상을 "계단현상"이라고 한다.

음) 정밀한 운동제어가 가능하다. 이 종류의 근육은 눈 섬모체와 정관, 피부의 털세움근(piloerector muscles)과 같은 몇 가지 특정 영역에서 발견된다.

위상민무늬근육(phasic smooth muscle)에서는 수축이 뼈대근육보다는 느리지만, 비교적 짧은 수축 후 이완 현상을 보인다. **긴장민무늬근육(tonic smooth muscle)**에서 장력은 약간의 ATP 사용으로 장기간 유지될 수 있다. 이 경우 미오신은 액틴에 붙어있는 동안 탈인산화되어 **"걸쇠 상태(latch state)"**를 형성한다(그림 3.18 참조). 이 상태에서 연결다리주기는 매우 느리며 ATP 사용이 감소한다. 걸쇠 상태는 혈관 및 조임근의 긴장을 유지하는 데 중요하다.

민무늬근육 수축 *Contraction of Smooth Muscle*

민무늬근육 수축은 세포질 Ca^{2+}농도에 영향을 주는 많은 신경전달물질과 기타 화학리간드에 의해 제어된다. 이러한 물질 중 일부는 세포막 탈분극을 일으켜 막전압조절Ca^{2+}통로를 열리게 하여 뼈대근육과 유사한 과정으로 세포내 저장고에서 Ca^{2+}이 방출되도록 한다. **약리-기계적 연결(pharmacomechanical coupling)**이란 막수용체에 리간드가 결합되면 막전위 변화 없이 세포내 Ca^{2+}농도 증가를 초래하여 민무늬근육 수축을 유발하는 현상이다. 예로서 노르에피네프린 또는 에피네프린이 α-아드레날린수용체에 결합하면 혈관 민무늬근육이 수축되는 현상을 들 수 있다.

탈분극 또는 약물-기계적 연결은 민무늬근육 수축의 공통 신호인 세포내 Ca^{2+}상승을 유도한다(그림 3.18). 후자의 경우, 리간드 결합은 막 포스포리파아제C를 활성화시켜 포스파티딜이노시톨비스포스페이트(phosphatidylinositol bisphosphate)를 절단하여, 세포내 저장고에서 Ca^{2+}를 방출하는 이노시톨트리포스페이트(inositol trisphosphate, IP_3)가 생성되도록 한다. 막 탈분극 또는 이노시톨 경로 활성화에 의해 상승된 Ca^{2+}은 **칼모듈린** 단백질에 결합하고, Ca^{2+}-칼모듈린복합체는 효소인 **미오신키나아제(myosin kinase)**를 활성화시켜 미오신과 액틴 사이 상호작용을 가능하게 하여, 이들 단백질이 서로 미끄러져 수축을 일으킨다. 세포내 Ca^{2+}이 상승되어 있는 한 수축주기는 계속된다.

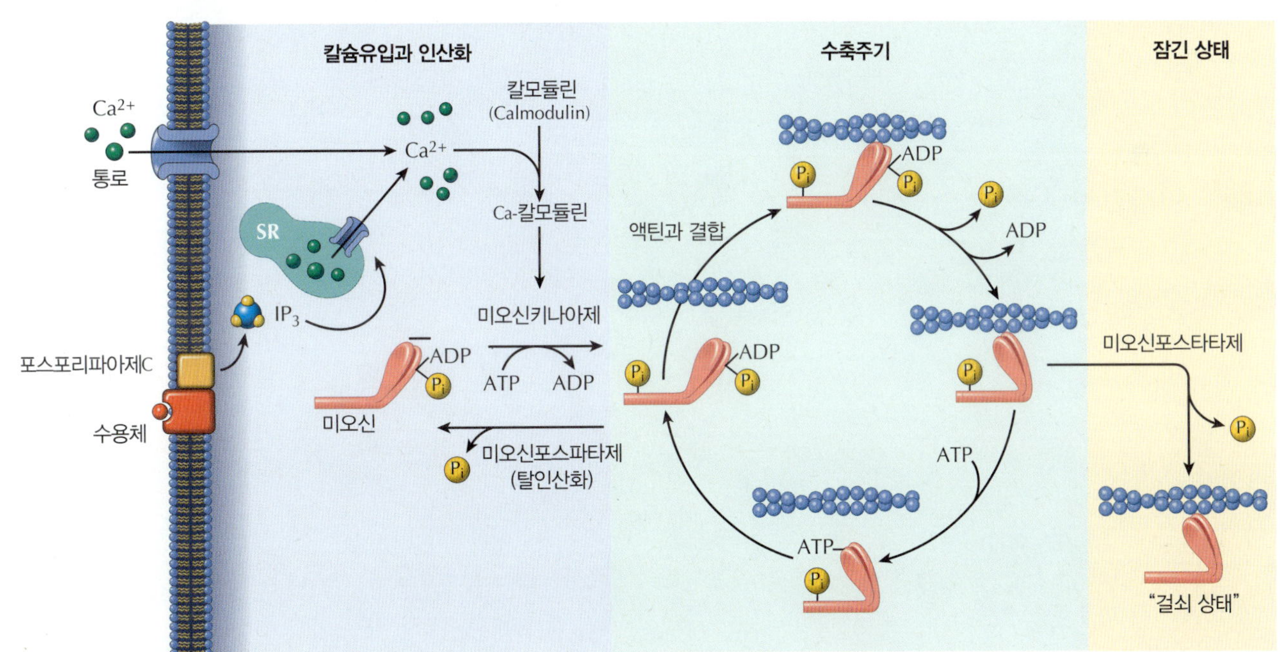

그림 3.18 **민무늬근육의 흥분-수축 연결** 리간드가 근육형질막과 결합하면 세포막 탈분극과 Ca^{2+}통로 개방 또는 포스포리파아제C 활성화를 통해 세포내 유리 Ca^{2+}이 증가한다. 특히, 포스포리파아제C에 의한 포스파티딜이노시톨비스포스페이트 절단은 IP_3를 생성하여 근세포질그물에 저장된 Ca^{2+}을 방출시킨다. 증가된 Ca^{2+}은 미오신키나아제를 활성화시키는 단백질칼모듈린과 결합하여 액틴-미오신 상호작용을 일으킨다. 수축주기는 Ca^{2+}이 상승되어 있는 한 계속된다. 미오신이 미오신포스파타제에 의해 탈인산화되면 걸쇠 상태(latch state)가 일어난다. 이 상태에서는 추가 ATP가수분해 없이 수축이 유지되며 에너지 소비는 더 이상 발생하지 않는다.

민무늬근육 이완 *Relaxation of Smooth Muscle*

민무늬근육 *이완*은 약물-기계적 연결에 의해 유도되는데, 이 경우 다양한 물질에 의해 세포내 cAMP 또는 cGMP가 증가한다. 궁극적으로 세포내 Ca^{2+}이 감소되어 이완이 유발된다. 예로서, 혈관 민무늬근육 β-아드레날린수용체에 에피네프린 또는 노르에피네프린이 결합하면 이완이 발생한다.

심장근육 *CARDIAC MUSCLE*

심장근육은 뼈대근육이나 민무늬근육과 일부는 유사하지만 다른 부분이 있다(그림 3.19, 표 3.3 참조). 뼈대근육 수축은 중추신경계의 수의적 통제하에 있으나, 심장과 민무늬근육 수축은 불수의적이다. 단단위민무늬근육과 심장근육 모두 자발적인 전기활동 능력을 가지고 있다. 심장 수축은 일반적으로 굴심방결절에 있는 심장박동조율기세포 제어하에 있다. 단단위민무늬근육에서처럼 심장근육의 틈새이음은 동시 수축을 가능케 한다. 심장근육의 틈새이음은 세포 사이의 **사이원반(intercalated disks)**에 존재한다. 심장근육과 뼈대근육은 매우 정렬되어 있는 근육원섬유마디를 가지고 있어 가로무늬를 보인다. 뼈대근육 수축속도는 근육섬유 종류(빠른수축 대 느린수축 섬유)에 의해 결정된다. 심장근육 수축은 뼈대근육보다 느리지만 민무늬근육 수축보다는 빠르다. 심장 및 민무늬근육은 수축에 사용되는 Ca^{2+}을 세포내 및 세포외 모두로부터 공급받지만, 뼈대근육에서 수축을 위한 Ca^{2+}공급원은 오로지 세포내(근세포질그물로부터)이다. 뼈대근육에서와 마찬가지로 심장근육에서도 Ca^{2+}이 트로포닌에 결합하면 연결다리 형성이 시작된다.

기계적 기능과 심장박동조율기 활동의 조절을 포함한 심장근육의 또 다른 기능적 측면은 3절에서 다룬다.

칼슘통로 차단제는 전압의존Ca^{2+}통로(L-형 Ca^{2+}통로)를 차단하는 약물이다. 이러한 약물은 종종 혈관 민무늬근육에 미치는 영향 때문에 고혈압 치료에 사용된다. 그러나, 이들 약물은 심장의 전압의존Ca^{2+}통로 역시 차단하기 때문에 심장내에서의 전도를 느리게 하고 심근 수축력을 감소시킨다. 칼슘통로차단제는 디하이드로피리딘(dihydropyridines)을 비롯한 여러 종류의 화학물질 군에 속한다. 니페디핀(nifedipine)과 암로디핀(amlodipine)은 디하이드로피리딘 계열이다. 심장근육 및 뼈대근육에서 가로세관의 전압조절Ca^{2+}통로는 이들 약물과 결합하므로 *디히드로피리딘수용체*로 분류한다. 그러나 칼슘통로차단제가 심장근육 수축력을 감소시키지만 뼈대근육 수축력에는 영향을 주지 않는다. 뼈대근육 수축은 세포외 Ca^{2+}에 의존하지 않기 때문이다.

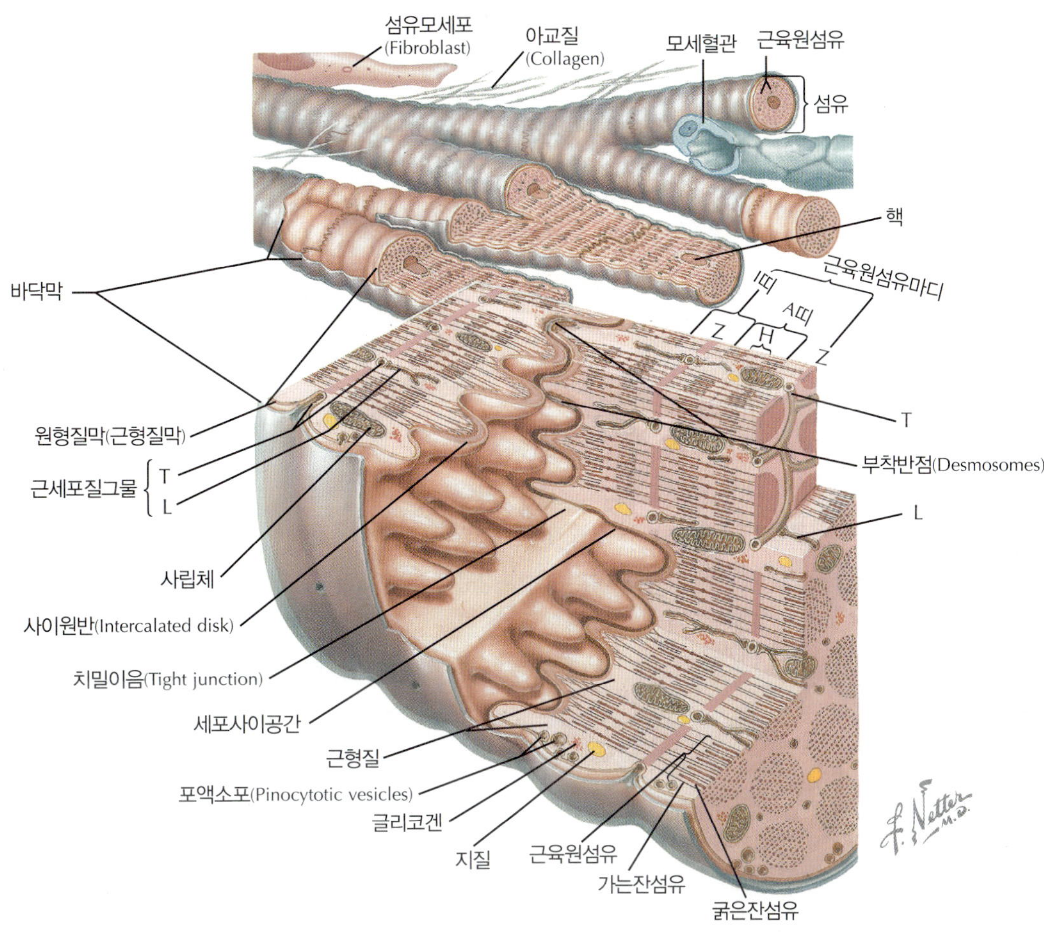

그림 3.19 심장근육 구조 심장근육의 줄무늬 모양은 뼈대근육에서와 마찬가지로 근육원섬유마디내 수축단백질인 액틴과 미오신의 특별한 배열 때문이다. 이들 2종류 근육들 사이에 주목할 만한 차이점은 심장근육은 수축을 시작하기 위해 세포내 저장소뿐만 아니라 세포외 Ca^{2+}을 사용한다는 것이다. 또 다른 차이점은 심장근육 가로세관은 뼈대근육에서 발견되는 세동이가 아닌 근세포질그물 종말수조와 이동이를 형성한다는 것이다. 또한 뼈대근육과는 달리 심장근육 섬유는 세포들 사이에 존재하는 사이원반의 틈새이음에 의해 연결되어 있어 세포에서 세포로의 탈분극이 확산될 수 있어 동시에 근육수축이 일어난다는 것이다. *T*, 가로세관; *L*, 세로세관

4장

신경계통 구조와 일반 기능

Organization and General Functions of the Nervous System

신경계통은 **중추신경계(central nervous system, CNS)**와 **말초신경계(peripheral nervous system, PNS)**로 구성되어 있다. 중추신경계에는 뇌와 척수가 포함되고, 말초신경계는 중추신경계 바깥에 존재하는 신경과 신경절, 감각수용기를 포함한다. 말초신경계는 **감각계**과 **운동계**로 세분화할 수 있다. 감각신경은 다양한 감각수용기로부터 들어온 정보를 CNS로 전달한다; 운동신경은 CNS로부터의 정보를 근육과 샘으로 보내 이들의 활동을 조절한다.

중추신경계 CENTRAL NERVOUS SYSTEM

중추신경계의 일반적인 구조는 그림 4.1에 나와 있다.

뇌 Brain

뇌는 **끝뇌(telencephalon)**[*대뇌(cerebrum)* 또는 *대뇌반구[cerebral hemispheres)*라고도 함] 및 **사이뇌(diencephalon)**(시상 및 시상하부), **소뇌(cerebellum)**, **뇌줄기(brainstem)**(중간뇌와 다리뇌, 숨뇌)로 세분할 수 있다.

혈액뇌장벽 Blood-Brain Barrier

CNS내 신경세포의 환경은 **혈액뇌장벽**에 의해 유지된다. 중추신경계에 존재하는 모세혈관 내피세포는 치밀이음(tight junction)으로 연결되어 있어 수용성 물질과 높은 전하를 띠고 있는 물질, 세포 등이 혈액과 뇌 사이에 이동되지 않도록 한다. 별아교

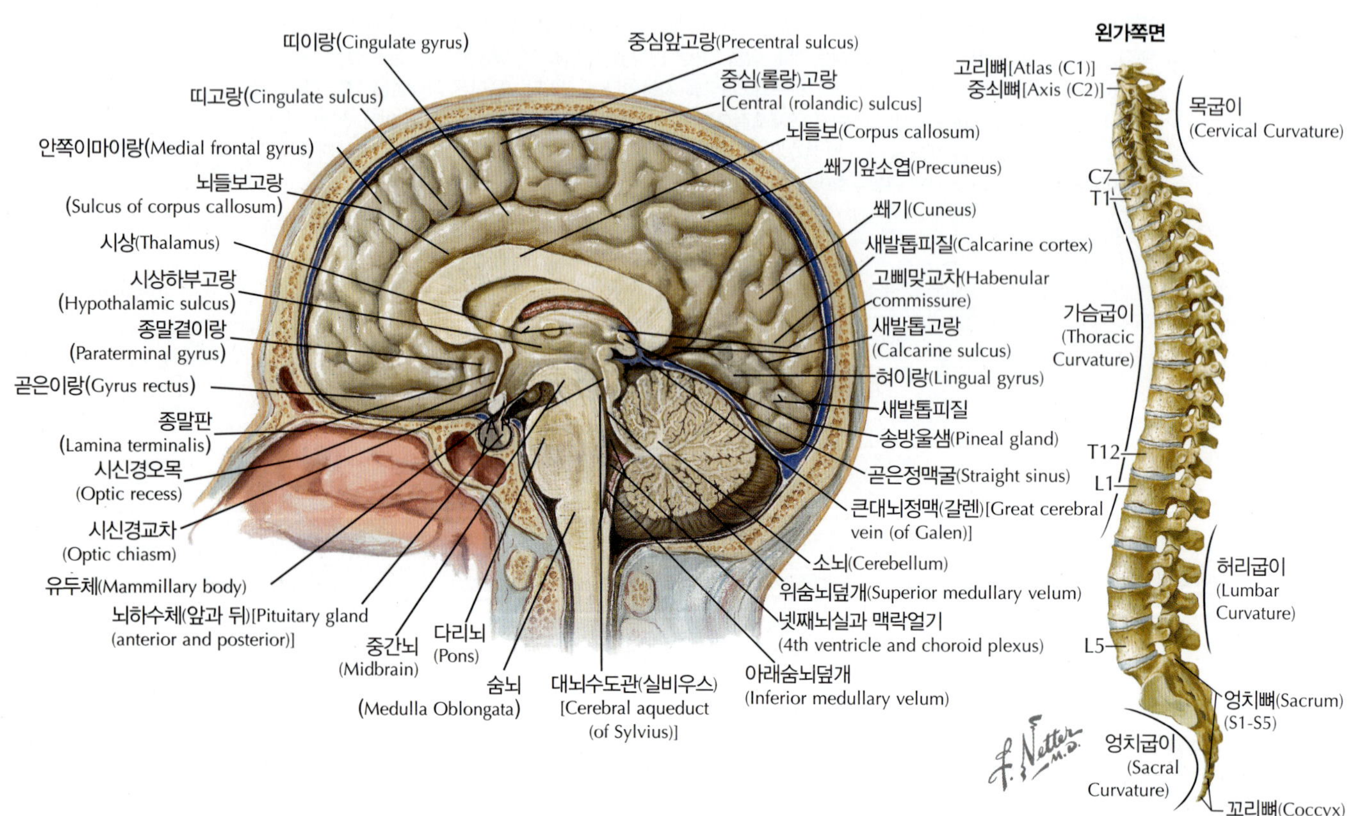

그림 4.1 **중추신경계 주요 부위와 척주** 뇌를 정중시상절단한 그림이며, 대뇌피질(대뇌반구의 가장 바깥층)의 이마 및 마루, 뒤통수 엽을 비롯하여 주요 영역을 볼 수 있다. 이 절단면에서는 대뇌피질 관자엽은 볼 수 없다(그림 4.5 참조). 척주는 목과 가슴, 허리, 엉치 뼈로 구성되어 있다. 척주는 숨뇌로부터 허리 수준(L1-L2)까지 뻗어 있는 척수를 둘러싸고 있다.

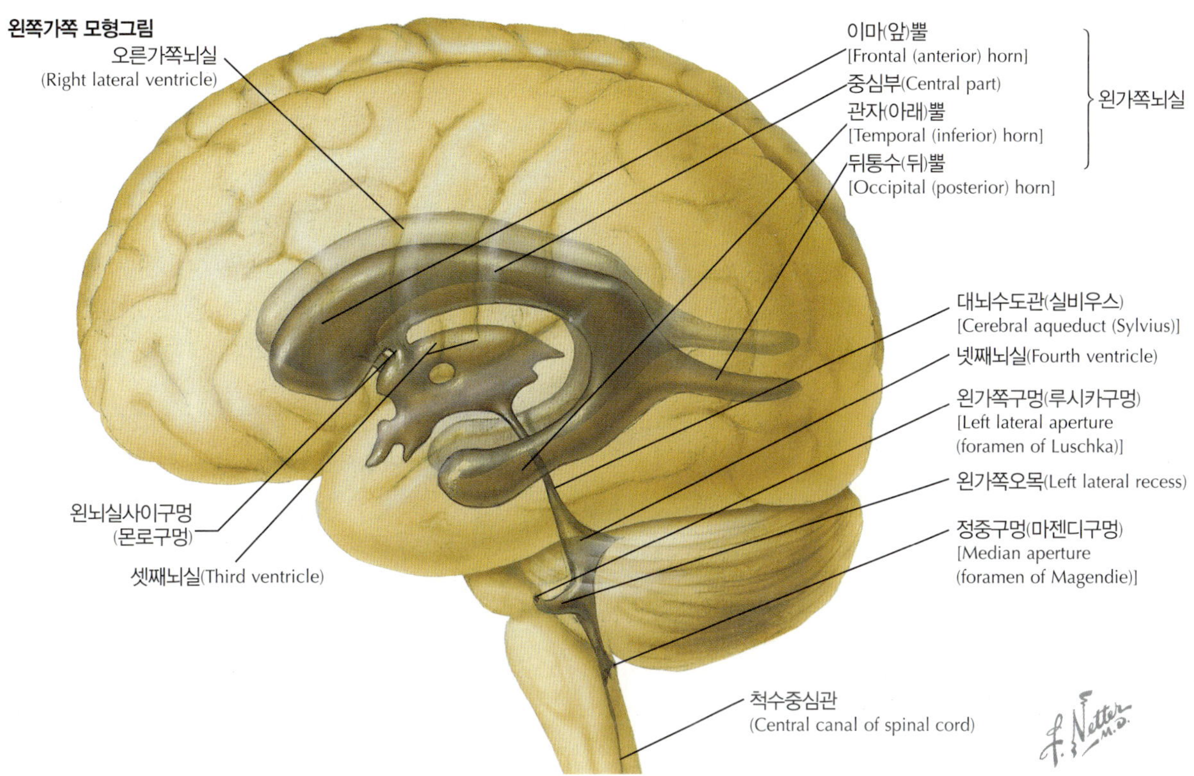

그림 4.2 **뇌실과 뇌척수액 조성** 4개 뇌실과 거미막밑공간을 통한 뇌척수액 순환은 뇌와 척수 환경을 유지하는 데 필수적이다. 맥락얼기에서 분비된 뇌척수액 조성은 혈장과 다르다(표 4.1 참조).

세포(astrocyte)(중추신경계의 비신경세포)도 혈액뇌장벽을 형성하는 데 일부 관여하고 있다.

뇌척수액 *Cerebrospinal Fluid*

뇌척수액(CSF)의 형성 및 순환, 조절은 중추신경계 내환경의 항상성 유지에 두 번째 중요한 요소이다. 맥락얼기(choroid plexus)의 뇌실막(상피)세포에서 분비되는 뇌척수액은 혈장과 조성이 약간 다르며, 뇌실과 뇌와 척수 주위의 거미막밑공간(subarachnoid space)을 순환한다(표 4.1, 그림 4.2, 그림 4.3). 특히, CSF는 혈장보다 중탄산 음이온 농도가 약간 낮아 pH가 낮다. 이런 차이로 CSF는 뇌의 호흡 조절에 중요한 요소인 혈액 P_{CO_2}

표 4.1 **혈액과 뇌척수액 조성 비교**

요소	뇌척수액	혈장
Na^+ (mEq/L)	140 ~ 145	135 ~ 147
K^+ (mEq/L)	3	3.55 ~ 5.0
Cl^- (mEq/L)	115 ~ 120	95 ~ 105
HCO_3^- (mEq/L)	20	22 ~ 28
포도당(mg/dL)	50 ~ 75	70 ~ 110
단백질(g/dL)	0.05 ~ 0.07	6.0 ~ 7.8
pH	7.3	7.35 ~ 7.45

From Hansen J: *Netter's Atlas of Human Physiology*, Philadelphia, Elsevier, 2002.

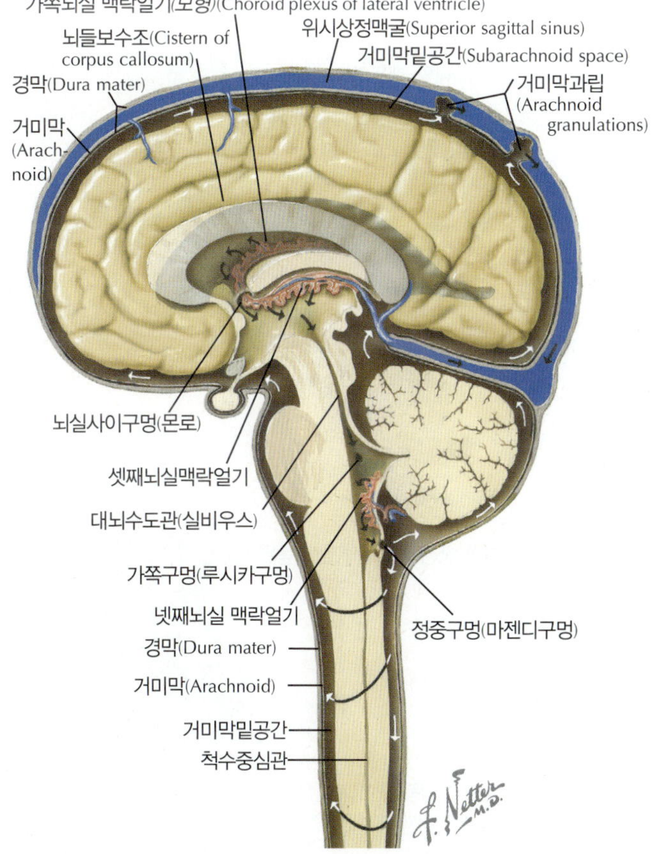

그림 4.3 **뇌척수액 순환** 맥락얼기에서 생성된 뇌척수액은 두 개의 가쪽뇌실과 셋째뇌실, 넷째뇌실을 통해 순환한다. 가쪽과 정중구멍을 통해 넷째뇌실을 나와서 거미막밑공간으로 들어간다. 대부분의 액체는 거미막과립에서 흡수되어 정맥계와 중추신경계와 연막 모세혈관으로 들어간다.

변화에 민감하게 반응한다. 혈장내 물질과 달리 CSF내의 물질은 뇌 사이질액과 사이에서 자유롭게 교환된다. CSF는 하루에 약 500 mL정도 분비되고, 총 부피는 약 150 mL이므로 하루에 3~4회 교환된다.

끝뇌 *Telencephalon*

끝뇌의 좌우 대뇌반구는 바깥 대뇌피질(회색질)과 내부 백색질로 구성되어 있다(회색질은 민말이집축삭이, 백색질에는 말이집축삭이 포함되어 있다). 반구는 *맞교차(commissures)*로 알려진 신경다발에 의해 해부학적으로 그리고 기능적으로 연결되어 있다: 큰 뇌들보와 작은 **앞**과 **뒤**, **해마 맞교차**가 있다(그림 4.4).

대뇌피질은 해부학적 특징에 기초한 총 5개 주요 영역으로 구성되어 있다: 이마엽(frontal lobe)과 마루엽(parietal lobe), 관자엽(temporal lobe), 뒤통수엽(occipital lobe), 뇌섬엽(insula)이다(그림 4.5). 대뇌피질은 시상 및 바닥핵(대뇌와 시상, 뇌줄기에 기원을 두고 있는 뇌 깊숙이 있는 4종류의 핵)을 비롯해 뇌의 다른 많은 부위와 들 및 날 연결을 가지고 있다. 대뇌피질은 감각 정보를 수신하고 통합하는 영역과 운동 기능을 통합하는 영역, 높은 수준의 기능인 학습 및 추론를 담당하는 영역으로 구성되어 있다(그림 4.4 참조). 후각 신호를 제외하고 감각 정보의 대부분은 시상을 통과하여 간접적으로 수신된다. 일반적으로 오른쪽 대뇌반구와 왼쪽 대뇌반구는 신체의 반대편에서

신피질(neocortex)이라는 용어는 대뇌반구의 가장 바깥쪽을 가리킨다. 이 부분은 대뇌피질 중에 가장 늦게 진화된 부분이며 두께는 수 밀리미터에 불과하다. 신피질은 뇌에서 가장 고위중추로 간주된다; 감각 인지 및 운동 기능의 시작, 언어 기술, 의식적 사고를 포함하여 대뇌피질에서 기인하는 가장 복잡한 기능이 수행되는 곳이다.

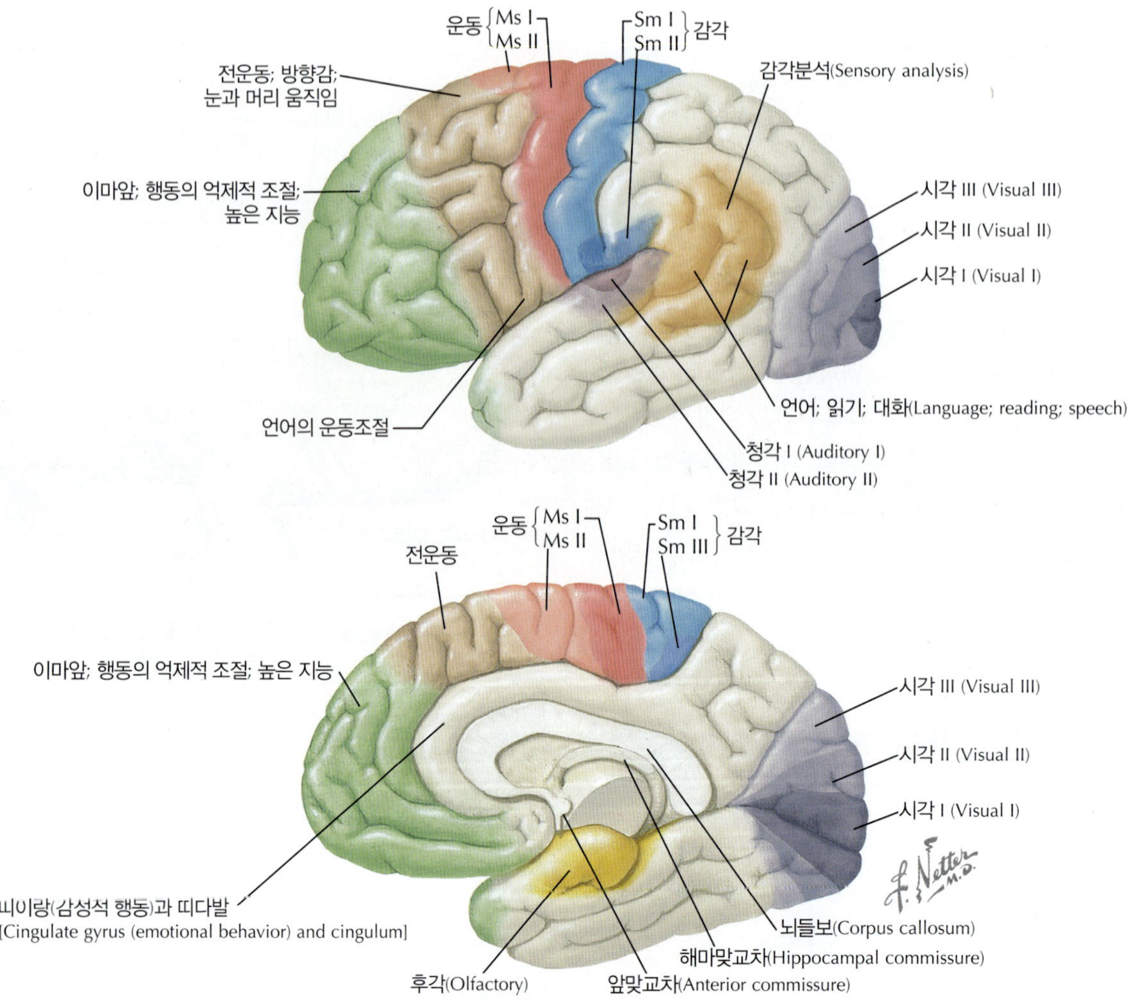

그림 4.4 대뇌피질: 연관성과 부위별 기능 두 대뇌반구는 뇌들보와 앞쪽, 뒤쪽, 해마 맞교차를 통해서 기능 및 해부학적으로 서로 연결되어 있다. 대뇌피질에는, 다양한 곳으로부터 온 정보의 통합뿐만 아니라 감각 및 운동 활동에 관여하는 기능적 영역이 존재한다. 피질은 학습 및 추론, 기억, 언어 기술, 의식적 사고를 포함하는 고차원적 지적기능에 필수적이며, 세밀한 운동활동의 계획 및 실행에도 관여한다. *Ms I*, 일차운동; *Ms II*, 보조운동; *Sm I*, 일차감각; *Sm II*,이차감각; *Sm III*, 삼차감각.

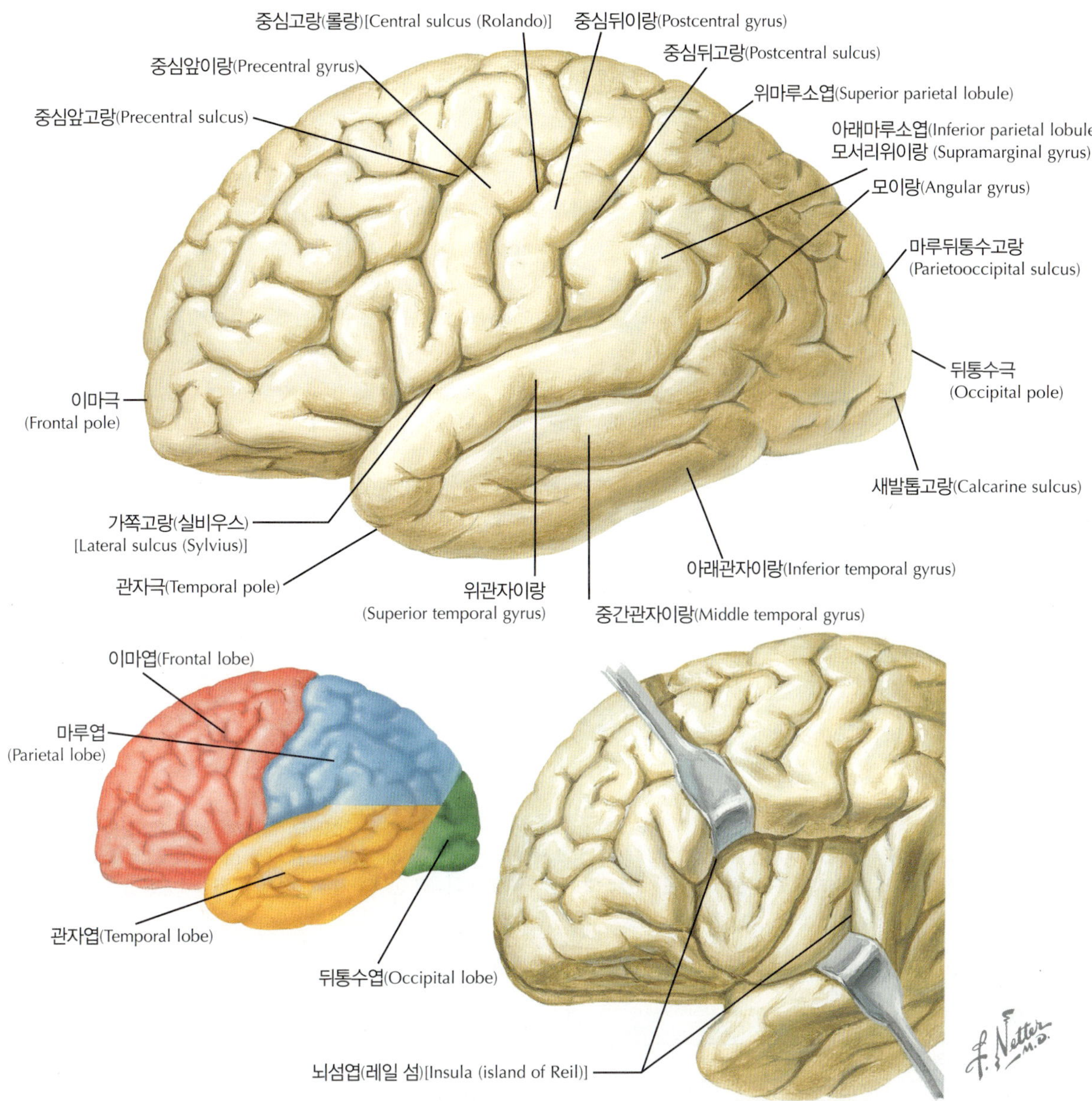

그림 4.5 뇌구조: 대뇌피질의 표면 해부 대뇌 바깥층(끝뇌)은 회색질이며, 민말이집섬유 신경세포로 구성되어 있다. 대뇌피질은 두께가 2~4 mm에 불과하지만 영장류에서 매우 구불구불해서 대부분의 피질은 실제로 고랑에 묻혀 있다. 표면에서는 4개의 엽으로 구분되며 다섯째 엽인 뇌섬엽은 가쪽틈새 주위의 바깥 피질을 옆으로 치워야 볼 수 있다. 대뇌피질은 뇌의 가장 중심이며 운동과 감각의 조절 및 통합은 물론 학습과 기억 추론에 관여한다.

입력을 받는다.

바닥핵(basal ganglia)은 대뇌반구내 깊숙이 위치한 핵이다; 이들은 운동 조절에 관여한다. 또한 두 개의 깊은 구조물인 **해마(hippocampus)**와 **편도(amygdala)**는 관자엽 안쪽에 위치한다. 두 부위 모두 넓은 둘레계통(limbic system)의 일부로서 감정과 장기기억에 관여하며, 또한 내분비 및 자율신경계에도 영향을 미친다(그림 4.6). 해마는 기억과 공간 탐색에 중요한 역할을 하며, 편도는 감정에 관여한다. 해마는 시상하부와의 연결을 통해 교감신경계 기능에도 영향을 미친다.

사이뇌 *Diencephalon*

시상과 시상하부로 구성된 **사이뇌**는 대뇌반구와 뇌줄기 사이에 위치하며 둘레계통의 일부이다(그림 4.6 참조). 시상은 감각 입력을 처리하고 대뇌피질에 전달한다; 또한 대뇌피질을 나온 운동신호도 처리한다. 시상하부는 체온과 생식 기관, 허기와 갈증, 염분 및 수분 균형, 일주기 리듬, 자율신경계, 내분비 기능 조절에 중심적인 역할을 한다(표 4.2).

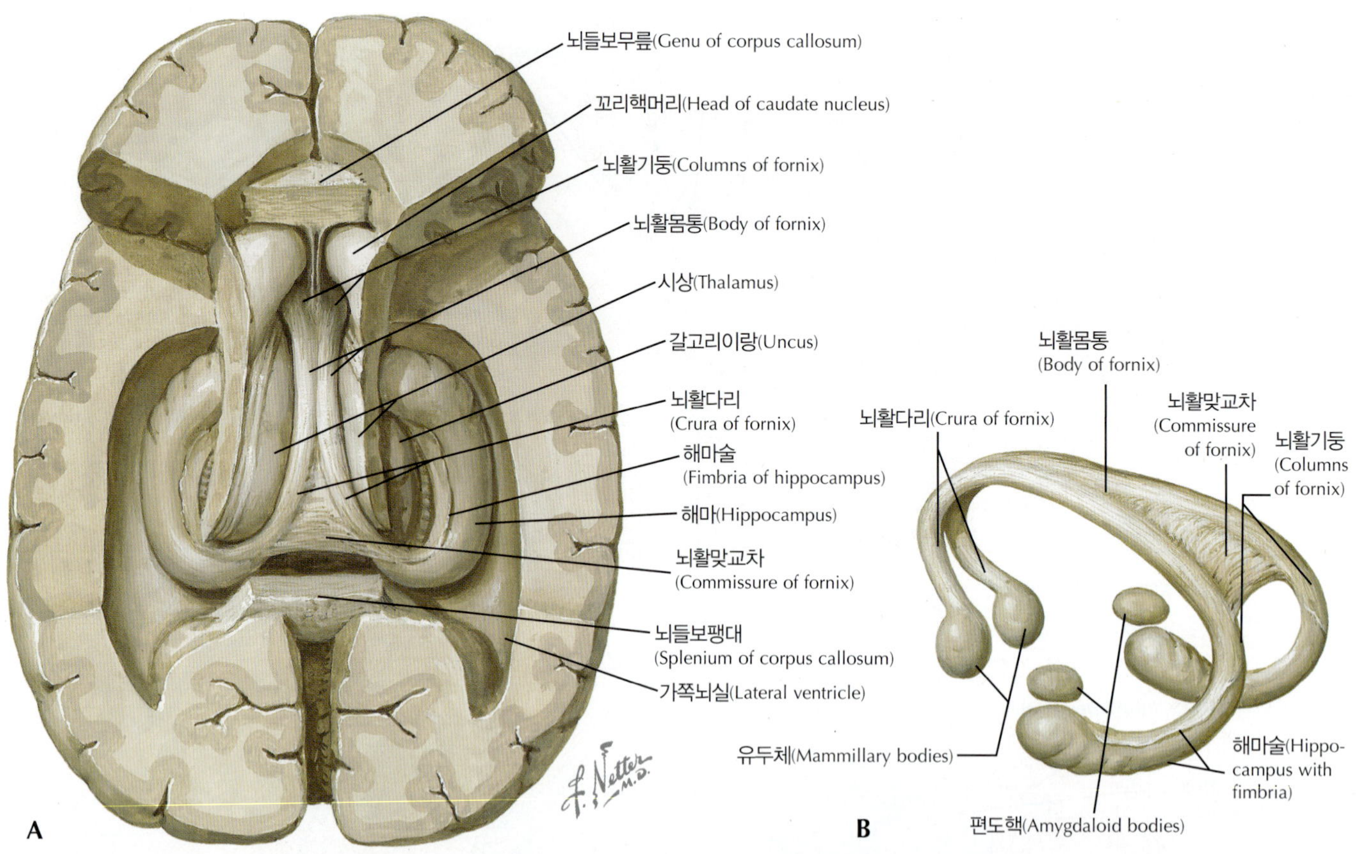

그림 4.6 **둘레계통** 둘레계통은 시상하부와 사이뇌 주위 경계 또는 고리를 형성하는 여러 구조로 구성된다. 둘레계통에는 띠이랑과 해마곁이랑, 뇌들보밑이랑을 포함하여 편도와 시상하부, 해마, 유두체를 포함한다. **A,** 대뇌피질과 백색질이 뇌들보와 시상, 꼬리핵을 따라 제거되어 있다. **B,** 뇌활은 유두체와 해마를 연결하는 섬유의 곡선 묶음으로 구성되어 있다. 둘레계통은 내분비 및 자율 기능뿐만 아니라 정서와 기억과 정서 및 연결에 중요한 역할을 한다.

표 4.2 **시상하부의 주요 기능**

시상하부 핵	주요 기능
안쪽시각앞	생식샘자극호르몬방출호르몬 분비
앞	체온조절
뒤	체온조절
배안쪽	포만중추: 섭식행동을 억제
등안쪽	섭식
시각교차위	일주기
시각로위	ADH와 옥시토신 분비(갈증 감지)
뇌실곁	옥시토신과 ADH 분비; 부신피질자극호르몬방출호르몬과 갑상샘자극호르몬방출호르몬 분비
활꼴	성장호르몬방출호르몬 분비

ADH, 항이뇨호르몬

소뇌 *Cerebellum*

소뇌는 대뇌피질과 척수 사이에 위치하며 뇌줄기와 매우 가까이 위치해 있다(그림 4.1 참조). 소뇌는 감각 및 운동 정보뿐만 아니라 속귀로부터의 정보를 통합하고, **고유감각(proprioception)**(즉, 자세와 공간인지, 움직임의 무의식적 인식)에 중요한 역할을 한다. 고유감각은 근육과 관절, 힘줄, 속귀의 고유수용기로부터의 입력을 기반으로 한다.

뇌줄기 *Brainstem*

뇌줄기는 뇌의 가장 아랫 부분으로 중간뇌와 다리뇌, 숨뇌(medulla)로 구성되어 있다. 해부학적으로 척수에 연속되는 숨뇌는 심혈관계 및 호흡계 기능의 조절과 통합은 물론 삼킴과 구토, 기침 반사와 같은 자율기능을 조절하는 중추를 포함한다. 숨뇌 위에(머리 쪽) 위치한 다리뇌 역시 호흡조절에 관여하며, 대뇌로부터의 감각정보도 소뇌로 전달한다. **중간뇌(midbrain, mesencephalon)**는 뇌줄기 가장 위(머리 쪽)에 위치해 있으며, 안구 운동과 시각 및 청각 정보 전달에 관여한다. 또한 바닥핵의 일부로서 운동활동 조절에 관여하는 **흑색질(substantia nigra)**이 위치해 있다. **뇌신경 III~XII**이 뇌줄기에서 시작된다.

척수 *The Spinal Cord*

척수는 두개골 바닥에 있는 뇌줄기에서 시작하여 척추 공간내에서 허리 영역까지 뻗어져 있다(그림 4.7). 척수는 뇌수막과

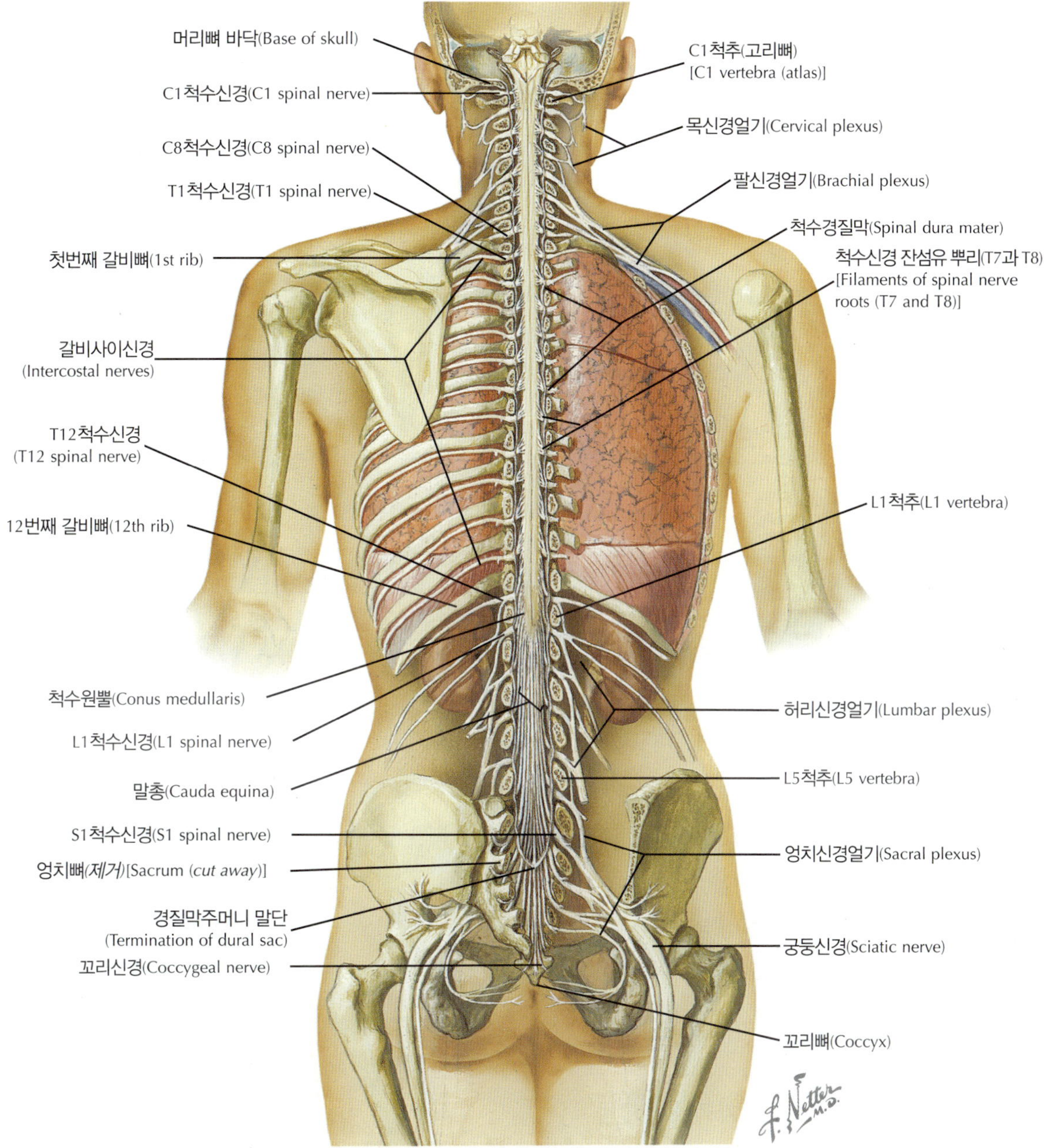

그림 4.7 **척수와 배쪽가지** 척수에서 유래된 31쌍의 척수신경은 목신경얼기와 팔신경얼기, 허리엉치신경얼기를 구성한다. 얼기에서 나온 섬유는 각각 목과 팔, 다리에 분포한다. 날신경은 뼈대근육을 지배하고, 들신경은 피부와 근육, 관절로부터 오는 감각정보를 중추신경계로 전달한다.

마찬가지로 3개의 수막(meninges)으로 덮인 신경조직으로 이루어져 있다.

- 속연질막(pia mater)
- 중간거미막(arachnoid mater)
- 바깥경질막(dura mater)

CSF는 거미막과 연질막 사이에 존재한다. 척수는 31쌍의 척수신경과 3종류의 신경얼기로 구성되어 있다.

- **목신경얼기(cervical plexus)**는 머리와 목 뒷부분에 분포하는 신경으로 형성된다.
- **팔신경얼기(brachial plexus)**는 팔에 분포하는 신경으로 형성된다.
- **허리엉치신경얼기(lumbosacral plexus)**는 골반과 다리에 분포하는 신경으로 형성된다.

척추막과 신경 뿌리의 해부학은 그림 4.8에 있다.

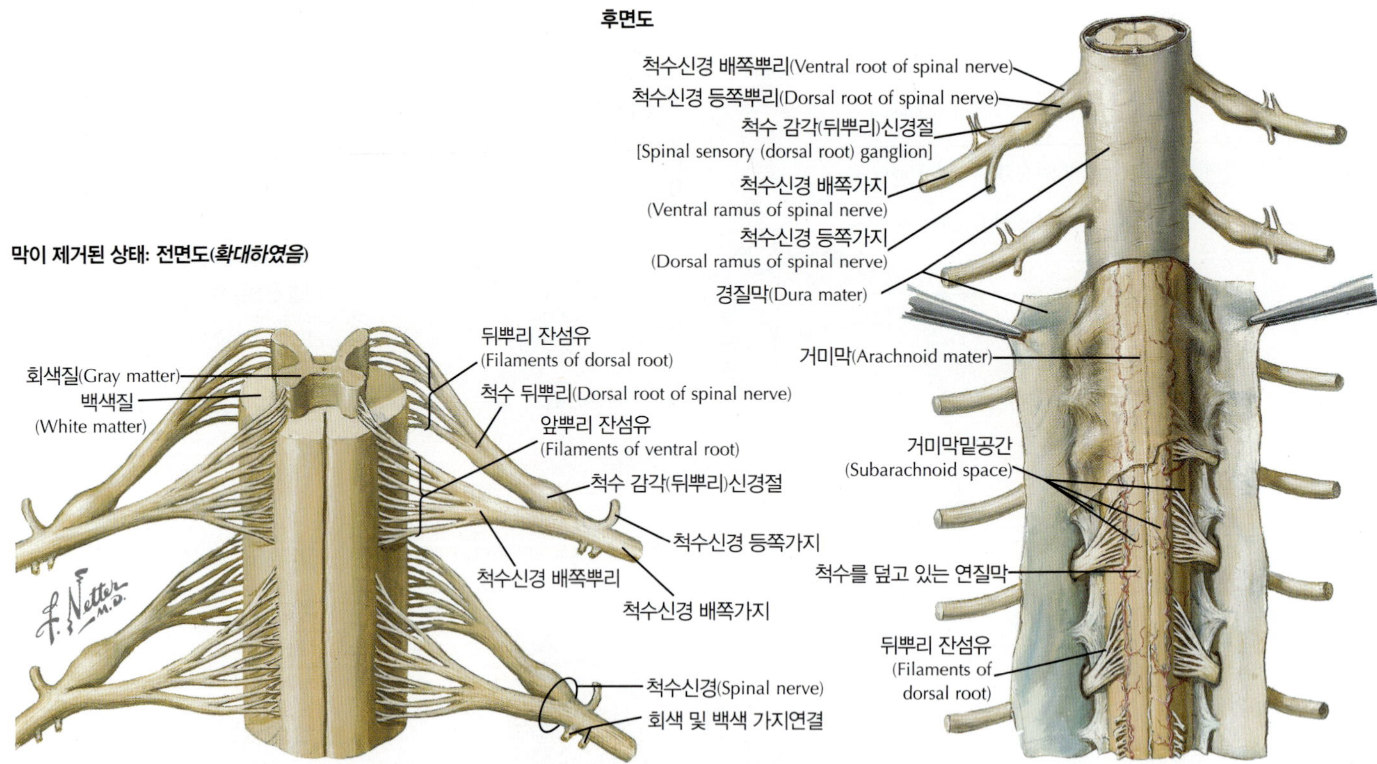

그림 4.8 **척수막과 신경뿌리** 운동섬유와 감각섬유는 31쌍의 척수 신경을 통해 나가고 들어온다. 척수는 바깥경질막과 거미막, 내부연질막으로 싸여 있으며, 거미막밑공간에는 뇌척수액이 순환하고 있다.

말초신경계 *THE PERIPHERAL NERVOUS SYSTEM*

말초신경계는 뇌와 척수 아래에 존재하는 신경계이다. 말초신경계는 다음과 같은 신경세포로 구성되어 있다:

- CNS에서 효과 조직 또는 기관으로 자극을 전달하는 운동신경
- 말초 감각수용기에서 중추신경계로 자극을 전달하는 감각신경

말초신경계는 몸신경과 자율신경으로 세분된다. 척수신경을 통해 몸신경 중 운동섬유는 뼈대근육을 지배하고, 감각섬유는 뼈대근육과 관절, 피부 수용기로부터의 감각 정보를 중추신경계로 전달한다(그림 4.9). 자율신경도 운동과 감각 섬유로 구성되어 있으며, 내장기관에 대한 작용을 통해 항상성 기전의 불수의적 제어에 관여한다. 자율신경계와 교감신경 및 부교감신경에 대해서는 7장에서 자세히 다룬다.

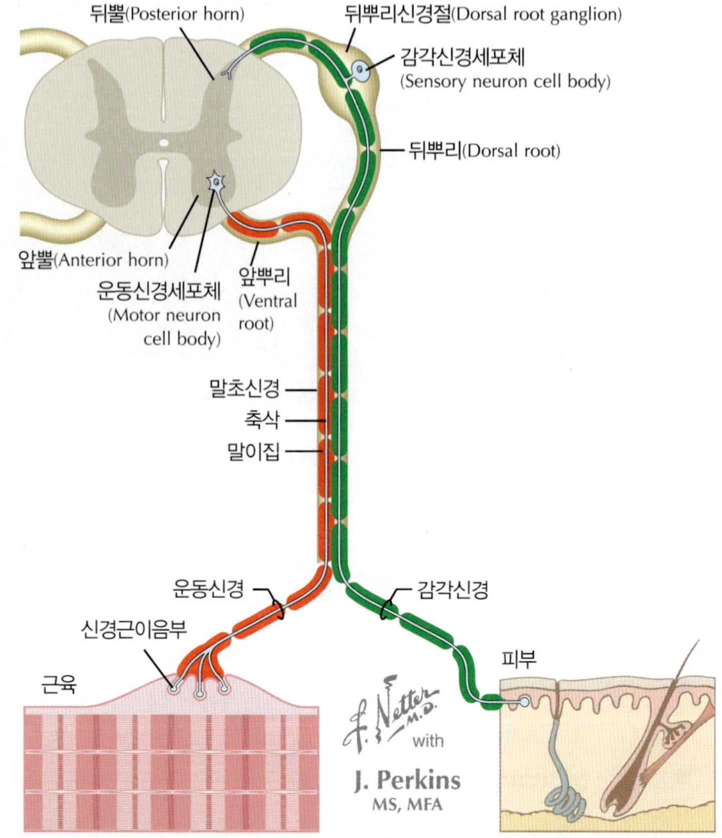

그림 4.9 **말초신경계 중 몸신경계 구성** 말초신경계는 몸신경계와 자율신경계로 구분한다. 몸신경계는 피부와 근육을 지배하는 운동신경과 감각신경을 포함한다. 운동신경과 감각신경의 세포체는 각각 척수 앞뿔과 뒷뿌리신경절의 회색질에 위치하고 있다.

임상 적용 4.1
척수 손상(Spinal Cord Injury)

척수 손상은 다친 지점 아래에 운동기능 및 감각기능에 결함을 초래한다. 척수 손상의 가장 흔한 원인은 외상이다. 다른 원인으로는 척추에 영향을 미치는 종양 및 혈관 질환뿐만 아니라 신경변성질환이 포함된다. 척수 손상은 손상된 지점 아래에 아무런 신경기능이 유지되지 않는 완전손상과 일부 감각 또는 운동 기능이 남아있는 불완전손상으로 분류된다. 척수 손상의 영향은 부상 위치에 상응하며, 높은 위치일수록 심각성이 증가한다.

- 엉치 및 허리 손상은 성기능 및 방광과 창자 기능뿐만 아니라 다리의 운동 및 감각 결함도 초래한다.
- 가슴 손상은 하반신완전마비(paraplegi)를 초래한다.
- 목 손상은 부상 위치에 따라 어느 정도 팔다리마비(목 아래 마비)를 초래한다. C3 이상의 척수 손상 환자는 기계환기를 필요로 한다.

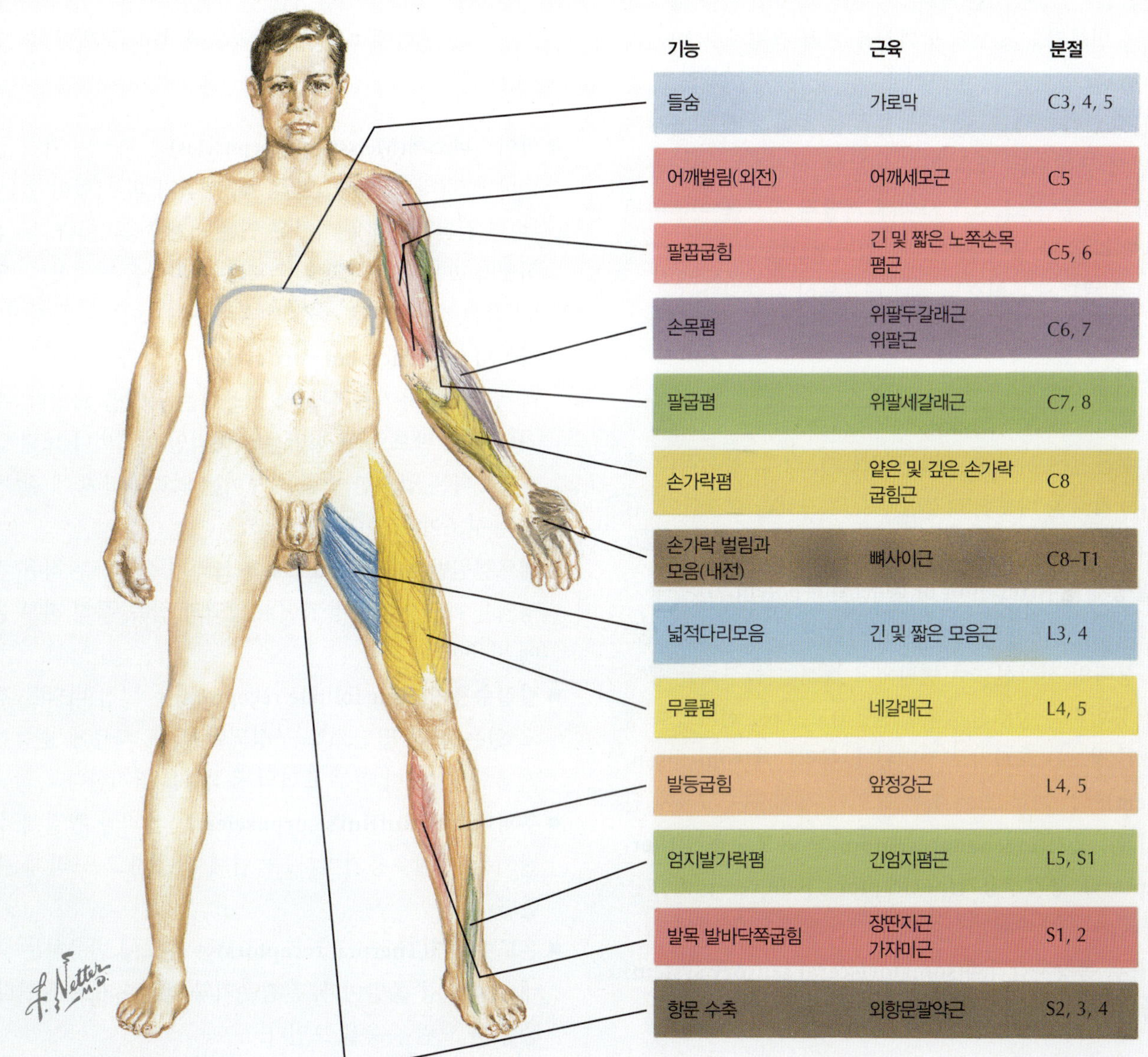

척수손상과 관련된 운동 장애

5장 감각생리학

Sensory Physiology

감각계통은 인체가 항상성을 유지하고 외부 환경에 적응하여 반응하도록 한다. 깨어 있는 두뇌는 외부 및 내부 환경 상황에 대한 정보를 변환하고 정보처리 과정을 거쳐 감지하고, 마지막에는 인지할 수 있도록 하여 우리 몸이 적절하게 이해하고 반응할 수 있게 한다. 두뇌의 중요한 임무 중 하나는 정보 과부하를 막기 위해 들어오는 많은 양의 정보를 적절하게 차단하는 것이다. 잠자는 동안 뇌는 그 사이에 저장된 정보를 이해하려고 시도하고 다음 날 들어 올 새로운 감각정보를 위해 뇌를 "재설정"을 하기 때문에 들어오는 정보 대부분이 차단된다.

감각수용기 *SENSORY RECEPTORS*

특수화된 수용기는 시각과 후각, 미각(맛), 청각, 몸감각(기계 및 열, 통각) 자극을 비롯한 다양한 종류의 자극을 감지한다. 감각수용기가 자극되면 이온통로 개방 또는 폐쇄를 통하여, **수용기 또는 발생기 전위(receptor or generator potential)**(수용기 막전위 변화)의 생성을 초래한다. 문턱값에 도달하면 자극은 활동전위 형태의 전기신호로 변환되고 정보는 들경로를 통해 이 정보를 통합하는 중추신경계로 전달되고, 다시 전기신호 형태로 통합된 정보는 효과기로 전달된다. **몸감각계(somatosensory system)**에는 피부 또는 신체 표면에 가해지는 자극에 반응하는 **기계수용기(mechanoreceptors)**와 **온도수용기(thermal receptors)**, **통각수용기(nociceptors, pain receptors)** 등이 존재한다. 이러한 수용기들이 내장기관과 근육, 관절에 위치해 있는 경우 **몸창자감각계(somatovisceral sensory system)**라고 한다.

> 감각신경의 감수영역은 신경 흥분을 유발하는 자극 영역을 말한다. 빠르게 순응하는 수용기는 자극에 신속하게 반응하지만 일정한 자극에 빠르게 순응하여 정상 흥분 발사 속도로 되돌아간다.

피부(및 다른 조직)에는 여러 종류의 감각수용기가 존재한다. 이들 수용기는 그들이 반응하는 자극뿐만 아니라 자극의 강도와 지속 시간, 변화에 대한 순응 정도에 따라 구별할 수 있다(그림 5.1).

- **마이스너소체(Meissner's corpuscles)**는 특히 손가락 끝과 손바닥, 발바닥, 입술, 얼굴, 혀, 생식기 피부(털이 없는 피부)의 진피유두에 위치하고 있는 기계수용기이다. 두 점을 식별하고 느린 진동과 같은 저주파 자극을 탐지할 수 있으며, 작은 감수영역을 가진 빠른 순응을 보이는 수용기이다.
- **파치니소체(Pacinian corpuscles)**는 압력과 진동을 감지하는 기계수용기로 빠르게 적응하는 특징을 보인다. 수용기의 얇은 판으로 된 피막은 지속적인 압력이나 느린 압력 변화보다는 급격한 변화를 보이는 압력과 진동에 잘 반응하는 구조이다(그림 5.2).
- **메르켈원반(Merkel's disks)**은 느리게 순응하는 작은 감수영역을 가진 기계수용기이며 압력과 접촉, 특히 피부 눌림에 반응한다.
- **털집수용기(Hair follicle receptors)**는 털집 바닥을 감싸고 있는 신경 말단으로 구성되어 있다. 빠르게 순응하는 기계수용기이며 피부 표면의 움직임을 감지한다.
- **루피니소체(Ruffini's corpuscles)**는 진피와 관절에서 발견되는 기계수용기이다; 늘림에 반응하고 느리게 순응한다.
- **온도수용기(Thermal receptors)**는 온도에 반응하는 피부 내 감각신경 종말이다. 온감수기와 냉감수기로 나뉜다. 2 종류 다 느린 순응을 보인다.
- **통각수용기(Nociceptors)**는 피부와 각막, 근육, 관절, 내장 기관에 종말이 있는 감각신경이다. 여러 종류의 통각수용기가 온도와 기계, 화학 자극에 반응한다.
- **근육과 관절 수용기(Muscle and joint receptors)**에는 근육방추와 골지힘줄기관이 포함된다. 고유감각과 운동활동 조정에 중요하며 6장에서 상세히 다룬다.

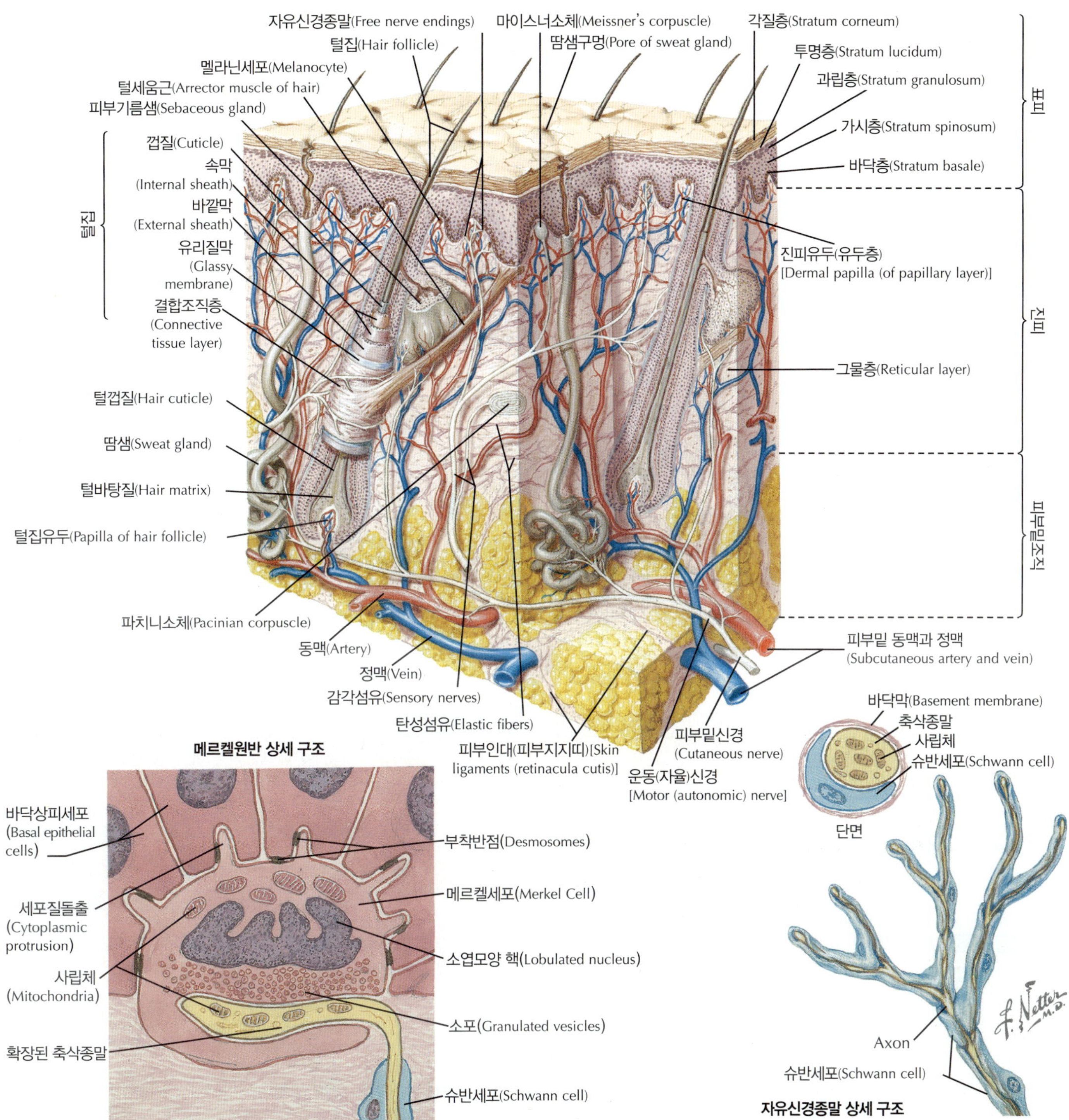

그림 5.1 **피부와 피부수용기** 기계수용기와 온도수용기, 통각수용기는 촉각과 온도, 통각 자극을 신경신호로 변환한다. 피부 내에 존재하는 기계수용기인 *마이스너소체*와 *파치니소체*, *메르켈원반*은 다양한 유형의 기계적 자극에 반응한다. 온도와 통각 자극은 자유신경종말에 의해 감지된다.

몸감각신호 변환 *Transduction of Somatosensory Signals*

머리 및 머리 아래에서 발생하는 몸감각(통각, 접촉, 압력, 온도) 신호는 궁극적으로 대뇌피질 마루엽의 중심뒤이랑(postcentral gyrus)에 위치한 1차 몸감각영역으로 전달된다. 머리 아래에서 발생하는 몸감각신호의 들신경은 뒤뿌리신경절을 거친 후 앞가쪽경로에 속하는 척수시상로와 척수그물체로를 따라 올라가며 최종적으로는 1차 몸감각겉질로 간다(그림 5.3). 진동과 촉각 자극에 의해 생성된 신호뿐만 아니라 고유감각에 관련된 신호는 시상의 뒤가쪽배쪽핵으로 가는 널판다발(fasciculus gracilis)과 쐐기다발(fasciculus cuneatus)을 통해 전달

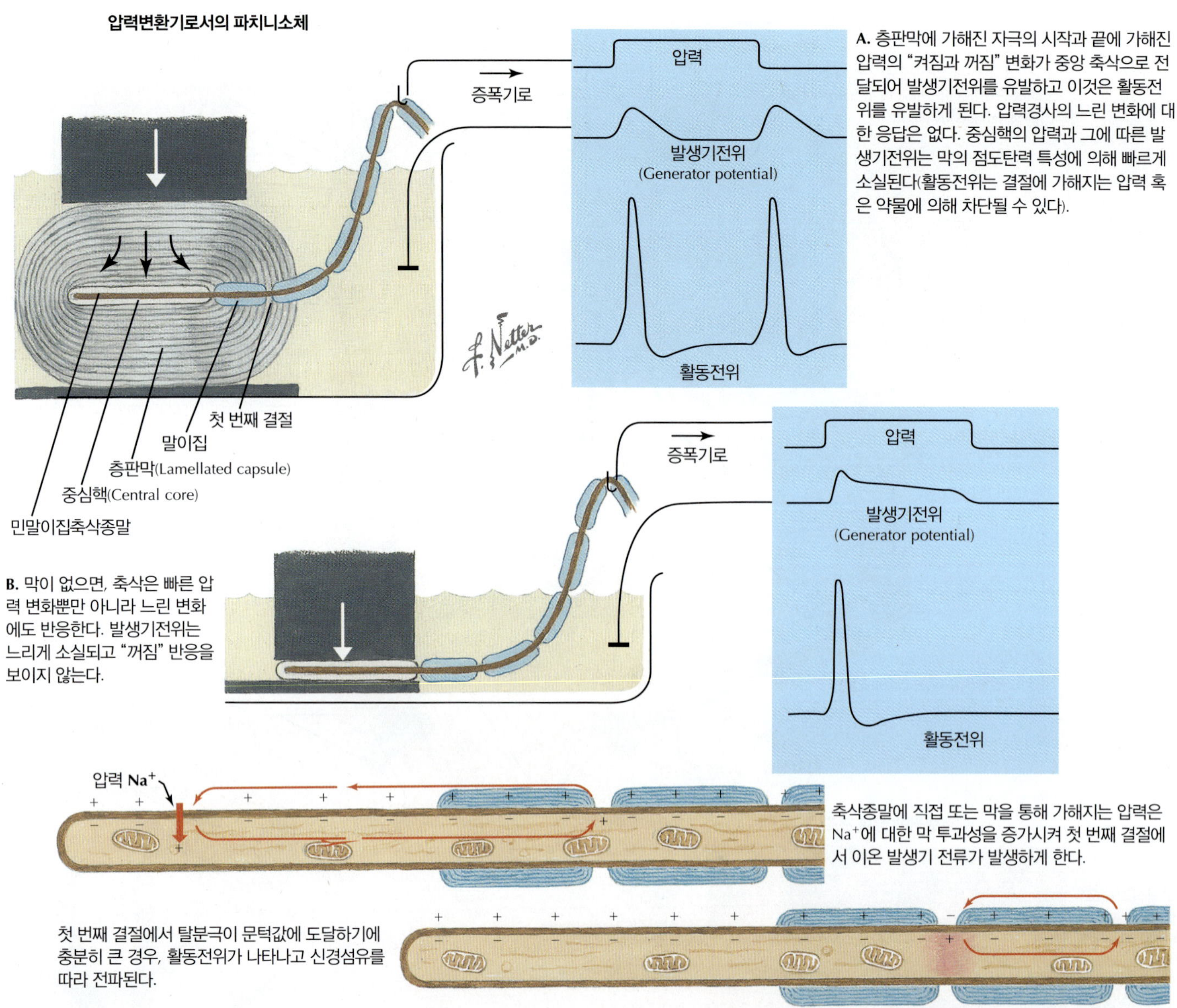

그림 5.2 파치니소체 압력과 진동은 빠르게 반응하는 기계수용기인 파치니소체에 의해 전기적 차이로 변환된다. 축삭종말을 감싸는 층판막은 느린 압력 변화는 분산시키므로 층판막이 없는 축삭**(B)**과는 달리 축삭은 빠른 압력변화에만 반응한다**(A)**. 생성된 활동전위는 들신경을 통해 뒤뿌리로 전달된다 (그림 4.9 참조).

된다. 가쪽목계통도 일부 고유감각과 진동, 접촉 신호를 전달한다. 이들 경로는 모두 대뇌피질까지 도달하기 전에 시상에서 시냅스를 형성한다.

머리로부터 오는 접촉과 압력, 통증, 온도에 대한 들정보는 삼차신경의 삼차(반달)신경절을 통해서 전달된다. 고유감각과 관련된 신호는 삼차신경(뇌신경 V)의 중간뇌핵(mesencephalic nucleus)을 거쳐 전달된다. 이 계통을 통한 신호 전달은 주로 반대측 시상의 뒤가쪽배쪽핵으로 전달된 후 1차 몸감각피질로 간다(중심뒤이랑; 그림 5.4).

시각계 *THE VISUAL SYSTEM*

시각계는 파장이 400~700 nm 사이의 빛 자극을 감지하고, 전기신호로 자극을 중추신경계에 전달하는 놀라운 작업을 수행한다. 중추신경계에 전달된 신호는 색상 및 밝기 그리고 동작을 포함하는 개체의 3차원 표현으로 재구성된다.

빛은 눈의 각막과 동공(홍채의 원형 구멍)를 통과한 다음 렌즈를 통해 망막에 초점을 맞춘다(그림 5.5). 망막에 있는 *막대와 원뿔 세포*로 알려진 광감수기는 광자를 흡수하는 **로돕신(rho-**

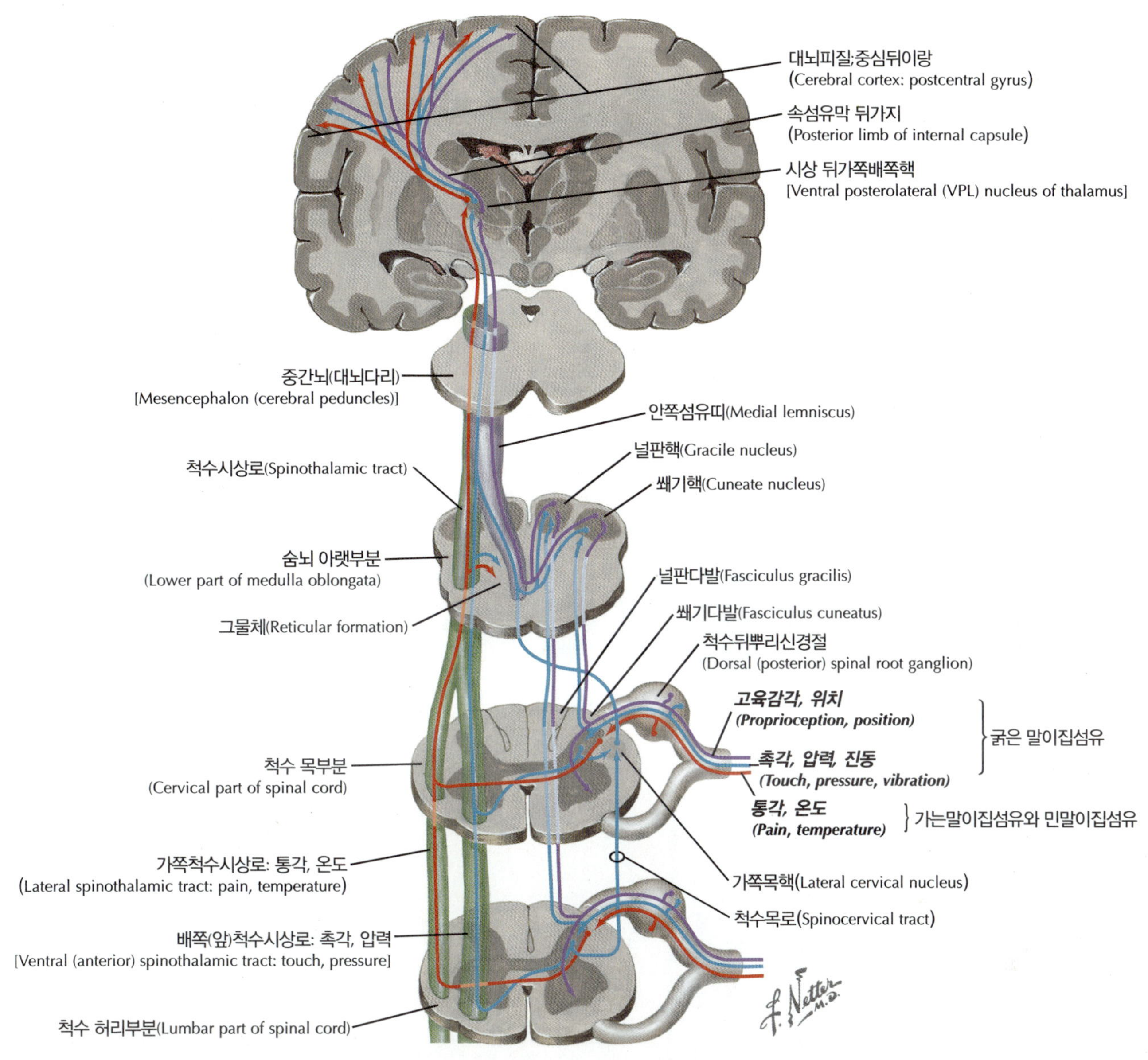

그림 5.3 신체 몸감각계통 1차 몸감각피질(중심뒤이랑)은 머리 아래 수용기들로부터 시상을 통해서 올라오는 고유감각과 촉각, 압력, 진동, 통각, 온도에 관한 정보를 받는다. 통각과 온도, 압력 관련 신호는 앞가쪽계통에 있는 척수시상로와 척수그물체로를 통해 전달된다(*빨간색과 파란색 선*). 가쪽목계통과 널판다발(fasciculus gracilis), 쐐기다발(fasciculus cuneatus)은 고유감각과 촉각, 진동에 관련된 신호를 전달한다(*파란색과 자주색 선*).

dopsin)이라는 색소를 가지고 있다. 색깔 인지는 주로 원뿔세포에 의해서 이루어지며, 막대세포는 낮은 강도의 빛을 감지하는 데 사용되는 민감한 광수용기이다. 두 눈의 시야는 일부 중첩되며, 중심시야는 망막의 예민한 부위인 황반 영역에 거꾸로 투영된다(그림 5.6). 황반내 **오목(fovea)**은 원뿔세포만 존재하며 상이 가장 잘 맺히는 부위이다.

광수용기에 의한 빛 수용은 광수용기 세포막의 Na^+ 투과성을 감소시켜서 탈분극상태에서 과분극상태로 바꿔주는 일련의 현상이 일어나게 한다. 이러한 상황은 광수용기와 **두극세포(bipolar cells)** 및 **수평세포(horizontal cells)** 사이의 시냅스에서 억제 또는 흥분신경전달물질 방출을 억제하게 한다. 궁극적으로, 생성된 신호는 **시신경(optic nerves)**을 형성하는 **신경절세포(ganglion cells)**로 전달된다. 양쪽 눈의 코쪽 절반 망막에서 시작된 신경섬유는 **시신경교차(optic chiasm)**(2개의 시신경 중 일부가 반대로 넘어가는 장소)에서 반대로 넘어가고, 관자쪽 절반 망막에서 시작된 섬유는 같은쪽 경로에 그대로 남아 있는다. 시각로를 통한 신호는 **가쪽무릎핵(lateral geniculate nuclei)**에서 시냅스를 한 후 대뇌피질 뒤통수엽에 있는 시각피질로 전달된다.

임상 적용 5.1
피부분절(Dermatomes)

피부분절은 한 쌍의 척수신경이 지배하는 피부영역을 말한다. 다시 말해, 특정 피부분절내의 피부에서 유래한 감각신호 대부분은 한 쌍의 들신경을 통해 척수로 전달된다. 하지만 인접한 피부분절과는 일부 중첩을 보이기도 한다. 임상적으로 피부분절은 감각에 영향을 미치는 피부영역을 기반으로 척수신경 손상 위치를 식별하는 데 유용하다. 예를 들어, 발의 감각은 L4, L5 또는 S1 신경뿌리를 통해 척수로 전달된다(발 영역에 따라 다름). 대상포진(shingles, herpes zoster)에서 헤르페스바이러스는 일반적으로 뒤뿌리신경절의 신경세포체에 휴면 상태로 존재하지만, 바이러스가 활성화되면 한쪽 또는 양쪽면의 특정 피부분절에 해당하는 피부에 영향을 준다(어느 신경절이 영향을 받았는지에 따라).

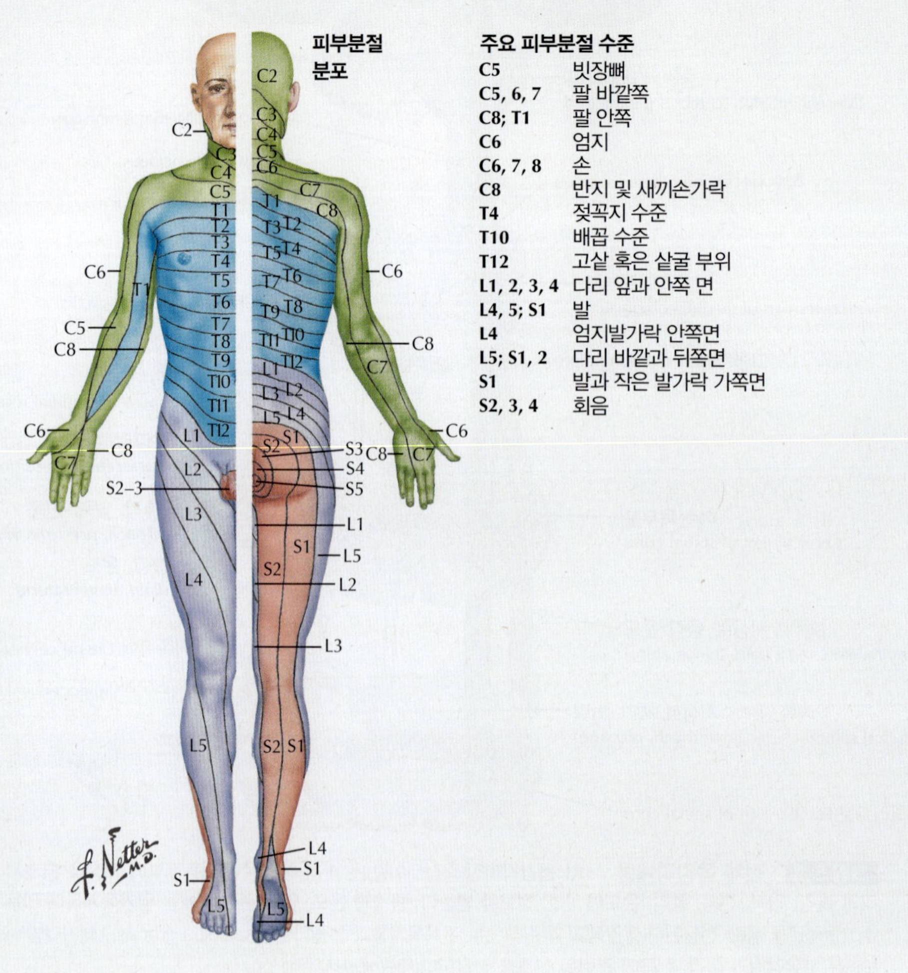

임상 적용 5.2
백내장(Cataracts)

백내장은 렌즈의 단백질 노화와 변성에 의한 렌즈 흐림 현상이다. 백내장 형성은 당뇨병과 고혈압, 흡연으로 가속화된다. 렌즈가 불투명해져 시력이 나빠지고 잠재적으로 실명을 초래할 수 있으며, 망막에 도달하는 빛이 감소되어 광수용기 활동에 영향을 미친다. 백내장은 일반적으로 불투명 렌즈를 추출하고 인공렌즈로 교체하는 수술로 치료한다. 90% 이상에서 이 치료로 시력이 상당히 향상된다.

청각계 THE AUDITORY SYSTEM

청각계는 소리를 감지하여 전기신호로 변환한 후, 두뇌로 전달하여, 그 소리를 언어로 해석하는 복잡한 작업을 수행한다. 이 과정은 소리를 고막(tympanic membrane, eardrum)으로 전달하는 바깥귀에서 시작된다(그림 5.7). 고막은 공기로 채워져 있으며 소리가 증폭되는 중간귀와 바깥귀를 분리한다. 고막 진동은 중간귀에 위치하고 있는 통칭 **작은뼈(ossicles)**로 알려진 망치뼈(malleus)와 모루뼈(incus), 등자뼈(stapes)로 전달된다.

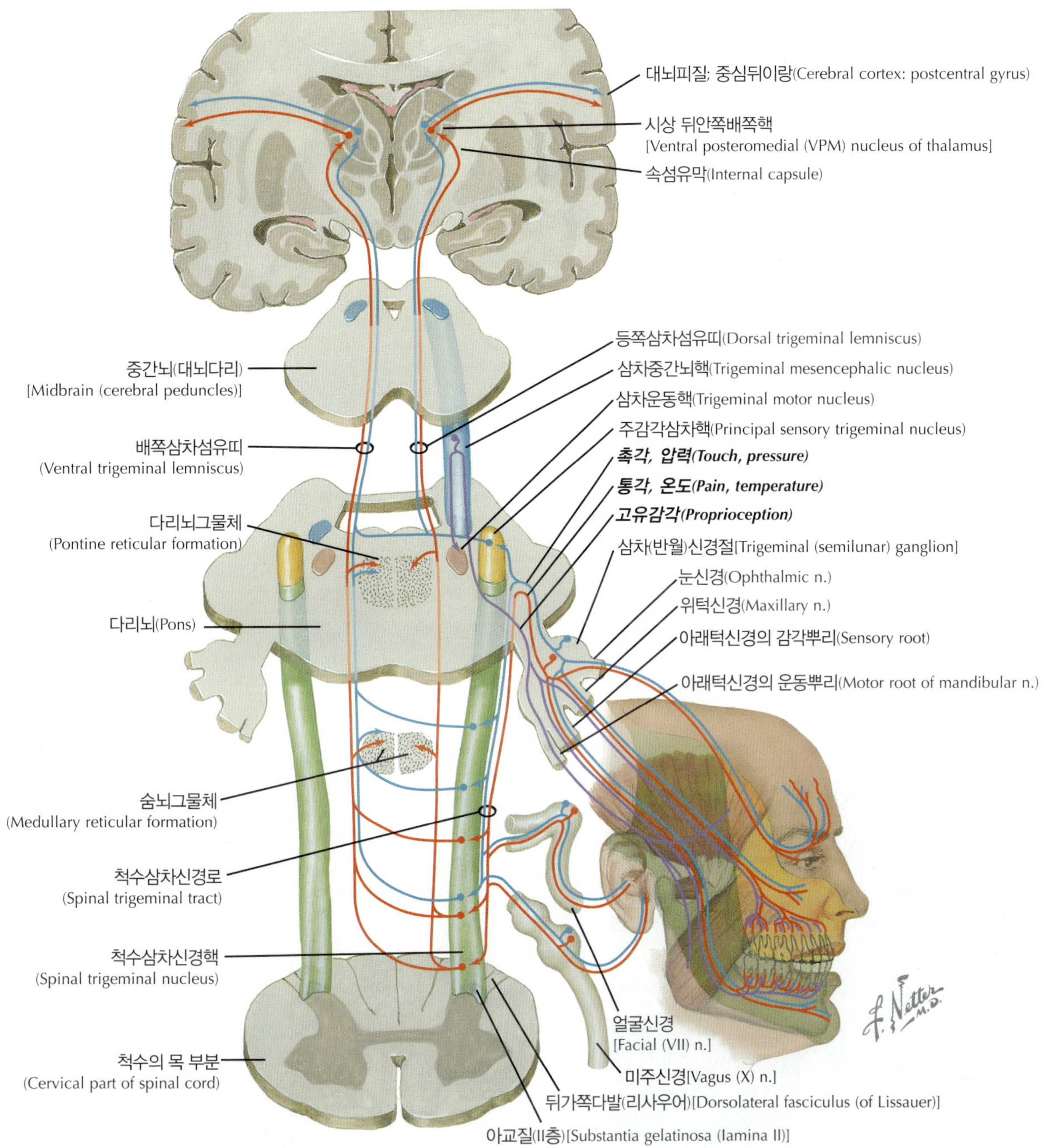

그림 5.4 머리 몸감각계통 1차 몸감각피질(중심뒤이랑)은 머리에 있는 수용기들로부터 시상을 통해서 올라오는 고유감각과 촉각, 압력, 진동, 통각, 온도에 관한 정보를 받는다. 고유감각 신호는 삼차신경(뇌신경 V)의 중뇌핵 세포체에서 유래하는 신경섬유(*보라색 선*)에 의해 전달되는 반면, 촉각과 압력, 통각, 온도는 V 뇌신경의 삼차신경절에 위치한 세포체로부터 오는 신경섬유(*파란색 및 적색 선*)를 통해 전달된다. *n*, 신경.

등자뼈는 중간귀와 속귀 사이에 있는 막으로 된 2개의 "창(windows)" 중 하나인 **안뜰창(oval window)**과 연결되어 있어, 작은뼈 진동은 등자뼈를 통해 속귀로 전달된다.

액체로 채워진 속귀는 안뜰(vestibule)과 달팽이(cochlea), 반고리관(semicircular canals)을 포함하는 복잡한 구조이다. 안뜰과 달팽이는 **뼈미로(bony labyrinth)**내에 **막미로(membranous labyrinth)**로 이루어져 있다(그림 5.8). 달팽이의 막미로에는 *안뜰계단(scala vestibuli)*과 *고실계단(scala tympani)*, *중간계단(scala media)*(달팽이관)으로 알려진 3개의 관이 있다. 중간계단내 액체는 **내림프(endolymph)**이며, 구성은 세포내액과 유사하다. 반면에 나머지 2개 관에 있는 **외림프(perilymph)**는 세포외액과 유사하다.

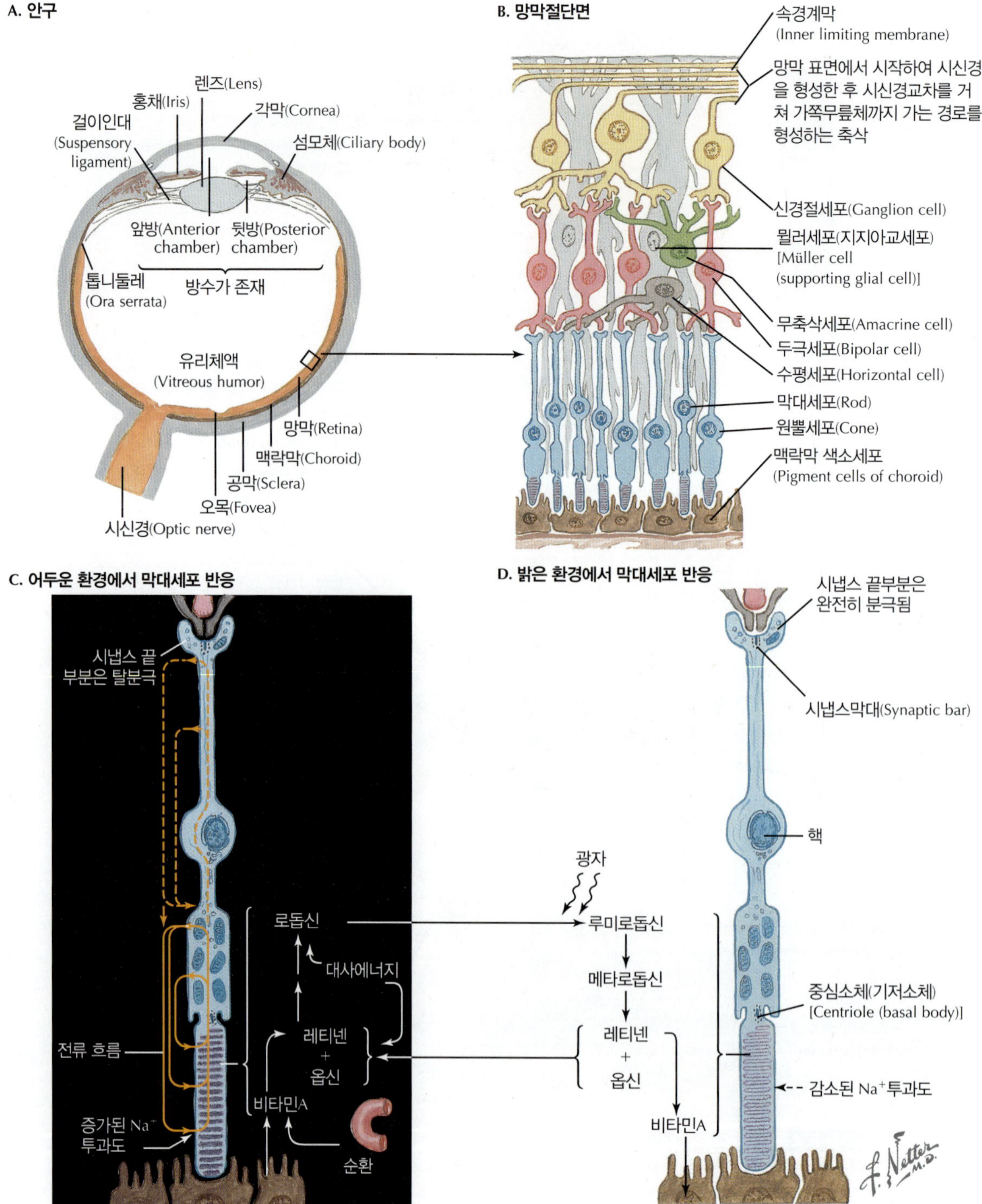

그림 5.5 시각수용기 빛은 각막과 렌즈를 통해 눈에 들어간다**(A)**. 렌즈에 의해 망막에 초점을 맞춘 빛은 광수용기(막대세포 및 원뿔세포, **B**)의 로돕신에 흡수된다. 빛이 있는 환경에서 둘째전령물질인 cGMP가 활성화되면 막 Na^+통로가 닫혀 세포가 과분극된다(**D**에서 막대세포로 표시된 세포). 빛에 의해 생성된 신호를 시신경으로 전달하는 다음 단계는 두극 및 수평 세포와의 시냅스에서 신경전달물질 방출을 억제시키는 과정이다. 빛이 없어지면 막대세포 또는 원뿔세포는 탈분극된다**(C)**.

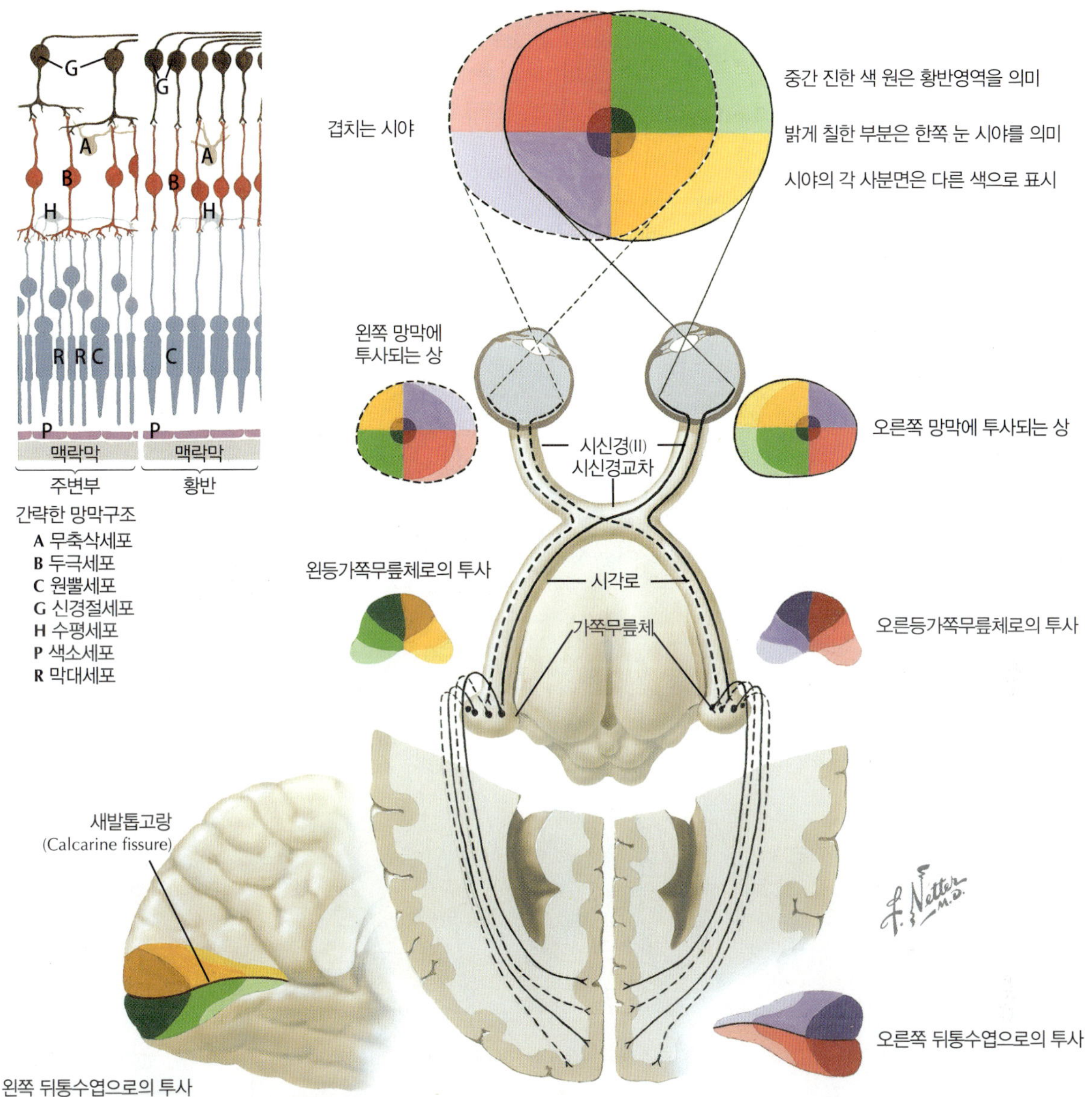

그림 5.6 망막무릎줄무늬(retinogeniculostriate)시각경로 막대세포와 원뿔세포는 망막에서 빛을 감지하여(색채 인식은 원뿔세포에서, 빛 감지는 막대세포가 담당) 변환한다. 망막의 중심 황반 영역에는 오로지 원뿔세포만 발견된다. 이 영역은 가장 좋은 시력을 가진 영역이다(*왼쪽 위*). 신경절세포 축삭은 시신경을 통해 들신호를 전달한다. 시신경 교차에서 망막 코쪽 반에서 시작한 섬유는 반대측으로 교차하는 반면, 마루엽쪽 반에서 시작한 섬유는 같은 쪽으로 진행한다. 섬유는 가쪽무릎핵에 있는 시냅스로 투사된다(시야는 이 지점에서 반대로 바뀐다). 가쪽무릎핵으로부터 온 신호는 1차 시각피질로 전달된다.

소리를 전기신호로 변환 *Transduction of Sound into Electrical Signals*

코르티나선기관(spiral organ of Corti)은 소리가 전기신호로 변환되는 곳이다. **털세포**로 알려진 기계수용기에는 **부동섬모(stereocilia)**가 있으며, 그 말단부는 **덮개막(tectorial membrane)**에 묻혀 있다(그림 5.8 참조). 소리가 속귀 액체로 전달되어 발생한 바닥막 진동은 부동섬모의 구부러짐을 초래한다. 내림프는 특이한 전기적 특성을 가지고 있다(외림프에 비해 약 +80 mV). 결과적으로 꼭대기막을 경계로 약 170 mV의 전하차이가 발생한다. 부동섬모의 휨은 털세포의 꼭대기막 양이온 전도도를 변화시킨다; 한 방향으로 휘면 과분극이 생기고 다른 쪽 방향으로 휘면 탈분극이 생긴다. 결과적으로 진동에 의해 신경전달물질 방출이 털세포와 들신경섬유 사이 시냅스에서 일어난다. 털세포 탈분극은 신경전달물질 방출을 증가시키고, 과분극은 방출을 감소시킨다. 들신경섬유에서 전기적 변화가 문턱값에 도달하면(털세포의 탈분극) 활동전위가 생성된다. 코르티기관의 영역내에서 어느 부위의 바닥막이 지속적으로 진

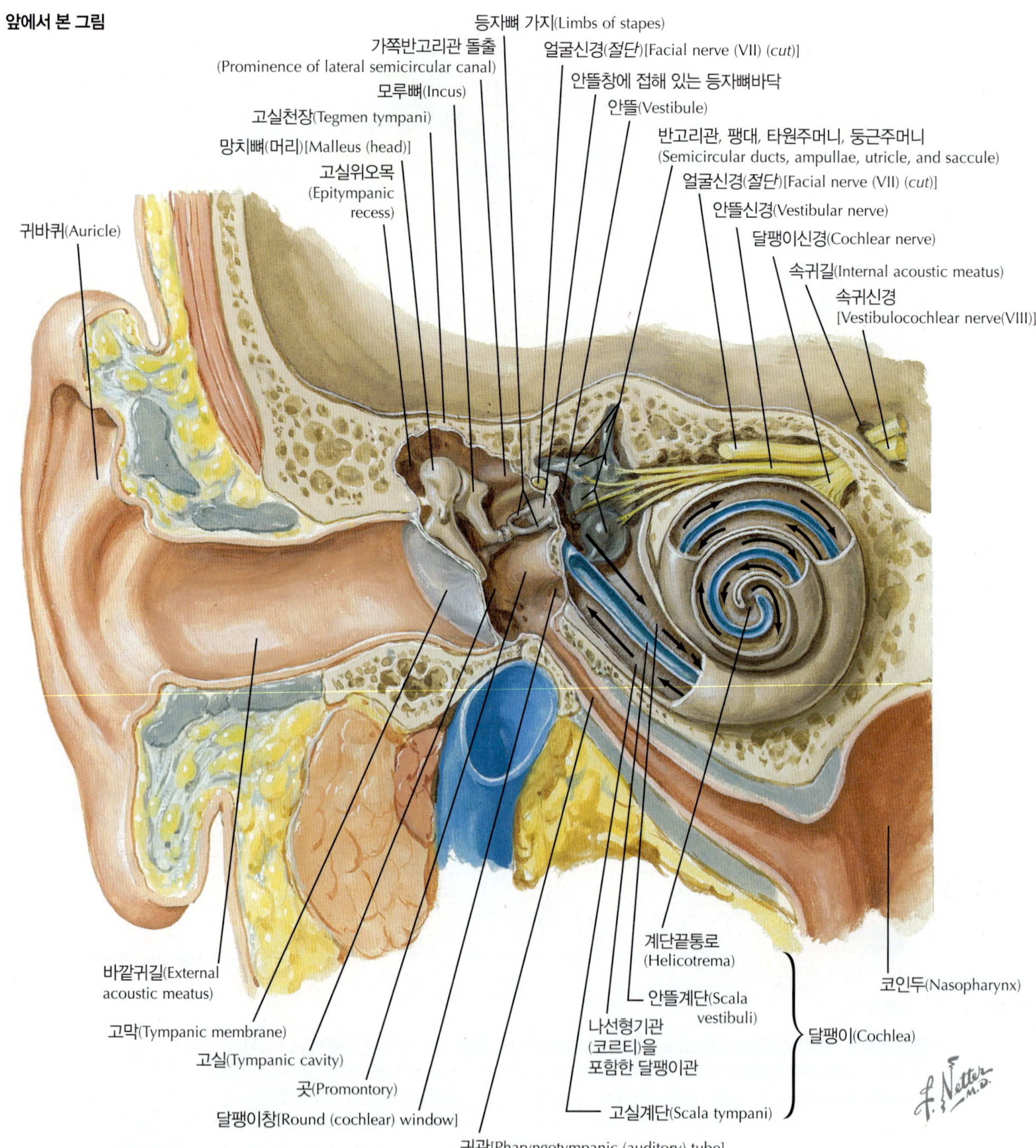

그림 5.7 소리 인식을 위한 말초 경로 청각 인지 과정은 소리가 귀바퀴(바깥귀)에 도달할 때부터 시작되며, 소리는 바깥귀길를 통해 고막으로 전달되어 진동을 유발한다. 진동은 공기가 채워진 가운데귀 뼈(망치뼈, 모루뼈, 등자뼈)를 지나 안뜰창을 통해 액체로 채워진 속귀로 전달된다. 속귀에 있는 달팽이관의 코르티 기관은 청각 수용기를 포함하고 있다(그림 5.8 참조). *화살표*는 음파의 경로를 나타내고 있다.

동하는지는 소리 주파수에 의존한다. 따라서 코르티기관은 고주파 소리는 달팽이 입구 부위에 가장 큰 변위를 일으키고 저주파 소리는 꼭대기 부위에서 가장 큰 변위를 일으키도록 주파수에 따라 조직화되어 있다(그림 5.9). 결과적으로, 달팽이신경 섬유는 섬유의 **특성주파수(characteristic frequency**, 섬유에 반응을 일으키는 최저 강도의 소리 주파수)에 따라 각각의 다른 주파수 소리에 반응한다.

흥분파는 **속귀신경(auditory nerve)**을 통해 뇌줄기로 전달되며 여기에서 신경세포는 다양한 소리 변수를 계산한다(그림 5.9 참조). 예를 들어, **위올리브복합(superior olivary complex)**은 양쪽 귀로 들어온 소리 신호의 시간과 강도 차이를 감지해서 소리가 발생한 위치를 알 수 있도록 한다. 일단 정보가 시상(**안쪽**

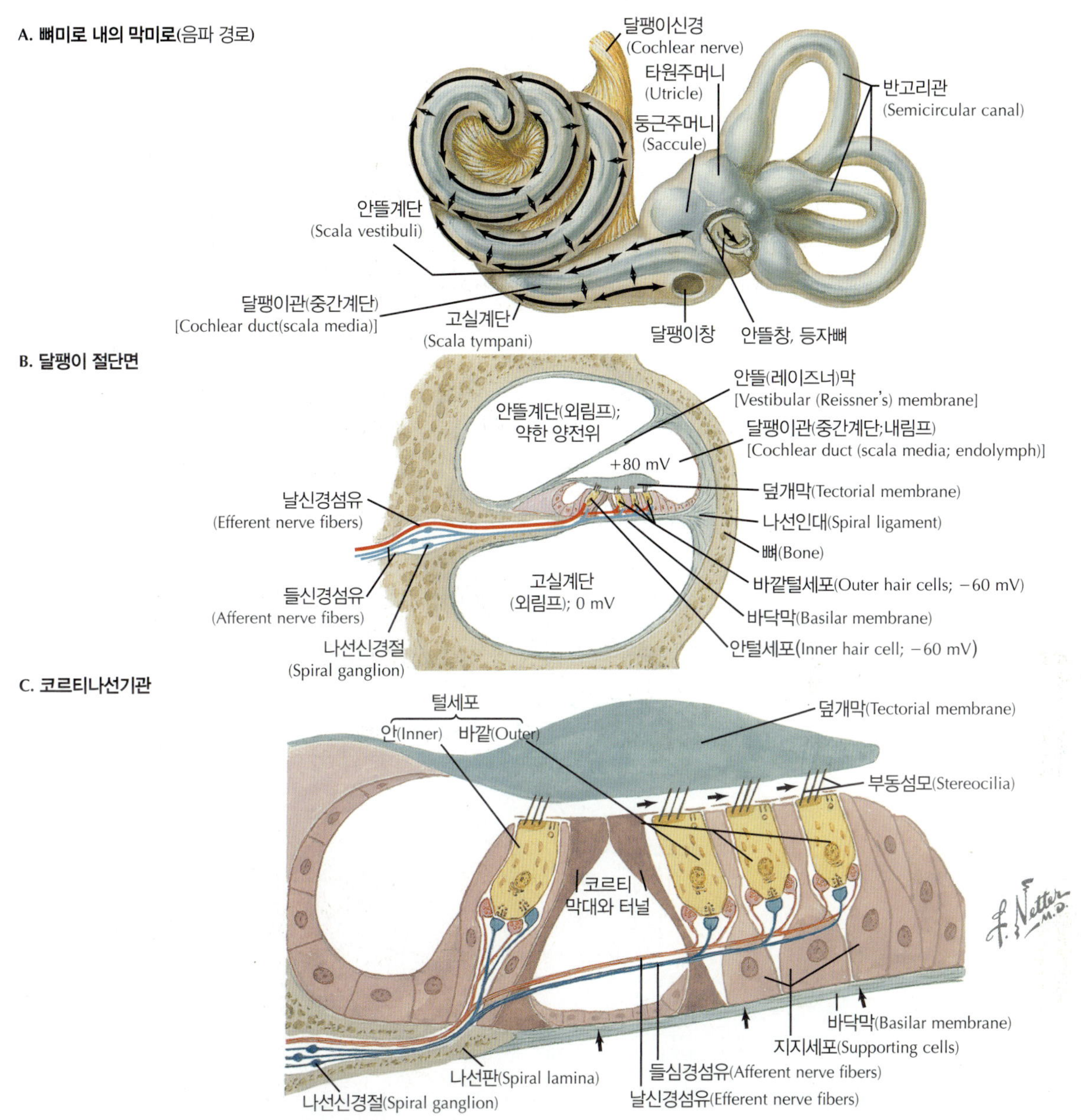

그림 5.8 **달팽이관 수용기** 속귀에 도달하는 음파는 3개의 관**(B)**으로 구성된 달팽이 막미로를 통해 이동한다**(A)**. 소리에 의해 발생된 진동이 속귀 달팽이에 도달하면, 덮개막에 대한 바닥막의 주기적인 변이가 코르티나선기관 내에 있는 부동섬모의 구부러짐과 털세포 탈분극을 초래하고 결과적으로 소리를 신경신호로 변환시킨다**(C)**.

무릎체, medial geniculate body)에 도달하면 추가로 처리되어 관자엽의 편도와 **청각 영역(auditory areas)**으로 전달된다. 달팽이와 동일하게 이 영역도 주파수에 따른 위치가 정해져 있다. 소리의 크기와 음조와 같은 변수도 여기에서 해석된다.

안뜰계 *THE VESTIBULAR SYSTEM*

청각 이외에도, 속귀는 **반고리관(semicircular canals)**과 **귀돌기관(otolithic organs)**[**타원주머니(utricle)**와 **둥근주머니(saccule)**, 그림 5.10]로 구성된 **안뜰계(vestibular apparatus)**를 통해 균형과 평형 유지에 중요한 역할을 하고 있다. 이 구조물들은 각가속과 선형가속을 감지해서 고유감각에 중요한 역할을 한다. 특히 반고리관은 서로 수직관계를 가지고 있어서 어떤 평면에서나 각가속을 감지할 수 있으며 귀돌기관은 선형가속을 감지한다.

반고리관의 감각기관은 **팽대능선(ampullary crest)**에 존재한다. 이 구조물에 있는 털세포는 코르티기관과 유사하게 전형적

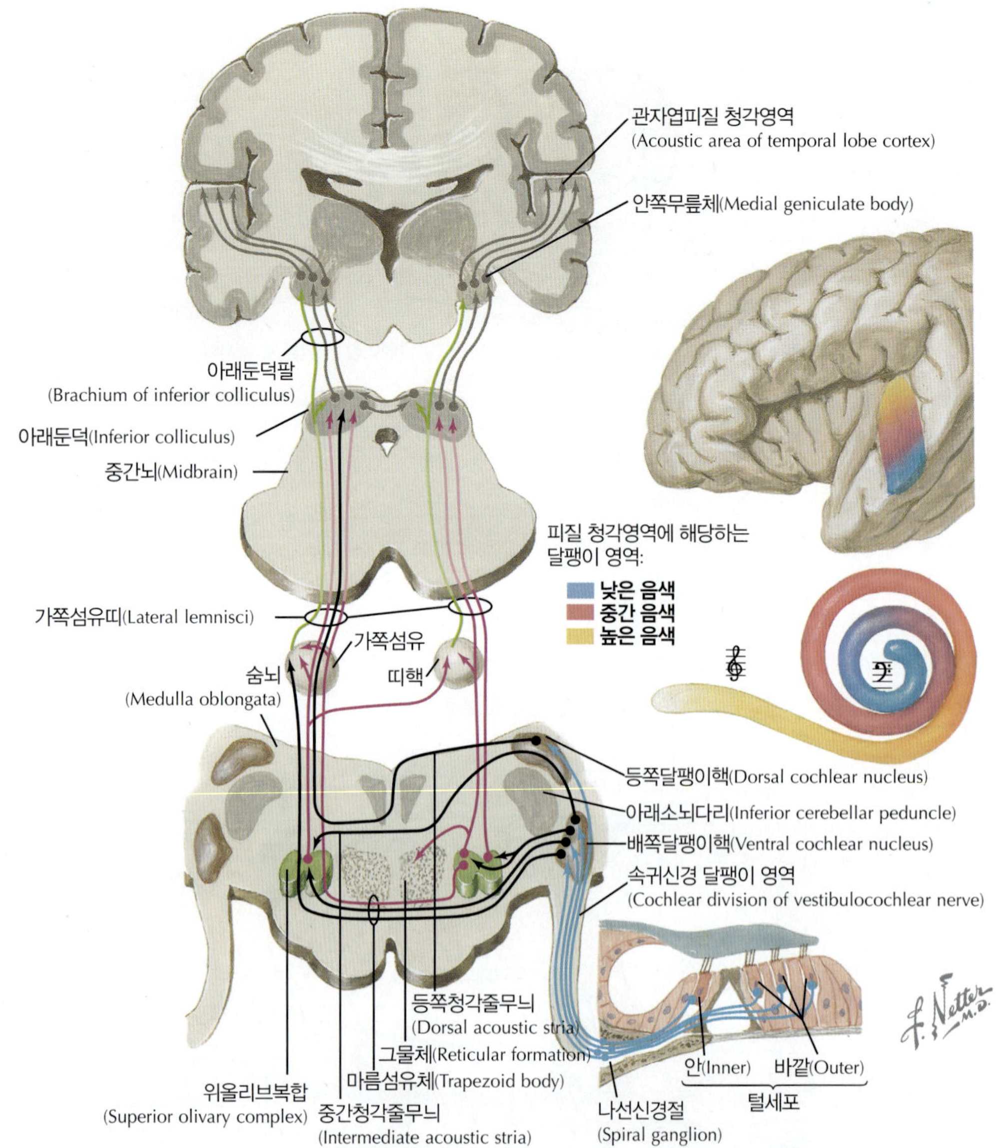

그림 5.9 **청각경로** 코르티기관 털세포에 의해 생성된 전기 신호는 숨뇌에 있는 등 및 배 달팽이핵으로 전달되며, 이는 가쪽섬유띠로 투사된다. 몇 번의 시냅스를 거친 후 경로는 안쪽무릎체를 지나 1차 청각피질로 투사된다.

인 부동섬모를 가지고 있다. 다른 점은 여기에 있는 털세포에는 **운동섬모(kinocilium)**라고 알려진 하나의 큰 섬모가 존재한다. 젤라틴 덩어리인 **마루(cupula)**는 팽대능선에 있는 부위를 가로막고 있다. 반고리관은 내림프로 채워져 있으며, 머리의 각가속 동안 마루에 가해지는 압력에 의해 섬모가 휘게 된다. 3개의 반고리관은 서로 수직 방향으로 놓여 있기 때문에 관내의 압력변화 형태는 머리 움직임 방향에 의해 결정된다. 섬모가 운동섬모쪽으로 휘면 막전위는 탈분극된다(양이온 전도도가 증가해서); 반대 방향으로 휘면 과분극이 발생한다. 탈분극은 신경전달물질 방출을 초래하고, 과분극은 털세포의 신경전달물질 방출을 감소시킨다. 신경전달물질 방출 변화는 털세포를 지배하고 있는 들신경 말단의 흥분발사 빈도에 변화를 초래한다. 흥분파는 뇌신경 VIII에 있는 1차 들신경 축삭을 통해 다리뇌의 안뜰핵으로 전달된다(그림 5.11). 이후 과정은 정보가 2차 축삭을 통해 오름 및 내림 경로를 따라 척수와 소뇌, 그물체, 바깥눈근육, 피질로 전달된다.

서있는 위치에서 타원주머니는 수평 가속도를 감지하지만, 둥근주머니는 수직 가속도에 반응한다. 이 현상은 귀돌기관의 감각 조직인 **평형반(maculae)**의 방향으로 인한 결과이다(그림 5.10 참조). 평형반은 타원주머니에서는 수평으로, 둥근주머니

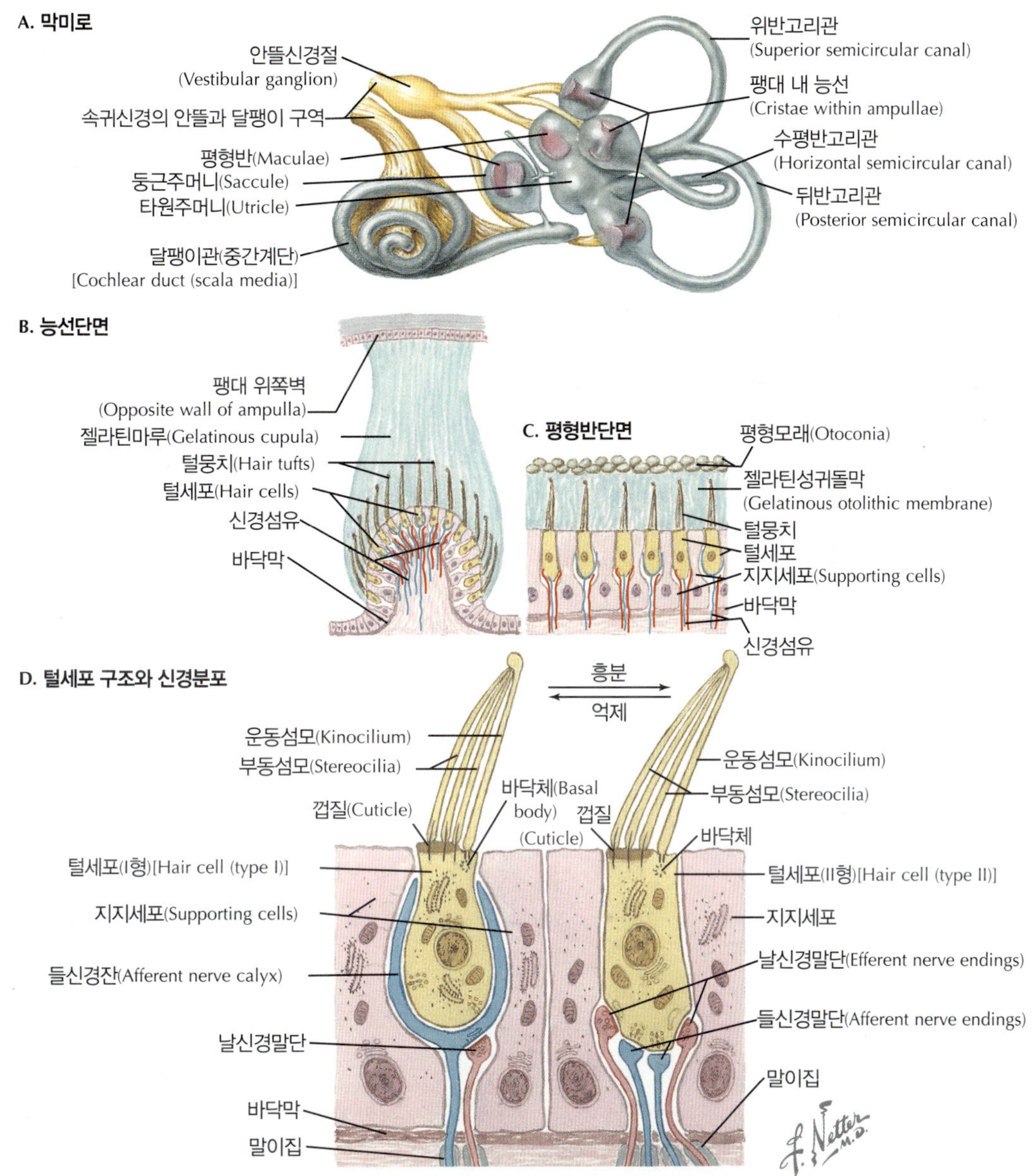

그림 5.10 **안뜰수용기** 반고리뼈관과 귀돌기관(타원주머니와 둥근주머니)은 균형과 평형에 중요한 역할을 하는 속귀 안뜰기관을 구성한다**(A)**. 귀돌기관은 머리의 선형가속을 감지하는 반면, 세 개의 수직관계를 가진 반고리뼈관은 각가속도에 반응한다. 반고리뼈관 능선에 있는 감각털세포**(B)**와 귀돌기관 평형반**(C)**은 각가속 및 선형가속 동안 액체(내림프) 움직임에 반응한다.

> 우마미(일본의 "감칠맛"을 의미하는 단어)는 오랫동안 일본에서는 기본적인 맛 분류로 인정되어 왔다. 그것은 단백질이 풍부한 고기에 들어있는 요리의 감칠맛을 묘사하는 데 사용되고 있다. 단백질이 풍부한 식품에 많이 존재하는 글루탐산염과 결합하는 특정 미각수용기의 발견은 미뢰에 있는 전통적인 단맛과 쓴맛, 짠맛, 신맛 수용기와 함께 "우마미맛수용기"의 인식을 이끌어냈다. 글루탐산모노나트륨이 감칠맛을 나타내는 것은 우마미맛수용기 자극을 통해서 나타난다. 미각 수용의 분자 기반은 오늘날 활발한 연구 분야이며 다양한 미각수용기 단백질을 코딩하는 특정 유전자가 그 기능과 함께 정의되고 있다.

에서는 수직으로 위치해 있으며 반고리관 마루에 있는 것과 유사한 털세포를 가지고 있다. 젤라틴 형태의 **귀돌기관막**이 평형반 위에 놓여 있다. 선형가속은 내림프로 차 있는 귀돌기관 내에 압력변화를 초래해서 평형반을 움직이게 하고 이로 인해 털세포가 휘게 된다. 탈분극 또는 과분극은 신경전달물질 방출과 들신경 흥분발사, 뇌줄기로 신호 전달에 영향을 미친다(그림 5.11 참조). 2개의 귀돌기관의 평형반 내 털세포는 한 방향으로만 놓여 있는 것이 아니기 때문에 어떤 방향의 선형가속도 감지할 수 있다.

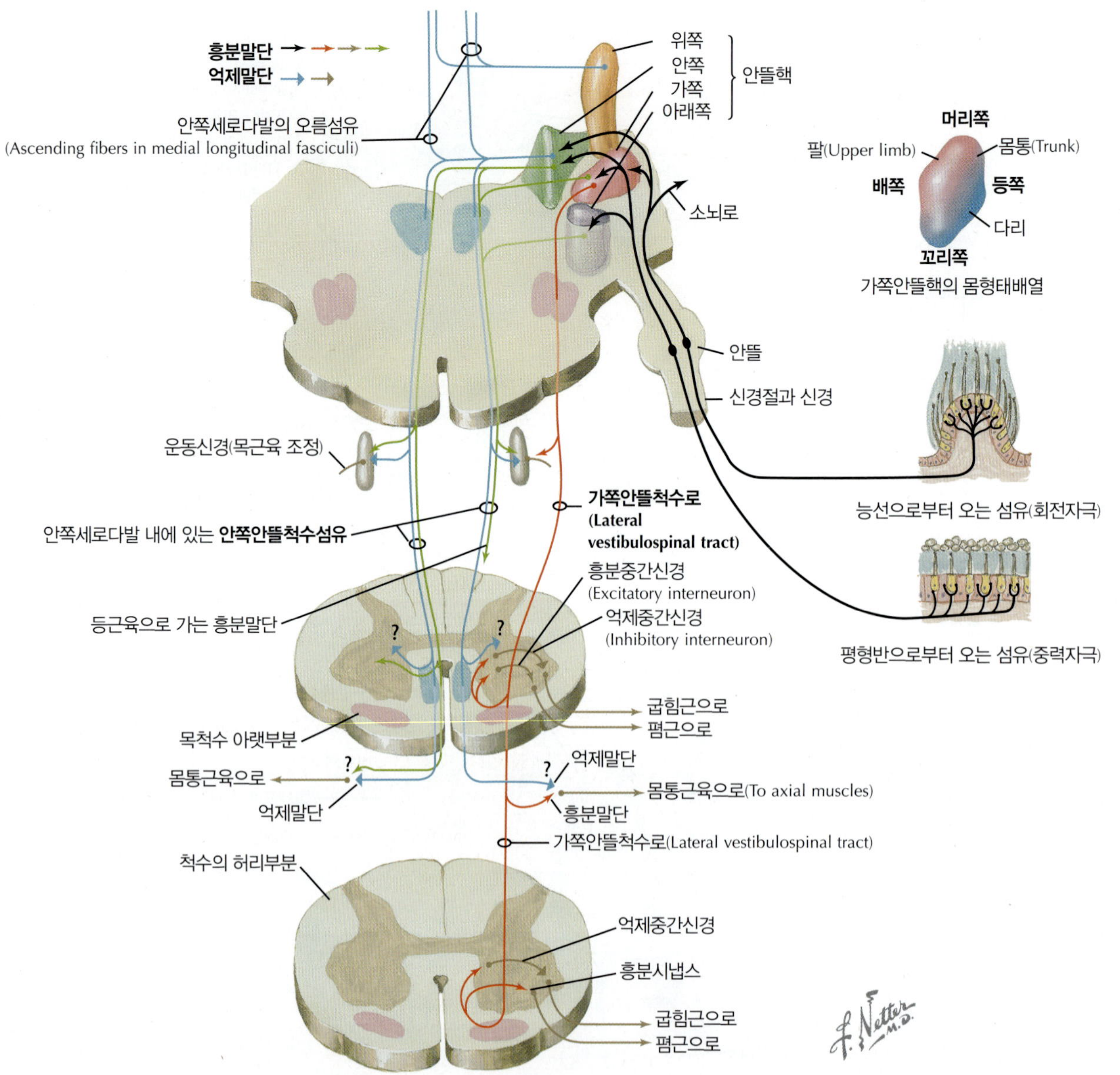

그림 5.11 **안뜰척수로** 안뜰기구로부터 오는 감각 신호는 다리뇌안뜰핵에 전달되고, 이어서 두 번째 축삭을 통해 척수 및 소뇌벌레, 뇌줄기그물체, 바깥눈근육, 대뇌피질(시상을 경유)로 간다. 안뜰감각 입력은 균형과 자세를 유지하고 머리 위치를 유지하는 데 사용된다.

화학감각 *CHEMICAL SENSES*

미각세포 *Taste Cells*

미각[**gustation**, taste(맛)]과 **후각**[**olfaction**, 냄새(smell)]은 주위 및 우리가 섭취한 물질내의 화학적인 자극을 감지하는 2가지 **화학감각**이다. 전통적으로, 맛은 단맛과 쓴맛, 짠맛, 신맛으로 분류되었다. 최근에는 다섯 번째 분류인 **우마미**[savory, (감칠맛)]맛이 널리 받아들여지고 있다(이 주제와 관련된 글상자 참조). **맛세포**(맛수용기세포 또는 미각수용기세포라고도 함)는 주로 혀 유두 **맛봉오리**에서 발견되지만 입천장과 후두 및 인두 맛봉오리에서도 발견된다. 해부학 구조에 따라 유두는 3가지 유형으로 분류된다: 버섯유두(fungiform papillae)와 잎새유두(foliate papillae), 성곽유두(circumvallate papillae)(그림 5.12). 유두내의 맛봉오리는 맛세포 뭉치와 지지세포 및 바닥세포로 구성되어 있다; 후자는 미각세포를 대체하기 위해 지속적으로 분화한다. 개별 맛세포는 수용기를 통해 모든 기본적인 맛 유형에 반응하지만, 한 가지 유형에 가장 잘 반응한다. 맛세포 미세융모는 침에 포함되어 있는 화학신호를 인식하여 G단백결합 신호전달기전 활성화 또는 이온전도도 변화를 초래하여 궁극적으로 들신경섬유 탈분극 및 활동 전위를 초래한다. 혀의 다양한 부위는 뇌줄기로 신호를 전달하는 뇌신경 VII과 IX, X에 의해 지배받고 있으며, 뇌줄기에서 다른 뇌 영역과 최종적으로

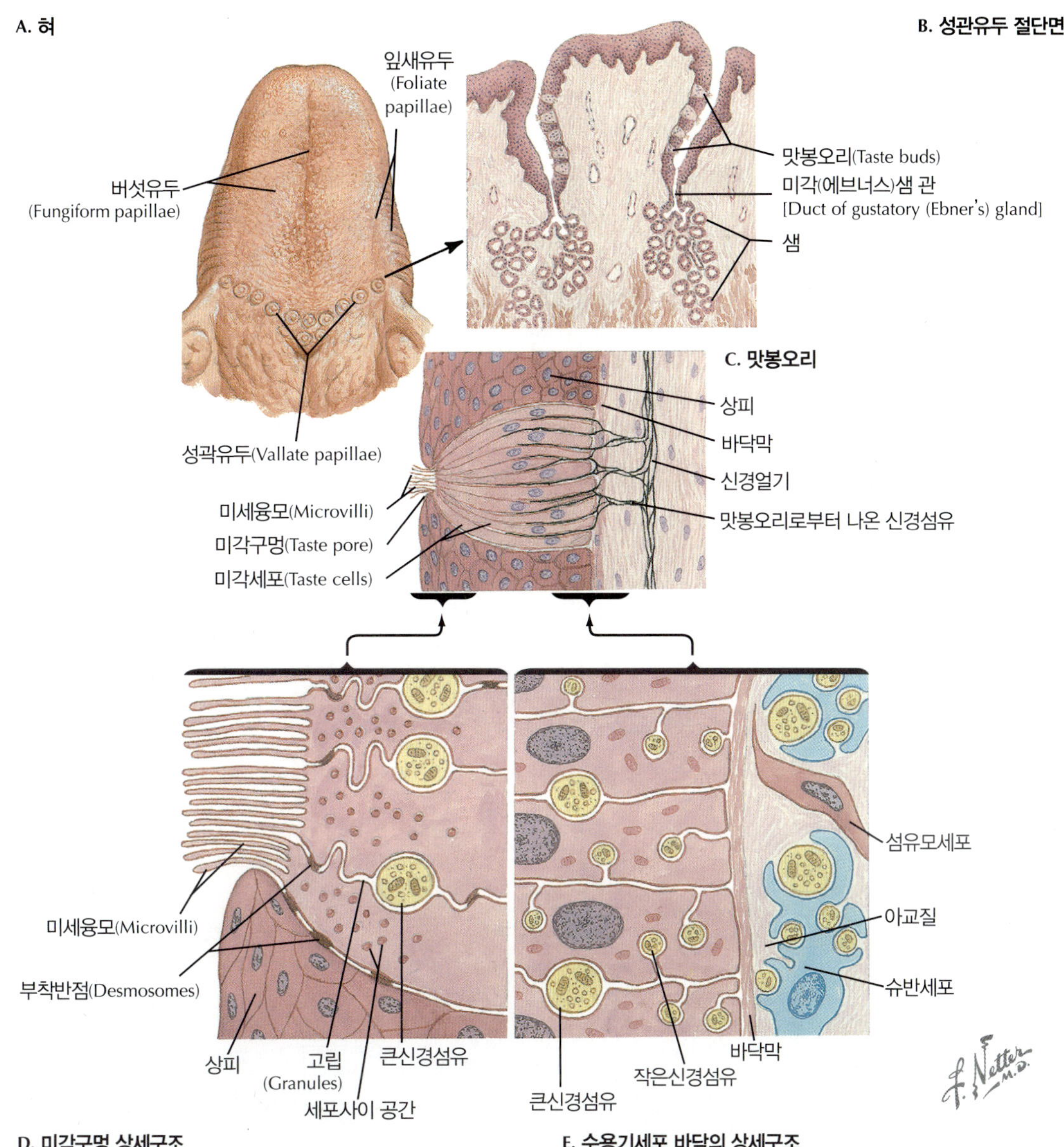

그림 5.12 **미각수용기** 미각수용기는 혀 유두에 있는 세 종류의 맛봉오리에서 주로 발견되지만(**A** 및 **B**), 입천장과 후두, 인두 맛봉오리에도 존재한다. 술잔 모양의 맛봉오리**(C)**는 미각구멍**(D)**을 통해 튀어나온 미세융모를 가진 미각세포로 구성되어 있다. 신경섬유는 미각세포(**D** 및 **E**)에 매우 근접해 있다. 수용기를 통해 맛세포는 화학신호(맛)에 반응하고 궁극적으로 들신경섬유에 탈분극 및 활동전위를 초래한다. 최소한 다섯 종류의 미각수용기가 존재한다: 단맛, 짠맛, 신맛, 쓴맛, 우마미(감칠맛)

는 감각피질로 정보가 전달된다(그림 5.13)

많은 교과서에서 혀 표면의 여러 지역에 단맛과 짠맛, 쓴맛, 신맛에 대한 인지 영역을 하나의 그림에 글씨로 표시하고 있다. 혀의 서로 다른 영역이 다양한 맛 검출 관여하고 있다고 수년 동안 생각되었지만, 이제는 맛의 인지가 이런 방식으로 차별화되는 것이 아니라고 알려졌다. 즉, 일부 오래된 교과서에 있는 "맛 지도"는 정확한 사실이 아니다.

후각세포 *Olfactory Cells*

냄새 감각은 인간에 있어서 식욕을 자극하는 중요한 역할을 한다. 그러나 후각이 생식 및 영토확보 행동에 중요한 역할을 하는 다른 포유류와 달리 인간에서는 잘 발달되지 않았다. 우리가 느끼는 냄새의 6가지 기본 유형은 장뇌향과 꽃향, 에테르향, 사향, 부패향, 쏘는 향이다. **후각세포**는 코안 **후각상피**에서 지지세포(버팀세포)와 바닥세포와 함께 발견된다. 맛봉오리 바닥세포와 마찬가지로 이곳 바닥세포도 감각세포를 대체하기 위

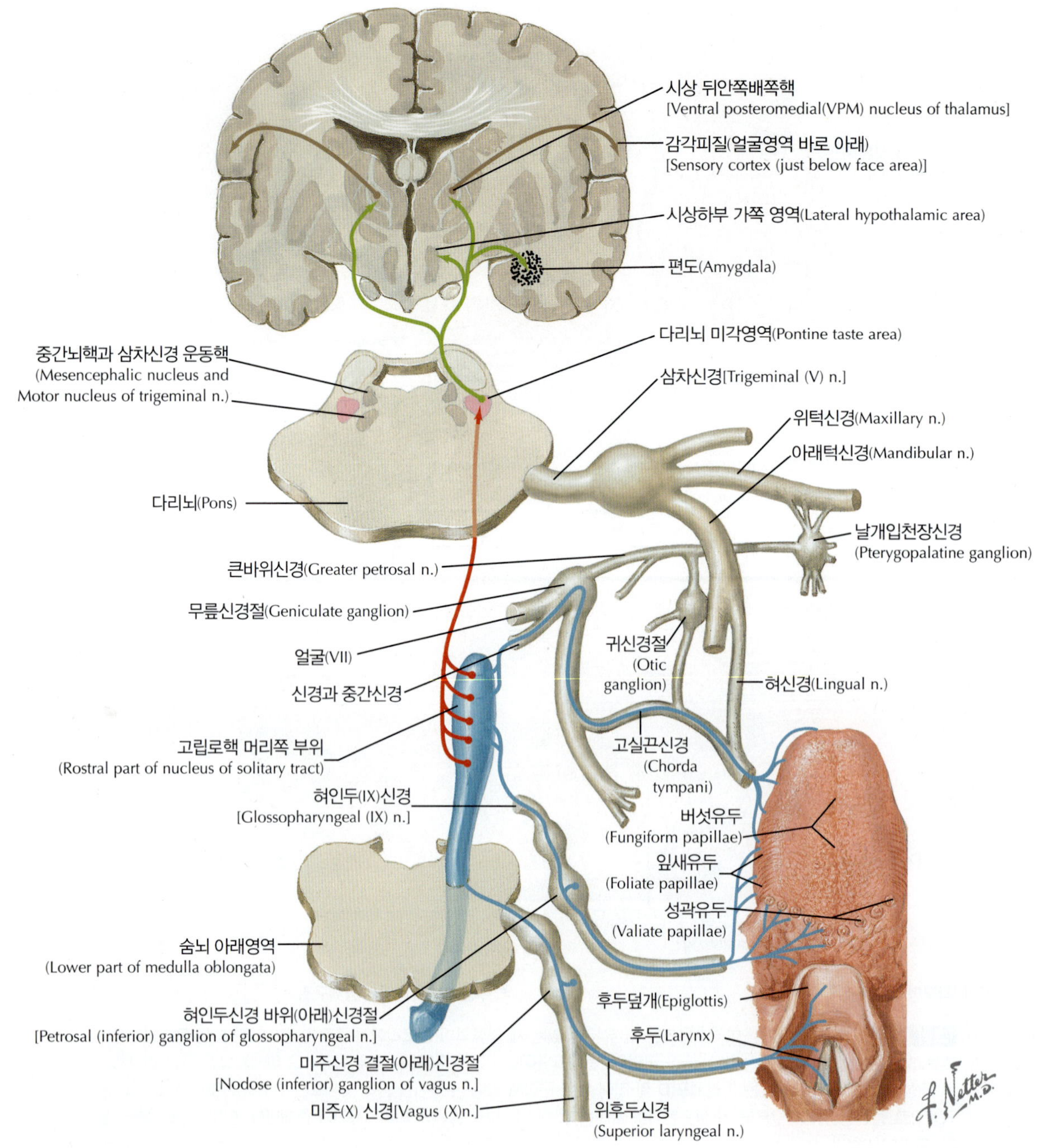

그림 5.13 미각경로 혀는 뇌신경 VII과 IX, X에 의해 지배를 받고 있다. 미각경로를 통해 들신호는 숨뇌(특히 고립로핵)로 전달된 후 뇌의 다른 영역으로 가며 최종적으로 감각피질에 도달한다. *n*, 신경.

해 지속적으로 분화한다. 냄새분자가 결합하는 특정 G단백결합수용체가 존재하는 후각세포 섬모는 코점막까지 뻗어 있다(그림 5.14). 냄새분자 결합은 후각세포내에 있는 신호전달기전을 활성화시켜 이온통로를 열어 탈분극을 초래한다. 후각세포는 1차 들신경세포이며, 축삭을 통해 활동전위를 **후각망울(olfactory bulb)**로 전달한 후 **승모세포(mitral cells)**와 시냅스를 한다(그림 5.15). 승모세포로부터 나온 섬유는 후각로를 형성하고 신호를 편도를 포함한 조롱박엽과 눈확이마엽(orbitofrontal cortices)으로 전달한다.

A. 후각상피 분포(푸른색 영역)

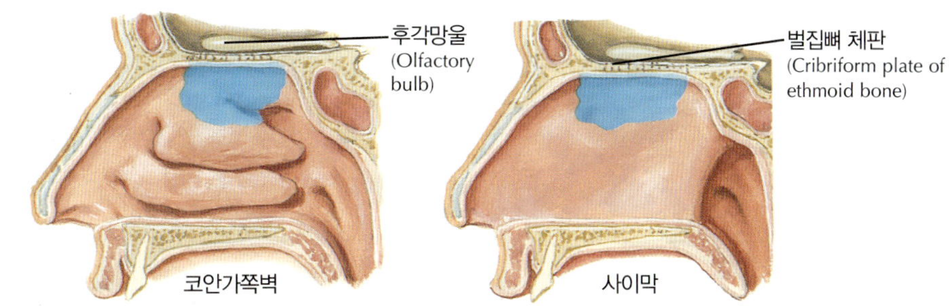

B. 후각점막 절단면

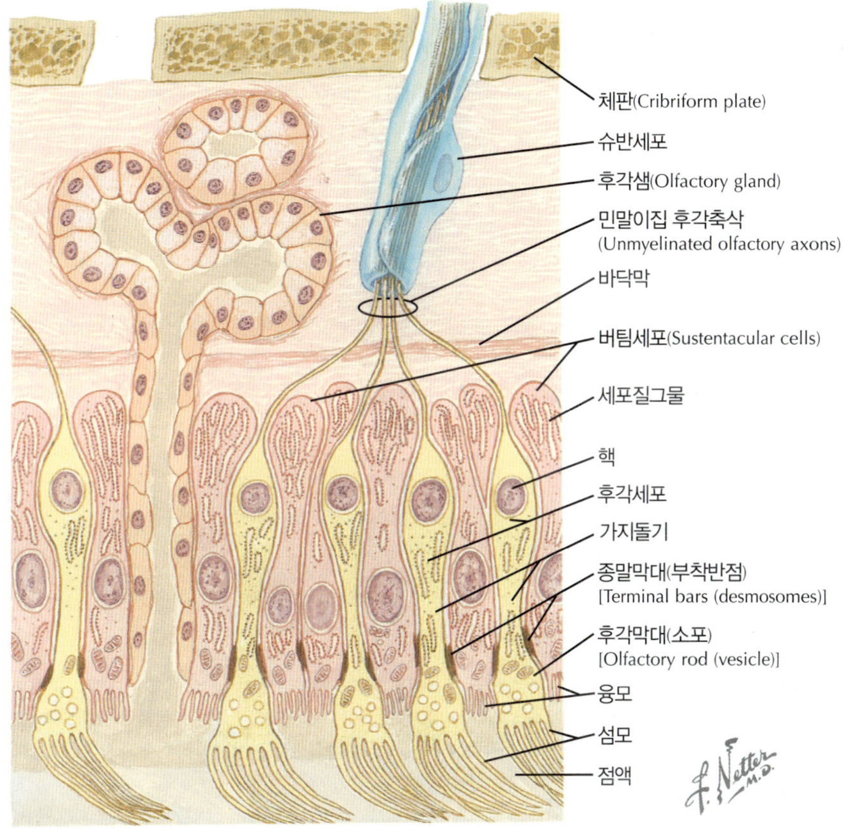

그림 5.14 **후각수용기** 후각자극제 형태의 화학적 자극은 위코안공간에 위치한 후각상피**(A)** 후각세포에 탈분극을 초래한다. 후각세포는 G단백결합수용체를 통해 하나 이상의 냄새 유형에 반응할 수 있다. 후각자극제는 후각샘의 분비물에 의해 잡히기도 하지만 제거도 된다**(B)**.

냄새물질을 검출하고 이들을 구별하는 것 외에도 많은 동물은 후각계를 통해 **페로몬(pheromone)**을 검출할 수 있다. 페로몬은 개체 종간의 신호를 구성하는 물질로 이것을 인지하는 자의 행동 또는 성적 생리에 영향을 미친다. 예를 들어 페로몬은 사슴 사이의 성별과 생식 상태에 대한 정보를 전달하여 행동 반응을 이끌어내는 것으로 잘 알려져 있다. 인간의 체취가 페로몬 활성을 암시하는 몇 가지 반응을 이끌어내는 것으로 알려졌지만(예를 들어, 같이 생활을 하는 여성 간의 월경주기의 동기화), 인간 페로몬에 대한 확실한 증거는 파악하기 어렵다.

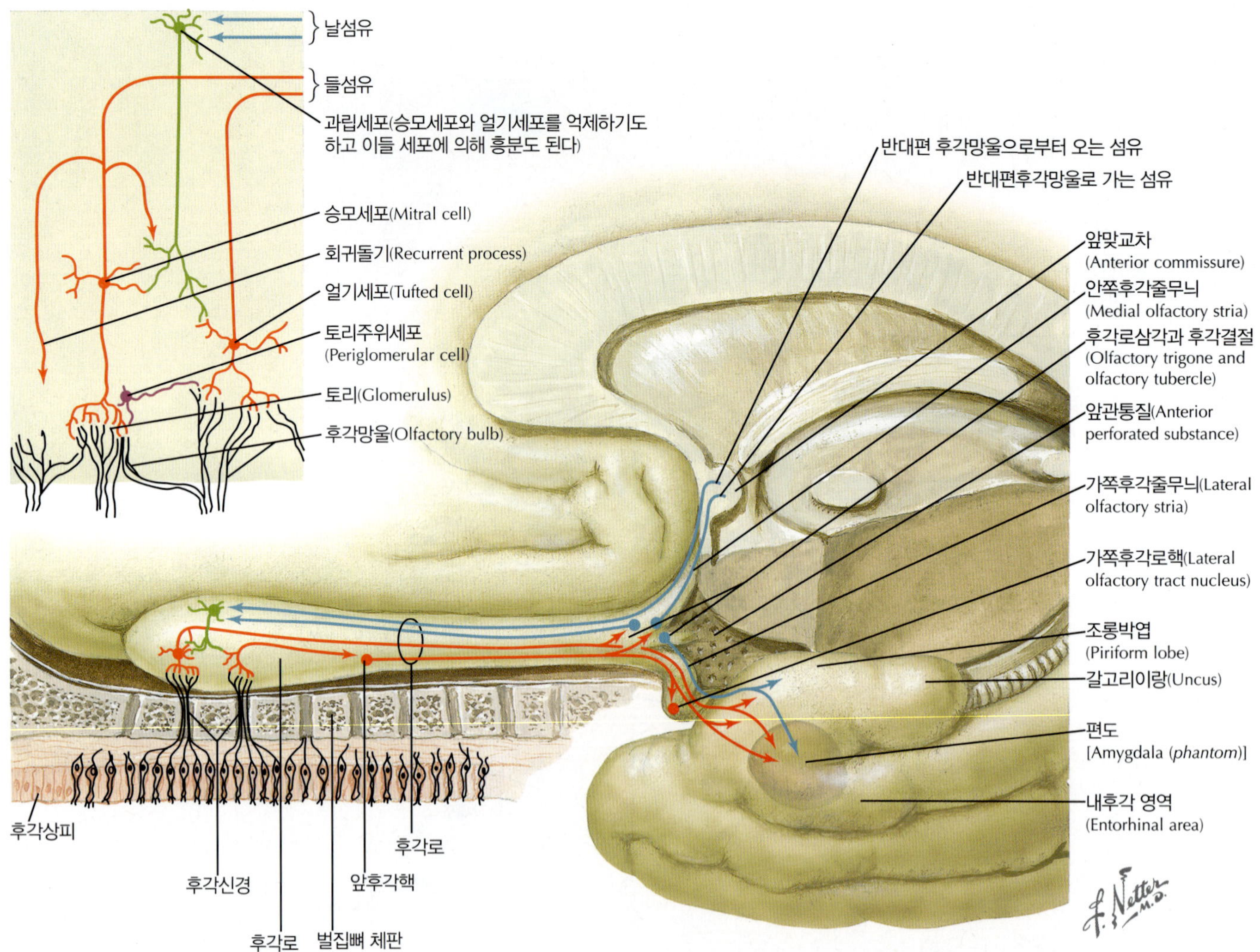

그림 5.15 후각경로 후각신경의 양극세포 축삭은 후각망울 토리에 있는 얼기 및 승모세포(자세하게 설명하면 *그림에 있는* 조절중간신경도 포함) 가지돌기와 시냅스를 한다. 승모세포 축삭은 후각로를 형성하며, 앞맞교차(여기서 섬유는 반대쪽 후각망울로 섬유를 되돌려 보냄)와 후각로삼각을 거쳐 최종적으로는 1차 후각피질과 내후각피질, 편도로 간다.

6장 몸운동계통

The Somatic Motor System

운동계통은 **몸운동계통**(somatic motor system)과 **자율신경계통**(autonomic motor system) 2가지로 구분한다. 몸신경계는 운동신경과 뼈대근육을 통해 **수의적인 근육 활동**을 조절한다. 자율신경계는 내장 장기 기능과 내부 환경 유지에 관련된 **불수의적 근육 활동**을 담당한다.

근육방추 *MUSCLE SPINDLES*

몸운동계는 뼈대근육과 운동신경, 척수, 그리고 뇌 작용을 통해 운동과 자세를 제어하는 복잡한 작업을 담당한다. 이 작업은 무의식적인 척수반사 작용과 수의적인 근육 활동을 통해 이루어지며 근육의 조화로운 수축과 이완에 의존한다. 대부분의 뼈대근육 섬유는 α-운동신경에 의해 지배를 받고 있으며, 움직임과 자세 조절에 필요한 힘을 생성하는 **방추외섬유(extrafusal fibers)**이다.

방추내섬유(intrafusal fibers)는 특별히 **근육방추**에서 관찰되는 근육섬유의 2번째 범주이다; 이 방추는 방추외섬유와 평행으로 분포하고 있으며 근육내에서 길이 변화를 감지하는 감각기관으로 작용한다(그림 6.1). 방추내섬유 민감도는 이것을 지배하고 있는 γ-운동신경에 의해 조절된다. 근육방추는 미세한 움직임을 제어하는 근육(예: 눈)에 많이 있다. 미세한 움직임을 조절하고, 근육을 정상적인 휴식 길이로 돌아가게 하고, 고유감각에 중요한 역할을 한다. 방추내섬유는 **핵주머니섬유(nuclear bag fibers)**와 **핵사슬섬유(nuclear chain fibers)**로 구분한다. 방추내섬유는 2종류의 감각(들)신경에 의해 지배받는다:

- Ia들신경은 핵주머니섬유와 핵사슬섬유를 모두 지배하고 근육길이(수축) 변화율에 대한 정보를 전달한다. Ia형 섬유는 방추내섬유에서 나선종말(spiral endings)을 형성한다.
- II들신경은 주로 핵사슬섬유를 지배하고 근육섬유 길이를 감지한다; 방추내섬유에서 꽃술종말(spraylike endings)을 형성한다.

골지힘줄기관(Golgi tendon organs)은 근육방추와 동일한 늘림(뻗침)수용기이며 뼈대근육이 힘줄로 연결되는 곳에 존재하며, Ib들신경에 의해 지배를 받고 있다. 근육의 과도한 늘림이나 수축은 골지힘줄기관과 이를 지배하는 들신경의 활성화를 일으켜 근육을 반사적으로 이완시킨다. 골지힘줄기관은 또한 고유감각 인지에 중요하다; 근육방추와 다른 수용기 역할과 함께 고유감각에 있어서의 역할은 그림 6.2와 6.3에 나와있다.

척수반사 *SPINAL REFLEXES*

감각신호에 대한 정형화된 운동반응이 척수내에서 완벽하게 통합되어 일어나는 것을 **척수반사**라고 한다. 이 반사는 가장 간단한 운동반응이지만 더 복잡한 운동을 하는 동안 중추신경계에 의해 수정될 수 있다. 척추반사의 **반사궁(reflex arc)**은 감각수용기에 대한 자극으로 시작된다; 신호는 감각들신경을 통해 척수로 전달되고 척수내에서 통합된 후 운동신경을 통해 근육으로 전달되며, 결과적으로 수축 또는 이완을 일으킨다. 척수반사는 3가지 기본 유형이 있다(그림 6.4):

- **늘림반사(stretch reflex)**는 감각들신경이 척수에 있는 α-운동신경과 직접 시냅스하는 가장 기본적인 형태이다. 늘림반사를 **단일시냅스반사(monosynaptic reflexes)**라고도 한다. 늘림반사의 일종인 **무릎반사(knee jerk reflex)**는 무릎힘줄을 가볍게 두드려 네갈래근에 있는 근육방추가 늘어나게 한다. 이러한 늘림에 의해 Ia들신경이 탈분극되고 α-운동신경과 직접 시냅스를 하고 있는 척수로 신호가 전달되면 반사가 일어난다. α-운동신경을 통한 신호는 네갈래근으로 가서 수축이 일어나게 한다("무릎펴짐" 반응). 동시에, 사이신경세포의 활성화를 통해 대항근의 이완을 초래한다(그림 6.4A 참조).
- **골지힘줄기관반사[Golgi tendon reflex, 역근육늘림반사**

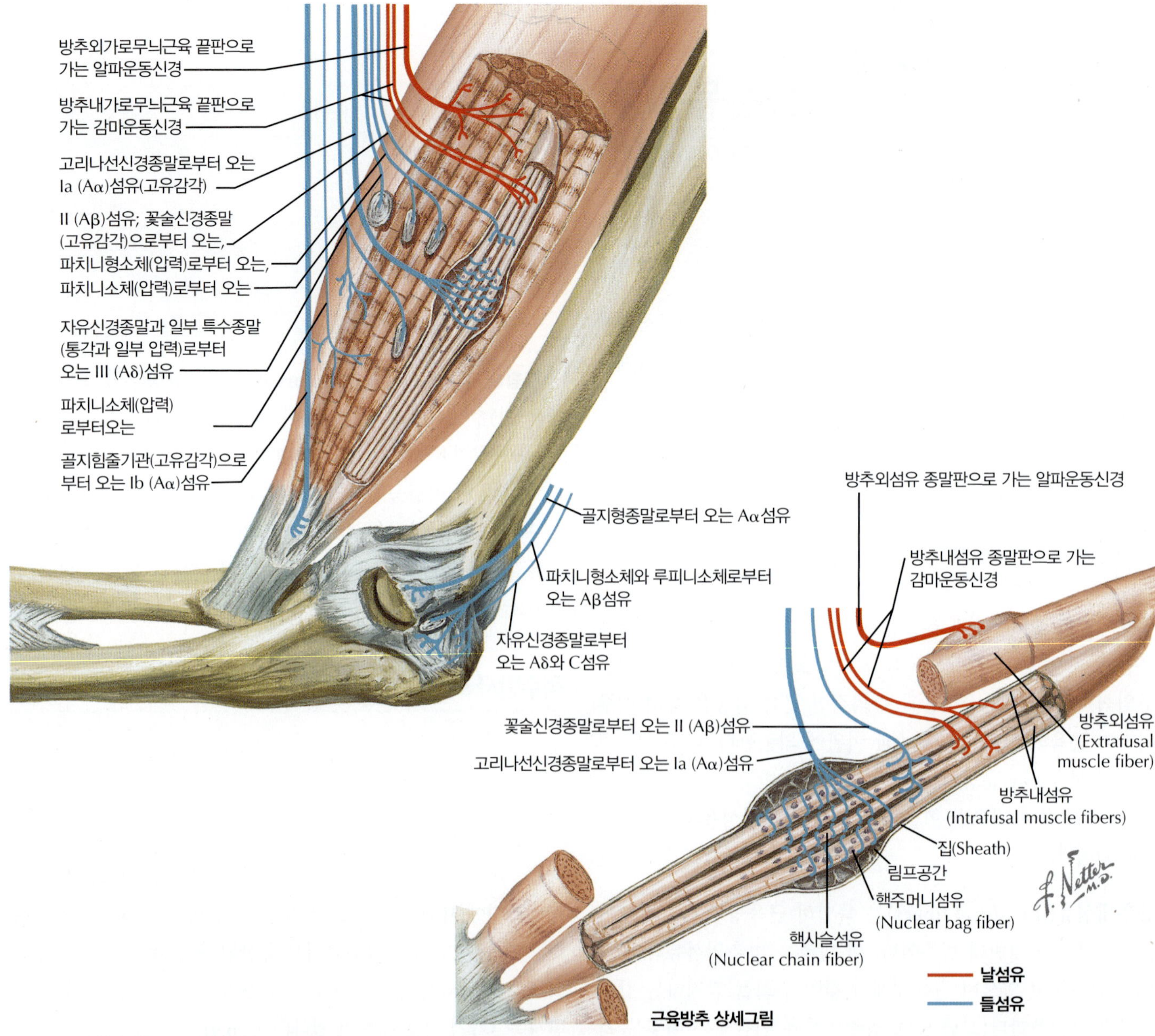

그림 6.1 **근육 및 관절수용기** 근육방추는 두 가지 형태의 방추내섬유(핵사슬섬유와 핵주머니섬유)로 구성된 특수한 감각수용기이다. 이들의 기능은 미세운동을 조율하고 근육을 정상적인 휴식 시 길이로 돌아가게 하며 고유감각을 감지하는 것이다. 방추내섬유는 감수성을 조절하는 γ-운동신경에 의해 지배를 받는다. 근육 길이 변화율에 대한 정보는 핵사슬섬유와 핵주머니섬유 모두를 지배하는 Ia들신경을 통해 전달된다. Ia신경은 방추내섬유 내에서 나선신경종말을 형성한다. II들신경은 근육 길이에 대한 정보를 전달한다. 골지힘줄기관은 뼈대근육 끝부분이 힘줄로 전환되는 곳에 위치해 있으며, 당겨지면 반사적으로 뼈대근육 이완을 초래한다. 다수의 다른 관절수용기도 표시되어 있다.

(**inverse myotactic reflex**)라고도 함]는 **이중시냅스반사(bisynaptic reflex)**이다. 근육 긴장이 과도할 때 근육 손상을 예방하는 기전이다. 골지힘줄기관 늘림은 해당 근육을 지배하고 있는 α-운동신경을 억제하는 사이신경세포와 시냅스를 하는 Ib들신경을 활성화시켜 근육이완을 유발한다. 반사 작용은 대항근을 수축시켜 반응을 조절한다(그림 6.4B 참조).

- **굽힘근회피반사(flexor withdrawal reflex)**는 고통스러운 또는 유해 자극에 대한 반응으로 발생한다. 피부 통증수용기가 자극되면(예: 뜨거운 물체를 만짐) 감각신경섬유를 통해 들정보가 척수로 전달되어 팔다리를 자극점으로부터 멀리하는 굽힘과 이완 반응이 동시에 일어날 수 있도록 여러 개의 신경세포가 활성화된다. 이 반응은 **다중시냅스반사(polysynaptic reflex)**이다(그림 6.4C 참조).

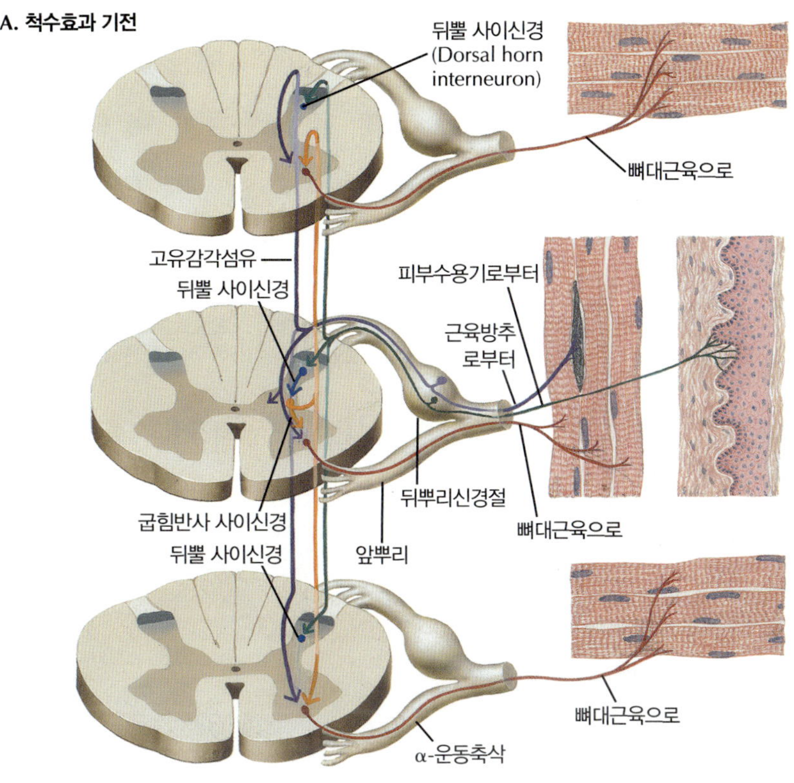

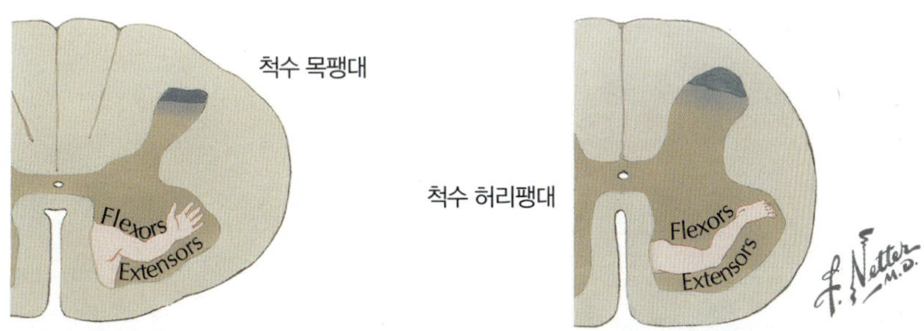

그림 6.2 **고유감각: 척수효과 기전** **A,** 고육감각에 미치는 척수효과에는 피부수용기와 근육방추로부터 오는 들신경흥분이 관여한다. 하나의 척수 분절에서의 단일시냅스반사 경로 및 다중 척수 분절에서의 다시냅스 반사 경로는 α-운동섬유를 활성화시켜 근육 수축을 유발한다. **B,** 팔다리 근육의 굽힘과 폄을 초래하는 운동신경 세포 세포체는 몸형태배열을 보이면서 앞뿔에 분포한다.

고위중추의 운동제어 역할

ROLE OF HIGHER CENTERS IN MOTOR CONTROL

척수와 뇌줄기, 소뇌, 바닥핵 그리고 대뇌운동피질 등의 CNS 영역은 균형과 자세, 움직임 제어에 관여한다. 많은 유형의 수의적 운동에서 하부 중추는 운동피질에 의해 활성화된 뼈대근육 활동 형태를 조절한다. 미세운동, 특히 팔다리의 말단근육(예를 들어, 손가락 및 손)의 경우, 대뇌피질은 보다 직접적으로 근육 활동을 조절한다.

피질척수로 *Corticospinal Tract*

피질척수로는 **피라미드로(pyramidal tract**, 숨뇌 피라미드를 통과하기 때문에)라고도 알려져 있으며, 피질에서 시작되는 미세운동 활동을 제어하는 가장 중요한 내림경로이다(그림 6.5). 이 경로의 신경섬유는 **1차 운동피질**뿐만 아니라 인접한 **전운동영역(premotor areas)**과 **보조운동영역(supplementary motor areas)** 그리고 운동피질 뒤에 위치한 몸감각영역에서 시작한다. 대부분의 섬유는 **가쪽피질척수로(lateral corticospinal tract)**를 형성하면서 숨뇌 아래를 가로질러 내려간다; 다른 내림가지는 **앞쪽피질척수로(anterior corticospinal tract)**를

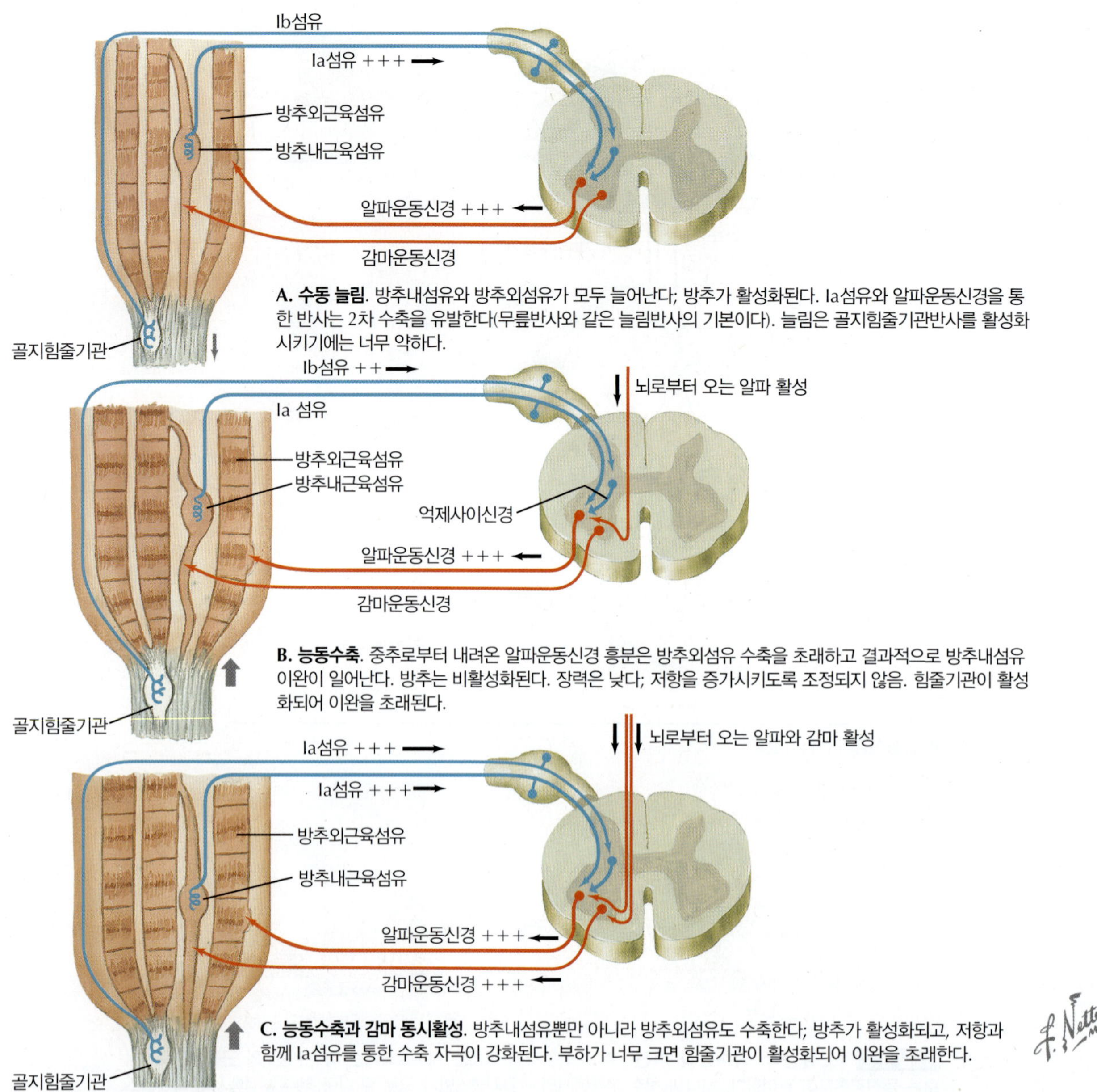

그림 6.3 **근육장력의 고유감각 반사 조절** **A,** 무릎반사와 같이 뼈대근육이 수동적으로 늘어나면 방추내섬유와 방추외섬유가 모두 늘어나고 Ia섬유와 α-운동신경을 통해 반사수축이 일어난다. **B**와 **C,** 능동수축에 의한 뼈대근육 장력의 반사 조절은 γ-운동신경 활성 정도(근육방추에 대한 효과)와 골지힘줄기관의 늘어남 정도에 따라 변화한다.

통해 내려간다. 이들 경로의 일부 섬유는 척수의 다양한 수준에서 2차 운동신경(앞뿔세포, anterior horn cells)과 직접 시냅스하지만 대부분의 섬유는 2차 운동신경과 연결되어 있는 사이신경과 시냅스를 한다. 가쪽피질척수로의 축삭에 의해 지배받는 2차 운동신경은 주로 팔다리의 먼쪽근육을 조정하고 앞쪽피질척수로에 의해 지배받는 2차 운동신경은 주로 축근육(axial muscles)을 조정한다. **운동축소인간(motor homunculus)**은 신체의 다양한 부위의 운동 활동을 제어하는 운동피질 영역의 위치 및 대략적인 상대적 크기를 그림으로 나타낸 것이다(그림 6.5 참조).

뇌줄기 *Brainstem*

뇌줄기(숨뇌와 다리뇌, 중간뇌)는 운동계의 다양한 역할 중 특히 균형과 자세 제어에 중요하게 관여한다.

- **다리뇌그물핵(pontine reticular nuclei)**은 척수 앞기둥의

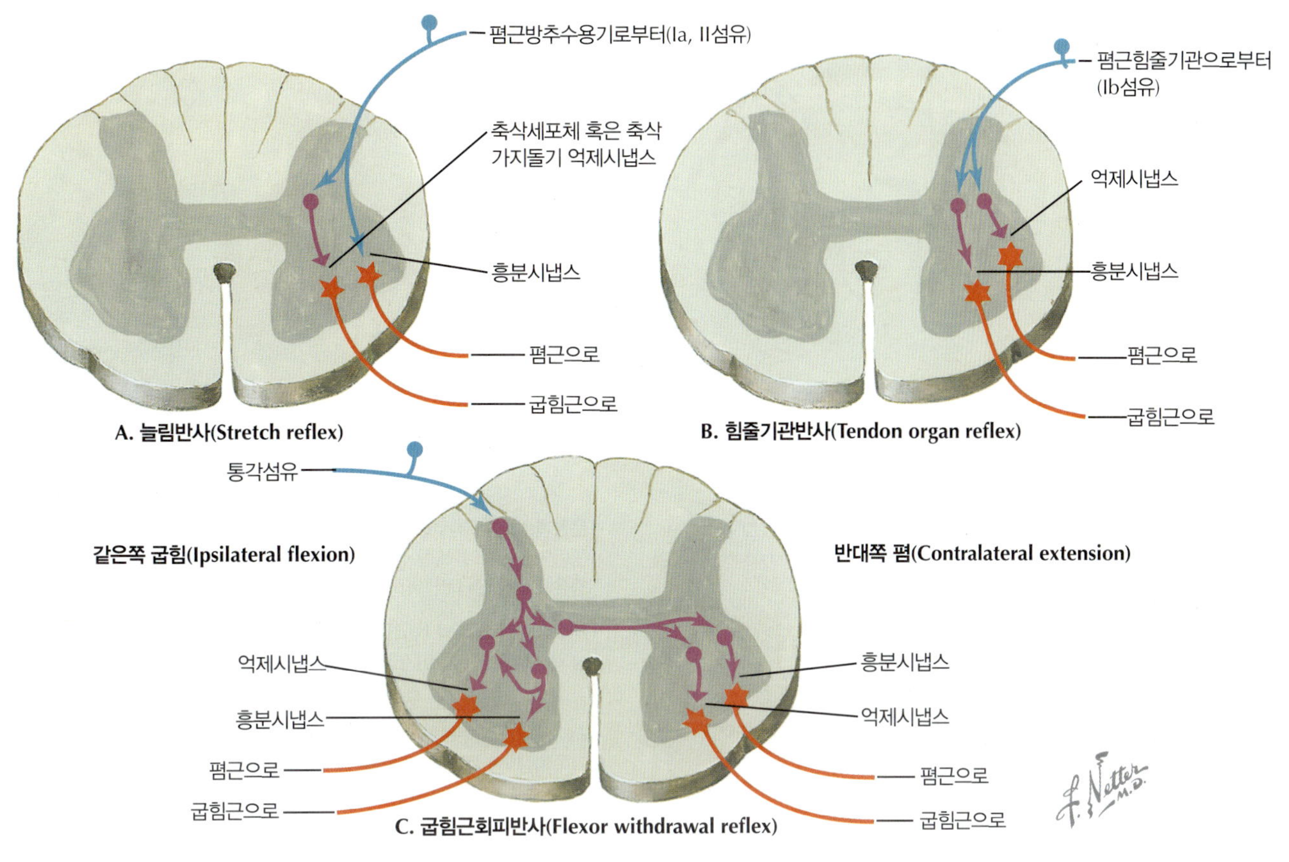

그림 6.4 **늘림과 힘줄기관, 굽힘회피반사의 척수반사경로** 근육방추수용기 늘림**(A)**과 폄근육과 연관이 있는 골지힘줄기관**(B)**에 의한 반사를 그림으로 보여주고 있다. 굽힘근육과 폄근육에 대한 반대 효과가 굽힘근육 혹은 힘줄기관 늘림으로 시작되는 반사동안 일어난다. 그림 **(C)**에는 굽힘회피반사에서 통각 자극에 의해 같은쪽 굽힘과 반대쪽 폄이 발생하는 경로를 보여주고 있다.

다리뇌그물척수로(pontine reticulospinal tract)를 통해 자세와 중력에 반해 신체를 유지하는 축근육을 지배하는 운동신경과 흥분시냅스를 하는 가지를 보낸다.

- **숨뇌그물핵(medullary reticular nuclei)**은 척수 가쪽기둥의 **숨뇌그물척수로**를 통해 축근육을 지배하는 운동신경을 억제하는 가지를 내보낸다.
- 제4뇌실 바닥에 있는 **안뜰핵(vestibular nuclei)**은 **가쪽(lateral)** 및 **안쪽 안뜰척수로(medial vestibulospinal tracts)**를 형성하면서 척수 앞쪽기둥을 따라 내려가는 가지를 내보낸다. 이 핵은 안뜰기구로부터 입력을 받아 평형을 유지하기 위해 근육을 제어하는 데 중요한 역할을 하며, 축근육을 조절하기 위해 다리뇌그물핵과 함께 작용한다.
- 중간뇌의 **위둔덕(superior colliculus)**은 시각핵으로부터 입력을 받는다; **덮개척수로(tectospinal tract)**를 통해 머리와 목, 눈근육 조절에 관여한다.
- 중간뇌 **적색핵(red nucleus)**은 운동피질로부터 입력을 받는다. 척수 가쪽기둥에서 **적색척수로(rubrospinal tract)**를 형성하며, 특히 팔다리에 있는 큰 근육의 수의적 통제에 관여한다. 이 경로는 수의적인 근육운동을 조절하기 위한 또 다른 피질척수로로 간주된다. 일반적으로 이 경로는 다른 포유동물에 비해 인간에서 상대적으로 미미하지만, 피질척수로가 손상을 받게 되면 역할이 점차 확대된다.

소뇌 *Cerebellum*

소뇌(라틴어로 "작은 뇌")는 자세와 균형, 움직임의 조정 및 제어, 그리고 운동 계획 및 시작과 관련하여 운동피질에 중요한 보조 역할을 한다. 이러한 효과는 소뇌의 3개의 엽에 의해 이루어 진다(그림 6.6).

- **원시소뇌(archicerebellum)[안뜰소뇌(vestibulocerebellum)라고도 함]**는 자세와 균형의 조절과 눈과 머리 움직임 조절에 관여한다. 안뜰기구로부터 들신호를 받고 연관된 내림날경로를 통해 날신호를 보낸다(그림 6.7).

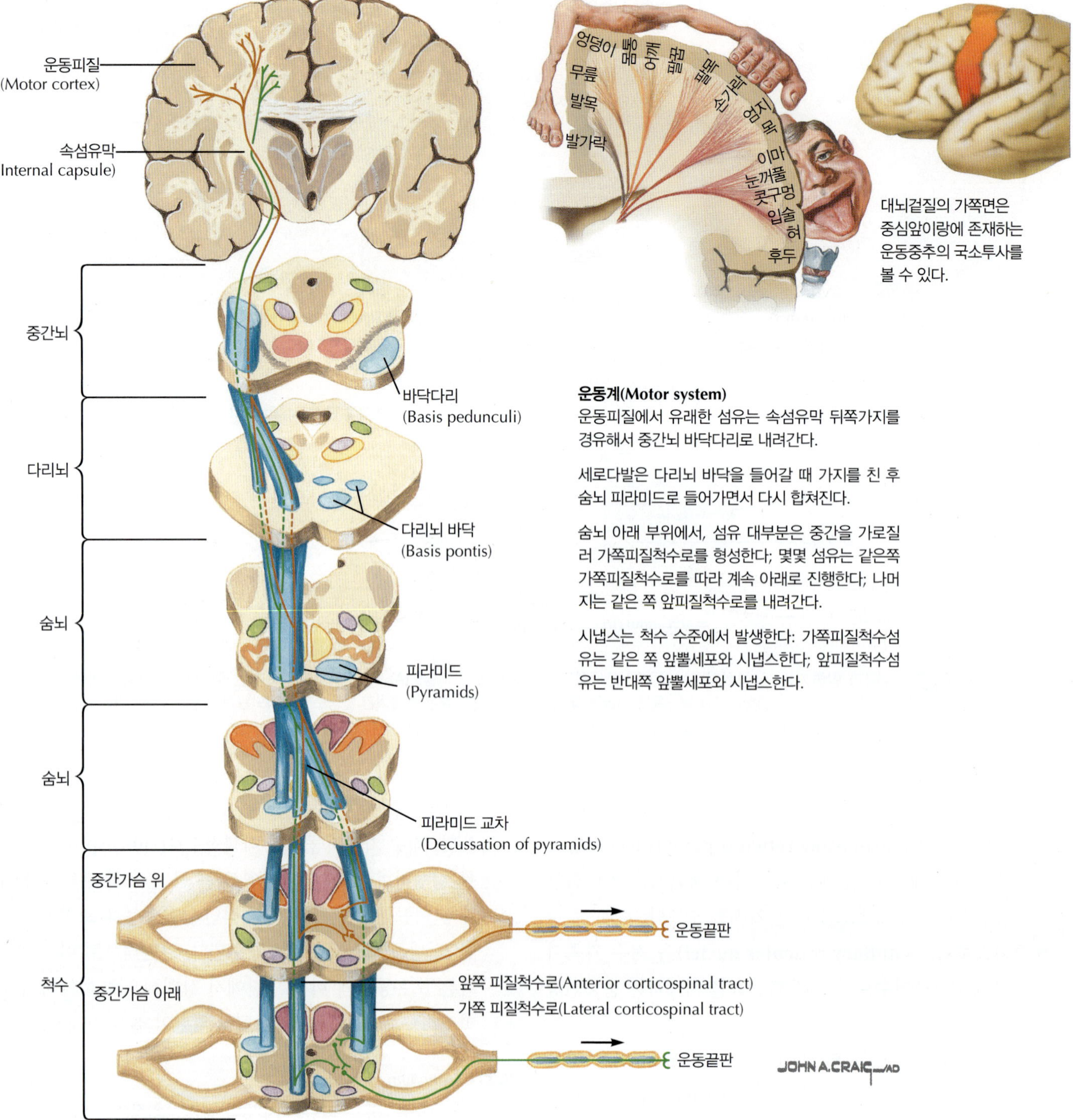

그림 6.5 피질척수로 일명 *피라미드로*라고 하는 피질척수로는 수의 운동의 주요 하행로이며 특히 세밀한 운동활동에 매우 중요하다. 운동축소인간(*중간 위 그림*)은 신체 여러 부위의 근육 활동을 제어하는 운동피질 영역 위치와 대략적인 크기를 보여준다.

- **옛소뇌(paleocerebellum)**[**척수소뇌(spinocerebellum)**라고도 함]는 몸쪽 팔다리 운동 조절에 중요한 역할을 한다. 팔다리의 위치와 움직임에 관한 들신호는 연관된 내림경로를 통해 팔다리 움직임을 "미세 조정"하는 데 사용된다(그림 6.7 참조).
- **신소뇌(neocerebellum)**[**다리뇌소뇌(pontocerebellum)**라고도 함]는 대뇌피질로부터의 입력(다리뇌핵을 통해)을 기반으로 먼쪽 팔다리 운동 조절에 역할을 한다. 날섬유를 통해 운동활동을 계획하고 시작하는 데 도움을 준다(그림 6.7 참조).

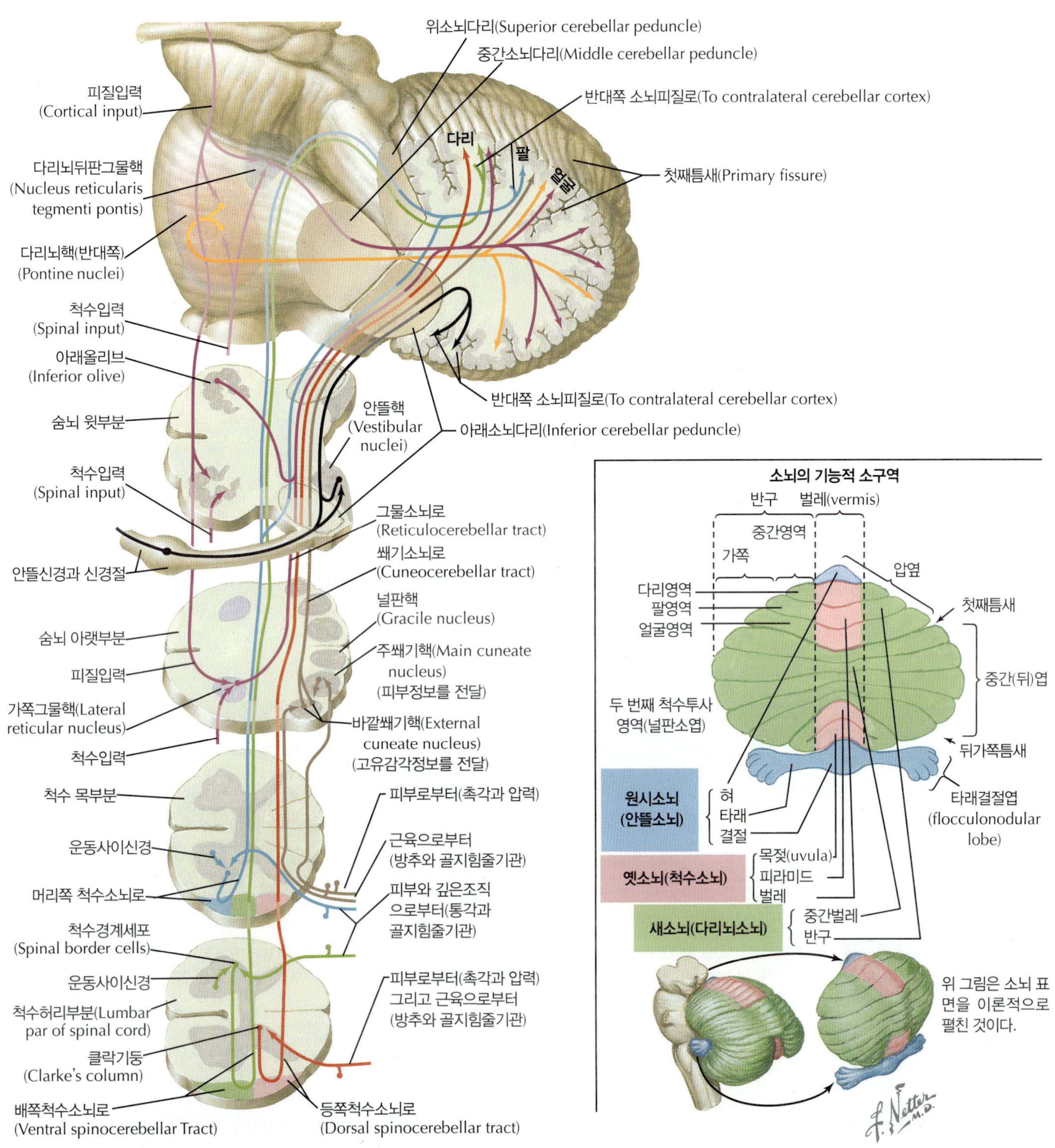

그림 6.6 **소뇌 들경로와 소뇌의 기능적 소구역** 소뇌는 들감각신호와 피질신호를 기반으로 자세와 균형, 운동, 계획, 동작 개시 조절에서 운동피질의 부속 장치 역할을 한다. 소뇌 소구역에 기반한 특수한 기능은 오른쪽 패널에 나타나거나 본문에서 논의한다.

다른 분류로, 소뇌엽은 앞엽 및 중간엽, 타래결절엽으로 구분할 수도 있다(그림 6.6 참조).

> 근육 제어에서 소뇌 역할은 운동 조정과 미세 조정을 포함한다. 소뇌 기능 결함은 미세운동 활성과 조정, 평형에 문제를 발생시킨다.

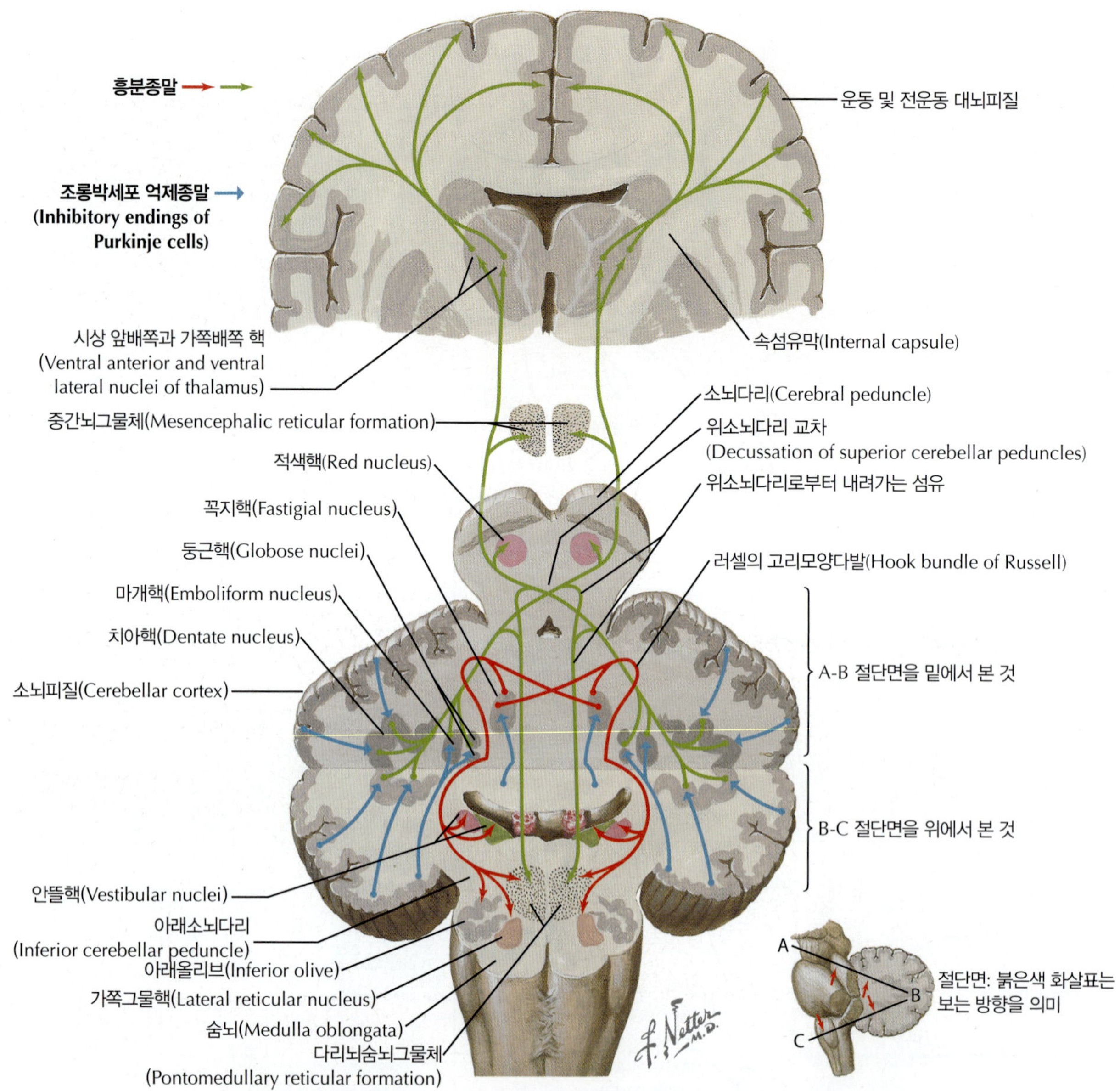

그림 6.7 **소뇌 날경로** 소뇌 날경로는 소뇌피질 조롱박세포로부터 억제신호를 받는 깊은핵들로부터 유래한다. 축삭은 깊은 꼭지핵과 둥근핵, 마개핵, 치아핵으로부터 뇌줄기와 중간뇌, 시상에 있는 다양한 핵들로 투사되고, 운동의 협동과 미세조정이 가능하도록 하행운동경로 활동을 조절한다.

소뇌피질 *Cerebellar Cortex*

소뇌피질의 모든 날신호는 피질의 3개 층 중간에 있는 **조롱박세포(Purkinje cells)**에서 나오는 억제신호로부터 시작된다. 조롱박세포 신호는 깊은 소뇌핵으로 전달된다(그림 6.7 참조). 피질의 3층에는 매우 다양한 세포들이 존재하고 있으며, 다양한 이들 세포와 다른 부위로부터 오는 섬유와의 복잡한 상호 작용을 통해 조롱박세포부터의 억제 날신호가 조절된다(그림 6.8).

- 속 **과립층(granular layer)**에는 **과립세포(granule cells)**와 **골지세포(Golgi cells)**, **토리(glomeruli)**가 존재한다. 이 층에 있는 과립세포는 CNS에서 가장 많은 신경세포이다. 토리는 척수소뇌로와 안뜰소뇌로, 다리뇌소뇌로에서 나온 **이끼섬유(mossy fibers)**의 축삭과 과립세포와 골지세포의 가지돌기가 시냅스를 하는 부위이다. 이끼섬유로부터 흥분성 입력을 받는 과립세포는 조롱박세포층을 지나 바깥 분자층까지 축삭을 보낸다(뒤에 설명). 이 축삭들

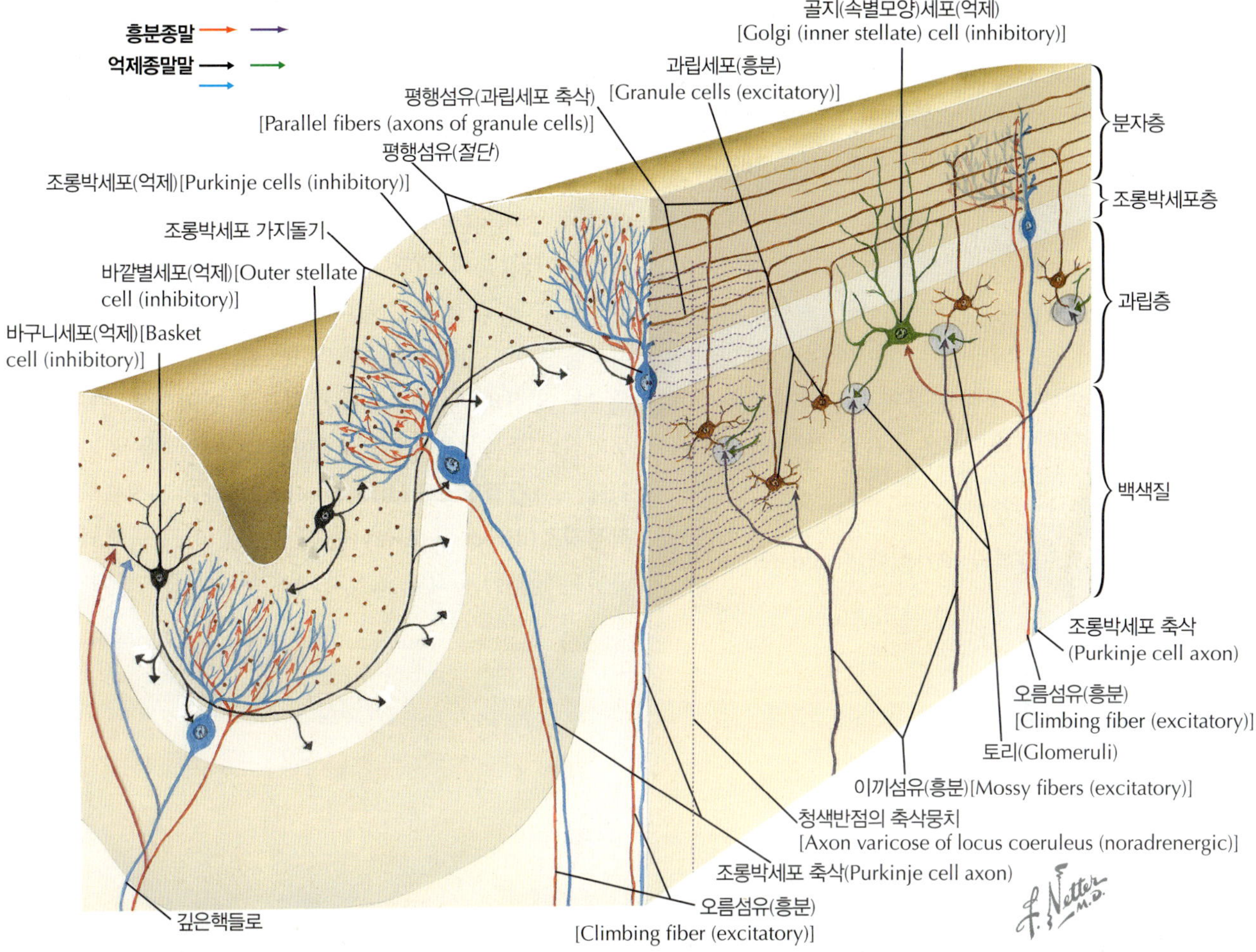

그림 6.8 **소뇌 신경회로** 소뇌피질은 3개의 층으로 구성되어 있다. 피질의 모든 출력은 조롱박세포 억제축삭을 통해 나간다. 조롱박세포 세포체는 조롱박세포층에 위치하고, 미세가지돌기는 외부 분자층에 있다. 피질은 숨뇌 아래올리브로부터 투사되는 오름섬유와 척수소뇌로와 안뜰소뇌로, 다리뇌소뇌로부터 투사되는 이끼섬유를 통해 입력신호를 받는다. 이끼섬유는 과립세포층에 있는 과립세포 가지돌기와 흥분시냅스를 형성하고 있다. 과립세포 흥분축삭은 분자층에 도달하고, 여기서 평행섬유를 형성한 후 많은 조롱박세포 미세가지돌기와 시냅스를 형성한다. 오름섬유는 분자층에서 조롱박세포 가지돌기와 직접 흥분시냅스를 형성한다. 다양한 다른 사이신경과 이들의 기능은 그림과 본문에서 설명한다.

은 조롱박세포 가지돌기와 분자층에 존재하는 세포의 가지돌기에 흥분신호를 보낸다. 골지세포는 조롱박세포에 대한 과립세포의 효과를 억제하는 억제사이신경세포이다.

- 중간 **조롱박세포층**. 조롱박세포는 GABA성[즉, 신경전달물질로 감마아미노부티르산(γ-aminobutyric acid)를 사용]이며 소뇌피질의 유일한 날출력을 만드는 곳이다. 이들은 분자층의 다양한 축삭을 통해 입력을 받고 깊은 소뇌핵과 가쪽안뜰핵에 억제신호를 보낸다.
- 바깥 **분자층**에는 **바구니세포(basket cells)**와 **별세포(stellate cells)**, 조롱박세포의 가지돌기(조롱박세포층으로부터 뻗어 나왔음)가 존재한다. 과립세포층의 과립세포로부터의 축삭으로 구성된 **평행섬유(parallel fibers)**는 조롱박세포와 바구니세포, 별세포의 가지돌기와 흥분시냅스를 형성한다. 바구니세포와 별세포는 조롱박세포를 억제하는 사이신경세포이다. 숨뇌 아래올리브로부터 나온 **오름섬유(climbing fibers)**는 조롱박세포 가지돌기와 흥분시냅스를 형성한다.

따라서 조롱박세포의 억제 소뇌피질 출력은 오름섬유와 이끼섬유(과립세포를 통한)로부터의 흥분입력 및 피질의 다양한 사이신경세포로부터의 억제입력에 의해 조절된다.

> 소뇌피질의 조롱박세포는 과립세포와 오름섬유에 의해 자극을 받는다; 이들의 활동은 다양한 소뇌 사이신경세포에 의해 조정된다. 자극을 받으면 조롱박세포는 깊은 소뇌핵과의 시냅스에 억제신경전달물질이 감마아미노부티르산(GABA)을 방출해서 운동과 자세를 조절한다.

바닥핵 *Basal Ganglia*

바닥핵은 대뇌와 사이뇌, 중간뇌의 깊은 핵이며, 소뇌와 마찬가지로 운동피질의 부속 역할을 하며 운동이 원활하게 움직이고 자세를 유지하도록 조절한다. 바닥핵은 다음과 같은 핵으로 이루어져 있다:

- 줄무늬체(striatum)[꼬리핵과 조가비핵, (caudate nucleus and putamen)]
- 흑색질(substantia nigra)
- 창백핵(globus pallidus)
- 중격핵(nucleus accumbens)
- 시상밑핵(subthalamic nucleus)

이 핵들은 대뇌(**줄무늬체와 중격핵, 창백핵**)와 **사이뇌(시상밑핵)**, 중간뇌(**흑색질**)와 연관이 있다. 바닥핵으로 가는 입력은 운동피질 및 감각피질, 이마엽에서 오며, 피질로 가는 출력은 시상을 통한다. 바닥핵을 구성하는 요소와 관련 구조들 사이의 복잡한 일련의 상호 작용이 출력으로 이어지고, 이 출력은 운동피질의 흥분성을 조절한다. 이러한 상호 작용은 피질 흥분을 억제하는 **간접경로(indirect pathway)**와 흥분성으로 작용하는 **직접경로(direct pathway)**를 형성한다. 서로 반대되는 경로의 균형은 원활한 움직임 조절과 자세 유지에 중요하게 작용한다.

임상 적용 6.1
파킨슨병(Parkinson's Disease)

바닥핵의 질병은 운동활동 및 자세조절에 다양한 장애를 일으킨다. 파킨슨병은 손과 팔 떨림, 강직, 발을 끌며 걷기, 운동완만(느린 동작)을 특징으로 하는 진행성 신경퇴행성 장애이다. 이 병은 대개 줄무늬체(꼬리핵과 조가비핵)에 투사되는 흑색질의 도파민세포가 파괴되어 발생하며, 바닥핵의 직접 및 간접 경로 모두에 장애가 일어난다. 파킨슨병은 50세 이후에 가장 흔하게 발생한다. 가장 확실한 초기 증상은 환자의 움직임과 관련되지만 결국 우울증과 치매가 발생할 수 있다. 도파민 전구체인 L-dopa는 일부 파킨슨병 환자를 치료하는 데 효과적이다. 약물 치료가 실패하면 뇌 자극을 통해 증상을 완화하고 삶의 질을 향상시킬 수 있다. 깊은 뇌 자극은 뇌 특정 부위인 시상밑핵 혹은 창백핵을 자극하는 고주파 자극을 보내기 위해 전기 충격기를 이식되는 주요 수술 절차가 필요하다.

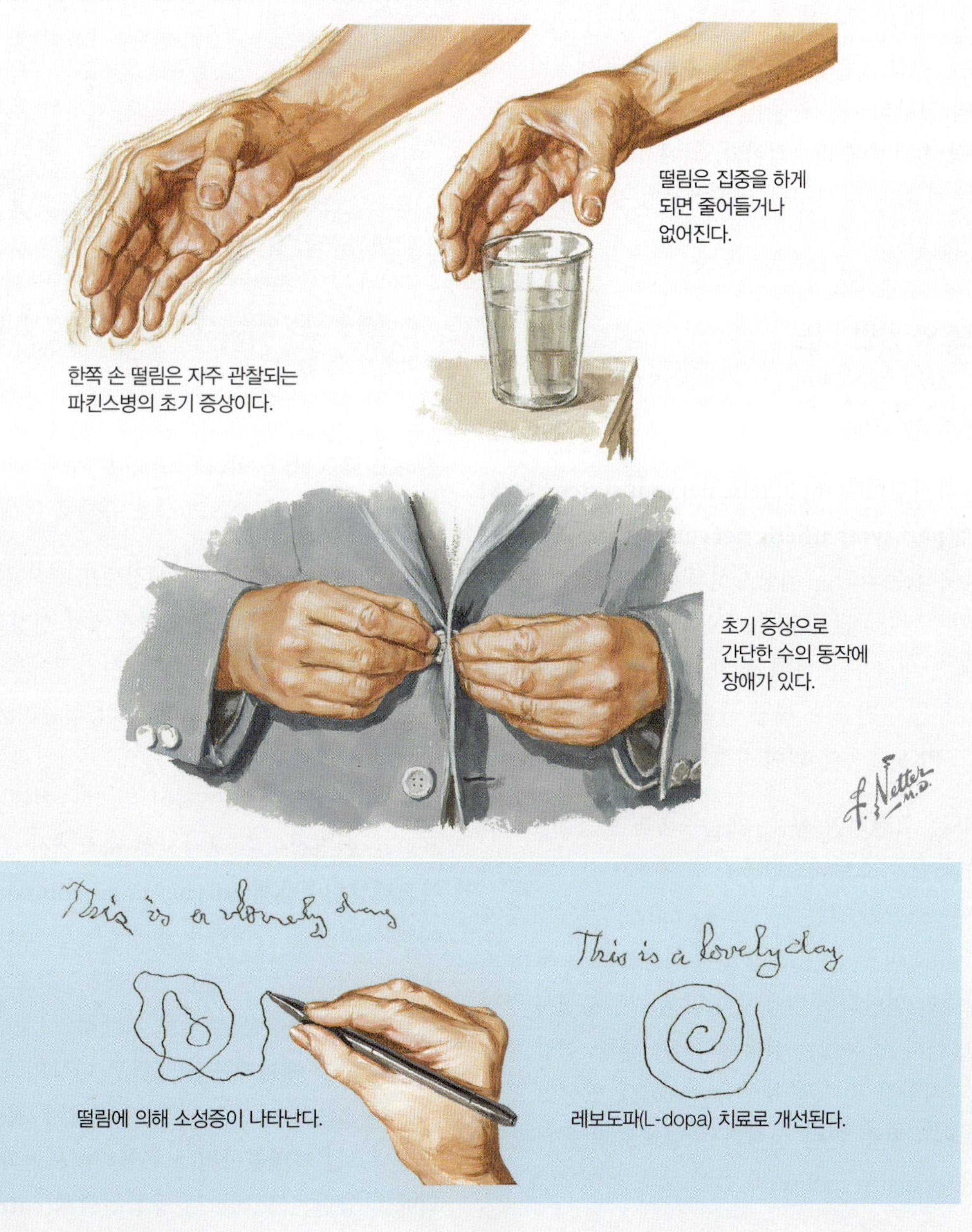

파킨스병: 초기 소견

7장 자율신경계

The Autonomic Nervous System

자율신경계 역할에 대한 지식은 주요 장기계통의 기능을 이해하는 데 중요하다. 자율신경계는 불수의적 조절과 내장기관과 심장근육, 땀샘의 민무늬근육 활동을 조정하는 주요 신경계이며, 대부분의 항상성 과정에 필수적이다. 뇌에서 감각정보가 통합되고, 자율신경계 활동은 다양한 생리과정의 불수의적 조절을 관장하고 조절한다.

자율신경계 구조와 일반 기능

ORGANIZATION AND GENERAL FUNCTIONS OF THE AUTONOMIC NERVOUS SYSTEM

자율신경계는 **교감신경계**(**sympathetic nervous system, SNS**)와 **부교감신경계**(**parasympathetic nervous system, PNS**)로 구분한다. (22장에서 논의되는 위창자신경계도 때로는 자율신경계의 일부로 간주된다.) 많은 경우, SNS와 PNS는 다양한 기관과 생리현상에 반대작용을 하며, 신체 기능 조절은 종종 두 신경계의 상호작용을 수반한다. 예를 들어, 심박수는 SNS 활동에 의해 상승하고 PNS 활동에 의해 감소된다.

일반적으로, SNS는 고전적인 *싸움-또는-회피* 반응(*fight-or-flight* response)과 같은 **스트레스반응**을 중재하는 것으로 알려져 있으며, PNS는 소화와 같은 "자율(vegetative)"반응을 중재한다. 싸움-또는-회피 반응은 극심한 두려움과 스트레스 또는 신체 활동에 대한 일반화된 반응이며 많은 기관계에서 정형화된 반응을 유발한다. 반응에는 심박수와 심박출량, 혈압 상승뿐만 아니라 기관지확장 및 동공확장(mydriasis), 발한이 포함된다. 교감신경계는 종종 이런 정형화된 형태로 반응하지만, PNS는 성적반응(sexual response)과 같이 보다 선택적 효과를 나타낸다.

자율신경계는 시상하부와 뇌줄기, 척수에 걸쳐 존재한다. 또한 교감신경과 부교감신경도 가지고 있다. 시상하부 및 뇌줄기 영역은 자율신경계를 통해 온도조절과 갈증, 허기에 대한 반응, 배뇨 및 호흡, 심혈관계 기능을 포함한 다양한 생리과정을 조

> 싸움-또는-회피 반응은 1915년 Walter Canon에 의해 처음 기술되었으며, "항상성"이라는 용어도 만들었다. 싸움-또는-회피 반응은 일반화된 교감신경 활성화를 유발하는 급성 스트레스에 대한 생리반응으로 특징지을 수 있다. 나타나는 효과로는 빠른맥과 기관지 확장, 동공 확장, 신체의 많은 부분에서 혈관수축, 털세움(piloerection) 그리고 위창자 운동성 억제 등이다. 급성 스트레스 반응은 시상하부-뇌하수체-부신피질 내분비샘축 활성화를 포함한다는 점은 오랫 동안 인식되어왔다(7절에서 설명).

절하고 조정한다. 이러한 반응을 위해서는 감각 입력이 반드시 필요하며, SNS와 PNS의 상호 규제를 통해 반응이 발생한다.

SNS와 PNS의 **신경절이전신경세포** 축삭은 척수에서 나온 후 각각 교감신경절과 부교감신경절에서 **신경절이후신경세포**와 시냅스를 이룬다; 두 경우 모두, 신경절이후신경세포의 **니코틴수용체**(**nicotinic receptors**)에 작용하는 **아세틸콜린**이 신경전달물질로 사용된다(그림 7.1). 이후 신경절이후신경세포는 운동축삭을 효과 장기와 조직에 보낸다. 카테콜아민인 노르에피네프린은 신경절이후 교감신경 축삭에서 분비되고 효과 장기의 **아드레날린수용체**(**adrenergic receptors**)에 작용한다. 한 가지 예외는 땀샘을 지배하는 신경절이후 축삭은 아세틸콜린을 방출한다. 또한 부신수질은 SNS의 일부로 알려져 있다. SNS의 신경절이전 축삭은 부신을 지배하고, 부신수질 크롬친화세포를 자극하여 **에피네프린**(그리고 미량의 노르에피네프린)을 혈류로 방출한다. 주목할 만한 것은, 일부 교감신경계 신경절이후 신경세포는 **카테콜아민**(노르에피네프린과 에피네프린)방출 이외에 다양한 아드레날린 **공동전달체**(**cotransmitters**)인 **신경펩티드Y**와 **ATP**, **스브스트탠스P**도 방출한다. **무스카린수용체**에 작용하는 아세틸콜린은 PNS의 신경절이후 신경전달물질이다. 자율신경계 두 영역의 다양한 특성은 표 7.1과 그림 7.2, 7.3에서 설명하고 있다. 다양한 장기와 조직에서 자율신경계 작용과 이와 관련된 수용체 유형을 표 7.2에서 함께 설명하고 있다.

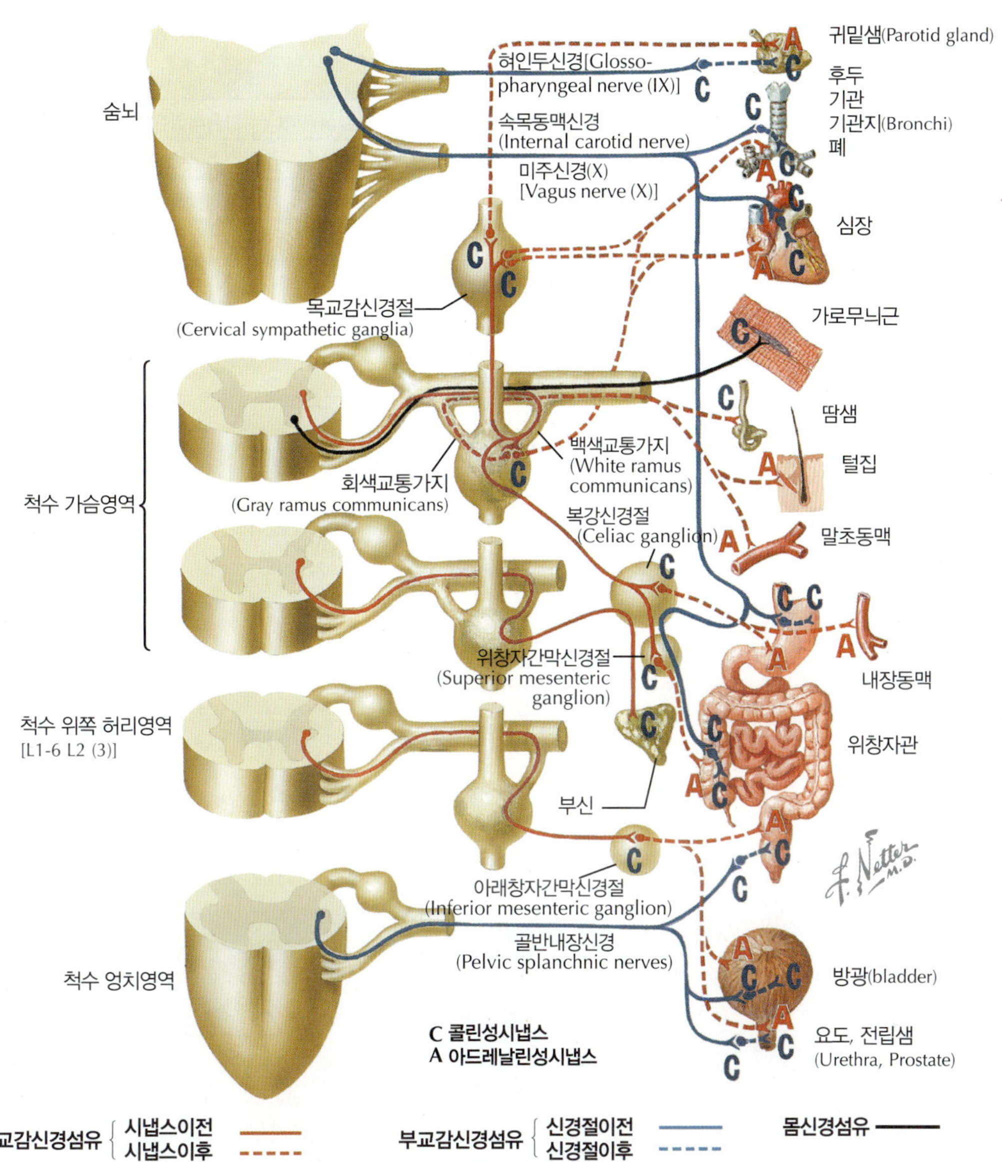

그림 7.1 **콜린성과 아드레날린성 시냅스: 기본개념** 자율신경계 신경절이전신경은 척수에서 나와서 자율신경절에서 시냅스를 이룬다. 부교감신경계와 교감신경계 모두 신경절에서는 아세틸콜린을 신경전달물질로 사용한다. 부교감신경절에서 나오는 신경절이후섬유는 효과기관의 무스카린수용체와 결합하는 아세틸콜린을 방출한다. 교감신경절이후 축삭은 주로 노르에피네프린을 방출하지만 땀샘에서는 아세틸콜린을 방출한다. 부신(그림에 없음)은 **교감신경계** 일부로 기능한다. 부신수질의 크롬친화세포는 교감신경계 신경절이후세포와 유사하며, 다른 점은 직접 에피네프린(약간의 노르에피네프린도 분비)를 혈류로 방출한다. 교감신경 신경절이후신경은 카테콜아민(노르에피네프린과 에피네프린) 이외에도 신경펩티드Y와 ATP, 스브스탠스P를 포함한 다양한 공동전달체를 분비한다.

땀샘 분비는 SNS활성화에 의해 자극된다. 땀샘을 지배하는 대부분의 신경절이후 교감신경은 특이하게 노르에프네프린 대신 아세틸콜린을 신경전달물질로 사용한다. 아세틸콜린은 무스카린수용체에 작용하여 땀 분비를 유도한다. 그러나 손바닥과 같은 특정 영역에서는 아드레날린신경이 α_1수용체에 작용하는 노르에피네프린 방출을 통해 땀샘을 자극하기도 한다.

자율신경계 수용체 *AUTONOMIC RECEPTORS*

자율신경계 수용체는 세포막의 특정 G단백질과 결합하여 효과기 세포에서 다양한 신호전달계를 통해 효과를 나타낸다. 아세틸콜린수용체는 약리학적 특성을 바탕으로 니코틴 또는 콜린으로 구분한다. 니코틴수용체는 **니코틴**에 의해 활성화되고 남미에서 독화살에 사용하는 물질의 주성분인 **쿠라레(curare)**에

표 7.1 부교감신경계 및 교감신경계 일반적 특성

특성	부교감신경계	전신교감신경계
신경절이전세포체 위치	뇌줄기(II과 VII, IX, X뇌신경) 혹은 엉치척수(S2-S4; 엉치부교감신경핵)	가슴허리척수(T1-L3)
신경절 위치	표적기관 내 혹은 주변	척수 주위와 척추 전
신경절이전신경세포 신경전달물질	아세틸콜린(니코틴수용체에 작용)	아세틸콜린(니코틴수용체에 작용)
신경절이후신경세포 신경전달물질	아세틸콜린(무스카린수용체에 작용)	노르에피네프린(α와 β아드레날린수용체)

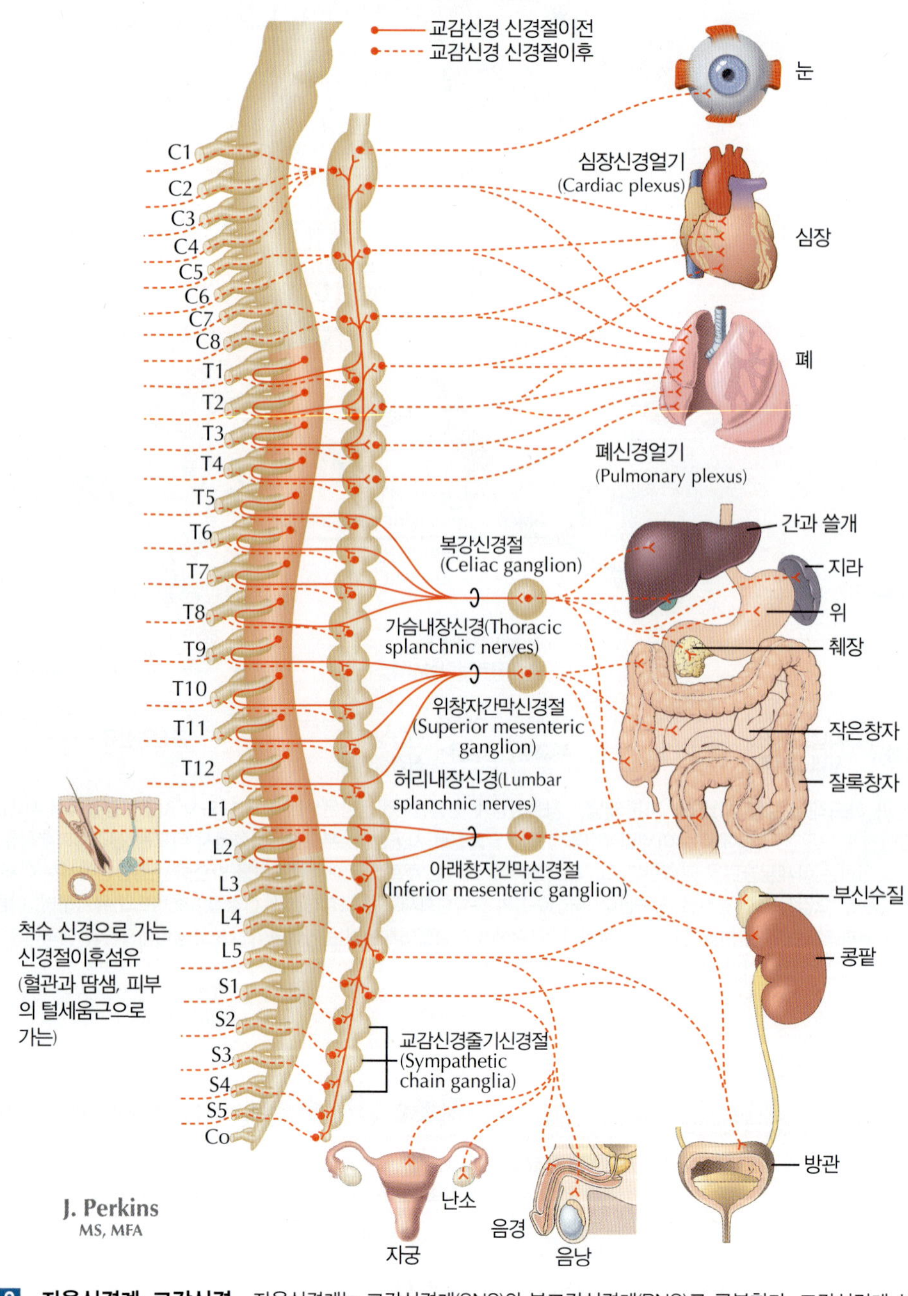

그림 7.2 자율신경계: 교감신경 자율신경계는 교감신경계(SNS)와 부교감신경계(PNS)로 구분한다. 교감신경계 신경절이전섬유는 T1-L2수준에서 척수로부터 나온다. 교감신경계는 운동 및 출혈, 항상성에 대한 다양한 변화에 관한 반응뿐만 아니라 "싸움 또는 회피" 반응에 관여한다. 교감신경계와 부교감신경계 모두 민무늬근육과 심장근육, 샘을 지배한다; 일반적으로 이들은 신체기능을 조절하기 위해 서로 상반된 기능을 하고 있다. *Co*, 꼬리뼈.

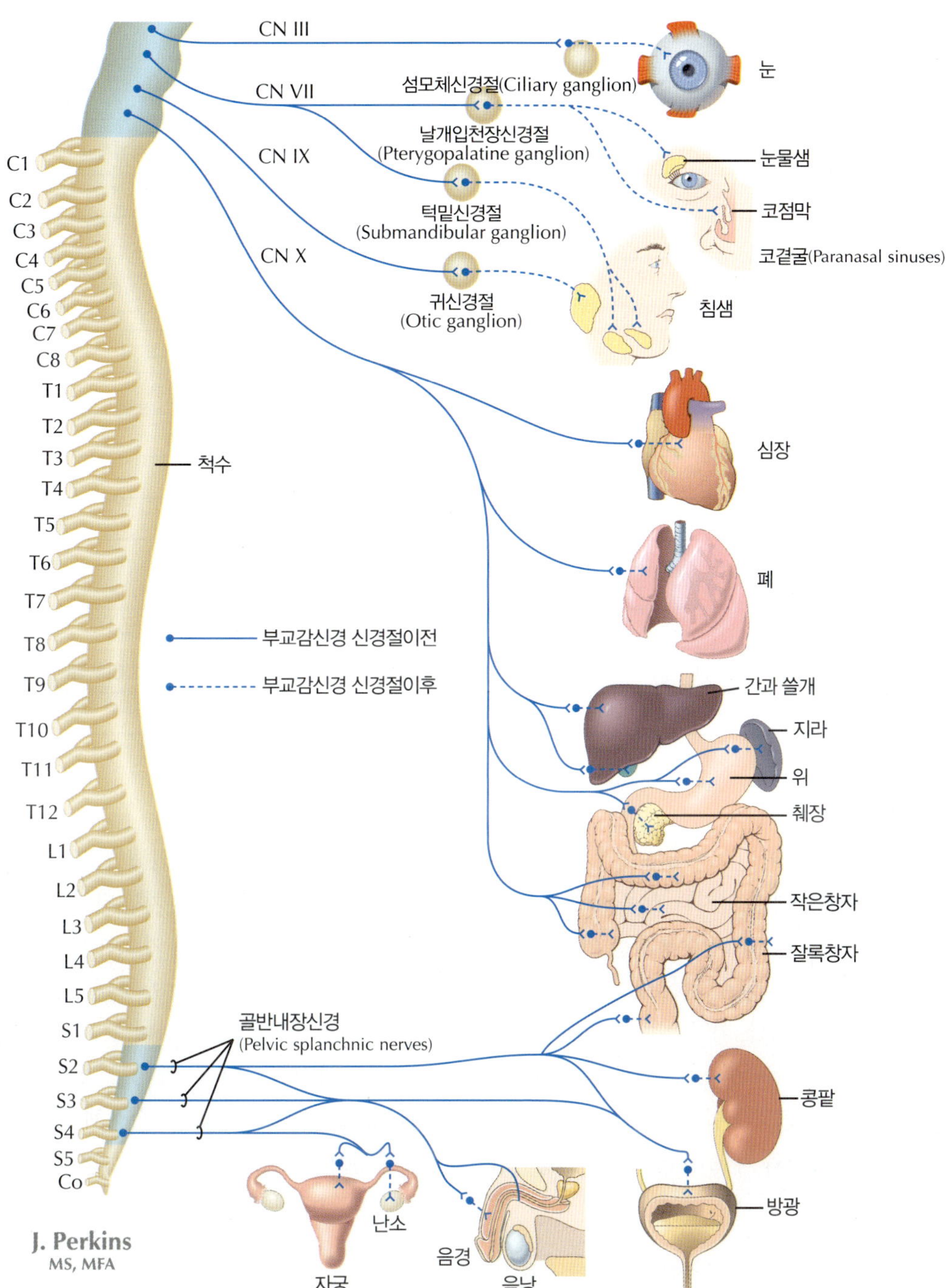

그림 7.3 **자율신경계: 부교감신경** 부교감신경계(PNS)의 신경절이전섬유는 뇌신경 III과 VII, IX, X와 관련이 있으며, 또한 S2-S4 수준의 엉치척수에서 나온다. 부교감신경계는 소화 기능과 항상성 기능과 같은 "자율"과정에 관여한다. 일반적으로 교감신경계와 부교감신경계는 서로 상호작용을 통하여 신체기능을 조절한다. *Co*, 꼬리뼈.

표 7.2 자율신경계 작용

작용 부위	부교감신경계		교감신경계	
	작용	수용체 종류	작용	수용체 종류
심장 박동조율기	심장박동수 감소	무스카린	심장박동수 증가	β_1
심장근육	심방수축력 감소; 심실에는 제한된 효과	무스카린	수축성 증가	β_1
심장 방실결절	전도속도 감소	무스카린	전도속도 증가	β_1
혈관 민무늬근육	내피세포부터 분비된 산화질소에 의해 간접적인 혈관이완(생식기와 하부위창자관에만)	무스카린	수축(대부분의 혈관에서 발생) 혈관이완	α_1 β_1
위창자 민무늬근육	운동성 증가	무스카린	운동성 감소	α_2, β_2
	조임근 이완	무스카린	조임근 수축	α_1
위 벽세포	산 분비	무스카린		
췌장	외분비 증가	무스카린		
폐, 기관지민무늬근육	수축	무스카린	확장	β_2
땀샘			분비(전신) 분비(특히 손바닥)	α_1 무스카린*
남성생식계통	발기	무스카린	오르가즘 동안 사정	α
여성생식계통	혈관충혈, 질분비	무스카린	오르가즘 동안 민무늬근육 수축	α
동공	축동	무스카린	산동	α_1

* 특이하게 교감콜린신경섬유가 아세틸콜린을 분비

의해 차단된다. 다른 종류인, 무스카린수용체는 버섯 독소인 **무스카린에** 의해 활성화되고 치명적인 가지과 식물 독소인 **아트로핀(atropine)**에 의해 차단된다. 니코틴수용체는 아세틸콜린이 결합하면 Na^+ 및 K^+을 통과시키는 막통로로 작용한다. 무스카린수용체는 몇 가지 아형이 있다. 가장 일반적인 것은 G단백질과 연결된 형태이며, 수용체와 아세틸콜린이 결합하면 포스포리파아제C (phospholipase C)가 활성화되고 결과적으로 이노시톨트리스포스페이트(IP_3)와 세포내 유리 Ca^{2+} 증가를 초래한다.

카테콜라민수용체는 특정 약물에 대한 반응에 기초하여 α-아드레날린 또는 β-아드레날린으로 분류된다. β-수용체는 **프로프라놀롤(propranolol)**에 의해 차단되고, α-수용체는 **펜톨아민(phentolamine)**에 의해 차단된다. 아드레날린수용체는 보다 특이적인 약물의 효과에 기초하여 α_1 및 α_2, β_1, β_2, β_3아형으로 더 분류될 수 있다. α_1-수용체에 작용제가 결합하면 세포내 유리 Ca^{2+} 증가를 초래하며, α_2-수용체에 작용제가 결합하면 아데닐사이클라아제 억제를 초래하여 둘째전령물질인 cAMP농도를 감소시킨다. β-수용체 활성화는 아데닐사이클라아제 활성화 및 cAMP의 상승을 초래한다. 기관이나 조직이 교감신경 자극에 반응하는 방식은 주로 조직에 존재하는 아드레날린수용체의 유형에 따라 다르다(표 7.2 참조).

임상 적용 7.1
크롬친화세포종(Pheochromocytoma)

에피네프린과 노르에피네프린을 분비하는 부신수질 종양은 *크롬친화세포종*으로 알려져 있다; 카테콜아민을 분비하는 종양은 부신 이외 조직에서도 발생할 수 있다. 두 경우 모두 징후와 증상은 증가된 교감신경 활동과 일치한다. 혈장 및 24시간 소변 수집에서 카테콜아민은 증가하고 정상적인 부신수질에 의해 방출된 카테콜라민과는 달리 클로니딘(clonidine) 투여에 의해 억제되지 않는다(클로니딘은 중추에 작용하여 교감신경 활동을 억제한다). 종양의 수술적 절제로 치료한다. 크롬친화세포종은 드문 질환이다.

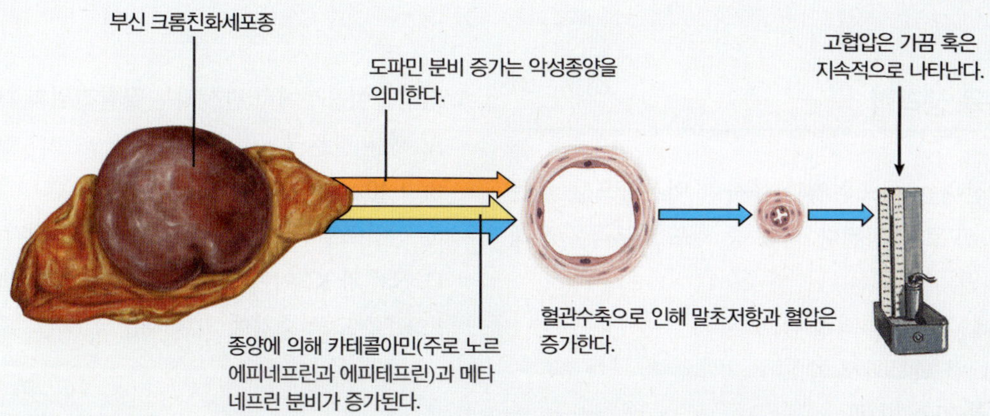

크롬친화세포종은 크롬친화세포 종양이며 과다한 카테콜아민이 분비되어 말초혈관저항이 증가되고 고혈압이 초래된다.

크롬친화세포종의 임상 증상

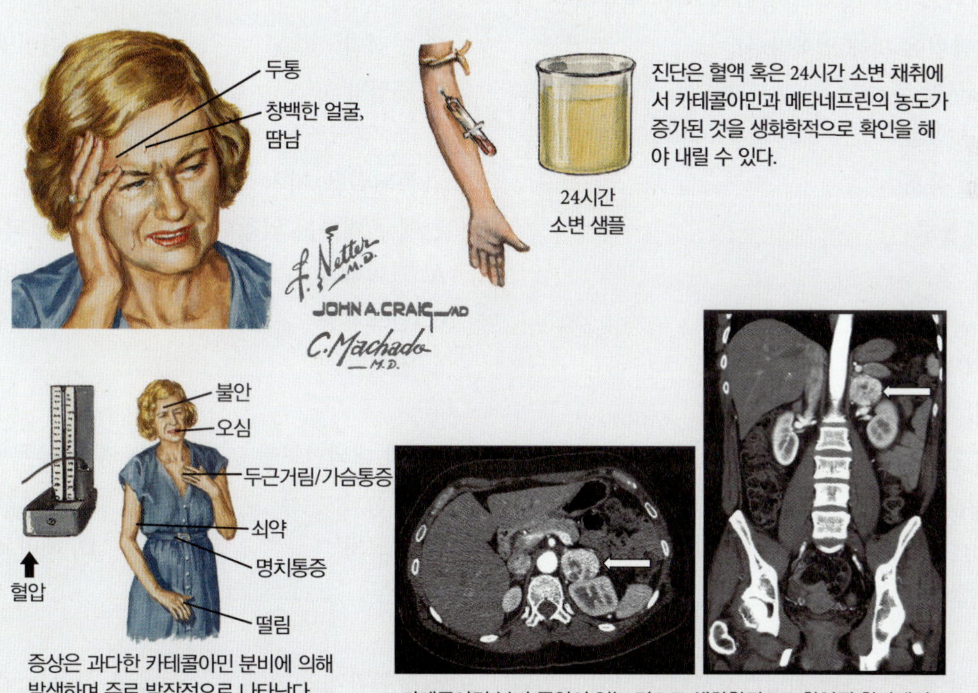

증상은 과다한 카테콜아민 분비에 의해 발생하며 주로 발작적으로 나타난다. CT 검사와 용이한 검사를 통해 환자의 50% 이상에서 증상이 나타나기 전에 진단이 가능해졌다.

카테콜아민 분비 종양이 있는 것으로 생화학적으로 확인된 환자에서 배 및 골반 CT와 MRI를 통해 정확한 위치를 알 수 있다. 왼쪽 부신 크롬친화세포종(*화살표*)을 축방향(*왼쪽 위*)과 관상방향(*오른쪽 위*) 영상에서 볼 수 있다.

부신수질 혹은 다른 장소에서 카테콜아민을 분비하는 종양은 교감신경 활동이 과다해진 것과 유사한 결과를 보인다.

복습문제

Review Questions

3장 신경과 근육 생리학

1. 세포의 안정막전위는 세포외액과 유사한 이온농도를 갖는 용액에서 −70 mV로 측정된다. 다음 중 세포 과분극을 초래하는 상황은?
   A. 나트륨이온에 대한 막투과성 감소
   B. 칼륨이온에 대한 막투과성 감소
   C. 세포막을 통한 칼슘 유입
   D. 세포외 나트륨이온 농도 증가
   E. 세포외 칼륨이온 농도 증가

2. 신경세포 활동전위의 0기 상행각 동안의 빠른 탈분극은 다음 중 어떤 것의 열림에 의해 일어나나?
   A. 리간드조절Ca^{2+}통로
   B. 막전압조절Ca^{2+}통로
   C. 막전압조절Na^{+}통로
   D. 막전압조절K^{+}통로
   E. 막전압조절Cl^{-}통로

3. 축삭 말이집 영역의 특징은?
   A. 내부저항이 감소한다.
   B. 막저항이 감소한다.
   C. 공간상수가 감소한다.
   D. 막전기용량이 감소한다.
   E. 전도속도가 감소한다.

4. 탈분극이 축삭종말에 도달하면 시냅스소포에 저장되어 있던 신경전달물질이 방출된다. 이 현상과 관련이 높은 것은?
   A. Ca^{2+}유입 B. Na^{+}유입
   C. Na^{+}유출 D. K^{+}유입
   E. K^{+}유출

5. 신경근이음부에서 관찰되는 끝판전위의 가장 뚜렷한 특징은?
   A. 빠른 탈분극
   B. +40 mV까지 탈분극
   C. 전압조절통로의 열림으로 인한 상행각
   D. Na^{+}과 K^{+}이 통과하는 통로를 통한 전위 발생
   E. K^{+}전도도 증가에 의한 재분극

4장 신경계통 구조와 일반 기능

6. 척수 가장 바깥에 있는 조직은?
   A. 백색질 B. 회색질
   C. 연질막 D. 거미막
   E. 경질막

7. 가쪽뇌실을 거쳐 제3뇌실과 제4뇌실로 그리고 거미막밑공간에 존재하는 뇌척수액은 어디서 생산되는가?
   A. 거미막 B. 맥락얼기
   C. 림프계통 D. 거미막과립
   E. 연질막

8. 2개의 대뇌반구를 연결시키는 경로가 존재하는 곳은?
   A. 뇌들보 B. 앞교차
   C. 뒤교차 D. 해마교차
   E. 모두

9. 심장혈관계와 호흡계 기능을 통합하는 중추는 뇌줄기 어느 부위에서 주로 발견되는가?
   A. 중간뇌 B. 다리뇌
   C. 숨뇌 D. 시상
   E. 시상하부

10. 척수와 해부학적으로 연결된 뇌 부위는?
   A. 숨뇌
   B. 다리뇌
   C. 중간뇌
   D. 시상
   E. 해당 사항 없음

5장 감각생리학

11. 낮은 주파수를 가진 느린 진동과 같은 자극에 가장 잘 반응하는 기계수용기는?
   A. 마이스너소체
   B. 파치니소체
   C. 메르켈원반
   D. 털집수용기
   E. 루피니소체

12. 광수용기에 의한 광 감지는 어떤 이온의 투과도 감소에 의해 일어나는가?
   A. K^+
   B. Na^+
   C. Cl^-
   D. HCO_3^-
   E. Ca^{2+}

13. 중간계단에 존재하는 내림프는 체액 종류 중 어떤 것과 유사한가?
   A. 사이질액
   B. 혈장
   C. 뇌척수액
   D. 눈물샘 분비물
   E. 세포내액

14. 머리가 각가속되는 동안 반고리관의 팽대능선에 있는 털세포에서 분비되는 신경전달물질은 어떤 뇌신경을 통해서 전달되는 들신경의 흥분발사 빈도를 변화시키는가?
   A. IV.
   B. V.
   C. VI.
   D. VII.
   E. VIII.

15. 청각계통에서 안뜰창과 직접 연결되어 있어 진동을 전달하는 구조는?
   A. 고막
   B. 모루뼈
   C. 등자뼈
   D. 망치뼈
   E. 해당 사항 없음

6장 몸운동계통

16. 무릎반사는 어떤 형태의 반사인가?
   A. 늘림반사
   B. 골지힘줄반사
   C. 굽힘회피반사
   D. 이중시냅스반사
   E. 다중시냅스반사

17. 피질에서 유래되어 미세한 운동 조정에 중요한 내림경로는?
   A. 다리뇌그물척수로
   B. 숨뇌그물척수로
   C. 가쪽과 안쪽 안뜰척수로
   D. 덮개척수 및 적색척수로
   E. 피질척수(피라미드)로

18. 소뇌피질의 억제 날출력은 어떤 세포로부터 나오는가?
   A. 과립세포
   B. 골지세포
   C. 조롱박세포
   D. 바구니세포
   E. 별세포

19. 운동피질 흥분을 조절하여 부드러운 운동과 자세 유지가 가능하도록 하는 구조는?
   A. 둘레계통
   B. 바닥핵
   C. 숨뇌
   D. 시상하부
   E. 다리뇌

20. 머리와 목, 눈 근육 조절에 관여하는 뇌줄기 영역은?
   A. 적색핵
   B. 위둔덕
   C. 숨뇌 그물핵
   D. 안뜰핵
   E. 다리뇌 그물핵

7장 자율신경계

21. 교감신경계 신경절이전신경세포의 세포체가 위치하는 곳은?
   A. 목척수
   B. 가슴허리척수
   C. 엉치척수
   D. 교감신경절사슬
   E. 뇌줄기

22. 아세틸콜린 방출과 이어서 무스카린수용체와 결합하는 현상이 존재하는 곳은?
   A. 부교감신경절
   B. 교감신경계의 신경효과기 이음
   C. 교감신경절
   D. 부교감신경계의 신경효과기 이음
   E. 모두 옳다.

23. β_2아드레날린수용체가 매개하는 교감신경계 효과는
   A. 혈관민무늬근육 수축
   B. 심장 수축력 증가
   C. 기관지민무늬근육 확장
   D. 동공 확장
   E. 땀샘 분비

24. 교감신경계 신경절이후신경세포가 아세틸콜린을 방출하는 조직은?
   A. 남성생식기
   B. 이자
   C. 위 벽세포
   D. 심장 방실결절
   E. 땀샘

3절

심장혈관계통

Cardiovascular Physiology

심장혈관계통의 주요 기능은 가스 및 영양분, 노폐물의 운반이다. 심장혈관계는 폐로부터 신체 나머지 부분으로 산소를 운반하고, 이산화탄소를 몸 전체 조직에서 폐로 운반하며, 영양분을 흡수하여 이용, 또는 저장하는 장소로 이동시키고, 신체 전체에서 발생한 신진대사 노폐물을 제거 혹은 재활용하는 장소로 보내는 역할을 한다. 심장혈관계통은 또한 체온조절과 방어기전, 내분비계통 기능, 그리고 배아 발달에도 중요한 역할을 한다. 이러한 모든 역할은 조직과 혈액 사이에서의 교환이 이루어지는 모세혈관으로 지속적인 혈류가 유지될 수 있도록 심장이 펌프로서 작용하기 때문에 가능하다. 우리 몸의 모든 살아있는 세포는 거의 모세혈관으로부터 매우 짧은 거리 이내에 위치하고 있다. 다음 장에서는 심장혈관계통의 기능 제어에 필요한 통합기전을 설명하기 위한 심장혈관 생리학의 핵심 개념인 기본적인 전기생리학과 생물물리학 원리를 다룬다.

8장 혈액

The Blood

혈액을 구성하는 요소는 심장혈관계통의 여러 기능에 필수적이며, 혈액학적 분석은 일반적으로 질병 진단 시 중요한 고려사항이다. 혈액 구성요소와 그 기능에 대한 간략한 개요를 이 장에서 언급한다. 적혈구의 가스운반과 같은 혈액의 특정 기능에 대한 보다 자세한 정보는 이 책의 다른 장에서 다룬다.

혈액 구성 *COMPOSITION OF BLOOD*

정상 성인의 혈액(5 L)은 약 55%의 혈장(plasma)과 나머지 혈액세포로 구성되어 있다(그림 8.1). 혈장은 전해질과 유기 영양물, 노폐물을 비롯한 여러 종류의 용질과 많은 중요한 기능을 가진 용해 단백질을 포함한다.

혈액세포는 **적혈구(erythrocytes, red blood cells)**와 **백혈구(leukocytes, white blood cells)**, **혈소판(platelets,** thrombocyte)으로 구성되어 있다. 성숙 적혈구는 핵이 없으며, 혈소판의 경우도 골수에 있는 거대핵세포의 세포 조각이므로 이들을 혈액세포라고 표현하기보다는 주로 혈액 "형성요소"라고 표현한다.

> **임상 적용 8.1**
> **혈장과 혈청**
>
> 에틸렌디아민테트라아세트산(EDTA) 혹은 헤파린, 시트르산나트륨과 같은 항응고 물질로 처리한 혈액 표본을 원심분리하면 그림 8.1에 나와있는 바와 같이 혈장과 세포층으로 구분된다. 총 표본 부피에 대한 표본 바닥에 쌓인 세포 부피(주로 적혈구)의 비율을 **적혈구용적률(hematocrit)**이라고 하며, 보통 40~45% 값을 보인다. 대조적으로, 혈청(혈장에서 응고단백질을 제외한 것)을 얻기 위해서는, 항응고제를 함유하지 않은 시험관에 수집된 혈액을 원심분리한다. 따라서 다양한 물질의 혈장 및 혈장 농도는 항응고제가 포함되거나 포함되지 않은 혈액 표본을 수집 및 처리한 후 임상실험실에서 각각 측정한다.

그림 8.2는 형성요소의 일반적인 기능과 기본정보를 보여주고 있다. 백혈구는 구별되는 여러 종류의 세포 유형으로 구성되며, 세포질 과립 유무에 따라 **과립구(granulocytes)** 또는 **무과립구(agranulocytes)**로 분류한다. 이들은 면역에 관여하는 골수줄기세포에서 유래된 세포이다. 백혈구는 조직손상에 대한 반응으로 발생하는 염증에도 중요하게 작용한다.

지혈 *HEMOSTASIS*

건강하고 손상되지 않은 혈관에서는 혈관 내피층과 혈액 내의 항응고 및 응고인자 그리고 혈소판과 관련된 복잡한 균형에 의해 혈액의 자유로운 흐름이 유지된다. 혈관 속공간을 감싸는 내피세포는 혈소판억제제인 **프로스타시클린(prostacyclin)**과 **산화질소(nitric oxide)**를 생성하고, 표면에는 헤파린설페이트(heparan sulfate) 및 트롬보모듈린(trombomodulin)과 같은 항응고 분자가 발현된다. 자유로운 흐름은 정상적인 생리기능에 필수적이지만, 혈관에 손상이 생겨 출혈이 생기는 경우 혈관내에서 혈류는 멈춰져야 한다. 출혈이 멈추는 **지혈**은 다음과 같은 3단계로 이루어진다:

1. 혈관수축
2. 혈소판마개 형성
3. 혈액응고(coagulation, clotting)

혈관 손상에 대한 혈관수축 반응은 물리적 손상에 대한 반사와 혈소판과 내피세포에서 방출되는 물질에 의해 신속하게 일어난다. 혈소판마개 형성(그림 8.3)에서 혈소판의 초기 유착은 수동적인 과정이다. 하지만 혈전 형성이 진행되는 동안 혈소판은 활성화되어 혈소판 형태에 변화가 일어나고(판모양에서 거짓발이 있는 공모양으로), 혈소판내 대사과정이 활성화되며, 과립 내용물이 방출되어 궁극적으로 혈류를 멈추게 하는 혈소판 응집이 일어나 혈소판마개가 형성된다(그림 8.3).

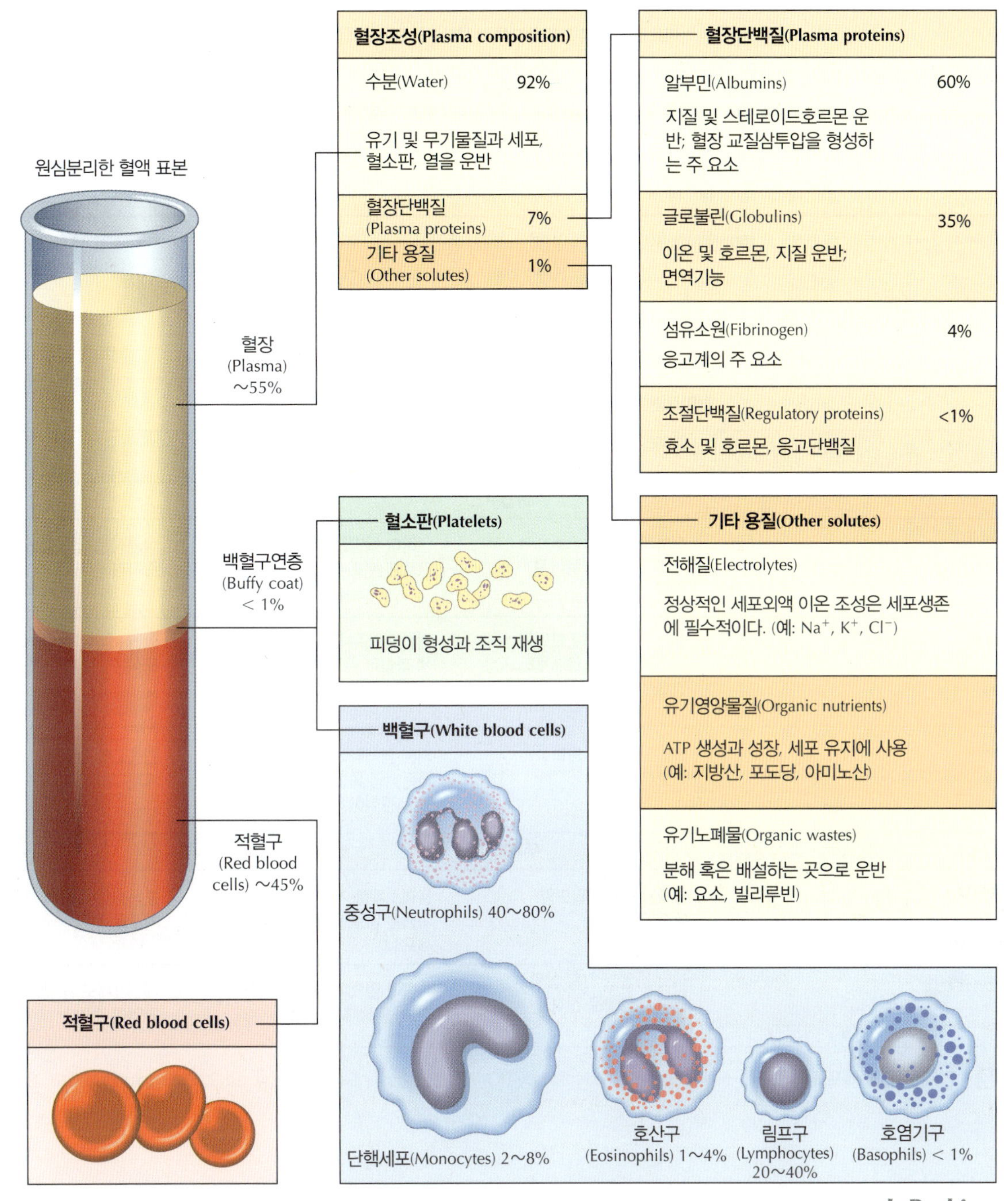

그림 8.1 혈액 구성 원심분리한 응고되지 않은 인간 혈액 조성

지혈의 세 번째 구성 요소인 **혈액응고**는 혈액 상태가 액체에서 젤로 변하는 과정이다. **응고연쇄반응(coagulation cascade)**은 혈액내에서 응고인자(zymogens, 효소원)를 연속적으로 활성화시키기 위해 발생하는 효소반응의 연속단계를 말하며, 궁극적으로 섬유소원(fibrinogen)을 섬유소(fibrin)로 중합시킨다(그림 8.4). 혈소판마개는 안정화되고, 중합된 섬유소가 마개에 축적되어 덩이가 형성됨에 따라 지혈이 이루어진다.

라이트염색 혈액 도말표본에서 적혈구와 혈소판 형태						
세포	**직경(μm)**	**생존기간**	**세포수/혈액 1L**	**모양과 핵 형태**	**세포질**	**기능**
적혈구[Erythrocyte (red blood cell)]	7~10	120	5×10^{12} 남성, 4.5×10^{12} 여성	양면이 오목한 원반, 무핵	헤모글로빈이 호산성이어서 분홍색을 띰; 중앙 부분에 광륜	O_2와 CO_2가 결합하는 헤모글로빈 운반
혈소판[Platelet (thrombocyte)]	2~4	10	$150 \sim 400 \times 10^9$	양면이 오목한 둥근판, 무핵	옅은 파랑, 중심부는 진한 과립질, 말초는 다소 연한 투명질	지혈 시 혈액응고를 촉진; 내피세포 손상 시 마개 형성

라이트염색 시 백혈구 형태(총 수: $5 \sim 10 \times 10^9$ /혈액 1L)					
세포	**직경(μm)**	**감별계산(%)**	**핵**	**세포질**	**기능**
			과립구		
중성구(Neutrophil)	9~12	40~80	진하게 염색되며 3~5개의 엽으로 나누어져 있음	연하며 특별한 작은 과립들이 고르게 분포	식균작용; 급성세균감염 시 숫자가 증가
호산구(Eosinophil)	12~15	1~4	진하게 염색되며 모여있는 염색질 형태로 2개의 엽으로 구성	거칠고 매우 잘 휘는 큰 붉은색 과립이 골고루 분포	항원-항체 복합체와 기생충 포식
호염기구(Basophil)	10~14	0~1	2개 혹은 여러 개의 엽으로 구성	기본 염색약에 염색되는 크고 파란색의 특별한 과립과 핵은 간혹 관찰이 안 되기도 함	항응고에 관여; 혈관 투과도를 증가
			무과립구		
단핵세포(Monocytes)	12~20	2~8	들쑥날쑥한 콩팥모양, 옅게 염색	용해소체를 가지고 있으며 과립은 없는 옅은 파란색 세포질	운동성이 있으며 큰포식세포로 전환
림프구(Lymphocyte) • 작은 것 • 중간부터 큰 것	 6~10 11~16	20~40	작고 둥글고 간혹 살짝 톱니 모양으로 진하게 염색	과립이 없으며 약간 호염기성, 푸른색에서 회색	체액(B세포)과 세포(T세포) 면역이 관여

그림 8.2 인체혈액내 세포들의 특징 From Ovalle WK, Nahirney PC: Netter's Essential Histology, ed 2, Philadelphia, 2013, Saunders.

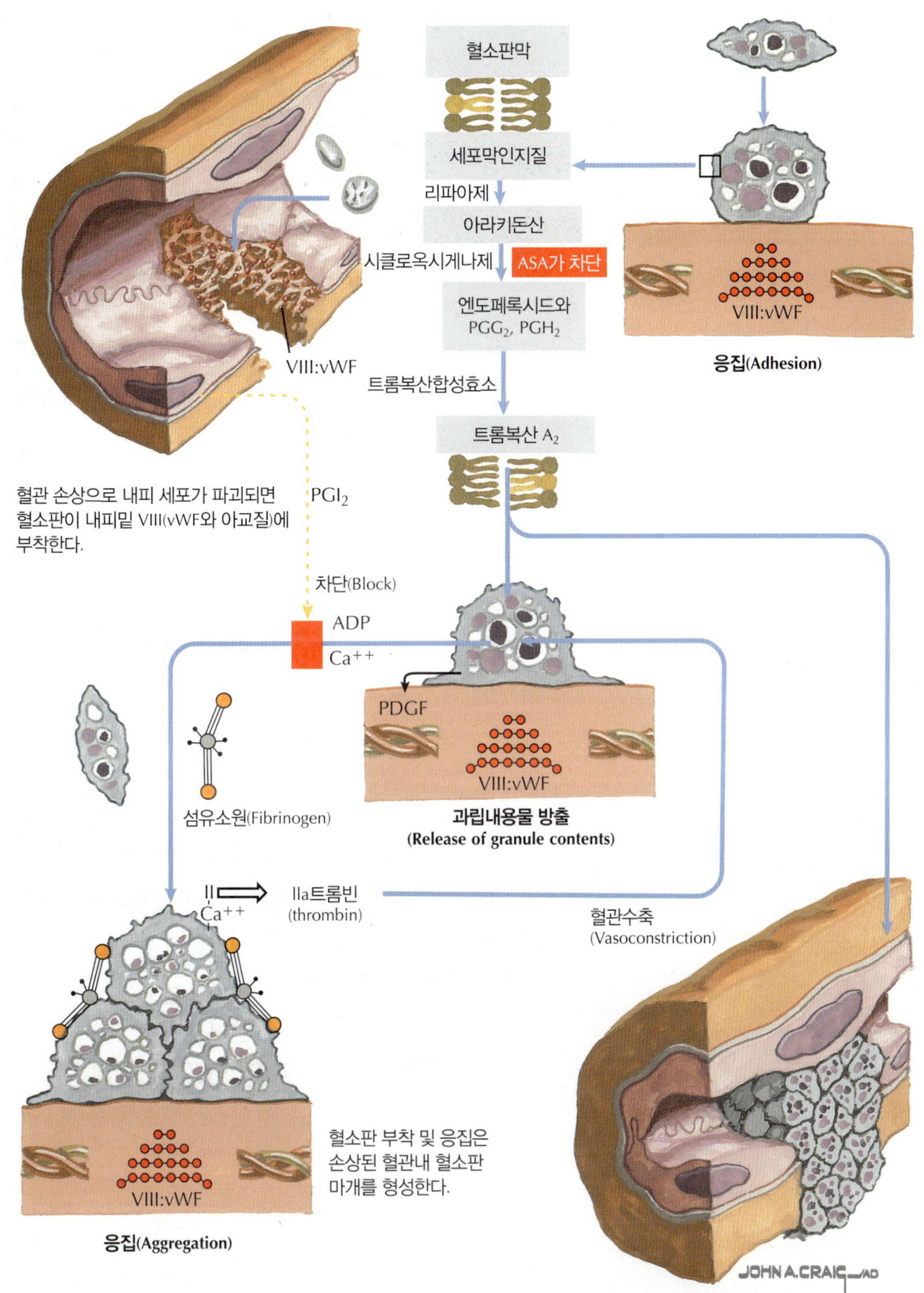

그림 8.3 지혈: 혈소판 부착과 방출, 응집 혈관 손상으로 혈소판은 내피밑아교질과 폰 빌레브란트인자(vWF, 인자 VIII와 결합), 다른 분자에 부착한다. 혈소판 활성화는 아라키돈산으로부터 트롬복산A_2합성을 초래한다; 트롬복산A_2는 반응을 증폭시키고, 추가적인 혈소판을 활성화시키며, 또한 혈관수축을 일으킨다. 혈소판 방출반응은 ADP와 Ca^{2+}, 다양한 성장 인자를 포함한 과립 내용물 방출을 초래한다. 트롬복산A_2와 마찬가지로 ADP는 반응을 증폭시키고 더 많은 혈소판을 활성화시킨다. 혈소판 활성화는 표면에 접착당단백질 발현도 초래한다. 혈소판은 섬유소원에 대한 결합 부위를 발현한다; 혈소판 응집은 이 혈장단백질의 교차결합에 의해 일어난다. 아스피린(ASA)은 시클로옥시게나제 효소를 차단하여 혈소판에서 트롬복산A_2 합성을 억제한다(다양한 조직에서 프로스타글란딘 및 프로스타사이클린과 같은 다른 시클로옥시게나제 생성물 합성도 억제한다). *PDGF*, 혈소판유래성장 인자; *PGG_2*, 프로스타글란딘G_2; *PGH_2*, 프로스타글란딘 H_2; *PGI_2*, 프로스타글란딘 I_2.

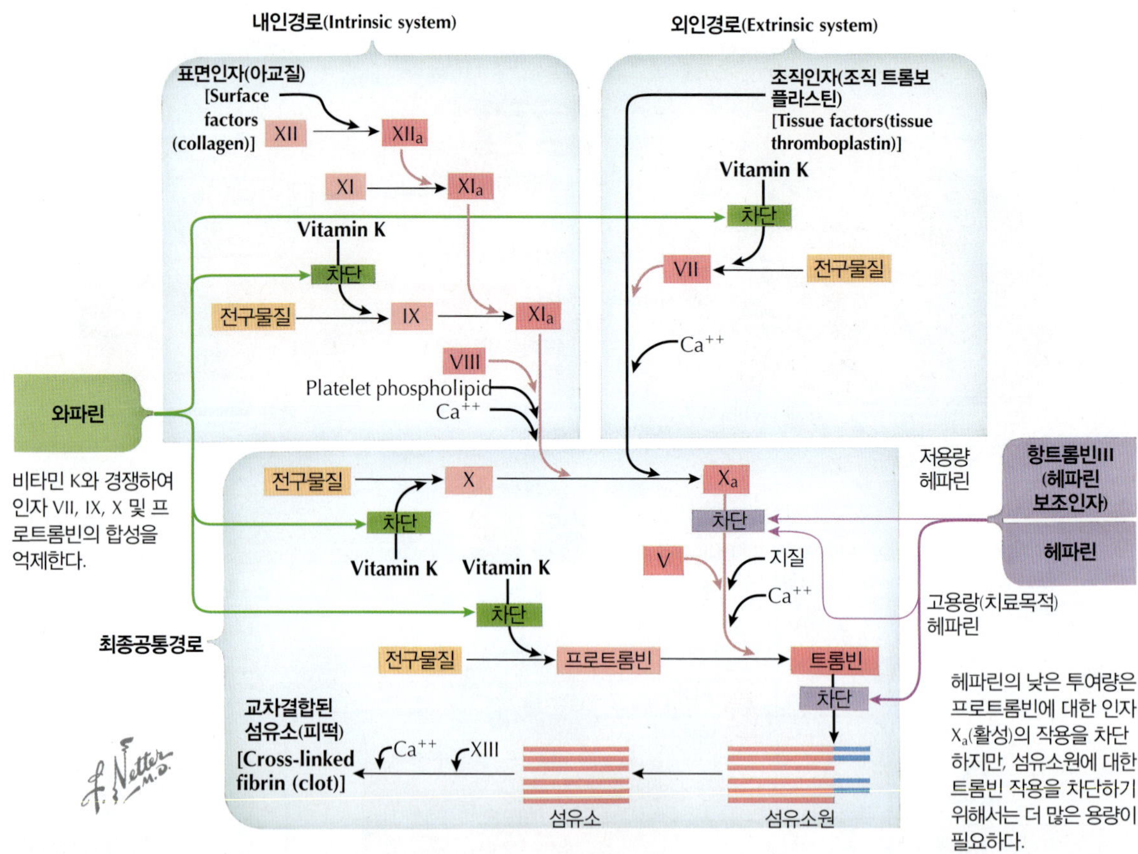

그림 8.4 혈액응고 연쇄반응 혈액응고는 두 경로를 통해 시작된다. 내인경로에서 아교질과 같은 표면인자에 혈액이 노출되면 인자XII가 활성화되고 궁극적으로 인자X를 활성화시키는 연쇄반응을 일으키며, 최종 공통경로의 첫 번째 단계는 섬유소원을 중합을 통해 섬유소로 전환시키는 것이다. 외인경로는 혈액이 조직 손상 중에 조직인자에 노출될 때 활성화된다; 이어서 VII 인자 활성화는 최종 공통경로로 이어진다. 비타민 K는 여러 응고인자의 간 합성에 필요하다. 항응고제인 와파린은 이러한 요소들의 비타민 K 의존성 합성을 억제한다. 헤파린은 그림에서 설명한 기전을 통해 항응고제 역할을 한다.

지혈은 창상 치료의 초기 단계에서 분명히 중요한 요소이다. 그러나 궁극적으로 지혈 동안 형성된 섬유소 덩이는 **섬유소용해(fibrinolysis)**로 알려진 과정에 의해 제거된다. 혈관이 손상되면 내피세포는 단백분해효소인 조직플라스미노겐 활성제를 분비하여 혈장 단백질인 플라스미노겐을 플라스민으로 전환시킨다. 플라스민은 섬유소를 분해하여 용해시키는 효소이다.

임상 적용 8.2
HIV/AIDS

사람면역결핍바이러스(human immunodeficiency virus, HIV)는 전 세계적으로 수천만 명의 사람을 감염시켰다. 이 레트로바이러스는 림프구의 일종인 **도움T세포(helper T cells)**(특히 CD4+T세포)뿐만 아니라 **큰포식세포(macrophage)**(조직의 분화된 단핵구)에 들어간다. 바이러스 RNA는 역전사를 통해 바이러스 DNA 생산을 위한 주형으로 사용된 후, 바이러스 DNA는 숙주 DNA에 통합된다. 다양한 잠복기가 지나면 DNA는 전사되고, mRNA가 가공 및 부호해독이 되면 바이러스 RNA가 단백질로 포장되어 새로운 바이러스를 생성하여 추가 세포를 감염시킨다. 감염된 T세포는 세포사멸과 바이러스에 의한 직접적인 세포사, CD8세포독성림프구에 의한 세포사 등에 취약해진다. CD4+세포 손실은 면역체계의 무능력을 초래하고, 기회감염 및 암에 대한 감수성을 갖게 한다; 이 상태를 **후천면역결핍증후군(acquired immunodeficiency syndrome, AIDS)**이라고 한다. HIV는 성 접촉 및 수혈, 모유 수유를 통해 감염된 사람으로부터 전염될 수 있다. HIV 감염은 치료할 수 없는 만성질환이다; 현재 치료법은 항레트로바이러스 약물의 조합을 사용하여 AIDS 진행을 막는 것에 관리의 초점을 두고 있다. 약물 조합에는 진입억제제와 역전사효소억제제, 통합효소제억제제, 단백분해효소억제제, 바이러스 유전자를 조절하는 약물이 포함된다(그림 참조).

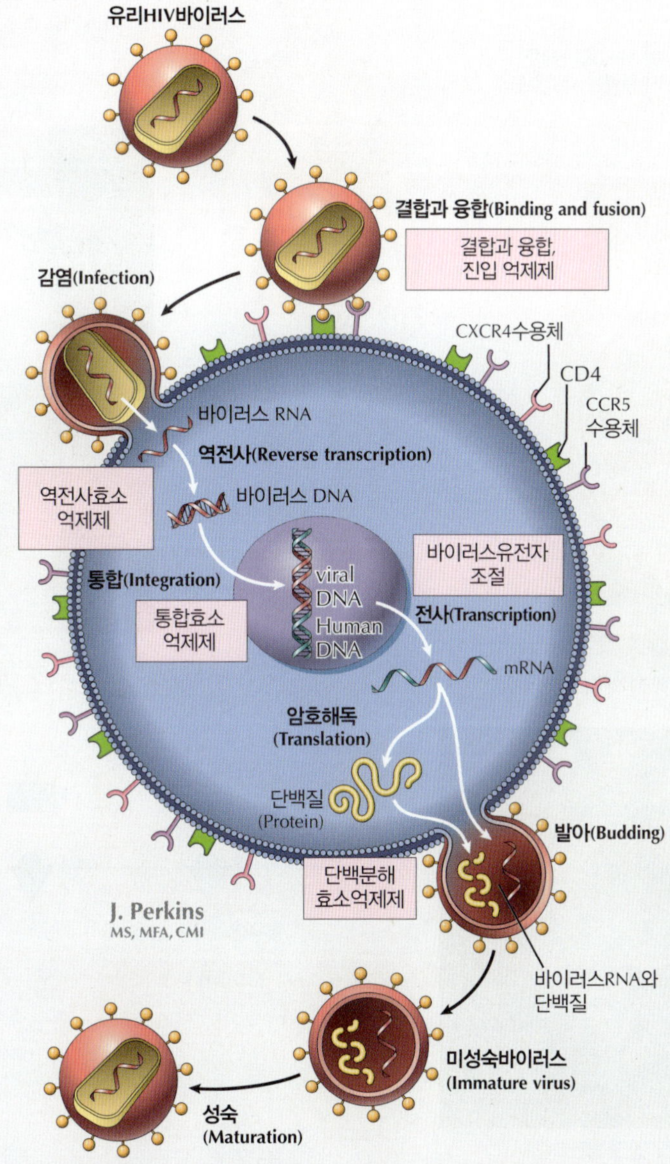

HIV 감염과 증식 HIV감염을 치료하기 위해 사용하는 약물의 작용 장소는 분홍색 상자로 표시되어 있다.

임상 적용 8.3
혈우병 A와 B (Hemophilia A and B)

혈우병 A와 B는 응고계에 영향을 주는 성연관(sex-linked) 유전질환이다(두 질병 모두 여성에서 드물다). 응고인자 VIII 및 IX의 기능적 활성도는 혈우병 A 및 B에서 각각 감소되거나 결핍되어 잠재적으로 심각한 출혈 경향 및 지혈 능력에 손상을 초래한다. 심한 혈우병 환자는 기능을 하는 응고인자가 크게 감소되어 있다. 병태생리학적 발현은 내, 외부 출혈의 결과들이다. 출혈관절증(관절 내 출혈)과 깊은근육 출혈, 외상으로 인한 두개골 내 출혈이 발생할 수 있다. 치료는 결핍인자인 VIII 또는 IX 인자의 주기적 주입이다.

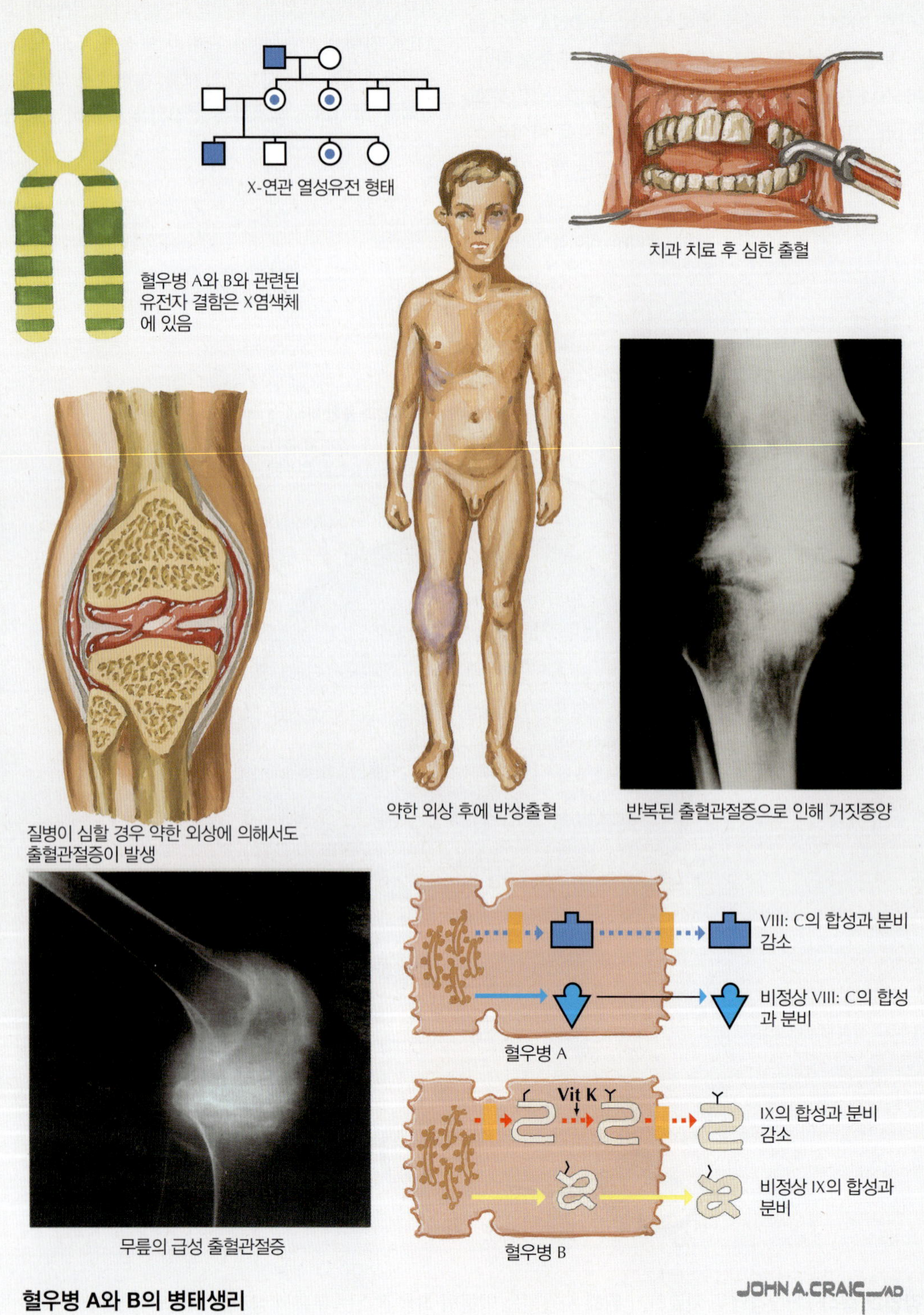

혈우병 A와 B의 병태생리

9장 심장과 순환계 개요

Overview of the Heart and Circulation

심장혈관계통의 주요 기능은 가스 수송과 영양분 전달, 노폐물 제거이다. 이 기능은 심장과 혈관의 구조적 완전성을 바탕으로 한 혈액순환에 달려 있다. 이 장에서는 사람 심장과 순환의 주요 구조적 특징을 공부한다.

순환의 일반적 개요 *GENERAL SCHEME OF THE CIRCULATION*

심장혈관계통은 심장과 혈관, 혈액으로 구성된다. 전체 순환은 직렬회로(그림 9.1)로 특징지을 수 있다:

- 산소화 혈액은 왼심실에 의해 온몸동맥순환으로 내보내지고,
- 탈산소화 혈액은 온몸정맥을 통해 오른심방으로 되돌아오고,
- 오른심실은 이 혈액을 폐순환계로 보내고,
- 재산소화된 혈액은 폐정맥을 통해 왼심방으로 간다.

따라서 폐에서 왼심장으로 돌아온 모든 산소화 혈액은 온몸순환을 통해 흐르고, 오른심장으로 되돌아오는 모든 탈산소화 혈액은 재산소화를 위해서 폐순환계로 내보내진다. 이러한 순환 과정에서 국소순환은 서로 병렬로 연결되어 있다. 예를 들어, 뼈대근육 혈관은 콩팥혈관계와 병렬로 놓여 있다. 온몸순환계와 폐순환계 모두에서 동맥은 몸과 폐 모세혈관에 혈액을 공급하는 *분배혈관*이다. 정맥은 모세혈관내 혈액을 심장으로 되돌려 주기 위한 수집혈관이다; 이들은 탈수 또는 출혈이 발생할 경우, 정맥수축을 통해 혈압의 전반적인 상승이 일어날 수 있도록 저장기능도 가지고 있다. 5 L의 총 혈액량 중 60% 이상이 온몸정맥에 저장되어 있다(그림 9.1 참조).

심장 구조 *STRUCTURE OF THE HEART*

사람 심장은 2개의 심실과 2개의 심방으로 구성되어 있다. 온몸순환계로 혈액을 고압으로 배출하는 것은 왼심실 작용에 의해 이루어진다(그림 9.2). 이 배출 동작에서 심실사이벽은 왼심실의 일부로 기능한다. 오른심실은 더 낮은 압력에서 혈액을 폐순환계로 배출한다. 왼심실 수축은 방 수축과 함께 바닥에서 꼭지까지 길이도 짧아지게 한다; 오른심실은 가쪽에서 안쪽으로 풀무와 같은 형태의 약한 수축을 보이며 바닥에서 꼭지가지 길이는 조금 짧아진다. 왼심실에서 심방으로 혈액 역류는 왼심실과 심방 사이의 **승모판(mitral valve)**에 의해 방지된다. 오른심실과 심방은 **삼첨판(tricuspid valve)**으로 분리되어 있다. **힘줄끈(chordae tendinae)**은 **꼭지근(papillary muscles)**과 승모판 및 삼첨판을 연결하는 힘줄이다. 힘줄끈과 꼭지근은 심실 박출 시 승모판 및 삼첨판 판막이 심방으로 뒤집어지는 것을 막아 심방으로의 혈액 역류를 방지한다. 혈액 구출 동안, 대동맥 및 폐동맥 판막은 열려 있다; 이들은 심장 충만 시 심실로의 역류를 방지한다. 판막 개폐는 압력 경사에 대한 판막의 수동 반응이다.

포유류와 조류에서 심장이 4개 방으로 구성된 것은 폐로부터 심장으로 돌아오는 산소화 혈액과 온몸순환계로부터 되돌아오는 탈산소화 혈액이 혼합되는 것을 막기 위한 필수불가결한 구조이다. 이러한 구조에 의해 생성된 직렬순환의 효율은 이들의 높은 대사율과 온혈 성질과 잘 일치한다. 일부 파충류에도 4개의 방을 가진 심장이 있다. 양서류는 3개의 방으로 된 심장으로 이중 혈액 순환(dual circulation)을 가지고 있다; 심실은 두 개의 펌프로 분리되지 않는다. 4개의 방에 의해 이중 순환이 가능한 것과 대조적으로, 물고기는 단일 순환과 2개의 방이 있는 심장을 가지고 있다.

심장전도계 *CONDUCTION SYSTEM OF THE HEART*

심장은 혈액을 효과적으로 박출하기 위해 방들의 조화로운 수축과 이완이 필요하다. 휴식 시, 이 주기는 분당 약 70회 정도 발생한다. 박동조율기로 작용하는 굴심방결절(sinoatrial node)

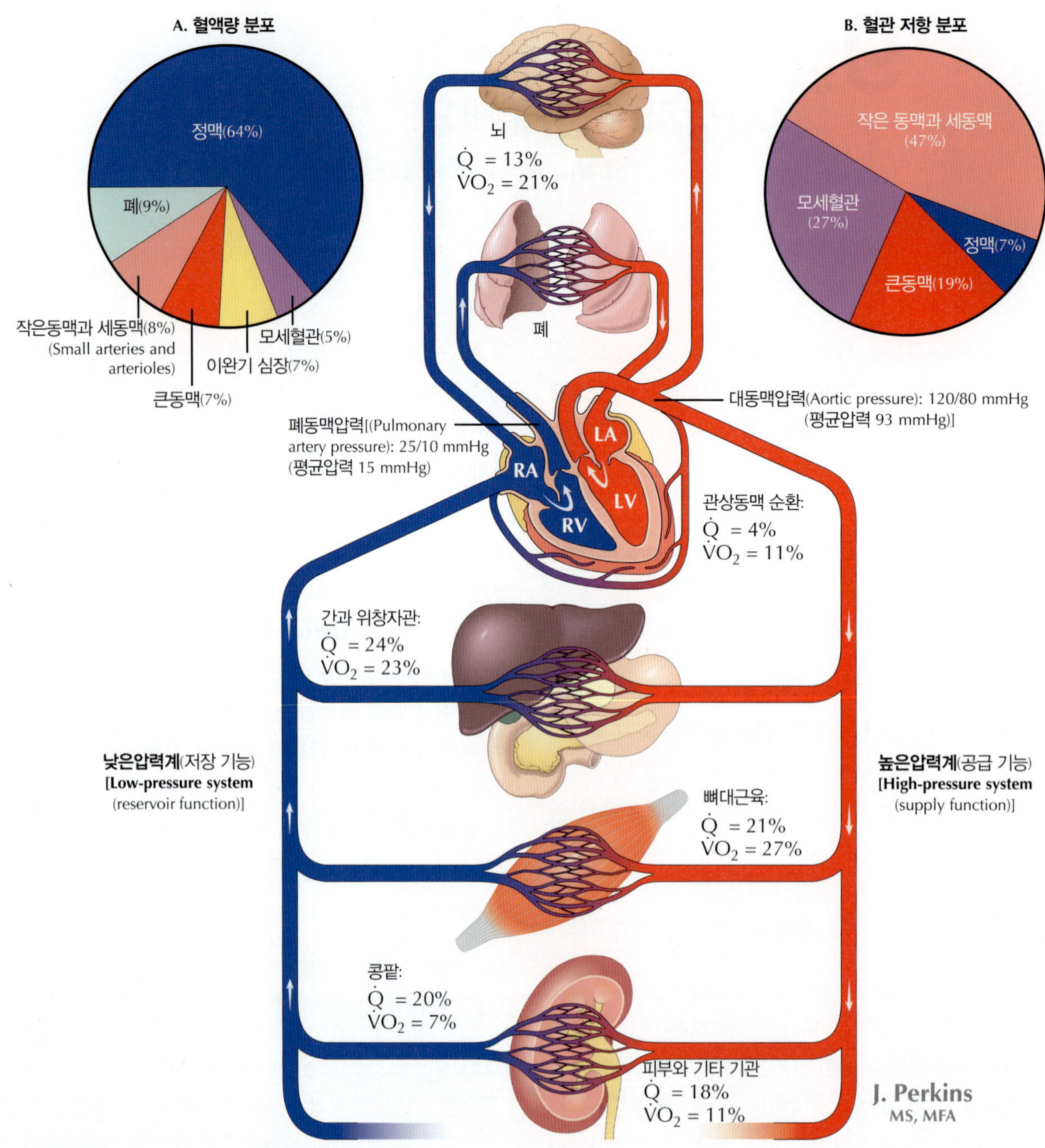

그림 9.1 순환의 간단한 개요 전체 O_2소비에 대한 상대적인 산소사용률($\dot{V}O_2$)과 다양한 기관에 대한 혈류분포($\dot{Q}$)가 심장박출량의 분률로 표시되어 있다. 원형 차트는 계통 전반에 걸친 혈액량의 분포**(A)**와 혈관 저항 분포를 전체 저항의 백분율**(B)**로 나타내고 있다. 심혈관계통에서 가장 많은 양의 혈액이 분포하는 곳은 정맥계이다. 혈류에 대한 가장 큰 저항은 작은동맥과 세동맥에 존재한다. 그림의 모든 값은 휴식 시 관찰된 값이다; 이 값들은 운동과 같은 생리적 요구 사항 변화를 맞추기 위해 조정된다. *LA*, 왼심방; *LV*, 왼심실; *RA*, 오른심방; *RV*, 오른심실.

이 이러한 빈도의 심장 탈분극을 만들어낸다. 굴심방결절에서 시작된 탈분극은 심방을 지나면서 심방근육을 탈분극시키고 심방수축을 유발한다(그림 9.3). 방실결절(atrioventricular node)은 탈분극이 심실에 전파되는 유일한 경로이다. 방실결절을 통한 전기전도는 느려서 심방수축에 의한 심실충만이 충분하게 일어날 수 있도록 한다. 다음으로, 탈분극은 His다발을 지나서, 왼쪽과 오른쪽 다발갈래를 통해 푸르킨예섬유와 심실근육으로 빠르게 진행되어 심실수축을 일으킨다.

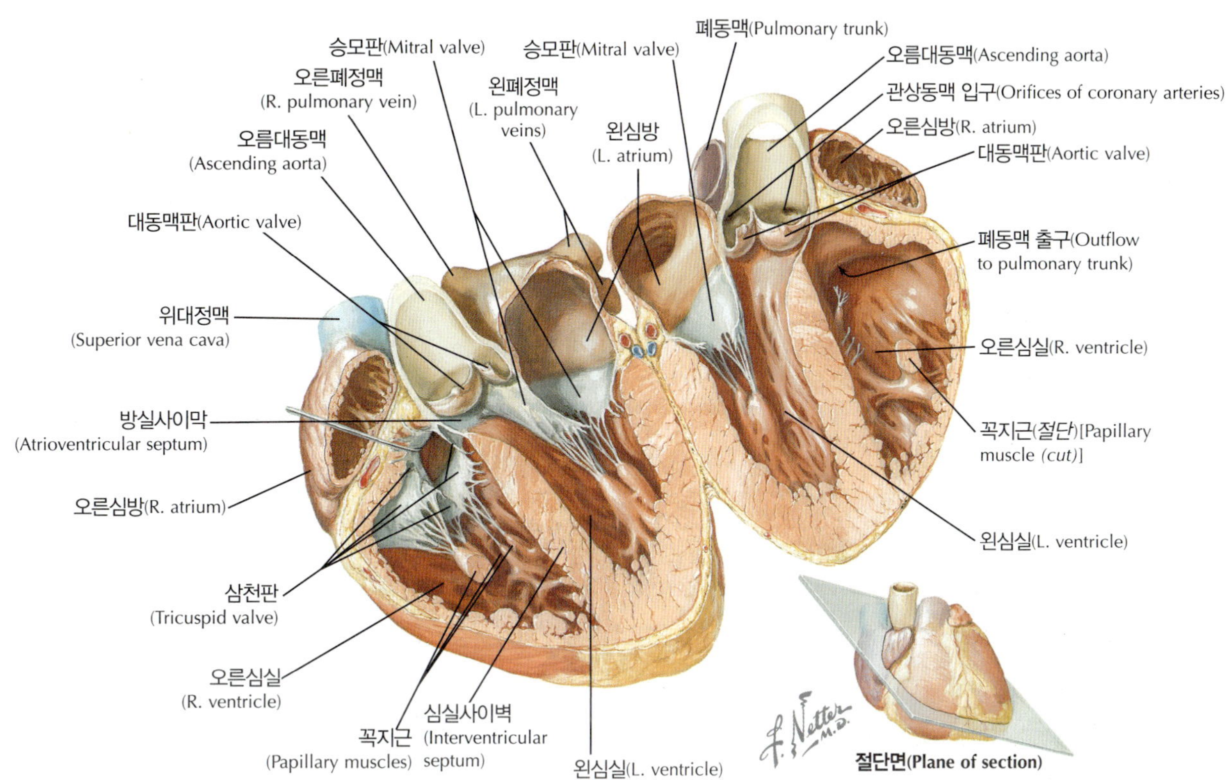

그림 9.2 **심장 구조** 근육이 많은 왼심실은 고압 온몸순환계로 혈액을 짜내고, 근육이 적은 오른심실은 혈액을 저압 폐동맥순환계로 짜낸다. 승모판과 삼첨판은 심방내로 혈액이 역류하는 것을 방지하며, 대동맥 및 폐동맥 판막은 대동맥 및 폐동맥에서 심실로 혈액이 역류되는 것을 방지한다.

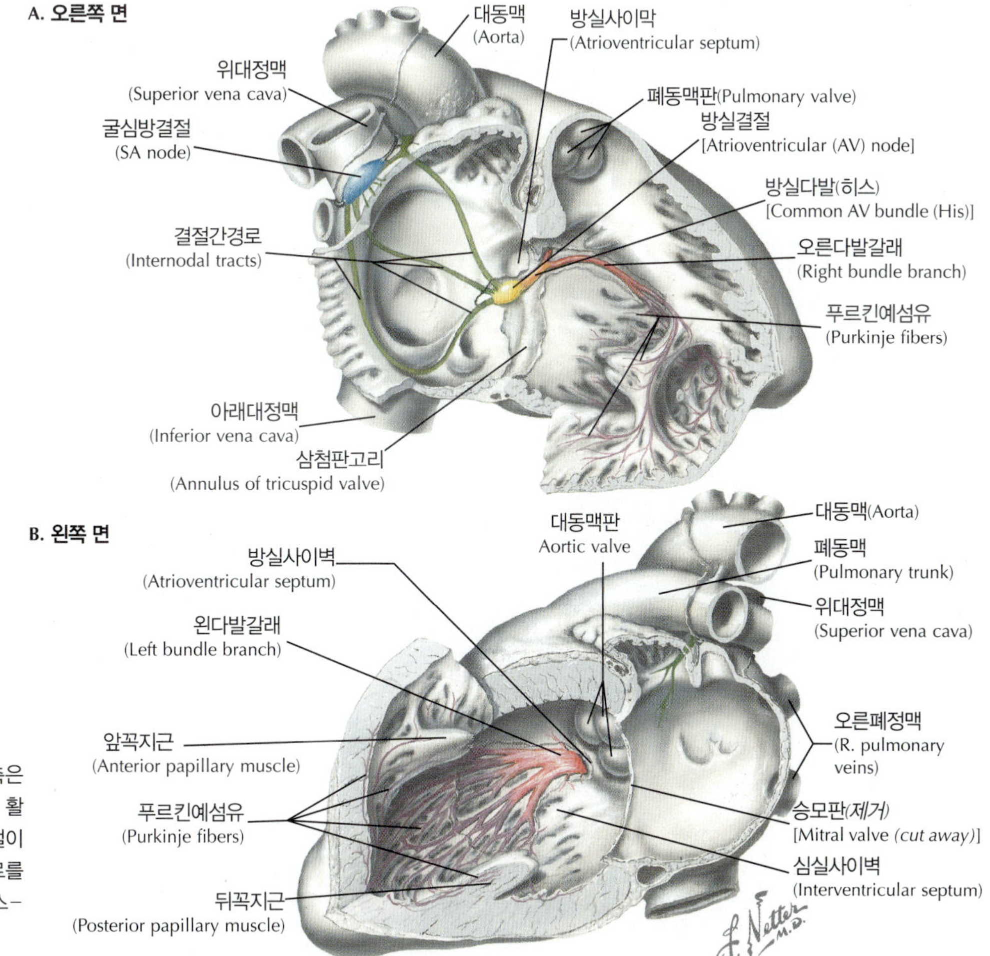

그림 9.3 **심장전도계** 심장근육 수축은 전기적 탈분극에 의해 시작된다. 이러한 전기 활동을 하는 심장박동조율기는 굴심방(SA)결절이다. SA결절에서 시작된 흥분파는 결절간경로를 따라 방실(AV)결절로 이동한 다음 심실의 히스-푸르킨예계를 통해 전파된다. *R*, 오른

임상 적용 9.1
질병에 의한 심장 구조 변화
(Cardiac Structural Changes in Disease)

심장의 정상적인 구조는 판막질환과 전신 또는 폐동맥 고혈압, 심장기능상실, 기타 질병이 있는 환자에서 변화될 수 있다. 심장 구조에 영향을 미치는 일반적인 질병은 다음과 같다:

- 폐고혈압: 오른심실에 장기적으로 부하가 걸리면 이에 대한 반응으로 오른심실비대가 발생할 수 있다.
- 대동맥협착(aortic stenosis, 대동맥판막 협착): 심실이 수행해야 하는 작업이 매우 증가해서 이에 대한 반응으로 좌심실비대가 발생한다.
- 승모판기능부전(mitral incompetence): 승모판역류(mitral regurgitation, 왼심실에서 심방으로 혈액이 거꾸로 누출됨)로 인한 압력과 부피 증가는 왼심방 확장을 초래한다.

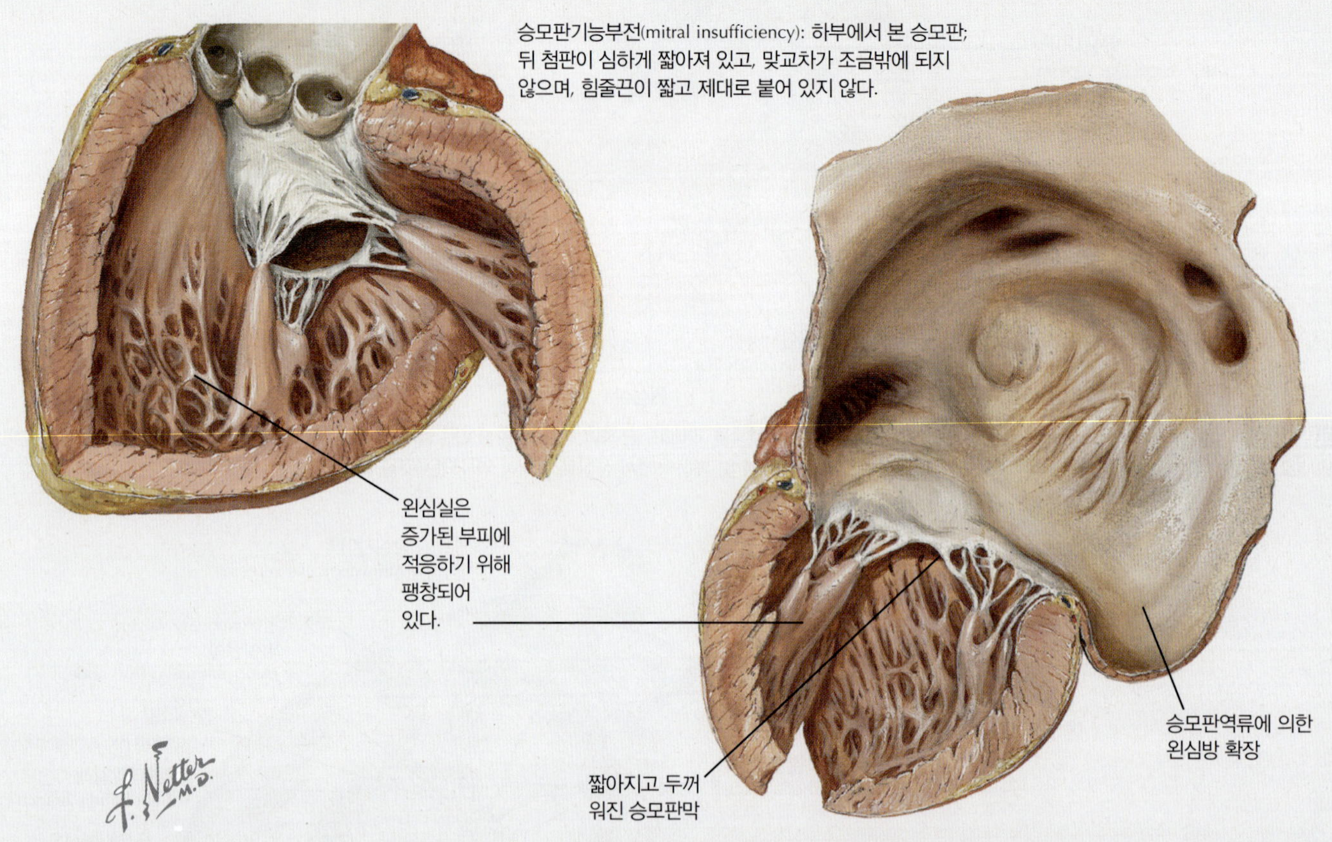

승모판역류에 의한 심장 구조 변화 승모판 기능부전은 수축기 동안 왼심방으로 혈액 역류를 초래한다. 만성승모판역류는 왼심방 확장과 왼심실 팽창을 초래한다.

10장 심장 전기생리학

Cardiac Electrophysiology

심장세포는 다른 흥분세포와 유사하게 활동전위를 생성할 수 있다. 활동전위 발생과 심장에서 이들의 전도는 심장의 수축과 이완의 기본이 된다; 심장을 통한 활동전위 전도는 피부에서 심전도(electrocardiogram, EEG) 형태로 기록할 수 있다.

심장 활동전위 *CARDIAC ACTION POTENTIALS*

정상적인 심장에서 **굴심방(SA)결절**의 박동조율기 활동은 휴식기에 분당 약 70회 정도의 심장 박동을 생성한다. SA결절은 위대정맥 입구 가까이 오른심방 벽에 있는 특별한 비수축 심근세포이다. SA결절세포의 안정막전위는 초기에는 약 −60 mV이지만, 주로 Na^+에 의해 발생되는 내향전류인 i_f와 내향Ca^{2+}전류인 i_{Ca}, 그리고 외향 K^+전류의 활성도 감소에 의한 결과로 세포는 점진적으로 자발적 탈분극을 한다. 내향전류로 인한 *확장기탈분극(diastolic depolarization)*은 SA결절세포가 박동조율기로 활동할 수 있도록 한다. 문턱값에 도달하면, T형 및 L형 Ca^{2+}통로 개방에 의해 활동전위 상행각이 발생한다(그림 10.1). 재분극은 K^+전도도 증가와 Ca^{2+}통로 닫힘으로 야기되며, 박동조율 주기는 완료된다. 심방과 심실 경계에 있는 심방사이벽(심방중격)내에 존재하는 **방실(AV)결절세포**의 활동전위는 SA세포와 비슷하지만 이보다 느린 박동조율 빈도를 가지고 있기 때문에, 정상적인 기능을 하는 심장에서는 굴심방결절의 박동조율 활동에 의해 억제되어 있다.

SA및 AV결절세포와 달리, 다른 심장세포의 탈분극은 Ca^{2+}유입보다는 Na^+유입에 크게 의존한다. 심실 및 심방 근세포와 히스-푸르킨예계 세포의 활동전위는 확실하게 구분되는 5단계를 가지고 있다(그림 10.1 참조).

- **4시기(안정막전위):** 이들 세포에서의 안정막전위는 주로 K^+유출에 의해 형성되며, K^+에 대한 Nernst전위와 거의 비슷하다. 직전 활동전위에 의해 변경된 이온농도는 4시기 동안 Na^+/K^+ATPase와 Na^+/Ca^{2+}교환기, ATP의존 Ca^{2+}펌프에 의해 안정 수준으로 회복된다.
- **0시기(활동전위 상행각):** 빠른 탈분극은 세포가 문턱값에 도달하면 발생하고, Na^+가 통과하는 빠른 통로가 열린다. 이 기전에는 내향정류K^+전류(i_{K1})(inwardly rectified K^+current)의 전도도 감소도 관여한다. 빠른 상행각은 심장 전도계를 통한 빠른 탈분극 전도에 중요하게 작용한다.
- **1시기(고원기 이전 빠른 재분극):** 이 시기는 Na^+통로 비활성화 및 전압의존K^+통로 열림으로 인해 일시적인 외향 K^+전류(i_{TO})가 만들어지기 때문에 발생한다.
- **2시기(고원기):** 고원기 동안 전압의존적이며 느린 L형 Ca^{2+}통로가 열려 Ca^{2+}내향전류가 만들어지므로 막은 탈분극을 유지한다. 동시에 전압의존K^+통로(지연정류K^+통로)를 통한 K^+외향전류가 발생한다.
- **3시기(재분극):** L형Ca^{2+}통로의 점진적인 불활성화는 K^+통로 활성화로 이어지고, 실질적으로 내향정류K^+전류(i_{K1})로 인해 신속한 재분극이 일어난다.

활동전위 고원기는 기능적으로 중요하다. 왜냐하면 정상적으로 심장세포의 조기탈분극과 이와 관련된 부정맥을 예방하기 때문이다. 1시기부터 시작하여 3시기 대부분인 고원기에 걸친 **효과불응기(effective refractory period)**가 있어, 그 동안 다른 활동전위가 발생할 수 없기 때문이다. 그 다음에는 **상대불응기**가 존재하며, 이 시기는 안정막전위로 완전히 회복될 때까지 지속된다; 이 기간 동안은 휴식상태보다 활동전위 발생이 더 어렵다.

> 심박동수변동(chronotropic)과 전도영향(dromotropic), 수축촉진(inotropic)효과는 각각 심박수와 전도속도, 심근 수축성을 변경하는 효과이다. 양성심박동수변동 약제는 심박수를 증가시킨다. 교감신경계 자극은 심장의 심박동수변동과 전도영향, 수축촉진 상태를 증가시키는 반면, 부교감신경계는 주로 심박동수변동과 전도영향 상태를 감소시킨다.

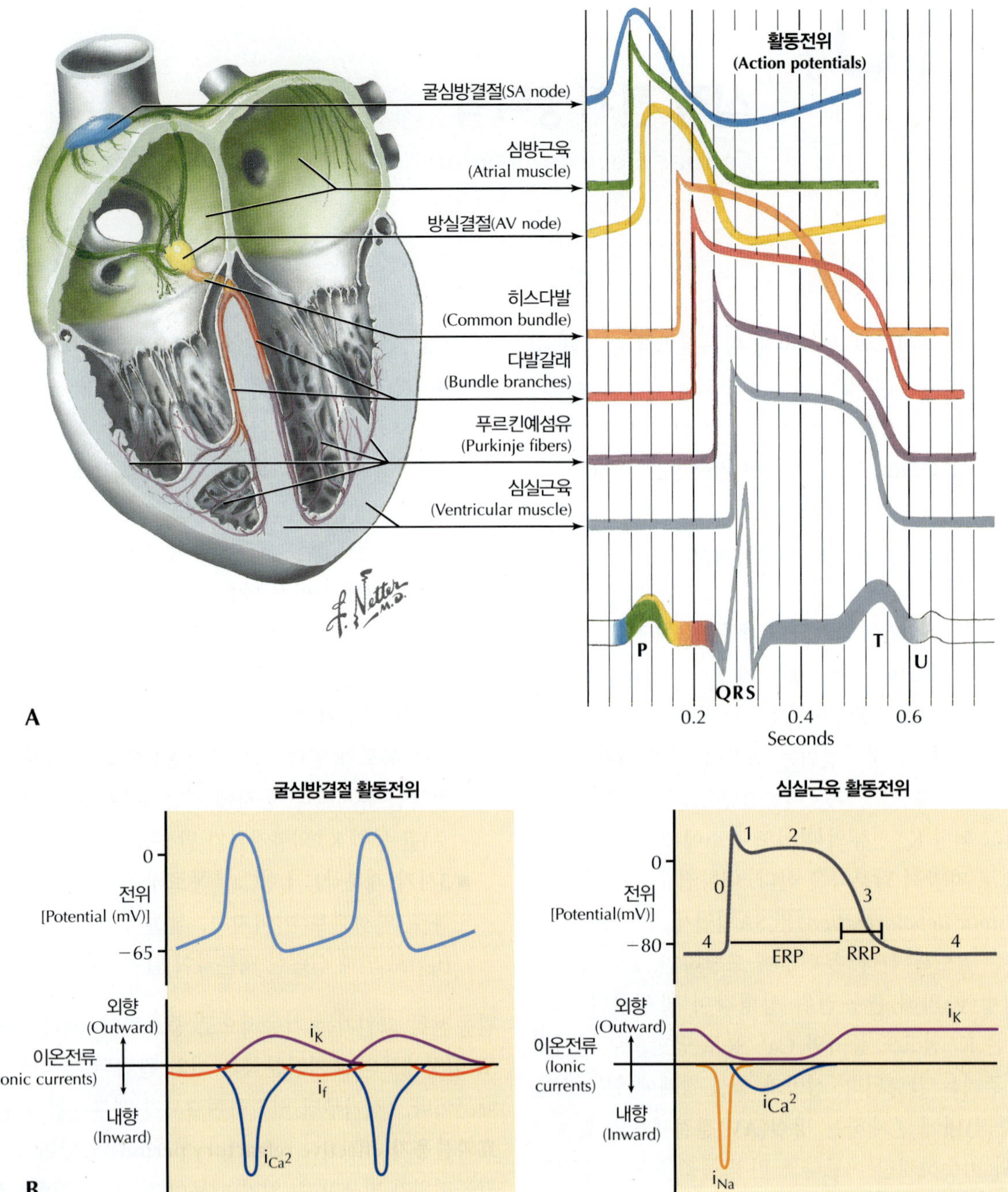

그림 10.1 **심장의 전기활동** 심장 전도계를 따라 탈분극 파동이 굴심방결절에서 시작해서 심실근에서 끝날 때까지 활동전위 모양은 바뀐다. 심전도(ECG)는 심장 탈분극 및 재분극과 관련된 신체 표면전위 변화를 기록한 것이다. 정상적인 심전도는 P파와 QRS복합, T파로 구성되어 있다. 50~70% 사람에서 U파가 기록된다. 하지만 왜 생기는지는 잘 모른다**(A)**. 활동전위 모양의 차이는 관여하는 특정 이온전류 차이에 의해 발생한다**(B)**. 방실(AV)결절세포에서는 안정막전위로부터 스스로 탈분극이 일어나는 것을 관찰할 수 있으며, 이로 인해 자발적인 활동전위가 발생한다. 심실근세포(히스-푸르킨예계도 동일)에서는, 탈분극파의 빠른 전도를 가능하게 하는 0기의 날카로운 상행각을 볼 수 있다. 2기의 고원기는 조기 탈분극을 방지하는 데 중요하다. 유효불응기(ERP) 동안은 다른 활동전위가 발생되지 않는 기간이다; 상대불응기(RRP) 동안은 4기보다 활동전위를 만들기가 훨씬 어렵다.

심장에서 탈분극파가 전도되는 동안 활동전위에 의해 생성된 국소전류의 결과로 전방전파가 일어나고, 일단 탈분극된 세포는 불응기를 보이기 때문에 한방향 탈분극이 유지된다.

심전도 *ELECTROCARDIOGRAM*

심전도는 심장 탈분극과 재분극에 의해 생성되는 신체의 표면 전위 변화를 기록한 것이다. 심전도를 통해 다음과 같은 것을 알 수 있다:

- 비정상적인 심장 리듬과 전도
- 국소허혈 또는 경색의 존재와 위치, 범위
- 가슴공간(흉강)내 심장의 방향 및 방의 크기
- 비정상적인 전해질 수치 및 일부 약물의 영향

이러한 관찰은 여러 개의 유도로 구성된 ECG를 기록함으로써 가능하다(그림 10.2). 12개 유도 ECG는 표준유도 I 및 II, III를 포함하여 6개의 단일유도(V_1~V_6)와 3개의 증폭팔다리유도(aVL, aVR, aVF)로 구성되어 있다. 정상 심전도는 다음과 같은 파로 구성된다:

- 심방 탈분극으로 인한 P파
- 심실 탈분극을 나타내는 QRS복합
- 심실 재분극을 나타내는 T파

정상적인 심전도에서 P파는 QRS복합과 T파로 연결된다. 리듬은 SA결절에 의해 조절되기 때문에 "굴(sinus)리듬"이라고 한다. **느린맥(bradycardia)**은 휴식 시 심박수가 분당 60번(박동/분) 미만인 경우이며, **빠른맥(tachycardia)**은 100번/분 이상인 경우이다. 정상적인 굴리듬 상태에서 느린부정맥(bradyarrhythmias)이 있는 원인은 높은 미주신경 활동과 약물, 다양한 대사활동, 내분비, 신경계 질병 등이다. 굴리듬 상태에서 빠른부정맥이 발생되는 원인은 높은 교감신경계 활동과 약물, 낮은 혈액량(탈수), 대사와 내분비, 신경장애가 있는 경우 등이다. 심전도 구성 요소와 연결되는 특정 전기적 활동은 그림 10.3에서 10.5까지에 표시되어 있다.

임상 적용 10.1

방실차단(Atrioventricular Block)

심장의 정상적인 전도경로는 다음과 같다.

SA → AV → 히스다발 → 다발갈래 → 푸르킨예섬유 → 심실근육

이 경로 중간에 전도가 변경되면 부정맥이 발생한다. AV차단(심장차단)은 AV결절을 통한 전도가 변경되어 발생한 부정맥 종류이다.

- 1도 방실차단은 AV결절을 통한 전도가 비정상적으로 지연된 경우이다(심전도 PR간격이 200 msec을 초과). 정상적인 심장 리듬에서와 동일하게 각 P파는 QRS복합과 이어진 심실수축을 유발하지만 AV전도는 지연된다. 1도 방실차단만으로는 느린맥을 초래하지 않으며 다른 심장질병이 동반되어 있지 않으면 일반적으로 양성이다.
- 2도 방실차단은 AV결절을 통한 간헐적인 전도를 특징으로 한다. 결과적으로, 심전도상의 일부 P파는 QRS복합이 뒤따르지 않게 된다. 따라서 심실은 심방보다 드물게 수축한다. 심근허혈이나 경색은 2도 차단을 생성할 수 있다.
- 3도 방실차단(완전차단)은 AV결절을 통해(심방에서 심실로) 탈분극파가 전도되지 않을 때 발생한다. ECG에서 P-P간격과 R-R간격은 규칙적이지만 P파는 QRS복합과 분리된다. 심방 박동조율기 활동이 심실로 전달되지 않으며, 차단된 부위 아래에 있는 AV결절 혹은 히스다발에서 다른 박동조율기가 활동을 시작하여 40~55회/분 정도(R-R간격으로 측정)의 빈도로 심실이 수축되도록 한다. 이 경우 심박수는 교감자극에만 부분적으로 반응한다. 전도차단이 His다발에서 발생하면 심실 탈출리듬은 분당 20~40회 정도의 부적절한 심박동을 생성하여 심장박출량(하나의 심실에서 나오는 양)은 휴식 중에도 불충분할 수 있으며, 심박출량을 적절하게 조정할 수 없기 때문에 신체활동은 크게 제한된다. 일반적인 치료법은 심장 박동조율기 이식이다.

흥분파는 SA결절에서 기원하지만(P파), AV결절내 차단된 곳 아래에서 시작된 흥분파(이음부리듬)가 심실로 전도된다.

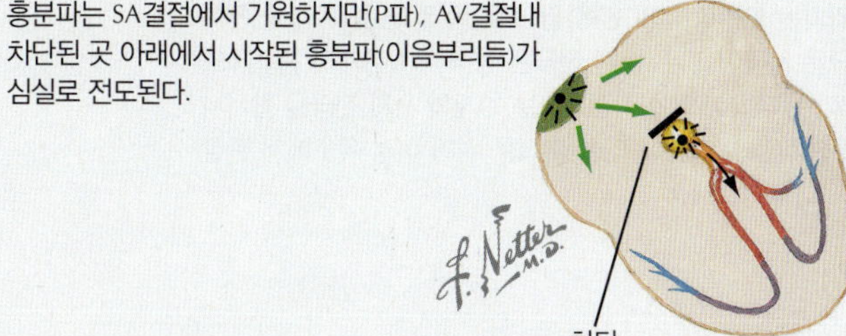

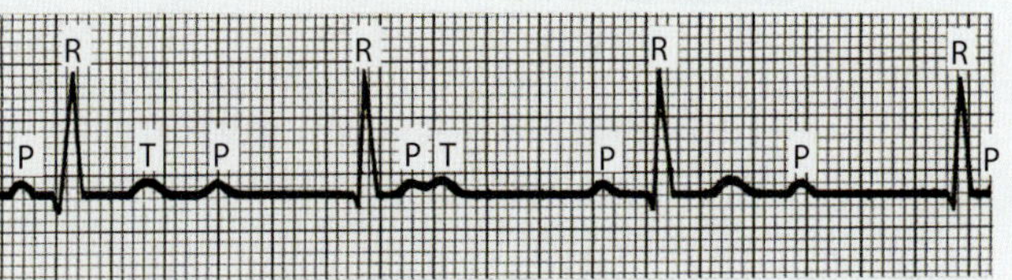

심방과 심실의 탈분극은 독립적으로 발생한다. QRS복합이 더 적게 발생하지만 분당 40~55회 정도 발생하고 모양도 정상이다.

3도 심장차단

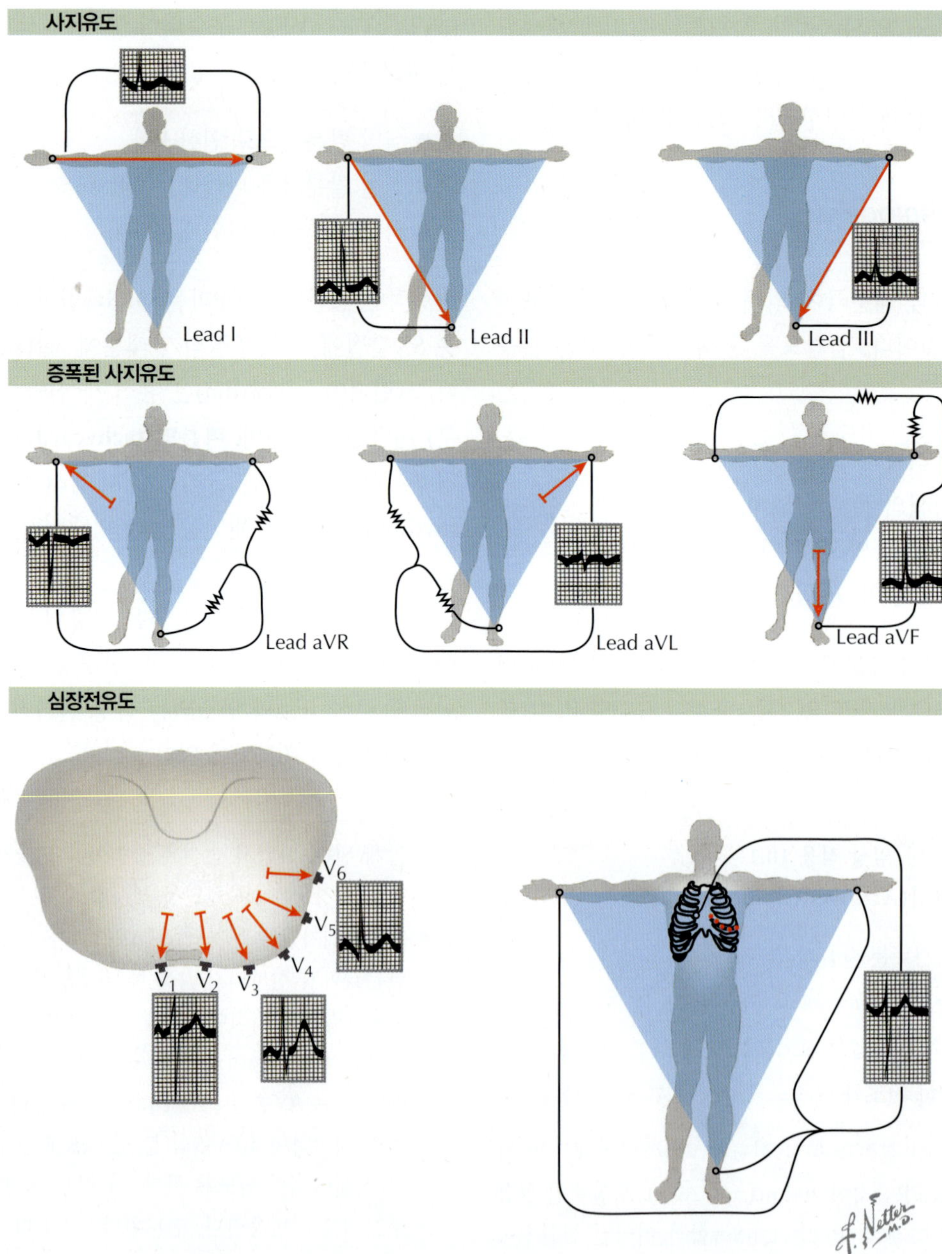

전류가 붉은색 화살표 방향으로 흐르면 심전도에서는 위방향파형으로 기록된다.
전류가 붉은색 화살표에서 멀어지는 방향으로 흐르면 심전도에서 아래방향파형으로 기록된다.
전류가 붉은색 화살표와 수직방향으로 흐르면 파형이 기록되지 않거나 이상성파형으로 기록된다.

그림 10.2 심전도 유도 심전도에서, 피부 위에 놓인 전극은 심장 탈분극 및 재분극으로 인한 전기활동을 신체 표면에서 기록하는 데 사용된다. 표준사지유도(I 및 II, III)에서 전압차는 오른쪽 팔과 왼쪽 팔, 오른쪽 팔과 왼쪽 다리, 왼쪽 팔과 왼쪽 다리 사이에서 각각 기록하며, 각 쌍의 첫 번째 전극은 음극이고 두 번째 전극은 양극이다. 3개의 증폭유도는, 음극은 2개의 사지 전극의 합이고, 제3의 사지 전극은 양극이 된다. 6개의 심장전유도는, 3개의 사지 전극을 합쳐서 음극으로 사용하고, 양극은 가슴의 지정된 위치에 배치한다. 특정 유형의 질병에 대한 분석을 위해 여러 유도에서 관찰된 결과를 비교한다.

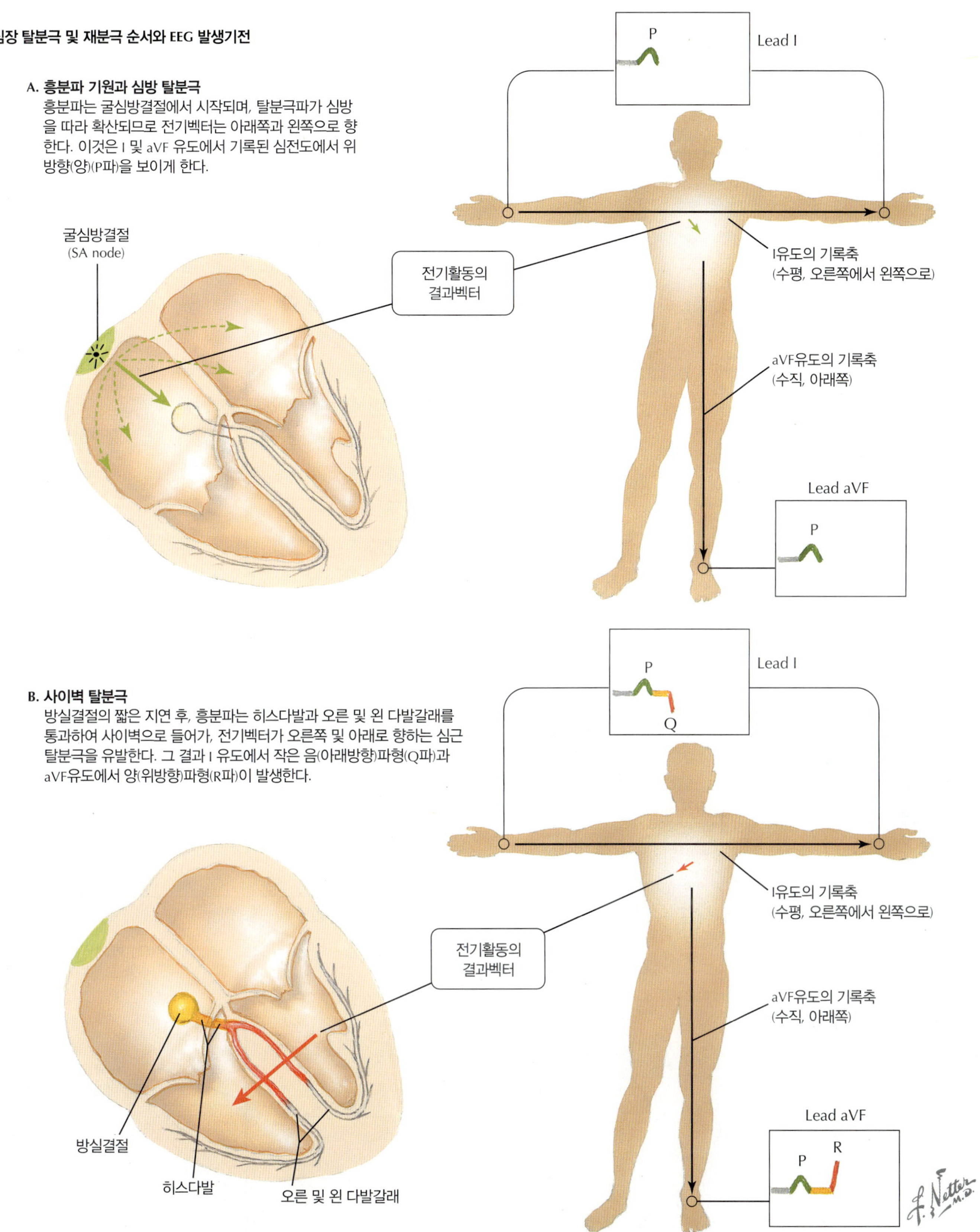

그림 10.3 심장 탈분극과 재분극 I 그림 10.3에서 그림 10.5까지 심장주기 동안 심장의 전기활동 순서와 이러한 활동에 의해 신체 표면에서 기록된 심전도를 도시하고 있다. 그림 10.3은 초기단계인 굴심방결절 흥분에 의한 심방 탈분극과 이로 인해 심전도에서 P파가 기록되는 것을 보여주고 있다. 탈분극은 방실결절과 히스다발, 다발갈래로 전파되며 이로 인해 전기활동벡터와 표면심전도가 기록된다. 심전도 기록의 모양은 유도 배치에 따라 다르다.

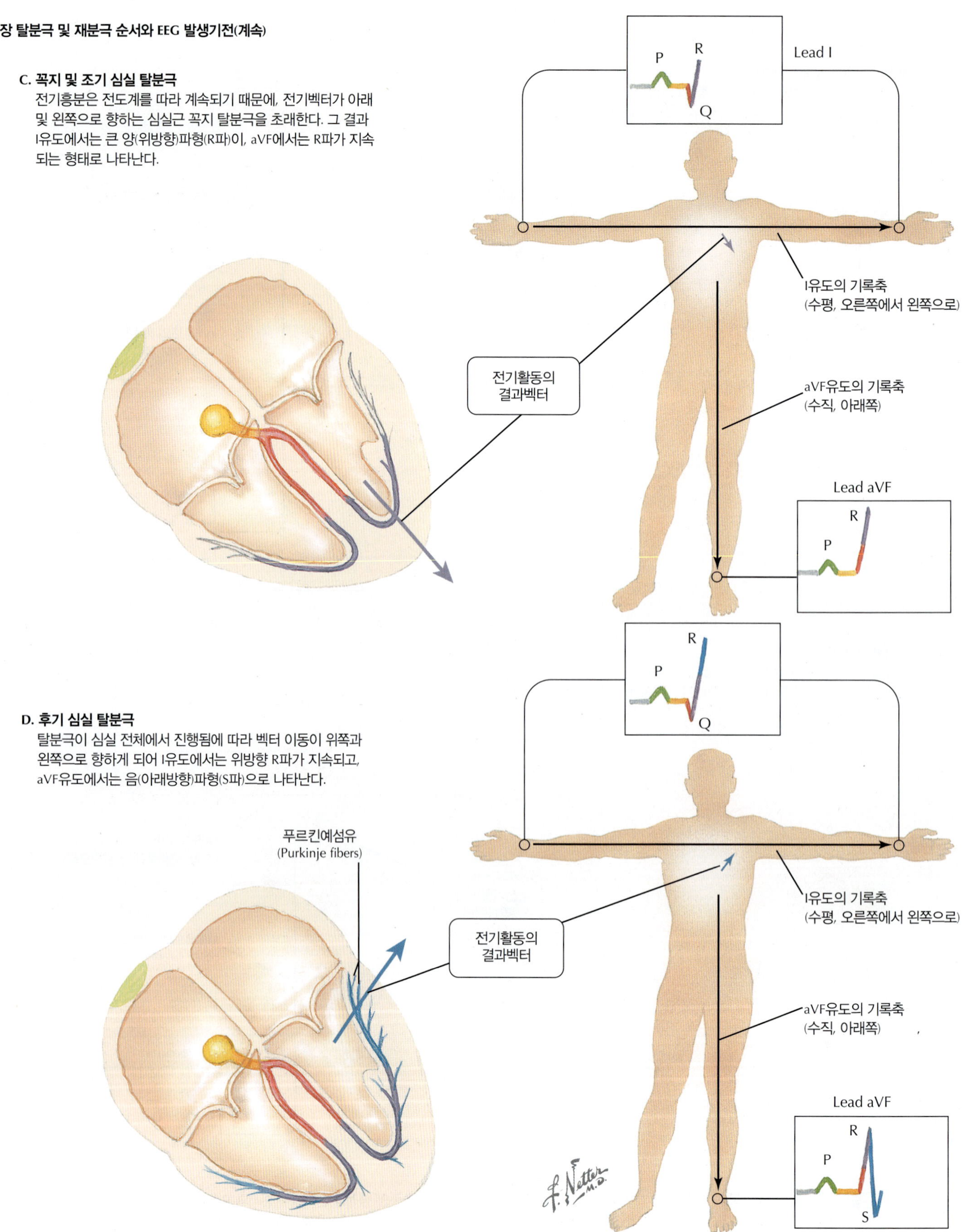

그림 10.4 **심장 탈분극과 재분극 II** 사이막 탈분극(그림 10.3 참조) 다음에 심실 꼭지와 심심벽 탈분극이 이어진다; 전기활동의 결과벡터는 심전도(ECG)의 QRS복합을 생성한다.

심장 탈분극 및 재분극 순서와 EEG 발생기전(계속)

E. 재분극

심장이 완전히 탈분극하면 짧은 기간(ST분절) 동안 전기활동이 없다. 그런 다음 심장바깥막에서부터 심장속막으로 재분극이 시작되어 아래 및 왼쪽 방향으로 전기벡터가 생성되고 심전도에서는 I 및 aVF유도 모두에서 위방향(양)파형(T파)이 나타난다. 굴심방결절에서 다음 신호가 시작될 때까지 전기활동이 없는 기간이 이어지고 파형은 바닥선으로 나타난다.

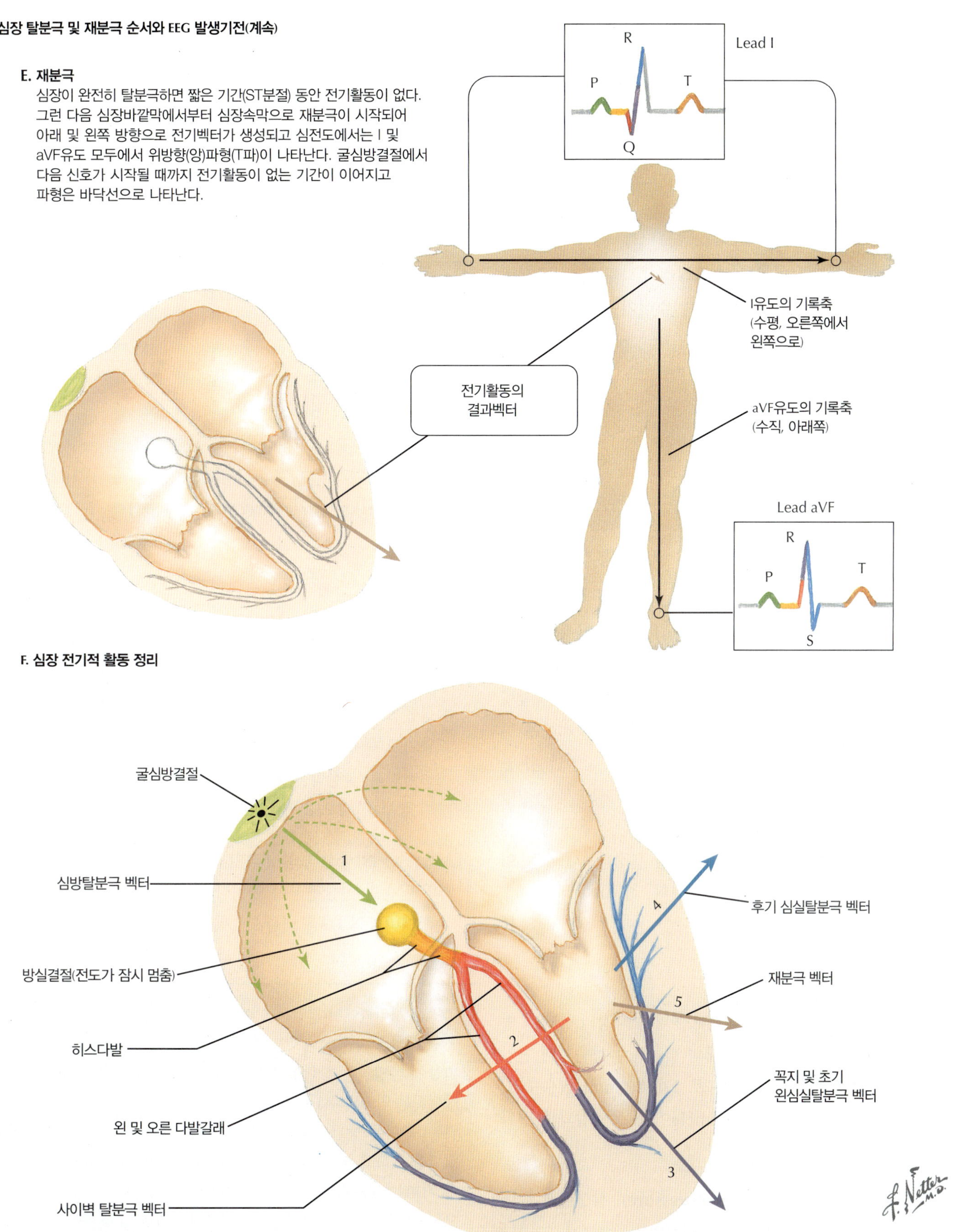

그림 10.5 심실 탈분극과 재분극 III 심실 탈분극(그림 10.4 참조) 다음에 심실 재분극이 뒤따른다; 전기활동의 결과벡터는 심전도(ECG)의 T파를 생성한다. 주기 동안 심장 전기활동 및 결과벡터(*1~5*)는 **F**에 요약되어 있다. *SA*, 굴심방결절.

11장

혈류와 혈압, 저항

Flow, Pressure, and Resistance

혈류역학은 혈액순환과 관련된 힘에 대해서 다루고 있다. 동맥 혈압은 편리하고 쉽게 측정되는 매개변수이지만, 심장혈관 질병을 평가할 때 환자의 광범위한 혈류역학 상태를 이해하는 기본적인 자료를 제공한다.

기본 혈류역학 *BASIC HEMODYNAMICS*

순환계를 통한 유량(Q)은 순환계를 가로 지르는 압력경사(ΔP)와 순환저항(R)에 의해 결정된다.

$$Q = \Delta P/R \qquad \textbf{식 11.1}$$

압력은 단위 면적당 힘으로 정의된다. 예를 들어, 자동차 타이어에서 압력은 제곱 인치당 파운드로 측정된다. 혈압 측정단위는 대부분 mmHg (1 mmHg = 1 torr)이고 혈류에 대한 압력경사(ΔP)는 동맥압력에서 정맥압력을 뺀 수치이다. 저항은 혈류에 대한 임피던스이며 mmHg/mL/min단위로 측정할 수 있다. 저항은 혈류의 점진적인 상승과 관련된 압력상승으로 정량화할 수 있다. 순환계에서 가장 큰 저항은 가장 작은동맥과 세동맥에서 발생한다(그림 9.1 참조). 저항을 결정하는 요소는 이 장 뒷부분에서 다룬다("순환의 생물물리학" 참조).

혈압 *BLOOD PRESSURE*

폐순환 및 온몸순환 모두에서 정맥계 혈압은 각각의 동맥계 혈압보다 상당히 낮다. 또한 폐순환계의 혈압은 온몸순환계 혈압보다 낮다. 온몸동맥압은 정상적으로 120/80 mmHg(수축기/이완기)이며, 폐동맥압은 25/10 mmHg이다. 동맥압과 관련된 중요한 정의는 다음과 같다.

- **수축기동맥압(systolic arterial pressure):** 심장에서 혈액을 구출하는 동안 발생한 최고 동맥압
- **이완기동맥압(diastolic arterial pressure):** 심장이 이완되고 충만되는(혈액이 구출되지 않음) 이완기 동안 발생하는 최저 동맥압
- **동맥 맥박압(arterial pulse pressure):** 수축기 혈압과 이완기 혈압의 차이; 구출량(한 번의 수축 과정에서 하나의 심실에서 배출되는 부피)과 저항, 동맥순응도에 따라 달라진다.
- **평균동맥압*(mean arterial pressure, MAP):*** 수축기와 이완기로 구성된 완전한 심장주기에 걸친 평균압력이며, 말초저항과 심장박출량(단위 시간 당 하나의 심실에서 배출되는 부피)에 따라 달라진다.

MAP는 동맥압곡선의 불규칙한 모양 때문에 수축기와 이완기 압력의 단순한 산술평균이 아니다(그림 11.1). MAP는 이완기 압력에 맥박압의 1/3을 더함으로써 대략적인 값을 구할 수 있다.

혈류(유량)와 혈압, 저항 관계는 공식으로 설명할 수 있다:

$$Q = \Delta P/R$$

*Q*는 혈류, *ΔP*는 혈압경사, *R*은 유통저항이다.

이 수식은 다음과 같이 재정렬될 수 있다.

$$Q = \Delta P/R$$

이 방정식은 V = IR, V는 전위(전기 경사), I는 전류(전기 흐름), R은 임피던스(전기 저항)인 옴 법칙과 유사하다.

생리학에서 혈압은 일반적으로 mmHg 또는 cmH_2O단위로 표시한다. 다시 말해, 1 mmHg는 1 mm 높이의 수은(Hg) 기둥에 해당하는 압력이고 1 cmH_2O는 1 cm 높이의 물기둥에 해당하는 압력이다(1 mmHg = 1.36 cmH_2O). 이 단위를 개념화하는 또 다른 방법은 높이가 1 cm인 물기둥이 바닥에 1 cmH_2O 압력을 가하고 높이가 1 mm인 수은기둥이 바닥에 1 mmHg압력을 가하는 것이다. 압력을 정량화하는 데 있어서 불편한 단위로 보일 지 모르지만, 물 또는 수은 압력계가 종종 압력 측정에 사용되기 때문에 유용하다. 일부 교과서에서는 *torr*단위가 사용되며, 1 mmHg과 동일하다.

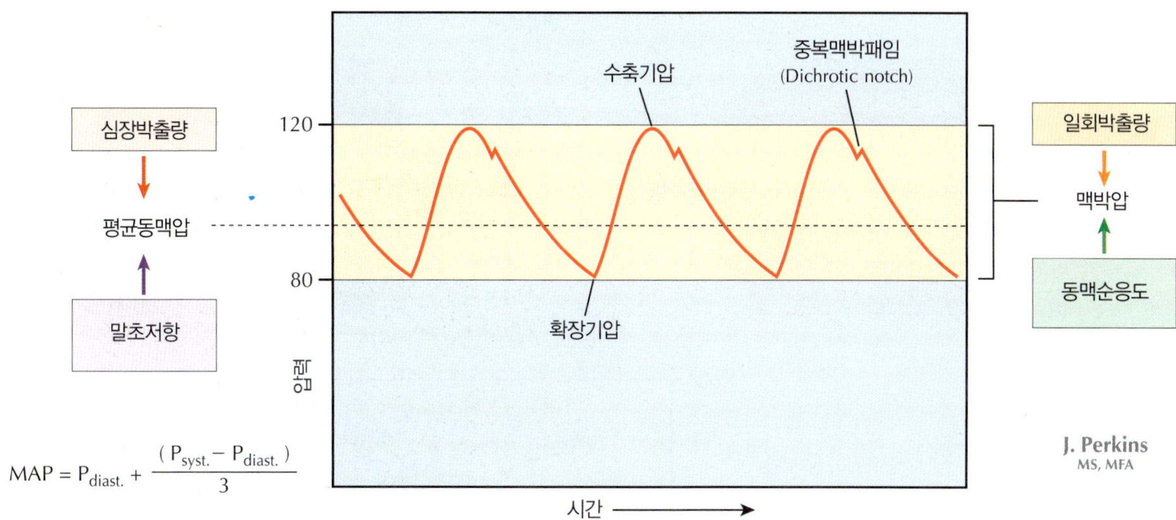

$$MAP = P_{diast.} + \frac{(P_{syst.} - P_{diast.})}{3}$$

그림 11.1 **동맥압 파형** 동맥압 파형은 수축기(좌심실에서 일회박출량이 구출되는 동안)와 확장기(심장이 재충만되고 동맥계 혈액이 아래계통으로 계속 흐르는 동안) 동안 동맥계 압력 변화를 의미한다. 동맥압은 심박출량과 일회박출량, 동맥순응도, 말초저항에 영향을 받는다. 평균동맥압은 표시된 공식을 토대로 근사값을 구할 수 있다. 곡선에서 첫 번째 위방향파형은 심장 구출기인 수축기 시작을 표시한다. 파형의 아래쪽 기울기에서 나타나는 일시적이며 불규칙적인 파형은 중복맥박패임(dicrotic notch)으로 알려져 있으며, 이것은 대동맥판막 폐쇄에 의해 생성되고 확장기 시작을 의미한다. 심장이 확장되는 동안 심장은 다시 채워지며, 동맥계 혈액은 아래계통으로 흘러 동맥압은 감소한다.

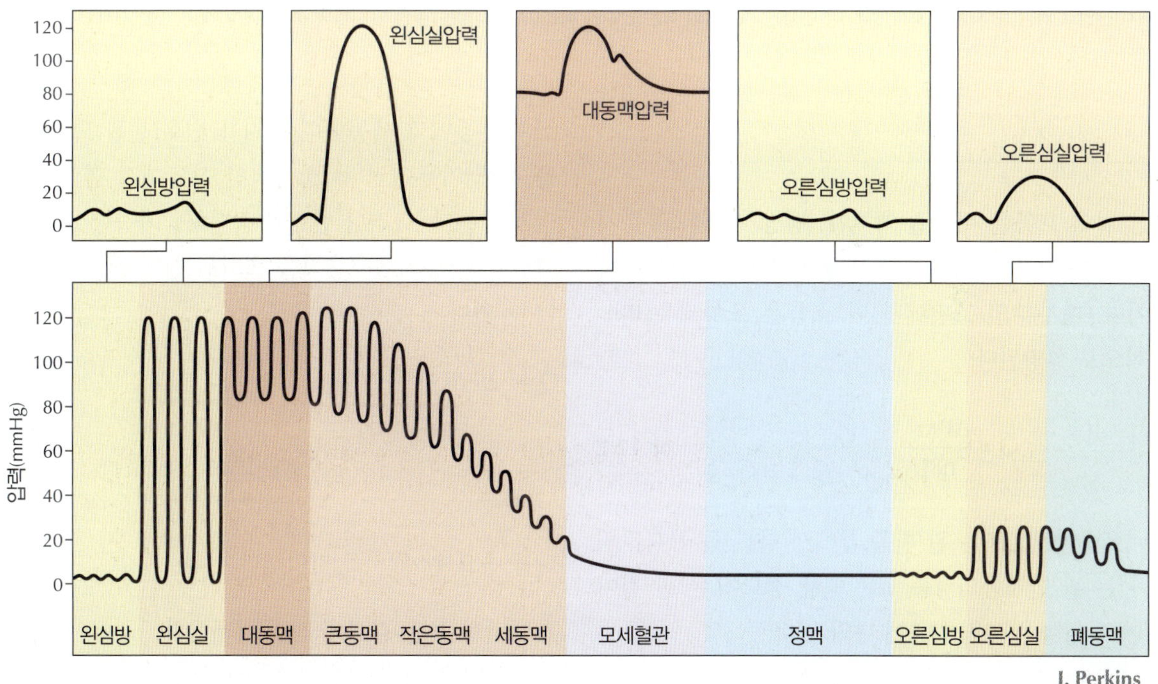

그림 11.2 **각 순환계에서 압력변화** 왼심실에서 대동맥, 온몸순환계, 다시 오른심실과 폐동맥으로 혈액이 흐르는 동안 압력변화 양상

압력 파형은 심장혈관계 부위에 따라 다양하다(그림 11.2). 심실에는 고압 및 저압 모두가 존재한다(왼쪽 및 오른쪽 심실의 경우 각각 약 120/0 및 25/0 mmHg). 높은 수축기 혈압은 순환계를 통해 혈액이 흐르도록 하는 데 필요하며, 낮은 압력은 심장 이완기 동안 심장으로 혈액이 되돌아오는 데 필요하다. 큰동맥의 평균압력은 대동맥보다 약간 낮지만, 압력 박동은 큰동맥에서 더 크다. 이 현상은 주로 두 가지 요인에 기인한다: 압력 변화는 실제 혈류보다 아래로 더 빠르게 이동하여 작은동맥으로 갈수록 박동이 강조되고, 압력 변화가 혈관 분기 지점에 도달하면 반사되어 역시 박동성을 강조하기 때문이다.

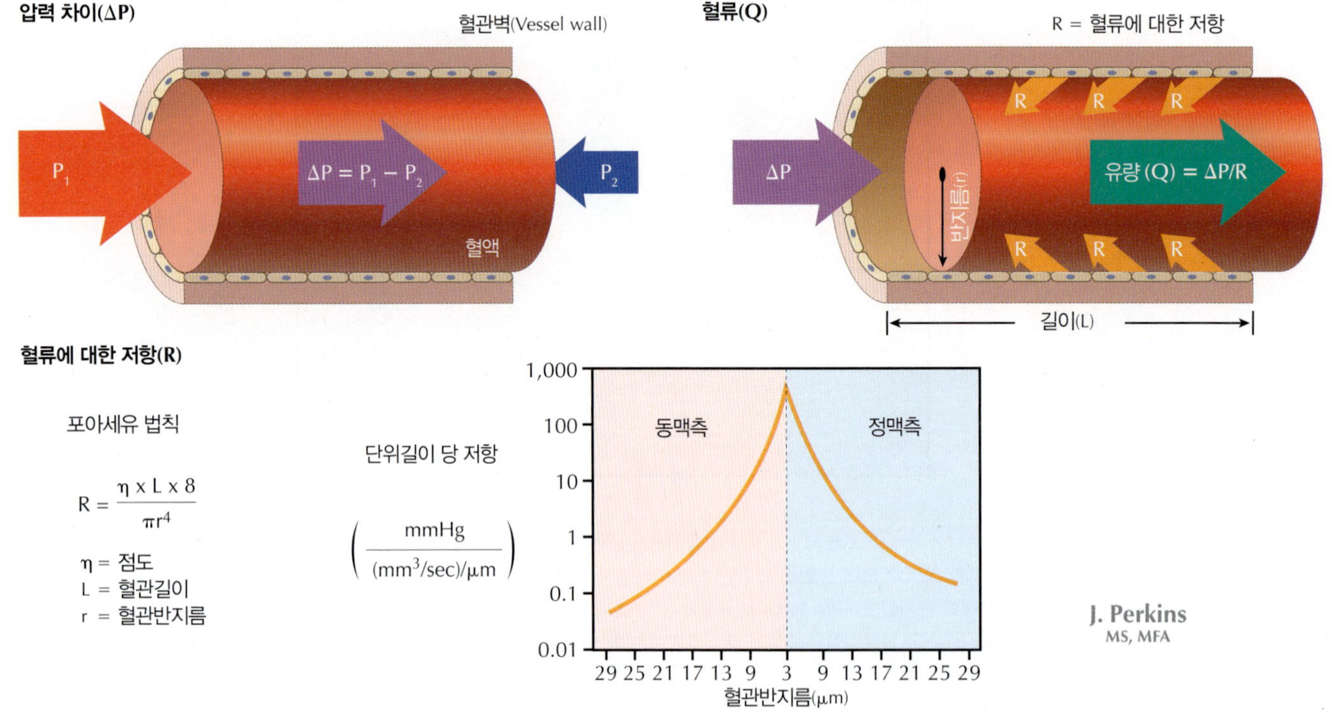

그림 11.3 **포아세유 법칙** 정상적인 생리 조건 하에서 혈관을 통한 흐름은 포아세유 법칙을 따른다. 미세순환을 구성하는 가장 작은혈관, 특히 세동맥에서 단연코 가장 큰 저항이 발생한다. 이 현상은 세동맥의 작은 반지름 때문이며, 저항은 혈관 반지름의 4승과 반비례 관계를 가지고 있다.

순환물리

혈관을 통한 혈액 흐름은 비균질 액체가, 팽창 가능하고 분지되는 다양한 지름을 가진 관을 통해 박동 방식으로 흐르는 복잡한 현상이다. 대부분의 조건에서 이 흐름은 포아세유(Poiseuille) 법칙으로 설명된다:

$$Q = \frac{\Delta P \pi r^4}{\eta 8L} \quad \text{식 11.2}$$

여기서 Q는 유량이고, ΔP는 관 한쪽 끝에서 다른 쪽 끝까지의 압력 경사, r^4는 관 반지름의 4승, η는 액체 점도, L은 관 길이이다. 이 관계의 영향은 그림 11.3에 나와 있다.

포아세유 법칙에 따라 관을 통과하는 유량(Q)은 다음과 같다.

- 세로방향 압력 경사에 직접 비례(유입 압력−유출 압력)
- 관 길이에 반비례
- 액체 점도에 반비례
- 관 반지름의 4승에 직접 비례

예를 들어, 관 반지름이 두 배가 되고 압력경사가 일정하다고 가정하면 유량은 16배 증가한다. 매 순간마다 혈액 순환의 생리적 조절은 이러한 강력한 요인의 장점을 최대로 이용하여 주로 작은동맥과 세동맥의 반지름 변화(혈관 확장 및 혈관 수축)를 통해 이루어진다. 정상적인 상황에서 혈액 점도는 문제가 되지 않는다. 그러나 빈혈과 적혈구증가증(polycythemia) 환자에서와 같이 적혈구용적률 변화는 혈액 점도에 큰 변화를 초래할 수 있다.

Q = ΔP/R이기 때문에 저항은 다음과 같이 나타낼 수 있다.

$$R = \frac{\eta 8L}{\pi r^4} \quad \text{식 11.3}$$

다음 주요 관계는 꼭 기억해야 한다:

- 저항은 관 길이에 직접 비례한다.
- 저항은 액체 점도에 직접 비례한다.
- 저항은 관 반지름의 4승에 반비례한다.

관을 통과하는 흐름에 영향을 주는 요소 중에 가장 중요한 것은 관 반지름이다. 혈류는 관 길이와 액체 점도에 반비례하며 관내의 정수압 경사에 정비례하고 관 반지름의 4승에 직접 비례한다. 따라서 다른 요인이 일정한 상태에서 관 반지름을 두 배로 늘리면 유량은 16배 증가한다.

임상 적용 11.1
혈압 측정(Measurements of Blood Pressure)

동맥압은 통상 혈압측정띠가 수축기 동맥압 이상으로 팽창하면 혈관을 압박하여 혈류를 멈추게 하는 혈압계로 측정한다. 띠 압력이 서서히 낮아지면 의사는 청진기를 통해 **코로트코프음(sounds of Korotkoff)**을 듣는다. 이 소리는 띠 압력이 수축기 혈압과 이완기 혈압 사이에 있을 때 띠 아래 위치한 동맥을 흐르는 혈액의 맥동 흐름에 의해 생성된다. 따라서 띠 압력이 수축기 압력보다 낮아지면 소리가 들리기 시작하고, 띠 압력이 심장 확장기 압력보다 낮아지면 소리는 사라진다. 동맥 카테터를 통해 직접 동맥압을 측정할 수도 있다. 카테터가 심장쪽으로 역방향으로 진행(혈액의 흐름에 대해)함에 따라 동맥과 대동맥, 좌심실 압력을 차례대로 측정 가능하다.

동맥압 측정은 고혈압 진단에 중요하지만, 외과 및 중환자 치료 환경에서 지속적인 혈압 감시는 매우 필요하다. 폐모세혈관 쐐기압("쐐기압력")은 이러한 측정 중 하나이다. 정맥 카테터는 정맥과 오른심방, 오른심실의 압력 측정을 위해 앞방향(혈류 방향)으로 삽입한다. 그러나 이러한 직접적인 방법으로 폐정맥과 왼심방 압력을 측정하는 것은 불가능하다. 대신에 우리는 폐모세혈관 쐐기압 측정에 의존해야 한다.

부분적으로 팽창된 풍선을 이용하여 카테터는 몸정맥에서 오른심실을 거쳐 폐동맥의 한 가지까지 도달한다. 카테터 말단부 속공간은 개방되어 있어 지속적인 혈류는 보장되며 풍선은 카테터 밖에 놓여 있다. 카테터를 더 이상 전진시킬 수 없을 때, 풍선을 완전히 팽창시킨다(카테터는 실제로 다중관을 가진 Swan-Ganz카테터이다. 하나의 공간은 카테터 끝까지 이어지고, 다른 하나는 풍선으로 연결되어 있어 풍선 팽창에 이용되고, 나머지 관은 카테터 길이를 따라 열려 있다). 풍선을 팽창시키는 것은 압력을 측정하는 카테터 관의 개방성에 영향을 주지 않는다. 풍선이 완전히 팽창되면 이 지점보다 말초 영역의 압력은 낮아진다. 폐색 지점을 지난 부위의 혈관 압력은 하류 압력과 평형을 이루고 쐐기압(카테터 끝에서 측정)은 따라서 폐정맥 및 왼심방 압력을 대신할 수 있다. 또한 심실이 완전히 충만된 상황에서 왼심실 압력이 왼심방과 폐정맥 압력과 평형을 이루었을 때 측정되는 압력은 왼심실 확장기말압력(left ventricular end-diastolic pressure, LVEDP)을 나타낸다. 쐐기압은 혈류역학 평가(예: 급성심장기능상실)에 유용하다.

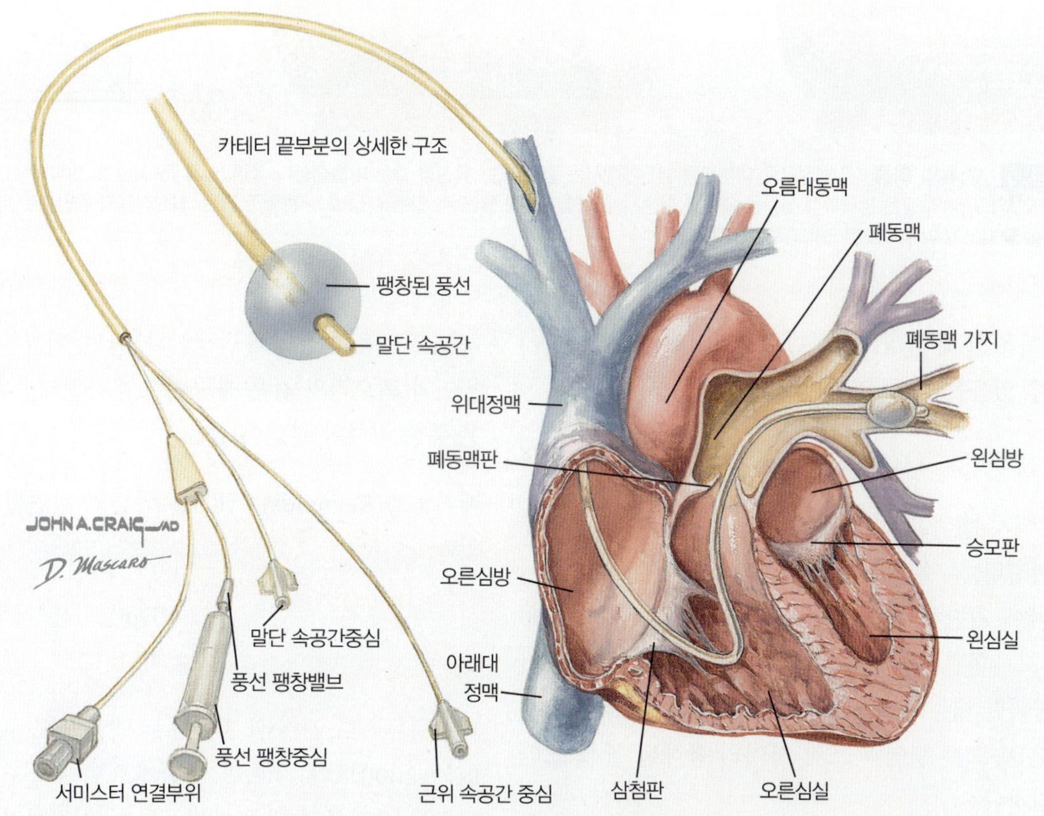

폐동맥 카테터 삽입 폐동맥 카테터(Swan-Ganz카테터)는 폐동맥 한 지점까지 진행시킬 수 있는 다중관 카테터이다. 따라서 풍선이 팽창된 상태에서 팁은 쐐기 모양으로 고정되어 흐름을 차단하고, 연결된 풍선에 의해 폐쇄된 지점을 지난 곳의 압력을 하나의 관을 통해 측정할 수 있다. 측정된 *폐모세혈관 쐐기압*은 왼심실 확장기말압의 근사치이다.

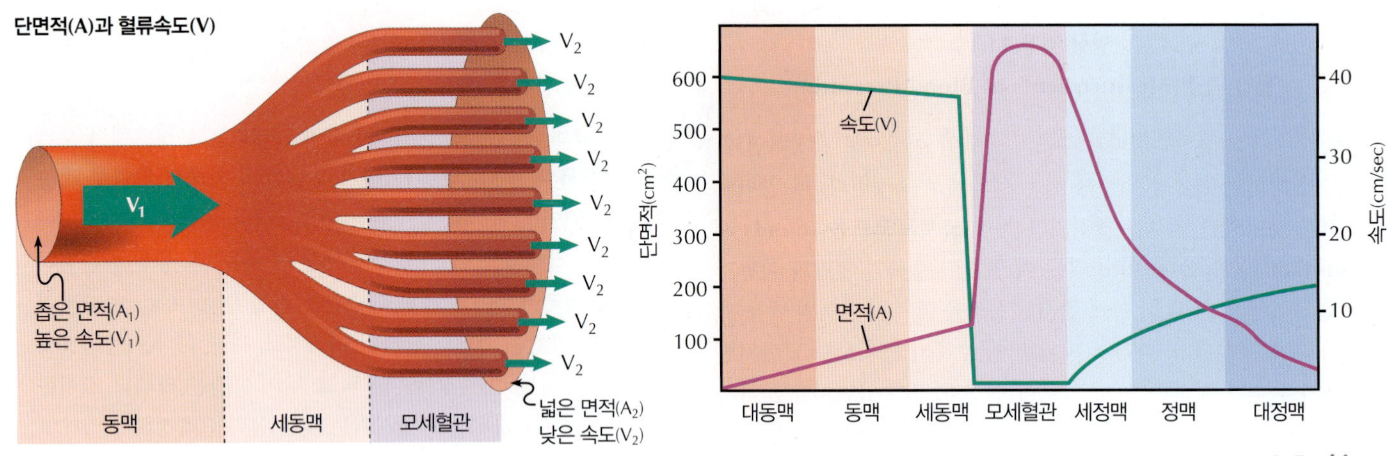

그림 11.4 혈류속도와 단면적 관계 대동맥에서 아래로 혈류가 진행되면서 동맥혈관의 분지는 총단면적을 증가시키므로 대동맥에서 모세혈관으로 갈수록 혈류속도는 느려진다. 유속은 모세혈관에서 큰정맥으로 갈수록 혈관이 합쳐져 총단면적이 감소하므로 다시 빨라진다.

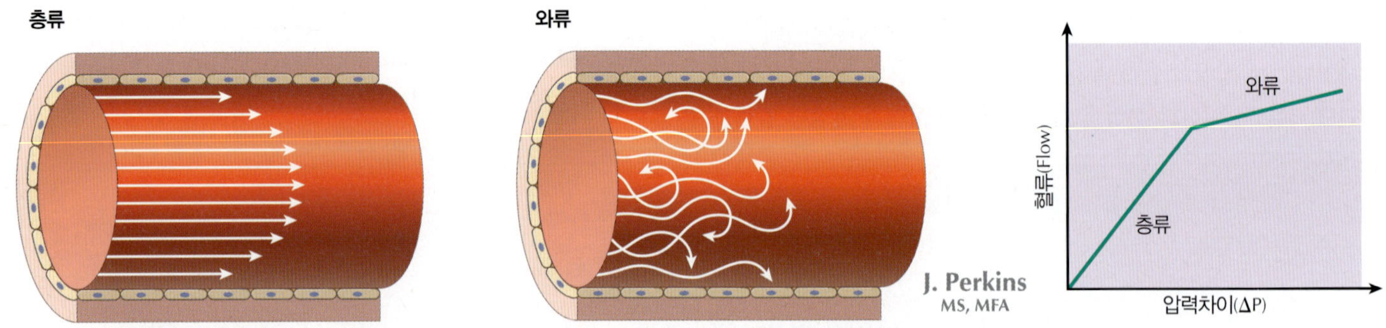

그림 11.5 층류와 와류 일반적으로 대부분의 혈관계에서는 층류 또는 유선형 흐름이 발생한다. 협착(혈관 좁아짐) 및 판막 이상, 낮은 혈액점도(빈혈에서와 같이)와 같은 병리학적 상황은 와류를 발생시키며, 청진으로 들을 수 있는 심장 또는 큰혈관 잡음, 혈관잡음의 원인으로 작용한다. 와류는 혈류를 유지하기 위해 필요한 압력경사를 증가시킨다.

또한 다음 공식을 통해 유량(Q)은 단면적(A) 및 혈류속도(V)와도 관련될 수 있음을 알 수 있다.

$$Q = VA \quad \text{식 11.4}$$

심장혈관계통에서 혈관은 직렬로 연결되어 있기 때문에 전체 혈류량(심장박출량)은 순환계 모든 수준에서 동일하다. 따라서 Q = VA 관계에 기반하여 혈관계에서 가장 큰 총단면적(600 cm^2)을 가진 모세혈관에서 혈류속도가 가장 느리며, 단면적이 약 4 cm^2에 불과한 대동맥에서 가장 빠르다(그림 11.4). 모세혈관에서의 낮은 속도는 혈액과 조직 사이의 용해된 물질 교환 측면에서 유리하다.

혈관을 통한 흐름은 일반적으로 혈관 중심에서 가장 큰 유속과 혈관 벽 근처에서 가장 낮은 유속을 갖는 층류이다(그림 11.5). 이러한 유선형 흐름은 혈액이 고정된 혈관벽을 지나갈 때 발생하는 전단응력에 의해 발생한다. 한편, 와류는 특징적으로 소용돌이와 회오리와 같은 불규칙한 흐름형태를 보인다. 혈관 질명은 종종 와류와 관련이 있다.

레이놀즈(Reynolds)수(R_e)는 와류와 관련된 인자들과 연관이 있다:

$$R_e = \frac{VD\rho}{\eta} \quad \text{식 11.5}$$

*V*는 혈류속도, *D*는 관 지름, ρ는 액체 밀도, η는 액체 점도이다. R_e가 2000보다 작으면 일반적으로 흐름은 층류이다. 값이 3000을 초과하면 와류가 발생한다. 심장혈관계통에서 혈액 밀도는 항상 1.0에 가깝기 때문에 중요 요인이 아니며 다른 변수의 변화가 중요하다. 혈관내 와류는 청취 가능한 잡음이며 다음과 같은 요소들에 의해 증가된다:

- 빠른 혈류
- 큰 혈관직경
- 낮은 혈액 점도(적혈구용적률이 낮다).
- 혈관 직경의 급격한 변화. 예를 들어, 동맥류(임상 적용 11.2 참조) 또는 축착(좁아짐)
- 혈관 분기점

벽장력(T)은 또 다른 중요한 생물물리학 매개변수이다. 벽장력은 라플라스 법칙(Laplace's law)에 의해 정의된다.

$$T = P_t r \qquad \textbf{식 11.6}$$

여기서, P_t는 벽에 걸리는 압력(즉, 혈관 안쪽과 바깥쪽 압력차; 다른 말로 혈관벽을 가로지르는 압력경사)이고, r은 혈관반지름이다. 모세혈관과 세정맥은 작은 반지름 때문에 높은 벽경유 압력경사에도 불구하고 파열되지 않는다. 벽장력은 혈관벽에 문제가 생겼을 때 특히 벽 압력이 높고 반지름이 큰 대형동맥에서 중요한 고려 사항이다(임상 적용 11.2 참조).

임상 적용 11.2
대동맥류(Aortic Aneurysm)

대동맥류는 대동맥벽에 주머니 모양의 팽창이 생긴 것이며 종종 죽경화증과 관련되어 있다. 팽창과 함께 벽 장력은 라플라스 방정식($T = P_t r$)에 따라 혈관 반지름 증가에 의해 커진다. 반지름이 증가하면 벽 두께가 줄어들어 스트레스를 견딜 수 있는 벽 기능이 저하된다. 대동맥류의 위험 요인에는 고혈압과 흡연, 비만, 죽상경화증, 고콜레스테롤혈증 등이 있다. 대동맥류 파열은 다량의 속출혈이 발생하므로 응급 상황이며 종종 치명적이다. 가슴대동맥 동맥류의 가장 흔한 합병증인 동맥류 박리는 속막(tunica intima)파열로 인해 혈관벽으로 출혈이 발생한 것이다. 동맥류는 동맥류 부위에 혈관내 이식편을 삽입하거나 인공조직으로 대동맥 부분을 치환하여 치료한다.

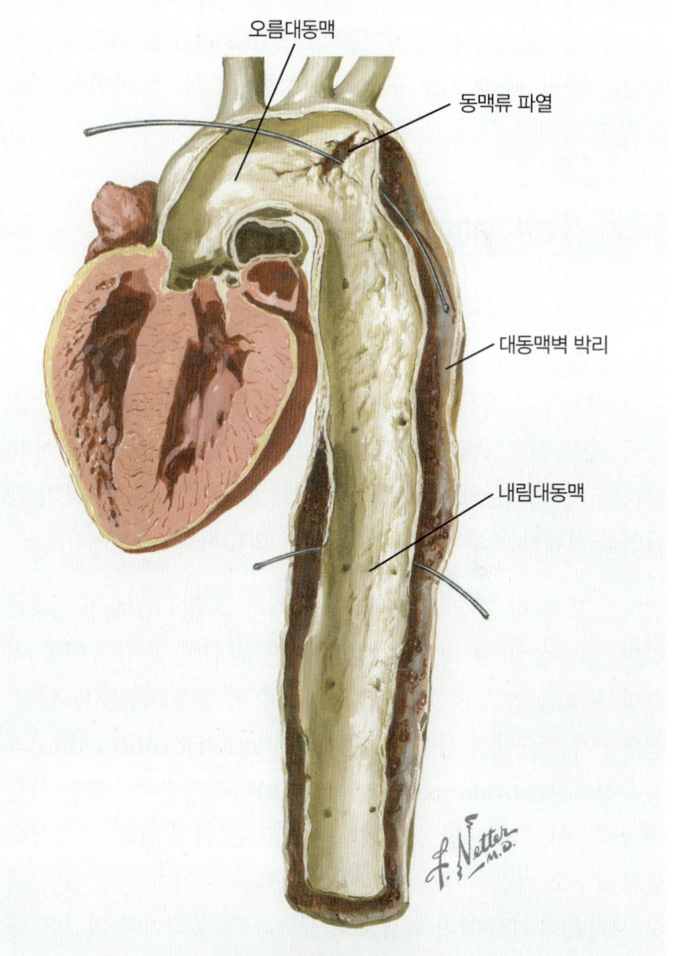

대동맥류 파열과 박리

12장
심장 펌프
The Cardiac Pump

11장에서 설명한 생물물리학 원리를 바탕으로, 혈액은 온몸순환 및 폐순환을 통해 흐르고, 이 흐름을 위한 에너지는 심장의 펌프작용에 의해 만들어지는 것을 알게 되었다. 초기 기계펌프와 마찬가지로 심장은 충만기(확장기, diastole) 및 수축과 혈액박출(수축기, systole)로 구성된 일정한 주기를 보이면서 기능을 하고 있다.

심장주기 *THE CARDIAC CYCLE*

심장주기(또는 Wiggers 도표)는 심실 수축과 이완을 포함하는 하나의 주기이다. 휴식 시 심박수가 분당 70회(회/분)이면 주기는 0.86초이다. 심실 압력과 부피, 대동맥 압력과 혈류, 심방압, 정맥 맥박, 심전도(ECG), 심음도 변화는 모두 상호 의존적이며, 이러한 변수들 간의 상호 관계를 이해하는 것이 혈류역학의 복잡성을 이해하는 핵심 단계이다(그림 12.1, 비디오 12.1).

왼심실 부피 및 왼심실과 대동맥 압력이 그림 12.1에 표시되어 있다. 오른심실 및 폐동맥 압력곡선은 왼심실 및 대동맥과 비슷한 모양을 가지고 있으며 단지 실제 압력만 이들보다 낮다. 심장주기 도표에는 **등용적수축(isovolumetric contraction)**과 **등용적이완(isovolumetric relaxation)**이라는 2개의 짧은 기간이 있다. 이 기간 동안 심장의 모든 판막은 닫혀 있다. 왼심실의 등용적수축 기간은 승모판 닫힘(대동맥판은 이미 닫혀 있음)에서 시작하여 대동맥판 열림으로 끝난다. 등용적이완 기간은 대동맥판 닫힘으로 시작하여 승모판이 다시 열릴 때 끝난다.

순서는 동일하더라도 판막 여닫힘과 관련하여 왼쪽 심장과 오른쪽 심장 사이에 약간의 시간적 차이가 있다. 심장주기 동안 판막 여닫힘 순서는 다음과 같다.

- **왼심장**: 승모판 닫힘, 대동맥판 열림, 대동맥판 닫힘, 승모판 열림
- **오른심장**: 삼첨판 닫힘, 폐동맥판 열림, 폐동맥판 닫힘, 삼첨판 열림
- **전체 순서**: 승모판 닫힘, 삼첨판 닫힘, 폐동맥판 열림, 대동맥판 열림, 대동맥판 닫힘, 폐동맥판 닫힘, 삼첨판 열림, 승모판 열림

왼쪽과 오른쪽 판막 사이의 비동기는 양쪽 순환 사이의 압력경사 차이에 의해 발생되며 심장 충만에 대한 가슴내 압력효과와 심장과 중심순환내 압력에 의해 비동기화 정도는 변한다.

> 심장주기 중 등용적 시기에는 짧은 시간 동안 모든 판막이 닫혀 있다. 왼쪽 심장에서 등용적수축 동안 심실 압력이 심방압을 초과하므로 승모판은 닫힌다. 심장이 수축함에 따라 심실압은 증가하지만 아직 대동맥압을 초과하지 않으므로 대동맥판은 여전히 닫혀 있다. 등용적이완 동안, 심실압은 대동맥압보다 낮아서 대동맥판은 닫혀 있다. 그러나 심실압은 아직 심방압 이하로 떨어지지 않으므로 승모판은 여전히 닫혀 있다. 심장주기 전반에 걸쳐 심실에서 일어나는 현상의 순서는 등용적수축에 이어 박출, 등용적이완, 심실충만, 그리고 다시 등용적수축으로 연결된다.

심실압 *Ventricular Pressure*

심장주기는 심전도 P파에 의해 시작된다. 심방 탈분극은 심방수축과 심실의 마지막 충만을 초래하고 이로 인해 **왼심실압(left ventricular pressure, LVP)**은 약하게 증가한다. 탈분극파가 심실에 도달(ECG의 QRS복합)하면 심실수축이 시작되고, LVP가 **왼심방압(left atrial pressure, LAP)** 이상으로 상승하면 등용적수축의 시작을 의미하는 승모판 닫힘이 일어난다. **왼심실확장기말압(left ventricular end-diastolic pressure)**은 일반적으로 약 5 mmHg(오른심실확장기말압은 정상적으로 약 2 mmHg이다)이다. 이 시점부터 심실은 부피가 변하지 않는 상태에서 수축을 하므로 LVP는 빠르게 상승한다. LVP가 대동맥압보다 높아지면 등용적수축 끝을 의미하는 대동맥판이 열리고 심실박출이 시작된다. 대동맥압이 120/80 mmHg인 경우 이 현상은 80 mmHg에서 발생한다. LVP는 일정 기간 동안 계속 상승하

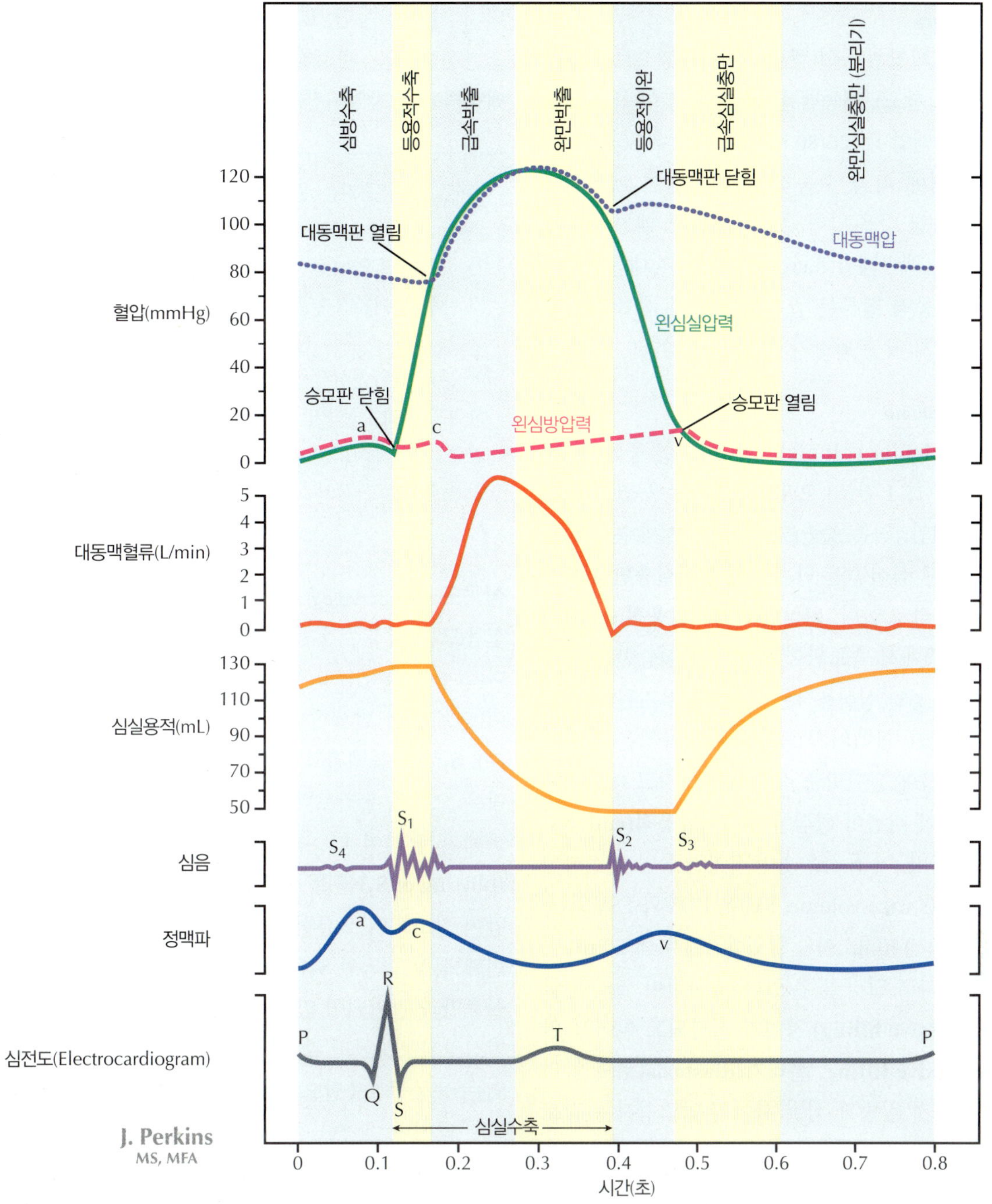

그림 12.1 심장주기 심장주기(또는 Wiggers도표)는 심장 수축 및 확장 주기 동안의 혈류와 심실용적, 심전도, 초음파 등과 관련된 여러 지표를 동시에 표시하고 있다. 심실수축은 짧은 기간의 등용적수축으로 시작되며, 이 기간 동안 모든 심장판막은 닫혀 있다. 이 시기 이후 구출기와 모든 심장판막이 다시 닫히는 등용적이완기로 이어진다. 심실 충만은 등용적이완기 이후에 일어난다. 이러한 다양한 곡선 또는 선들 사이의 관계는 주기 동안의 기능적 관련성을 기반으로 시간적 연관성이 예측 가능하다. a, c 및 v파는 정맥파와 심방 압력곡선 모두에서 관찰된다.

지만 급속박출이 끝나는 시점에 LVP는 최고점에 도달한 후(대동맥압이 120/80 mmHg인 경우 약 120 mmHg) 낮아지기 시작한다. ECG의 T파는 심실재분극이 일어날 때 발생한다. LVP는 대동맥압보다 낮아지지만 대동맥판 닫힘은 심실박출과 관련된 운동량 때문에 바로 발생하지는 않는다. 대동맥판 닫힘은 박출 끝과 등용적이완 시작을 의미한다. 등용적이완 기간 동안 심실은 이완되기 시작하지만 판막이 닫혀 있어 LVP는 급격히 떨어진다. LVP가 LAP 아래로 떨어지면 승모판이 열리고 심실충만이 시작된다. 확장기의 나머지 동안, 심실충만이 일어나며, LVP는 LAP보다 약간 아래에 머물러 있다.

대동맥압 *Aortic Pressure*

대동맥압 곡선은 심장 확장기 동안 혈류가 말초혈관으로 흐르면서 낮아진다(그림 12.1 참조). 대동맥판이 열리면서 이 곡선의 상행각이 시작된다(대동맥압이 120/80 mmHg인 경우 80 mmHg에서). 박출이 진행됨에 따라 수축기 대동맥압(이 예에서는 120 mmHg)으로 상승한 다음 낮아지기 시작한다. 대동맥압 곡선의 빠른 파형인 중복맥박패임(dicrotic notch)은 대동맥판이 닫힐 때 발생한다. **대동맥 혈류**는 급속박출 중에 최고점에 도달하고 박출이 일어나지 않는 확장기 동안 가장 낮다.

심실용적 *Ventricular Volume*

왼심실용적(left ventricular volume) 곡선은 심실 충만 및 비우기를 보여준다(그림 12.1 참조). P파가 관찰되는 동안 심실충만은 거의 완료되었지만, 최종 충만(약 15%)은 심방수축에 의해 이루어진다. 이러한 심실충만 단계를 **능동심실충만(active ventricular filling)**이라고 한다. 왼심실 **확장기말용적(end-diastolic volume, EDV)**에서 승모판이 닫히면 심실충만은 종료된다. 물론 등용적수축 동안 심실용적은 일정하게 유지된다. 대동맥판이 열리면 신속하게 혈액이 박출되고 심실용적은 빠르게 감소한다. 이 현상 다음에 완만박출 시기가 이어지고 대동맥판이 닫히면서 끝난다. 이 시점이 왼심실 **수축기말용적(end-systolic volume, ESV)**이며, 이 용적은 등용적이완 동안 일정하게 유지된다. 일회박출량(stroke volume, SV)은 EDV와 ESV의 차이이다. 보통 EDV는 약 140 mL이고 일회박출량은 약 70 mL이지만 이 값은 상황에 따라 달라질 수 있다. 승모판이 열리면 **급속수동충만(rapid passive filling)** 시기가 시작되고 이어서 **완만수동충만(slow passive filling, 분리기[diastasis]**로도 알려져 있음) 시기가 이어져 심방과 심실 사이의 압력경사는 감소하게 된다.

심방압 *Atrial Pressure*

LAP곡선 모양은 심장주기와 정맥환류(심방으로 혈액흐름)를 반영한다. a 및 c, v파로 구성되어 있다. 심전도상 P파에 이어 심방수축이 심방압의 첫 번째 상승을 발생시킨다(그림 12.1 참조). 등용적수축 동안 심실용적이 일정한 상태에서 심실이 수축함으로 인해 승모판이 심방쪽으로 튀어 나와 LAP곡선의 두 번째 상승인 c파가 발생한다. 왼심실 박출 단계에서 폐동맥 순환으로부터 심방으로 혈액이 유입되어 심방이 충만되면서 LAP는 천천히 상승하는(이 기간 동안 승모판은 닫혀 있음) v파가 발생한다. LVP가 LAP 아래로 낮아지면 승모판이 열려 왼심실로 혈액이 유입되고 LAP는 떨어진다. 심실에 혈액이 충만되는 나머지 이완기 동안, LAP는 LVP보다 높게 유지된다. 대정맥과 오른심방(또는 폐정맥과 왼심방) 사이에는 판막이 없으므로 **정맥맥박**과 심방압곡선은 비슷한 모양을 보인다.

> 심장주기는 굴심방결절 활동전위로 시작되어 심방 탈분극 및 수축과 이어진 심실 수축으로 구성된다. 심장박동수가 증가하면 P파(심방 및 심실 수축으로 이어짐)가 일찍 발생하기 때문에 이완기가 짧아진다. 결과적으로 심실충만 시간이 줄어든다. 그러나, 휴식 시 분당 70회의 심장박동수에서 상당한 기간이 분리기(완만심실충만)에 해당하므로 비록 심장박동수가 증가하여도 급속수동충만 시간은 크게 줄어들지 않으므로 충분한 심실충만이 이루어진다. 매우 빠른 심장박동수에서는 심실충만을 위한 충분한 시간이 허용되지 않아 심장박출량이 감소할 수 있다.

심음도 *Phonocardiogram*

심음도는 심장주기 동안 생성된 **심장소리**를 반영하는 음향이다(그림 12.1 참조). 첫 번째 심장소리인 S_1은 승모판과 삼첨판이 닫히면서 발생한다(승모판은 삼첨판보다 약간 먼저 닫힌다). S_2는 대동맥판과 폐동맥판 닫힘에 의해 발생한다; 왼쪽 판막은 오른쪽 판막보다 약간 먼저 닫힌다. 깊은 들숨을 쉬면 폐동맥판 닫힘이 더 지연되어 **정상적인 S_2분리(physiological splitting of S_2)**를 들을 수 있다. 이러한 지연은 들숨 중 가슴속압이 감소되어 오른심실 충만이 증가하기 때문에 발생한다. 세 번째 심장 소리인 S_3는 소아에서는 정상적으로 들리며 급속 심실충만과 관련되어 있다. 건강한 성인에서는 들리지 않으며, 울혈심장기능상실과 같이 용적 과부하가 발생하면 들릴 수 있다. S_4는 능동심실충만으로 인해 발생하며, 건강한 성인에서는 들리지 않지만 다양한 질병 상태에서는 들릴 수 있다.

심장박출량 조절 *REGULATION OF CARDIAC OUTPUT*

심장박출량(CO)은 성인의 경우 휴식 시 평균값이 분당 5 L이다. **심장박출량 공식**은 심장박동수와 일회박출량과 직접 연관되어 있다:

$$CO = HR \times SV \qquad \text{식 12.1}$$

휴식 시, 심장박동수는 약 70회/분이고 일회박출량은는 약 70 mL이므로, 심장박출량은 약 5000 mL/min (5 L/min)이다. 휴식 시 혹은 다양한 정도의 활동 증가 상황에서 충분한 동맥압과 혈류를 안정적으로 유지하기 위해서는 심장박동수와 일회

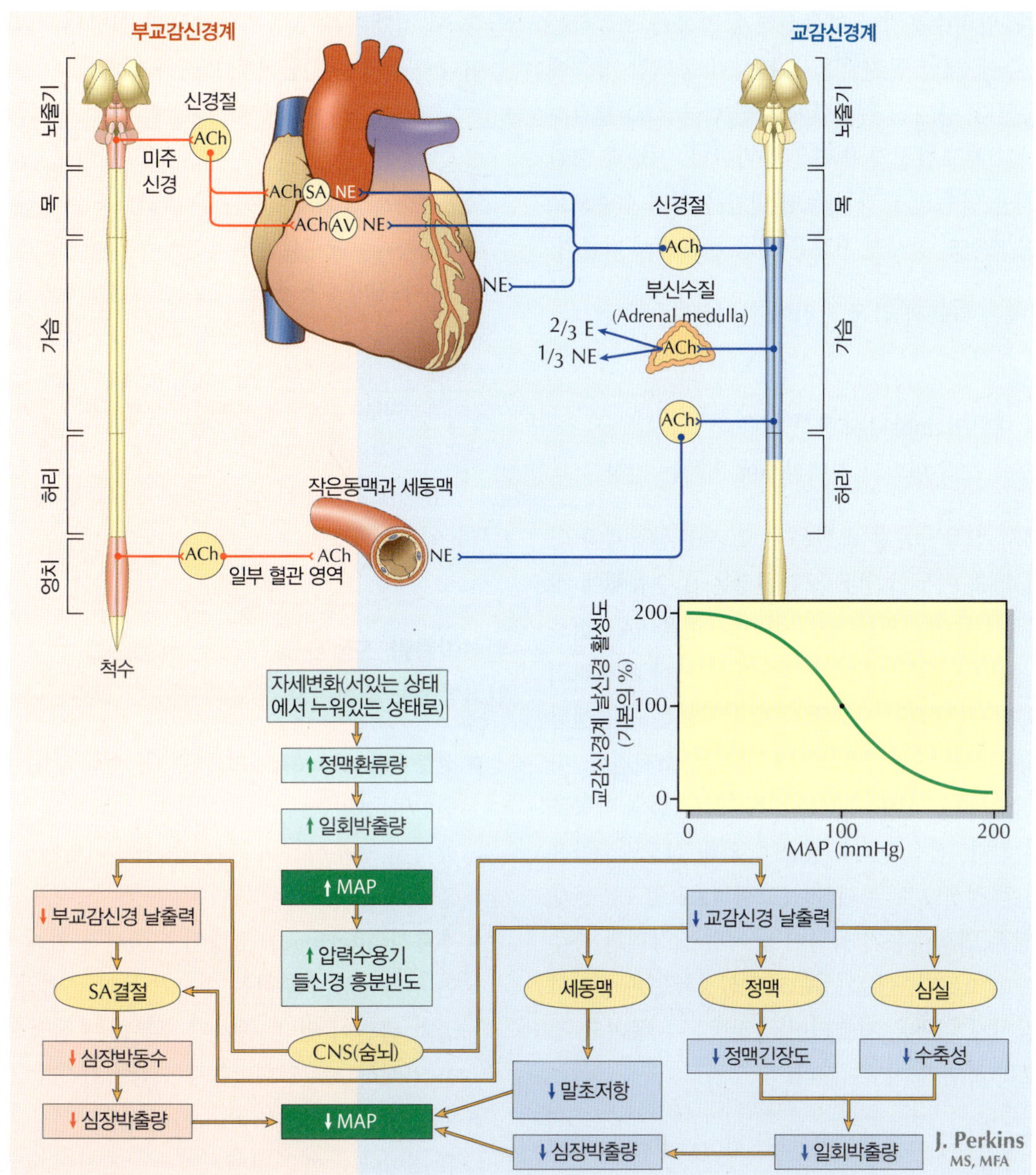

그림 12.2 자율신경계와 동맥압력수용기 반사 교감신경과 부교감신경은 모두 굴심방과 방실 결절을 지배하고 있다. 심장근육은 교감신경에 의해 지배받고 있다. 인체 대부분의 동맥 및 정맥 혈관은 교감신경에 의해 지배받고 있으나, 생식계통과 위창자관에 있는 혈관은 부교감신경 지배도 받고 있다. 압력수용기 반사에 의한 자율신경계 들신호 조절은 동맥압 변화를 감지하는 목동맥과 대동맥궁 압력수용기에 의해 이루어지고 있다. 자세 변화에 대한 반응이 그림으로 설명되고 있다. *ACh*, 아세틸콜린; *AV*, 방실; *CNS*, 중추신경계; *E*, 에피네프린; *MAP*, 평균 동맥압; *NE*, 노르에피네프린; *SA*, 굴심방결절

박출량 조절을 통해 심장박출량이 적절하게 변화되어야 한다. 심장박동수나 일회박출량을 조절하는 많은 기전이 두 매개 변수 모두에 영향을 미치며, 나아가 혈압조절에 관련된 기전과도 밀접하게 연관되어 있다.

자율신경계는 굴심방결절의 박동조율 빈도와 심근 수축성, 혈관 민무늬근육 긴장도 조정을 통해 심장박출량 조절에 중요한 역할을 한다(그림 12.2). 심장 및 혈관의 교감신경종말은 노르에피네프린을 방출하는 반면, 부교감신경은 심장(주로 SA결절)과 소수의 혈관계(대부분의 국소혈관은 부교감신경 분포가 없음)에서 아세틸콜린을 방출한다. 심장과 혈관을 지배하는 교감신경에 의한 직접적인 카테콜아민 방출 이외에, 교감신경계가 강하게 활성화될 때 부신에서 분비되어 순환계에 존재하는 카테콜아민(주로 에피네프린)도 심장혈관계 조절에 관여한다.

심장박동수 조절 *Heart Rate Regulation*

동맥 **압력수용기 반사(baroreceptor reflex)**는 심장혈관 기능의 자율적 조절에 관여하는 주요 기전이다(그림 12.2 참조). 압력수용기는 목동맥과 대동맥활의 혈관벽에 있는 특수한 세포

로 구성되어 있다. 압력수용기는 자율신경계 활동을 조절하는 숨뇌 심장혈관중추에 대한 들자극을 증가시켜 동맥압 상승에 의한 늘림에 반응한다. 증가된 들입력에 대한 반응으로, 교감신경 활동은 감소하고 부교감신경 출력은 증가한다. 심장과 혈관에 대한 이러한 자율 반응의 효과는 동맥 혈압을 원래 수준으로 돌아가게 한다; 이 조절의 상세한 부분은 다음 본문에서 다룬다.

심장박동수 조절에는 다음과 같은 기전이 관여한다:

- 자율신경계와 압력수용기
- 심방 늘림에 대한 Bainbridge 반사 반응
- 호흡 중 가슴속 압력 변화가 정맥환류에 미치는 영향

정상적인 조건에서 심장박동수 조절은 주로 자율신경계와 압력수용기 반사에 의해 이루어진다. 교감신경은 β_1수용체에 작용하여 cAMP생성을 증가시키는 노르에피네프린을 SA결절로 방출한다. 이를 통해 심장박동조율기 활동이 증가하고 결과적으로 심장박동수가 상승한다. 부교감신경 활성화는 신경전달물질인 아세틸콜린 방출을 통해 심장박동수를 감소시킨다. 따라서, 동맥압이 상승하면, 압력수용기 반사는 SA결절의 박동조율 빈도를 감소시킨다. 심장박동수 감소에 의해 심장박출량은 낮아지고 동맥압은 정상으로 복귀한다(그림 12.2 참조). 반대로, 감소된 동맥압은 압력수용기 늘림이 낮아져 심장혈관 중추로 가는 들자극이 감소된다. 이로 인해 교감신경활동은 증가하고 반대로 부교감신경 활동은 감소되어 심장박동수 증가와 정상 동맥 혈압으로의 복귀가 이루어진다.

잠재적으로 심장박동수를 조정하는 또 다른 반사는 **Bainbridge 반사**이다. 오른심방용적이 증가하면 저압늘림수용기(즉, 심방에 존재하는 전형적으로 낮은 압력에서 늘림에 반응하는 수용기)가 교감신경을 통해 심장박동수를 증가시키는 신경반사를 초래한다. 동맥압력수용기는 심장박동수를 감소시킴으로써 늘림에 반응하는 반면, 심방 압력수용기는 심장박동수를 증가시킴으로써 늘림에 반응한다는 차이점이 있다. 전자의 경우, 반응은 동맥압을 조절하는 기전의 일부이며, 후자의 경우 증가된 혈액량에 대한 반응이다. 심방이 늘어남으로 인해 심장박동수가 증가하면 혈액은 재분배된다. 혈액량과 압력을 조절하기 위한 다른 여러 기전이 존재하며 이들에 대해서는 뒤에서 다룬다(13장 "동맥혈압 조절" 참조).

심장박동수는 특히 유아와 어린이에서는 호흡주기에 영향을 받을 수 있다. 심장박동수가 들숨 시 증가하고 날숨 시 감소하는 소위 **호흡 굴부정맥(respiratory sinus arrhythmia)**이다. 들숨 시 정맥환류가 증가함으로써 심방내 저압 압력수용기가 늘어나 심장박동수 변화를 초래하게 한다.

Bainbridge 반사와 동맥압력수용기 반사는 정맥내 수액 주입 시 서로 반대되는 반응을 보인다. Bainbridge 반사는 보통 심장박동수가 느린 환자에게 급속 정맥내 주입이 시행될 때 관찰된다. 심방 수용기 늘림은 이런 상황에서 반사를 통해 심장박동수를 증가시킨다. 반면, 출혈 후와 같이 심장박동수가 높을 때, 정맥내 주입은 일반적으로 심장박동수를 감소시킨다. 이 상황에서, 주입과 관련된 증가된 심실충만은 심장박출량 증가를 일으켜 동맥압을 증가시킨다. 동맥압이 상승하면 동맥압력수용기가 늘어나 교감신경계 활동이 감소되고 반면 부교감활동이 증가하여 심장박동수가 느려진다.

일회박출량 조절 *Stroke Volume Regulation*

일회박출량 조절은 여러 매개 변수에 의존한다:

- **전부하(preload):** 수축하기 전 심근섬유의 늘림 정도. 온전한 심장의 전부하는 심실의 EDV와 밀접한 관련이 있다. 증가된 전부하는 수축성 증가로 이어지면 따라서 일회박출량이 증가한다.
- **후부하(afterload):** 심장이 수축하기 위해 필요한 힘. 온전한 심장에서 후부하는 수축기 동안 동맥압 또는 LVP와 밀접한 관련이 있다. 증가된 후부하는 심장으로부터의 구출을 억제하므로 일회박출량을 감소시킨다.
- **수축성(contractility, inotropism):** 심장근육이 주어진 섬유 길이에서 힘을 발생시키는 본질적인 능력. 특히, 수축력은 근섬유의 초기 늘림(전부하) 정도에 의존하기 때문에 수축성과 동의어가 *아니다*.

프랭크-스탈링 관계 *The Frank-Starling Relationship*

Frank-Starling 관계는 Otto Frank가 언급한 개구리 심장에서 생성된 압력과 확장기용적 사이의 관계 이외에 Ernest Starling이 발표한 온전한 개 심장-폐 모델에서 일회박출량과 EDV 관계를 합쳐서 이름이 지어졌다. **심장기능곡선(cardiac function curve)**은 이 관계를 보여준다(그림 12.3A). 심방압을 올리면 전부하는 증가하고, 최적 전부하가 될 때까지 일회박출량(따라서 심장박출량)도 상승한다. 일회박출량 조절에 대한 본질적인 기전은 수축성 변화와 연관이 없다. 이 관계에 대한 분자적 근거는 근육원섬유마다 길이 늘림과 연관이 있다; 최적 전부하란 연결다리 구성과 이것의 주기가 최적 상태에 있음을 말한다.

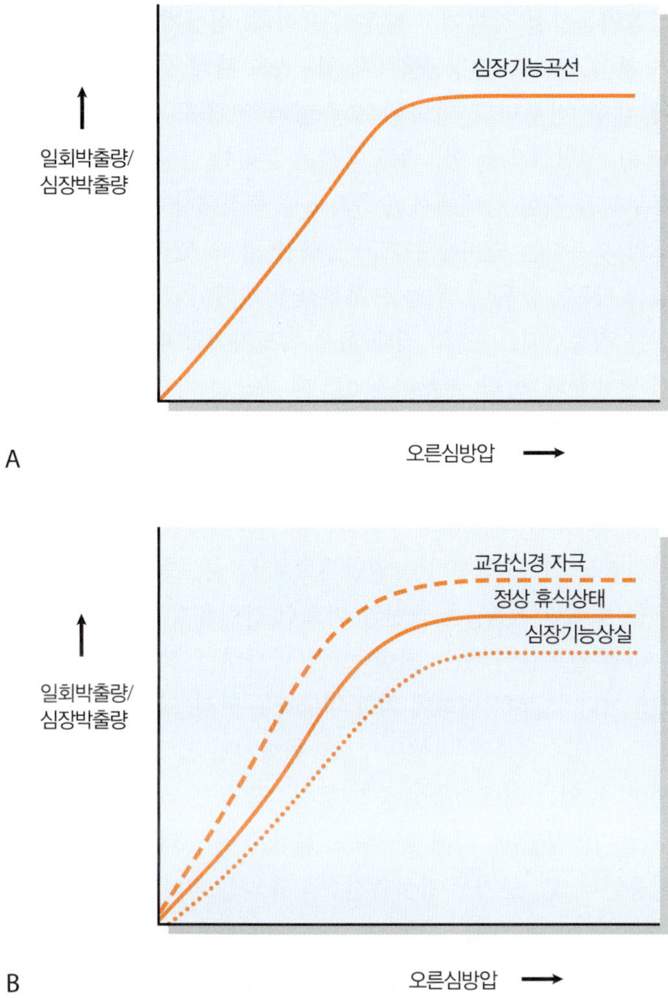

그림 12.3 **프랭크-스탈링 관계** **A,** 심실 전부하 증가는 일회박출량 및 심박출량 증가를 초래한다. **B,** 심장에 대한 교감신경 자극은 이 곡선을 위쪽 그리고 왼쪽으로 이동시킨다; 심장기능상실은 곡선의 기울기를 낮아지게 한다. 심장기능곡선 기울기는 심장 수축성을 가늠할 수 있는 척도 중 하나이다. 이 그림에서 후부하(동맥압)는 일정한 것으로 간주한다.

교감신경계에 의한 일회박출량 조절

Sympathetic Regulation of Stroke Volume

일회박출량은 **교감신경계**에 의해 조절된다(그림 12.3B). 심장근육은 노르에피네프린을 방출하는 교감신경에 의해 직접적으로 자극 받는다. 노르에피네프린은 β아드레날린수용체(β_1)에 결합하여 세포내 유리 Ca^{2+}농도를 상승시켜 심장 수축성을 증가시킨다. 이것은 전부하 변화와 무관하므로 진정한 수축성의 증가이다. 부신수질에 의한 에피네프린 방출은 심장 수축성을 더 크게 만들지만, 순환 에피네프린 수준이 수축성에 유의하게 영향을 미칠 정도로 증가하는 경우는 드물다. 부교감신경계는 사람 심실의 수축성에 대해서는 제한된 효과만을 갖는다. 임상적으로, 디기탈리스 및 도파민, 도부타민(dobutamine)을 포함한 많은 약제들이 심장기능상실 환자에서 수축성을 촉진시키기 위해 사용되고 있다. 기본 심장기능곡선은 단순히 심장박출량 또는 일회박출량에 대한 전부하의 영향을 설명하지만, 이 곡선의 기울기는 수축성을 반영하고 있다. 교감신경 자극에 의해 기울기는 가파르게 증가하여 수축성이 향상된다.

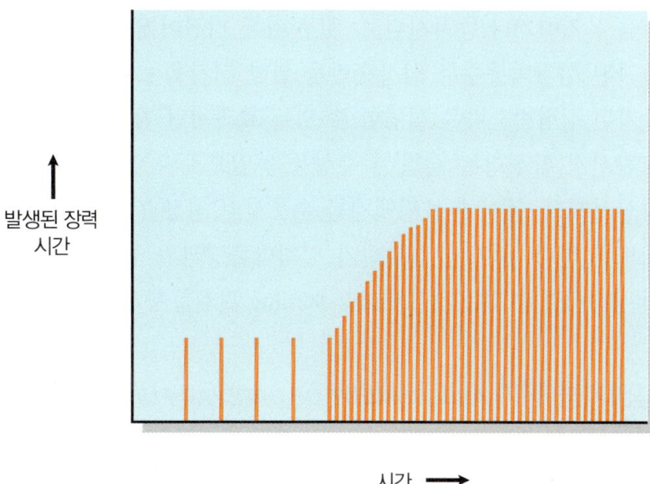

그림 12.4 **심장 수축성에 미치는 심장박동수 효과(계단현상 혹은 계단효과)** 심장근육 수축 사이의 간격이 길면 발생되는 장력은 낮아진다. 심장박동수가 증가하면 마치 계단모양과 유사하게 수축성이 증가한다. 이 효과는 휴식 시 섬유 길이의 변화에 의존하지 않기 때문에 수축성을 증가시킨다.

Frank-Starling 관계는 심장박출량과 정맥환류를 일치시키는 중요한 기점이다. 오른심실에서 출력이 갑자기 증가하면(예: 자세 변화로 인해) 왼심실로 돌아가는 양이 급속히 상승한다. 결과적으로 왼심실 늘림이 발생하면 박출량 증가를 초래하고 오른쪽에서 발생한 박출량 상승과 일치되게 한다. 따라서 프랭크-스탈링 관계를 통해 오른쪽과 왼쪽 박출량 간의 균형을 유지하게 된다. 또한 운동이나 수분량 감소(예: 출혈)와 관련된 복잡한 생리 변화 동안 일회박출량과 심장박출량 조정에 중요한 기전으로 작용한다.

계단현상(Treppe)은 **계단효과(staircase effect)**로도 알려져 있으며 일회박출량 조절을 위한 고유기전이다. 심장 수축 빈도가 낮아지면, 수축성은 감소하고, 심장박동수가 증가하면 수축성은 증가한다(그림 12.4). 이러한 변화는 전부하 변화와 독립적으로 발생하기 때문에 수축성 변화를 반영한다. 높은 심장박동수에서 수축성 증가는 심근섬유 세포내 유리 Ca^{2+} 농도 증가와 연관되어 있다.

동맥압 저하에 대한 압력수용기 매개 반응(그림 12.2 참조) 동안, 많은 기전이 심장박출량 변화에 기여한다. 교감신경 활성화는 논의된 바와 같이 심장박동수를 상승시킨다. 하지만 일회박출량을 유지하거나 증가시킬 수 있는 다른 기전이 없다면 단순히 증가된 심장박동수는 심장충만을 위한 시간을 줄이기 때문에 증가된 심장박출량을 설명할 수 있는 효과적인 기전은 아니다. 교감신경 활성화는 심장 수축성을 높임으로써 일회박출량을 향상시키고, 동시에 몸정맥계를 수축시켜 심장 전부하가 증가되도록 한다. 증가된 전부하가 일회박출량과와 심장박출량을 더 상승시킬 수 있는 것은 Frank-Starling 관계를 통해 알 수 있다.

심장기능 평가 *ASSESSMENT OF CARDIAC FUNCTION*

힘-속도 곡선 *Force-Velocity Curves*

심장기능 평가, 특히 수축성은 임상적 혹은 실험적으로 유도된

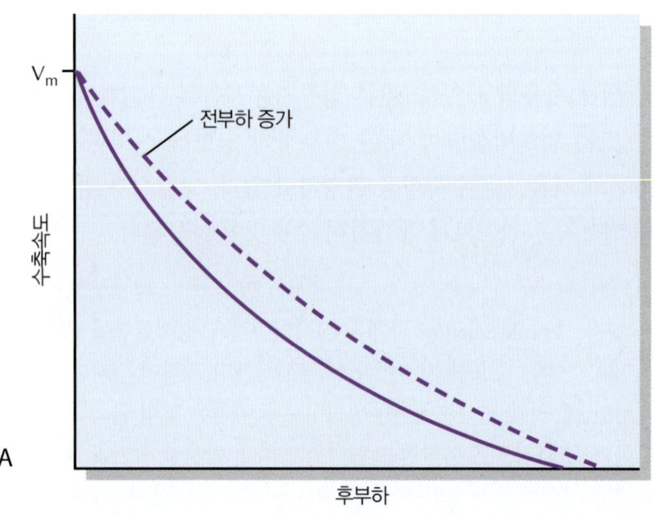

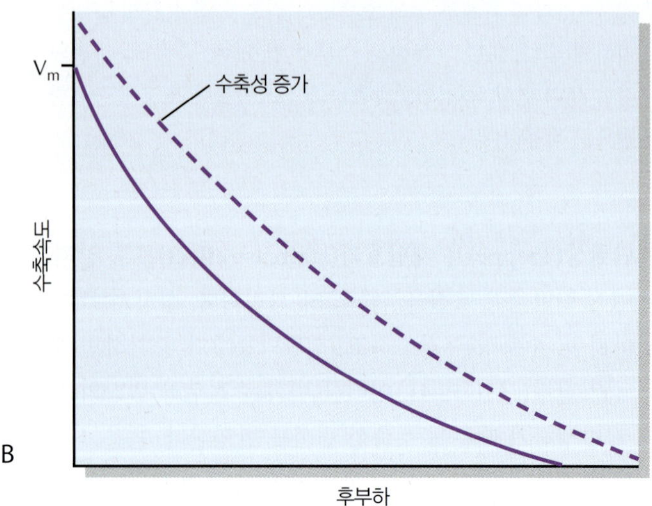

그림 12.5 **심장근육에서 힘-속도 관계** 힘-속도 곡선은 심장근육 수축속도에 대한 후부하 효과를 설명한다. **A,** 수축성이 더 높을 때(즉, 근육이 더 높은 후부하에 대해 수축할 때), 수축속도는 감소한다. 속도는 후부가가 0일 때 가장 빠르다. 전부하가 증가하면 곡선을 위쪽으로 이동시키지만 수축성의 척도인 최고수축속도는 바뀌지 않는다. **B,** 교감신경 자극과 같은 촉진수축성 효과는 최고수축속도를 변화시킨다. 힘-속도 곡선이 위쪽방향으로 이동한다.

심장기능상실 상황에서 매우 중요하다. **심장기능곡선**과 기울기 분석 외에도, 심장근육에서 **힘-속도 관계** 분석은 심장기능에 대한 전부하와 변화된 수축성의 영향을 설명한다(그림 12.5). 실험적으로, 힘-속도 곡선은 분리한 심장근육에 다양한 후부하를 가한 상태에서 수축속도를 측정해서 구한다. 수축속도와 후부하는 반비례 관계가 있음을 알 수 있다: 수축성이 더 높을 때(즉, 근육이 더 높은 후부하에 대해 수축할 때), 단축속도는 감소한다. 수축의 최대 힘은 속도가 0일 때, 즉 등척수축 시 발생한다. 반면, 후부하가 0일 때 속도는 가장 높다(V_m). 전부하 변화는 많은 곡선을 만들지만 동일한 y절편(후부하가 0일 경우 동일한 최대 수축속도를 보인다)을 보인다. 이러한 곡선들은 프랭크-스탈링 관계의 또 다른 표현이다: V_m이 변하지 않더라도 더 큰 전부하는 일반적으로 더 큰 수축력 및 수축속도를 초래한다. V_m은 액틴과 미오신 잔섬유가 상호 작용하여 수축을 일으킬 수 있는 최대속도를 나타내는 조직의 수축 상태 척도이다. 전부하 변화에 의한 영향과는 달리, 교감신경 자극과 같은 양성수축촉진 영향은 V_m을 변화시킨다. 근육에 의해 발생할 수 있는 최대수축성 증가(등척수축 동안 x절편)와 수축속도 증가(y절편)에 의해 힘-속도 곡선은 위 그리고 오른쪽으로 이동한다. V_m 증가는 양성촉진수축 효과를 의미한다.

압력-용적 관계 *Pressure-Volume Relationship*

심실 **압력-용적루프(pressure-volume loop)**는 심장주기 동안 심실압에 대한 심실용적 변화를 연속적으로 측정한 것이다(그림 12.6). 확장기 동안 심실은 루프 하단에 표시된 것과 같이 낮은 압력으로 채워진다. 이후 부피는 일정하지만 압력이 급격하게 증가하는 등용적수축이 이어진다. 박출기 동안 부피는 감소하지만 압력은 여전히 높다. 이어지는 등용적이완 동안, 부피는 일정하고 압력은 급격히 떨어진다. 이 주기는 계속해서 반복된다. 이 루프 내 모양과 면적은 전부하와 후부하, 수축성에 영향을 받는다.

박출률 *Ejection Fraction*

심근 기능평가를 위한 간단하고 유용한 측정법은 **박출률**이다. 박출률은 EDV에 대한 일회박출량의 비율이다. 건강한 사람의 경우 이 비율은 50% 이상이어야 한다. 양성 수축촉진 약물을 투여하면 박출률은 상승한다. 심근허혈이나 심장기능상실 환자의 경우 박출률이 감소한다. 박출률은 심장초음파로 비침습적으로 측정할 수 있다.

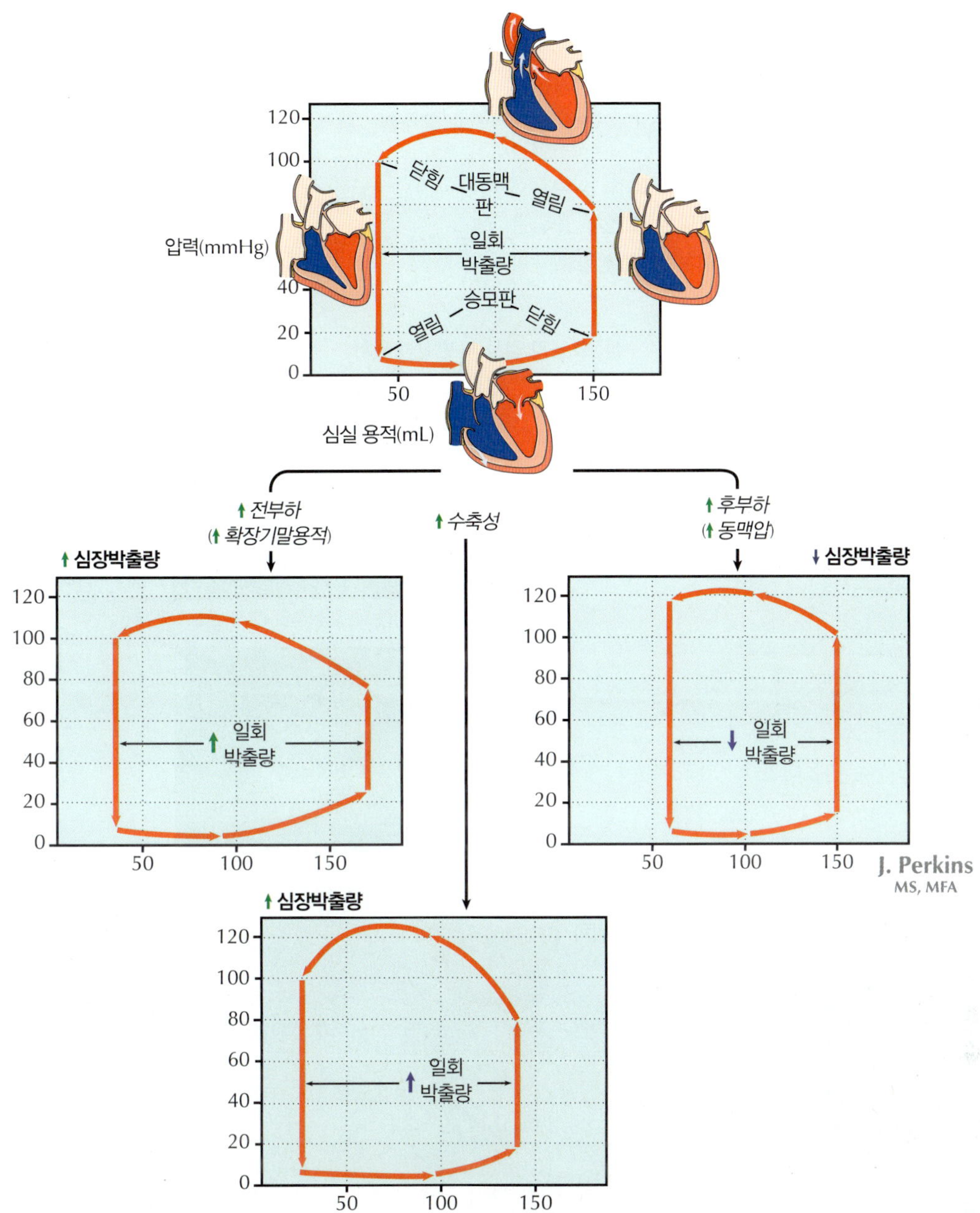

그림 12.6 **심실 압력-용적루프** 심장주기 동안의 심실용적과 심실압력을 연속적으로 그리면 일종의 닫힌 루프가 만들어진다. 위 그림의 왼쪽 아래에서 빨간색 화살표를 따라가면 확장기 동안, 압력 변화가 거의 없는 상태에서 심실 충만이 일어나는 것을 알 수 있다; 등용적수축 동안 용적은 일정하지만 압력은 급격하게 상승하는 것을 알 수 있다. 구출기 동안 용적은 감소하지만 압력은 여전히 높은 상태이다. 등용적이완 동안 용적은 일정하고 압력은 급격히 감소해서 그림의 출발점으로 되돌아온다. 전부하와 후부하, 수축성 변화는 그림에서와 같이 일회박출량에 영향을 미친다.

임상 적용 12.1
심장초음파(Echocardiography)

심장초음파는 들리지 않는 고주파를 가슴(가슴안경유 심장초음파 검사) 또는 식도벽(식도경유 심장초음파 검사)을 통해 심장으로 전달하는 기술이다. 조직과 액체 경계면에서 반영된 초음파 울림은 심장 그래픽 이미지를 생성하기 위해 기록된다. 표준 심장초음파 검사에서 심장초음파는 심장단면의 2차원 그림을 보여준다. 도플러 심장초음파에서 연속된 도플러 초음파를 사용하면 심장내에서의 혈류속도를 평가할 수 있다. 이러한 기술을 사용하여 (1) 판막 및 방의 크기와 구조를 알 수 있다. (2) 박출률 및 다른 요소들도 알 수 있다; (3) 비정상적인 벽 운동과 판막 역류(누출) 또는 협착, 심장내의 세균 성장(증식) 및 기타 조건들도 탐지할 수 있다.

심장초음파 검사 시 변화기 위치

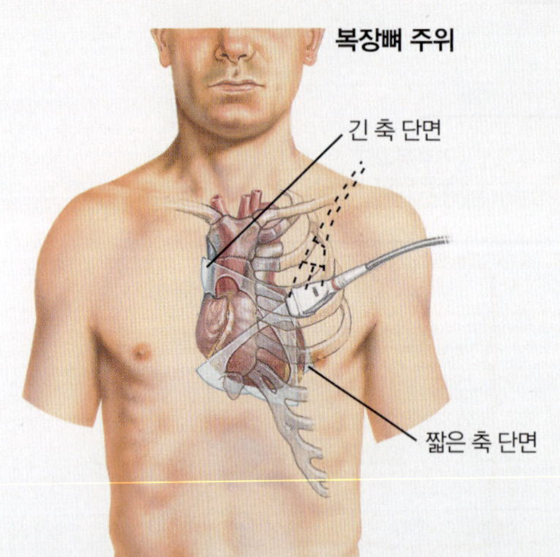

왼복장뼈 옆에 위치하면 긴 축과 짧은 축 영상을 얻을 수 있다. 변환기 각도를 바꾸면 다양한 면의 영상을 얻을 수 있다.

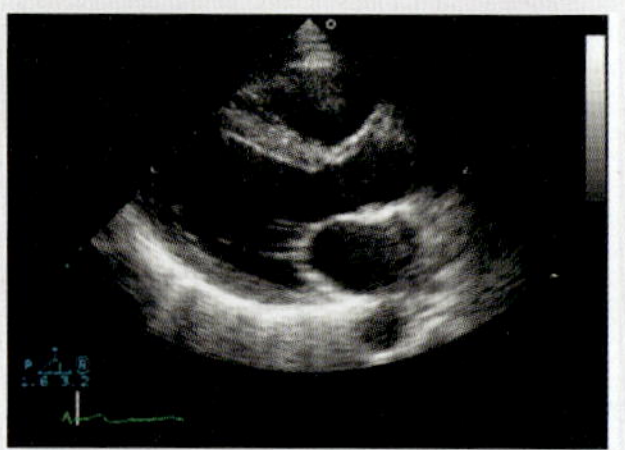

수축기 동안 정상적인 긴 축 영상

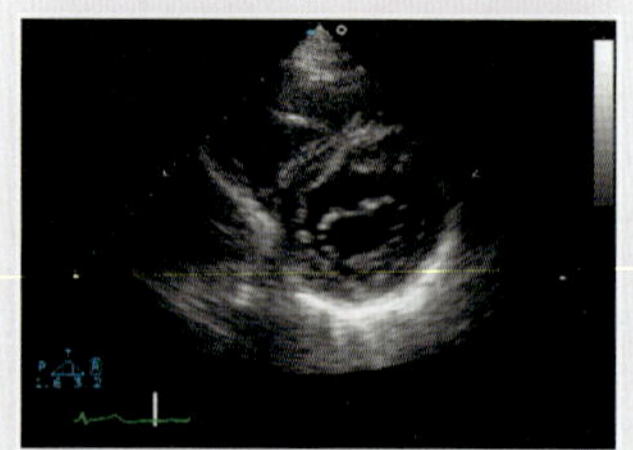

승모판 수준에서 정상 짧은 축 영상

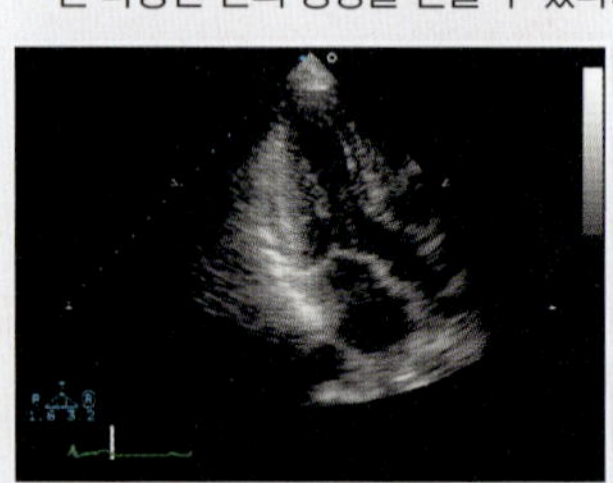

정상 꼭지 긴 축 영상

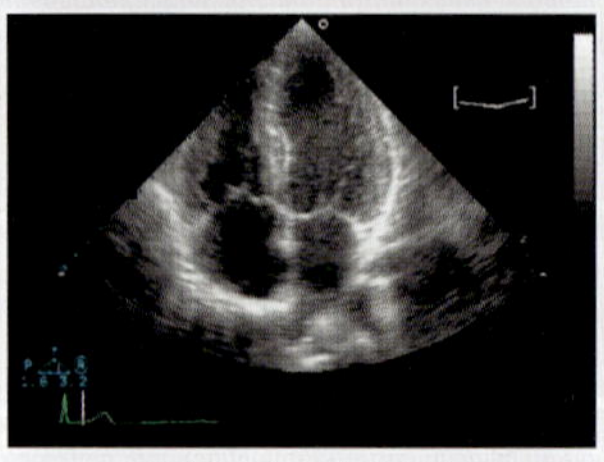

정상 꼭지 4개 방 영상

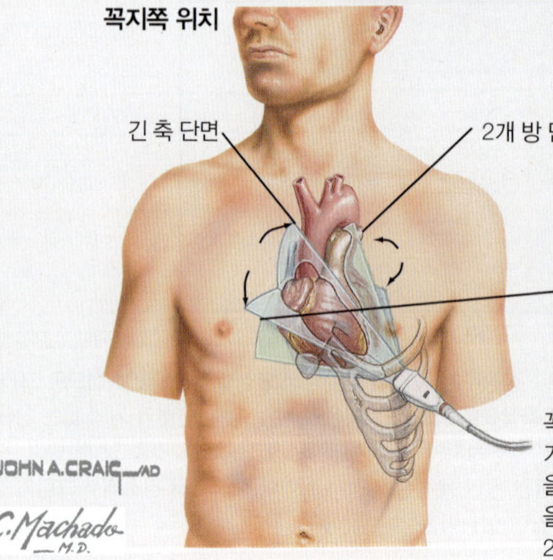

꼭지점에서 검사하는 경우 최대 신호가 바닥쪽으로 가는 영상을 얻을 수 있다. 4개 방 단면은 방실판막을 가로질러 간다; 위쪽으로 기울이면 5개 방 단면을 제공한다. 45도 각도로 반시계 방향으로 돌리면 2개 방 단면을 제공한다. 90도를 돌리면 긴 축 단면을 제공한다.

혈관기능과 심박출량

VASCULAR FUNCTION AND CARDIAC OUTPUT

심장박출량 조절은 심장박동수와 일회박출량뿐만 아니라 정맥기능 및 정맥환류량에 의존한다. 정맥환류량은 한쪽 심장으로 되돌아오는 혈류량으로 정의된다. 그리고 심장박출량은 하나의 심실에서 나온 혈류량으로 정의되기 때문에 일정한 기간의 평균값으로 보면 정맥환류량과 심장박출량은 동일하다. 심장박출량이 5 L/min인 경우, 정맥환류도 5 L/min이다. 심장박출량과 정맥환류량 일치는 심장혈관계 기능의 중요한 측면이다.

심장박출량이 다양한 요인에 의해 영향을 받는 것과 마찬가지로 정맥환류량도 마찬가지이다. 작은 압력경사에도 불구하고 모세혈관에서 오른심방으로의 혈류가 유지된다. 이 압력경사는 작기 때문에, 정맥환류량은 동맥계에 영향을 주는 요인과는 다른 요인에 의해 주로 영향을 받는다.

심장박출량과 정맥환류량은 동전의 양면이라고 할 수 있다. 심장박출량은 심장 한쪽에서 나오는 혈류량이고, 정맥환류량은 심장 한쪽으로 되돌아가는 혈류량이다. 일정 기간 동안(일반적으로 1분) 측정하면 심장박출량과 정맥환류량은 동일해야 한다. 심장박출량은 혈액이 심장으로 되돌아오는 양(정맥환류량)에 절대적으로 의존되기 때문이다. 이 매개 변수들 중 하나가 변경되면 다른 매개 변수도 동등하게 변경된다.

정맥순응도와 중력 효과

Venous Compliance and Gravitational Effects

정맥에 영향을 미치는 중요한 요소는 **순응도**(즉, 압력 변화와 관련된 부피 변화)이다. 정맥순응도는 동맥순응도보다 약 20배 더 크다. 따라서, 사람이 누워 있는 자세에서 설 경우, 오른심방과 다리 사이에 혈액기둥에 의한 정수압이 발생하여 다리에 혈액이 몰리고 정맥이 확장된다. 기립하면 혈액이 몰림으로 인해 심장박출량은 일시적으로 감소한다. **기립저혈압(orthostatic hypotension)**(일어설 때 혈압 강하)을 예방하고 이러한 조건에서 정맥환류량을 회복시키기 위해 가장 중요한 보상기전은 **압력수용기반사**(그림 12.2 참조)이다. 증가된 교감신경 자극으로 동맥이 수축하고 심장박동수와 수축성이 증가할 뿐만 아니라 정맥이 수축하여 중력에 의한 혈액쏠림 효과도 감소한다. 정맥은 사실상 혈액 저장소 역할을 하고 있기 때문에 교감신경계 활성화와 정맥수축으로 인한 정맥환류량 증가는 심장박출에 사용되는 혈액이 증가하는 효과를 초래한다. 이 기전은 혈액량이 감소되었을 때 심장박출량을 유지하는 데 중요하게 작용한다. 기립저혈압을 예방하기 위해서는 뼈대근육 움직임도 중요하다. 예를 들어, 걷는 동안 다리근육의 움직임은 정맥을 압박하고 정맥환류량을 증가시킨다. 중심정맥계보다 말초에 있는 정맥에는 혈액 역류를 방지하는 일방향판막이 존재한다.

호흡효과 *Effect of Respiration*

정맥환류에 관여하는 또 다른 요소는 **호흡효과**이다. 들숨 동안 가슴공간이 확장되고 가로막이 아래로 움직이면 가슴속에는 음압이 생성된다. 동시에, 가슴막이 아래로 내려감으로 인해 배속 압력은 증가한다. 그러므로 배속 정맥에 양압이 걸려 음압이 걸려 있는 가슴속으로 정맥환류가 더 잘 일어나도록 한다. 날숨 동안 경사는 감소하게 된다. 운동의 경우에서와 같이 호흡 깊이와 빈도가 증가되면 정맥환류가 맥동성으로 증가하게 된다.

심장기능과 혈관기능곡선

Cardiac Function and Vascular Function Curves

혈관기능과 심장기능 사이의 상호작용은 **심장기능곡선**(앞에 설명)과 **혈관기능곡선** 두 가지 관계를 동시에 고려하여 설명할 수 있다(그림 12.7). 심장기능곡선은 Frank-Starling 관계를 보여주며, 여기에서 오른심방압은 독립변수이고 심장박출량은 종속변수이다. 오른심방압(전부하) 상승은 심장박출량 상승을 초래한다. 그림과 같이 혈관기능곡선은 독립변수(심장박출량)가 y축에 표시되고 종속변수(오른심방압)는 x축에 있다. 이것은 역관계이다: 심장박출량 상승은 오른심방압(또는 전부하) 저하를 초래한다. 다른 말로 표현하면, 보다 큰 심장박출량은 전부하 감소와 함께 혈액량 재분배를 초래한다. 혈관기능곡선 x절편은 심장박출량이 0일 때 혈관계내에 존재하는 압력인 **평균순환충만압(mean circulatory pressure)**이다. 이것은 심장이 정지되어 전체 심장혈관계내에서 압력이 평형을 이루고 있는 상태이며, 혈액량과 혈관계 전체 순응도에 따라 변화한다. 양성 평균순환충만압은 심장이 효과적으로 혈액을 짜 내기 위해 필요하다.

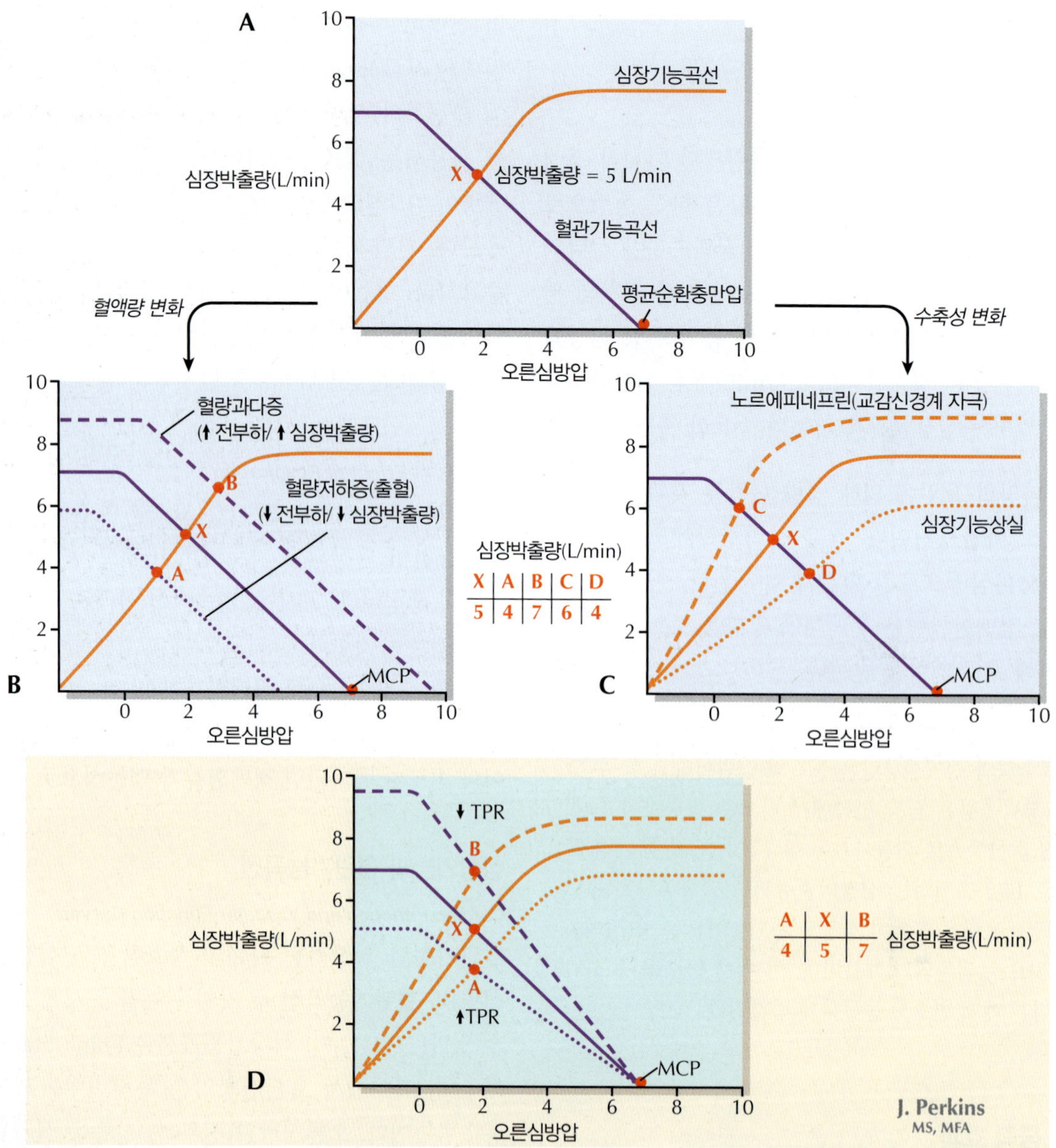

그림 12.7 심장기능과 혈관기능곡선 A, 심장기능곡선에서 오른심방압은 독립변수이고 심장박출량은 종속변수이다. 오른심방압이 증가하면 프랭크-스탈링 관계를 통해 짐작할 수 있듯이 심장박출량은 증가한다. 혈관기능곡선에서는 y축에 표시된 심장박출량이 독립변수이며 오른심방압이 종속변수이다. 심장박출량이 증가하면 오른심방압은 떨어지는 서로 반대되는 관계를 가지고 있다. 혈관기능곡선의 x절편은 심장박출량이 '0'일 때 전체 순환계에 걸리는 압력인 평균순환충만압(MCP)이다. 2개의 곡선이 만나는 점 X는 휴식 시 심장박출량과 오른심방압이며 정상 휴식 시 심장혈관계 기능을 나타낸다. 혈액량**(B)** 혹은 수축성**(C)**, 총말초저항(**D**, TRP)에 변화가 생겨 두개의 곡선 중 하나가 이동하게 되면 새로운 항정상태에 도달하게 된다.

평균순환충만압은 심장이 갑자기 멈추고 혈관계 전체의 혈관긴장도가 변하지 않는 상황에서 심장혈관계 전체에 걸려있는 잔류압이다(평형 후). 평균순환충만압의 정상 값은 약 7 mmHg이며 혈관긴장도(특히 정맥긴장도)와 혈액량의 함수이다. 양성 평균순환충만압이 없으면 매우 낮은 심장박출량 상태에서는 전부하가 유지가 되기 어렵기 때문에 혈액의 효율적인 순환이 불가능해진다.

심장기능 및 혈관기능곡선 통합

Integration of the Cardiac and Vascular Function Curves

심장기능과 혈관기능곡선이 같은 그래프에 그려지면 두 곡선이 한 지점에서 교차한다: 휴식 시 심장박출량과 오른심방압(일반적으로 각각 약 5 L/min 및 2 mmHg). 즉, 이 지점은 정상적인 심장혈관기능을 위한 정상 상태 또는 평형 상태이다. 곡선 중 하나가 변경되면 새로운 평형점에 도달한다. 예를 들어, 혈액량 증가(혈액과다증)는 혈관기능곡선을 위쪽과 오른쪽으로 이동시킨다(그림 12.7B). 두 곡선에 대한 새로운 평형점(점 B)에서 만나며 높아진 전부하 때문에 심장박출량은 증가한다. 정맥수축은 부피 증가와 같은 효과를 나타낸다. 한편, 혈량저하증은 혈관기능곡선을 왼쪽과 아래로 이동시켜 새로운 평형점 A에서 만나게 하여 휴식 시 낮은 심장박출량을 초래한다. 혈관기능곡선 변화와 함께 심장박출량의 이러한 변화를 초래하는 심장기전이 Frank-Starling 관계이다.

마찬가지로 심장기능곡선의 변화도 두 곡선 사이에 새로운 평형점을 만든다(그림 12.7C). 예를 들어 심장에 대한 교감신경계 자극의 결과로 수축성이 상승하면 심장기능곡선 기울기가 증가되고 증가된 심장박출량은 새로운 평형점에서 만난다. 심장기능상실은 심장기능곡선의 경사도를 낮추어 결과적으로 심장박출량을 감소시킨다.

총말초저항(total peripheral resistance, TPR) 변화는 혈관기능과 심장기능곡선 모두에 영향을 미친다(그림 12.7D). 이 분석에서, 정맥 긴장도는 변하지 않고 동맥저항(특히 작은동맥과 세동맥 저항)이 변경된다고 가정한다. 만약 총말초저항이 감소하면 정맥압과 오른심방압은 낮은 동맥저항 결과로 상승하기 때문에 혈관기능곡선은 위오른쪽으로 회전한다. 혈관계의 전체 순응도에는 크게 영향을 미치지 않기 때문에 평균순환충만압은 변하지 않는다. 감소된 총말초저항 결과로 낮은 동맥압(감소된 후부하)에 반하여 심장이 구출하므로 심장기능곡선은 위쪽으로 이동한다. 따라서 곡선의 평형점은 점 X에서 점 B로 이동하며, 이 지점에서 심장박출량은 원래의 정상상태보다 증가한다. 총말초저항이 상승하면 반대 변화가 발생한다: 혈관기능곡선은 아래 왼쪽으로 회전하고 증가된 후부하 영향으로 인해 심장기능곡선은 아래로 이동한다. 평형은 점 X에서 점 A로 이동하며, 심장박출량은 원래의 정상 상태보다 감소한다.

임상 적용 12.2

심장기능상실에서 정맥압

(Venous Pressure in Heart Failure)

심근경색으로 인해 오른심실기능상실이 발생하면 오른심실 수축성이 감소한다. 결과적으로, 심장박출량이 감소하고 정맥압이 상승한다. 이러한 사실은 진단적 가치가 있다. 건강한 사람이 윗몸을 30~60도 기울인 채 침대에 누워 있으면 빗장뼈 위에 위치한 바깥목정맥은 정상적으로는 보이지 않는다. 바깥목정맥의 혈액기둥 높이는 중심정맥압 또는 우심방압의 척도이다. 환자가 심장기능상실 상태이면 중심정맥압이 상승하여 빗장뼈 위쪽에서 팽창된 정맥을 볼 수 있다.

13장 말초순환계

The Peripheral Circulation

말초순환은 온몸동맥과 온몸정맥, 미세순환계로 구성된다. 동맥과 정맥 구조는 다음 3가지 조직층을 포함한다(그림 13.1).

- **속막(Tunica intima):** 혈관 내부 피복을 형성하는 가장 안쪽층은 단일 내피세포층으로 이루어져 있다; 이 세포는 속막과 중간막을 구분하는 바닥막 위에 놓여 있다.
- **중간막(Tunica media):** 중간은 주로 민무늬근육으로 구성되어 있으며 혈관벽의 수축 부분이다.
- **바깥막(Tunica adventitia):** 바깥막은 주로 결합조직으로 이루어져 있다.

작은혈관과 큰혈관 사이뿐만 아니라 동맥과 정맥 사이의 차이는 중간막과 바깥막의 절대 및 상대 두께에 있다; 또한 혈관 유형에 따라 결합조직과 이들 혈관을 구성하는 세포 종류에도 차이가 있다. 예를 들어, 큰동맥 혈관벽은 탄성조직이 풍부하고 작은동맥에 비해 비교적 두꺼운 바깥막을 가지고 있다. 다른 한편, 작은동맥은 상대적으로 더 뚜렷한 근육으로 구성된 중간층을 가지고 있다. 모세혈관은 다른 혈관과는 달리 중간막과 바깥막이 없다. 모세혈관벽은 단순히 내피세포와 바닥막으로 구성되어 있다.

미세순환 THE MICROCIRCULATION

미세순환은 직경이 100 μm 미만인 혈관으로 이루어져 있으며, 세동맥과 메타세동맥(metarterioles), 모세혈관, 세정맥을 포함한다(그림 13.2). 근육 세동맥은 메타세동맥(모세혈관과 세동맥 사이에 위치) 혹은 모세혈관과 직접 연결되어 있다. 모세혈관이전괄약근(precapillary sphincter)은 혈액이 모세혈관으로 들어가는 지점에서 발견되는 민무늬근 띠이다. 가장 작은동맥과 세동맥, 모세혈관이전괄약근의 수축과 이완을 통해 모세혈관으로의 흐름이 조절된다("혈류 조절" 참조).

모세혈관의 얇은 벽은 내피세포 단일층과 바닥막으로 구성되어 있다. 이 간단한 구조 때문에 모세혈관에서만 발생하는 혈액과 사이질액 사이의 가스와 영양분, 노폐물 확산이 일어난다. 혈관 공간과 사이질 공간 사이의 체액 교환은 모세혈관벽 전체에서 단순확산에 의해 발생한다(그림 2.1 참조). 모세혈관 밖으로 체액 확산을 위한 순 여과압은 Starling 방정식에 의해 결정된다. 세동맥이 끝나고 모세혈관이 시작되는 곳의 정수압은 약 30 mmHg이다. 모세혈관 정맥쪽 끝에서는 약 10 mmHg로 떨어진다. 사이질 정수압은 국소 영역내에서 균일하지만, 혈장 교질삼투압은 혈장에서는 높고 사이질 공간에서는 더 낮기 때문에, 세동맥 말단에서는 모세혈관 밖으로 체액의 순 여과가 통상적으로 일어난다. 모세혈관 정맥쪽 끝으로 갈수록 모세혈관 정수압은 낮아져, 일반적으로 모세혈관내로의 체액 순 재흡수가 발생한다.

다양한 혈관 유형 간의 조직학적 차이는 기능적 역할을 반영한다. 혈관 속막으로만 구성된 모세혈관의 얇은 벽은 혈액과 조직 사이에서 영양분과 노폐물, 용해된 가스를 효율적으로 교환할 수 있도록 한다. 상대적인 기준으로, 근육으로 구성된 중간막은 큰동맥이나 정맥보다 작은동맥과 세동맥에서 더 두드러져 이 혈관들이 혈류 조절에 중요한 역할을 하고 있음을 반영한다. 큰동맥은 뚜렷한 탄력 조직을 가진 두꺼운 바깥막을 가지고 있어, "분배혈관(distributing vessels)"으로서의 역할을 한다. "용량혈관"으로서의 정맥 기능을 반영하여 혈관 중간막에 존재하는 민무늬근육은 돌림 및 세로 방향으로 놓여있다. 혈관 바깥막의 탄력 조직은 동맥보다 덜 뚜렷하다.

부종은 조직 또는 몸공간 내의 사이질액 증가에 의한 팽창이다. 사이질 공간에서 체액 부피는 사이질액이 생성되는 속도와 제거되는 속도에 좌우된다. 높은 모세혈관 정수압과 낮은 모세혈관 교질삼투압 또는 혈관 공간으로부터 단백질 유출(높은 사이질액 교질삼투압을 일으킴)은 사이질 공간에 과도한 체액이 머물게 한다. 일반적으로 과도한 사이질액은 림프계를 통해 제거된다. 부종은 림프계 막힘이나 혈관 공간으로부터의 과도한 체액 흐름에 의해 발생할 수 있다.

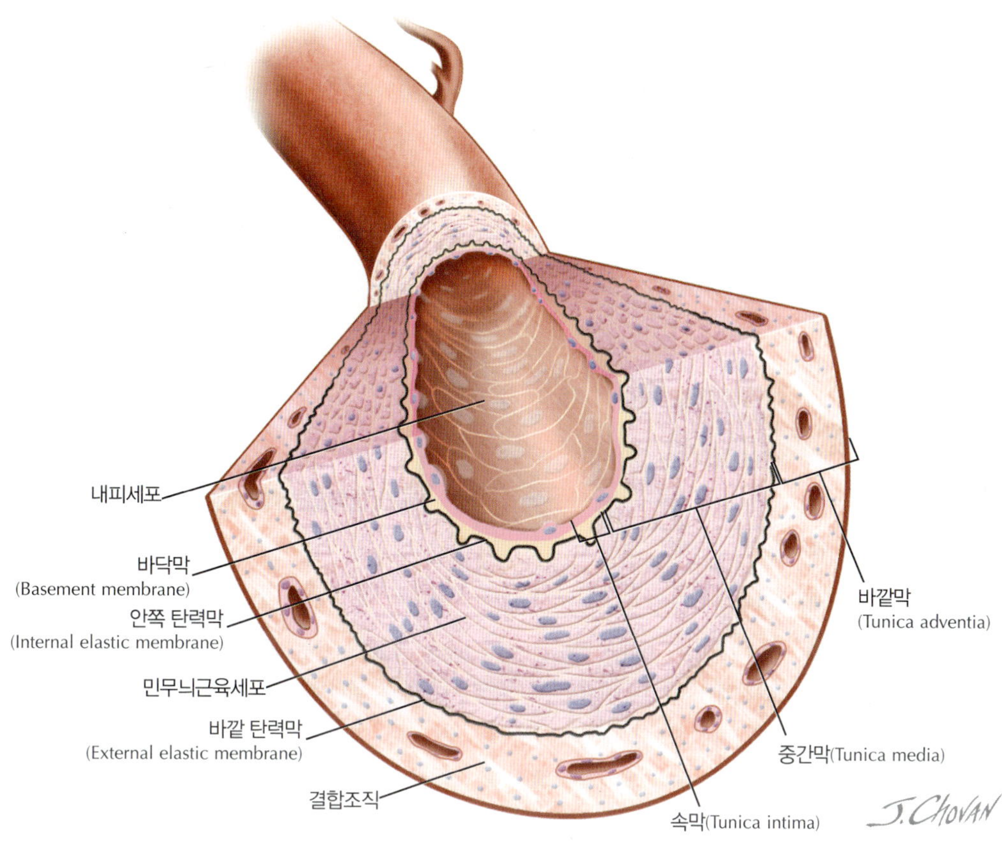

그림 13.1 **혈관벽** 동맥과 정맥의 혈관벽에는 3개의 조직층이 있으며, 다양한 혈관 유형에 따라 중간과 바깥 층의 상대적 두께가 다르다. 모세혈관벽은 내피세포와 바닥막으로 구성된 속막층만으로 되어 있다. 이 그림에서 설명된 혈관은 큰동맥이며 뚜렷한 안쪽 민무늬근육을 가지고 있다. 큰동맥과 정맥 벽에는 자체 혈관 공급 장치(혈관벽혈관)가 있다. 동맥 중간막은 안쪽 탄력막과 바깥 탄력막으로 싸여 있다.

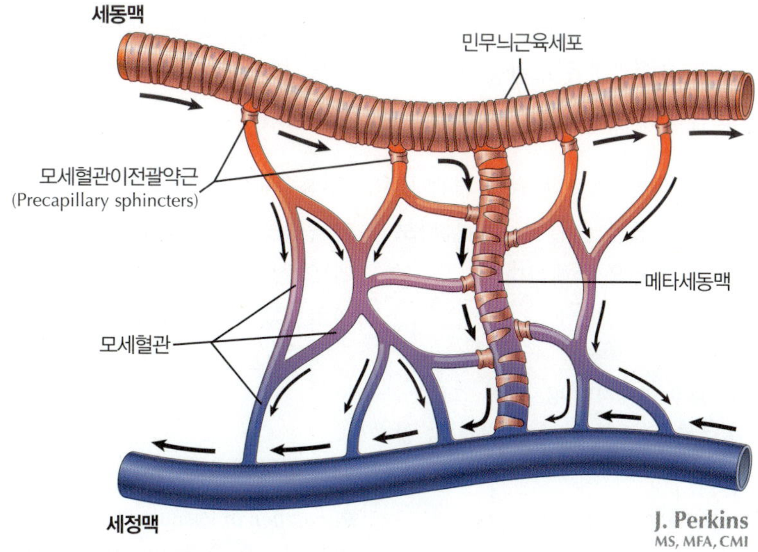

그림 13.2 **미세순환계 구조** 미세순환계는 세동맥과 메타세동맥, 모세혈관, 세정맥으로 구성된다. 혈액 흐름의 방향은 화살표로 표시되어 있다. 혈류는 소동맥 및 메타세동맥, 모세혈관이전괄약근의 민무늬근육 수축과 이완에 의해 조절된다. 교감신경은 미세순환계내의 세동맥과 메타세동맥, 세정맥을 지배하고 있다.

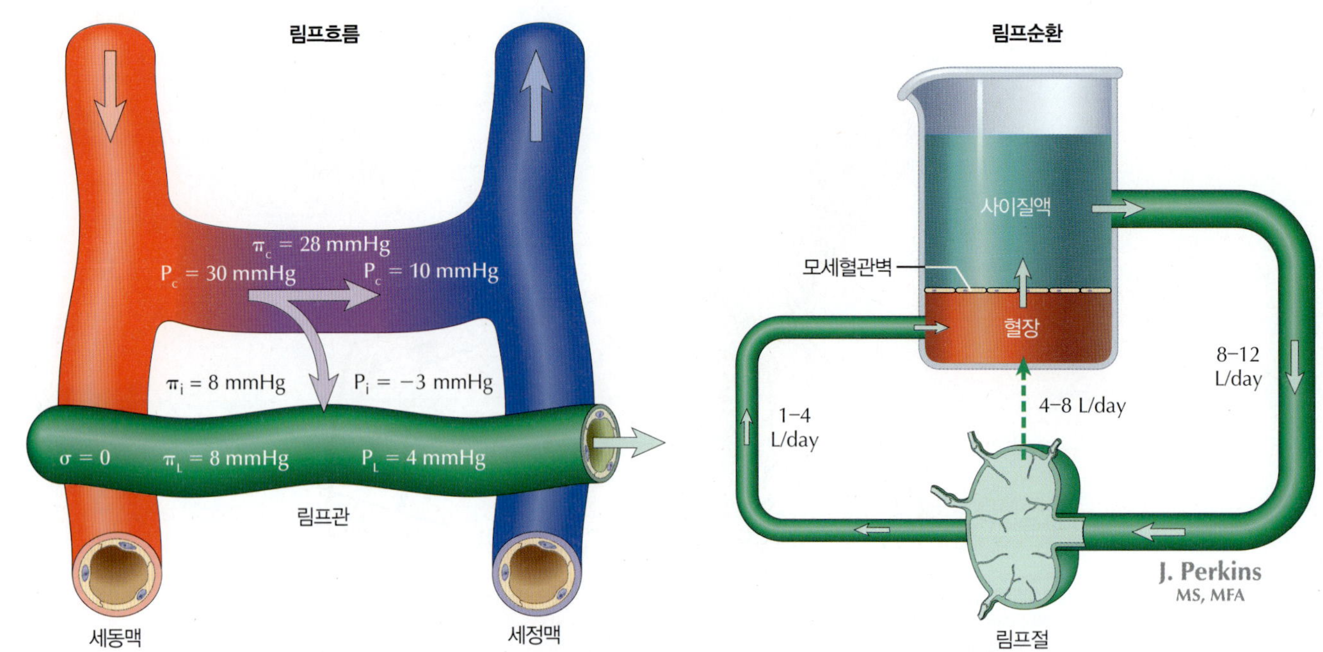

그림 13.3 **림프순환** 혈관 공간에서 사이질 공간으로 체액 확산은 Starling식(1장 참조)에 의해 결정된다. 사이질 공간의 과도한 체액은 림프절을 통한 여과 후 림프계에 의해 중심정맥 순환으로 운반된다. 사이질에서 림프계로 체액 이동은 교질삼투압 차이가 없기(림프 혈관벽을 통해 단백질이 자유롭게 흐르기 때문에) 때문에 순전히 정수압 경사에 의해 일어난다. (P_C = HP_C, 모세혈관 정수압).

림프계 *THE LYMPHATIC SYSTEM*

과도한 사이질액은 림프순환에 의해 혈액으로 되돌아간다(그림 13.3). 사이질에서 림프 모세혈관으로의 체액 이동은 사이질 공간과 림프 사이의 정수압 경사에 의해 발생한다. 림프 모세혈관 내피세포의 가장자리는 겹쳐져 일방향 판막 역할을 한다: 림프액의 일방향 흐름은 큰림프관에서도 유지된다(그림 13.4). 늘리면 수축하는 집합림프관의 민무늬근육 잔섬유에 의해 흐름이 증가된다. 림프는 궁극적으로 가슴관과 림프관을 통해 중심정맥 순환으로 되돌아 간다(그림 13.5).

림프계는 골수와 가슴샘, 림프절, 지라를 비롯한 림프 기관 및 조직과 밀접하게 연관되어 있으며, 림프를 순환계로 되돌려보내는 주요 기능 외에도 다음과 같은 기능을 수행한다:

- 면역세포 순환
- 림프절에 항원제시세포(antigen-presenting cells) 전달
- 림프절을 통과하면서 림프로부터 조직 잔해와 병원체, 암세포 등을 여과
- 소화계에서 지질 흡수 및 혈액으로 운반(6절 참조)

혈류 조절 *REGULATION OF BLOOD FLOW*

특정 조직을 통한 혈류는 관류 압력의 변화 또는 조직을 관류하는 동맥혈관의 저항 변화에 의해 변경될 수 있다. 특정 조직의 혈류 요구 사항이 변경될 때 혈류 조절을 위한 가장 효율적인 기전에는 국소저항 변화가 포함된다. 다른 한편으로, 운동의 경우와 같이 전신대사 요구가 변경되면, 혈류 조절은 전신 혈류역학(혈압 및 심장박출량)과 국소저항 변화를 통해 이루어지므로, 다양한 조직 사이의 전반적인 혈류량과 혈류 분포는 변경된다.

조직 수준에서 내적 및 외적 요인 모두 국소 및 전신 변화에 대한 반응으로 저항혈관(세동맥과 모세혈관이전괄약근, 작은동맥)의 민무늬근육 긴장도에 영향을 줄 수 있다. 민무늬근육과 내피세포 모두 이러한 조절에 관여한다. 민무늬근육 구조와 기능의 기본 지식은 2절에서 논의되었다.

내피세포에 의한 혈관긴장도 조절

Regulation of Vascular Tone by Endothelial Cells

민무늬근육 수축 및 이완 조절에서 내피의 역할은 비교적 최근에 언급되었다. 내피세포는 다음의 과정을 통해 이러한 현상에

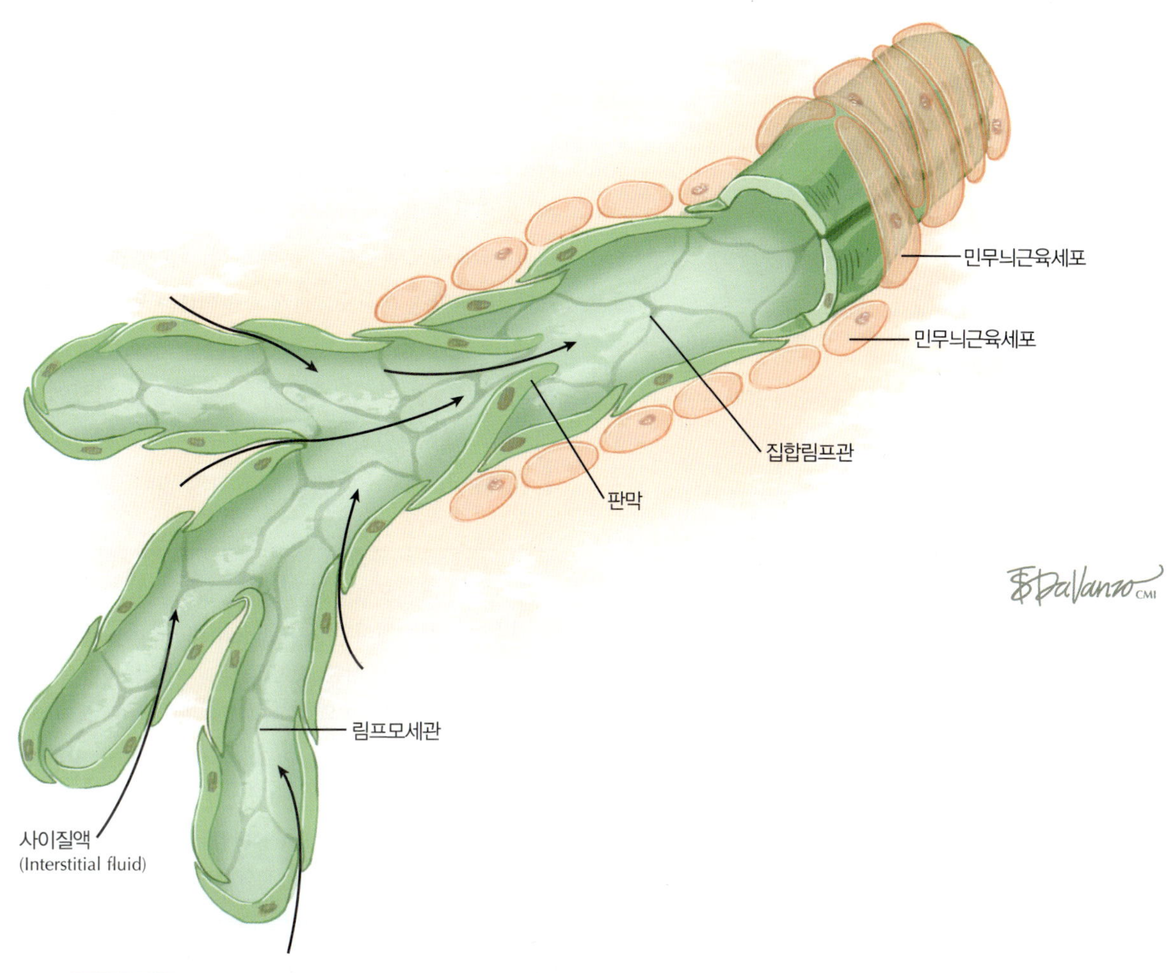

그림 13.4 **림프관** 사이질 정수압이 림프모세관 압력보다 높아지면 사이질액은 자유롭게 림프모세관으로 흘러 들어간다. 흐름은 림프내피세포 사이에 존재하는 판막 역할을 하는 구멍을 통해 일어난다; 큰집합림프관에서는 판막에 의해 한 방향 흐름이 유지된다. 이러한 흐름은 수집관과 관련된 민무늬근육의 수축 이외에도 주위 뼈대근육 수축과 같이 림프관에 영향을 미치는 외부 힘에 의해서 증가된다.

관여한다(그림 13.6).

- **산화질소(nitric oxide, NO)**와 프로스타사이클린(prostacyclin)과 같은 혈관 확장제 방출
- 혈관 수축물질인 엔도텔린(endothelin) 방출
- 앤지오텐신I에서 앤지오텐신II로의 전환

혈관 조절에서 특히 중요한 것은 NO 생성을 통해 작용하는 내피세포 역할이다. 내피세포가 아세틸콜린과 히스타민, 브라디키닌과 같은 **내피의존혈관확장제(endothelium-dependent vasodilators)**에 노출되면 NO합성효소(NOS)가 활성화되어 아미노산인 아르지닌으로부터 강력한 혈관확장제인 NO를 생성한다.

$$\text{L-arginine} \xrightarrow{\text{NOS}} \text{NO} + \text{L-citrulline} \qquad \textbf{식 13.1}$$

NO는 인접한 민무늬근육세포로 확산되고 민무늬근육내 구아닐사이클라아제(guanylyl cyclase)에 작용하여 cGMP를 증가시킨다. cGMP는 세포내 유리 Ca^{2+}를 감소시켜 민무늬근육 이완과 이로 인한 혈관확장을 일으킨다. 이 기전은 염증자극에 대한 혈관 반응뿐만 아니라 생식기계 및 하부 위창자관에서 부교감신경매개 혈관확장(다른 부위의 혈관은 부교감신경에 의해 자극받지 않음)에서 특히 중요하다. 민무늬근육세포에 직접 작용하여 수축을 일으키는 많은 물질(예: 노르에피네프린)도 내피세포에서 NO분비를 자극한다. 이러한 동시 방출과 NO 작용은 정상인에서 수축제에 대한 완만한 반응을 가져오게 한다. 하지만 내피가 손상받은 환자의 혈관에서는 반대 현상이 관찰된다. NO를 방출하는 많은 자극은 동시에 내피세포로부터 혈관확장제로 작용하는 아라키돈산(arachidonic acid) 대사산물인 **프로스타사이클린(PGI_2)**을 방출한다. PGI_2는 혈관 긴장도 조절에 있어서 NO보다 덜 중요하지만, 두 물질은 혈소판 활성화와 이들이 혈관벽에 부착되지 않도록 하는 데 중요

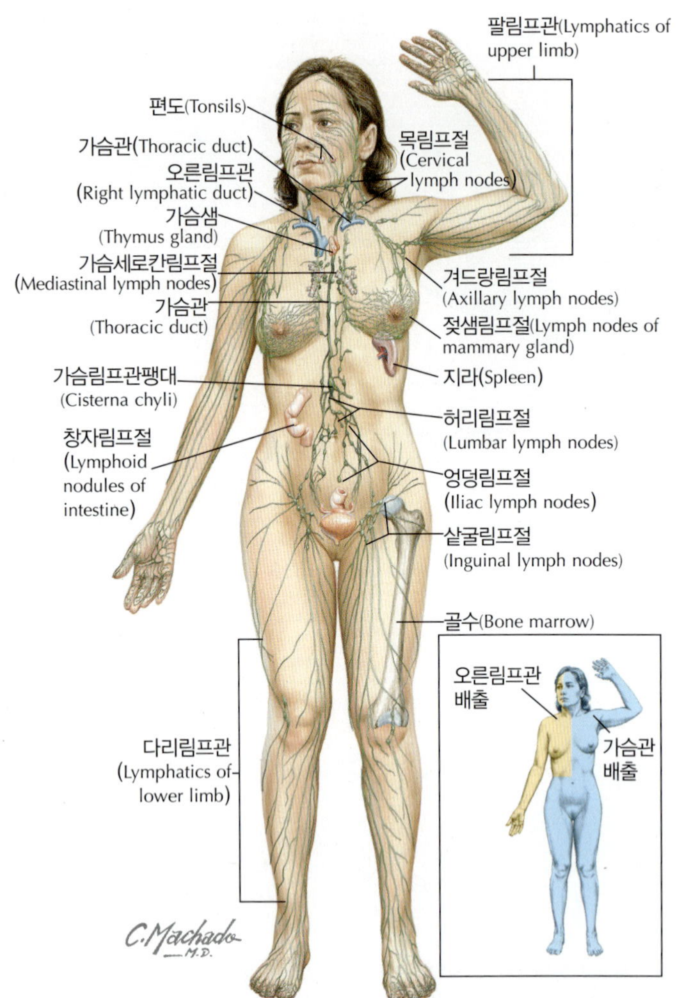

그림 13.5 림프계통 및 연관 기관 림프계의 주된 역할은 그림과 같이 림프절을 통한 여과 후 과도한 사이질액을 심혈관계통으로 되돌려 보내는 것이다. 가슴도관과 오른림프관에 의해 배출되는 영역이 작은 그림에 표시되어 있다. 림프계는 또한 면역계통의 일부이며, 면역세포의 성숙과 순환 그리고 림프액 여과 작용에 관여한다. 연관 림프 기관으로는 림프절과 가슴샘, 지라, 편도가 포함되며 이는 림프기관인 골수에서 생산되는 면역세포(주로 림프구)의 발달과 저장, 기능에 관여한다.

하다. PGI_2는 활성화된 혈소판에서 만들어지는 아라키도네이트(arachidonate)의 주 생성물인 **트롬복산A_2**와 반대작용을 한다. 따라서 트롬복산A_2는 염증 유발과 지혈에 중요하게 작용하는 강력한 혈전형성 물질인 동시에 혈관수축제이다.

전단응력에 의한 NO방출은 다음과 같은 혈관조절에 관여한다고 알려져 있다: 특정 영역으로의 혈류가 증가하면(예컨대, 동맥 미세순환에서의 혈관 확장에 의해), 특정영역으로 혈액을 공급하는 혈관의 내피세포는 증가된 전단응력에 노출되어 NO 생성 증가를 일으킨다. NO에 노출된 인접한 민무늬근육세포는 이완되어 혈관확장 및 더 많은 혈류증가를 초래한다.

엔도텔린(endothelin)은 혈관손상 시 내피세포에서 방출되는 강력한 혈관수축 단백질이다. 정상 조직에서 혈관조절 역할은 논란의 여지가 있지만, 폐고혈압 및 자간전증(preeclampsia)과 같은 상황에서는 중요한 병태생리 매개체이다. **앤지오텐신전환효소(angiotensin-converting enzyme)**는 내피세포 표면에서 발견되는 효소이다. 이 효소는 앤지오텐신I을 강력한 혈관수축제인 **앤지오텐신II**로 분해한다. 뇌하수체뒤엽 호르몬인 **바소프레신**과 마찬가지로, 앤지오텐신II는 콩팥에서 나트륨과 체액 보존 조절에 영향을 미쳐 장기간 혈압조절에 중요하게 작용할 뿐 아니라(5절 참조), 출혈과 같은 저혈압 위기에 대한 급성반응에도 중요한 역할을 한다. 그러나 앤지오텐신II와 바소프레신은 혈관기능의 단기조절에는 중요하지 않다고 알려져 있다.

내피세포에 의해 생성된 NO를 간혹 "EDRF" 혹은 내피세포유래이완인자(endothelium-dependent relaxing factor)라고 한다. 이러한 명칭은 내피세포를 실험적으로 제거한 혈관을 아세틸콜린 혹은 다른 "내피세포의존" 혈관이완제로 자극할 경우 민무늬근육 이완이 초래되지 않는다는 Robert Furchgott 발견에서 유래되었다. 1980년대에 다른 과학자들에 의해 이루어진 후속 연구에서 EDRF가 NO라는 것이 밝혀졌다. *Science* 잡지에서 NO를 1993년 "올해의 물질(Molecule of the Year)"로 선정하였고, Furchgott와 Louis Ignarro, Ferid Murad는 이 연구의 결과로 노벨 의학생리상을 수상하였다.

20세기 후반까지, 내피는 일반적으로 혈액과 조직 사이의 피복 혹은 장벽으로 기능한다고 믿어졌다. 지난 수십 년 동안 인체의 많은 정상적인 현상에서 그 역할에 대한 인식이 매우 확대되었다. 내피는 혈관긴장도와 혈관형성, 지혈과정을 조절하는 데 중요하다(건강한 내피세포는 NO와 PGI_2형성 때문에 "항혈전형성"임). 또한 내피는 신진대사에도 중요한 역할을 한다. 예로서, 앤지오텐신전환효소에 의한 앤지오텐신I의 앤지오텐신II로의 전환이다. 내피는 죽경화증과 같은 질병과정에 중요한 역할을 한다. 죽경화증에서 관찰되는 초기 변화는 내피의 NO생성 감소 및 다른 내피 기능이 달라지는 것이다.

국소혈류 조절 *Local Control of Blood Flow*

혈류의 국소조절(local regulation of blood flow)은 국소 대사산물과 벽경유압력(즉, 혈관벽을 가로지르는 압력 경사, 그림 13.7A)에 대한 반응을 통해 일어난다. 특정 영역으로의 혈류가 일시적으로 막혔다가, 혈류가 다시 시작되면 **반응충혈(reactive hyperemia)**이 발생한다. 즉, 혈류가 원래 수준보다 높아

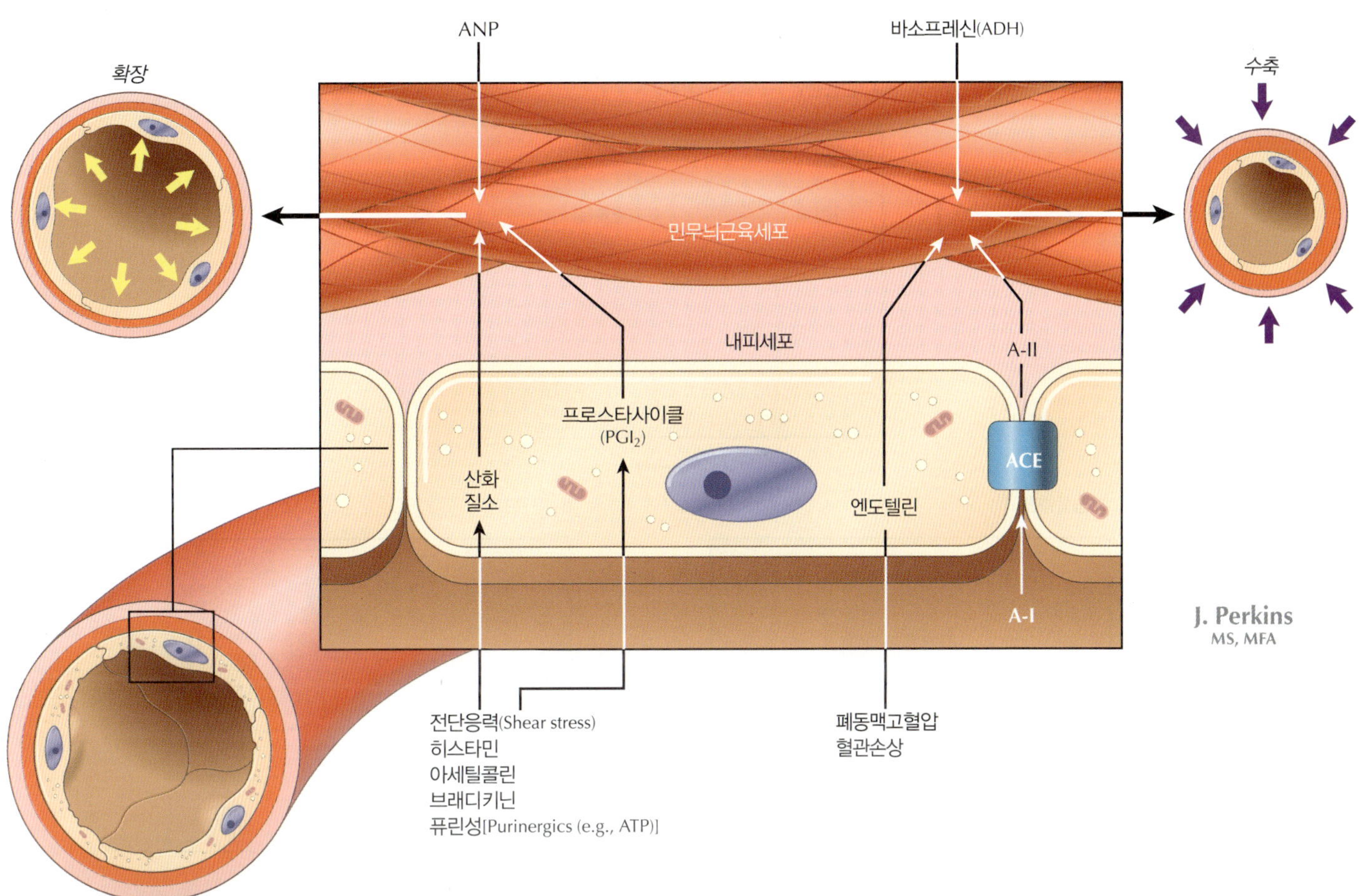

그림 13.6 세동맥 긴장도 조절 작은동맥과 세동맥에서 가장 큰 저항이 발생한다. 이들 혈관의 수축 또는 이완 상태는 부분적으로 교감신경계와 노르에피네프린 방출에 의해 조절된다. 바소프레신(ADH)과 앤지오텐신II (A-II)를 포함한 순환호르몬은 혈관 민무늬근육에 대한 작용을 통해 수축에 기여한다. 심방나트륨이뇨펩티드(atrial natriuretic peptide, ANP)는 민무늬근육을 이완시킨다. 내피는 전단응력과 아세틸콜린, 브래디키닌을 비롯한 여러 요인에 대한 반응으로 산화질소 및 프로스타사이클린(prostacyclin, PGI_2)을 방출하여 혈관 긴장도를 조절하는데 중요한 역할을 한다. 엔도텔린은 일부 병태생리학적 상태에서 중요한 내피세포 유래 혈관수축제이다. 내피세포 표면에는 순환 앤지오텐신I (A-1, 비활성 전구체)을 앤지오텐신II로 전환시키는 데 관여하는 앤지오텐신전환효소(ACE)가 존재한다.

진다. 반응충혈은 폐색 중에 축적된 **국소 대사산물**의 결과로서 발생한다. 이산화탄소와 H^+, K^+, 젖산, 아데노신 등을 포함한 대사산물은 해당 영역의 혈관확장 유발을 위해 동맥 및 모세혈관이전괄약근의 민무늬근육에 직접 작용한다. 따라서 O_2의 조직 수준이 회복되고 축적된 대사산물이 제거될 때까지 흐름이 상승된다. 반응충혈과는 대조적으로 **능동충혈(active hyperemia)**은 운동 중에 뼈대근육으로의 흐름이 크게 증가하는 것과 같이 신진대사가 상승되었을 때 조직에서 발생하는 혈류 증가를 의미한다(그림 13.7B). 활동하는 뼈대근육에서 국소 대사산물 생산이 계속되면 혈관확장이 유발되어 근육으로의 혈류가 증가된다.

국소혈류의 **자동조절**은 국소대사 변화 없이도 일어날 수 있다(그림 13.7C). 많은 조직과 기관으로 가는 혈관의 관류압력을 인위적으로 증가시키면 예상대로 즉시 혈류가 상승한다; 하지만 잠시 후 원래 혈류로 돌아간다. **근원설(myogenic hypothesis)**에 따르면, 민무늬근육세포는 증가된 벽경유압력(즉 혈관벽이 늘어났음을 의미)에 반응하여 수축한다. 이 기전을 통해 조직의 대사요구가 변하지 않는 상황에서는, 압력변화에도 불구하고 조직에 대한 혈류는 비교적 일정하게 유지된다. 근원조절은 혈관내피가 관여하지 않는 민무늬근육세포의 직접 반응이다.

말초혈류의 외인성조절 *Extrinsic Regulation of Peripheral Blood Flow*

말초혈류의 외인성조절을 통한 혈관수축 또는 혈관확장은 신경기전과 순환계에 존재하는 혈관 작용물질에 대한 반응으로 일어난다. 민무늬근육세포에는 α수용체와 $β_2$수용체를 비롯한 몇 가지 유형의 아드레날린수용체가 있다.

- α수용체는 카테콜아민에 대한 수축반응을 중재한다. 혈관 조직에서 주로 존재하는 아형은 $α_1$수용체이다; $α_2$수용체

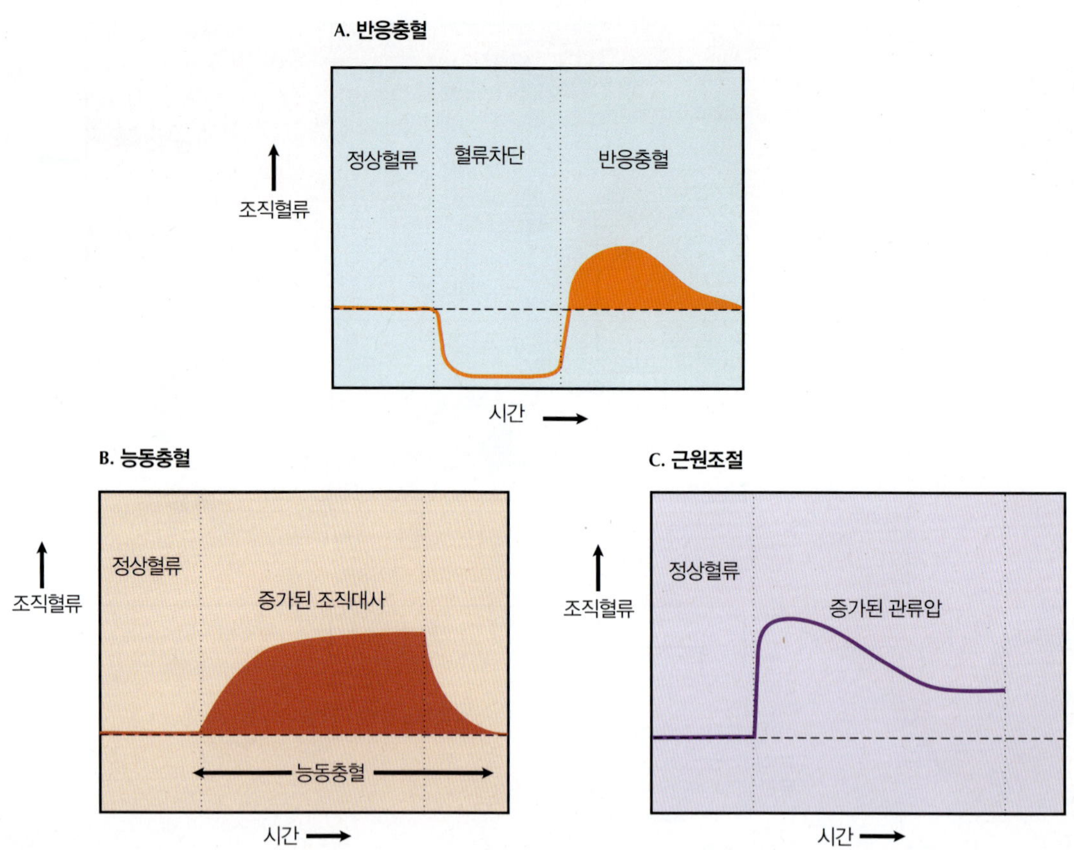

그림 13.7 **혈류의 국소조절** 국소혈류는 국소 및 신경, 체액 요인에 의해 조절된다. **A,** 반응충혈은 폐색 후 혈류가 재형성될 때 발생한다. CO_2와 H^+, K^+, 젖산, 아데노신과 같은 혈관확장 대사산물 축적은 세동맥 및 이 물질에 직접 노출되는 모세혈관이전괄약근 이완을 초래한다. 따라서 재관류 시 혈류증가(충혈)가 발생한다. **B,** 능동충혈은 조직 신진대사가 상승할 때 조직으로의 혈류량이 증가하는 것을 의미한다; 이 충혈은 혈관확장 대사산물 생산이 증가된 결과이다. **C,** 근원조절은 관류압력이 증가할 때 발생하는 혈류 자동조절을 의미한다(조직의 대사활동에는 변화가 없음). 초기에 관류압력이 상승하면 조직으로 흐름은 예상대로 증가하지만 정상 수준으로 돌아온다. 동맥 미세순환의 민무늬근육은 혈관벽에 걸린 압력 증가에 반응하여 수축함으로써 혈류를 자동조절한다.

는 노르에피네프린 재흡수 억제를 통하여 혈관수축을 일으킨다. α_1아드레날린성 혈관수축은 둘째전령물질인 IP_3를 통해 일어나며, α_2혈관수축은 cAMP농도 감소에 의해 매개된다.

- β_2수용체는 카테콜아민에 대한 이완반응을 매개한다. β_2아드레날린성 혈관확장은 둘째전령물질인 cAMP에 의해 일어난다.

교감신경이 자극되면 혈관반응은 활성화된 아드레날린수용체(수용체 밀도 및 작동제 농도에 의존) 유형에 따라 달라지며, 우세한 전신반응은 혈관수축이다. 교감신경계 활성화에 대한 주요 동맥반응은 압력수용기 매개반응과 같은 α수용체매개 혈관수축이다(그림 12.2 참조). 일반적으로 동맥수축은 주로 세동맥 및 작은동맥에서 일어나며, 이들 동맥의 수축은 말초저항 증가를 유발하여 동맥혈압 상승을 초래한다. 교감신경계 활성화는 광범위한 정맥수축과 정맥압력 상승, 심장 전부하 증가를 초래한다. β_2수용체는 뼈대근육 동맥혈관에 존재하며, 운동이 예측될 때 교감신경 활성화를 통해 근육으로의 혈류를 증가시킨다.

교감신경계가 순환계이 있는 대부분의 혈관을 지배하는 반면에, 대부분의 조직에서 혈관에 대한 부교감신경 지배는 없다. 예외는 생식기관과 침샘, 아래위창자관이다. 부교감신경계에 의해 지배받는 순환계에서는 아세틸콜린이 방출된다. 아세틸콜린은 내피세포 자극을 통해 NO를 방출하여 혈관을 둘러싸고 있는 민무늬근육에서 NO의존혈관이완을 유발한다. 순환계내에서 아세틸콜린은 짧게 존재하기 때문에 부교감신경에 의해 직접 지배 받는 혈관에만 영향을 준다.

교감신경계 활성화 동안, 혈관계의 교감신경 말단에서 카테콜아민이 방출되는 것 이외에 부신수질에서 에피네프린이 혈류로 방출될 수 있다. 이 경우 에피네프린은 순환호르몬으로 작용한다. 혈관긴장도에 영향을 미치는 다른 순환호르몬에는 앤지오텐신II와 바소프레신이 있다.

화학수용체(chemoreceptors)도 혈관긴장도의 외인성조절에 관여한다. 대동맥토리와 목동맥토리는 동맥압력수용기 근처에서 존재하는 혈관이 잘 발단된 특별한 세포 덩어리이다. 이들은 주로 호흡조절에 더 중요하게 작용한다(4절 참조). 이들은 감소된 동맥 P_{O_2}에 반응하고, P_{CO_2}와 H^+농도 증가에는 덜 예민하게 반응하지만, 결과적으로 동맥과 정맥 수축을 유발하는 신경반사를 초래한다.

동맥압 조절 *REGULATION OF ARTERIAL BLOOD PRESSURE*

앞에서 설명한 바와 같이, 혈관조절을 위한 국소적인 내재기전은 주로 국소혈류 조절을 목표로 하는 반면, 신경 및 체액 기전은 주로 동맥압 조절을 목표로 하는 것을 분명히 알아야 한다. 정상 혈압 부근의 평균동맥압(MAP) 유지는 몸순환을 통해 조직으로의 적절한 관류를 위해 필요하다. 혈류방정식($Q = \Delta P/R$)을 재배치하면 $\Delta P = R \times Q$가 되며, 여기서 ΔP는 압력경사, R은 저항, Q는 혈류량이다. 압력경사는 동맥과 중심정맥 압력의 차이이다. 전체적인 몸순환에서 Q는 심장박출량과 같고 R은 총말초저항(total peripheral resistance, TPR)이므로,

$$\Delta P = CO \times TPR \qquad \text{식 13.2}$$

정맥압이 매우 낮기 때문에 이 방정식은 본질적으로 다음과 같이 줄일 수 있다.

$$MAP = CO \times TPR \qquad \text{식 13.3}$$

따라서 동맥압 조절은 이미 기술된 다양한 기전을 통해 심장박출량 및 온몸순환저항의 조절을 의미한다. 혈압은 순환계 여러 지점에서 감시되고 있다(그림 13.8).

- 대동맥활과 목동맥팽대 압력수용기
- 콩팥 토리곁장치(juxtaglomerular apparatus)
- 저압(심장과 폐) 압력수용기

동맥압력수용기를 통한 혈압 단기조절

Short-Term Regulation of Blood Pressure by Arterial Baroreceptors

대동맥활과 목동맥팽대에 존재하는 **고압 동맥압력수용기(high-pressure arterial baroreceptors)**와 연관된 압력수용기 반사는 짧은 시간에 발생하는 동맥압조절에 가장 중요하다. 정상적이고 조용한 일상 활동 중에 압력수용기 반사는 혈압을 유지하는 역할을 하기 때문에 혈압과 심장박동수 변화 사이에 반비례 관계가 관찰된다: 혈압이 낮아지면 심장박동수는 증가하고 반대로 혈압이 올라가면 심장박동수는 떨어진다. 이러한 심장박동수 변동은 압력수용기가 늘어난 정도에 따라서 숨뇌 심장혈관조절중추로부터 나오는 교감신경 및 부교감신경 출력이 변화하기 때문이다.

건강한 개체의 경우 60~160 mmHg 범위 혈압에서 교감신경 활동은 MAP과 반비례 관계가 있다(그림 12.2 참조). 60 mmHg 이하의 압력에서 교감신경 활동은 최대이다. 압력수용기는 MAP 이외에 맥박압에도 민감하다. MAP가 일정하게 유지되는 동안 맥박압이 약해지면 심장혈관조절중추로 가는 압력수용기로부터의 들신경 활동이 약해져 교감신경 날신경 활동과 동맥압은 증가하게 된다.

콩팥 **토리곁장치**의 세동맥 역시 고압 압력수용기로 작용한다: 세동맥 늘어남이 감소(낮은 혈액량)하면 콩팥에서 효소인 레닌이 방출된다. 효소로 작용하는 레닌은 혈장 단백질인 앤지오텐시노겐(간에서 생성)을 절단하여 앤지오텐신I를 형성하며, 내피에 존재하는 앤지오텐신전환효소에 의해 앤지오텐신II로 전환된다. 이 기전은 출혈과 같은 병태생리 상태에서 혈압의 단기조절에 중요하다. 세포외액량 조절에 있어서 레닌-앤지오텐신-알도스테론계의 역할은 20장에서 논의한다; 장기 혈압조절에서의 역할은 이 장 뒷부분에서 논의된다.

> 동맥압력수용기 감도의 "재설정"은 혈압이 만성적으로 상승할 때 발생한다. 정상적인 혈압을 가진 건강한 사람에서 압력수용기는 혈압이 떨어지거나 올라갈 때 동맥압을 정상 수준으로 되돌리기 위해 기능한다. 만성고혈압의 경우 압력수용기 활동은 높은 휴식 혈압을 유지하는 것을 목표로 새로운 설정점이 수립된다. 이러한 변화가 한편으로는 부적절한 것처럼 보이지만, 기본 혈압이 높음에도 불구하고 적절한 단기간 혈압조절이 필요하기 때문이다.

저압 압력수용기 기능과 심방 늘림

Role of Low-Pressure Baroreceptors and Atrial Stretch

저압 압력수용기는 순환계 중에 압력이 낮은 부위, 특히 심방 및 폐순환계의 큰혈관에서 발견되며 혈액량 변화에 반응한다. Bainbridge 반사는 이전에 논의되었다. 증가된 심방늘림은 반

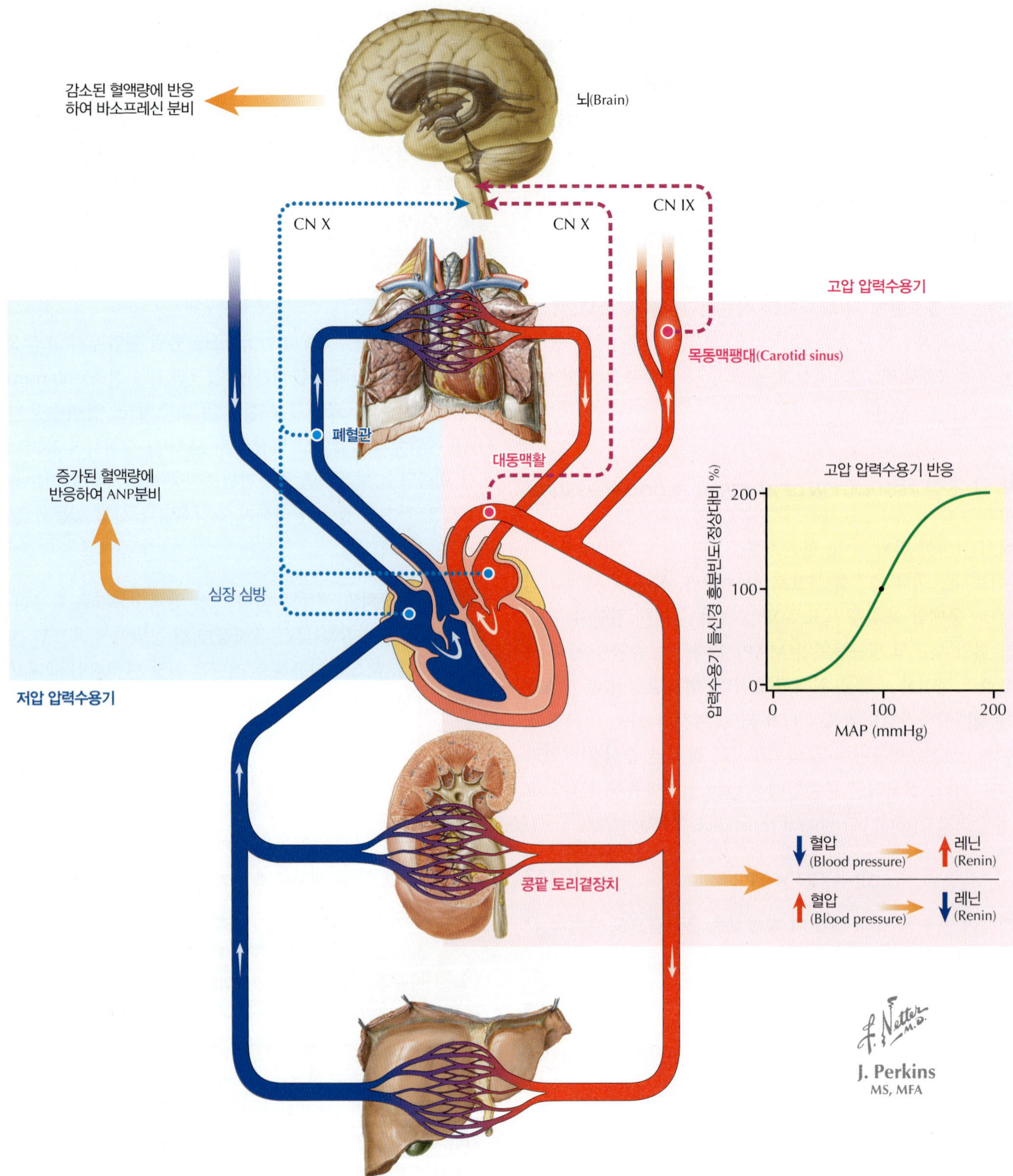

그림 13.8 **혈압 감시** 적절한 조직으로의 혈류를 유지하기 위해 신체는 혈압을 감시하고 조절하기 위한 복잡한 시스템을 가지고 있다. 대동맥활 및 목동맥팽대의 고압 압력수용기는 자율신경계에 영향을 미쳐 혈압의 급성 조절에 매우 중요하게 작용한다. 콩팥 토리곁장치 들세동맥 역시 레닌 분비조절에 관여하는 고압 압력수용기를 가지고 있어, 결과적으로 혈압의 장기조절에 중요한 나트륨과 수분 균형 조절에 영향을 미친다. 심장 및 폐 순환에 있는 저압 압력수용기는 혈액량 변화에 반응하고 교감신경 활성 및 바소프레신 방출을 조절한다. 심장 심방은 또한 증가된 혈액량에 반응하여 심방나트륨이뇨펩티드(atrial natriuretic peptide, ANP)를 방출한다. *CN*, 뇌신경; *MAP*, 평균동맥압.

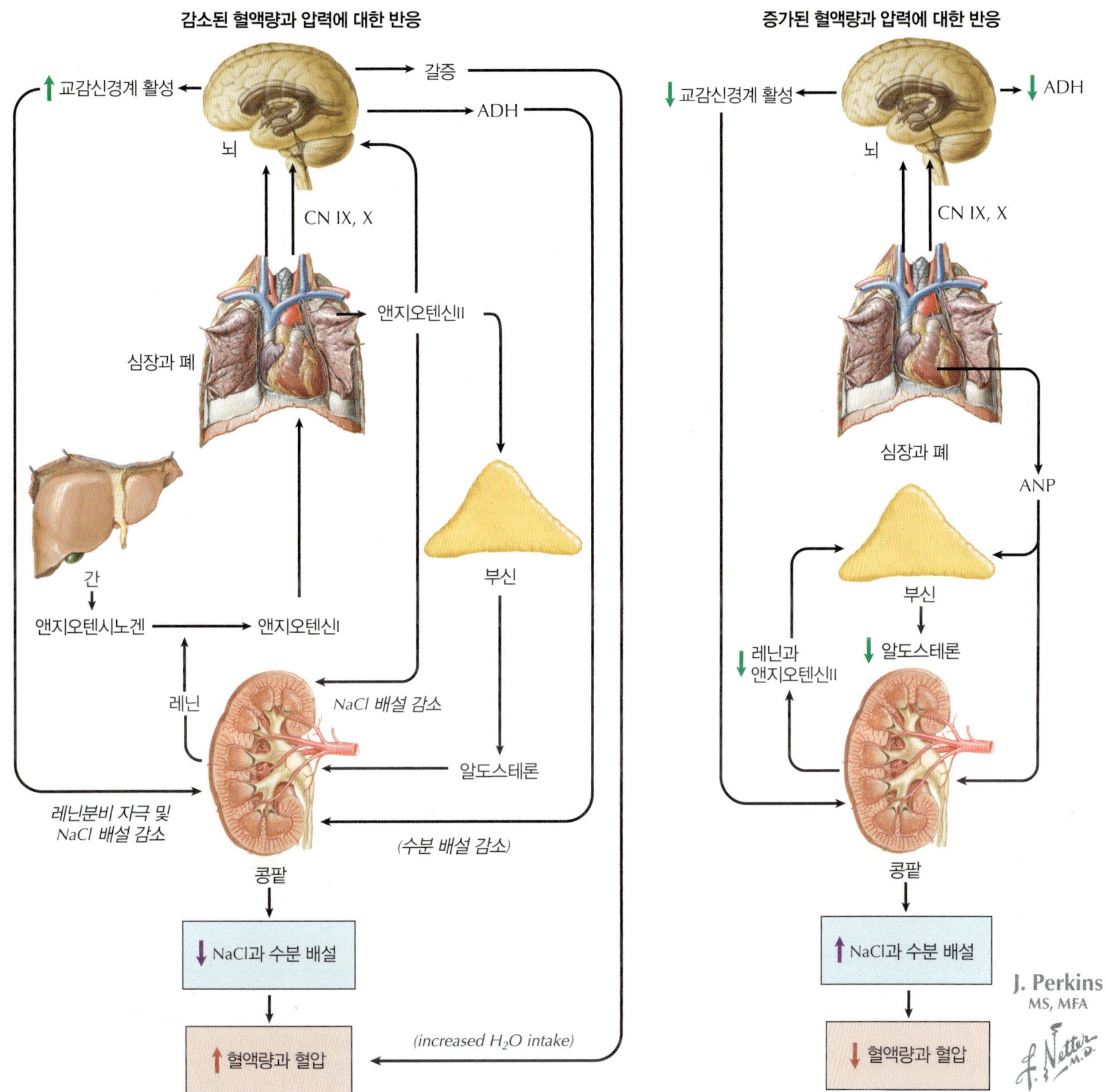

그림 13.9 혈액량과 혈압 변화에 대한 장기반응 혈압 단기조절 기전 이외에도 혈액량과 혈압 변화는 혈액량을 조절하기 위한 콩팥 조절기전을 활성화시킨다. 감소된 혈액량(이에 따른 동맥압도 감소)은 레닌-앤지오텐신-알도스테론계를 자극하여 결과적으로 나트륨과 수분 저류를 초래한다. 혈압이 낮아지면 교감신경계가 활성화되어 레닌 분비를 자극하고 콩팥에 직접적인 영향을 준다. 다른 한편으로는, 증가된 혈액량은 심장에서 심방나트륨이뇨펩티드(ANP) 분비를 자극한다. ANP는 직접 콩팥효과(나트륨 배설 증가와 이뇨)를 가지고 있으며, 부신피질에서 알도스테론 분비를 억제한다. *ADH*, 항이뇨 호르몬; *CN*, 뇌신경.

사를 통해 심장박동수 증가를 유발한다. 출혈과 같은 혈액량 감소는 동맥압력수용기뿐만 아니라 왼심방의 저압 압력수용기에 의해 감지된다. 미주신경을 통한 들신경 신호는 시상하부로 가서 뇌하수체뒤엽에서 바소프레신 방출을 초래한다. 앤지오텐신II와 마찬가지로 바소프레신도 출혈에 대한 단기반응에는 참여하지만 정상적인 상황에서 혈압의 급성조절에는 관여하지 않는다.

증가된 혈액량과 심방늘림은 심방 근육세포에 저장된 **심방나트륨이뇨펩티드(atrial natriuretic peptide, ANP)**가 분비되도록 자극한다. ANP는 일부 혈관을 확장시키지만(급성 혈압조절에는 거의 역할을 하지 않음), 주로 나트륨과 수분 균형(5절 참조) 및 장기 혈압조절에 중대한 영향을 미친다(다음 절 참조).

장기 혈압조절 *Long-Term Regulation of Blood Pressure*

매 순간 혈압조절은 대부분 압력수용기 반사와 심장 및 혈관 기능조정에 크게 의존하는 반면, **장기 혈압조절**은 주로 신경과 체액 경로를 통한 혈액량 조절기전을 통해 이루어진다(그림 13.9). 이 기전은 5절과 7절에서 더 자세히 다룬다. 간단히 말하면 혈액량이 고갈되고 혈압이 감소하면 콩팥관류 감소와 교감신경 활동 증가가 콩팥의 레닌 생산을 자극한다(교감신경 활성화는 압력수용기 반사의 결과로 부분적으로 발생한다). 레닌 작용을 통해 앤지오텐신I 상승이 초래되고, 앤지오텐신I은 내피세포 앤지오텐신전환효소에 의해 절단되어 앤지오텐신II로 된다(이 효소에 의한 절단은 대부분 폐순환에서 발생한다). **앤지오텐신II**는 콩팥에 의한 나트륨 저류에 직접적인 영향을 미치며, 또한 부신피질 토리층에서 알도스테론 방출도 자극하는 중요한 효과를 가지고 있다. **알도스테론** 역시 콩팥에서 나트륨 저류(따라서 체액도)를 촉진한다. 앞에서 설명한 반사작용을 통해 혈액량이 낮아지면 뇌하수체뒤엽에서 항이뇨호르몬(antidiuretic hormone, ADH; 바소프레신이라고도 함) 방출도 자극된다. ADH 방출은 갈증뿐만 아니라 체액 고갈에 의한 혈장 삼투질농도 상승에 의해서도 자극을 받는다. ADH는 콩팥에 의한 체액 저류를 촉진한다. 따라서 여러 호르몬(ADH, 앤지오텐신II, 알도스테론)의 나트륨과 체액 유지 및 수분 섭취에 미치는 영향으로 혈액량이 증가하여 혈압을 유지하는 데 도움이 된다. 이러한 기전은 출혈이나 탈수에 대한 생리 반응에서 중요하다; 또한 이런 기전은 일부 형태의 고혈압에서 혈압 상승과 연관되어 있다.

잠수반사(diving reflex)는 혈압 및 심박수 조절을 위한 특수기전이다. 이 반사는 잠수 포유동물의 산소 보존을 위한 적응으로 호흡 없이 수중에 오래 머물 수 있게 한다. 잠수하는 동안 심장박동수는 증가된 미주신경 활성으로 인해 느려지지만 동맥혈관 수축에 의해 혈압은 유지된다. 따라서 중요한 기관으로의 혈류는 유지되는 한편, 관상동맥 및 뇌순환을 제외한 신체의 많은 부분으로의 혈류는 감소된다: 그러므로 심장 부담은 감소한다. 잠수반사는 사람에서는 약하지만 얼굴을 찬물에 잠그고 호흡을 멈추고 있으면 그 효과가 관찰될 수 있다. 얼굴과 코속 수용체가 자극을 받으며 반사성 느린맥과 말초혈관 수축이 발생한다. 우연한 사고로 찬물에 오랜 시간동안 빠졌든 어린이들에서 잠수반사는 생존기전 중 하나로 생각된다.

특수순환계 *SPECIAL CIRCULATIONS*

다양한 조직으로의 혈액 흐름은 국소 및 외적 기전에 의해 조절되며, 이들의 중요성은 조직에 따라 다양하다(그림 13.10). 또한, 일부 순환계는 독특한 측면을 가지고 있다. 이러한 "특별순환계"의 종류는 다음과 같다.

대뇌순환계 *Cerebral Circulation*

대뇌순환은 속목동맥과 척추동맥에서 유래된 **Willis고리(circle of Willis)**에 의해 이루어진다. 두뇌는 매우 중요한 조직이기 때문에 단단한 두개골내에 있으며, 혈류도 매우 세밀하게 조절된다. 100 g의 뇌조직에 분당 35 ml (mL/100 g/min) 미만의 혈류량은 신경세포 기능장애를 일으킨다; 반면 높은 혈류량은 뇌부종 및 높은 두개내압을 유발할 수 있으며 이 상황도 역시 기능 장애를 유발한다. 건강한 사람의 경우, 50 mmHg와 150 mmHg 사이의 MAP에서 뇌 혈류는 항상 일정하게 50 mL/100 g/min 수준으로 자동조절(근원조절)에 의해 유지된다.

대뇌혈류는 동맥 P_{CO_2}의 통제하에 있으며, 극심한 운동이나 과호흡 혹은 저호흡을 제외하고 건강한 사람에서 동맥 P_{CO_2}는 크게 변하지 않는다. 동맥 P_{CO_2}가 감소하면 혈관수축이 일어나고 뇌 혈류가 감소한다; 높은 동맥 P_{CO_2}는 혈관확장과 이로 인한 혈류 증가를 유발한다. 이 반응은 *동맥* P_{CO_2}에 의한 것임을 유의하라. 전반적인 뇌 혈류는 국소대사 요소(예: CO_2 및 O_2, K^+, H^+)에 의해 크게 조절되지 않지만, 뇌의 각 영역으로의 혈류는 해당 영역의 신경활동에 따라 조정된다. 이러한 현상은 별세포 의해 방출되는 혈관작용 물질의 효과와 함께 민무늬근육과 내피에 대한 신경전달물질의 영향이 합쳐서 일어난다.

Willis고리는 산소화 혈액을 뇌로 공급하는 큰동맥들 사이에 곁순환이 이루어지도록 한다. 혈류의 중복 경로는 혈관협착이나 혈전증에 의한 혈관폐쇄와 같은 부상이나 질병 상황에서 뇌에 적절한 혈류를 확보하는 데 도움이 된다. Willis고리의 정확한 해부학 구조는 개인마다 상당한 변이가 존재하며, 인구의 절반 이하만 교과서에 나와 있는 일반적인 구조를 가지고 있다.

또한 다음과 같은 두 가지 반사가 뇌 혈류에 영향을 줄 수 있다.

- **중추신경계 허혈반사(Central nervous system ischemic reflex):** 숨뇌 혈관운동중추가 허혈 상태에 빠지면, 심장 및 말초순환에 강한 교감신경 자극이 발생하여 뇌 혈류 자동조절 범위를 초과하는 수준의 동맥압 상승이 발생하므로 뇌 혈류는 증가되고 허혈을 반전시키는 "마지막 노력"으로 작용한다. 대뇌순환 자체는 교감신경에 의한 지배가 뚜렷하지 않다.

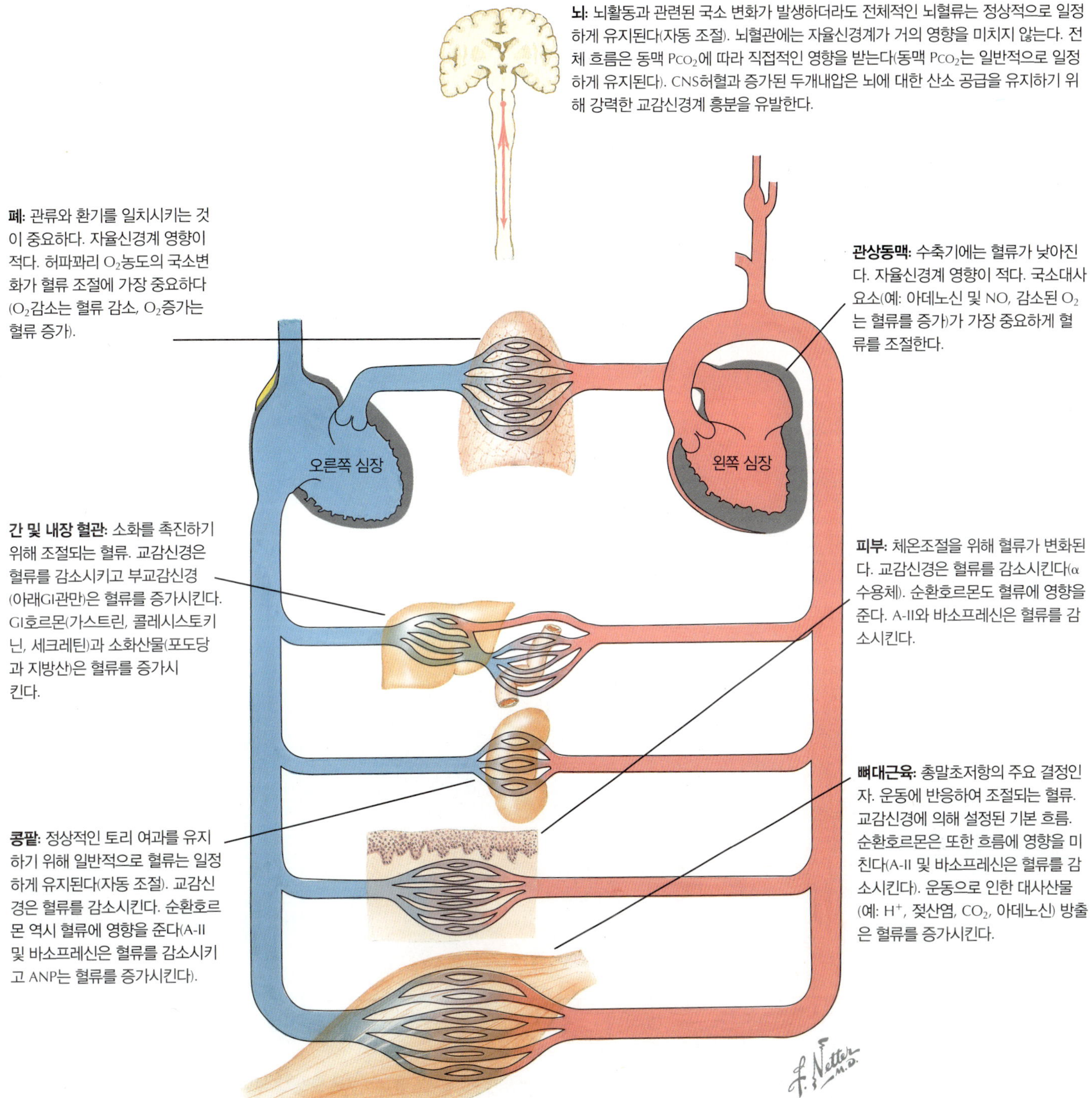

그림 13.10 특수순환계 혈류를 조절하는 기전은 조직의 생리기능과 필요성에 따라 몸순환계 영역별로 다양하다. A-II, 앤지오텐신II; *ANP*, 심방나트륨이뇨펩티드; *GI*, 위창자; *NO*, 산화질소.

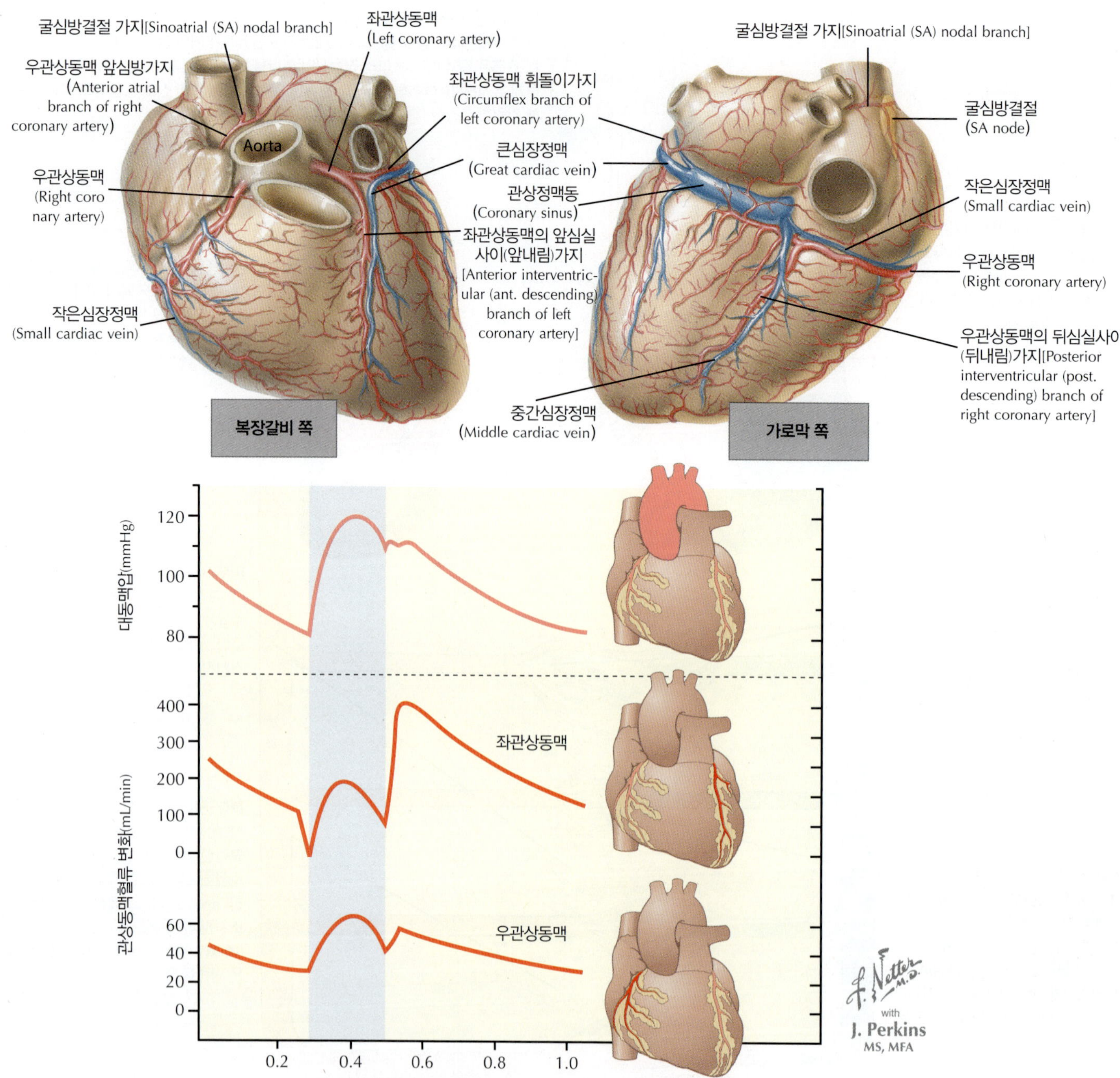

그림 13.11 관상동맥 순환 관상동맥은 심장 근육벽에 동맥혈을 공급한다. 동맥을 통한 흐름을 위한 압력경사는 수축기 동안의 심장벽 조직 압력에 영향을 받는다. 특히 좌관상동맥 순환이 큰 영향을 받는다. 왼쪽과 오른쪽 관상동맥을 통한 흐름은 대동맥 압력과 관련이 있지만, 특히 왼심실 수축에 따른 압축력은 수축기 동안 좌관상동맥 흐름을 감소시킨다. 수축기 동안 축적된 혈관확장 대사산물 작용에 의해 확장기 동안 좌관상동맥 순환의 흐름은 크게 증가한다. 대사산물인 아데노신은 이러한 관상동맥 혈류 증가에 특히 중요하게 작용한다.

- **쿠싱반사(Cushing reflex):** 외상에 의한 두부손상에서 두개내압 증가는 대뇌혈류를 방해할 수 있다. 혈류를 방해하는 높은 두개내압을 극복하기 위해 강한 교감신경 자극에 의해 동맥압이 상승한다. 이 기전은 대뇌관류를 보존하기 위한 마지막 노력이기도 하다. 높은 동맥압은 동맥압력수용기를 활성화시켜 느린맥을 초래한다.

관상동맥 순환 *Coronary Circulation*

대사 활동이 존재하는 다른 조직과 마찬가지로, 심근도 자체 동맥공급을 가지고 있다. **관상동맥 순환**은 대동맥 바닥에서 시작하는 우관상동맥과 좌관상동맥에 의해 구성된다(그림 13.11). 이 동맥은 심장표면(심장바깥막, epicardium) 아래에 놓여 있어서 심장바깥동맥이라고도 하며 심장근육내로 가지를 치고 있다. 이 가지들은 매우 광범위한 미세순환을 형성하여 활발한 대사가 일어나는 심장근육에 산소와 영양분을 공급하고 대사산물을 제거한다. 심장은 휴식 상태에서도 동정맥 사이에 매우 높은 O_2경사를 가지고 있다.

좌관상동맥은 좌앞내림동맥과 휘돌이동맥으로 나눠지고, 우관상동맥도 비슷하게 몇 개의 가지로 나눠진다. 관상동맥 혈액을 되돌려주는 심장의 정맥환류는 관상정맥동을 통해 오른심방으로 들어간다. 심장 층은 안쪽에서 바깥쪽으로 다음과 같은 순서로 되어 있다:

- **심장속막(endocardium):** 가장 안쪽층은 내피세포로 덮여 있는 결합조직으로 구성되어 있다.
- **심장근육(myocardium):** 심장벽 대부분을 구성하는 근육층. 심장속막밑은 심장근육 안쪽 1/3이고, 심장바깥막밑은 심장근육의 바깥 1/3이다.
- **심장바깥막(epicardium):** 심장의 바깥 결합조직층이며, 내장심장막을 형성한다. 벽심장막은 심장을 둘러싸고 있는 주머니이다; 심장막안은 내장심장막과 벽심장막 사이 공간이다.

심장근육으로의 혈류는 다른 순환계 혈류 조절과는 몇 가지 다른 요인에 의해 영향을 받는다. 특히 관상동맥 혈류는 다음과 같은 기전에 의해 주로 조절된다.

- 심장근육 수축으로 인한 관상동맥 압박
- 이완기 동안 강력한 대사성 혈관확장

몸순환계로 혈액을 공급하기 위해 정상적인 휴식 동맥압은 왼심실의 펌프 작용에 통해 120/80 mmHg로 유지된다. 수축하는 동안 왼심실 심장근육, 특히 심장속막쪽 근육은 혈관 바깥에 작용하는 왼심실압과 동맥압보다 높은 압력을 생성해야 한다. 관상동맥 관류압은 동맥압과 심장근육내 압력의 차이이므로, 수축기 동안 좌관상동맥 흐름은 심장근육내 압력에 의해 방해받는다. 따라서 수축기 동안 좌관상동맥 흐름은 낮다(그림 13.11 참조). 등용적수축 동안, 조직압이 동맥압을 초과하기 때문에 혈류량은 급격히 감소한다. 좌관상동맥 혈류 곡선 모양은 대동맥압 곡선과 유사하지만, 나머지 수축기간 동안 높은 심장근육내 압력으로 인해 혈류는 낮게 유지된다.

등용적이완이 시작되면 좌관상동맥 혈류는 두 가지 요인에 의해 현저하게 증가한다. 수축기 동안, 혈류가 낮아 대사산물(H^+, CO_2, K^+, 프로스타글란딘, 젖산, 아데노신 등)이 축적되고 산소농도가 감소한다. 이러한 변화는 관상동맥혈관 확장을 일으킨다. 이 중 아데노신이 가장 중요한 요인으로 여겨진다. 혈관확장은 심장근육내 압력 감소와 함께 확장기 동안 좌관상동맥 혈류를 크게 증가시킨다.

오른심실의 조직압은 왼심실압에 비해 훨씬 낮아서 동맥압을 초과하지 않기 때문에 우관상동맥을 통한 혈류는 심장근육내 압력에 덜 영향을 받는다. 따라서 우관상동맥 혈류곡선(그림 13.11 참조)의 모양은 대동맥압 곡선과 유사하며 수축기 동안 가장 큰 혈류가 나타난다.

교감신경은 관상동맥을 지배하고 있어 혈류에 영향을 미칠 수 있지만 대부분의 다른 순환계에 비해 영향력은 적다. 교감신경계 활성화는 심장 활동을 증가시켜, 대사성 혈관확장을 초래하고 이는 교감신경에 의한 관상동맥 수축을 충분히 보상할 수 있다. 그러나, 교감신경에 의한 혈관수축이 대사성 혈관확장의 정도를 제한할 수 있으므로 손상된 심장(예를 들어, 관상동맥 심장질환)에서는 교감신경 자극이 허혈을 초래할 수도 있다.

관상동맥 혈류의 자동조절은 실험적으로 증명은 되지만, 대사요인이나 심장근육내 압력의 영향보다는 관상동맥 혈류의 정상조절에는 덜 중요한 요소이다.

운동에 의한 혈류 변화와 특수순환계에 미치는 효과

Blood Flow in Exercise and Effects on Specific Circulations

혈류를 규제하는 조절기전의 부위별 차이가 중요하다는 것은 운동 중에 발생하는 혈류 변화를 이해함으로써 알 수 있다. **동적운동(dynamic exercise)** 중에 동맥압과 혈류 조절은 복잡한 과정이며, 심장박출량과 국소저항에 큰 변화를 초래한다(그림

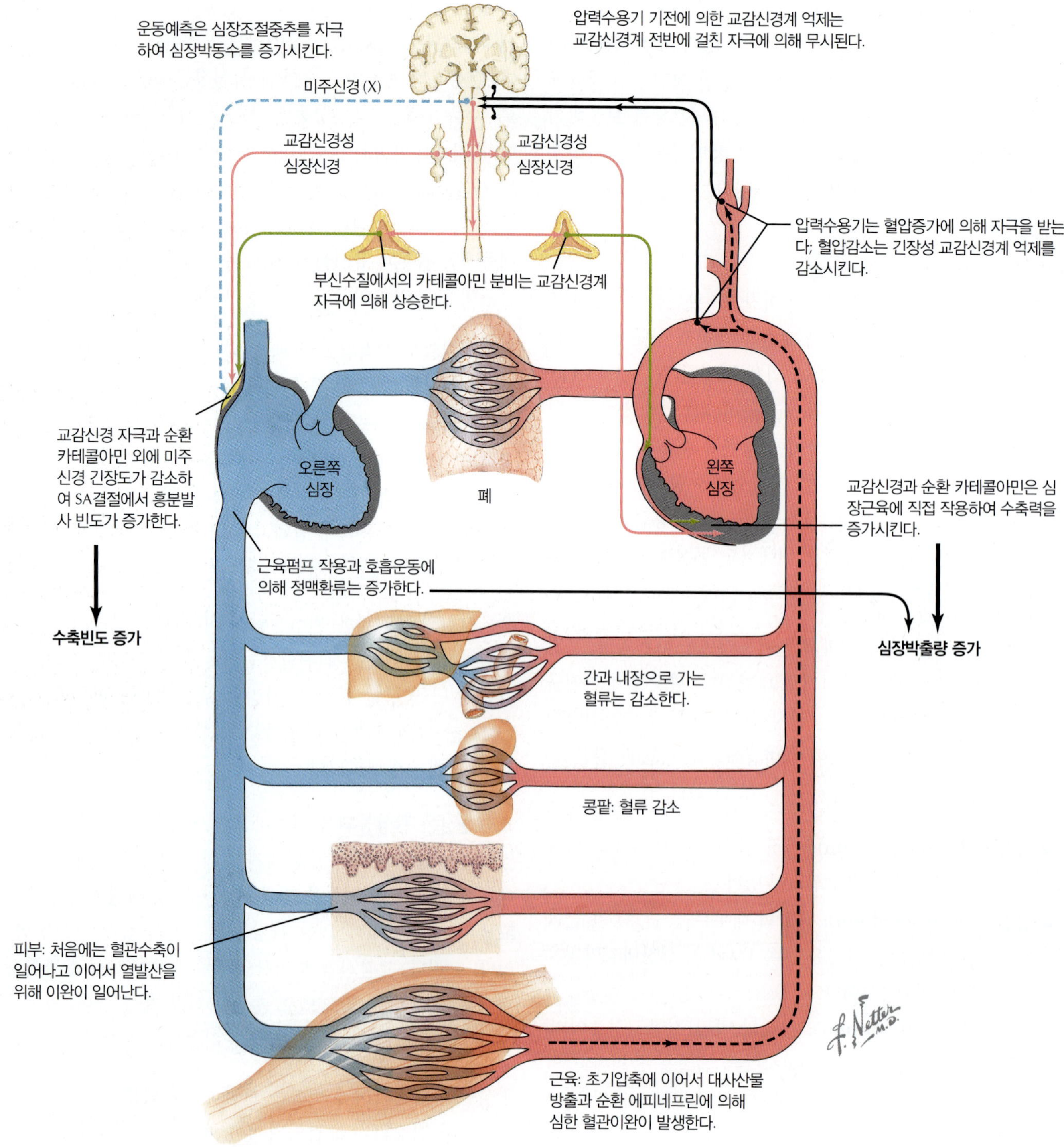

그림 13.12 **운동 시 순환계 반응** 다이나믹(유산소)운동은 통합된 순환반응을 초래한다. 자율신경계는 이 반응의 신경조절에서 중요하며, 심박박동수 및 수축력, 혈관긴장도에 영향을 미친다. 운동 중 뼈대근육의 혈류는 주로 혈관확장 대사산물 생성 때문에 크게 증가한다. *SA*, 굴심방

13.12). 소위 유산소운동이라고 하는 조깅 혹은 수영, 에어로빅과 같은 동적운동은 큰 뼈대근육 군의 율동적인 수축/이완을 초래한다. 젊은 사람들은 심박수와 일회박출량 증가를 통해 심장박출량이 20~30 L/분까지 도달하는 운동을 할 수 있다. 교감신경계 활성화는 모든 영역은 아니지만 많은 국소순환계에서 혈관수축과 혈류감소(심장박출량에 대한 비율)를 일으킨다(그림 13.12 참조).

- 주로 대사성 혈관확장의 결과로 관상동맥 혈류는 증가
- 피부 혈류는 처음에는 감소하지만 체온조절 기전의 결과로 결국 증가
- 대사성 혈관확장(어느 정도 β-아드레날린수용체 활성화도 관여)은 카테콜아민에 의한 수축효과를 충분히 보상하여 뼈대근육 혈류는 급격히 증가

이러한 변화의 결과로 총말초저항은 감소한다. 따라서 유산소운동은 높은 심장박출량과 낮은 저항을 초래한다. 정맥수축은 중심정맥압을 상승시켜 심장충만압력과 일회박출량을 증가시킨다. 동맥압은 동적운동 중에 상승하지만 주로 일회박출량 증가에 의해 수축기혈압(맥압)이 상승한다. 이완기혈압은 약간 상승하거나 혹은 약간 감소할 수 있는데, 이는 말초저항이 낮아져 확장기혈압이 급격히 떨어지기 때문이다.

태아순환 *Fetal Circulation*

태아순환은 어떤 의미에서는 뇌와 관상동맥 순환과 같은 특별순환은 아니지만, 출산 전과 출산 후에 순환계에는 큰 변화가 있으므로 다룰 필요가 있다. 양막주머니에 둘러싸여 양수에 떠다니는 태아는 가스와 영양분 교환을 위해 태반순환에 의존한다. 출산 전 태아가 적절하게 성장하기 위해 태아순환은 성인에서 볼 수 없는 6개의 구조를 가지고 있다(그림 13.13).

- 몸동맥 순환에서 분지하여 가스교환 및 영양분과 노폐물 교환이 일어나는 태반순환에 혈액을 공급하는 2개의 큰 **배꼽동맥**
- **배꼽정맥**은 태아에 산소와 영양분을 공급하는 태반혈액을 몸정맥순환계 돌려보내는 역할을 한다.
- **정맥관(ductus venosus)**은 배꼽정맥과 아래대정맥 사이에 존재하는 션트이다. 태반 혈액 대부분은 간을 통과하지만, 태반순환의 일부는 정맥관을 통해 대정맥으로 직접 전달된다.
- 아래대정맥을 통해 들어온 혈액의 대부분은 오른심실과 폐순환을 거치지 않고 "오른쪽에서 왼쪽으로"의 션트인 **타원구멍(foramen ovale)**을 통해 왼심방으로 간다.
- **동맥관(ductus arteriosus)**은 또 다른 폐동맥과 대동맥 사이에 존재하는 "오른쪽에서 왼쪽으로"의 션트이다. 태아에서 폐는 팽창되지 않기 때문에 폐내 산소농도가 낮은 상태여서 폐혈관 저항은 높다; 폐동맥 혈류의 90%는 동맥관을 통해 대동맥으로 간다.

이러한 구조들은 일반적으로 출생 직후에 모두 닫히지만, 해부학적인 닫힘은 기능적 닫힘과 달리 더 많은 시간이 필요하다. 폐 팽창과 산소가 풍부한 공기 흡입은 폐혈관 저항을 감소시켜 동맥관을 통해 역류가 일어나도록 한다. 높은 산소농도는 관 닫힘을 초래한다. 폐에서 왼심방으로 혈액이 들어오고, 태반순환 폐쇄 때문에 오른심방으로의 혈류가 감소되며, 왼심방 압력이 오른심방 압력보다 높아져 타원구멍 판막이 닫힌다. 동맥관 닫힘과 타원구멍 닫힘은 오른심장에서 폐, 왼심장, 온몸순환으로 이어지는 "성인"형 혈액순환이 이루어지도록 한다.

> 성인순환과 달리 태아순환은 병렬순환으로 간주된다. 오른심실에서 나온 혈액 대부분은 동맥관을 통해 폐를 거치지 않고 바로 대동맥으로 들어가면서 왼심실에서 구출된 혈액과 혼합된다. 혈액의 산소화가 자궁의 폐에서는 일어나지 않기 때문에 폐순환을 통한 혈류는 중요하지 않다. 태어난 직후에 타원구멍과 동맥관 닫힘으로 인해 태아순환은 직렬순환으로 바뀐다.

임상 적용 13.1
심근허혈(Myocardial Ischemia)

심근허혈은 심장근육으로의 혈류가 감소되어 산소 공급이 제대로 되지 않는 상태이다. 협심증과 부정맥, 심근경색, 급사가 발생할 수 있다. 관상동맥 심장 질환이 있는 환자에서 심장바깥막 관상동맥에 죽경화판이 형성되면 해당 관상동맥의 관류가 감소한다. 허혈과 경색은 심장 수축성 감소와 부정맥, 심전도 변화, 벽 운동 이상, 심지어는 심실 동맥류까지도 초래할 수 있다. 심근경색은 울혈심실기능 상실의 주요 원인 중 하나이다. 심한 관상동맥 폐색은 혈관성형술 또는 관상동맥 우회술로 치료한다. 우회수술에서는 일반적으로 큰두렁정맥 조각을 이식하여 막힌 부분으로 가는 혈액을 우회시킨다. 혈관성형술에서는 풍선 카테터를 사용하여 폐색된 동맥을 개방시킨다. 재협착(재폐쇄) 발생을 줄이기 위해 스텐트가 종종 사용된다.

A. 관상동맥 혈관성형술과 스텐트 삽입

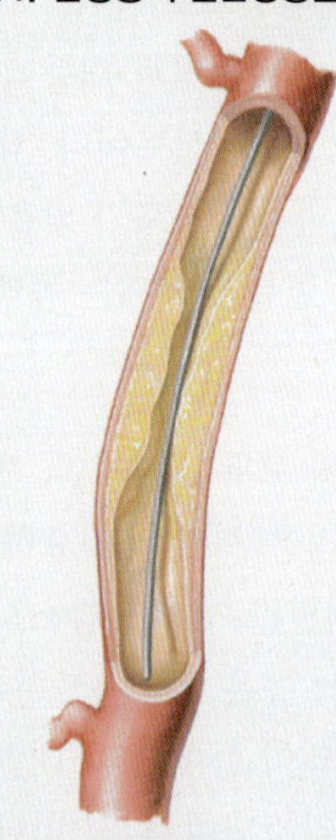

첫 번째로 관상동맥 유도철사는 협착이 있는 죽경화판을 지나 위치한다.

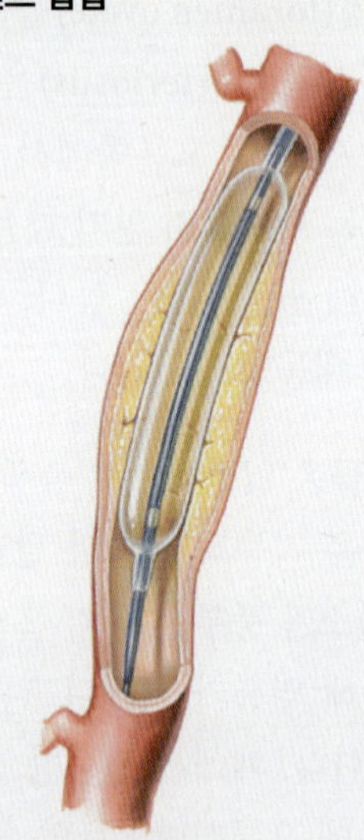

풍선이 있는 이중 속공간 카테터를 유도철사를 따라 삽입한다. 풍선은 판을 압박하기 위해 팽창되고 폐쇄는 뚫린다.

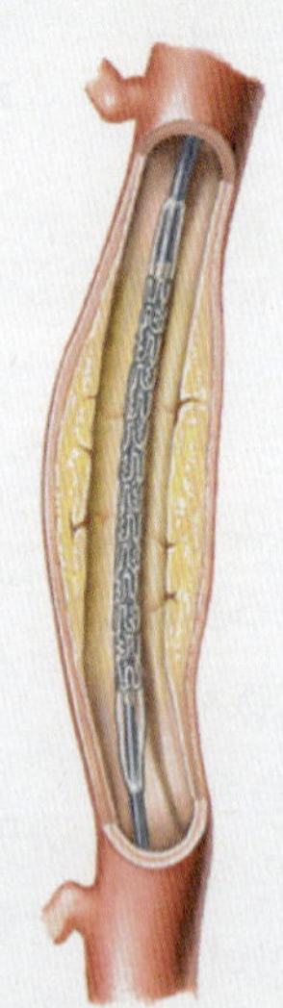

스텐트가 포함된 풍선 카테터를 확장된 영역에 위치시킨다.

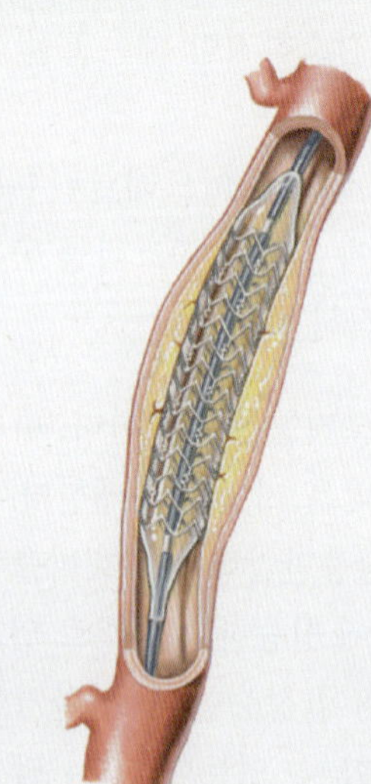

풍선이 확장되고 스텐트가 삽입된다.

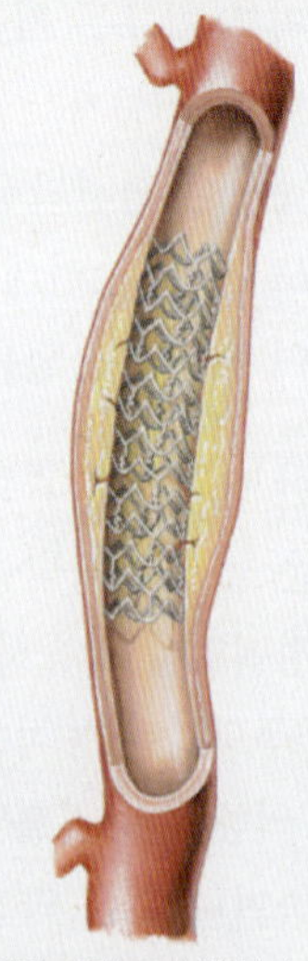

일단 스텐트가 삽입되면 카테터와 유도철사는 제거한다.

B. 심근경색에서 나타나는 현상

첫째와 둘째 날

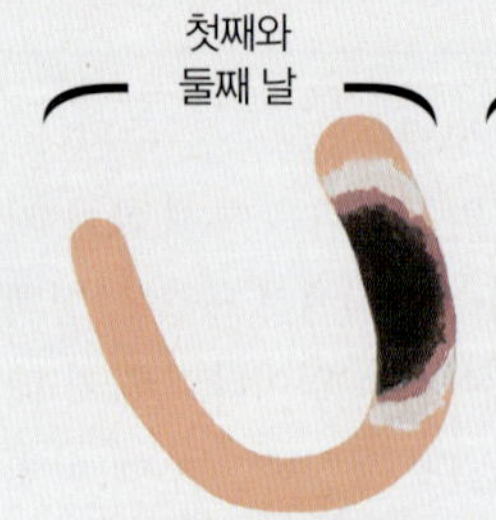

거의 완벽한 전층심근경색증. 약간의 허혈과 손상이 병변 경계에 있다.

2~3일 지난 후

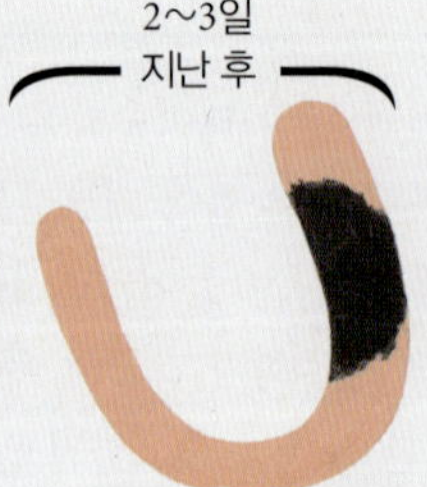

완전한 전층심근경색증

몇 주 혹은 몇 달이 지난 후

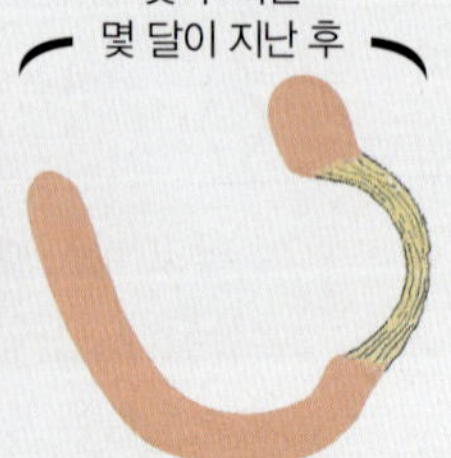

경색 조직은 섬유흉터로 대체되고 간혹 튀어 나오기도 한다.

처음 며칠 동안

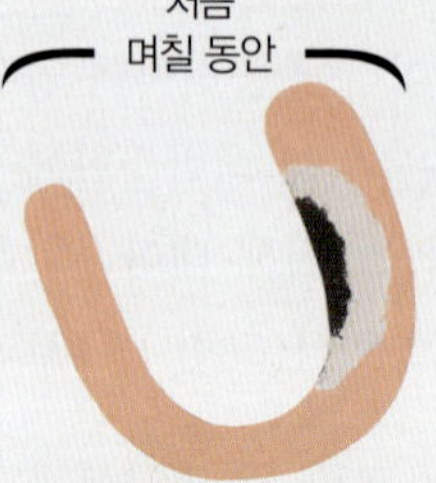

일부 심장속막밑 근육은 죽지만 병변이 심장벽 전체로 확장되지는 않음

몇 주 혹은 몇 달이 지난 후

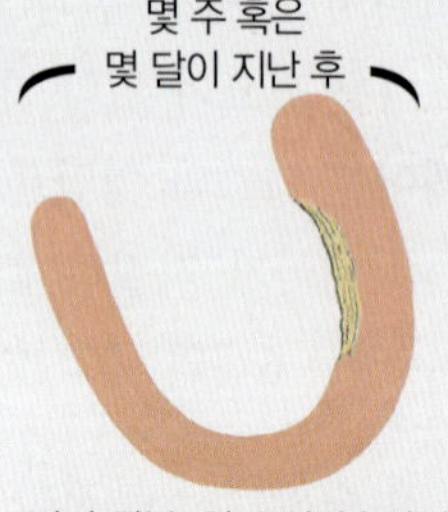

병변 회복. 일부 심장속막밑 섬유증이 발생하지만 심장벽 전체 두께에 걸쳐서 생기지는 않는다.

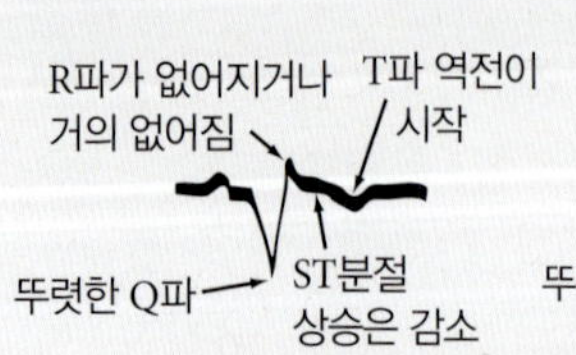

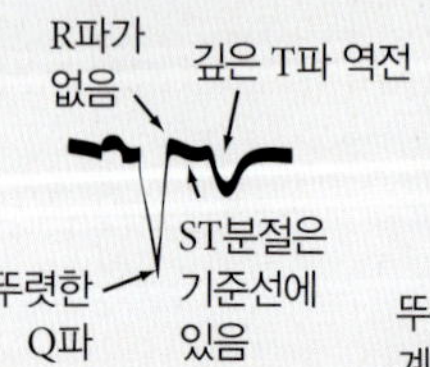

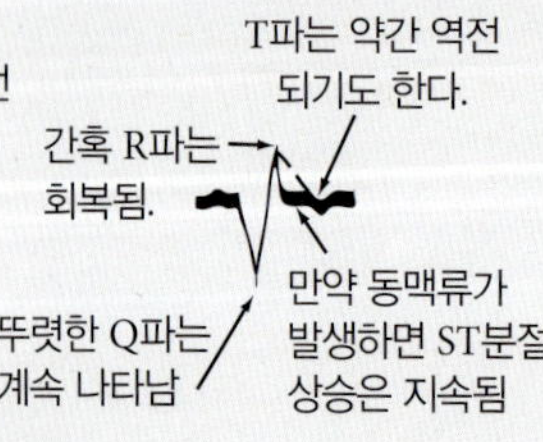

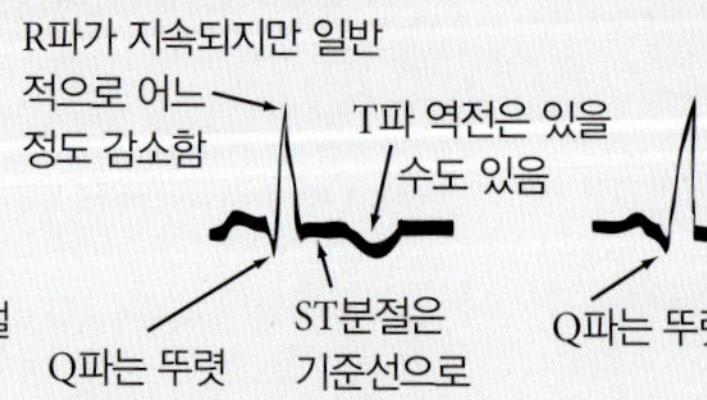

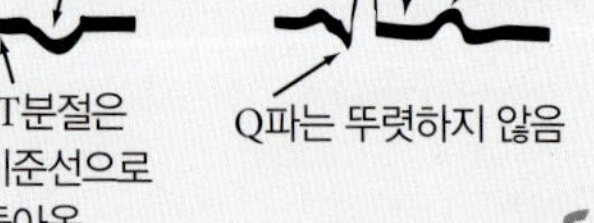

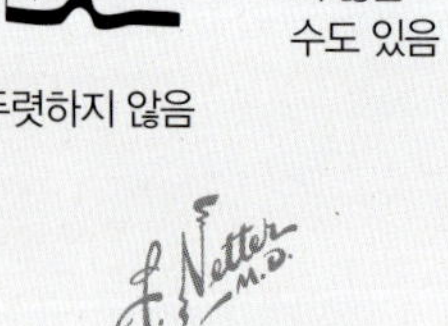

핵심 심근허혈 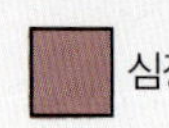 심장손상  심근사(경색) 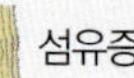 섬유증

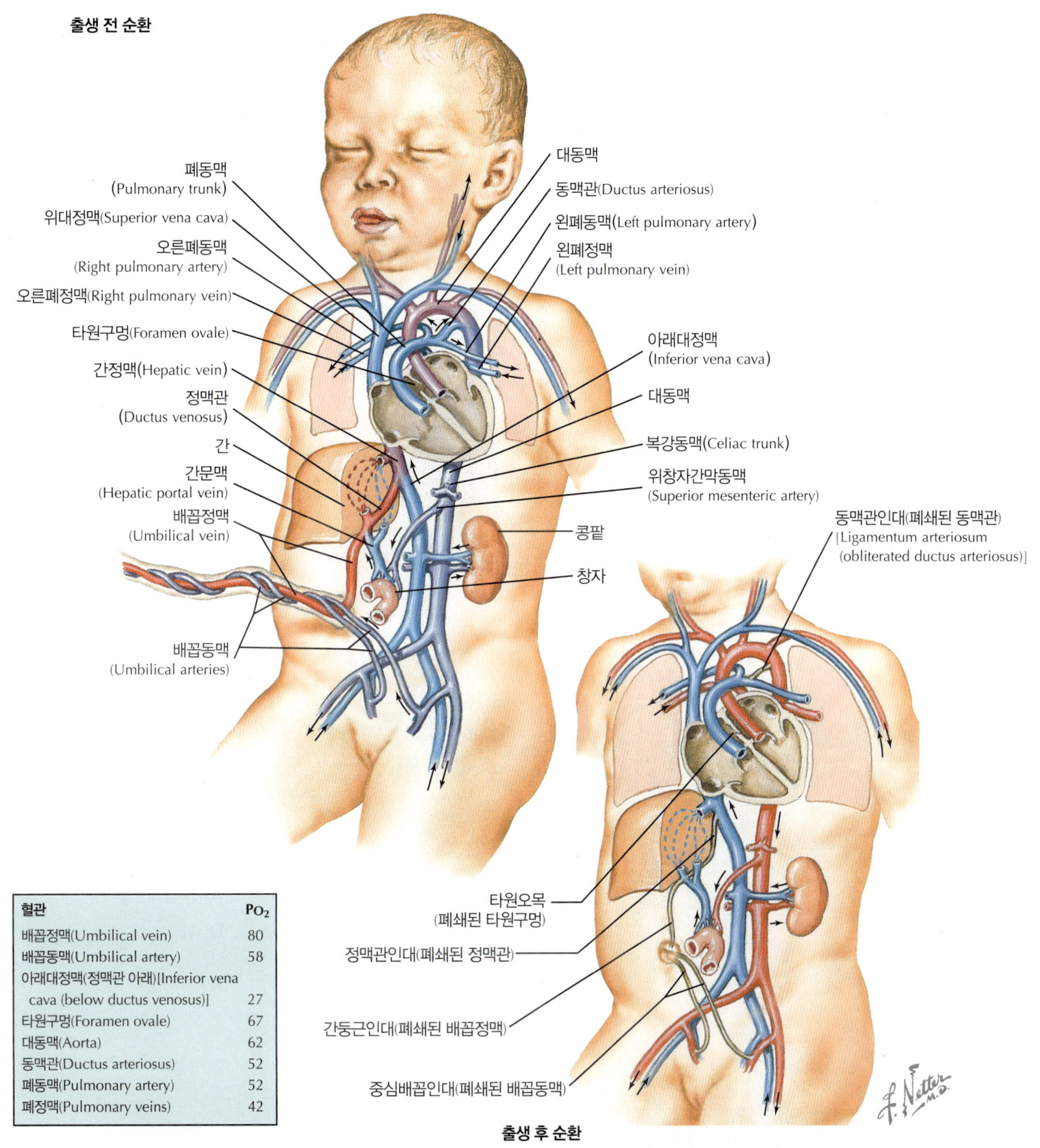

혈관	PO_2
배꼽정맥(Umbilical vein)	80
배꼽동맥(Umbilical artery)	58
아래대정맥(정맥관 아래)[Inferior vena cava (below ductus venosus)]	27
타원구멍(Foramen ovale)	67
대동맥(Aorta)	62
동맥관(Ductus arteriosus)	52
폐동맥(Pulmonary artery)	52
폐정맥(Pulmonary veins)	42

그림 13.13 태아 및 신생아 순환 태아순환은 태반순환을 통해 가스 및 영양분, 폐기물을 효율적으로 교환하도록 되어 있다. 출생 시 션트(타원구멍과 동맥관, 정맥관)가 닫히고 태반순환이 중단되며, 폐와 왼심방, 왼심실, 몸순환계, 오른심장, 다시 폐로 가는 직렬순환계가 형성된다.

복습문제

Review Questions

8장 혈액

1. 효과적인 지혈이 이루어지기 위해서 필요한 것은?

A. 정상 기능을 하는 혈소판
B. 섬유소원
C. 비타민K
D. 혈액응고 인자VIII
E. 모두 다

2. 혈액량이 4 L인 아이에서 적혈구 부피가 1.6 L일 때 적혈구 용적률은?

A. 25%
B. 33%
C. 40%
D. 50%
A. 68%

3. 조직대식세포는 어디서 분화되었나?

A. 림프구
B. 단핵구
C. 호염기구
D. 호산구
E. 중성구

4. 혈액에서 응고단백질이 제거된 것은?

A. 혈청
B. 전혈
C. 혈장
D. 혈소판이 풍부한 혈장
E. 모두 옳다.

9장 심장과 순환계 개요

5. 가장 많은 양의 혈액이 존재하는 곳은?

A. 몸동맥
B. 몸정맥
C. 폐동맥
D. 폐정맥
E. 심장방

6. 심장방 중에 수축이 일어나면, 심장 바닥에서부터 꼭지까지 길이가 줄어들어 실제 심장 수축이라고 할 수 있는 곳은?

A. 왼심방
B. 오른심방
C. 왼심실
D. 오른심실
E. 모두

7. 휴식 시 가장 적은 양의 혈액을 공급받는 곳은?

A. 관상순환
B. 간과 위창자관
C. 뼈대근육
D. 콩팥
E. 대뇌순환

8. 휴식 시 가장 많은 양의 혈액을 공급받는 곳은?

A. 콩팥
B. 간과 위창자관
C. 폐
D. 뇌
E. 피부

10장 심장 전기생리학

9. 심장근육세포 활동전위 시기 중 빠른 3기 재분극 발생 기전은?

A. Na^+통로 열림
B. 내향정류K^+전류(i_{K1}) 전도도 감소
C. 느린 막전압의존 L-형Ca^{2+}통로 열림
D. Na^+통로 비활성화
E. K^+통로 활성화

10. 심전도를 통해서 무엇을 알 수 있는가?
   A. 비정상 심장 리듬과 전도
   B. 심장허혈 위치와 정도
   C. 심장 방위와 방 크기
   D. 전해질의 비정상 농도 효과
   E. 모두

11. 전도속도가 가장 느린 곳은?
   A. 심방근세포
   B. 방실결절
   C. 히스다발
   D. 푸르킨예섬유
   E. 심실근세포

12. 심장 활동전위 중 2기 고원기와 관련된 현상은?
   A. 느린 막전압의존L-형Ca^{2+}통로 열림
   B. 막전압의존K^{+}통로 열림
   C. 외향 K^{+}전류와 내향 Ca^{2+}전류
   D. 다른 탈분극에 대한 불응기
   E. 모두

11장 혈류와 혈압, 저항

13. 휴식 시 심장박동수가 분당 75회이고 동맥압이 130/80 mmHg일 때 평균동맥압의 값은?
   A. 90 mmHg
   B. 97 mmHg
   C. 105 mmHg
   D. 110 mmHg
   E. 115 mmHg

14. 순환계에서 가장 높은 맥압을 보이는 곳은?
   A. 왼심실
   B. 오른심실
   C. 대동맥
   D. 폐동맥
   E. 몸세동맥

15. 다른 요소는 일정하다고 가정한 상황에서, 관을 통한 흐름이 가장 많이 증가되는 조건은?
   A. 관 양 끝에 걸려 있는 압력경사가 2배 증가
   B. 액체 점성도가 반으로 감소
   C. 액체 점성도가 2배로 증가
   D. 관 길이를 반으로 줄임
   E. 관 반지름을 2배로 늘림

16. 관내에 층류가 유지될 수 있도록 하는 조건은?
   A. 넓은 관 직경
   B. 빠른 속도의 액체 흐름
   C. 높은 점성도의 액체
   D. 높은 밀도의 액체
   E. 맥동성 흐름

17. 혈관벽의 긴장도가 증가할 수 있는 조건은?
   A. 혈관 직경 감소
   B. 혈관 속공간의 정수압 감소
   C. 사이질 공간의 정수압 감소
   D. 벽경유압력의 감소
   E. 해당사항 없음

12장 심장 펌프

18. 오른심실의 등용적수축 기간의 시작은 무엇으로 알 수 있는가?
   A. 대동맥판 닫힘
   B. 폐동맥판 닫힘
   C. 승모판 닫힘
   D. 삼첨판 닫힘
   E. 승모판 열림

19. 심장주기 동안 심장판막의 열림과 닫힘 순서로 **옳은 것은**?
   A. 승모판 닫힘, 삼첨판 닫힘, 폐동맥판 열림, 대동맥판 열림, 대동맥판 닫힘, 폐동맥판 닫힘, 삼첨판 열림, 승모판 열림
   B. 삼첨판 닫힘, 승모판 닫힘, 폐동맥판 열림, 대동맥판 열림, 대동맥판 닫힘, 폐동맥판 닫힘, 삼첨판 열림, 승모판 열림
   C. 승모판 닫힘, 삼첨판 닫힘, 대동맥판 열림, 폐동맥판 열림, 대동맥판 닫힘, 폐동맥판 닫힘, 삼첨판 열림, 승모판 열림
   D. 승모판 닫힘, 삼첨판 닫힘, 폐동맥판 열림, 대동맥판 열림, 폐동맥판 닫힘, 대동맥판 닫힘, 삼첨판 열림, 승모판 열림
   E. 승모판 닫힘, 삼첨판 닫힘, 폐동맥판 열림, 대동맥판 열림, 대동맥판 닫힘, 폐동맥판 닫힘, 승모판 열림, 삼첨판 열림,

20. 호흡굴부정맥에서 들숨 시 심장박동수가 증가하는 기전은?
   A. 동맥압력수용기의 늘림이 감소
   B. 동맥압력수용기의 늘림이 증가
   C. 심방나트륨이뇨펩티드 방출
   D. 심방늘림수용기의 늘림 감소
   E. 심방늘림수용기의 늘림 증가

21. 교감신경계 활성화에 의해 발생하는 현상은?
   A. 심장박동수 증가
   B. 동맥혈관 수축
   C. 정맥 수축
   D. 심장근육 수축성 증가
   E. 모두

22. 심근 수축성 증가는 힘–속도 관계에 어떤 변화를 초래하는가?
   A. V_m 변화 없이 최대수축력 증가
   B. V_m 증가와 최대수축력 증가
   C. V_m 변화 없이 최대수축력 감소
   D. V_m 증가와 최대수축력 감소
   E. V_m 감소와 최대수축력 감소

23. 혈관기능곡선과 심장기능곡선을 하나의 그래프에 그렸다. 두 곡선이 만나는 점이 의미하는 것은?
   A. 압력수용기 활성화가 발생
   B. 휴식 시 심장박출량과 중심정맥압
   C. 정상 평균순환충만압
   D. 정상 평균동맥압
   E. 최대 수축성

13장 말초순환계

24. 작은동맥의 내피세포에서 방출되는 산화질소에 의해서 발생하는 현상이 **아닌** 것은?
   A. 내피 아래에 위치한 민무늬근육내 cGMP상승
   B. 혈관벽에 혈소판 부착을 억제
   C. 민무늬근육내 유리 Ca^{2+}농도 증가
   D. 혈관이완
   E. 모세혈관내 정수압 증가

25. 실험적으로 동맥 관류압을 증가시켰다. 동맥을 통하는 혈류가 증가된 것이 관찰되었지만 지속적으로 높은 관류압에도 불구하고 2분 후에 혈류는 원래 수준으로 감소되었다. 이러한 혈류 감소가 나타나는 기전은?
   A. 혈류의 자동조절
   B. 반응충혈
   C. 능동충혈
   D. 전단응력에 의한 산화질소 방출
   E. 교감신경계 활동 증가

26. 아드레날린성 신경전달물질과 결합하여 혈관이완을 초래하는 아드레날린수용체 종류는?
   A. α_1
   B. α_2
   C. β_1
   D. β_2
   E. 모두

27. 동맥압력수용기로부터의 들신경활성도가 가장 높아지는 경우는?
   A. 평균동맥압과 맥압이 모두 높은 경우
   B. 평균동맥압은 높고 맥압은 낮은 경우
   C. 평균동맥압과 맥압이 모두 낮은 경우
   D. 평균동맥압은 낮고 맥압은 높은 경우
   E. 평균동압과 맥압이 정상 수준에 있는 경우

28. 좌관상동맥 혈류가 가장 높은 시기는?
   A. 초기 수축기
   B. 후기 수축기
   C. 초기 이완기
   D. 중간 이완기
   E. 후기 이완기

4절 호흡생리학

RESPIRATORY PHYSIOLOGY

호흡계통은 폐 및 기도, 호흡근육으로 구성되어 있다. 이 계통의 주요 기능은 신체와 환경 사이에서 산소와 이산화탄소 교환을 촉진하는 것이다. 호흡계통은 또한 산-염기 조절 및 체온 조절, 면역기능, 대사기능을 비롯한 중요한 생리과정에 참여한다. 다음 장에서는 호흡계통의 환기 및 폐 관류, 가스 수송의 기본 생리학과 더불어 산-염기 균형에서의 중요한 역할을 다룬다.

14장 폐 환기와 관류 및 가스 확산

Pulmonary Ventilation and Perfusion and Diffusion of Gases

호흡은 폐 환기와 폐와 혈액 사이의 가스 확산으로 시작하는 복잡한 과정이다. 한편, 폐는 세포 호흡과 관련된 생화학 과정이 일어나는 조직과 폐 사이에서 가스를 운반하는 혈액이 관류한다.

폐 혈류 *BLOOD FLOW IN THE LUNGS*

혈류의 일반적인 원리는 3절에서 논의되었지만, 온몸순환과 폐순환은 몇 가지 중요한 측면에서 다르다. 오른심실 심박출량은 왼심실과 동일하지만(일반적으로 휴식 시 약 5 L/분), 폐순환 압력은 같은 높이의 온몸순환 압력보다 낮다(그림 14.1). 낮은 압력에서 높은 유속에 적응하기 위해, 폐순환 저항은 낮다. 온몸순환에 비해 폐의 조밀한 미세순환과 짧은 혈관 길이 때문에 저항이 낮다.

폐혈관 저항의 수동조절 *Passive Control of Pulmonary Resistance*

폐혈관 저항은 폐동맥 압력과 폐 용적에 의해 **수동적으로 조절**될 수 있다(그림 14.2). 일반적으로 일부 폐 모세혈관은 쪼그라들 수 있다. **폐동맥압**이 증가하면 폐 모세혈관의 **동원**과 **팽창**이 발생한다. 즉, 쪼그라든 모세혈관은 더 높은 관류압에 의해 순환에 동원되며, 개별 모세혈관은 팽창하여 저항은 더욱 감소한다. 이러한 동원과 팽창은 운동과 같이 심장박출량이 증가되었을 때 폐혈관 저항을 줄이는 데 중요하다. **폐 용적**은 허파꽈리밖 혈관과 허파꽈리 모세혈관에 서로 다른 영향을 미친다. 폐 용적이 증가함에 따라 허파꽈리밖 혈관을 바깥으로 잡아당기는 힘이 증가하면서 허파꽈리밖 혈관을 팽창시켜 혈관내 저항을 감소시킨다. 하지만 폐 용적이 증가하면 허파꽈리 혈관은 허파꽈리 팽창에 의해 압박된다. 따라서 폐가 매우 낮은 용적에서 부풀려지면 허파꽈리밖 혈관에 대한 효과로 인해 처음에는 저항이 감소되지만 팽창이 계속되면 허파꽈리 혈관이 압박되면서 저항은 증가하기 시작한다.

폐혈관 저항의 능동조절 *Active Control of Pulmonary Resistance*

폐혈관 저항은 **화학물질과 체액물질**에 의해 **능동적으로 조절**될 수 있다(그림 14.2). 저산소증은 온몸혈관과 폐혈관에 서로 다른 영향을 준다. 온몸순환계에서, 조직 저산소증은 세동맥의

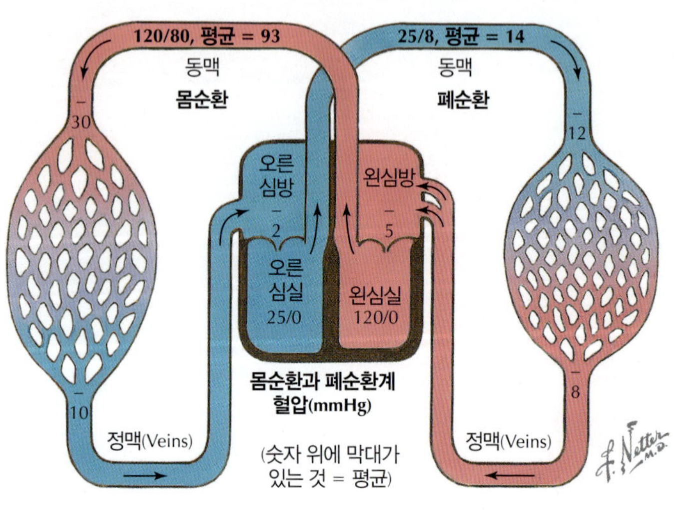

그림 14.1 폐순환과 몸순환 폐순환은 몸순환과 연속적으로 이루어져 있어 동일한 심박출량과 일회박출량이 오른쪽 및 왼쪽 심실에서 박출된다. 압력과 저항은 폐순환이 몸순환보다 낮다.

A. 폐혈류 및 혈압 증가에 따른 효과

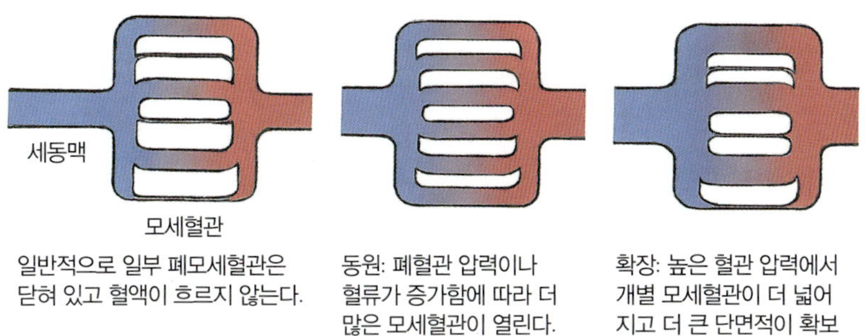

B. 폐용적 효과

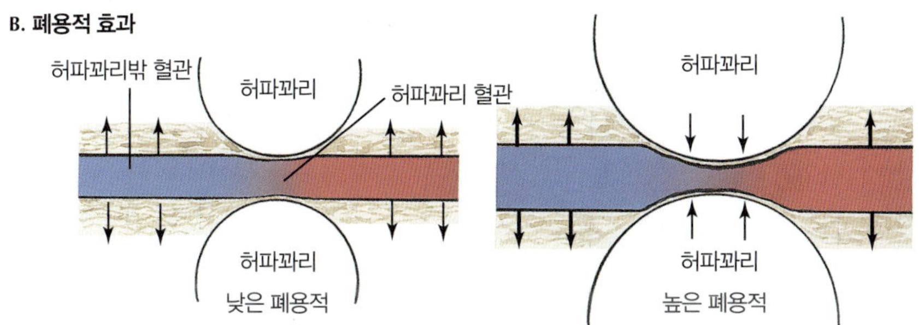

C. 화학 및 체액 물질 효과

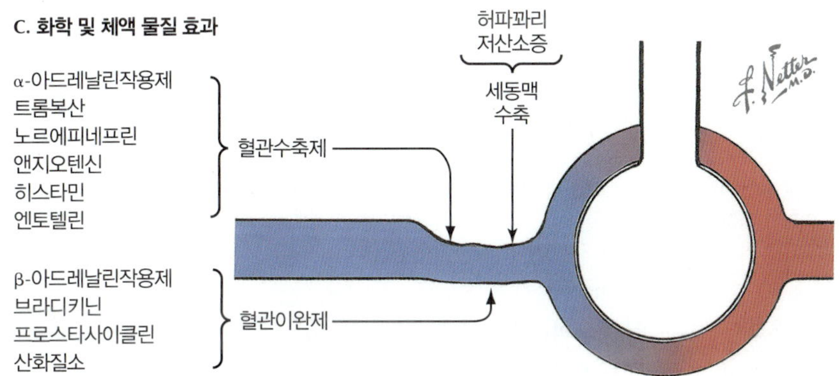

그림 14.2 **폐순환 저항** 폐순환 저항은 폐동맥 압력과 혈류, 폐용적, 화학 및 체액 물질에 의해 영향을 받는다. 폐동맥 압력 상승은 혈관을 팽창시키고 평상 시 닫혀 있던 모세혈관을 동원하여**(A)** 저항을 감소시킨다. 폐용적이 증가하면 밖으로 잡아당기는 힘이 생겨 허파꽈리 바깥 혈관은 팽창을 시키지만 허파꽈리 모세혈관은 압박한다**(B)**; 이 두 가지 효과의 조합으로 중간 정도 폐용적에서 가장 낮은 폐혈관 저항이 나타난다. 폐혈관은 수많은 화학 및 체액 물질에 반응하여 수축 및 확장이 일어난다**(C)**.

대사성 혈관확장을 초래한다. 하지만, 폐순환에서는 **허파꽈리 산소농도(PA_{O_2})**가 떨어지면, 저산소 영역에 존재하는 세동맥에 수축이 발생한다. 이것은 국소 폐혈류를 단기간에 조절하여 산소가 풍부한 폐 영역으로 더 많은 관류가 일어나도록 하는 매우 중요한 기전이다.

폐와 기도의 기능해부학 *FUNCTIONAL ANATOMY OF THE LUNGS AND AIRWAYS*

인간의 폐는 오른쪽은 3개 엽으로, 왼쪽은 2개 엽으로 구성되어 있다(그림 14.3). 기관지와 혈관, 림프관, 신경은 각 폐의 문(hilum)을 통해서 들어가고 나온다. 기도는 기관 및 오른쪽과 왼쪽 주기관지, 작은 기관지, 세기관지로 구성된다(그림 14.4 및 14.5). 기관은 오른쪽과 왼쪽 주기관지로 분지하여, 폐로 들어가고, 더 분열하면서 직경은 더 작아진다. 기관에서부터 시작하여 허파꽈리로 이어지는 동안 기도는 최대 23번의 가지를 친다.

폐 전도구역 *Conducting Zone of the Lung*

기관에서 말단세기관지까지의 기도는 폐 **전도구역**을 구성하며, 호흡세기관지와 허파꽈리에서 일어나는 가스교환은 전도구역에서는 일어나지 않는다. 전도구역은 가스교환이 일어나

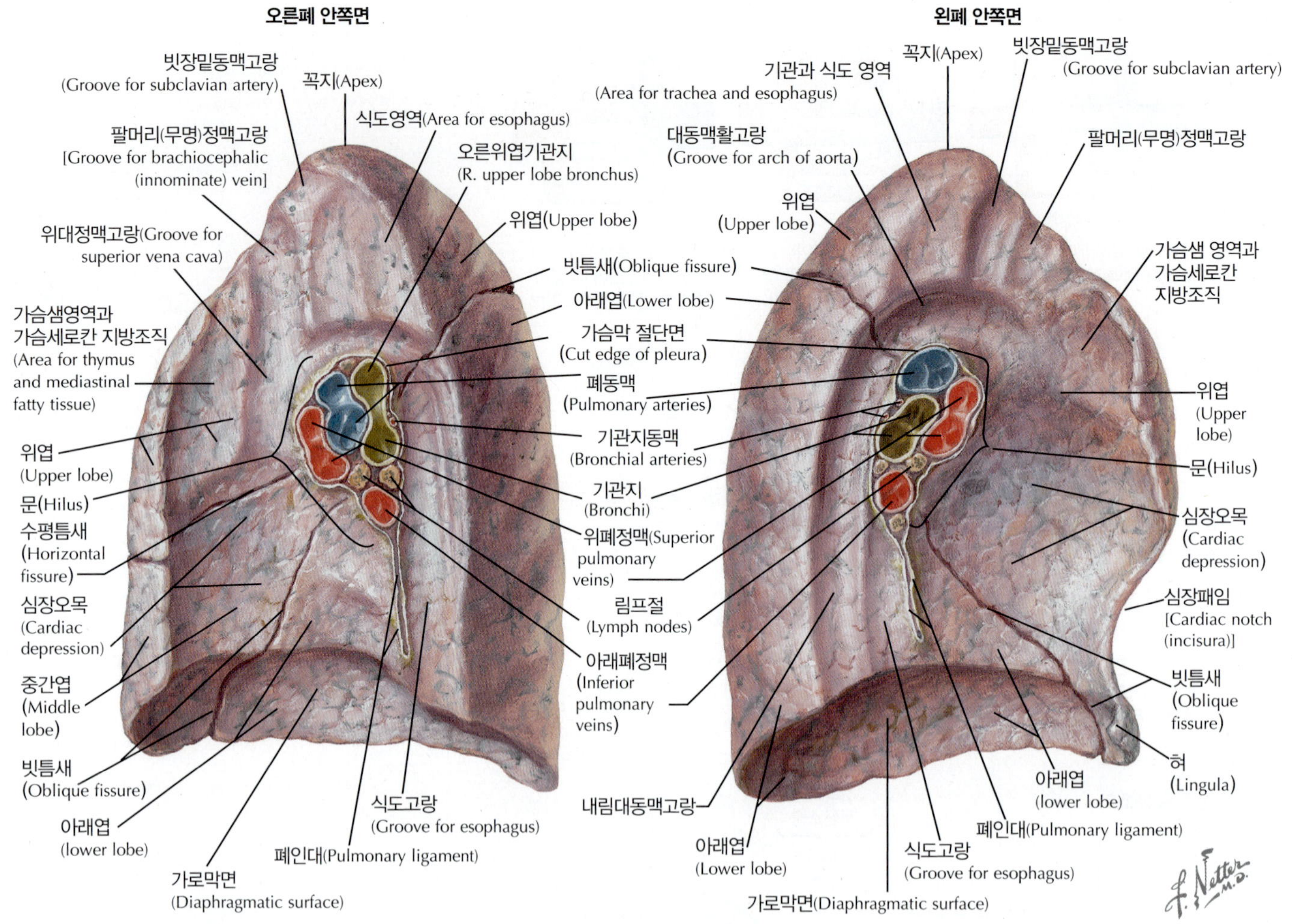

그림 14.3 **폐 육안해부** 안쪽에서 볼 때 오른쪽 폐는 3개 엽, 왼쪽 폐는 2개 엽으로 구성되어 있음을 알 수 있다. 혈관과 신경, 좌우 주요 기관지, 림프관이 문에서 폐를 들어가고 빠져나온다.

지 않기 때문에 **해부학무용공간**이라고 한다. 성인의 해부학무용공간은 약 150 mL이다. 기관 둘레의 약 3/4정도를 감싸고 있는 구조적 지지인 연골고리는 기도가 항상 열려 있게 한다. 연골판은 기관지 벽까지만 존재하고 세기관지 수준에서는 소실된다.

전도구역 대부분은 **거짓중층원주상피세포(pseudostratified columnar epithelial cells)**와 점액 분비 **술잔세포(goblet cell)**, 그리고 큰 기도에 존재하는 다른 유형의 섬모세포와 술잔세포로 덮여 있다(그림 14.6). 점액은 상피 건조를 방지하고 들숨공기로부터 미립자 물질을 포착한다. 입자는 **점액섬모수송(mucociliary transport)**이라고 하는 섬모활동에 의해 위로(폐 밖으로) 운반된다. 상피는 섬모세포가 우세해지는 세기관지에서는 **입방상피(cuboidal epithelium)**로 바뀐다. 술잔세포는 감소하고 종말세기관지에서는 없어진다. 세기관지에서 **곤봉세포(club cells)**[이전에는 *클라라세포(Clara cells)*로 알려짐]는 기도의 방어체계로 작용하며, 세기관지를 덮는 물질을 분비한다. 또한 기관지 상피 재생을 위한 줄기세포로도 작용한다.

전도구역 벽에는 자율신경계에 의해 조절되는 민무늬근육이 포함되어 있다. 교감신경 자극은 노르에피네프린(또는 순환 에피네프린)이 민무늬근육세포의 β_2수용체에 작용하여 기도를 확장시킨다. 부교감신경 자극은 아세틸콜린에 의한 무스카린 수용체 활성화를 통해 기도를 수축시킨다. 기도 확장은 "맞섬도피"반응의 중요한 특징 중 하나이다(7장 참조).

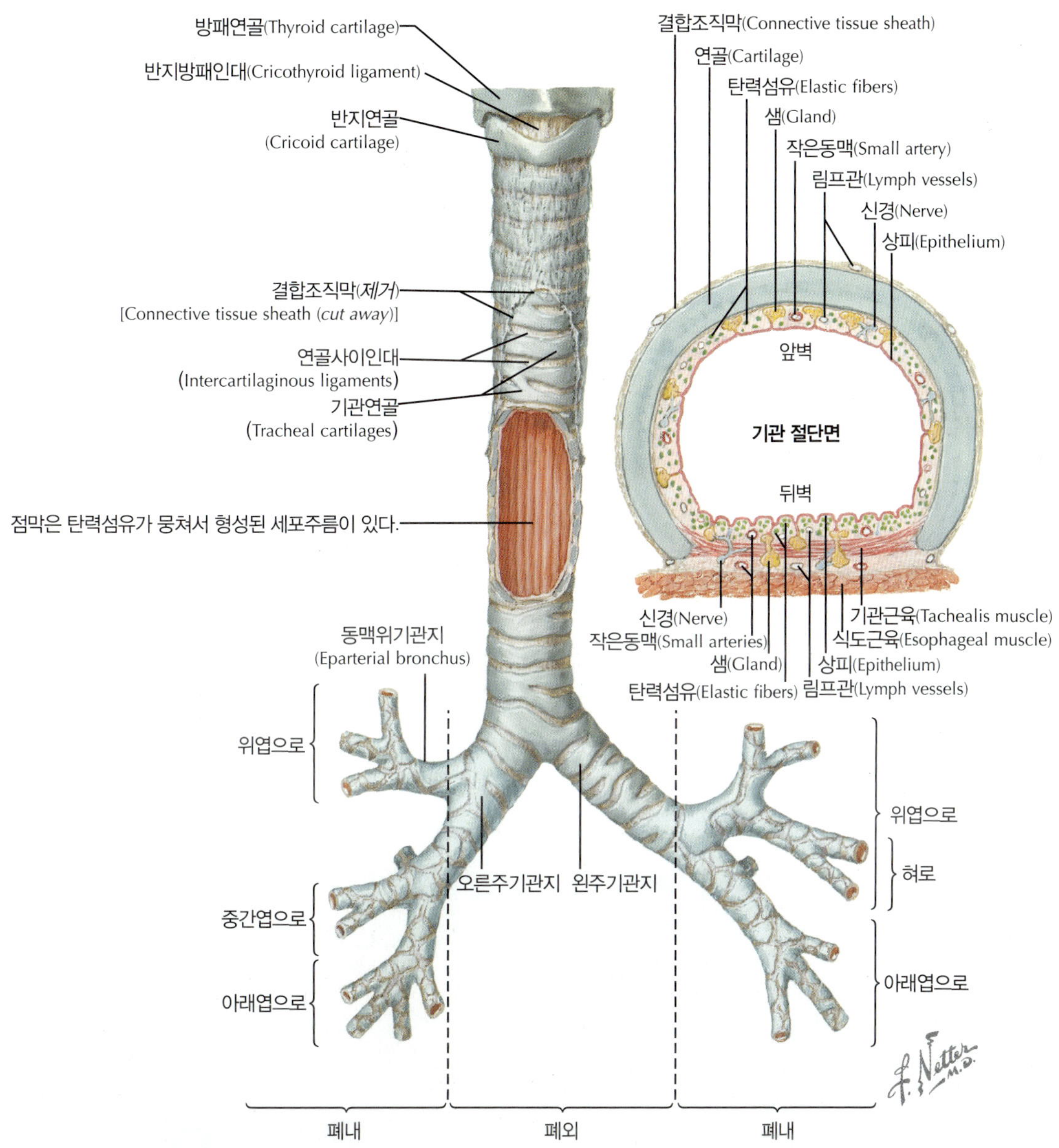

그림 14.4 기관 및 주기관지 구조 기관은 폐로 들어가기 전에 오른쪽(R)과 왼쪽(L) 주기관지로 나뉜다. 기도는 최대 23번 분지하여 허파꽈리로 이어진다. 기관에서 종말세기관지까지 기도는 폐의 전도구역이다. 분지가 되면서 기도 직경은 줄어든다. 아교질은 기도가 작아질수록 적어지면 세기관지에서는 없어진다.

폐 호흡구역 *Respiratory Zone of the Lung*

들숨공기는 기관과 기관지, 세기관지를 지나 최종적으로 종말기관지와 호흡기관지, 허파꽈리로 들어간다. 호흡기관지 및 허파꽈리는 **폐 호흡구역**으로 가스교환이 일어난다. 인간 폐에는 약 3억 개의 허파꽈리가 있고, 호흡면적은 50~100 m^2에 이른다. 공기-혈액 경계면의 얇은 두께와 함께 이 막대한 표면적은 효율적인 가스교환을 가능하게 한다. **허파꽈리-모세혈관막**으로 알려진 이 경계면은 모세혈관 내피세포 및 허파꽈리 상피와 바닥막으로 구성되며, 2개의 단일 세포층으로 형성되어 있다. 허파꽈리-모세혈관막의 두께는 약 500 nm이다. 허파꽈리 표면의 대부분은 폐 모세혈관에 의해 이런 형태로 둘러싸여 있어, 가스교환을 위한 넓은 표면적을 제공하고 허파꽈리 주위에 혈액의 "판 흐름"을 형성한다(그림 14.7 및 14.8).

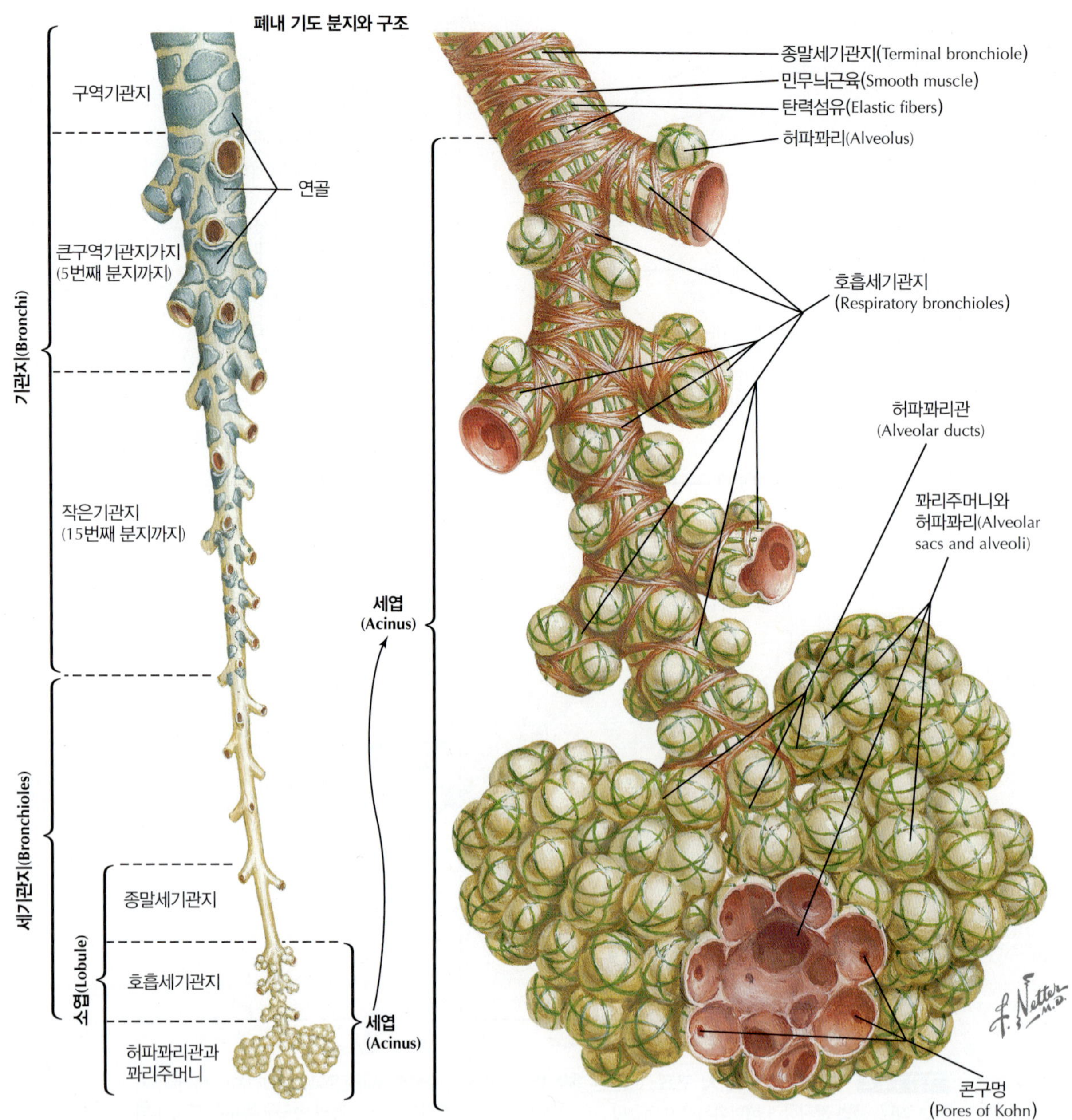

그림 14.5 폐내 기도 최대 23번 분지 후, 전도계는 폐소엽의 종말세기관지로 이어진다. 호흡세기관지와 허파꽈리관은 가스교환의 주 장소인 꽈리주머리로 이어진다. 호흡구역(가스교환구역)은 종말세기관지의 말단구조(꽈리주머니와 꽈리관, 호흡세기관지)로 구성된다.

허파꽈리는 I형과 II형 상피세포로 덮여 있다.

- **I형 상피세포**는 표면적의 90% 이상을 차지한다. 이들의 편평한 구조는 허파꽈리-모세혈관막을 가로지르는 가스 확산에 적합하다.
- **II형 상피세포**는 허파꽈리 표면을 덮어 표면장력을 감소시키고 폐 순응도를 높이는 복합지질단백질인 표면활성제를 분비하는 입방세포이다(15장 "표면활성제 및 표면장력" 참조).

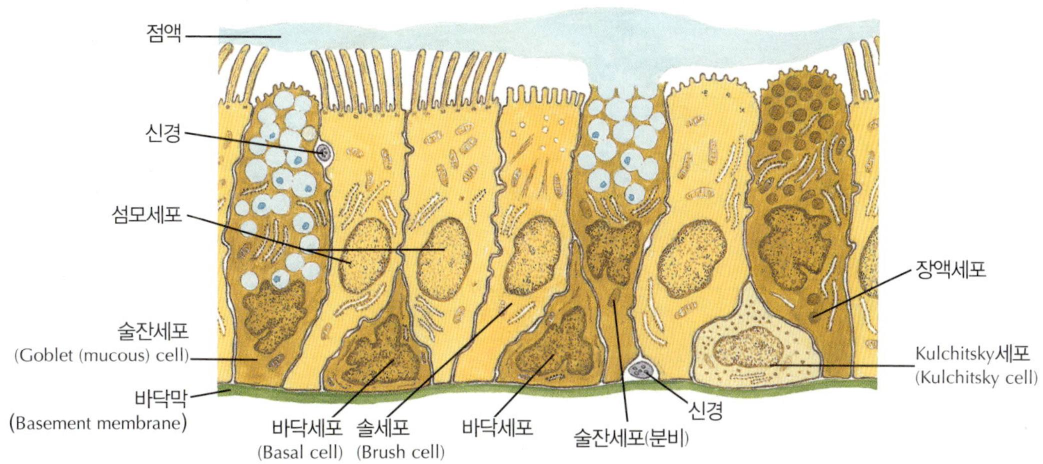

기관와 큰기관지. 섬모세포와 술잔세포가 대부분이며 일부 장액세포와 드물게 솔세포와 곤봉세포가 존재. 많은 바닥세포와 드물게 Kulchitsky세포가 존재.

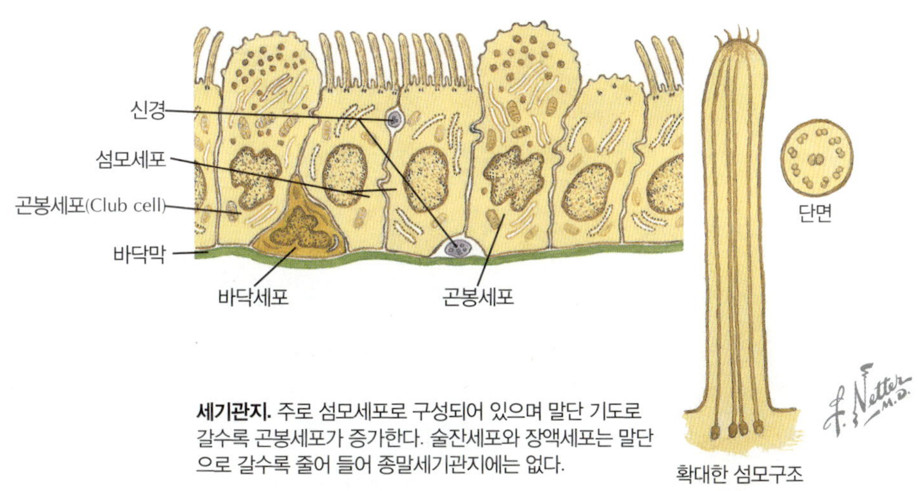

세기관지. 주로 섬모세포로 구성되어 있으며 말단 기도로 갈수록 곤봉세포가 증가한다. 술잔세포와 장액세포는 말단으로 갈수록 줄어 들어 종말세기관지에는 없다.

그림 14.6 기관과 기관지, 세기관지 상피의 미세구조 기관과 기관지는 서로 다른 일반적이지 않는 세포들과 함께 주로 거짓중층원주상피와 술잔세포로 덮여 있다. 술잔세포는 점액 분비라는 중요한 기능을 가지고 있다. Kulchitsky세포는 신경내분비유사세포로 주변분비 인자들을 분비하므로 "포괄적으로 신경내분비계통"에 포함시키고 있다. 솔세포와 장액세포 기능은 잘 모르고 있다. 바닥세포는 폐상피줄기세포이다. 세기관지의 상피표면은 원주상피세포로 덮여 있다; 종말세기관지에는 술잔세포가 없다. 곤봉세포(*Clara*세포로도 알려져 있음)는 세기관지 분비세포이다.

폐용적과 폐용량 *PULMONARY VOLUMES AND CAPACITIES*

건강한 상태와 질병이 있는 상태에서 폐 기능을 설명하기 위해서는 폐 및 호흡과 관련된 용적과 용량을 이해해야 한다.

4가지 기본적인 폐용적이 있다.

- **일회호흡량(Tidal volume, V_T):** 호흡 중 들이쉬고 내쉬는 공기량. 휴식 시 V_T는 약 500 mL이다.
- **잔기용적(Residual volume, RV):** 최대 날숨 후 폐에 남아 있는 공기량이다.
- **날숨예비용적(Expiratory reserve volume, ERV):** 정상적인 휴식 시 날숨 후 피검자가 더 *내쉴* 수 있는 공기량이다.
- **들숨예비용적(Inspiratory reserve volume, IRV):** 정상적인 휴식 시 들숨 후 피검자가 더 *들이쉴* 수 있는 공기량이다.

폐 기능과 관련하여 4가지 용량이 있다.

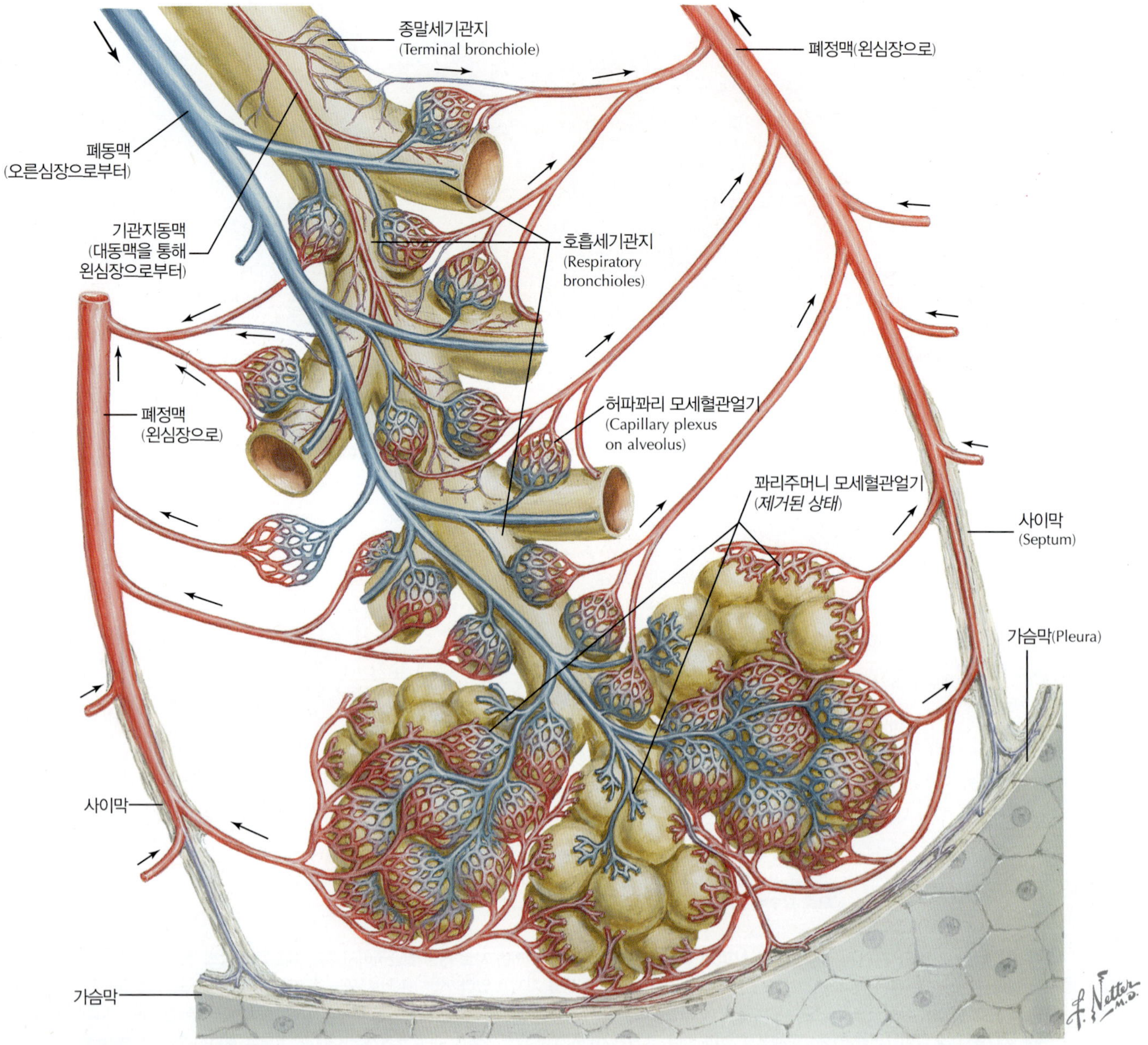

그림 14.7 폐내 혈액순환 폐순환은 저압, 저저항 순환이다. 오른심실과 폐동맥을 통해 들어온 혈액은 폐모세혈관으로 분배되어 가스교환이 이루어진다. 허파꽈리 속공간과 폐모세혈관 혈액 사이면은 단층의 허파꽈리 상피와 바닥막, 모세혈관 내피세포층으로 구성된다. 모세혈관은 이러한 방식으로 허파꽈리를 덮고 있기 때문에 효과적으로 가스교환을 할 수 있다.

- **총폐용량(Total lung capacity, TLC):** 최대 들숨 후 폐내에 존재하는 공기량이다. TLC는 건강한 성인에서 약 7 L이다.
- **폐활량(Vital capacity, VC):** 최대 들숨 후에 피실험자가 내쉴 수 있는 최대 공기량이다. 정상적인 값은 약 5 L이다. **강제폐활량(forced vital capacity)**은 최대한의 노력으로 날숨을 했을 때 측정한 폐활량이다.
- **기능잔기용량(Functional residual capacity, FRC):** 정상적인 휴식 시 날숨 후에 폐에 남아 있는 공기량이다.
- **들숨용량(Inspiratory capacity, IC):** 정상적인 휴식 시 날숨 후 최대한 들이쉴 수 있는 공기량이다.

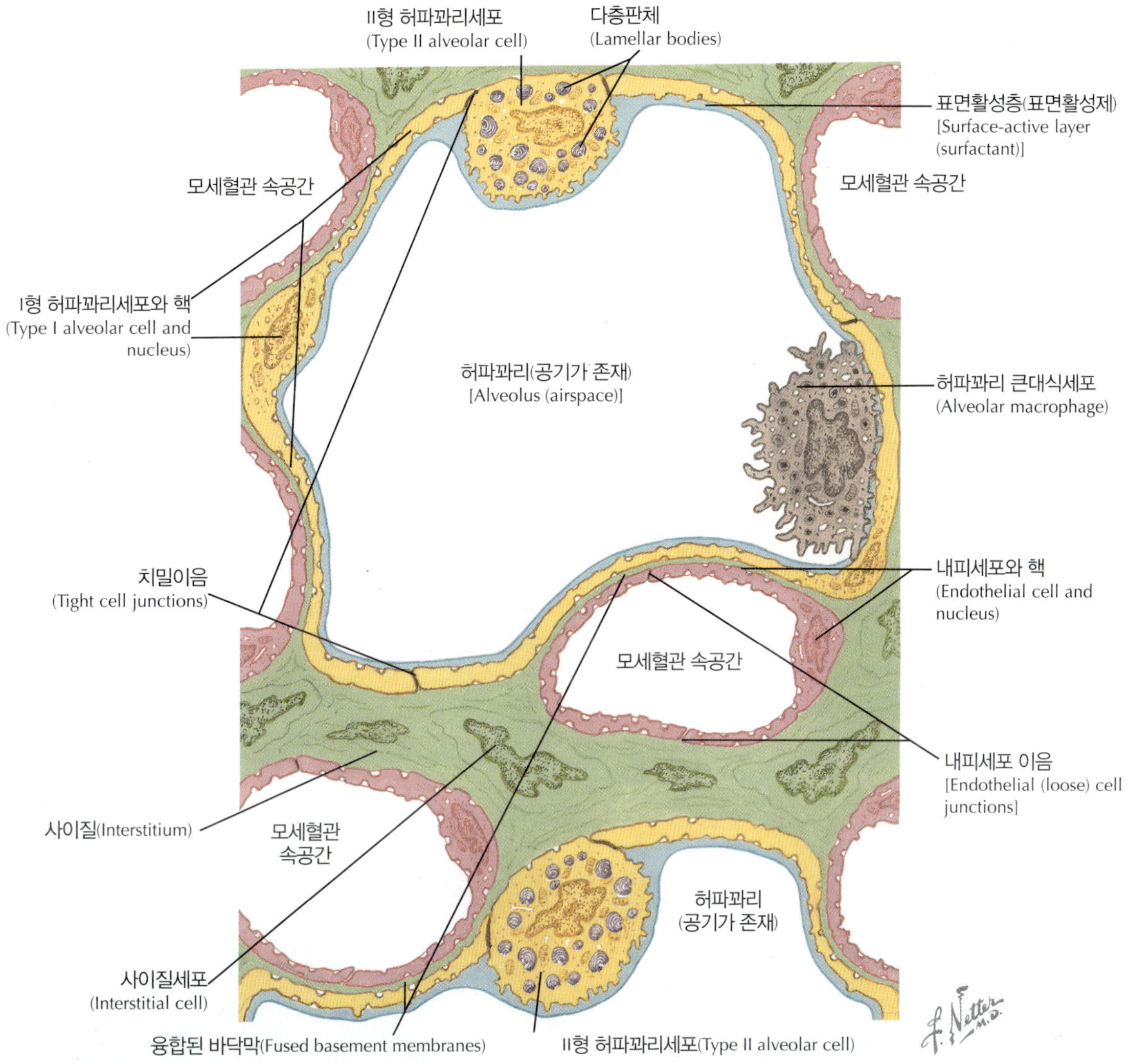

그림 14.8 **폐 허파꽈리와 모세혈관 미세구조** 허파꽈리 상피는 I형 및 II형 꽈리상피세포로 구성되어 있다. I형 세포는 가장 넓은 면적을 차지한다. II 형 상피세포는 표면활성제를 분비한다. 가스확산은 허파꽈리 상피와 바닥막, 모세혈관 내피로 구성된 얇은 허파꽈리-모세혈관 막을 가로 질러 일어난다. 허파꽈리 상피와 모세혈관 내피 사이 공간인 사이질 조직은 건강한 폐에서는 최소한으로 존재한다.

폐활량계 *Spirometry*

폐용량과 폐용적은 **폐활량계**를 이용하여 측정할 수 있다. 피검자가 폐활량계를 통해 호흡을 하는 것을 폐활량 측정법이라고 한다. 본질적으로 폐활량계는 두 개의 통으로 구성되어 있다: 하나는 물을 포함하고 다른 하나는 첫 번째 통에 거꾸로 넣어서 물 위에 뜨게 한다(그림 14.9). 피검자가 부착된 관을 통해 숨을 쉬면, 공기가 내부 통 안팎으로 흐르고 결과적으로 다른 통은 위아래로 움직인다. 이 상하운동은 내부 통의 부피 변화를 반영하도록 조정된 호흡곡선(그림 14.10)으로 기록된다.

폐용적과 폐용량에 대한 완전한 인식은 이러한 변수들 사이의 관계를 이해하는 것이 필요하다. 예를 들어, TLC는 설명된 네 가지 용적의 합이다.

$$TLC = RV + ERV + V_T + IRV$$

마찬가지로 VC와 FRC, IC는 특정 폐용적의 합에 해당된다.

$$VC = IRV + V_T + ERV$$
$$FRC = ERV + RV$$
$$IC = V_T + IRV$$

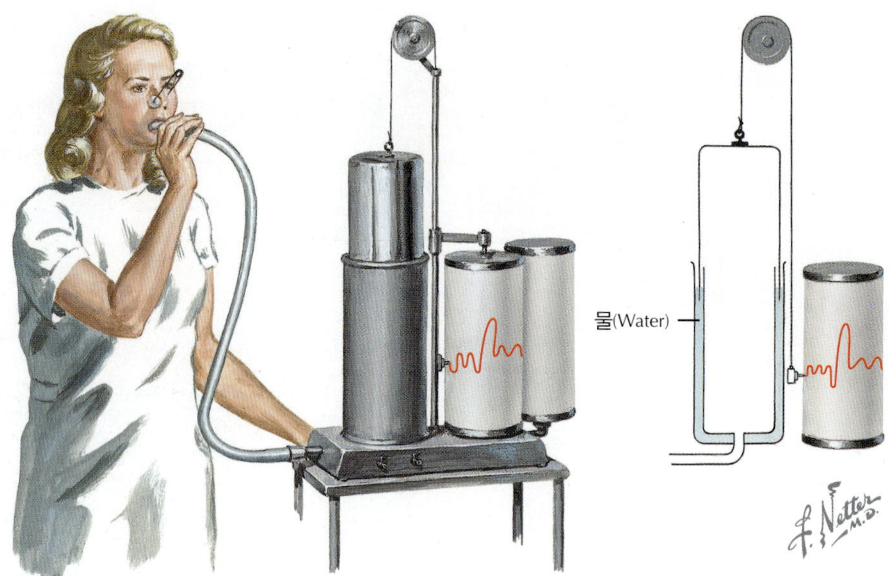

그림 14.9 폐활량계 폐기능검사에는 여러 가지 도구와 기술이 필요하다. 가장 기본 도구는 폐활량계이다. 피검자가 관을 통해 숨을 쉬면 물속에 떠 있는 속통이 수직방향으로 움직인다. 기록된 결과를 통해 기본적인 폐용적과 폐용량을 분석할 수 있다(그림 14.10 참조).

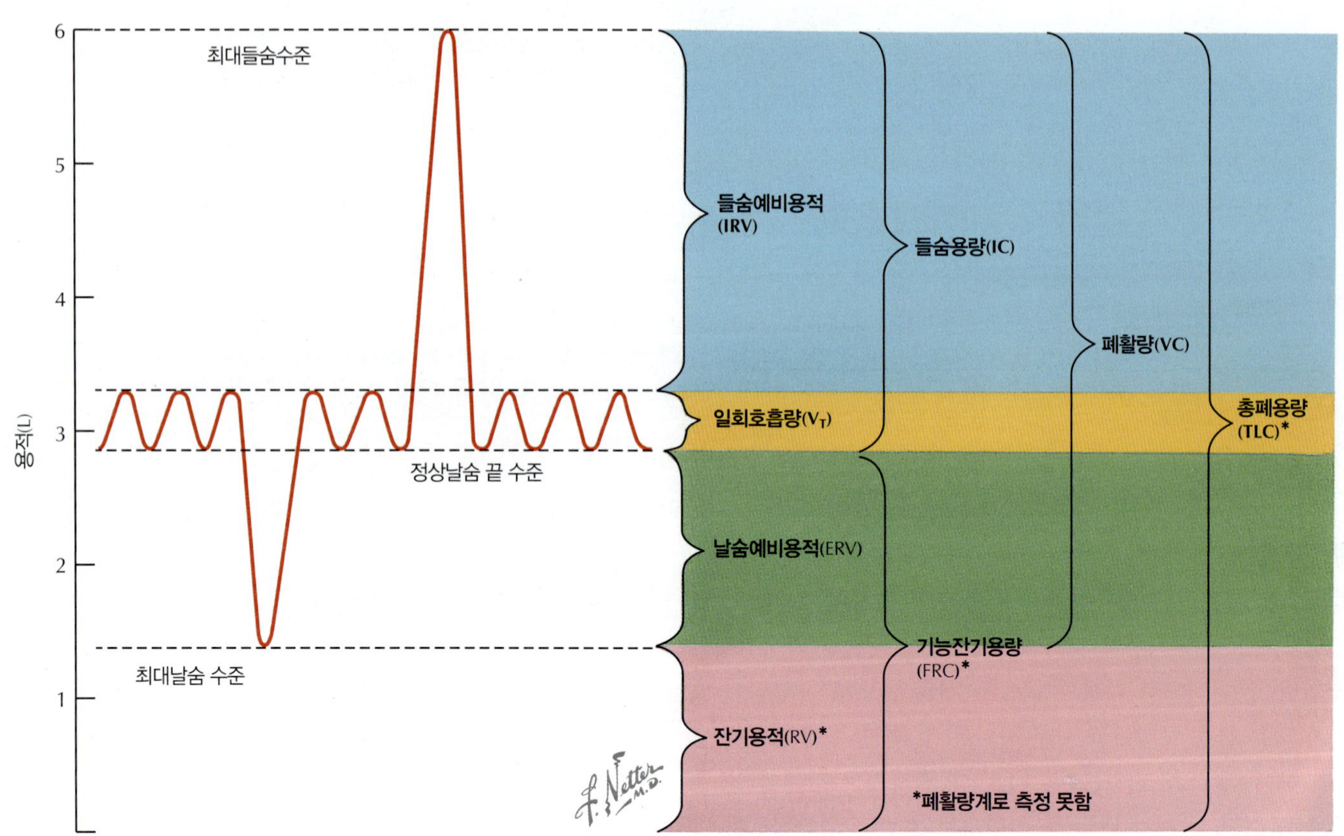

그림 14.10 폐활량계를 이용한 폐용적과 폐용량 측정 왼쪽에서 시작된 호흡곡선을 보면 피검자는 몇 번의 정상적인 호흡을 한 후 최대한으로 내쉬고 다시 몇 차례 정상호흡을 한 후 최대로 들이쉬고 다시 정상호흡을 하였다. 잔기용적과 기능잔기용량(FRC), 총폐용량은 측정할 수 없다. FRC는 다른 기술(종종 헬륨 희석)을 이용하여 측정할 수 있다; FRC를 측정하면 총폐용량과 잔기용적을 폐활량계 측정값을 통해서 계산할 수 있다. 호흡곡선에서 표기된 용적은 정상인에서 기록한 값이다.

V_T는 정상 휴식 시 호흡 중 폐활량 측정법으로 측정되며 들숨 끝과 날숨 끝 차이이다(그림 14.10 참조). 폐활량계가 폐 내부의 실제 용적보다는 용적 *변화*를 기록하기 때문에 들숨 끝과 날숨 끝의 실제 용적은 알 수가 없다. ERV는 휴식 시 날숨 끝과 최대 날숨을 했을 때 차이를 의미하기 때문에, 피검자에게 최대로 날숨을 쉬도록 하면 ERV를 측정할 수 있다. 마찬가지로 IRV는 피검자에게 최대한 들숨을 쉬도록 하여 정상 휴식 시 들숨 끝과의 차이를 통해 측정할 수 있다. VC와 IC는 유사한 방법을 통해 측정할 수 있다: VC는 최대 들숨과 날숨의 차이이고, IC는 최대 들숨과 정상 휴식 시 들숨 끝과의 차이이다.

용량 측정 *Measurement of Capacities* (*FRC와 RV, TLC*)

TLC와 RV, FRC를 측정하려면 이들 매개 변수 중 하나를 질소세척 혹은 헬륨희석, 체적변동기록법을 이용하여 간접적으로 측정해야 한다. **헬륨희석 기술**의 구체적인 방법은 다음과 같다. 피검자가 검사를 시작하기 전에 폐활량계내 초기 헬륨농도를 알 수 있도록 정해진 소량의 헬륨을 폐활량계에 첨가한다. 피험자가 호흡을 시작하면(FRC에서 시작), 피검자 폐와 폐활량계 사이에서 가스가 평형을 이룸에 따라 초기 헬륨농도는 희석된다. 헬륨은 허파꽈리 모세혈관막을 통해 확산되지 않으며 불활성이기 때문에 빠른 시간내에 안정적인 평형에 도달한다. 최종 농도는 폐활량계내의 헬륨의 초기 농도 및 폐활량계와 FRC를 합한 부피에 따라 달라진다. 헬륨의 최종 농도를 측정한 후 다음 공식을 사용하여 FRC를 결정할 수 있다.

$$C_1V_S = C_2 \times (V_S + FRC) \qquad \text{식 14.1}$$

여기서 C_1은 폐활량계내의 최초 헬륨 농도이며, V_S는 폐활량계 부피, C_2는 호흡 중 측정된 헬륨 농도이다(평형에 도달한 후).

FRC가 결정되면 폐활량계 측정법으로 TLC와 RV는 쉽게 계산할 수 있다(그림 14.10 참조).

$$\begin{aligned} TLC &= FRC + IC \\ RV &= TLC - VC \end{aligned} \qquad \text{식 14.2}$$

전신체적변동기록법(whole-body plethysmography)은 가스의 압력과 부피의 곱은 일정하다는 **보일 법칙**에 기반한다:

$$P_1V_1 = P_2V_2 \qquad \text{식 14.3}$$

FRC 측정을 위한 전신체적변동기록법을 사용하기 위해 환자를 외부공기를 흡입할 수 있는 마우스피스가 장착된 밀폐상자에 넣는다. 정상 휴식 시 호흡을 하다가, 피검자는 정상적인 날숨 후 긴장을 풀고 호흡을 멈춘다. 이때 마우스피스는 닫히고 피검자는 닫힌 마우스피스를 통해 숨을 들이쉰다. 이러한 시도에 의한 가슴벽 팽창은 음압을 초래하여 폐내 공기(FRC)를 팽창시키고, 동시에 환자 몸 바깥에 존재하는 상자내 공기량을 동등하게 감소시킨다. 이러한 부피 감소로 인해 상자내 공기 압력은 증가한다. 보일 법칙을 이용하여 상자내 압력 변화를 통해 환자 몸 바깥 상자내 부피 변화를 계산할 수 있다. 이 양의 변화는 휴식 시 값(FRC)에서의 폐 부피 변화와 동일하다. 호흡계통내 압력 변화(숨을 들이쉬는 동안 마우스피스에서 측정) 및 폐 부피 변화를 기반으로, 초기 부피(FRC)는 보일 법칙을 사용하여 계산할 수 있다.

환기와 허파꽈리 가스 조성
VENTILATION AND ALVEOLAR GAS COMPOSITION

환기는 호흡계통 안팎으로의 공기 이동이다. 평상 시 정상 호흡을 하는 동안 각 호흡을 통해 들어오고 나가는 공기량은 약 500 mL이다. 이것을 안정 시 V_T라고 한다. 정상 휴식 시 **호흡수**는 12~20회/분이다. 분당 평균 15회 호흡하는 경우 **분당환기량(minute ventilation)**($\dot{V}_E$, 분당 내쉬는 부피)은 다음 공식을 사용하여 계산할 수 있다.

$$\dot{V}_E = R \times V_T \qquad \text{식 14.4}$$

여기서 R은 호흡수이고 V_T는 일회호흡량이다. 따라서 15회 호흡/분 × 500 mL이므로 $\dot{V}_E$는 7500 mL/min (7.5 L/분)이다.

V_T 일부가 가스교환에 관여하지 않는 해부학무용공간(전도구역)을 포함하고 있어 $\dot{V}_E$는 **허파꽈리환기(alveolar ventilation**, $\dot{V}_A$, 폐 호흡구역 환기)보다 크다. 해부학무용공간은 약 150 mL이므로, **무용공간환기(dead space ventilation**, V_D)는 대략 150 mL × 15/분 또는 2250 mL/분이다. $\dot{V}_A$는 다음 수식을 사용하여 계산할 수 있다.

$$\dot{V}_A = R(V_T - V_D) \qquad \text{식 14.5}$$

여기서 R은 호흡수, V_T는 일회호흡량, $\dot{V}_D$는 무용공간 부피이다. 다르게 표현하면,

$$\dot{V}_A = \dot{V}_E - \dot{V}_D \qquad \text{식 14.6}$$

500 mL V_T 중 단지 350 mL만 호흡에 의해서 허파꽈리로 들어간다. $\dot{V}_E$가 7500 mL/min인 경우 가스교환에 참여하는 $\dot{V}_A$는 5250 mL/min (7500 mL/min − 2250 mL/min)이다.

호흡생리학에 사용되는 기호는 약간 혼란스러울 수 있다. 대문자 V는 부피를 의미하지만 공기흐름속도(유속)는 기호 $\dot{V}$를 사용한다. $\dot{V}_A$에서와 같이 첨자로 사용되는 대문자 A는 매개변수가 허파꽈리 공간임을 나타낸다. 따라서 $\dot{V}_A$는 허파꽈리환기를 의미한다. 소문자 a 및 v는 각각 Pa_{CO_2} 또는 Pv_{CO_2}(동맥혈 및 정맥혈 이산화탄소분압)에서처럼 동맥과 정맥을 의미한다. PA_{CO_2}는 허파꽈리 가스의 이산화탄소분압을 의미한다.

허파꽈리공기 조성 *Composition of Alveolar Air*

허파꽈리공기 조성은 들숨공기 조성을 비롯하여 $\dot{V}_A$와 혼합정맥혈에 녹아 있는 가스농도 등 여러 요인에 따라 달라진다. 대기공기는 21% 산소와 79% 질소, 이산화탄소를 포함한 1% 미만의 기타 가스로 구성되며, 해수면에서는 760 mmHg의 총 대기압을 보인다. 혼합된 들숨공기내의 가스농도는 분획농도(fractional concentrations)로 표시된다; 대기압 상태에서 들숨공기 중 산소의 분획농도(FI_{O_2})는 0.21이며 질소(FI_{N_2})의 경우는 0.79이다. **Dalton법칙**에 따르면, 혼합물내의 가스분압의 합은 총압력(P_{tot})과 같다. 따라서 해수면의 건조한 공기에서:

$$P_{O_2} = 0.21 \times 760\ \text{mmHg} = 160\ \text{mmHg}$$
$$P_{N_2} = 0.79 \times 760\ \text{mmHg} = 600\ \text{mmHg}$$
$$P_{tot} = 760\ \text{mmHg}$$

식 14.7

들숨 동안 공기는 체온까지 급속히 상승하고 수증기로 포화상태가 된다. 37°C에서 물의 수증기압은 47 mmHg이며 들숨공기의 가스 조성을 결정할 때 반드시 고려하여야 한다. **들숨공기**는:

$$P_{H_2O} = 47\ \text{mmHg}$$
$$P_{O_2} = 0.21 \times (760 - 47)\ \text{mmHg} = 150\ \text{mmHg}$$
$$P_{N_2} = 0.79 \times (760 - 47)\ \text{mmHg} = 563\ \text{mmHg}$$
$$P_{tot} = (150 + 563 + 47)\ \text{mmHg} = 760\ \text{mmHg}$$

식 14.8

들숨공기 조성은 가스교환이 일어나지 않는 폐 전도구역 전체에서 일정하다. 호흡구역내에서 산소는 허파꽈리공기에서 혈액으로 확산되는 반면, 이산화탄소는 혈액에서 허파꽈리공기로 확산되어 허파꽈리공기 조성은 들숨공기 조성과는 달라진다. 허파꽈리공기의 산소분압과 이산화탄소분압 사이의 관계는 **허파꽈리 가스방정식**에 의해 설명된다.

$$PA_{O_2} = PI_{O_2} - PA_{CO_2}/R$$

식 14.9

여기서 PA_{O_2}와 PI_{O_2}는 각각 허파꽈리공기와 들숨공기의 산소분압이다. PA_{CO_2}는 허파꽈리공기의 이산화탄소분압이다. R은 일반적으로 0.8의 값을 갖는 **호흡지수(respiratory quotient)**이다. PCO_2는 일반적으로 허파꽈리 모세혈관에서 혈액과 허파꽈리공기 사이에서 완전히 평형을 이루기 때문에, 이 방정식을 이용하면 건강한 사람에서 몸동맥혈의 이산화탄소를 측정하여 PA_{O_2}를 예측하는 데 사용할 수 있다. 예를 들어, 760 mmHg 대기압(해수면)에서, 동맥혈 가스 측정에서 동맥혈내의 이산화탄소분압(Pa_{CO_2})이 40 mmHg인 경우,

$$PA_{O_2} = 150\ \text{mmHg} - 40\ \text{mmHg}/0.8 = 100\ \text{mmHg}$$

식 14.10

PO_2는 허파꽈리 모세혈관을 통과하면서 허파꽈리공기와 혈액 사이에서 완전히 평형을 이루고, 거의 모든 폐 혈류가 허파꽈리공기에 노출되므로 Pa_{O_2}의 정상 값은 거의 100 mmHg이다. 들숨공기 및 허파꽈리공기, 혼합정맥혈과 동맥혈에서의 산소와 이산화탄소 분압은 그림 14.11에 표시되어 있다.

같은 $\dot{V}_E$에서 깊고 느린 호흡은 빠르고 얕은 호흡보다 $\dot{V}_A$가 크다. 호흡속도가 분당 15회이고 V_T = 500 mL인 경우와 호흡속도가 분당 30회이면서 V_T가 250 mL인 경우에 $\dot{V}_A$를 비교하면 다음과 같다.

$$\dot{V}_A = 15/\text{min}\ (500\ \text{mL} - 150\ \text{mL}) = 5250\ \text{mL/min}$$
$$\dot{V}_A = 30/\text{min}\ (250\ \text{mL} - 150\ \text{mL}) = 3000\ \text{mL/min}$$

따라서 느리고 깊은 환기는, 더 적은 V_T에서 빠르게 환기하는 것보다 더 큰 $\dot{V}_A$를 초래한다.

가스 확산 *DIFFUSION OF GASES*

허파꽈리 가스와 모세혈관 사이의 가스확산($\dot{V}_{gas}$)은 Fick법칙에 따르며,

$$\dot{V}_{gas} = \frac{A \times D(P_1 - P_2)}{T}$$

식 14.11

여기서 A는 두 구획을 분리하는 막 면적이며 T는 막 두께, D는 확산계수, P_1과 P_2는 두 구획의 가스농도이다. 따라서 가스확산은 다음과 같다:

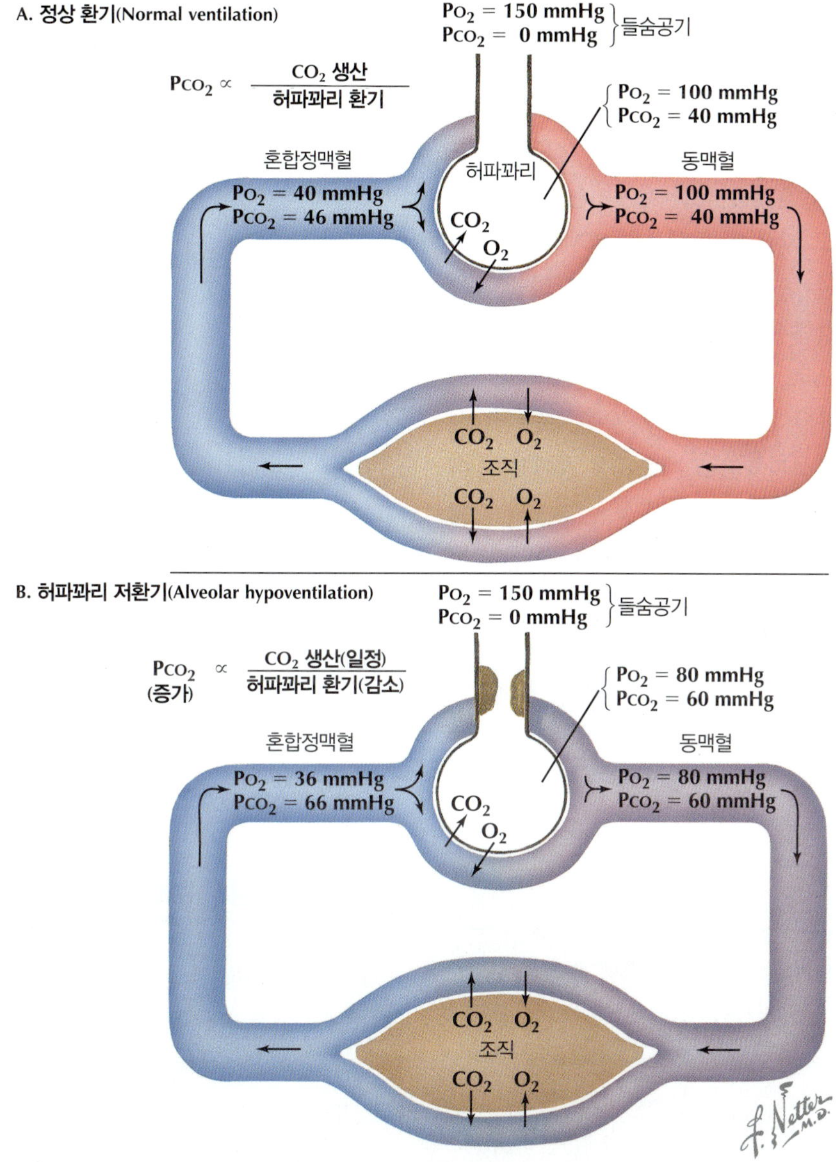

그림 14.11 혈액과 허파꽈리 공기내 산소 및 이산화탄소 분압 허파꽈리 모세혈관으로 들어가는 혼합정맥혈 정상 가스분압은 **A** 왼쪽에 표시되어 있다. 혈액이 건강한 폐의 허파꽈리 모세혈관을 통해 흐르면 허파꽈리 공기와 혈액 사이의 산소와 이산화탄소 수치는 평형을 이루게 된다. 따라서 건강한 피검자의 경우 동맥혈 가스 분석에 의해 측정된 산소와 이산화탄소분압은 허파꽈리 공기분압과 거의 동일하다. 저환기 동안 (**B**, 기도의 부분 차단에 의해), 허파꽈리 가스뿐만 아니라 동맥혈에서 P_{O_2}는 감소하고 P_{CO_2}는 상승한다(피검자는 저산소증과 고탄산혈증이다).

- 확산을 위한 표면적과 **비례** 관계가 있다.
- 막 각면의 가스분압 차이와 **비례** 관계가 있다.
- 가스 확산계수와 **비례** 관계가 있다.
- 막 두께에 **반비례**한다.

가스의 확산계수는 용해도와 직접 관련이 있으며 분자량의 제곱근과 반비례한다.

호흡지수(R)는 이산화탄소 생산과 산소 소비의 비율이며 대사에 따라 변화한다. 순수 탄수화물 대사의 경우, 1 mole의 포도당 산화대사에는 6 mole의 산소가 필요하고 6 mole의 이산화탄소가 생성되기 때문에 R값은 1.0이다. 순수 지질대사 동안 R의 근사값은 0.7이지만 아미노산에 대한 호흡지수는 다양하다. 전형적인 기질 혼합물의 산화를 수반하는 대사 조건하에서, 호흡지수는 약 0.8이다(소모된 산소 1 mole당 0.8 mole의 이산화탄소가 생성된다).

관류제한 가스 이동 *Perfusion-Limited Gas Transport*

혈액내 용존 가스농도는 폐 모세혈관을 통해 혈액이 흐를 때 허파꽈리 공기의 가스농도와 평형을 이룬다(그림 14.12). 휴식 시 허파꽈리 모세혈관을 통과하는 혈액의 통과 시간은 약 0.75초에 불과하다. 휴식 시 정상적인 건강한 폐에서는 혈액이 허파꽈리 모세혈관을 1/3 정도 지날 때 혈액과 허파꽈리 가스 사이에서 산소와 이산화탄소는 평형을 이룬다. 가스이동을 증가시키는 유일한 방법은 관류(확산보다는 혈류가 교환의 제한 요인임)를 증가시키는 것이므로, 이러한 조건 하에서 이들 가스의 운반은 **관류에 의해 제한**된다. 결과적으로, 운동에서와 같이 관류가 증가하는 상황에서 허파꽈리 모세혈관을 통과하는 이동시간은 짧아짐에도 불구하고 혈액 산소화를 손상시키지 않으면서 실질적인 심장박출량을 증가되는 효과가 나타난다. 일산화질소(웃음 가스, N_2O)는 관류제한의 교과서적인 예이다. N_2O는 O_2와 CO_2를 비롯한 많은 다른 가스와 달리 혈액 성분에 결합되지 않고 혈액에 용해된 가스로만 존재한다. 결과적으로, N_2O가 포함된 가스 혼합물을 호흡하는 피검자에서, 혈액과 허파꽈리 P_{N_2O}는 허파꽈리 모세혈관을 통해 흐르는 혈액에서 빠르게 평형을 이루며 모세혈관의 1/5 지점을 통과할 때 평형에 도달한다.

> 통과시간은 혈액이나 형성된 요소가 혈액 순환계 일부를 통과하는 데 필요한 시간이다. 전체 폐동맥 순환의 혈액량은 약 500 mL이고 휴식 시 심장 출력은 약 5000 L/min (83 mL/sec)이기 때문에 전체 폐동맥 통과시간은 약 6초이다. 이 중 약 0.75초가 허파꽈리 모세혈관 통과시간이며, 이 시간 동안 모든 가스교환이 일어난다. 건강한 폐에서 혈액이 허파꽈리 모세혈관 1/3 정도 지점을 지나기 전에 혈액과 허파꽈리 가스 사이에서 산소는 평형을 이룬다.

확산제한 가스 이동 *Diffusion-Limited Gas Transport*

심장박출량이 심하게 증가하는 격렬한 유산소운동이나 사이질섬유화와 같은 일부 질병 상태에서 산소이동은 **확산에 제한**적이 된다. 즉, 허파꽈리공기와 허파꽈리 모세혈관을 떠나는 혈액 사이에 P_{O_2}가 완전히 평형상태에 도달하지 못한다. 확산제한 가스의 전형적인 예는 일산화탄소(CO)이다. 피검자가 CO를 함유한 가스 혼합물을 흡입하면, CO는 허파꽈리공기로부터 혈액으로 확산한다. 그러나 CO는 매우 높은 친화력으로 헤모글로빈에 결합되므로 결과적으로 많은 양의 CO가 혈액 P_{CO} 변화를 초래하지 않고 혈액으로 전달될 수 있다. 따라서 허파꽈리공기와 혈액에서의 CO분압은 혈액이 허파꽈리 모세혈관을 통과하는 동안 완전히 평형 상태가 되지 않으며, 이동은 허파꽈리막 확산능에 의해서만 제한된다.

폐 확산은 **CO에 대한 폐 확산용량(diffusion capacity of the lung for CO, DLCO)**을 측정함으로써 평가할 수 있다. CO는 이동이 확산제한적이기 때문에 이러한 목적에 유용하다. Fick 법칙에 따르면,

$$\dot{V}_{CO} = \frac{A \times D_{CO} \times (P_{CO_1} - P_{CO_2})}{T} \qquad \text{식 14.12}$$

DLCO는 $(A/T) \times D_{CO}$와 같은 전달인자로 정의되므로 식 14.12을 새롭게 정의하면,

$$\dot{V}_{CO} = DLCO \times (P_{CO_1} - P_{CO_2}) \qquad \text{식 14.13}$$

$P_{CO_1} - P_{CO_2}$를 $P_{A_{CO}}$로 대체해서 새롭게 정의하면(혈액내 CO 농도가 초기에 0이기 때문에)

$$DLCO = \frac{\dot{V}_{CO}}{P_{A_{CO}}} \qquad \text{식 14.14}$$

환기와 관류 경사 *VENTILATION AND PERFUSION GRADIENTS*

폐의 최적 기능을 위해서는 환기와 관류 사이에 적절한 균형이 필요하다. 환경과 혈액 사이의 효율적인 가스교환을 위해 환기는 혈류와 일치해야 한다. 그러나 폐에서 환기와 관류는 그 어떤 것도 꼭지에서 바닥까지 일정하지 않다.

서 있는 자세에서, 폐 무게는 폐 꼭대기 부분을 늘어나게 하므로 꼭대기 근처의 허파꽈리는 바닥 근처의 허파꽈리보다 더 큰 부피를 가진다. 그러나 폐 아랫부분에 존재하는 작은 허파꽈리는 이미 중력에 의해 늘어나 있는 윗부분 허파꽈리보다 더 큰 순응도를 가지므로, 결과적으로 환기는 폐 바닥 쪽이 더 잘 된다. 즉, 환기경사도 폐 상단에서 하단으로 갈수록 증가한다.

폐 구역 *Zones of the Lung*

서 있는 자세(그림 14.13)에서 폐 혈류(관류)에 대한 경사는 환기 경사보다 더 큰 기울기를 가지고 있어 폐 바닥 쪽으로 더 큰 관류가 이루어진다. 이 현상은 혈압에 대한 중력 효과와 더불어 허파꽈리 모세혈관을 통해 혈액이 흐를 때 혈압과 허파꽈리 압력 사이의 관계에 의한 결과이다. 대부분의 국소순환계에서 관류압력은 동맥압과 정맥압의 차이이다. 그러나 폐계통에

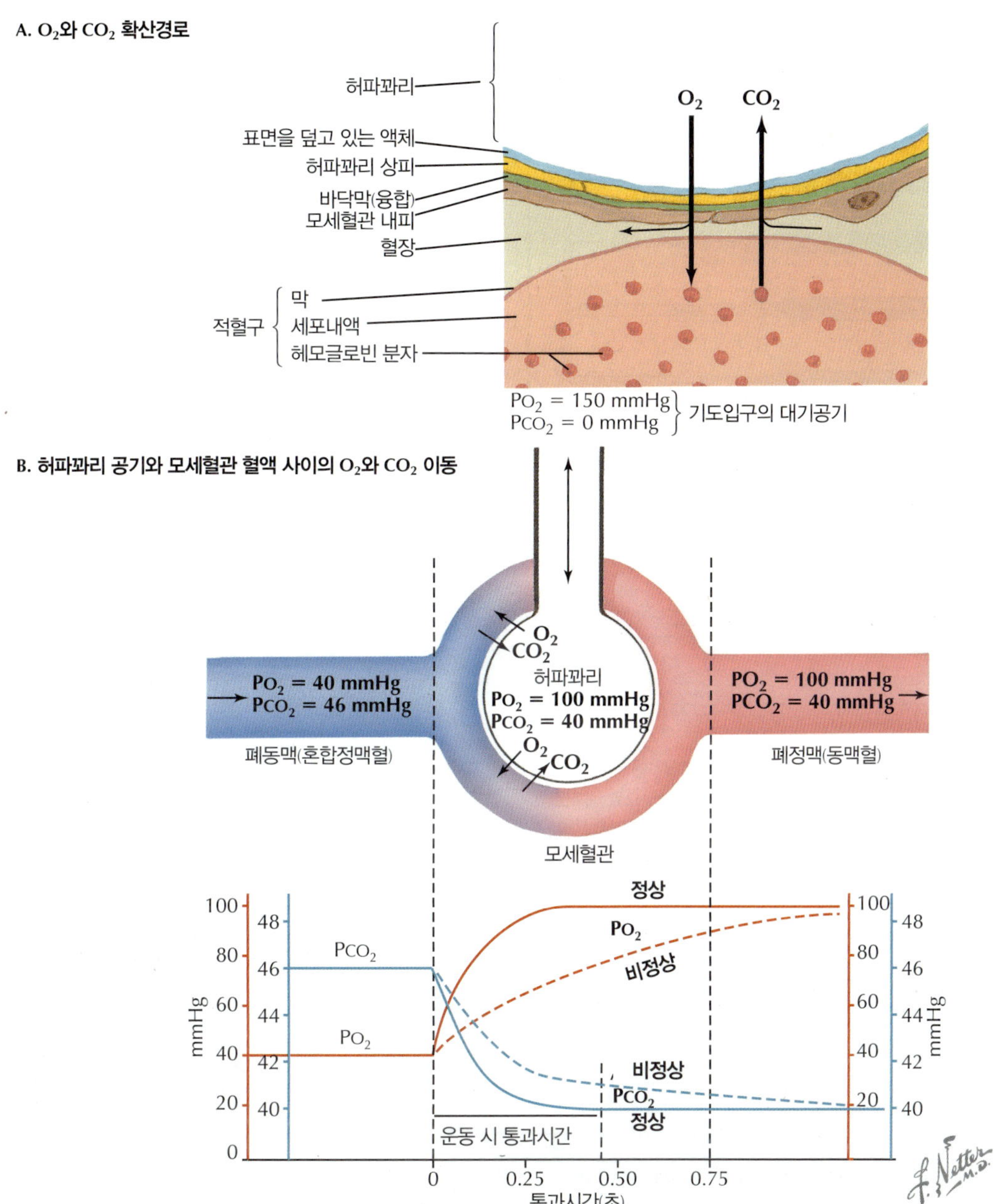

그림 14.12 O_2와 CO_2교환 혈액과 허파꽈리 공기 사이의 이산화탄소와 산소 확산은 얇은 허파꽈리-모세혈관막을 통해서 일어난다**(A)**. 들숨공기와 허파꽈리 공기, 혈액내 가스 분압은 중간 패널에 표시되어 있다. 정상적인 심장 박출 시 혈액이 허파꽈리 모세혈관을 통과하는 시간은 0.75초 걸리며, 혈액이 모세혈관 초기 1/3부분을 통과하기 전에 혈액과 허파꽈리 공기 사이의 O_2와 CO_2는 평형이 된다**(B)**. 사이질섬유화에 의해 허파꽈리-모세혈관막이 두꺼워지면 확산장벽이 가스교환을 방해하게 된다(점선).

임상 적용 14.1
DLCO와 폐사이질섬유증(Interstitial Pulmonary Fibrosis)

사이질섬유증은 기능 폐용적이 감소하는 제한폐병의 한 유형이다. 염증에 의해 결합조직이 축적되고 이로 인해 허파꽈리-모세혈관막의 사이질 공간에 흉터가 형성되어 막이 두꺼워지는 질환이다. 결과적으로 허파꽈리-모세혈관막을 가로지르는 확산이 방해되고 폐의 기계적 성질이 변경되어 "제한"이 발생한다(15장 본문에서 논의됨). 사이질섬유증 환자에서 폐 확산능 변화는 일반적으로 DLCO측정을 통해 판단할 수 있다. RV에서 시작하여 피험자는 0.3% CO와 10% 헬륨(TLC까지 숨을 들이쉰다)을 포함하는 공기를 한 번의 큰 호흡으로 들이쉬고, 이 호흡을 10초 동안 유지한 후 내쉰다. 허파꽈리 공기에 포함된 가스의 마지막 농도를 측정하기 위해 무용공간 용적 전(완전히)까지 숨을 내쉰 후에 날숨공기 샘플을 수집한다. DLCO는 $DLCO = \dot{V}CO/PA_{CO}$공식을 이용하여 구한다. 이 공식에서 PA_{CO}는 가스 혼합물을 들이쉬는 들숨 초기 값이며, 들숨공기와 헬륨 희석에서의 CO농도를 기반으로 계산한다; $\dot{V}CO$는 허파꽈리 부피와 숨을 참는 기간, 허파꽈리 공기의 CO농도를 기반으로 계산한다.

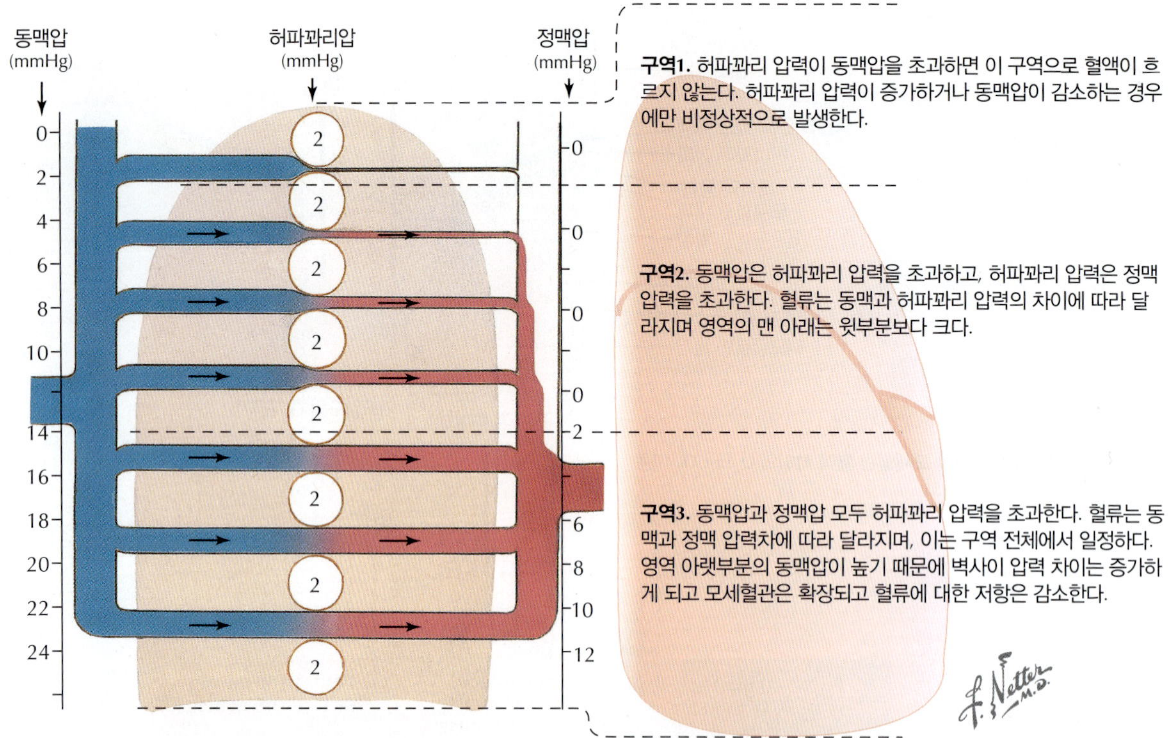

그림 14.13 폐혈류 분포 중력의 결과로, 폐를 통한 혈류는 서 있는 자세에서 균일하게 분포되지 않는다. 폐꼭지에서는 정수압이 낮아 허파꽈리 압력에 의해 모세혈관이 눌러지게 된다; 결과적으로 꼭지로 가는 혈류는 감소하고, 허파꽈리 압력이 증가하거나 혈압이 떨어지면 혈류가 차단될 수도 있다(구역1). 폐 중간부(구역2)에서 동맥압은 허파꽈리 압력을 초과하지만 허파꽈리 압력이 정맥 압력보다는 높다. 구역 2에서의 흐름은 구역1에서의 흐름보다는 높지만, 더 높은 정수압에 의해 혈관이 확장되고 혈관저항이 낮아진 구역 3보다는 적다.

서는 모세혈관을 통해 흐르는 혈액의 혈류속도는 모세혈관 바깥쪽에 존재하는 허파꽈리 공기 압력에 의해 잠재적으로 영향을 받는다. 혈액은 대략적으로 꼭지와 바닥 중간에 위치한 문에서 폐로 들어온다; 이 입구보다 위에 있는 폐혈관의 정수압은 중력 영향으로 감소한다. 폐 가장 위 꼭대기에서 허파꽈리 압력은 어떤 조건하에서도 동맥압보다 높으므로, **구역1**로 알려진 혈류가 없는 영역이 만들어진다. 폐 **구역2**는 허파꽈리 압력이 정맥압보다는 높지만 동맥압보다 낮은 폐 영역이며, 여기서의 관류압은 동맥압에서 허파꽈리 압력을 뺀 값과 동일하다(그림 14.13 참조). 따라서 혈액은 폐동맥압과 허파꽈리내 압력 차이에 의한 경사를 통해 구역2의 허파꽈리 모세혈관을 통과한다. 대조적으로, **구역3**(폐 하부)에서는 중력의 영향으로 폐혈관 압력이 상승하고 동맥압과 정맥압 모두 허파꽈리 압력을 초과한다. 더 높아진 정수압은 혈관 팽창을 일으켜 저항을 감소시킨다. 결과적으로 혈류량은 폐 구역3에서 가장 크다.

환기–관류 비 *The Ventilation-to-Perfusion Ratio*

환기와 관류에 경사가 있음으로 인해, $\dot{V}_A/\dot{Q}_C$ 비(여기서 $\dot{Q}_C$는 폐 모세혈관 혈류)는 폐 꼭지에서 가장 높고 바닥에서 가장 낮으며(그림. 14.14), 중간영역이 환기와 관류가 가장 잘 일치한다. 휴식 중 폐 혈류는 약 5 L/min(온몸순환의 심장박출량과 동일)이며 $\dot{V}_A$도 약 5 L/min이다. $\dot{V}_A/\dot{Q}_C$는 중간영역에서는 약 1이고, 밑부분에서는 1보다 작으며, 꼭지로 갈수록 1 이상이 된다.

무용공간과 션트: 극단적인 $\dot{V}_A/\dot{Q}_C$ 불균형

Dead Space and Shunt: Extremes of $\dot{V}_A/\dot{Q}_C$ Imbalance

무용공간과 **션트흐름**은 극단적인 불균형을 초래한다. 환기는 되지만 관류가 되지 않는 허파꽈리는 결국 **생리학무용공간**으로 작용한다(해부학무용공간과는 반대). 무용공간에서 $\dot{V}_A/\dot{Q}_C = \infty$이다. 무용공간(관류 없이 환기만)과 달리, **션트흐름**은 환기 없이 관류만 존재한다. 다시 말해, 왼심실로 돌아가는 션트 혈액이 환기되지 않는 허파꽈리(예: 기도가 막힌 경우)를 통과

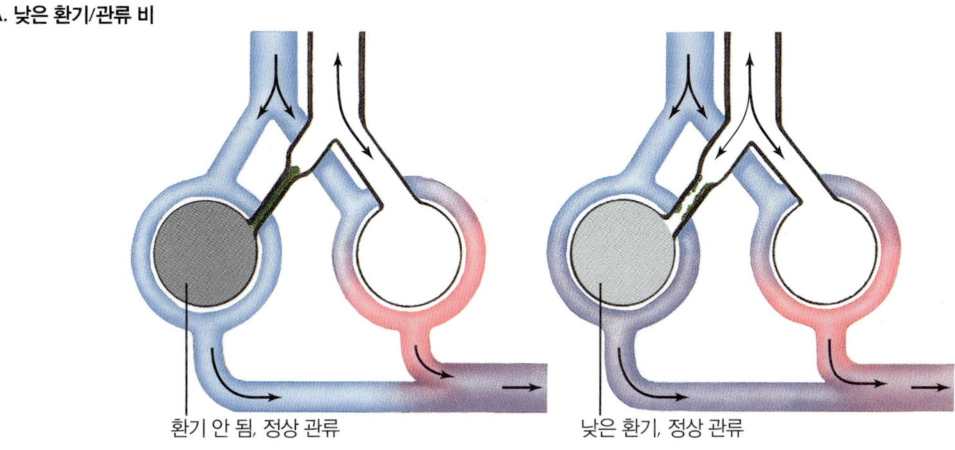

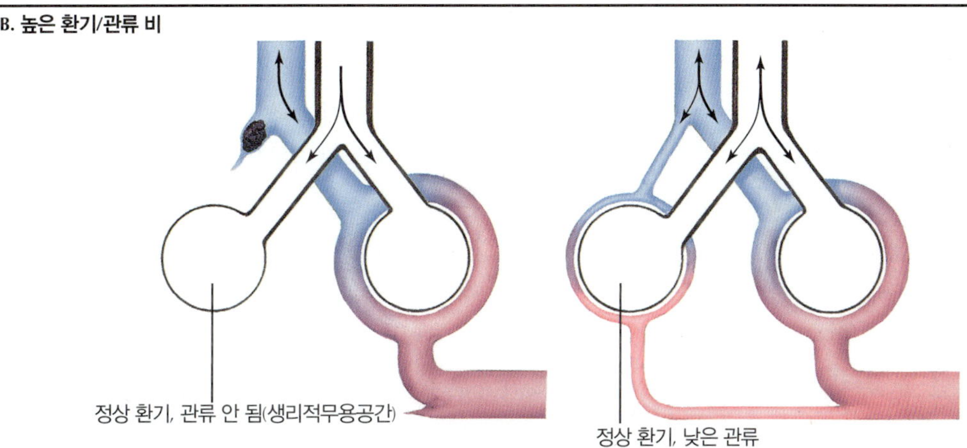

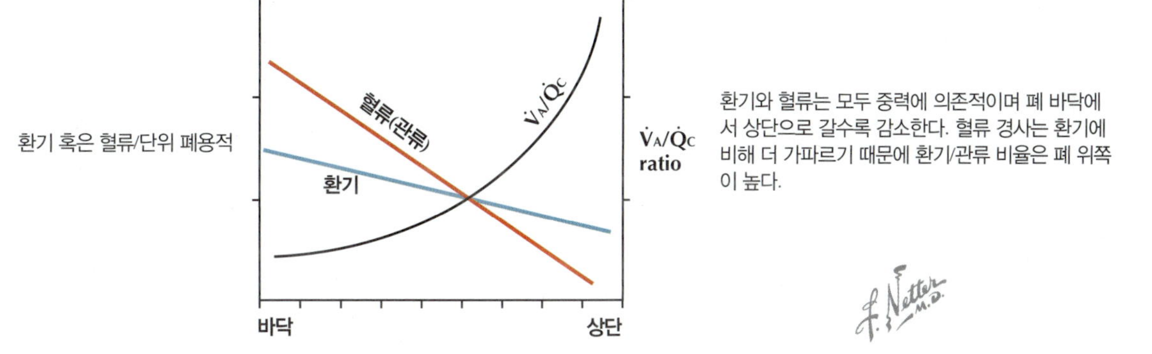

그림 14.14 **환기-관류($\dot{V}_A/\dot{Q}_C$) 관계** 서 있는 자세에서, 중력의 영향은 바닥에서 꼭지까지 폐의 관류 및 환기 모두에 경사를 초래한다. 관류경사가 환기경사보다 가파르므로 관류에 대한 환기비율($\dot{V}_A/\dot{Q}_C$)은 폐 바닥에서 가장 낮고 폐 상단에서 가장 높다(**B**). $\dot{V}_A/\dot{Q}_C$는 환기 및 관류에 영향을 주는 다양한 다른 조건들에 의해 영향을 받는다(**A** 및 **B**).

하는 경우이며 이런 경우를 **생리학션트**라고 한다($\dot{V}_A/\dot{Q}_C = 0$). **해부학션트**도 발생할 수 있다(허파꽈리를 우회). 폐정맥은 폐동맥에서 유래하는 혈류뿐만 아니라, 온몸순환으로부터 유래되어 폐의 전도구역 조직을 관류하는 기관지폐순환계로부터도 약간의 혈류를 받는다. 따라서 왼심장으로 돌아오는 기관지 순환혈액은 산소분압이 낮다. 해부학션트는 산소분압이 높은 혈액과 산소가 제거된 혈액의 혼합을 초래한다. 이로 인해 건강한 피검자에서 **허파꽈리와 온몸동맥 사이에 PO_2경사(A-a PO_2 경사)**(6~9 mmHg)가 발생한다. $\dot{V}_A/\dot{Q}_C$는 정상적인 폐에서도 다양하지만, 호흡병태생리학에서 환기-관류 불균형은 핵심적인 문제이다.

저산소혈증 *HYPOXEMIA*

저산소혈증(낮은 Pa_{O_2})은 다섯 가지 원인 중 하나에서 비롯될 수 있으며, 모두 환기 또는 관류, 확산과 관련된 문제와 연관이 있다. 가장 간단한 경우, 낮은 PO_2(예를 들어, 높은 고도)에서의 환기(호흡)는 저산소혈증을 초래하고, 이 상황은 높은 PO_2 공기를 호흡함으로써 교정될 수 있다. 저산소혈증의 두 번째 원인은 **저환기(hypoventilation)**이다. 환기가 불충분한 경우(예: 얕은 호흡) 허파꽈리 공기와 대기 공기가 불충분하게 교환됨으로 인해 PA_{CO_2}는 상승하고 PA_{O_2}는 감소한다. 결과적으로 저산소혈증과 **고탄산혈증(hypercapnia)**(높은 Pa_{CO_2})이 발생한다. 이 유형의 저산소혈증은 호흡수와 V_T를 조절하거나, 고농도 산소가 포함된 공기를 흡입함으로써 교정할 수 있다.

확산 이상은 저산소혈증의 세 번째 원인이다. 불충분한 확산(예를 들어, 허파꽈리 모세혈관막이 두꺼워짐)은 A-a PO_2경사가 증가된 저산소혈증을 초래한다; 이러한 비정상적인 경사는 허파꽈리공기와 허파꽈리 모세혈관을 떠나는 혈액 사이에서 PO_2가 완전한 평형상태로 되지 못해서 발생한다. 저산소혈증은 100% 산소 투여에 의해 교정될 수 있지만, A-a PO_2경사는 증가된 상태로 유지된다.

션트흐름도 저산소혈증을 초래할 수 있다. 션트흐름이 있는 경우, 산소화 혈액과 탈산소화 혈액이 혼합되어 A-a PO_2경사가 증가한다. 심방 또는 심실 사이막 결손을 통해 오른쪽에서 왼쪽으로 우회하는 심장의 선천기형에서는 큰 A-a PO_2경사가 나타날 수 있다. 기도 폐쇄도 션트흐름을 초래하고 A-a PO_2경사를 증가시킨다. 션트흐름에 의한 저산소혈증은 100% 산소로 수 분간 호흡시킨 후 Pa_{O_2}를 측정하여 다른 결함으로 인한 저산소혈증과 구별할 수 있다. 션트흐름과 연관된 저산소혈증이나 A-a PO_2경사는 산소화 혈액에 정맥혈이 혼합되기 때문에 100% 산소 호흡으로도 완전히 교정되지 않는다.

환기-관류 불균형은 낮은 Pa_{O_2}의 다섯 번째 원인이다. 이전에 논의된 바와 같이, 환기 및 관류 경사에 의해 건강인의 경우도 서 있는 자세에서는 어느 정도의 환기-관류 불균형이 초래되며, 국소 환기-관류 불균형은 정상적으로 존재하는 작은 PO_2의 A-a경사를 만든다. 불균형이 비정상적으로 나타나, 관류는 잘되지만 환기가 잘되지 않는 영역으로부터의 혈액과 다른 영역(환기와 관류가 더 균형이 잡힌 곳)으로부터의 혈액이 혼합되면 A-a PO_2경사와 저산소혈증이 심해진다. 이러한 유형의 저산소혈증은 100% 산소를 투여하여 교정할 수 있다.

15장

호흡역학

The Mechanics of Breathing

폐 환기를 초래하는 물리적 힘은 심혈관계통에서 혈류가 만들어 지는 것과 유사하다. 즉 압력경사가 필요하다. 폐의 경우 경사는 가슴벽과 가로막 움직임에 의해 생성된다. 공기흐름은 혈관저항과 유사한 기도저항에 반해서 발생한다. 그러나 압력과 흐름, 저항에 영향을 미치는 요소는 복잡하며 두 계통에서 차이가 있다. 이 장에서는 폐 환기와 관련된 물리적 힘과 질병과 관련되어 일어나는 변화에 대해 자세히 다룬다.

호흡기구의 기본 역학

BASIC MECHANICS OF THE VENTILATORY APPARATUS

환기는 가슴벽과 폐가 관련된 기계적 힘의 변화로 발생한다. 폐와 가슴벽은 **탄력적**이다. 즉 팽창 후 수동적으로 되감긴다. **탄성되감기 압력(elastic recoil pressure)**은 팽창으로 인해 발생한 압력이다. 기능적으로, 가슴벽은 갈비뼈우리 외에도 가로막과 배근육을 포함한다. 폐의 **내장쪽가슴막(visceral pleura)**(바깥막)은 가슴벽의 **벽쪽가슴막(parietal pleura)**과 마주 보고 놓여 있으며, 이들 가슴막 사이를 **가슴막공간(pleural cavity)**이라고 하며 몇 ml의 액체로 채워져 있다. 호흡근육은 그림 15.1에 나와 있다. **가로막(diaphragm)**은 정상 안정 시 호흡 중 들숨에 관여하는 주 근육이다. 근육이 수축하여 곡면이 펴짐에 따라 가슴속 공간이 커지고 허파꽈리압이 감소하면 기도를 통해 공기가 내부로 흘러 들어오게 된다. 운동하는 동안과 같이 보다 강력한 환기가 필요한 경우 **갈비사이근(intercostal muscles)**이 들숨에 중요하게 관여한다. 이들 근육이 수축하면 갈비뼈는 위로 올라가며 가슴은 팽창하게 된다. 날숨은 정상 안정 시 호흡 동안은 수동적인 과정이며 폐의 수동적 되감기의 결과이다. 활동적인 호흡 동안 배벽의 여러 근육과 일부 갈비사이근이 날숨에 관여한다.

가슴벽과 폐의 탄성되감기 *Elastic Recoil of the Chest Wall and Lungs*

정상 안정 시 호흡 중 가슴벽과 폐 사이의 상호 작용이 그림 15.2에 나와 있다. 잔기용적(RV; 최대 날숨 후 폐에 남아 있는 부피)에서 총폐용량에 이르기까지 모든 폐용적에서 탄성특성과 가슴벽과 폐의 힘이 그림 15.3에 나와 있다. 기능잔기용량(FRC)에서, 기계시스템은 정지 상태이며, 기도 및 허파꽈리 공간내 압력은 대기압과 동일하다(그림 15.2A 참조). 이 상태에서 가슴벽 근육은 이완되어 있고, 가슴벽의 바깥쪽으로 향하는 탄성되감기 압력과 폐 안쪽으로의 탄성되감기 압력은 동일하다. 다르게 표현하여 FRC에서는 확장되려는 가슴벽 성향과 쪼그라들려고 하는 폐 성향, 이 2가지 힘이 균형을 이루고 있어 폐는 FRC용량에서 유지된다. 가슴벽에 의해 생성되는 되감기 음압과 폐에 의해 생성되는 되감기 양압의 대수 합은 0이다; 가슴막압(가슴막공간내 압력)은 음압(대기압 밑)이다. 그림 15.3의 FRC에서 가슴벽과 폐의 되감기 압력이 균형을 이루고 있다.

폐와 가슴벽은 공기흐름에 필요한 압력을 생성하기 위해서 기계적으로 조화롭게 작동하는 호흡기 펌프로 개념화할 수 있다. 허파꽈리 공간과 입 입구 사이의 압력경사에 의해 발생하는 흐름은 계통의 탄성특성과 호흡근육 활동에 의해 생성된다. 이 펌프의 또 다른 특징은 다음 식으로 정의되는 기도저항(R_{aw})이다.

$$R_{aw} = \frac{(P_A - P_{ATM})}{\text{공기흐름률}}$$

여기서 P_A는 허파꽈리압이고 P_{ATM}은 대기압이다. 이 수식은 다음과 같이 다시 정리할 수 있다.

$$\text{공기흐름률} = \frac{(P_A - P_{ATM})}{R_{aw}}$$

이 공식은 혈류공식($Q = \Delta P/R$, 여기서 ΔP는 흐름이 발생하는 압력경사, R은 흐름저항)과 유사하다.

들숨과 날숨 동안 힘 *Forces During Inspiration and Expiration*

들숨(inspiration)은 갈비뼈우리가 확장되고 가로막이 아래쪽으로 움직이면서 폐 내부에 음압이 생성되면 발생한다(그림

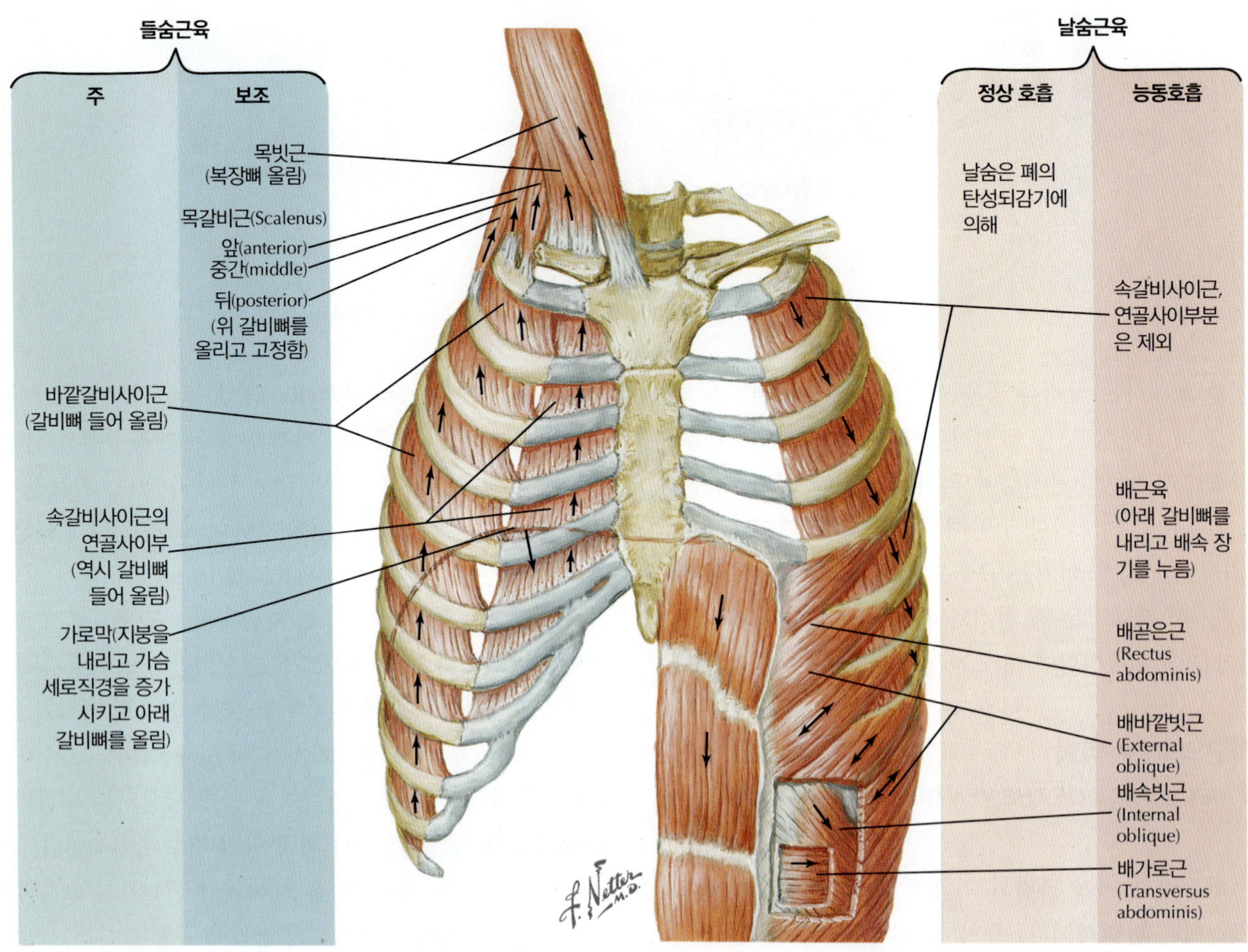

그림 15.1 **호흡근육** 정상적 호흡에서 들숨을 만드는 주 요인은 가로막 수축이다; 정상 호흡에서 날숨은 수동적 과정이다. 능동적 호흡은 추가 근육 활동을 필요로 하며 들숨과 날숨 모두에서 에너지를 사용하여야 한다.

15.2B 참조). 가슴벽에 더 큰 바깥쪽으로의 압력이 가해지면 가슴막압은 휴식 상태보다 더 음압이 된다. 허파꽈리압이 대기압에 도달할 때까지 공기는 폐로 흘러 들어간다. 정상 안정 시 호흡(일회호흡량 500 mL)에서 들숨이 끝나도 가슴벽 되감기압력은 여전히 음압이지만, 폐의 되감기압력이 증가함에 따라 총 호흡계의 되감기압력은 양압이 된다(그림 15.3 참조). TLC에서 가슴벽과 폐 되감기압력은 양압이다.

날숨(expiration) 동안 들숨근육의 이완으로 생성된 호흡계통의 탄력되감기압력(팽창으로 인해 증가함)은 대기압력보다 높은 허파꽈리압 상승을 초래하여 허파꽈리압이 대기압으로 떨어질 때까지 바깥쪽으로의 공기흐름을 유발한다(그림 15.2C). 공기를 의식적으로 내쉬지 않는 한, 계통은 FRC로 돌아간다. 잔기용적으로 접근할수록 날숨은 가슴벽의 큰 탄력되감기 음압에 의해 제한된다.

순응도와 탄력도, 압력-용적 관계 *COMPLIANCE, ELASTANCE, AND PRESSURE-VOLUME RELATIONSHIPS*

탄력도(elastance)는 속이 빈 장기가 확장되었을 때 원래 크기로 돌아가는 경향으로 정의된다; 탄력되감기 압력으로 정량화할 수 있다. 폐와 가슴벽의 **탄력되감기(elastic recoil)**는 가슴막압과 관련이 있다.

- 폐의 탄력되감기는 P_A에서 가슴막압을 뺀 것과 같다.
- 가슴벽의 탄력되감기는 가슴막압에서 P_{ATM}을 뺀 것과 같다.

폐 순응도(lung compliance, CL)는 폐 팽창성을 측정한 것으로 폐 탄력도의 역수이다. 따라서 CL은 폐가로방향압 변화에 따른 폐용적 변화를 통해 측정할 수 있다. 폐가로방향압이란 폐를 가로질러 걸려 있는 압력 혹은 허파꽈리압과 가슴막압 차이를 의미한다(그림 15.4). 실험적으로 순응도는 적출한 폐에서 측정할 수 있다(그림 15.5). 폐가 공기로 채워지는 그림 15.5

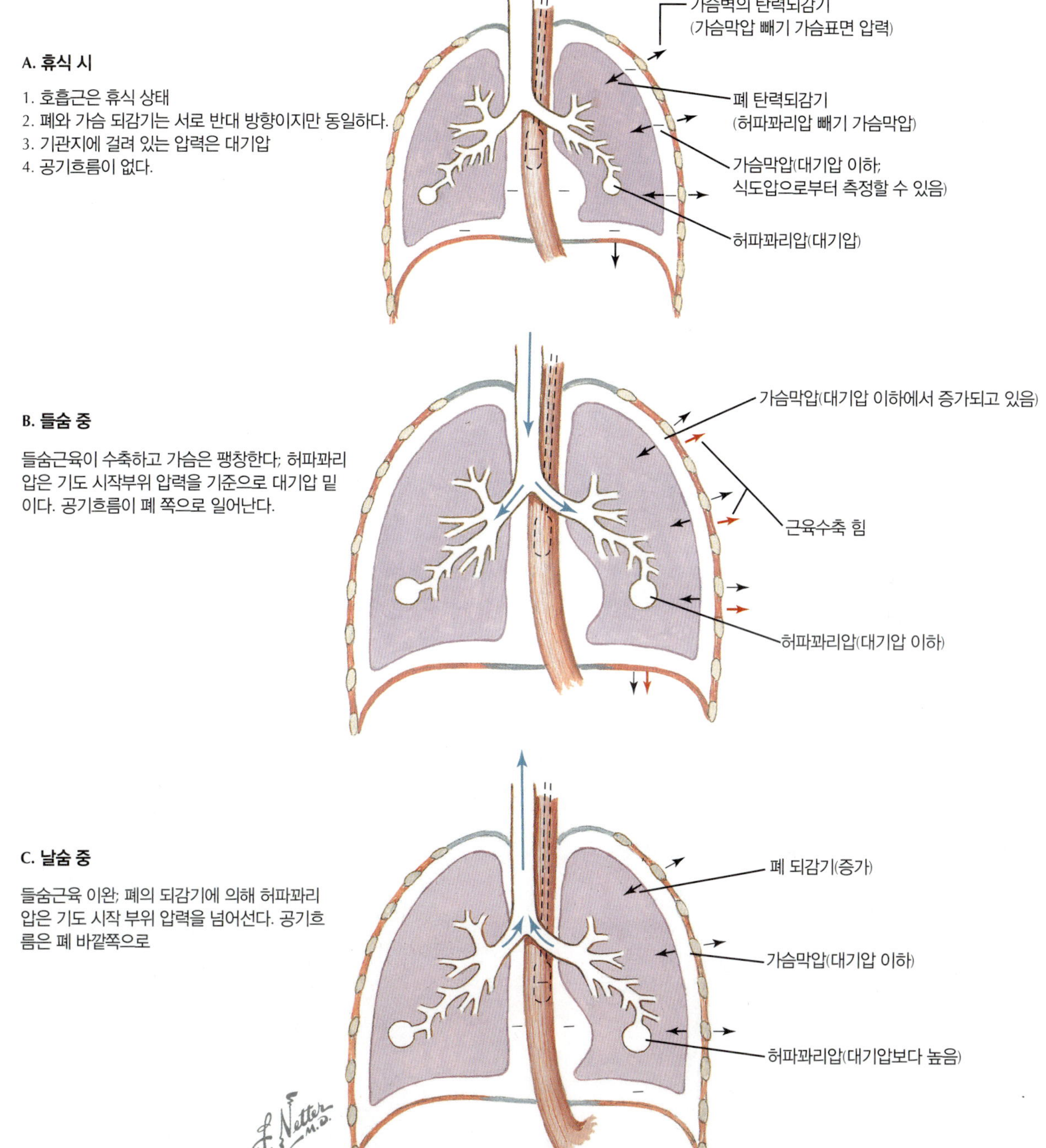

그림 15.2 **정상호흡에 관여하는 힘** 정상적이고 조용한 호흡은 가로막 수축에 의해 발생하며, 들숨은 허파꽈리압이 대기압 이하로 떨어지면 일어난다; 날숨은 가로막이 이완되고 폐의 되감기에 의해 허파꽈리압이 대기압보다 높아지면 일어난다. 폐와 가슴벽의 탄력되감기 압력과 공기흐름을 만드는 가로막 수축과 이완의 동적 상호작용이 그림으로 설명되어 있다**(A~C)**. 정상호흡 동안 가슴막압은 항상 음압이다.

정상 안정 시 호흡 동안에 들숨은 주로 가로막 수축에 의해 이루어지는 반면 날숨은 들숨 동안 만들어진 호흡계통의 탄력되감기 양압에 의해 이루어지는 수동적 과정이다. 정상 호흡에서 가슴막압은 항상 음압이다. 보다 적극적인 날숨을 위해서는 배근육 수축에 의해 내부 장기가 눌려져 가로막이 위쪽으로 이동하여 가슴막압을 양압으로 만들어야 한다. 안정 시 호흡에서는 들숨 시에만 일이 필요한 반면, 활동적인 호흡에서는 들숨과 날숨 모든 과정에서 에너지가 소비된다.

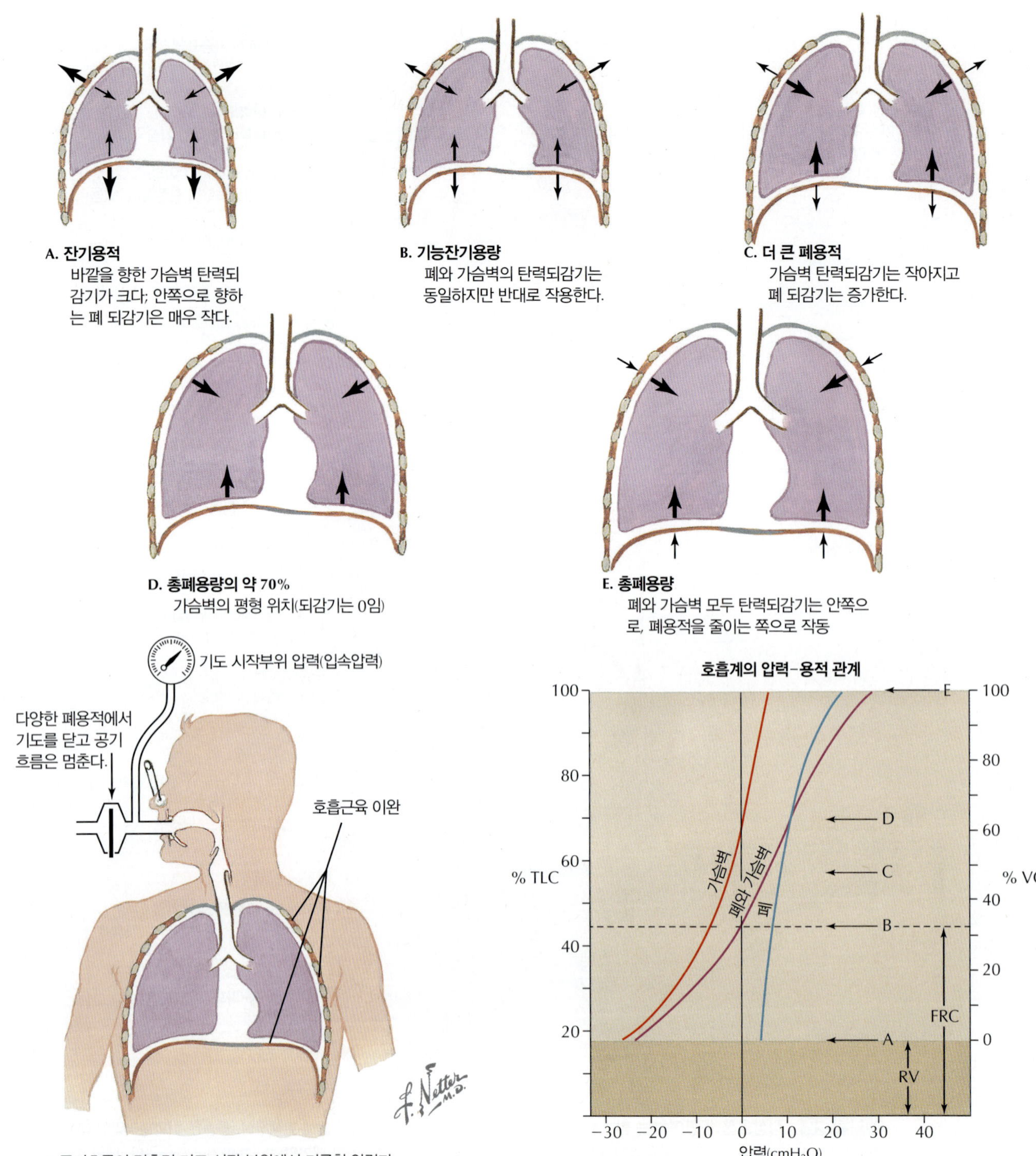

그림 15.3 **호흡계통의 탄력특성: 폐와 가슴벽** 호흡기계통의 탄력되감기압력은 폐와 가슴벽 되감기압력의 대수합이다 **(G)**. 이 압력은 잔기용적(RV)에서부터 총폐용량(TLC)에 걸쳐 다양한 폐용적에서 측정할 수 있으며(**A**에서 **E**), 결과적으로 들숨과 날숨을 만들어내는 힘으로 작용한다. 기능잔기용량(FRC) 이상에서 호흡계의 순되감기압력은 양압이고 들숨근육의 이완은 날숨을 만든다; FRC 이하에서는 순되감기압력은 음압이고 날숨근육의 이완은 들숨을 초래한다. FRC에서는 호흡계는 평형상태이다. 호흡근육이 이완되었을 때 탄력되감기는 공기흐름을 멈춤으로써 측정할 수 있다**(F)**. *VC*, 폐활량.

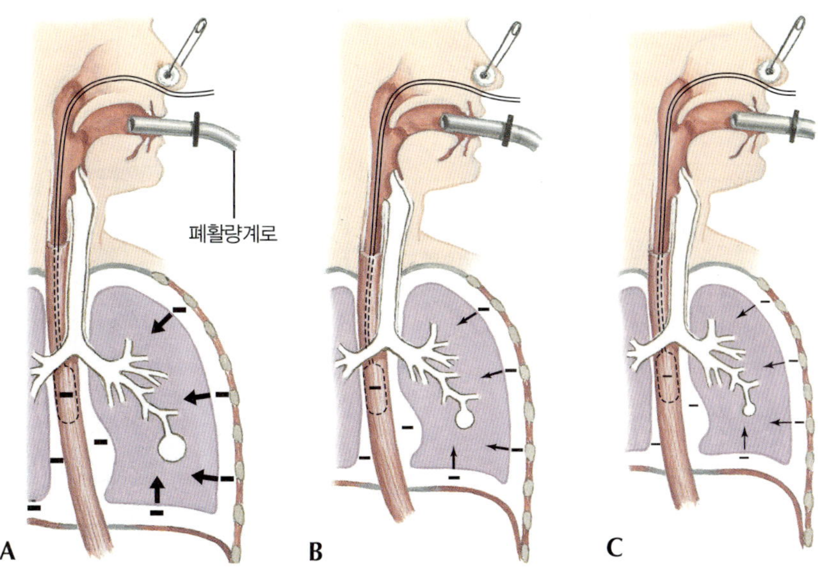

TLC로부터 느리게 날숨을 하는 동안, 흐름을 주기적으로 중단하고 폐용적과 폐가로방향압을 측정한다. 폐가로방향압은 허파꽈리압과 가슴막압 사이의 차이이다. 가슴막압은 식도 압력을 통해 측정할 수 있다. 공기흐름이 없으므로 허파꽈리압은 기도 시작부위 압력과 동일하다.

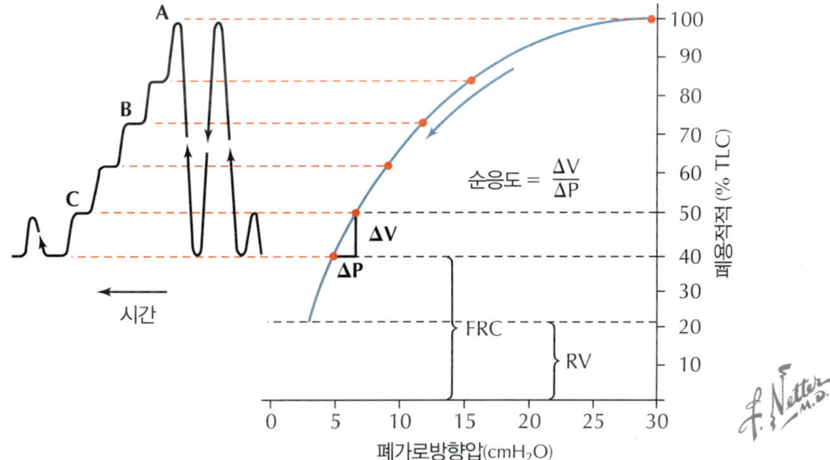

그림 15.4 폐 탄력특성 측정 폐순응도(ΔV/ΔP)는 폐 확장성의 척도이며 다양한 폐용적**(A~C)**에서 폐가로방향압을 통해 측정할 수 있다. 폐가로방향압은 허파꽈리와 가슴막압 차이이다. 허파꽈리압은 흐름이 멈추면 기도 시작부위에서 측정한 값과 동일하다; 가슴막압은 식도풍선카테터를 이용하여 측정한다. 잔기용적에서 폐순응도는 높고 폐용적이 커지면 감소한다. *FRC*, 기능잔기용량; *TLC*, 총폐용량

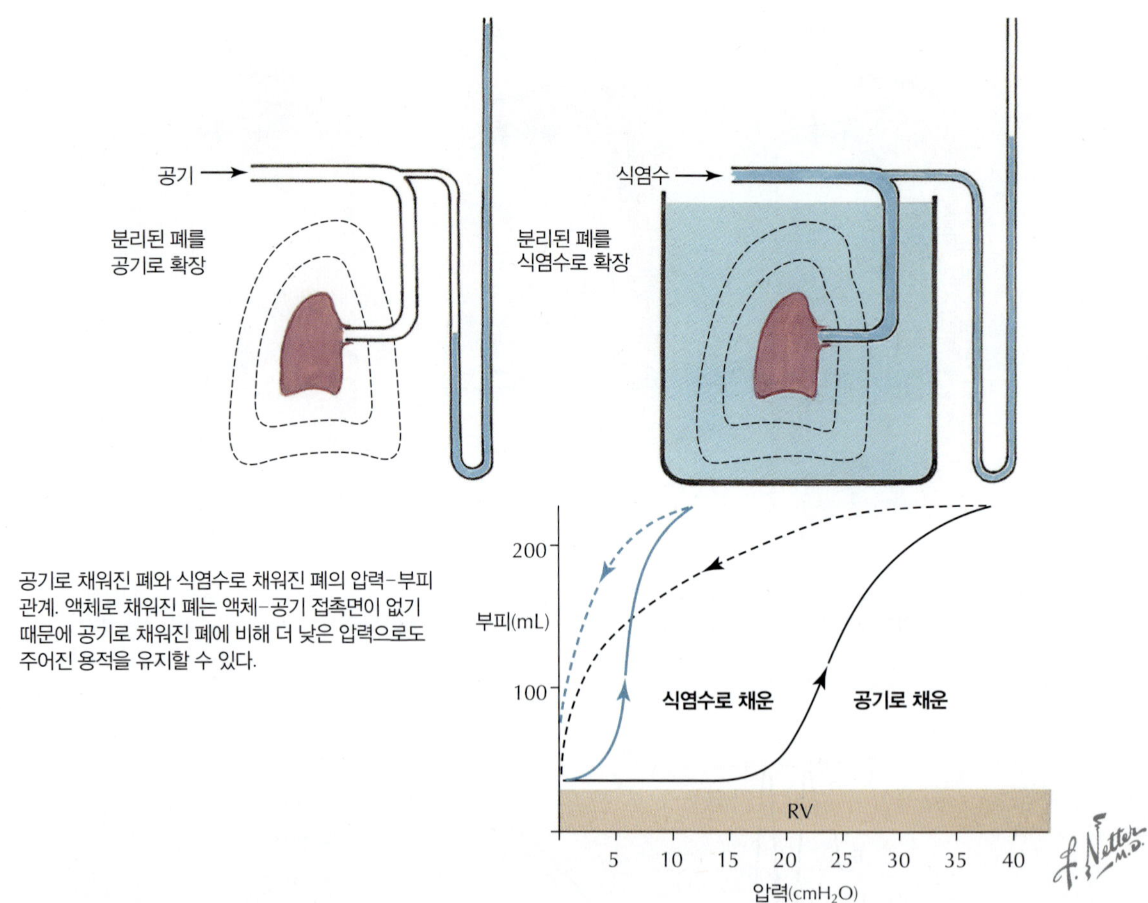

그림 15.5 폐 순응도와 표면장력 분리된 폐에서의 압력-부피 관계 측정을 통해 압력-부피 루프를 그릴 수 있다. 공기가 채워진 폐의 공기-폐포 접촉면에서의 표면장력으로 인해 식염수로 채워진 폐보다 팽창시키는 데 더 큰 압력이 필요하다. 표면활성제는 II형 허파꽈리 상피세포에서 생성되며 공기가 가득 찬 폐의 표면장력을 감소시킨다; 표면활성제가 없으면 공기로 폐를 팽창시키기 위해 더 큰 힘이 요구 된다. *RV*, 잔기용적.

의 실험 준비를 참조하면, 폐에 가해진 압력이 변화함에 따라 폐 부피가 변화하는 것을 알 수 있다. 이 곡선의 기울기가 폐 순응도이다. 기울기는 들숨과 날숨 시 다르며, 주어진 압력에서의 부피는 들숨 시가 날숨때 보다 낮다. 이러한 현상을 **히스테리시스(hysteresis)**라고 한다. 들숨과 날숨 시 곡선의 차이는 주로 들숨 시 부피가 증가함에 따라 폐 액체-공기 접촉면에서의 표면장력을 극복해야 하는 것과 관련되어 있다. 액체로 가득 찬 폐(표면장력이 문제되지 않음)에서 동일한 조작을 하면, 순응도는 더 커지고 히스테리시스는 덜 두드러진다.

폐와 마찬가지로 가슴벽도 순응도와 탄력도를 가지고 있다. 이러한 특성은 가슴벽이 뚫려 **기흉(pneumothorax)**이 발생되었을 때 뚜렷해진다(임상 적용 15.1 참조).

표면활성제와 표면장력

SURFACTANT AND SURFACE TENSION

표면장력(surface tension)은 표면에서 액체 분자의 분자간 인력에 의해 생기는 액체 표면(가스-액체 접촉면에서)에 존재하는 일종의 탄성과 유사한 힘이다. 폐에서 표면장력은 폐 순응도를 감소시키고 작은기도가 쪼그라들게 한다. 표면장력과 낮은 폐 순응도의 잠재적 문제는 II형 허파꽈리 상피세포에서 생성되는 **표면활성제(surfactant)**에 의해 극복된다. 표면활성제는 인지질인 **dipalmitoyl phosphatidyl choline**을 함유한 복합지질단백질이다. 이것은 양치매성(amphipathic)(상피 표면을 향한 인지질의 친수성 영역과 속공간을 마주 보고 있는 소수성 영역이 있는)이며, 허파꽈리와 작은기도 상피를 덮고 있다. 표면활성제는 기도 및 허파꽈리의 표면장력을 감소시키고 폐 순응도를 증가시켜 호흡 일을 감소시킨다.

임상 적용 15.1
기흉(pneumothorax)

기흉은 가슴벽 혹은 폐가 손상을 입거나 폐 질환으로 인해 가슴막공간에 공기가 축적된 상태이다. 일반적으로 가슴막공간에는 몇 ml의 액체만 존재한다. 열린기흉을 통해 가슴막공간으로 공기가 들어오면 가슴벽과 폐와 관련된 기계적 힘이 분리되어 손상된 쪽의 폐가 쪼그라들어 폐 환기에 지장을 초래한다. 긴장기흉에서 공기는 가슴막공간으로 들어갈 수는 있지만 나오지는 못한다(조직 조각이 일방향 판막 역할을 한다). 호흡을 할 때마다 공기가 축적되어 가슴안 압력이 높아지고, 이로 인해 심한 호흡곤란과 순환계 붕괴가 유발된다. 긴장기흉은 즉각적인 의학적 처치가 필요한 불안정한 상태이다.

병태생리

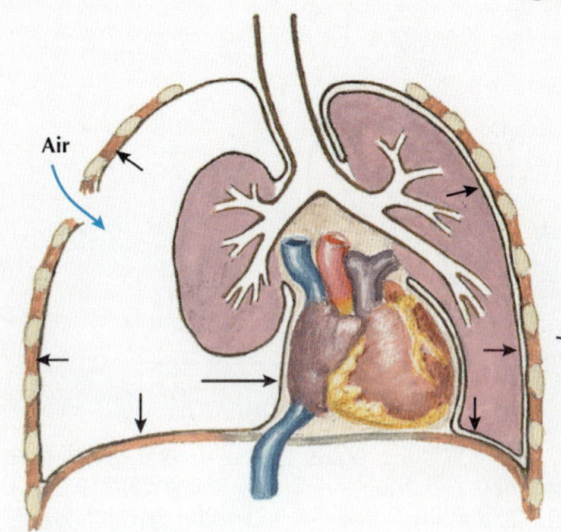

들숨

공기는 열려 있는 가슴 상처를 통해 가슴막공간으로 들어간다. 가슴막의 음압이 없어져 동측 폐는 쪼그라들고 심장으로 돌아가는 정맥량도 줄어든다. 가슴세로칸은 이동하여 반대쪽 폐를 압박한다.

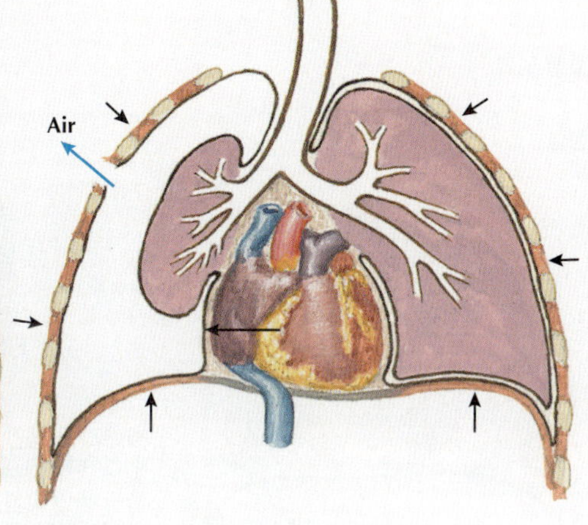

날숨

가슴벽이 수축하고 가로막이 위로 움직이면 공기는 상처를 통해 가슴막공간으로부터 빠져나간다. 가슴세로칸은 손상받은 쪽으로 이동하고 가슴세로칸의 떨림은 대정맥을 변형시켜 정맥환류에 지장을 준다.

환자는 종종 청색증을 보이고 심한 호흡곤란이나 쇼크에 빠진다. 즉각적으로 상처를 봉합할 수 없을 경우 바셀린 거즈를 사용해도 된다. 모든 것이 불가능할 때는 손바닥 혹은 손으로 막아야 한다.

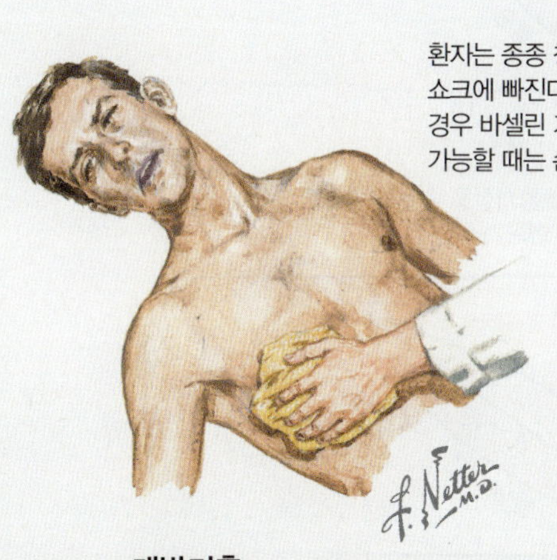

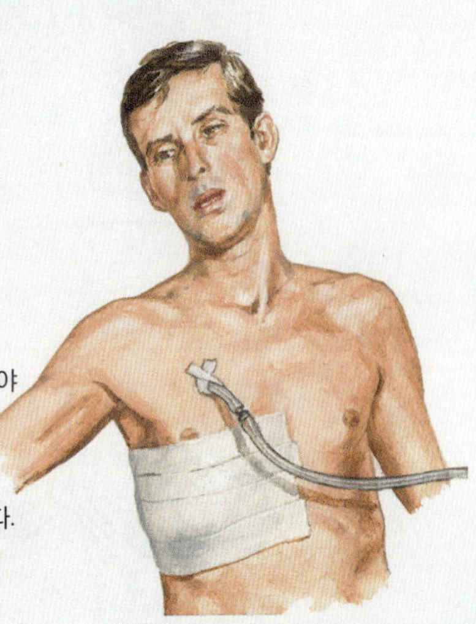

바셀린 거즈 위로 해서 가슴을 잘 감싸야 한다. 폐 재팽창을 촉진하기 위해 가슴관삽입관에 흡인배출 혹은 Heimlich 밸브를 연결한다. 상처의 죽은 조직제거가 필요할 수 있다. 혈흉발생 가능성도 고려하여야 한다.

개방기흉

임상 적용 15.2
폐질환에서 순응도(Compliance in Pulmonary Diseases)

폐질환은 종종 제한병과 폐쇄병으로 분류한다. 제한병은 폐의 기능적 부피가 감소하는 반면, 폐쇄병은 감소된 흐름 속도를 특징으로 한다. 제한병으로는 사이질폐병(예: 특발폐섬유증과 사르코이드증, 석면증)이 있으며; 폐쇄폐병의 예로는 만성폐쇄폐병(chronic obstructive pulmonary disease, COPD)과 천식이 있다. 제한병에서 호흡계통 순응도는 감소되어 FRC와 TLC가 작아지고 압력–용적 관계 기울기가 감소한다. 폐쇄폐병은 폐 순응도에는 직접적으로 영향을 미치지 않지만 궁극적으로는 순응도를 변화시킬 수 있다. 예를 들어, 담배 연기와 만성폐쇄폐병과 연관이 있는 공기증 환자에서 폐의 탄성섬유가 파괴되고 허파꽈리 구조가 손상되어 폐 순응도가 증가한다(즉, 탄성이 감소됨). FRC 및 TLC가 증가하고 압력–용적 관계의 기울기가 더 커진다. 순응도 증가 및 일회호흡량 증가에도 불구하고 공기증 환자는 허파꽈리 파괴에 의해 가스 교환 능력이 감소한다.

호흡 노력

A. 정상

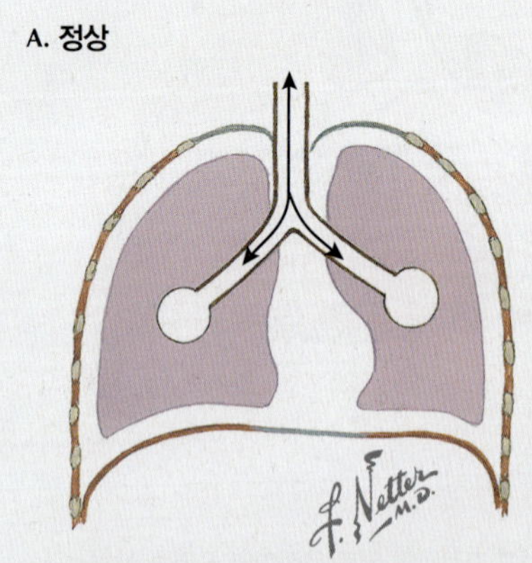

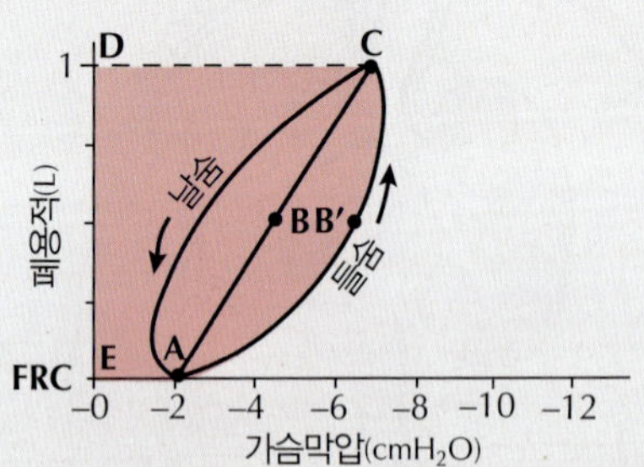

호흡하는 동안 폐에서 발생하는 작업은 동적 압력–용적 루프로 알 수 있다. 탄력을 극복하기 위한 작업은 사다리꼴 EABCD영역으로 표현된다. 들숨 동안 흐름 저항을 극복하기 위해 추가적인 작업이 필요하다. 들숨 중 흐름저항을 극복하기 위해 필요한 추가 작업은 루프 AB′CBA의 오른쪽 절반 영역으로 표시되어 있다.

B. 폐쇄병

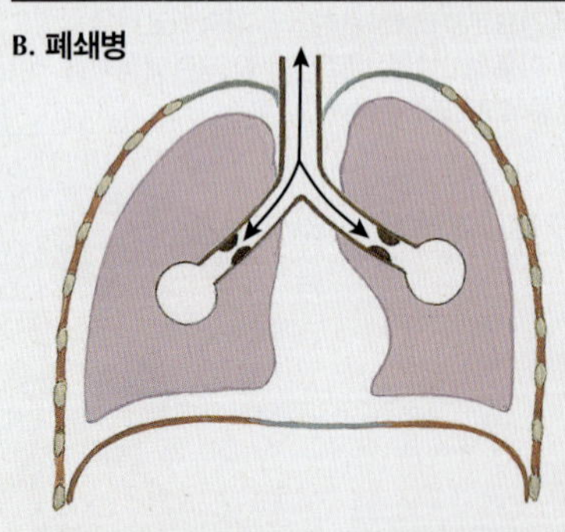

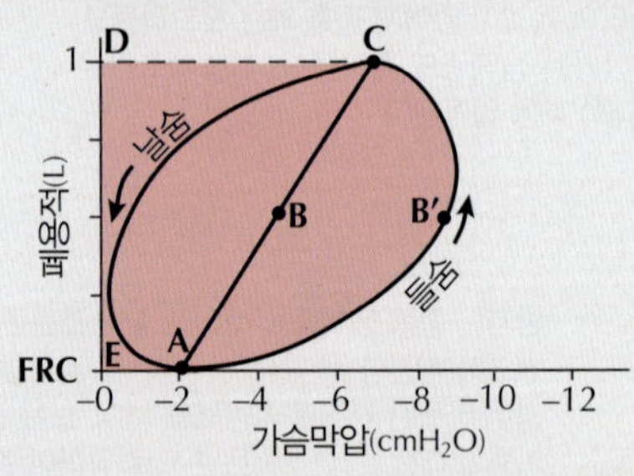

기도 폐쇄를 특징으로 하는 장애에서, 흐름저항을 극복하기 위해 작업이 증가한다; 호흡을 위한 신축성 작업에는 변화가 없다.

C. 제한병

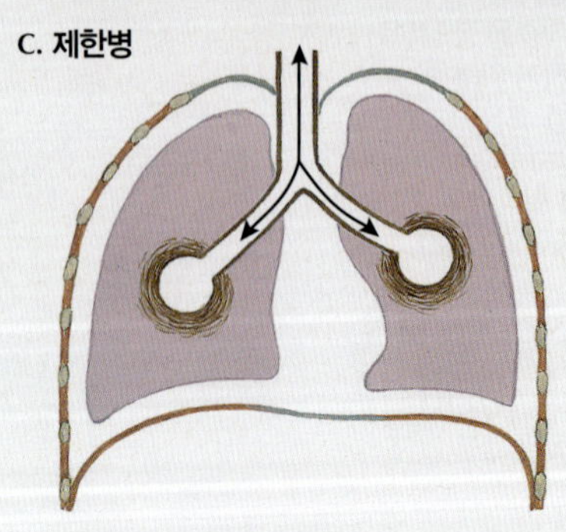

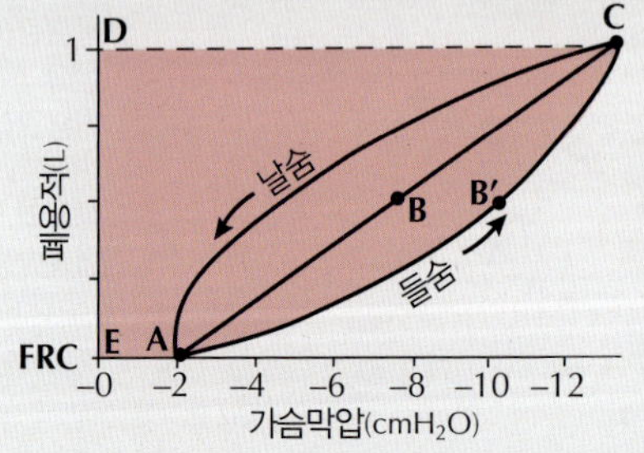

제한폐병은 호흡의 탄력작업 증가를 초래한다; 흐름저항을 극복하기 위한 작업은 정상이다.

폐쇄폐병 및 제한폐병에서 호흡작업 정상 호흡**(A)**에서 수행되는 작업과 비교하여 폐쇄병에서 순응도는 변하지 않으나 호흡작업은 기도저항 상승**(B)**에 의해 증가한다. 제한병에서는 폐 순응도가 낮고 호흡을 위한 탄력작업이 증가한다**(C)**. *FRC*, 기능잔기용량.

기도저항 *AIRWAY RESISTANCE*

폐 안팎으로의 공기흐름은 입 입구에서 허파꽈리까지의 압력경사에 따라 달라진다. 들숨 또는 날숨이 끝나면 경사는 0이다. 3절의 혈류와 관련한 **Poiseuille법칙**은 관을 통한 공기흐름(Q)에도 적용된다(그림 15.5 참조).

$$Q = \frac{\Delta P \pi r^4}{\eta 8L} \quad \text{식 15.1}$$

여기서 ΔP는 관 한쪽 끝에서 다른 쪽 끝까지의 압력경사, r^4는 관 반지름의 4승, η는 공기 점도, L은 관 길이이다. 따라서, 이 식을 기반으로 관을 통한 공기흐름(Q)은

- 세로방향 압력경사(입구압력−출구압력)에 비례
- 관 길이에 반비례
- 공기 점도에 반비례
- 관 반지름의 4승에 비례

호흡계통 전체에서 흐름에 대한 *가장 큰 저항은 실제로 중간크기 기도*(4세대에서 8세대)에서 발생한다. 3절에서 병렬관에서 전체 저항은 개별관 저항보다 작음을 상기하라. 이 수준에서 관 반지름과 수를 고려하면 보다 큰 혹은 보다 작은 기도보다 중간크기 기관지에서 저항이 더 높다.

Poiseuille법칙은 층류의 공기흐름에는 적용되지만 소용돌이 흐름에는 덜 정확하다. 층류는 작은기도에서 발생하지만, 가장 큰 기도에서의 흐름은 소용돌이 흐름이다. 계통의 나머지 부분에서의 흐름은 약간의 소용돌이 흐름을 보이는 중간 정도 경향이 있다(그림 15.6). **소용돌이 흐름과 층류(결흐름)**를 생성하는 요인은 3절에서 혈류와 관련하여 논의되었다. 가장 큰 기도에서, 높은 속도와 큰 기도 직경은 소용돌이 흐름을 생성하는 데 기여한다. 작은 주변기도에서는 작은 직경과 낮은 속도로 인해 공기흐름이 층류를 형성한다.

기도저항에 대한 자율신경계 효과

Effects of Autonomic Nerveson Airway Resistance

기도저항은 자율신경계 조절을 받고 있다.

- 기도 민무늬근육을 지배하는 **부교감신경 활성화**는 기관지 수축을 일으키고 폐의 샘 분비를 촉진시킨다.
- 전도기도의 민무늬근육을 지배하는 **교감신경 활성화**는 포유류에서 기관지 확장 및 기도저항 감소(β_2아드레날린수용체 연결 경로의 활성화를 통해)를 유발하지만 인간의 폐에는 교감신경 지배는 거의 없다. 교감신경이 활성화되면 부신수질에서 에피네프린이 방출되어 호흡계 β_2수용체 활성화 기전을 통해 기도저항을 감소시킨다.

폐용적과 기도저항 *Lung Volume and Airway Resistance*

폐용적과 기도저항 사이에도 밀접한 연관이 있다. 높은 폐용적에서, 기도 직경은 확장된 폐에 의해 기도에 작용하는 방사당김에 의해 증가된다. 낮은 폐용적에서 당김이 없어지면 작은기도의 쪼그라드는 경향은 커진다.

폐에서 표면장력의 영향은 구면에서 표면장력이 압력(P)을 발생시키는 Laplace법칙과 관련하여 교과서에 종종 잘못 언급되고 있다.

$$P = \frac{2T}{r}$$

여기서 T는 표면장력이고 r은 구의 반지름이다. 이 식에 따르면 분리된 허파꽈리에서 이 압력은 쪼그라듬(또는 허파꽈리를 열어 놓는 데 필요한 압력과 동일)을 야기하는 압력이다. 다수의 구형체가 분지된 관을 통해 동일한 팽창 압력을 받을 때 더 작은 구형체는 표면장력이 높고, 더 큰 구형체는 표면장력이 낮다는 것을 Laplace법칙을 통해 알 수 있다. 결과적으로 표면장력이 낮은 더 큰 구형체로 공기가 흐르게 되므로 더 큰 구형체는 팽창하고 더 작은 구형체는 쪼그라들게 된다. 교과서들은 이 상황을 두 개의 허파꽈리가 부착된 Y-관 또는 허파꽈리를 “포도 무리”의 구성으로 비유하여 설명하고 있다. 이 주장에 따르면 표면활성제의 주요 역할은 다른 크기의 허파꽈리에서 표면장력의 영향을 극복하게 하여 폐가 보다 균일하게 팽창하도록 한다.

이 주장은 다음과 같은 몇 가지 이유에서 올바르지 않다. 허파꽈리는 실제로 모양이 각기둥형이며(조직 절편에서 다각형으로 나타남), 공통 벽을 가진 벌집 모양의 형상으로 존재하고 때로는 그것들 사이에 구멍도 존재한다. 따라서 허파꽈리는 독립적인 단위로 행동하지 않으며, 허파꽈리 팽창은 인접한 허파꽈리 팽창에 영향을 미친다. 그러므로 표면활성제의 역할을 허파꽈리 표면장력과 관련하여 보는 것보다는, 전체 폐 순응도와 작은기도 개방에 대한 영향이 더 강조되어야 한다.

(출처 Prange H: Laplace 법칙과 허파꽈리: 구조에 대한 오해와 물리학적 오류, *Adv Physiol Educ* 27:34-40, 2003.)

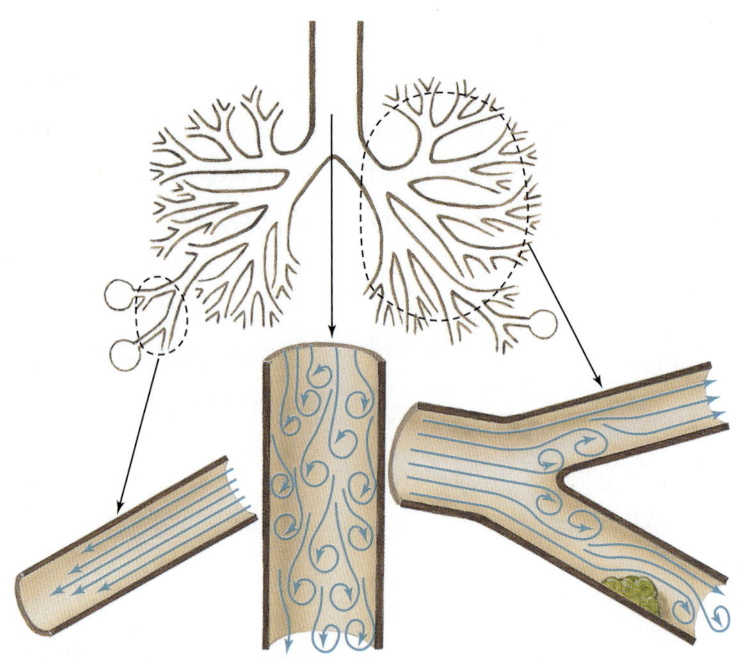

층류는 주로 기도를 통과하는 공기흐름의 속도가 낮은 작은 주변기도에서 발생한다. 유량은 압력차에 비례한다.

와류는 높은 유속을 보이는 기관 및 큰 기도에서 발생한다. 유량은 압력차의 제곱근에 비례한다.

이행흐름은 더 큰 기도, 특히 가지 치는 곳과 좁아지는 곳에서 발생한다.

포아세유법칙. 층류에 대한 저항은 관 반지름의 4승에 반비례하며 관 길이에 정비례한다. 반지름이 반으로 줄어들면 저항은 16배 증가한다. 압력차가 일정하면 유량은 1/16로 떨어진다. 길이를 2배로 늘리면 저항은 2배로 증가한다. 압력차가 일정하면 유량은 절반으로 감소한다.

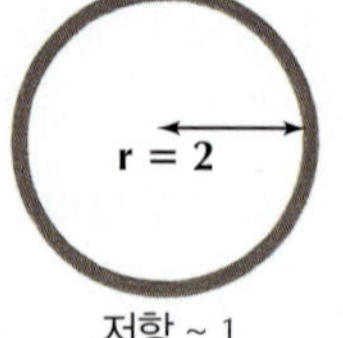

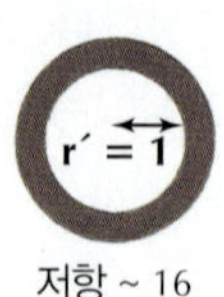

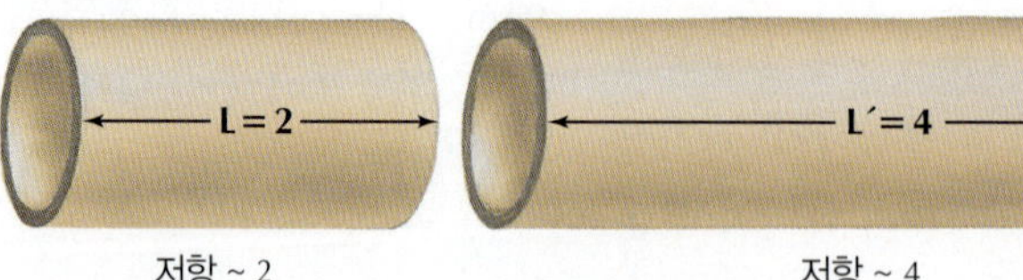

그림 15.6 **흐름** 큰 기도를 통한 공기흐름은 주로 와류 형태이지만 작은기도에서는 층류를 유지한다. 층류는 포아세유법칙을 따른다. 이 법칙에 따르면 직경은 저항과 흐름을 결정하는 가장 큰 요소이다(유량은 관 반지름의 4승에 비례한다).

임상 적용 15.3
아드레날린 약물을 이용한 천식 치료
(Treatment of Asthma with Sympathetic Adrenergic Drugs)

천식은 일시적인 기관지 수축과 점액 분비가 특징인 만성 호흡기병으로, 기도저항 증가와 호흡곤란이 초래된다. 천식은 심각한 경우에 생명을 위협할 수 있다. 천식 환자에서 기도 염증을 악화시키는 흡입 알레르기항원과 자극제, 냉기, 스트레스, 운동을 비롯한 다양한 요인에 의해 천식발작이 시작될 수 있다. 천식발작을 예방하기 위해 사용되는 약물은 주로 염증을 줄이기 위해 사용되는 반면, 급성발작을 완화시키는 약물은 일반적으로 기관지 확장제(예: 살부타몰 또는 테르부탈린과 같은 흡입 β_2아드레날린 작용제)이다. 이 약물은 기관지 민무늬근육을 이완시켜 기도저항을 감소시킨다.

날숨 동안 기도의 동적 눌림 *DYNAMIC COMPRESSION OF AIRWAYS DURING EXPIRATION*

기도저항은 *강제날숨* 동안 기도가 눌러지는 **동적눌림(dynamic compression)**에 의해 영향을 받는다. 피실험자가 TLC까지 들숨을 한 후 RV까지 최대한 내쉬는 것을 **강제폐활량(forced vital capacity, FVC)**이라고 한다. 이 방법을 수행하는 동안 **날숨 흐름-용적곡선**은 그림 15.7A(실선)에 표시되어 있다. 날숨 흐름-용적곡선을 통해 다음을 알 수 있다.

- 곡선의 최대치는 **최대날숨유속**을 나타낸다.
- 유량 곡선의 아래쪽 기울기(날숨 단계)는 **노력-독립적**이다; 곡선의 이 기간 동안 흐름은 기도의 **동적눌림**에 의해

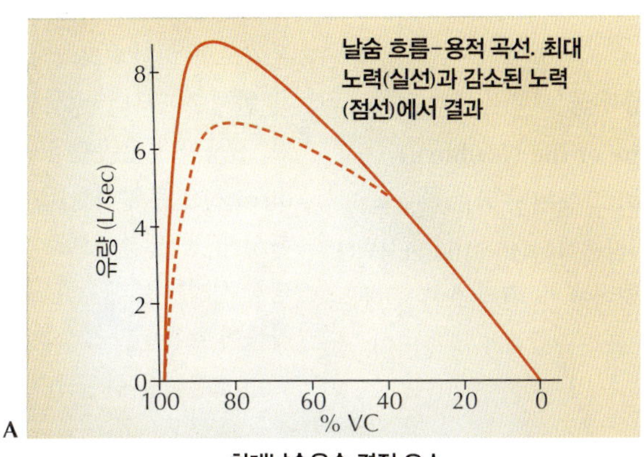

최대날숨유속 결정 요소

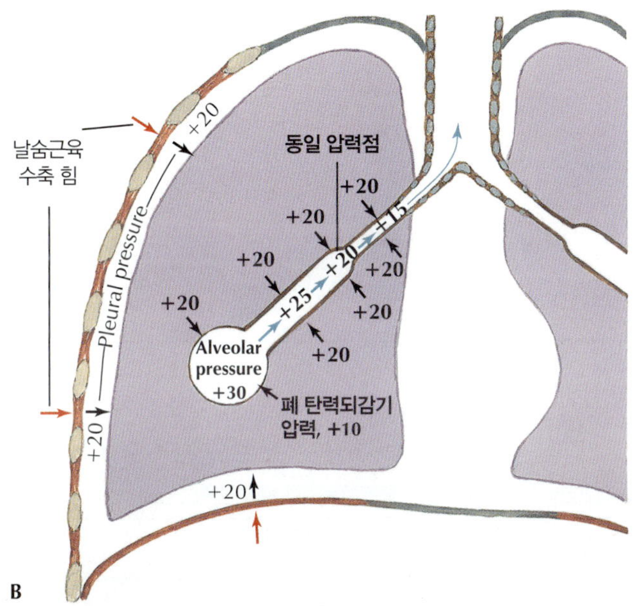

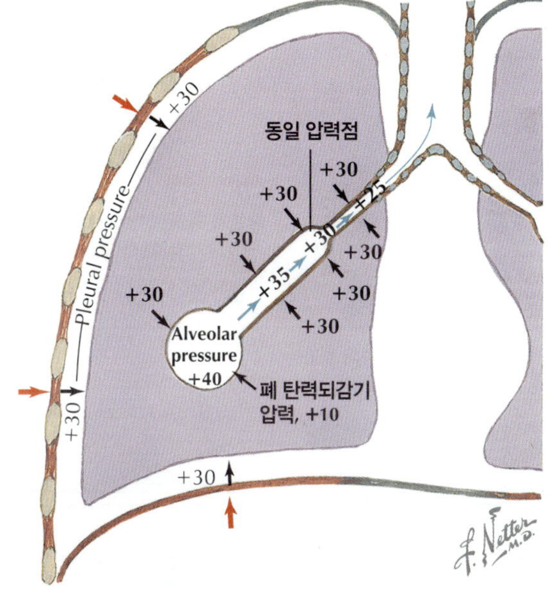

최대 공기흐름이 시작되면 주어진 폐용적에서 날숨근육 수축이 가슴막압을 대기압 수준 이상으로(+20 cmH_2O) 상승시킨다. 허파꽈리압(가슴막압과 폐되감기압력의 합)은 아직 더 높다(+30 cmH_2O). 기도 압력은 저항을 극복하기 위해 허파꽈리에서부터 기도 시작부위로 점차 감소한다. 기도의 동일한 압력 점에서, 기도내 압력은 그 주변 압력(가슴막압)과 동일하다. 이 점을 지나면 기도내 압력은 가슴막압 아래로 더 떨어지면서 기도는 눌러지게 된다.

동일한 폐용적에서 날숨노력이 더 증가하면 가슴막압은 더 커지며 허파꽈리압도 마찬가지로 높아진다. 기도 압력 감소와 같은 압력점 위치는 변함이 없지만, 동일한 압력점을 넘어가면 가슴내 기도는 높은 가슴막압에 의해 더 크게 압축된다. 최대 공기흐름이 이루어진 상태에서 가슴막압이 더 증가하면 동일 압력점으로부터 아래 부위의 저항은 비례적으로 증가하게 되고 결과적으로 공기흐름 속도는 변화하지 않는다.

그림 15.7 날숨 흐름-용적 관계 강제폐활량(FVC) 동안의 날숨 흐름-용적곡선(*그림에서 실선*)은 최고날숨유속이 곡선 꼭대기에, 그리고 나머지 날숨 동안 아래 방향으로 기울기를 보이는 특성을 가지고 있다**(A)**. 이 기울기를 따라 다양한 폐용적에서의 최대날숨유속은 기도의 동적압축으로 인해 노력과는 독립적으로 나타난다**(B)**. 노력이 감소하면(*그림에서 점선으로 표시*) 최대날숨유속은 낮지만 결국 2종류 선의 아래 방향 기울기는 겹치며, 최대날숨유속이 노력과 독립적이라는 것을 보여준다.

제한된다.

적은 노력으로 호흡을 하면 더 낮은 최대 유속에 도달하지만, 연관된 흐름-용적곡선은 최대 노력 곡선에 수렴된다. 내리막 경사 역시 능동날숨 동안의 날숨흐름의 노력 독립성과 일치하게 된다(그림 15.7A, 점선).

정상 안정 시 호흡 동안 가슴막압은 항상 음압이다. 그러나 능동날숨 동안 날숨근육 수축으로 인해 가슴막압은 대기압보다 높아진다(그림 15.7 참조). 이 상황에서 날숨 동안 가슴막 양압과 폐의 탄력되감기압이 합쳐져 허파꽈리압이 된다. 기도 압력은 허파꽈리와 입 입구 사이에서 감소하다 입에서 대기압과 같아진다. 따라서, 허파꽈리로부터 일정 거리 떨어진 지점은 기도압과 가슴막압이 같아진다(**동일압력점, equal pressure point**). 이 시점을 지나면 기도는 눌러진다. 이러한 기도의 **동적눌림**은 날숨유속을 제한하고 능동날숨에서 공기흐름의 노력-독립 특성을 설명한다. 더 많은 노력이 가해지면, 더 큰 눌림이 일어나므로 공기흐름은 동일하게 유지된다.

임상 적용 15.4
신생아 호흡곤란증후군
(Respiratory Distress Syndrome of the Newborn)

출산 직후, 신생아는 첫 번째 숨을 쉬게 된다. 눌러진 기도 안으로 공기를 흡입하고 허파꽈리를 팽창시키기 위해서는 40~100 cmH_2O의 음압이 필요하다. 건강한 정상 출산 영아는 첫 번째 호흡을 하는 동안 II형 허파꽈리 상피세포에 저장된 표면활성제가 방출되어 작은기도와 허파꽈리의 공기-액체 접촉면에 단분자층을 형성한다. 세 번째 호흡부터 폐를 팽창시키기 위해서 작은 음압만으로도 충분하다. 신생아 호흡곤란증후군[이전에 유리질막병(hyaline membrane disease)으로 알려짐]은 미숙아에서 가장 흔한 사망 원인이며 표면활성제 생산 결핍으로 인해 발생한다. 표면활성제가 없으면 폐를 팽창 시키기 위해 높은 음압이 필요하고(C_L은 낮다) 폐 일부가 쪼그라들어 호흡곤란 및 잠재적 호흡기능상실과 사망으로 이어진다. 치료는 호흡관을 통한 환기보조와 표면활성제 치료로 이루어 진다.

A. 신생아 호흡곤란증후군 발생의 위험인자

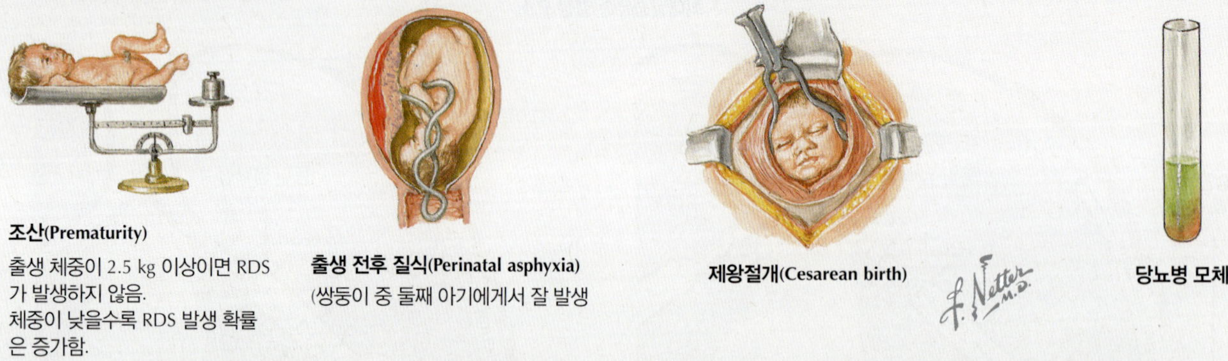

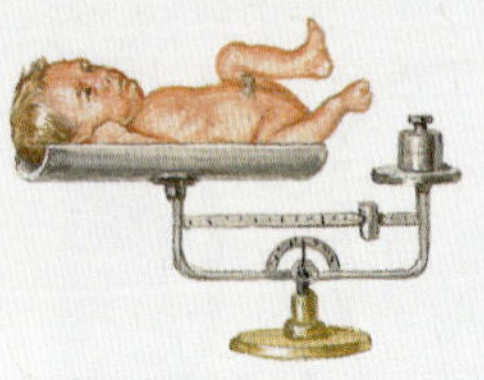

조산(Prematurity)
출생 체중이 2.5 kg 이상이면 RDS가 발생하지 않음.
체중이 낮을수록 RDS 발생 확률은 증가함.

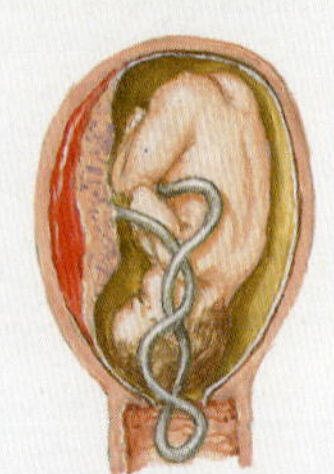

출생 전후 질식(Perinatal asphyxia)
(쌍둥이 중 둘째 아기에게서 잘 발생

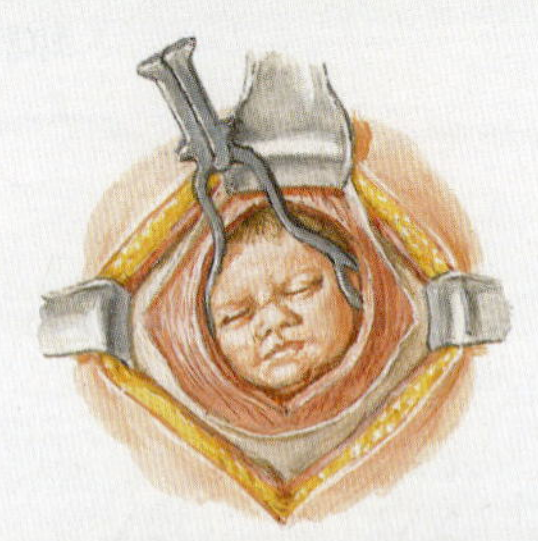

제왕절개(Cesarean birth)

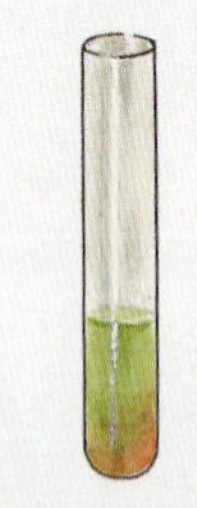

당뇨병 모체

B. 신생아 폐 확장 동안 표면활성제 효과들

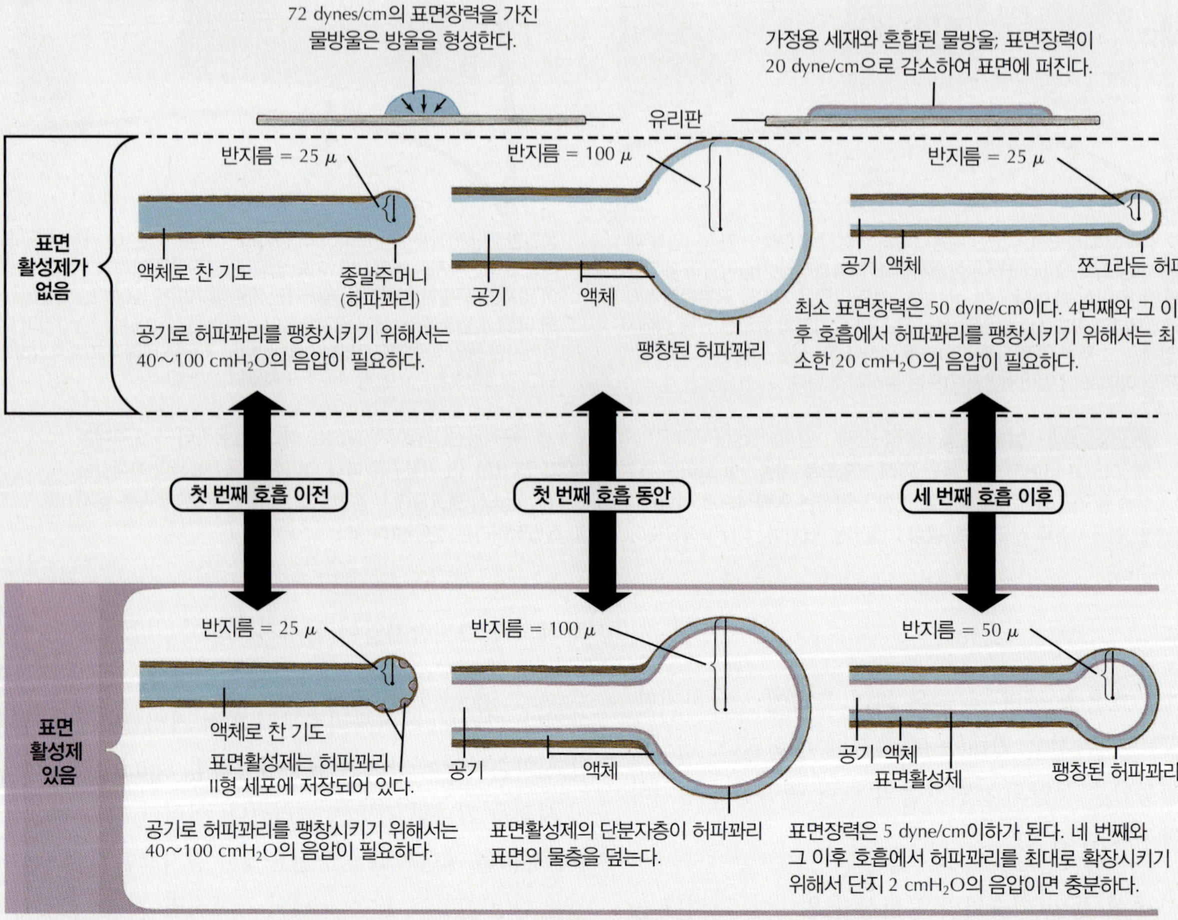

72 dynes/cm의 표면장력을 가진 물방울은 방울을 형성한다.

가정용 세재와 혼합된 물방울; 표면장력이 20 dyne/cm으로 감소하여 표면에 퍼진다.

유리판

표면활성제가 없음

반지름 = 25 μ
액체로 찬 기도
종말주머니 (허파꽈리)
공기로 허파꽈리를 팽창시키기 위해서는 40~100 cmH_2O의 음압이 필요하다.

반지름 = 100 μ
공기
액체
팽창된 허파꽈리

반지름 = 25 μ
공기 액체
쪼그라든 허파꽈리
최소 표면장력은 50 dyne/cm이다. 4번째와 그 이후 호흡에서 허파꽈리를 팽창시키기 위해서는 최소한 20 cmH_2O의 음압이 필요하다.

첫 번째 호흡 이전 | 첫 번째 호흡 동안 | 세 번째 호흡 이후

표면활성제 있음

반지름 = 25 μ
액체로 찬 기도
표면활성제는 허파꽈리 II형 세포에 저장되어 있다.
공기로 허파꽈리를 팽창시키기 위해서는 40~100 cmH_2O의 음압이 필요하다.

반지름 = 100 μ
공기
액체
표면활성제의 단분자층이 허파꽈리 표면의 물층을 덮는다.

반지름 = 50 μ
공기 액체
표면활성제
팽창된 허파꽈리
표면장력은 5 dyne/cm이하가 된다. 네 번째와 그 이후 호흡에서 허파꽈리를 최대로 확장시키기 위해서 단지 2 cmH_2O의 음압이면 충분하다.

신생아의 쪼그라든 폐를 팽창시키기 위해 큰 음압(40~100 cmH_2O)이 필요하지만, 이후 호흡에서는 표면활성제가 허파꽈리와 작은기도를 덮기 때문에 폐 확장에 필요한 작업이 줄어든다. 조산은 표면활성제 결핍과 호흡부전을 종종 초래한다.

폐쇄폐병 및 제한폐병과 폐기능검사

OBSTRUCTIVE AND RESTRICTIVE PULMONARY DISEASES AND PULMONARY FUNCTION TESTS

폐쇄폐병 및 제한폐병을 평가하는 데 흐름-용적 관계의 측정은 중요하다(임상 적용 15.2 참조). 대표적인 중증 만성폐쇄폐병인 공기증(emphysema)은 염증으로 허파꽈리 벽과 모세혈관이 파괴되어 높은 CL이 발생한다. 허파꽈리 및 기도의 탄력되감기 감소는 이른 동일압력점(허파꽈리에 가까운 지점에서) 형성을 초래하고, 이러한 동적눌림의 결과로서, 폐 속 공기의 "갇힘"이 발생한다. 이러한 변화는 궁극적으로 TLC와 FRC, RV 증가를 초래한다. 흐름의 변화는 폐활량 측정 및 관련 검사를 통해 임상적으로 평가한다(그림 15.8). 특히, 중요한 처음 1초 동안 폐활량 측정(**FEV_1**)에서 날숨유속과 강제날숨용량이 감

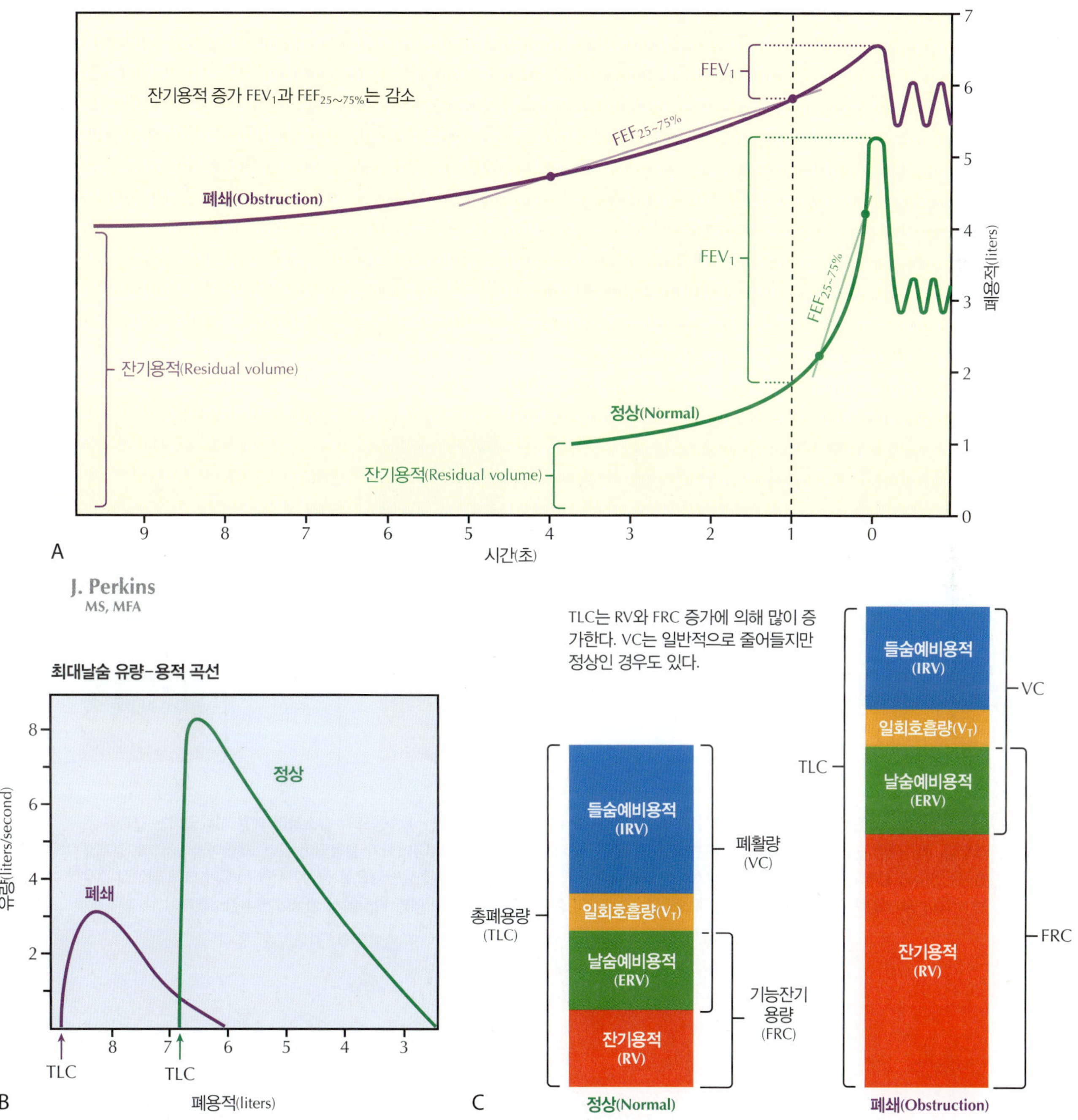

그림 15.8 폐쇄폐병에서 폐기능 흡연과 관련된 만성폐쇄폐병인 폐공기증에서는 폐 탄력조직에 염증성 파괴가 발생하여 폐의 탄력되감기가 감소한다. 폐공기증과 관련된 폐용적 변화**(A)** 및 유량-용적곡선**(B)**, 폐활량 측정**(C)**이 그림으로 표시되어 있다. 폐쇄폐병환자에서는 특히 1초 동안 강제날숨량(FEV_1)과 강제폐활량(FVC)에 대한 FEV_1의 비율**(A)**이 감소한다. 강제날숨 중간 부분($FEF_{25\sim75\%}$) 동안의 강제날숨유량도 역시 감소된다.

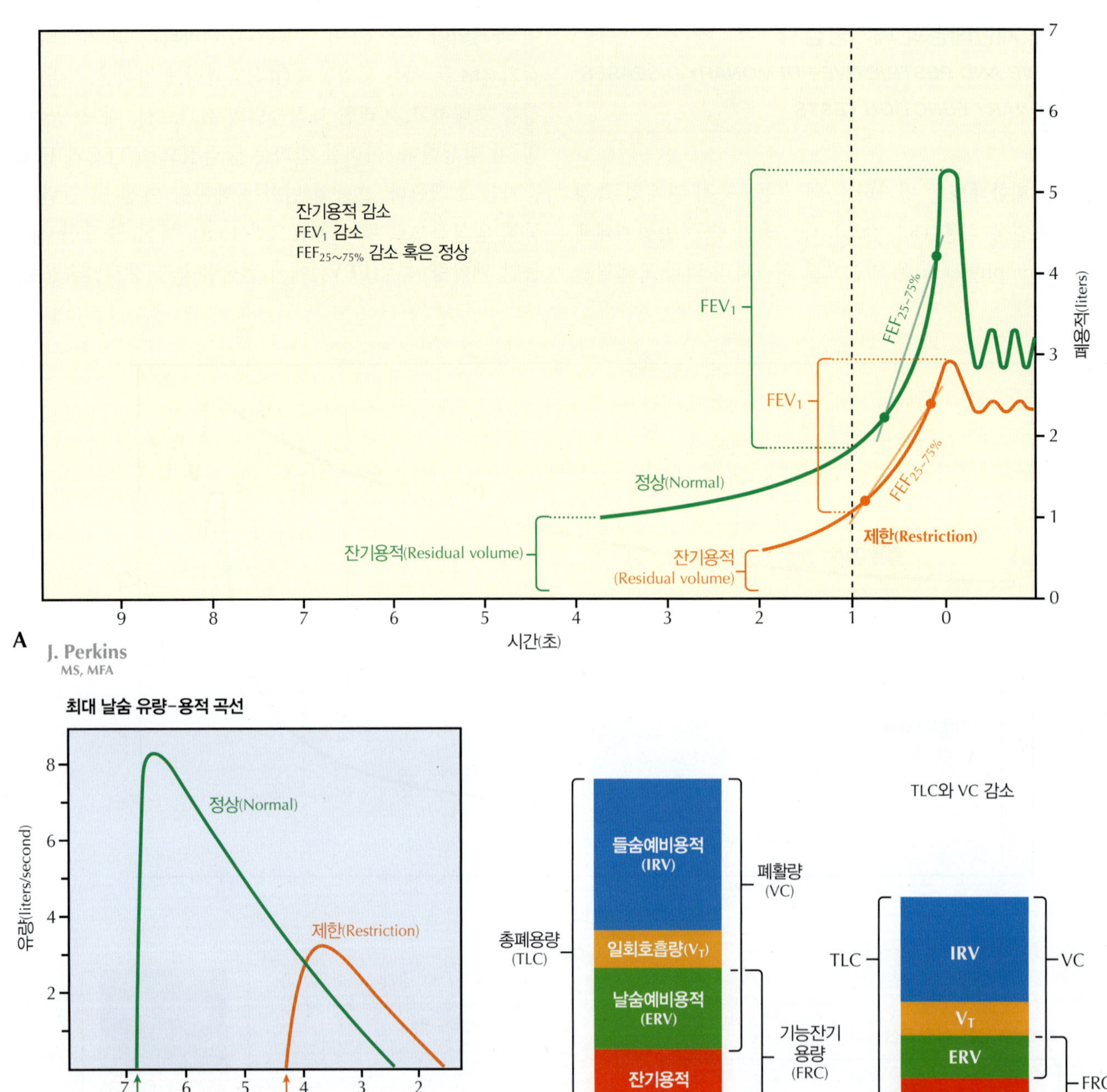

그림 15.9 제한폐병에서 폐기능검사 사이질섬유화와 같은 제한폐병에서는 폐순응도가 감소하여 폐용적을 줄이는 결과를 초래한다. 제한폐병과 관련된 폐활량 측정치 변화**(A)**와 유량-용적 곡선**(B)**, 폐 부피**(C)**변화가 설명되어 있다. 제한폐병에서 1초 강제날숨량(FEV_1)과 강제폐활량(FVC)이 모두 감소하기 때문에**(A)**, FEV_1과 FVC의 비율은 일반적으로 정상이지만 FVC가 크게 낮아질 경우는 비율이 증가할 수 있다. 강제날숨 중간 부분($FEF_{25\sim75\%}$)의 강제날숨유속은 제한폐병 환자에서 정상이거나 감소한다.

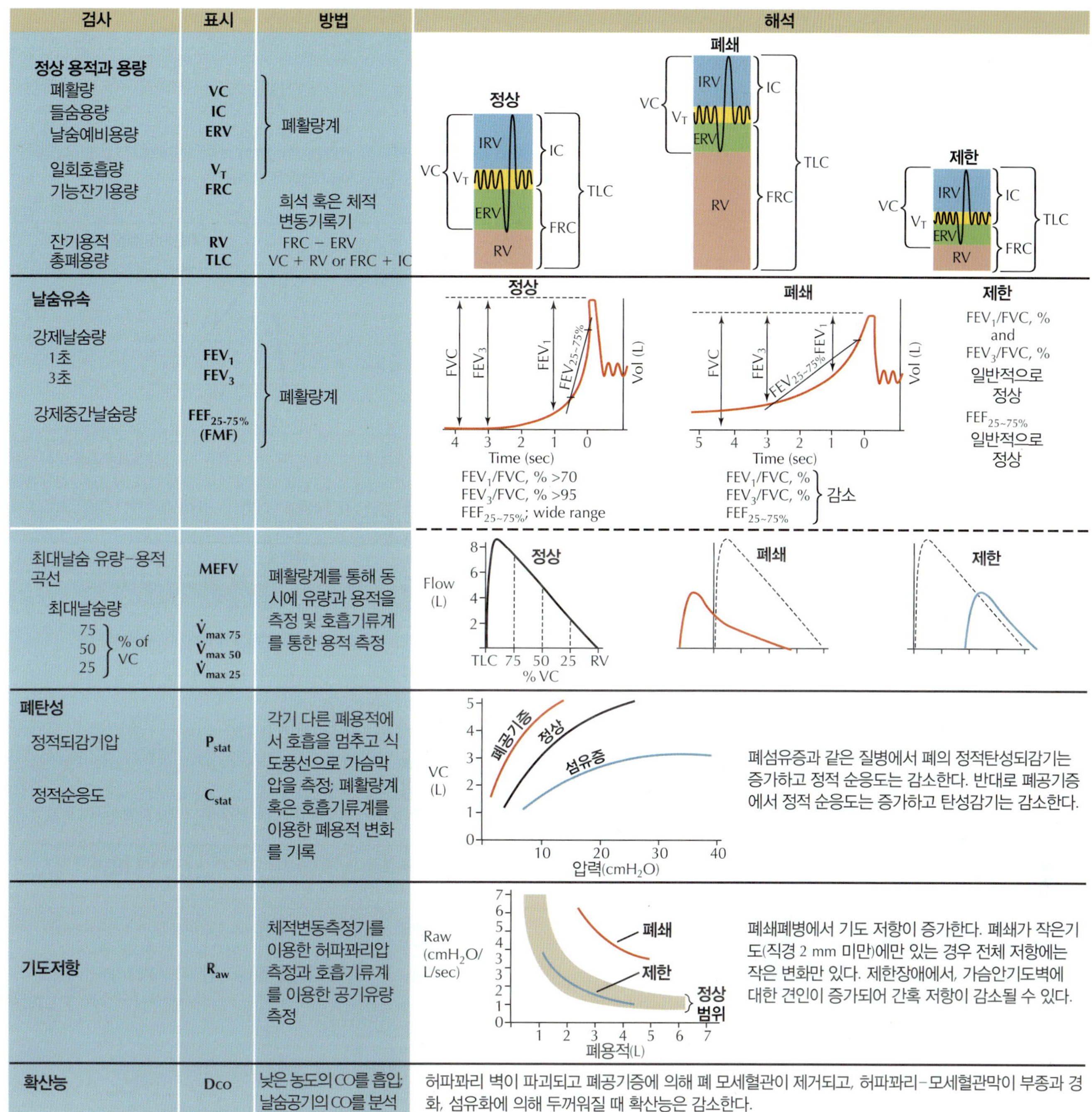

그림 15.10A **폐기능검사** 정상폐와 제한 및 폐쇄 질병에서 관찰된 값 사이의 비교를 통해 폐기능검사가 정의되고 설명되어 있다.

소하고, **FEV_1/FVC 비율**이 정상값의 75%미만으로 낮아진다(FEV_1은 감소하지만 FVC는 약간만 감소함). 대조적으로, 사이질섬유증과 같은 제한병에서 허파꽈리벽의 비후는 C_L을 감소시킨다. 폐용적은 결과적으로 감소한다(그림 15.9). 제한병에서도 FEV_1이 감소하지만, FVC 역시 감소하므로 FEV_1/FVC 비율은 보통 정상이거나 상승한다. 폐쇄병 및 제한병에서의 다양한 **폐기능검사**와 전형적인 소견은 그림 15.10에 요약되어 있다.

> 기도의 **동적눌림** 때문에 최대날숨유속은 노력-독립적이다. 주어진 폐용적에서, 최대날숨유속은 날숨노력을 증가시켜도 초과할 수 없다. 이 현상에 대한 설명은 호흡 증가는 기도뿐만 아니라 허파꽈리를 물리적으로 압축하여 저항을 증가시키고 공기흐름을 제한하기 때문이다.

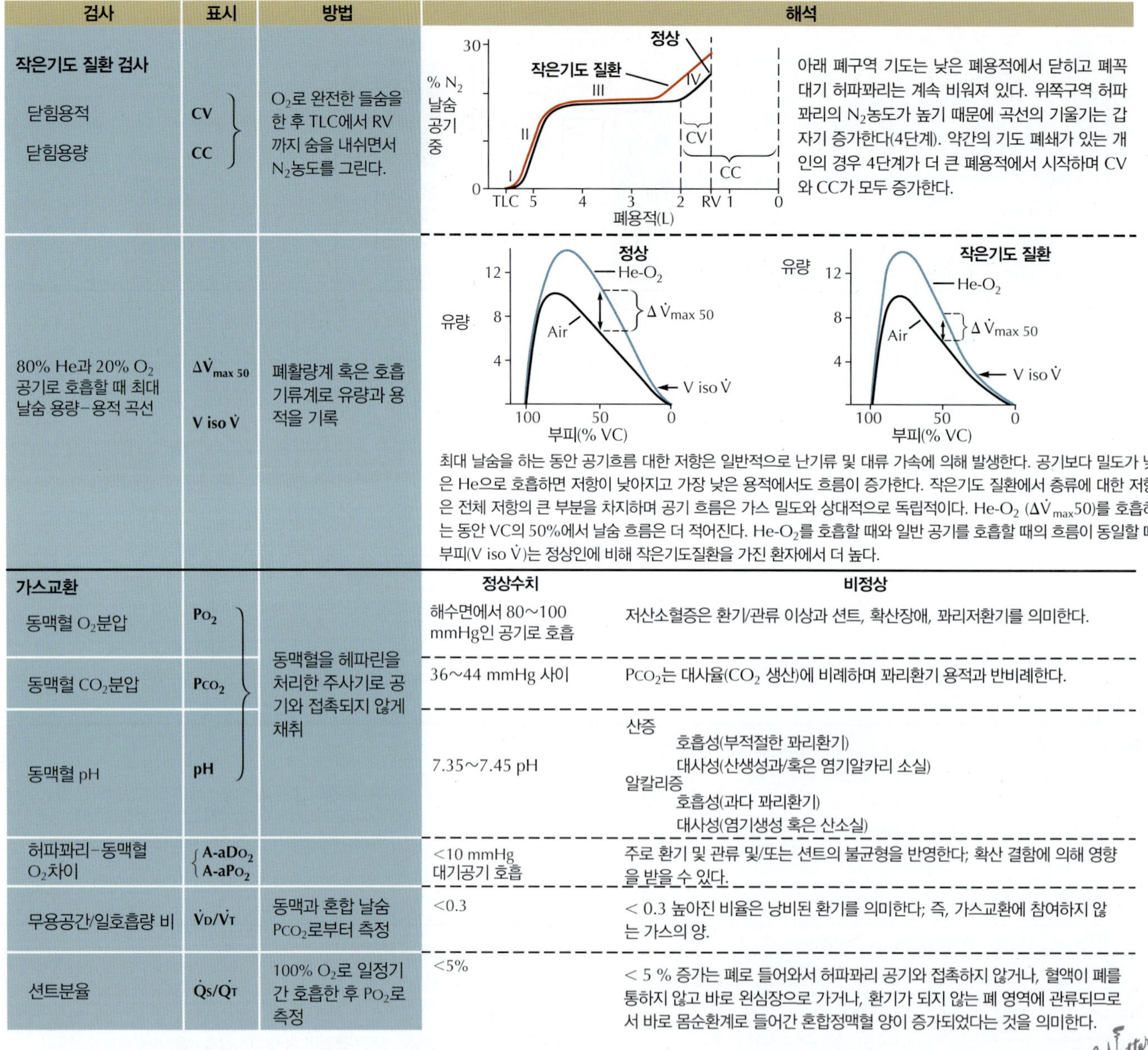

검사	표시	방법	해석	
작은기도 질환 검사 닫힘용적 닫힘용량	CV CC	O_2로 완전한 들숨을 한 후 TLC에서 RV까지 숨을 내쉬면서 N_2농도를 그린다.	아래 폐구역 기도는 낮은 폐용적에서 닫히고 폐꼭대기 허파꽈리는 계속 비워져 있다. 위쪽구역 허파꽈리의 N_2농도가 높기 때문에 곡선의 기울기는 갑자기 증가한다(4단계). 약간의 기도 폐쇄가 있는 개인의 경우 4단계가 더 큰 폐용적에서 시작하며 CV와 CC가 모두 증가한다.	
80% He과 20% O_2 공기로 호흡할 때 최대 날숨 용량-용적 곡선	$\Delta \dot{V}_{max\ 50}$ V iso $\dot{V}$	폐활량계 혹은 호흡기류계로 유량과 용적을 기록	최대 날숨을 하는 동안 공기흐름 대한 저항은 일반적으로 난기류 및 대류 가속에 의해 발생한다. 공기보다 밀도가 낮은 He으로 호흡하면 저항이 낮아지고 가장 낮은 용적에서도 흐름이 증가한다. 작은기도 질환에서 층류에 대한 저항은 전체 저항의 큰 부분을 차지하며 공기 흐름은 가스 밀도와 상대적으로 독립적이다. He-O_2 ($\Delta \dot{V}_{max}$50)를 호흡하는 동안 VC의 50%에서 날숨 흐름은 더 적어진다. He-O_2를 호흡할 때와 일반 공기를 호흡할 때의 흐름이 동일할 때 부피(V iso $\dot{V}$)는 정상인에 비해 작은기도질환을 가진 환자에서 더 높다.	
가스교환			**정상수치**	**비정상**
동맥혈 O_2분압	PO_2	동맥혈을 헤파린을 처리한 주사기로 공기와 접촉되지 않게 채취	해수면에서 80~100 mmHg인 공기로 호흡	저산소혈증은 환기/관류 이상과 션트, 확산장애, 꽈리저환기를 의미한다.
동맥혈 CO_2분압	PCO_2		36~44 mmHg 사이	PCO_2는 대사율(CO_2 생산)에 비례하며 꽈리환기 용적과 반비례한다.
동맥혈 pH	pH		7.35~7.45 pH	산증 호흡성(부적절한 꽈리환기) 대사성(산생성과/혹은 염기알카리 소실) 알칼리증 호흡성(과다 꽈리환기) 대사성(염기생성 혹은 산소실)
허파꽈리-동맥혈 O_2차이	A-aDO_2 A-aPO_2		<10 mmHg 대기공기 호흡	주로 환기 및 관류 및/또는 션트의 불균형을 반영한다; 확산 결함에 의해 영향을 받을 수 있다.
무용공간/일호흡량 비	$\dot{V}_D/\dot{V}_T$	동맥과 혼합 날숨 PCO_2로부터 측정	<0.3	< 0.3 높아진 비율은 낭비된 환기를 의미한다; 즉, 가스교환에 참여하지 않는 가스의 양.
션트분율	$\dot{Q}_S/\dot{Q}_T$	100% O_2로 일정기간 호흡한 후 PO_2로 측정	<5%	< 5 % 증가는 폐로 들어와서 허파꽈리 공기와 접촉하지 않거나, 혈액이 폐를 통하지 않고 바로 왼심장으로 가거나, 환기가 되지 않는 폐 영역에 관류되므로서 바로 몸순환계로 들어간 혼합정맥혈 양이 증가되었다는 것을 의미한다.

F. Netter M.D.

그림 15.10B **폐기능검사** 정상 폐와 제한 및 폐쇄 질병에서 관찰된 값 사이의 비교를 통해 폐기능검사가 정의되고 설명되어 있다.

16장 산소와 이산화탄소 운반 및 호흡 조절

Oxygen and Carbon Dioxide Transport and Control of Respiration

Fick법칙은 허파꽈리 모세혈관막을 가로지르는 가스확산을 설명하지만, 혈액 및 가스 운반 과정에서 가스의 실제 함량을 결정하는 데 있어서는 다른 많은 요소가 중요하게 작용한다. 안정 시 사람의 평균 산소섭취량은 250 mL O_2/min이며, 단순히 용해된 가스가 조직으로 전달되고 확산만으로 운반되기에는 불가능한 양이라는 것을 고려하면, 다른 요인들이 기여함을 쉽게 알 수 있다. 실제로 가스운반은 호흡을 넘어서 여러 다른 생리현상에 영향을 미치는 복잡한 과정이며, 이 장 후반에 설명될 산-염기 균형과도 밀접하게 관여되어 있다.

산소 운반 *TRANSPORT OF OXYGEN*

액체내 용해된 가스농도는 액체가 접촉하고 있는 공기의 가스분압(Henry법칙)과 용매의 가스 용해도에 직접적으로 비례한다. 37°C에서 Po_2가 1 mmHg이면 혈액 100 mL에 용해되는 산소는 0.003 mL이다. Pa_{O_2}(동맥혈내의 Po_2)는 일반적으로 약 100 mmHg(허파꽈리공기의 Po_2와 PA_{O_2}가 평형을 이룸)이기 때문에 동맥혈 **용존산소량**은 보통 혈액 100 mL에 0.3 mL 정도이다(그림 16.1). 하지만 정상적인 동맥혈에서 산소의 실제 측정농도는 혈액 100 mL에 약 20.4 mL를 보인다. 이러한 큰 차이를 보이는 기전은 무엇인가? 대답은 **적혈구 혈색소(Hb)**에 의한 O_2결합이다. 혈색소 평균 농도는 15 g/100 mL 혈액이고, 완전히 포화된 경우 혈색소 1 g은 1.34 mL O_2와 결합한다. 따라서, 대량의 산소운반은 혈색소에 의해 이루어짐을 알 수 있다.

산소결합능과 혈액내 산소함량

Oxygen-Binding Capacity and Oxygen Content of Blood

혈액의 산소결합능은 다음 공식을 사용하여 결정된다.

O_2결합능
= (1.34 mL O_2/g Hb) × (g Hb/100 mL 혈액) **식 16.1**

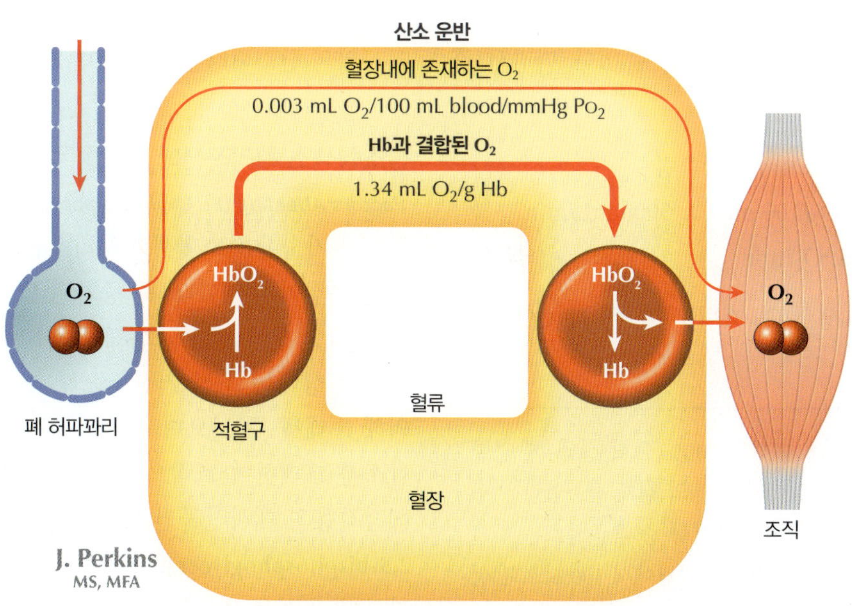

그림 16.1 산소 운반 산소는 허파꽈리 모세혈관을 통해 흐르는 혈액 속으로 확산되어 조직으로 운반되며, 조직에서 농도경사를 따라 혈액으로부터 확산되어 나온다. 혈액내에서 산소운반은 주로 혈색소(Hb)와 결합된 형태로 이루어지며, 아주 적은 양이 용존산소 형태로 운반된다.

따라서, 정상 혈색소 농도가 15 g/100 mL 혈액인 경우,

O_2결합능 = (1.34 mL O_2/g Hb) × (15 g Hb/100 mL 혈액)
= 20.1 mL O_2/100 mL 혈액 **식 16.2**

혈액의 산소함량은 다음 공식을 사용하여 계산할 수 있다.

O_2함량 = %포화도 × O_2결합능 + 용존산소 **식 16.3**

100 mL 혈액에 15 g의 혈색소가 존재하고, 100 mmHg의 P_{O_2}에서 동맥혈 산소포화도가 100%이면 동맥혈 산소함량은 다음과 같이 계산된다.

동맥혈 O_2 함량
= 100% × (1.34 mL O_2/g Hb) × (15 g Hb/100 mL 혈액)
+ (0.003 mL O_2/100 mL 혈액/mmHg) × (100 mmHg)
= 20.4 mL O_2/100 mL 혈액 **식 16.4**

동정맥 산소경사와 산소소비

Arteriovenous Oxygen Gradient and Oxygen Consumption

동맥 산소함량(20.4 mL O_2/100 mL 혈액)과 P_{O_2}가 약 40 mmHg이고 혈색소가 75% 포화된 정상 정맥혈를 비교하면,

정맥혈 O_2 함량
= 75% × (1.34 mL O_2/g Hb) × (15 g Hb/100 mL 혈액)
+ (0.003 mL O_2/100 mL 혈액/mmHg) × (40 mmHg)
= 15.2 mL O_2/100 mL 혈액 **식 16.5**

동정맥 간에 혈액의 산소함량은 5 mL의 차이를 보이기 때문에, 혈액 100 mL가 온몸순환계를 통과할 때 약 5 mL의 산소를 조직에 전달함을 알 수 있다. 혈액의 동정맥 간 산소함량 차이와 심장박출량을 고려하여 산소소비를 예측할 수 있다. 따라서, 휴식 시,

O_2 소비량 = $[a - v]_{O_2}$ × 심장박출량
= (5 mL O_2/100 mL) × 5000 mL/min
= 250 mL O_2/min **식 16.6**

일반적인 호흡지수(CO_2 생산/O_2 소비)가 0.8일 때 CO_2 생산량은 200 mL/min이다.

> 산소결합능은 혈액내 혈색소(100% 포화 상태)에 결합할 수 있는 최대 산소량이다. 혈액의 실제 산소함량은 혈색소 포화도에 달려 있다. 혈액의 산소함량 중 용존산소는 무시할 정도이다. 정상적인 공기를 호흡하는 사람에서 100% 포화 상태에서 혈액 100 mL당 20.4 mL인 총 산소함량 중에 용존산소는 단지 0.3 mL만을 차지한다.

산소혈색소 해리곡선

THE OXYHEMOGLOBIN DISSOCIATION CURVE

100 mmHg의 P_{O_2}에서 혈색소는 거의 100% 산소로 포화되고(실제로는 97.5%), 40 mmHg에서는 75%가 포화된다. **산소혈색소 해리곡선**(그림 16.2)은 혈액의 산소포화도(S_{O_2})와 P_{O_2}의 관계를 나타낸다. 혈색소의 상호보완 결합 때문에 곡선은 S자형 모양을 보인다. 혈색소 각 분자는 4개의 산소 분자와 결합할 수 있다; 하나의 산소 분자가 혈색소의 산소 결합부위에 결합하면 다른 세 부위는 산소와 보다 쉽게 결합하여 곡선의 중간 부분을 가파르게 만든다. 따라서 폐 호흡구역에서 혈액이 높은 P_{O_2}에 노출되면 상당한 양의 산소가 결합하게 된다. S자형 모양 때문에 $P_{A_{O_2}}$가 어느 정도 감소되어도 혈색소 포화도에는 크게 영향을 주지 않는다(80 mmHg P_{O_2}에서 S_{O_2}는 여전히 95% 이상임). 반면에, 혈액이 온몸모세혈관을 통과하게 되면 P_{O_2}는 40 mmHg로 낮아지고, 혈액 P_{O_2}는 곡선의 가파른 부분에 있게 되어 조직에 산소를 쉽게 전달할 수 있게 된다. 혈색소 분자로부터 하나의 산소분자 해리는 다른 결합된 산소 분자의 해리를 더 용이하게 한다.

요약하면:

- 혈색소 분자당 4개의 결합부위에 대한 산소의 상호보완 결합은 산소혈색소 해리곡선의 S자형 모양을 만든다.
- 폐에서는 산소혈색소 해리곡선 상부의 평평한 영역 때문에 넓은 범위 P_{O_2}에 걸쳐 혈액은 산소로 완전히 포화된다.
- 조직 모세혈관의 낮은 P_{O_2} 수준에서는 곡선의 가파른 중간 영역으로 인해 P_{O_2}의 미세한 변화가 상대적으로 많은 양의 산소해리를 초래하여 조직에 산소 전달을 촉진한다.

산소혈색소 해리곡선에 영향을 주는 인자들

Factors Affecting the Oxyhemoglobin Dissociation Curve

앞에서 기술한 산소혈색소 해리곡선의 특성 이외에 또 다른 중요한 특징이 존재한다. 즉 증가된 P_{CO_2}와 낮은 pH, 체온상승에 의해 곡선이 오른쪽으로 이동하는 것이다(그림 16.2 참조). 이러한 상태는 조직 저산소증과 증가된 대사(예: 운동 시)에 의해 초래될 수 있으며, 오른쪽 이동은 혈색소의 산소 결합력 감소를 초래하여 조직으로의 산소방출을 증가시킨다. 적혈구 해당작용의 대사산물인 **2,3-diphosphoglycerate** (2,3-DPG; 2,3-bisphosphoglycerate이라고도 함)도 저산소증 상태에서 증가하며, 곡선을 오른쪽으로 이동시킨다.

태아로 산소를 전달하기 위해서는 태반을 가로 질러 모체혈액

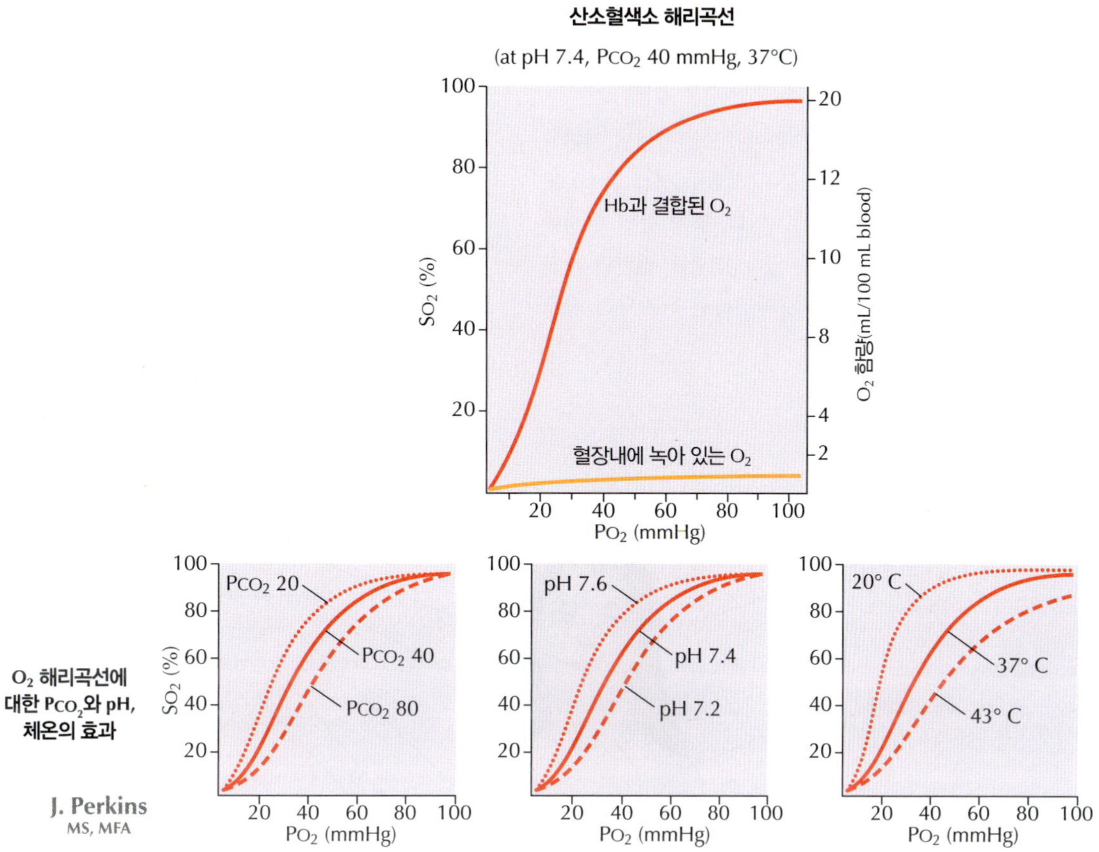

그림 16.2 **산소혈색소 해리곡선** 산소혈색소 결합곡선은 P_{O_2}와 혈색소(Hb)의 산소포화도 사이의 관계를 설명한다. P_{O_2}가 100 mmHg일 때 혈색소 포화도는 거의 100% (97.5%)이다. 곡선의 S자형 모양으로 인해 허파꽈리 모세혈관을 통과한 후 혈액의 산소포화도는 높고, 혈액이 몸 모세혈관을 통과할 때 노출되는 P_{O_2}수준에서는 혈색소는 쉽게 산소를 해리한다. 도표에서 표시된 산소함량은 정상적인 혈색소 농도(15 g/100 mL 혈액)를 기준으로 표시하였다. 혈액에 용해된 산소 양은 넓은 범위의 P_{O_2}에 걸쳐 매우 낮다. 높은 P_{CO_2}와 낮은 pH, 높은 체온은 산소혈색소 해리곡선을 오른쪽으로 이동시켜 활발히 대사되는 조직 모세혈관에서 헤모글로빈으로부터의 산소해리를 촉진한다.

으로부터 태아혈액으로 산소 이동이 일어나야 한다. 태아혈액은 성인혈색소(hemoglobin A)에 비해 산소친화도가 더 높은 *태아혈색소*(*fetal hemoglobin*, hemoglobin F)를 가지고 있어 모체혈액으로부터 태아혈액으로의 산소이동이 쉽게 일어난다. 혈색소F의 산소혈색소 해리곡선은 혈색소A의 해리곡선에 비해 왼쪽으로 이동되어 있다. 즉, 주어진 P_{O_2}에서 혈색소F의 산소포화도는 혈색소A에 비해 더 높다. 혈색소F는 출생 후 3개월 이내에 혈색소A로 대체된다.

이산화탄소 운반 *TRANSPORT OF CARBON DIOXIDE*

이산화탄소 농도는 세포호흡이 일어나는 사립체에서 가장 높다. 이곳에서 사이질로 확산된 후, 혈액으로 이동하여 혈액을 통해 허파꽈리로 운반된다. 혈액내에서 이산화탄소는 세 가지 형태로 운반된다(그림 16.3).

- 혈액 중 약 7%의 CO_2는 **용해된 CO_2**이다. 혈장의 CO_2 용해도는 비교적 높기 때문에(O_2 용해도의 20배), 용해된 형태의 이산화탄소는 운반에 중요한 부분을 차지하고 있다.
- CO_2의 최대 23%가 혈색소를 포함한 단백질과 결합한다(**카르바미노헤모글로빈, carbaminohemoglobin**, 정맥혈이 푸른빛을 띠는 원인이다). CO_2는 혈액단백질의 말단 아미노기에 결합한다.
- 혈액 CO_2의 약 70%는 **중탄산음이온(HCO_3^-)** 형태로 운반된다.

중탄산이온 형태로의 이산화탄소 운반

Carbon Dioxide Transport in the Form of Bicarbonate Ion

이산화탄소의 대부분은 적혈구내에서 HCO_3^- 형태로 운반된다(그림 16.3 참조). 혈액에 용해된 이산화탄소는 H_2O와 반응하여 탄산(H_2CO_3)을 형성하며, 이는 해리되어 H^+ 및 HCO_3^-를 형성한다:

$$CO_2 + H_2O \leftrightarrow H_2CO_3 \leftrightarrow H^+ + HCO_3^- \quad \textbf{식 16.7}$$

임상 적용 16.1
빈혈(Anemia)

빈혈은 혈액내 혈색소나 적혈구 수가 감소하여 산소결합능이 저하된 상태이다. 혈액 손실과 적혈구생성인자 부족(적혈구 생산 감소) 또는 용혈(적혈구 파괴)의 결과로 초래될 수 있다. 월경 중인 여성에서는 철분 결핍에 의해 빈혈이 유발될 수 있다. 빈혈과 관련된 저산소증은 산소투여에 의해 교정될 수 없다. 왜냐하면 허파꽈리 산소농도를 높여도 동맥혈에 용해되는 산소는 소량만 증가되며, 혈색소 결핍에 의해 산소혈색소(산소가 결합된 혈색소)는 여전히 낮기 때문이다. 가벼운 빈혈은 빈혈의 주 원인을 해결함으로써 치료할 수 있지만, 심각한 빈혈은 수혈과 같은 즉각적인 의학적 처치가 필요할 수 있다. 건강한 사람의 경우, 콩팥에서 분비되는 당단백질 호르몬인 **적혈구생성인자(erythropoietin)**에 의해 정상적인 적혈구 수가 유지된다. 만성콩팥병 및 투석과 관련된 만성빈혈은 인간재조합 적혈구생성인자 주입으로 치료할 수 있다.

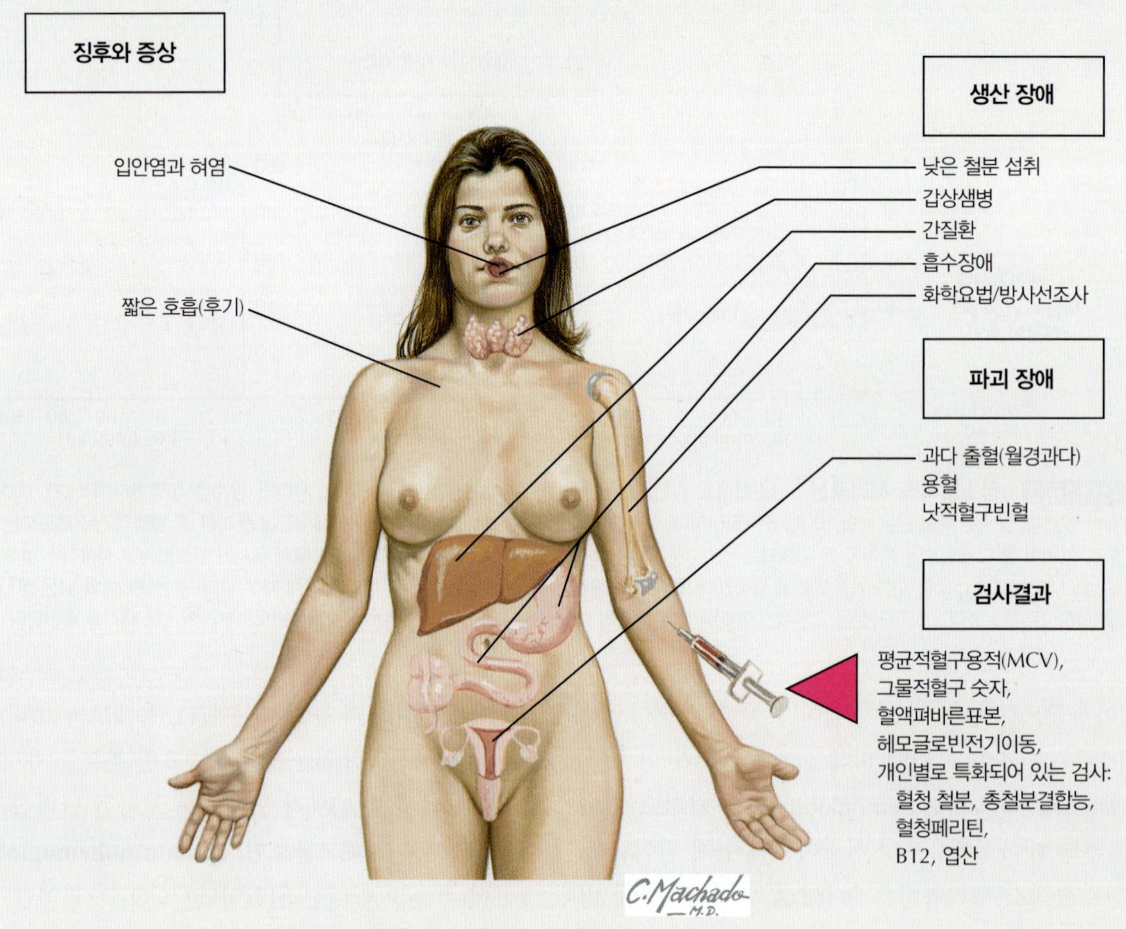

빈혈 적혈구 파괴와 출혈 혹은 적혈구 생산에 장애가 원인이 될 수 있다. 적혈구 생산에 장애가 있는 경우 철과/혹은 비타민 B12의 흡수장애 또는 간질환(철분과 비타민 B12는 간에 저장; 26장 참고)과 연관될 수 있다. 검사결과는 빈혈의 원인을 구별하는 데 유용하게 사용된다.

이 반응은 정상적으로 느리지만 적혈구의 **탄산탈수효소(carbonic anhydrase)**에 의해 촉매된다. HCO_3^-가 형성되어 적혈구 밖으로 확산되어 나가고 대신 Cl^-가 세포내로 확산되어 들어와 전기화학평형이 유지된다. 이 과정을 **염소이동(chloride shift)**이라고 한다. 형성된 H^+ 대부분은 혈색소와 결합하여 적혈구 내에서 완충된다. 이산화탄소가 조직에서 혈액으로 확산됨에 따라 H_2CO_3를 형성하는 반응이 모세혈관내에서 진행된다. 폐에서는 역반응이 일어나 이산화탄소가 호흡으로 제거된다.

Haldane효과 *Haldane Effect*

S자형의 산소혈색소 해리곡선과 다르게, 혈액내 이산화탄소 해리곡선은 직선형이다(그림 16.3 참조). 그러나 정맥혈에서와

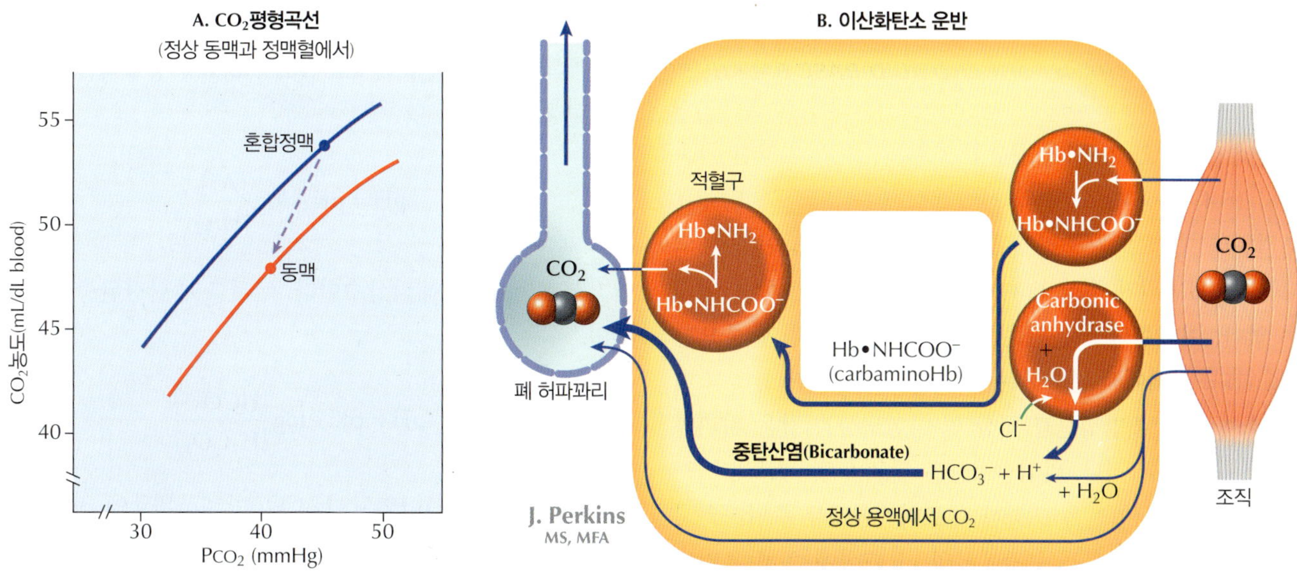

그림 16.3 **이산화탄소 운반** 이산화탄소는 중탄산음이온(약 70%) 및 카르바미노헤모글로빈(약 23 %), 용존 CO_2(약 7 %) 형태로 혈액에서 운반된다**(B)**. CO_2 평형(해리)곡선**(A)**은 산소혈색소 곡선과는 달리 가파르고 직선이기 때문에, 동맥혈과 정맥혈 사이의 P_{CO_2} (40 mmHg vs. 45 mmHg)가 상대적으로 작은 차이를 보인다. 혈색소(Hb)가 정맥혈에서와 같이 탈산소혈색소 형태로 있을 때 해리곡선은 왼쪽으로 이동한다(Haldane효과).

임상 적용 16.2
낫적혈구병(Sickle Cell Disease)

낫적혈구병 환자는 *혈색소S(hemoglobin S)*로 알려진 변형 혈색소를 가지고 있다. 이 병을 일으키는 맞섬유전자(allele)는 열성이며 사하라 이남 아프리카 출신의 사람들에게서 가장 흔하다. 혈색소S는 탈산소화될 때 중합되어 적혈구가 낫 모양을 만들게 한다. 낫적혈구가 미세순환에 들어가면 고통스러운 허혈과 조직 경색을 초래하는 "낫적혈구 위기"가 발생한다. 낫적혈구병은 적혈구를 공격하는 기생충인 말라리아에 대한 내성을 보이므로, 진화 측면에서는 말라리아에 대한 저항을 통해 사하라 이남 아프리카 지역 종족이 존속될 수 있도록 한 것으로 여겨진다.

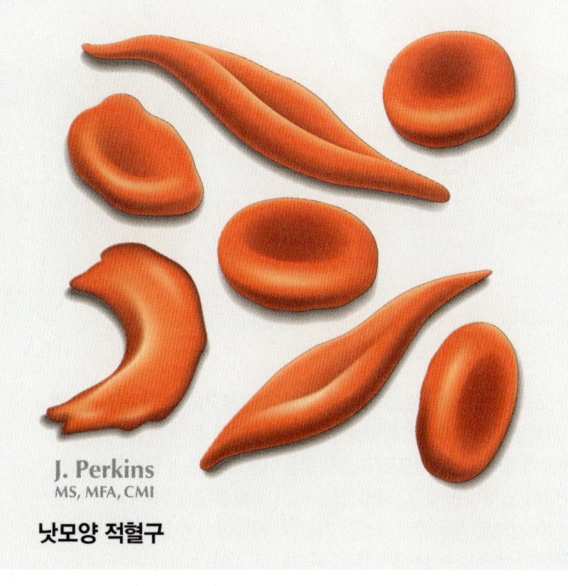

낫모양 적혈구

정상 정맥혈에서 이산화탄소와 산소 분압은 비슷하다(각각 약 45 mmHg 및 40 mmHg). Henry법칙에 따르면 용액에서 용해된 가스농도는 분압에 직접 비례한다. 이 법칙은 산소와 이산화탄소에 모두 적용되지만, 이산화탄소 용해도는 산소보다 20배 높기 때문에 유사한 분압에서 산소보다 훨씬 많은 양의 이산화탄소가 용존가스 형태로 혈액에 존재한다.
용해된 가스와 카르바미노헤모글로빈, 중탄산음이온 형태로 운반되는 이산화탄소 양은 앞에서 제시되었다. 하지만 이산화탄소 운반에 관한 대부분의 연구가 이산화탄소에 비해 혈색소에 대한 친화도가 더 높은 2,3-DPG가 없는 상태에서 이루어졌기 때문에 카르바미노헤모글로빈 수치는 과장된 경향이 있다.

같이 혈색소가 탈산소혈색소 형태로 있을 때는 왼쪽으로 이동한다. 이러한 현상을 **Haldane효과**라고 한다. 혈색소가 온몸모세혈관에서 탈산소화되면 Haldane효과 결과로 이산화탄소에 대한 친화력이 증가되어 이산화탄소 운반이 촉진된다. H^+(적혈구에서 HCO_3^-와 함께 생성됨)에 대한 결합 친화도 또한 증가한다. 폐순환에서, 혈색소가 산소화되면 이산화탄소에 대한 친화력이 감소되고, 결과적으로 혈액으로부터 허파꽈리공기로의 이산화탄소 전달이 촉진된다.

이산화탄소 운반과 산-염기 평형

CARBON DIOXIDE TRANSPORT AND ACID-BASE BALANCE

정상 혈액 pH는 약 7.4이며 콩팥과 호흡 기전 및 다양한 완충계(그림 16.4, 21장 참조)에 의해 엄격한 범위(7.35~7.45)내에서 조절된다. 단백질 구조가 영향을 받고 효소 기능이 방해되기 때문에 pH범위가 정상 범위에서 크게 벗어나면 삶을 영위할 수 없다. 이산화탄소 운반은 **산-염기 평형** 유지에 중요한 역할을 한다. 신체에서 발생하는 **"산 부하"**는 다양한 형태의 이산화탄소에 의한 휘발성산과 젖산 및 아미노산과 같은 비휘발성산으로 구성되어 있다. 비휘발성산은 세포내 및 세포외 기전에 의해 완충된다; 혈액을 포함한 세포외액에서는 중탄산완충계가 중요하다. 산 평형은 콩팥에서의 산 배설에 의해 유지된다(콩팥 기능은 21장에서 다룬다). 일반적으로 지질과 탄수화물 대사 과정에서 생성되는 이산화탄소는 호흡계에 의해 쉽게 제거되지만, 호흡장애가 발생하면 산-염기 불균형을 초래할 수 있다. 이산화탄소 제거의 변화는 탄산 수준에 직접적인 영향을 줄 수 있기 때문이다. 또한, 호흡을 조절함으로써 호흡계통은 대사 장애로 인한 pH불균형을 보상 할 수 있다.

Henderson-Hasselbalch 방정식

완충계의 pH는 **Henderson-Hasselbalch 방정식**을 이용하여 계산할 수 있다.

$$pH = pK + \log\frac{[A^-]}{[HA]} \qquad \text{식 16.8}$$

여기서 K는 산의 해리상수이다. 이것을 중탄산완충계에 적용하면,

$$pH = pK + \log\frac{[HCO_3^-]}{[H_2CO_3]} \qquad \text{식 16.9}$$

이 시스템의 pK는 6.1이다. H_2CO_3는 세포외액에 저농도로 존재하지만 용존 CO_2와 평형을 이루므로 $[H_2CO_3]$는 $0.03 \times P_{CO_2}$ (0.03 mmol/L/mmHg는 P_{CO_2}의 용해계수)으로 변경할 수 있으므로 식은 다음과 같이 된다:

$$pH = 6.1 + \log\frac{[HCO_3^-]}{0.03 \times P_{CO_2}} \qquad \text{식 16.10}$$

동맥 $[HCO_3^-]$과 P_{CO_2}를 정상 값으로 대체하면 정상 pH는 7.4가 된다.

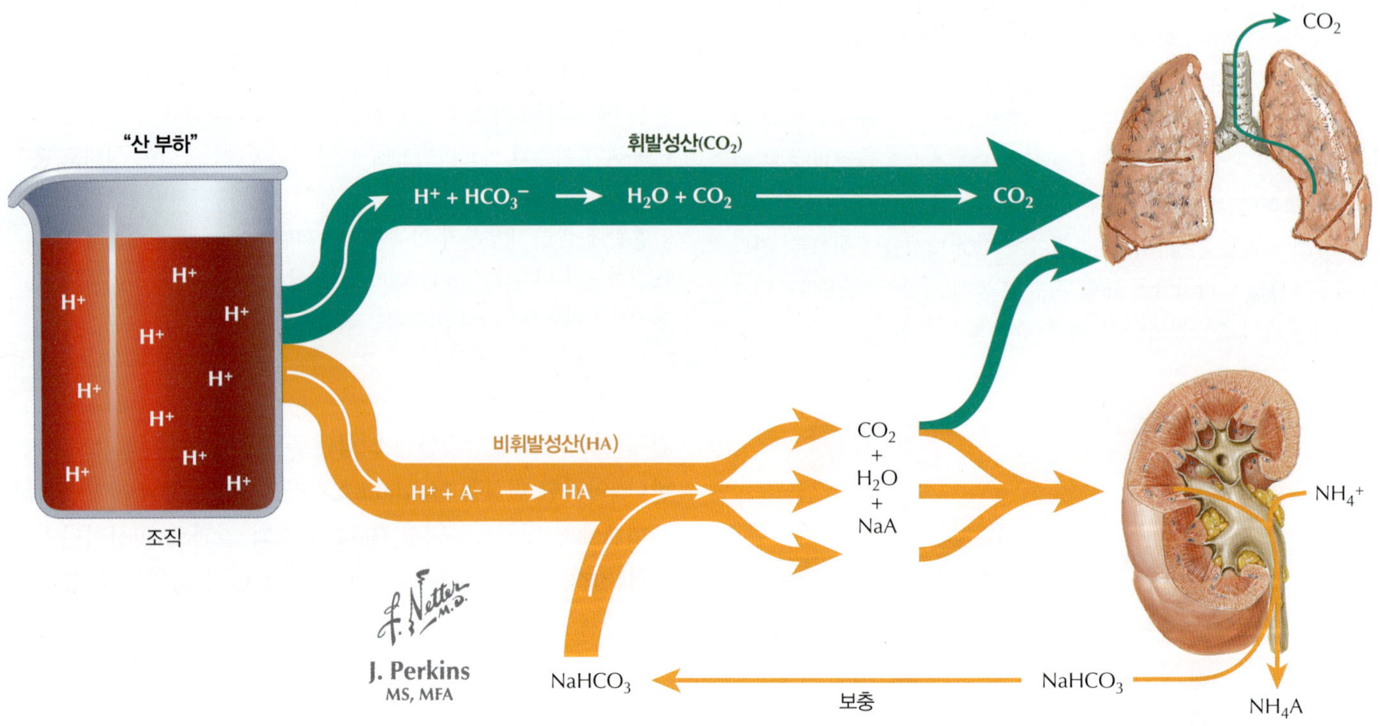

그림 16.4 산-염기 균형에서 폐와 콩팥의 역할 폐와 콩팥은 영양분의 세포대사에 의해 생성되는 산 부하에도 불구하고 적절한 산-염기 균형을 유지하는 데 중요한 역할을 한다. 탄수화물과 지방의 산화대사에 의해 생성된 이산화탄소("휘발성산")는 폐 호흡을 통해 효율적으로 제거하여 pH균형을 유지하지만, 비휘발성산은 콩팥에서 중탄산음이온 보충 및 산 배설과 함께 주로 세포외액 중탄산음이온과 세포내 단백질에 의해 완충된다. H^+는 중탄산염 재생을 통해 소변으로 제거된다. 대사성 산-염기 불균형이 일어나면 CO_2(휘발성산) 제거 속도를 조절하는 폐의 빠른 보상과 함께 세포내 및 세포외 완충계(주로 단백질과 중탄산염이 관여)가 첫 번째 방어선으로 작용한다. 더 긴 기간(몇 시간에서 수일) 동안 보상은 산 분비와 중탄산염 재생을 통한 콩팥기전을 통해 일어난다. 호흡성 산-염기 불균형이 발생하면 보상은 주로 콩팥에서 일어난다.

임상 적용 16.3

일산화탄소 중독(Carbon Monoxide Poisoning)

일산화탄소(CO)는 가솔린과 프로판, 숯, 천연가스, 기타 연료의 연소 중에 생성되는 독성 화합물이다. CO 농도가 0.04%에 불과한 공기라도 장시간 노출되면 치명적일 수 있다. CO는 혈색소와 미오글로빈, 시토크롬 산화효소와 결합하여 독성을 일으킨다. 혈색소에 대한 친화력은 산소보다 240배 더 높기 때문에 CO는 헤모글로빈에 결합된 산소를 대체하여 일산화탄소헤모글로빈(carboxyhemoglobin)을 형성하고 혈색소의 산소 운반능력을 감소시킨다(그림에서 산소혈색소 해리에 대한 낮은 농도의 CO 영향과 심한 빈혈의 효과를 비교한 것을 참고). 또한, 혈색소 산소 결합부위에서의 산소 결합은 상호보완이기 때문에, 혈색소에 결합된 CO 존재는 산소에 대한 혈색소 친화성을 증가시켜(산소혈색소 해리곡선이 왼쪽으로 이동됨), 정상 조직 pH에서 혈색소로부터의 산소해리와 그에 따른 전달에 장애를 초래한다. CO 중독은 100% 산소 호흡으로 치료한다. 고압 산소도 치료법으로 사용된다(환자는 고압 챔버에 놓여지고 순수 산소를 흡입한다). 그러나 이 치료로 얻게 되는 이로운 점에 대해서는 다소 논쟁의 여지가 있다. 동맥혈 SO_2를 모니터링하기 위해 임상 환경에서 일반적으로 사용되는 맥박 산소측정기는 비색계 측정을 사용하는데, 산소혈색소와 마찬가지로 일산화탄소혈색소도 붉은색을 나타내므로 이 장비를 CO 중독 환자에게 사용하면 SO_2수치가 거짓으로 높게 나올 수 있다. 즉, 손가락 프로브와 귓볼 프로브 맥박 산소측정기는 일산화탄소혈색소와 산소혈색소를 구별할 수 없다. CO 중독에서 저산소증 증상은 나타나지만 전형적인 청색증은 나타나지 않는다.

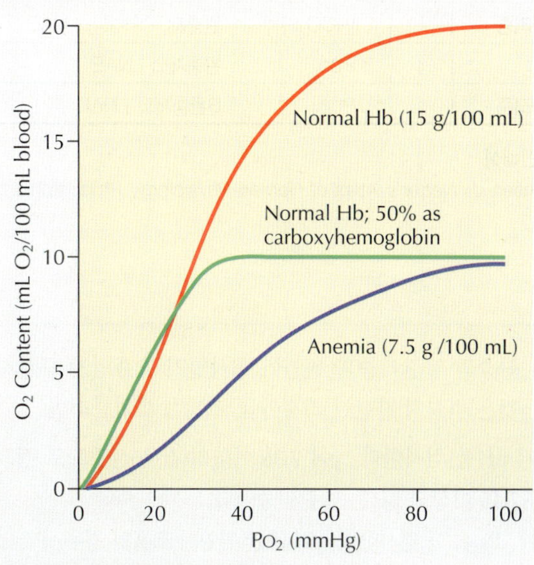

혈액 산소함량: 일산화탄소와 빈혈 효과 15 g Hb/100 mL 혈액인 정상 혈액의 동맥 산소함량은 약 20 mL/100 mL이다. 심한 빈혈에서 혈색소가 반으로 줄면 100% 포화 상태에서 산소함량도 반으로 줄어든다. CO 중독에서 CO는 헤모글로빈과 단단히 결합하여 산소 결합에 사용할 수 있는 부위의 수를 줄이고 산소혈색소 곡선을 왼쪽으로 이동시킨다. 위의 예에서 산소 결합부위의 절반은 CO에 의해 점유되어 일산화탄소혈색소를 형성한다. 따라서 정상적인 헤모글로빈 농도에도 불구하고 Pa_{O_2}가 100 mmHg인 동맥혈에서 산소함량이 절반으로 감소한다. 해리곡선이 왼쪽으로 이동하기 때문에 정상조직 pH와 PO_2에서 조직으로 산소를 전달하는 것이 크게 손상되며, 정맥내 PO_2도 크게 감소한다.

$$pH = 6.1 + \log\frac{[24]}{0.03 \times 40} = 7.4 \qquad \text{식 16.11}$$

이 방정식을 바탕으로, PCO_2변화는 pH변화를 야기한다는 것을 명백하게 알 수 있다. 예를 들어, 환기가 감소하면 PA_{CO_2}가 증가하고, 이에 따라 Pa_{CO_2}가 상승하여 혈액 pH가 떨어지게 된다.

산-염기 장애 *ACID-BASE DISTURBANCES*

산-염기 장애는 아래와 21장에서 간략하게 다룬다. **산혈증(acidemia)**은 혈액 산성도가 증가한 것으로 정의되며(7.35이하), **알칼리혈증(alkalemia)**은 혈액의 알칼리도(7.45이상의 pH)가 증가된 상황이다. **산증(acidosis)**과 **알칼리증(alkalosis)**은 체액 및 조직에서 각각 낮은 pH와 높은 pH를 의미하는 용어이며, 산혈증과 알칼리혈증을 대신하여 일반적으로 사용한다. 호흡기 이상으로 인한 pH 변화를 **호흡산증(respiratory acidosis)** 또는 **호흡알칼리증(respiratory alkalosis)**이라고 한다. 호흡알칼리증은 과환기에 의해 유발되는 반면, 호흡산증은 저환기(기도폐쇄와 같은 급성원인 또는 중추신경계 억제, 만성 폐병)가 원인이다. 한편, 산-염기 불균형의 주 원인이 대사에 의한—예를 들어, 대사질환 혹은 콩팥 기능 이상—경우를 **대사산증(metabolic acidosis)** 또는 **대사알칼리증(metabolic alkalosis)**이라고 한다. 호흡산증이나 알칼리증에 대한 보상은 콩팥 기전에 의해 이루어지며, 호흡 조절은 대사 산증이나 알칼리증에 대한 보상으로 작용한다(표 16.1). 산-염기 균형에서 콩팥과 폐의 일반적인 역할은 그림 16.4에 나와 있다.

호흡 조절 *CONTROL OF RESPIRATION*

호흡은 어느 정도 수의적으로 제어할 수 있지만(예: 호흡 유지 또는 과호흡), 궁극적으로 Pa_{CO_2} 및 Pa_{CO_2}를 면밀히 제어하는 불수의적 과정이다.

표 16.1 산–염기 장애(Acid-Base Disorders)

장애	pH	일차 변화	보상기전
대사산증	↓	↓ $[HCO_3^-]$	완충제, ↓ PCO_2, ↑ NAE
대사알카리증	↑	↑ $[HCO_3^-]$	완충제, ↑ PCO_2, ↓ NAE
호흡산증	↓	↑ PCO_2	완충제와 ↑ NAE
호흡알카리증	↑	↓ PCO_2	B완충제와 ↓ NAE

NAE, 순 산배설

From Hansen J: *Netter's Atlas of Human Physiology*, Philadelphia, 2002, Elsevier.

산증과 알칼리증의 원인이 대사인지 호흡인지 구분하는 것은 비교적 간단한 과정이다. 조건을 확인하려면:

1. 먼저 pH를 검사한다. pH 7.35 이하의 값은 산증으로 정의되며, 7.45 이상의 pH는 알칼리증이다.
2. 둘째, Pa_{CO_2}를 검사한다. pH 교란 원인이 호흡인 경우, Pa_{CO_2}수준이 비정상이며 이것을 통해 pH 변화를 예측할 수 있다. 즉, 호흡산증에서 Pa_{CO_2}는 40 mmHg 이상으로 상승하며, 호흡알칼리증(과호흡으로 인한 것)에서는 Pa_{CO_2}가 40 mmHg보다 낮다. 급성인 경우 HCO_3^- 수준은 정상이다; 호흡기 질환이 만성인 경우 콩팥을 통한 보상에 의해 HCO_3^-는 산증에서는 증가하고 알칼리증에서 감소한다. 만성산증이나 알칼리증에서 pH 변화는 보상에 의해 Pa_{CO_2}만의 변화로 예상되는 수치보다 더 정상에 가깝다.
3. Pa_{CO_2} 수준이 1차 변화로 예측되는 것과 반대 방향으로 비정상인 경우 교란은 대사가 원인이다. HCO_3^- 검사를 통해 그 수준이 일차 대사장애와 일치한다는 것을 밝혀야 한다: HCO_3^-는 대사알칼리증에서 높고 대사산증에서는 낮을 것이다. Pa_{CO_2} 수치는 대사산증에서 낮고, 호흡보상을 반영하는 대사알칼리증에서는 높아진다. 이 보상 때문에 pH는 HCO_3^-만의 변화를 기반으로 예측한 것보다 정상에 더 가깝다.

호흡 깊이와 호흡수 변화를 통해 이 과정이 조절된다. 불수의적 조절 시스템의 세 가지 필수 구성 요소는 다음과 같다:

- 뇌줄기 호흡중추
- 말초 및 중추 화학수용체
- 폐 및 관절의 기계수용기

궁극적으로 호흡 조절에 관여하는 신호는 **숨뇌호흡중추(medullary respiratory center)**에서 통합된 후 호흡근육의 활동을 조절하고(그림 15.1 참조), 일회호흡량과 호흡수, 형태에 영향을 미친다. 숨뇌 내에서 호흡 조절은 다음 영역에서 이루어진다.

- **배쪽호흡조절군(ventral respiratory group)**은 들숨과 날숨 근육을 모두 지배하는 뒤모호핵(nucleus retroambiguus)과 모호핵(nucleus ambiguous), 뒤얼굴핵(nucleus retrofacialis)으로 구성되어 있다. 이곳은 들숨력과 수의적 날숨에 관여한다.
- **등쪽호흡조절군(dorsal respiratory group)**은 고립로핵(nucleus tractus solitarius)내에 위치하며 들숨근육을 지배한다.

숨뇌호흡중추는 2종류의 중요한 다리뇌 영역으로부터 입력신호를 받는다.

- **호흡조정중추(pneumotaxic center)**는 들숨의 주기적 억제를 통해 호흡수와 깊이를 조절한다. 이 중추는 대뇌피질로부터 입력신호를 받는다.
- **지속흡입중추(apneustic center)**는 들숨을 유발한다. 이곳은 호흡조정중추와 대항적으로 작용한다.

다리뇌 혹은 숨뇌 위쪽에 손상을 받으면 **지속들숨(apneusis,** 긴 들숨노력과 중간에 짧은 날숨을 특징으로 하는 호흡)이 발생할 수 있다. 실험적으로, 지속들숨은 호흡조정중추 제거와 미주신경 절단으로 발생시킬 수 있다.

중추 및 말초 화학수용체 역할

Role of Central and Peripheral Chemoreceptors

중추 및 말초 화학수용체의 감각 정보는 뇌줄기 호흡 조절에 중요하다. 숨뇌 배가쪽 표면에 위치한 **중추화학수용체(central chemoreceptors)**는 PCO_2변화에 간접적으로 반응하여, Pa_{CO_2} 급성 조절에 중요한 역할을 한다. 혈액–뇌장벽은 HCO_3^-와 H^+에 대해 비투과성이지만, 이산화탄소는 장벽을 가로질러 뇌척수액(CSF)으로 쉽게 확산되어 뇌척수액 pH에 영향을 미친다. 따라서 Pa_{O_2}가 변경되면 호흡이 영향을 받는다.

- Pa_{CO_2}가 상승하면 CSF의 pH가 낮아져 중추화학수용체가 이를 감지하여 호흡수를 증가시킨다.
- Pa_{CO_2} 감소는 CSF pH의 상승을 일으키며, 이는 중추화학수용체에 의해 감지되어 환기를 감소시킨다.

목동맥토리와 대동맥토리에 위치한 **말초화학수용체**(3절 참조)는 동맥혈의 다양한 정보를 뇌줄기 호흡중추로 전달하여 호흡에 영향을 미친다. 중추화학수용체와는 달리 이 수용체는 Pa_{O_2}와 Pa_{CO_2} 변화뿐만 아니라 pH 변화에도 직접 반응한다. 말초화학수용체를 통한 호흡 조절은 다음과 같은 기전에 의해 이루어진다.

- Pa_{O_2} 감소: Pa_{O_2}가 60 mmHg 이상일 때는 호흡에 대한 Pa_{O_2} 변화 효과는 상대적으로 작다. Pa_{O_2}가 이 수준 이하로 떨어지면 말초화학수용체가 매우 민감하게 반응한다.
- Pa_{CO_2} 상승: Pa_{CO_2} 변화는 중추 및 말초 화학수용체를 통해 호흡에 영향을 미치지만, 중추화학수용체가 좀 더 민감하게 반응한다.
- pH 감소: 동맥혈 H^+농도 변화는 Pa_{CO_2} 영향과는 독립적으로 말초화학수용체에 직접적으로 영향을 준다.

Pa_{O_2}와 Pa_{CO_2}에 의한 호흡의 화학 조절은 그림 16.5에 나와있다.

호흡을 조절하는 다른 기전들

Additional Mechanisms Controlling Respiration

호흡은 여러 종류의 다른 기전에 의해서도 제어된다.

- **폐 기계수용기(pulmonary mechanoreceptors)**는 폐 팽창에 반응하여 들숨을 그치게 한다. 기도벽 민무늬근육에

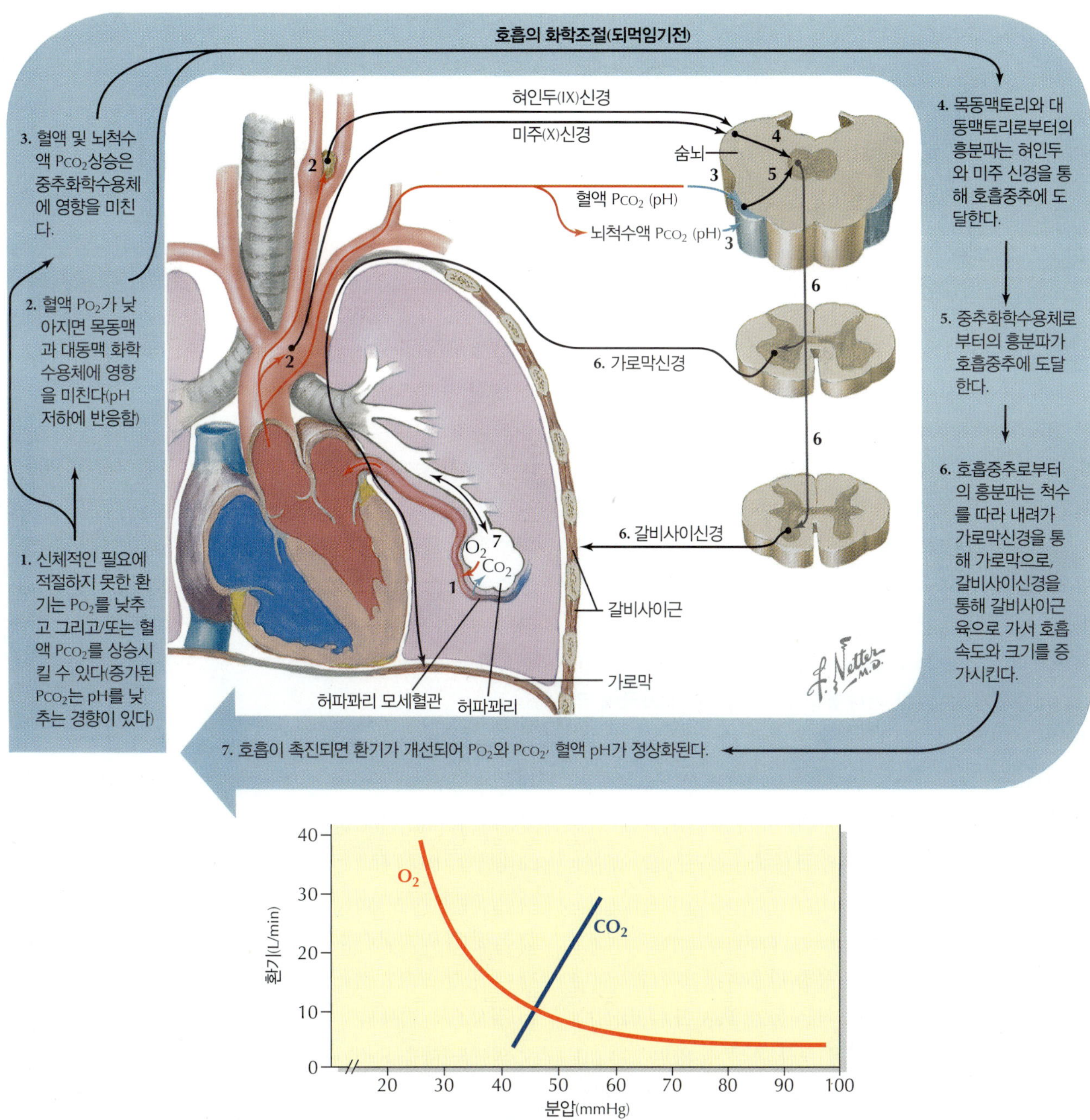

그림 16.5 호흡 조절 중추 및 말초 화학수용체는 동맥혈 가스 수준에 반응하여 호흡을 조절한다. 중추수용체는 뇌척수액(CSF)으로 확산되어 뇌척수액 pH를 변화시키는 동맥 P_{CO_2}변화에 주로 반응하지만(혈액–뇌장벽은 HCO_3^-와 H^+에 대해 투과성이 없음), 목동맥토리와 대동맥토리에 있는 말초화학수용체는 Pa_{O_2} 변화 및 Pa_{CO_2}와 pH 변화에 반응한다. 뇌줄기 호흡중추는 호흡 속도와 깊이를 조절하여 Pa_{O_2}와 Pa_{CO_2} (따라서 pH) 변화를 일으킨다. 하단 도표에는 분당 환기에 대한 Pa_{O_2}와 Pa_{CO_2}의 영향이 설명되어 있다.

임상 적용 16.4
수면무호흡(Sleep Apnea)

수면무호흡은 수면 중에 정상적인 호흡이 주기적으로 중단되는 질환이다. 호흡의 일시 중지는 2~3회 호흡을 하는 정도 기간이 될 수 있으므로 이러한 에피소드 동안 가스 운반이 크게 감소할 수 있다. 수면무호흡은 중추성과 폐쇄성 또는 복합성(중추성 및 폐쇄성 모두)일 수 있다. 중추 수면무호흡은 뇌 중추 기능에 장애가 생겨 호흡을 하려는 노력이 결핍되어 발생한다. 폐쇄 수면무호흡증은 호흡 노력은 정상이지만 폐쇄에 의해 공기 흐름이 막히는 경우이다. 수면 장애와 피로가 흔한 증상이다. 만성 수면무호흡은 심장 질환과 뇌졸중 발병률을 증가시킬 수 있다.

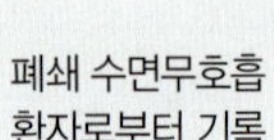

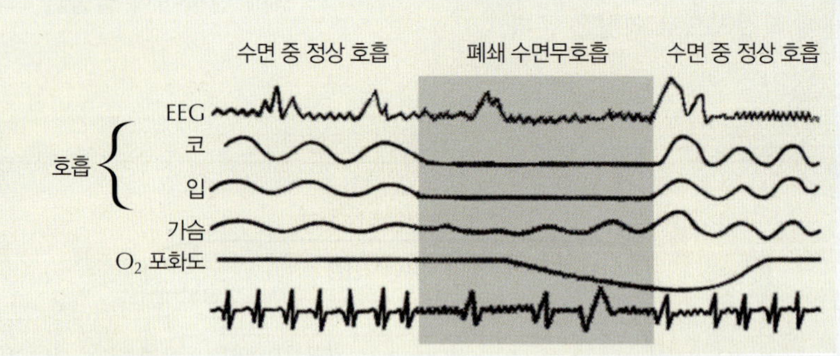

있는 이들 수용기로부터의 들신호는 미주신경을 통해 숨뇌로 전달되어 지속흡입중추가 들숨을 종결시키고 과도한 들숨이 일어나지 않게 한다. 폐 팽창에 대한 이러한 반응은 **Hering-Breuer반사**(특히, Hering-Breuer들숨-억제반사)로 알려져 있다.

- 큰기도에 있는 **자극수용기(irritant receptors)**는 담배 연기와 같은 유해 가스 및 미립자 물질에 반응한다. 이들 수용기 활성화는 주로 미주신경을 통해 중추신경계로 들신호를 보내 반사성 기관지수축과 기침을 유발한다.
- 허파꽈리에 있는 **모세혈관곁수용기(juxtacapillary receptors, J수용기)**는 폐의 과다팽창과 다양한 화학 자극에 의해 자극을 받는다. 빠르고 얕은 호흡을 반사적으로 발생하게 한다.
- **관절과 근육 기계수용기**는 관절과 근육 움직임 동안 자극을 받게 되고 호흡수 증가를 초래한다.

운동 중 호흡 조절 *Respiratory Control in Exercise*

호흡 조절은 **운동 동안 관찰되는 통합 반응**의 중요한 요소이다(그림 16.6). 동적(유산소)운동을 하는 동안, Pa_{O_2} 또는 Pa_{CO_2}의 실질적인 변화 없이 산소소비량은 평균 휴식 시 양인 250 mL O_2/min에서 4 L O_2/min까지 높아진다. 조절기전이 완전히 알려져 있지 않지만, 동적운동이 시작될 때 신경 및 반사 기전을 통해 호흡의 급격한 증가가 발생한다. 운동 경로 활성화는 호흡중추의 부수적 활성화를 초래하고, 호흡은 근육과 관절 기계수용기 및 기타 미지의 들신호에 의해 추가로 자극된다. 운동을 계속하면 되먹임기전이 중요하게 작용한다. 중심체온 상승과 젖산 생성(혈장 H^+농도) 증가는 보다 점진적인 환기 증가를 초래한다. Pa_{O_2}와 Pa_{CO_2} 변화는 아주 미약하게 일어나지만(심한 운동을 하는 경우는 제외), 호흡 조절 시스템은 운동 중 이러한 변화에 보다 민감하게 반응한다. 운동이 끝나면 호흡은 처음에는 빠르게 줄어들지만, 운동과 관련된 대사 변화(젖산 상승 포함)가 정상으로 회복될 때까지 되먹임기전이 계속 활성화되어 있어 휴식 시 수준까지 떨어지는 데는 약간의 시간이 필요하다.

고지대 적응 *Adaptation to High Altitude*

호흡 조절은 **고지대 적응**에 매우 중요하다. 높은 고도에서는 낮은 기압으로 인해 들숨공기의 PO_2는 감소되어 저산소혈증을 초래한다. Pa_{O_2} 감소는 말초화학수용체를 통한 환기를 자극하지만, 이 효과는 Pa_{CO_2} 감소와 동반되는 알칼리증를 초래하여 중추 및 말초 화학수용체 기전을 통한 환기를 억제한다. 일정 기간 후 콩팥 보상기전을 통해 혈장 HCO_3^- 상승이 초래되어 pH는 정상으로 회복되며 환기는 다시 증가한다. 환기가 증가하는 것 외에도 다음 요소가 높은 고도에 적응하는 데 기여한다.

- 저산소혈증은 적혈구 생성을 자극한다. 결과적으로 **적혈구증가증(polycythemia)**(그리고 더 높은 혈장 혈색소)은 혈액의 산소 운반능력을 증가시킨다.

임상 적용 16.5
만성폐쇄폐병에서 호흡 조절
(Respiratory Control in Chronic Obstructive Pulmonary Disease)

만성폐쇄폐병(COPD)은 담배 흡연과 관련이 있으며, 특정 오염물질에 대한 직업적 노출로 악화될 수 있다. 만성기관지염(가래와 기침)과 공기증(폐기종)(허파꽈리벽 파괴로 인해 가스 확산을 위한 총 표면적이 감소하고, 허파꽈리 숫자는 줄고 크기는 커짐)이 대표적인 질환이다. 결과적으로 이 병을 앓고 있는 환자는 저산소증과 고이산화탄소혈증(Pa_{O_2}가 정상 이하이고 Pa_{CO_2}가 상승)이 된다. 콩팥에 의한 조절을 통해 HCO_3^-가 증가되어 상당한 보상이 이루어지기는 하지만 pH는 정상보다는 다소 낮다. 다시 말해, COPD환자는 만성호흡산증을 겪고 대사성보상이 이루어지고 있다. 만성고이산화탄소혈증 상태에서, CSF내의 HCO_3^- 상승에 의해 정상 CSF pH가 유지된다. 중추신경계는 만성적으로 높은 P_{CO_2}에 노출되어 중추수용체는 이산화탄소에 반응하지 않게 된다. 따라서 COPD환자에서는 낮은 Pa_{O_2}에 대한 말초화학수용체 반응에 의해 매개되는 "저산소 호흡촉진"이 발생한다. 이러한 환자에서 급성 악화가 발생되었을 때 산소 투여를 부주의하게 하면 파국적이고 치명적인 결과가 초래될 수 있다. Pa_{O_2}는 상승하지만 호흡촉진이 더 이상 지속되지 않아 분당 환기가 감소하고 Pa_{CO_2}가 추가로 상승한다. 산소 보충을 통한 일부 환기보조가 효과적 일 수 있지만 호흡촉진 억제는 피해야 한다.

COPD는 만성기관지염과 공기증이 특징이다. 만성폐쇄폐병을 가진 사람은 보통 두 가지 상태를 어느 정도 경험하며 지배적인 증상을 근거로 분류된다. 주로 공기증을 앓고 있는"pink puffers"는 붉은 색채와 높은 호흡수를 보인다. "Blue bloaters"는 주로 만성기관지염이 있어 저산소증과 청색증(청색 입술과 피부)이 관찰되며, 종종 발 및 발목 부종("bloating")을 포함한 오른심실 기능상실 증상이 있다.

만성기관염과 공기증이 혼합

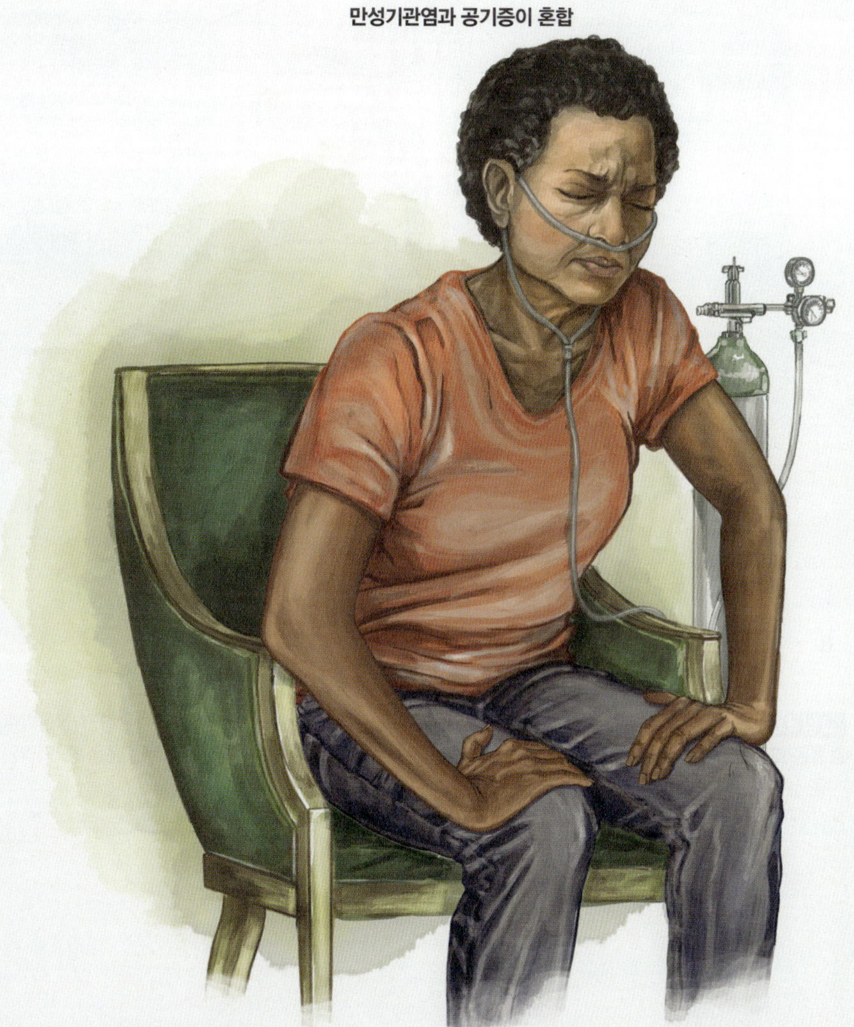

전형적인 COPD환자는 만성기관지염과 폐기종의 임상 및 생리, 방사선학적 특징을 가지고 있다. 환자는 만성 기침과 가래가 있으며, 호흡을 위해 부속근육을 사용하고 입술을 오므려서 호흡을 한다. 폐기능검사에서는 다양한 범위의 흐름제한과 과다팽창, 확산능 감소가 나타나며, 동맥혈가스에서 P_{O_2}는 다양한 정도로 감소되고 P_{CO_2}는 증가되어 있다. 방사선 촬영 영상에서 종종 기도벽 비후와 과도한 점액, 공기증의 특성이 나타난다.

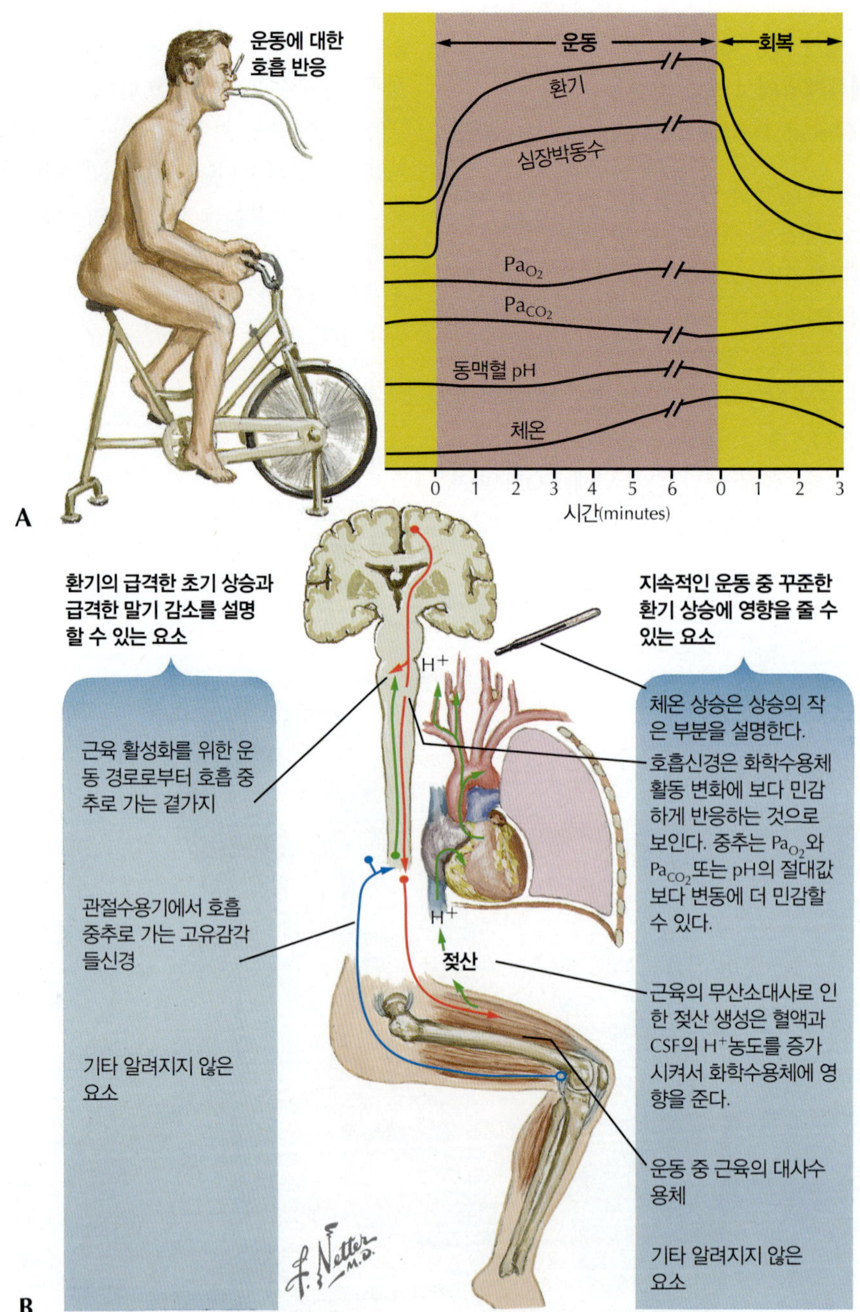

그림 16.6 **운동에 대한 호흡 반응** 운동 중에 산소 소비와 이산화탄소 생산이 증가하면 심장박출과 호흡을 조절해야 한다**(A)**. 운동 시작 및 종료 시 호흡의 신속한 조정뿐만 아니라 지속적인 운동 중 되먹임기전을 설명하는 요소가 표시되어 있다**(B)**.

- **2,3-DPG** 상승은 산소혈색소 해리곡선을 오른쪽으로 이동시켜, 산소가 조직 수준에서 혈색소로부터 보다 쉽게 해리되게 한다.

유산소 운동의 수준은 산소소비량($\dot{V}O_2$)을 측정하여 정량화할 수 있다. 최대 $\dot{V}O_2$는 개인이 달성할 수 있는 유산소 운동의 최대 수준을 의미한다. 산소소비량은 운동 근육의 대사 요구 사항을 충족시키는 데 필요한 충분한 산소를 전달할 수 있는 능력을 의미하므로 결국 운동의 제한 요인으로 작용한다. 최대 $\dot{V}O_2$에서 산소소비는 휴식 수준인 4 L/min에서 최대 250 L/min (16배 증가)까지 증가될 수 있는 반면, 청년에서도 심장박출량은 휴식 시 5 L/min에서 20~30 L/min(단지 4~6배 증가)까지만 증가될 수 있다. 따라서 증가된 심방박출량만으로는 필요한 산소 전달을 충족시킬 수 없다. 증가된 산소소비를 충분히 만족하기 위해, 혈액으로부터 산소를 추출하는 정도를 고려해야 한다. 산소함량은 동맥혈의 약 20 mL O_2/dL에서 혼합정맥혈의 15 mL O_2/dL로 떨어지기 때문에 동맥혈 산소의 25%만이 실제로 조직으로 전달된다. 최대 유산소운동을 하는 동안 혈액으로부터의 산소 추출은 약 3배 증가될 수 있으며 혼합정맥혈 산소는 크게 감소한다. 따라서 산소 추출량이 3배 증가하고 심장박출량이 4~6배 증가하면 산소 소비는 크게 증가될 수 있다. 건강한 사람의 경우 최대 유산소운동 중에도 호흡을 조절하여 동맥혈 산소포화도는 거의 100%로 유지할 수 있다.

임상 적용 16.6
급성고산병(Acute Altitude Sickness)

급성고산병은 저지대에 사는 것에 익숙한 사람들이 높은 고도(해발 8,000피트 이상)에 급하게 올라갈 경우 자주 발생한다. 증상으로는 두통과 빠른맥, 호흡 곤란, 욕지기와 구토, 식욕 부진, 현기증, 피로감 등이 있다. 대부분의 경우, 증상은 순응함에 따라 며칠 이내에 경미해지거나 없어진다. 드물게 심한 경우에는 생명을 위협하는 폐부종이나 뇌부종이 발생할 수 있다. 폐부종은 폐혈관 수축과 폐혈관 투과성 증가로 발생한다. 앞서 설명한 바와 같이, 폐혈관 수축은 허파꽈리 저산소증에 대한 정상적인 반응이지만, 고지대 폐부종에서는 악화된다. 고지대 뇌부종의 원인은 밝혀지지 않았지만 저산소혈증에 대한 대뇌혈관 확장에 의해 모세혈관 정수압이 높아져 유발되는 것으로 알려져 있다. 심한 경우 낮은 고도로 내려가는 것이 매우 중요한 치료법이다.

호흡기전에 대한 높은 고도의 효과

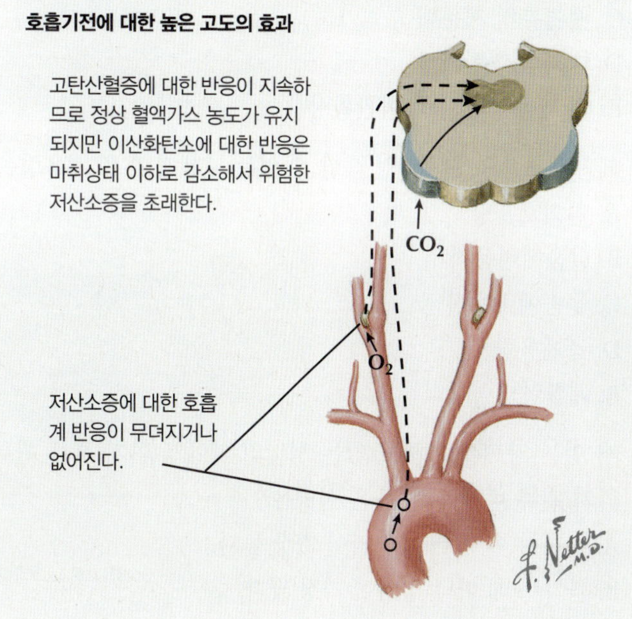

복습문제

Review Questions

14장 폐 환기와 관류 및 가스 확산

1. 폐동맥압이 증가하여 폐혈관 저항이 감소하면 어떤 결과를 초래하는가?
   A. 폐 모세혈관 동원과 확장
   B. 근육성기전에 의한 자동조절
   C. 폐혈류의 재분배
   D. 대사성 혈관확장
   E. 폐 세동맥의 능동 혈관확장

2. 폐활량계만으로는 측정을 **할 수 없는** 폐용적 혹은 폐용량은?
   A. 일회호흡량
   B. 날숨예비용적
   C. 들숨예비용적
   D. 총폐용량
   E. 폐활량

3. 서 있는 자세를 취하고 있는 사람의 폐에서 환기 혹은 관류, 환기/관류 비에 관한 **옳은** 설명은?
   A. 관류는 폐 꼭대기 영역이 가장 높다.
   B. 환기는 폐 바닥 영역이 가장 낮다.
   C. 환기/관류 비는 폐 꼭대기가 가장 크다.
   D. 션트가 있는 영역의 환기/관류 비는 무한대로 접근한다.
   E. 무용공간의 환기/관류 비는 0이다.

4. 막을 통한 가스 확산은?
   A. 확산을 위한 면적과 반비례 관계
   B. 막의 양쪽 면에 존재하는 가스 분압차와 비례 관계
   C. 능동이동이 필요
   D. 가스의 확산계수와 반비례 관계
   E. 막두께와 비례 관계

5. 서 있는 사람의 폐 구역2는?
   A. 폐 동맥압과 정맥압이 허파꽈리압보다 높다.
   B. 폐 동맥압과 정맥압이 허파꽈리압보다 낮다.
   C. 허파꽈리압이 폐 정맥압보다는 높지만 동맥압보다는 낮다.
   D. 환기/관류 비가 0에 가깝다.
   E. 환기/관류 비가 무한대에 가깝다.

6. 대기압이 700 mmHg인 고지대에서 마른 공기의 PO_2는?
   A. 130 mmHg
   B. 140 mmHg
   C. 147 mmHg
   D. 157 mmHg
   E. 200 mmHg

15장 호흡역학

7. 휴식 시 호흡을 초래하는 기계적인 힘(예, 바깥쪽으로 작용하는 가슴벽의 탄성되감기압과 안쪽으로 작용하는 폐의 탄성되감기압은 동일하다)이 작동하는 시점은?
   A. 잔기용적
   B. 기능잔기용량
   C. 총폐용량의 60%
   D. 총폐용량의 70%
   E. 총폐용량

8. 호흡계통 전체에서 흐름에 대한 저항이 가장 큰 곳은?
   A. 호흡세기관지
   B. 종말세기관지
   C. 중간크기 기도
   D. 기관지
   E. 기관

9. 기도의 능동눌림을 초래하는 것은?
   A. 노력에 독립적인 날숨흐름
   B. 폐의 폐활량
   C. 정상 휴식 일회호흡량
   D. 들숨에 의해 만들어진 총폐용량
   E. 날숨 시 최대 흐름

10. 중증 만성폐쇄폐병에서?
   A. 폐 순응도 감소
   B. 폐의 탄성되감기 감소
   C. 총폐용량 감소
   D. 기능잔기용량 감소
   E. 잔기용적 감소

11. 표면활성제의 특징 혹은 기능이 **아닌** 것은?
   A. 폐 순응도를 감소시킨다.
   B. 호흡 작업을 감소시킨다.
   C. 허파꽈리와 작은기도의 표면장력을 감소시킨다.
   D. 부족 시 호흡곤란증후군이 발생한다.
   E. Dipalmitoyl phosphatidyl choline을 함유하고 있다.

16장 산소와 이산화탄소 운반 및 호흡 조절

12. 허파꽈리 산소 농도가 정상인 상황에서 동맥혈 산소함량을 큰 폭으로 증가시키는 변화는?
   A. 적혈구용적률이 40에서 45로 증가
   B. 허파꽈리 산소농도를 100에서 150 mmHg로 증가
   C. 혈액내 2,3-DPG 농도가 10% 증가
   D. 혈액 pH가 7.4에서 7.35로 감소
   E. 허파꽈리 환기가 10% 증가

13. 혈액검사에서 pH는 7.3이고 동맥혈 P_{CO_2}는 증가되었고 동맥 혈장의 중탄산이온 농도도 약간 증가되었다. 이 환자의 산-염기 상태는?
   A. 대사산증
   B. 대사알카리증
   C. 호흡산증
   D. 호흡알카리증
   E. 이 결과로는 알 수 없다.

14. 높은 고도에 대한 장기순응의 가장 중요한 기전은?
   A. 심장박동수 증가
   B. 호흡수 증가
   C. 혈액내 2,3-DPG 감소
   D. 적혈구증가증
   E. 혈장 중탄산이온 감소

15. 호흡 조절에서 중추화학수용체는 주로 무엇에 반응하는가?
   A. 동맥혈 pH
   B. 동맥혈 P_{CO_2}
   C. 혈액내 2,3-DPG
   D. 동맥혈 HCO_3^-
   E. 동맥혈 O_2

16. 운동 시작 시 빠른 호흡수 조정에 관여하는 기전은?
   A. 동맥혈 pH 감소
   B. 동맥혈 P_{CO_2} 증가
   C. 혈액내 2,3-DPG
   D. 관절의 기계수용기
   E. 체온 상승

17. O_2에 대한 혈색소 친화도는?
   A. 2,3-DPG 존재하에서 증가
   B. pH가 낮아지면 감소
   C. 체온이 상승하면 증가
   D. 혈색소의 결합부위 중 한 곳에 O_2가 결합하면 감소
   E. 혈색소A에 비해 혈색소F가 더 높다.

5절 콩팥생리학

RENAL PHYSIOLOGY

콩팥의 주요 "역할"은 적절한 세포외액 양과 용질 구성을 지속적으로 유지하는 것이다. 이 기능은 신경과 내분비 계통의 입력과 함께 콩팥내 기전에 의해 수행된다. 콩팥은 또한 폐기물(즉, 과량 수분과 전해질뿐만 아니라 요소와 빌리루빈, 약물, 잠재적 독소)을 배설하고 주요 내분비 기능을 수행하며 산-염기 균형에 중요한 역할을 한다.

17장

개요, 토리여과, 콩팥청소율

Overview, Glomerular Filtration, and Renal Clearance

콩팥의 구조와 전반적인 기능

STRUCTURE AND OVERALL FUNCTION OF THE KIDNEYS

콩팥은 다음과 같은 기능을 수행한다.

- 체액과 전해질 균형 조절: 콩팥은 NaCl과 물의 재흡수 및 배설을 통해 세포외액(ECF) 양을 조절한다. 또한 다른 주요 물질(Na^+, K^+, Cl^-, HCO_3^-, H^+, Ca^{2+}, 인산염)의 혈장 농도를 조절하는 곳이기도 하다. 다음에 설명되는 콩팥의 주요한 기능에 의해 순환물질 조절이 이루어지고 있다:
  - 혈장에서 콩팥단위로의 수분과 용질 *여과*
  - 콩팥세관에서 세관주위모세혈관으로 수분과 용질 *재흡수*
  - 세관주위모세혈관에서 세관여과액으로 물질의 선택적 *분비*가 이루어지고, 이 과정을 통해 배설이 촉진된다. 내인물질(예를 들어, K^+, H^+, 크레아티닌, 노르에피네프린, 도파민)과 외인물질(예, 파라아미노히퓨레이트[PAH], 살리실산, 페니실린)은 세관여과액으로 분비되어 소변으로 배설된다.
  - 과잉 수분과 전해질, 기타 물질(예: 요소, 빌리루빈, 산[H^+]) *배설*
- 혈장 삼투압농도 조절: 콩팥 집합관에서 특별한 물통로(아쿠아포린)의 "열기"와 "닫기"를 통해 농축뇨와 희석뇨를 생산하여 혈장 삼투압농도와 ECF 양을 조절한다.
- 대사 폐기물 제거: 요소(단백질 대사에 의해)와 크레아티닌(근육 대사), 빌리루빈(혈색소 분해), 요산(핵산 분해), 대사 산, 약물과 같은 외부 물질 등을 소변으로 배설한다.
- 호르몬 생산/전환: 콩팥은 **적혈구형성인자(erythropoietin)**와 **레닌**을 생산한다. **적혈구형성인자**는 골수에서 적혈구 생산을 촉진한다. 단백분해효소인 **레닌(renin)**은 혈액으로 분비되어 앤지오텐시노겐을 앤지오텐신I으로 전환시킨다. 앤지오텐신I은 폐와 기타 조직에서 앤지오텐신전환효소에 의해 앤지오텐신II로 전환된다. 레닌-앤지오텐신계는 체액-전해질 항상성 및 장기 혈압조절에 중요하다. 또한, 콩팥세관에서는 25-히드록시비타민D를 활성화 형태인 **1,25-디히드록시비타민D**로 전환시킴으로써 콩팥, 창자, 뼈에 작용하여 칼슘 항상성을 조절할수 있도록 한다.
- 대사: **암모니아합성(ammoniagenesis)**을 통한 암모니아 생성은 산-염기 항상성(acid-base homeostasis)에 중요한 역할을 한다(21장에서 더 논의됨). 간과 마찬가지로 콩팥은 **포도당신합성**을 통해 포도당을 생산할 수 있다.

콩팥은 콩팥동맥에서 혈액 공급을 받는 양측성 복막뒤기관이다(그림 17.1A). 각 콩팥은 대략 성인 주먹 크기이며 섬유피막으로 둘러싸여 있다. 실질은 피질과 겉 및 속 수질로 나뉜다. 피질은 **보우만주머니(Bowman's capsules)**에 둘러싸인 **토리모세혈관**인 콩팥소체로 구성되어 있다. 소체는 콩팥의 기능적 단위로 간주되는 세관인 **콩팥단위(nephrons)**에 연결되어 있다. 바깥수질의 바깥띠는 Henle굵은오름가지와 집합관이 포함되어 있으며, 안쪽띠는 곧은 영역과 Henle굵은오름가지와 가는오름가지, 집합관이 포함된다(그림 17.2). 소변은 집합관을 통해 콩팥잔으로 보내지고 궁극적으로는 요관을 따라 방관으로 들어간다. 콩팥으로 들어가는 혈액의 혈장 분획 일부는 **토리모세혈관막을 통해 보우만 공간**으로 여과된 후 콩팥단위로 흘러들어 세관여과액이 된다. 세관여과액이 콩팥단위에서 처리된 후 남아 있는 수분(소변)은 집합관을 통해 콩팥피라미드를 지나 작은콩팥잔으로 들어간다. 작은콩팥잔은 합쳐져 큰콩팥잔을 형성하며 이는 요관으로 연결된다(그림 17.1B 참조). 요관은 소변이 배설(배뇨)될 때까지 저장되는 방광으로 이어진다.

콩팥단위 *Nephron*

각 콩팥에는 1백만 개 이상의 콩팥단위가 들어 있다. 콩팥에는 두 종류의 콩팥단위가 있다. 즉, **피질**(표면)과 **수질곁**(깊은) 콩팥단위이다. 콩팥단위 대부분은 피질(~80%)이며, 약 20%는 수질곁이다. 이들은 기본적으로 유사한 구조를 가지고 있지만 콩팥내 위치와 마디 길이가 다르다. 피질콩팥단위는 피질 상부

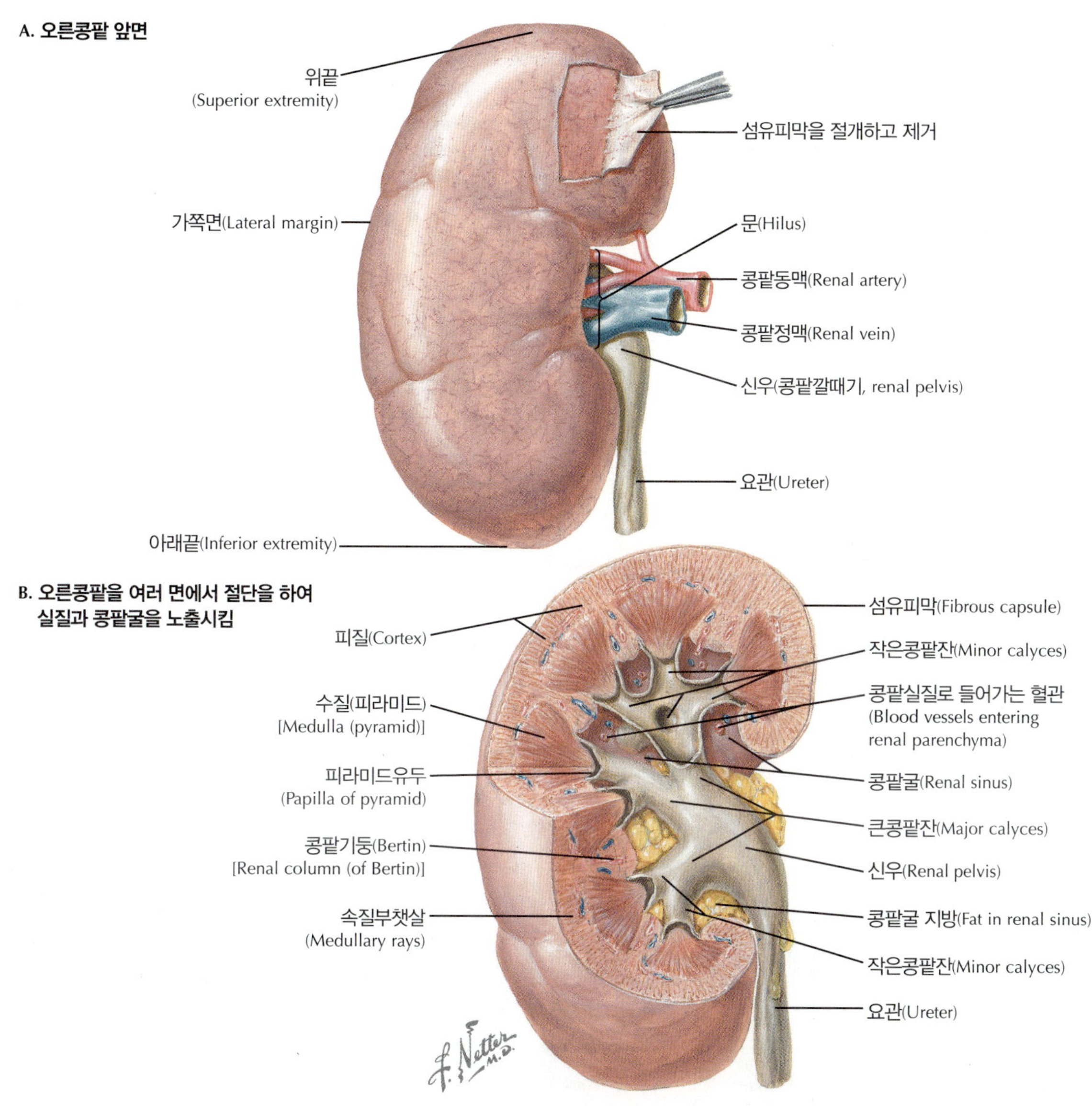

그림 17.1 **콩팥 구조** 콩팥은 배대동맥에서 콩팥동맥을 통해 동맥혈을 공급받는 양측 기관이다**(A)**. 혈장은 콩팥피질에 위치한 토리에서 여과된다. 심장박출량의 약 20%가 콩팥으로 가고(~1 L/분) 여분의 수분과 용질이 소변으로 배설된다. 소변은 신우에 모인 후 요관을 통해 콩팥을 나와**(B)** 방광으로 이동하여 제거될 때까지 저장된다.

및 중간 영역에 존재하는 토리에서 시작되며 Henle고리는 짧고 겉수질 안쪽띠까지만 뻗어 있다(그림 17.2 참조). 수질곁콩팥단위 토리는 피질 깊숙이 위치하며(수질 경계), 속수질 깊숙하게 뻗어 있는 긴 Henle고리를 가지고 있다.

모든 콩팥단위는 동일한 기본 구조를 가지고 있지만, 콩팥단위 위치와 중요한 결과를 만들어내는 특정 마디 길이는 다양하다. 주요 콩팥단위 마디는 기능 및 특징과 함께 표 17.1에 순차적으로 나열되어 있다.

혈류량 *Blood Flow*

콩팥으로 가는 혈류량(콩팥혈류량, RBF)는 분당 약 1리터이며, 심장박출량의 약 20%이다. 혈액은 콩팥동맥을 통해 콩팥으로 들어와서 다음 경로를 따라 진행한다.

- 엽사이동맥(interlobar arteries)
- 활꼴동맥(피수질 경계 부위)
- 엽사이/피질방사동맥
- 들세동맥(조절 부위)
- **토리모세혈관**
- 날세동맥
- 피질 세관주위모세혈관(또는 깊은 콩팥단위의 곧은혈관)
- 세정맥
- 정맥

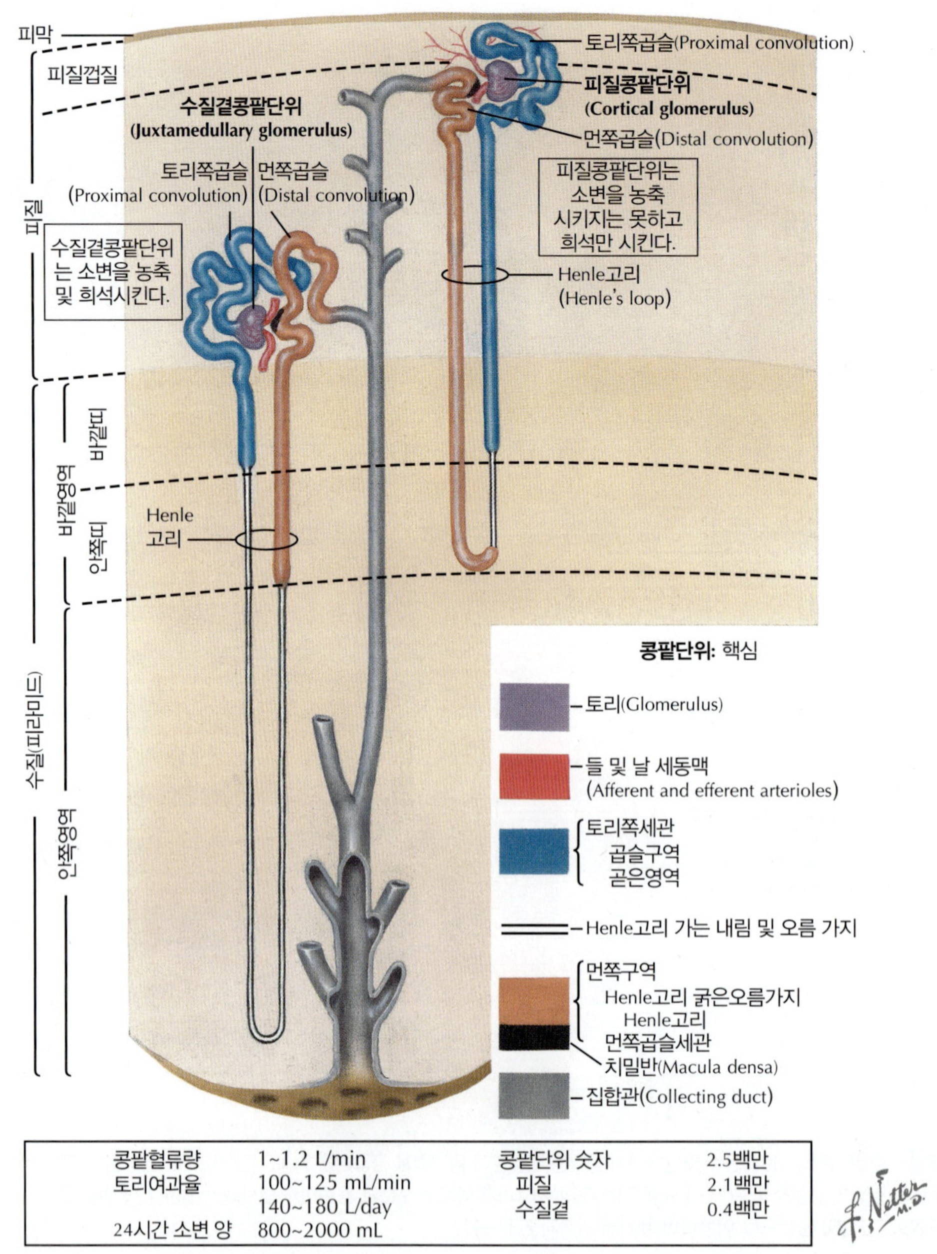

그림 17.2 콩팥단위 구조 콩팥단위는 콩팥의 기능단위이며, 구조는 토리 위치에 따라 다르다. 피질(표면)콩팥단위 토리는 콩팥 겉피질구역에 위치하며, 수질 바깥영역까지만 뻗어 있는 Henle고리를 가지고 있다. 수질결(깊은)콩팥단위 토리는 피질수질경계에 위치하고, 속수질 깊은 곳으로 뻗어 있는 Henle고리를 가지고 있다. 사람 콩팥에는 수질결콩팥단위에 비해 피질콩팥단위가 5배 정도 많다.

혈액의 혈장 부분은 **토리**에서 여과된다. 혈액은 *들세동맥*으로부터 토리모세혈관으로 들어가고 *날세동맥*을 통해 모세혈관을 빠져나간다. 피질콩팥단위와 관련된 날세동맥은 콩팥단위로부터 재흡수된 물질을 수집하는 **세관주위모세혈관**으로 이어진다. 수질결콩팥단위 날세동맥은 곧은혈관(직혈관)으로 이어지고 수질세관으로부터 재흡수된 물질을 수집한다.

토리 *Glomerulus*

토리는 혈액을 여과하여 보우만 공간으로 흘러 들어가는 혈장 초여과액을 만드는 모세혈관 뭉치이다(그림 17.3). 토리모세혈관에는 구멍을 가진 내피세포와 바닥막이 존재한다. 이 막은 혈액세포와 단백질, 대부분의 거대 분자를 제외한 대부분의 물질이 초여과될 수 있도록 한다. 토리는 상피세포(**발세포, podocytes**) 단일층으로 둘러싸여 있다. 발세포층은 여과장벽을 형성한다. 토리에 의한 여과는 크기와 전하에 따라 달라진다. 바닥막과 발세포는 음전하를 띠기 때문에 대부분의 단백질(음전하를 띠고 있음)은 여과되지 못한다. **혈관사이세포(mesangial cells)**도 존재한다; 이들은 토리를 구조적으로 지지하며, 수축을 통해 여과를 위한 표면적을 감소시키기도 한다.

표 17.1 콩팥단위 구역: 일반 기능과 피질 및 수질곁 콩팥단위에서 분절별 차이

분절	분절 구분과 일반 기능	피질콩팥단위 특성	수질곁콩팥단위 특성
토리	모세혈관 망은 혈장을 여과하여 초여과액을 만든다; 토리쪽세관으로 들어가는 초여과액을 *세관여과액*이라고 한다.	피질 바깥과 중간인 표면에 위치; 날세동맥은 세관주위모세혈관으로 연결된다.	피질 깊숙이 수질과 접한 영역에 위치; 날세동맥은 깊은 콩팥단위와 인접해 있는 곧은혈관으로 연결되며 소변을 농축하는 데 관여한다.
토리쪽곱슬세관	융모막인 솔가장자리를 가지고 있으며 용질과 수분이 재흡수되는 주 영역이다.	수질곁콩팥단위의 토리쪽곱슬세관보다 짧다.	피질콩팥단위보다 길다. 용질 재흡수가 더 많이 일어난다.
토리쪽곧은세관	추가 재흡수	깊은 콩팥단위보다 훨씬 길다.	피질콩팥단위보다 더 짧다.
헨레가는내림고리	용질에 대해서는 불투과성이지만 물에 대한 투과성은 있음; 물이 밖으로 확산되어 나감으로 인해 세관여과액은 농축된다.	깊은 콩팥단위보다 훨씬 짧다.	길고 피라미드를 형성하며 세관여과액을 농축하는 데 중요하다.
헨레굵은오름고리	물에 대한 투과성은 없지만 Na^+-K^+-$2Cl^-$(NKCC-2)운반체를 가지고 있어 용질을 더 많이 재흡수해서 세관여과액을 *희석*시킨다; 사이질 농도경사를 유지하고 형성한다.	깊은 콩팥단위에 비해 길며 세관여과액을 희석시킨다.	세관여과액을 희석시키며 속수질의 매우 높은 농도경사를 만드는 데 매우 중요하다.
먼쪽곱슬세관	전해질 조정; 알도스테론이 먼쪽세관 말단 으뜸세포에 작용한다.	피질과 깊은 콩팥단위에서 비슷하다.	피질과 깊은 콩팥단위에서 비슷하다
집합관	ADH에 의해 조절되는 물통로(아쿠아포린)를 통한 물 재흡수가 일어나는 장소이다; CD는 산-염기 균형에 중요한 곳이다. α-사이세포는 H^+분비에 관여한다; β-사이세포는 HCO_3^-/Cl^-교환기를 가지고 있어 필요에 따라 HCO_3^-를 분비한다.	CCD는 Na^+와 Cl^-를 재흡수하고 K^+를 분비(알도스테론민감으뜸세포를 통해)한다; 관이 수질 깊숙이 내려가지 않으므로 깊은 콩팥단위와 비교해서 소변 농축에는 크게 관여하지 않는다. CCD는 산-염기 조절에 관여하는 α-와 β- 사이세포를 가지고 있다.	수질 깊숙이 뻗어 있으므로 여기서 마지막 소변 농축이 일어난다; IMCD는 으뜸세포(알도스테론에 민감한 Na^+와 K^+ 통로를 가지고 있음) 외에도 사이세포(CCD에서 관찰되는 것과 동일한)도 존재한다.

ADH, 항이뇨호르몬; *CCD*, 피질집합관; *CD*, 집합관; *IMCD*, 속수질집합관

토리곁장치 *Juxtaglomerular Apparatus*

또 다른 중요한 구조 및 기능 측면은 먼쪽콩팥세관이 토리로 되돌아오는 영역에 존재하는 토리곁장치이다. 이 부위에서 먼쪽곱슬세관에 존재하는 **치밀반(macula densa)**세포가 들세동맥 토리곁세포와 접촉하면서 **토리곁장치**를 구성한다(그림 17.3 참조). 토리곁장치의 치밀반세포는 먼쪽콩팥단위로 들어가는 세관여과액량과 나트륨 양을 감지하는 데 중요한 역할을 하고 있다. 또한 들세동맥과 근접해 있어, 치밀반세포는 콩팥혈장유량과 **토리여과율(glomerular filtration rate, GFR)**을 조절할 수 있다(자동조절, autoregulation). 치밀반세포는 들세동맥에 존재하는 토리곁세포로부터 효소인 **레닌**이 방출되는 데도 관여한다. 레닌분비는 체액과 전해질 항상성에 관여한다(20장 참조). 치밀반세포는 또한 β_1수용체를 통해 아드레날린신경 조절을 받고 있다.

콩팥혈장유량 *Renal Plasma Flow*

콩팥동맥을 통해 혈액이 들어가지만, *혈장*만이 토리모세혈관에서 여과된다. 따라서, 토리 여과를 논의할 때는 **콩팥혈장유량(renal plasma flow, RPF)**이 중요한 요소이다. RPF는 다음 방정식을 통해 계산할 수 있다:

$$RPF = RBF \times (1 - HCT) \quad \textbf{식 17.1}$$

정상적인 성인 남성에서 RBF = ~1 L/min이며 적혈구용적률(HCT)은 ~40% (0.4)이다. 그러므로,

$$RPF = 1 L/min \times 0.6 = 600 mL/min \quad \textbf{식 17.2}$$

토리에 유입되어 여과에 사용할 수 있는 혈장유량인 **유효콩팥혈장유량(effective renal plasma flow, eRPF)**을 결정하기 위해 유기산인 **PAH**의 혈장 청소률이 사용된다. 정상적인 상황에서 PAH는 토리에서 여과되고, 세관주위모세혈관에 남아 있는 PAH도 토리쪽세관에서 모두 *분비*되므로, 기본적으로 PAH는 콩팥정맥에는 남아 있지 않다(그림 17.4; 임상 적용 17.2 참조).

토리여과: 물리적 요소와 스탈링힘
GLOMERULAR FILTRATION: PHYSICAL FACTORS AND STARLING FORCES

토리여과는 스탈링힘과 토리모세혈관의 혈장내 용질에 대한 투과성에 의해 결정된다. 대부분의 단백질과 단백질 결합물질을 제외하고, 혈장은 토리모세혈관에서 자유롭게 여과된다. 분자는 모세혈관 속공간에서 보우만공간으로 이동하기 위해 몇

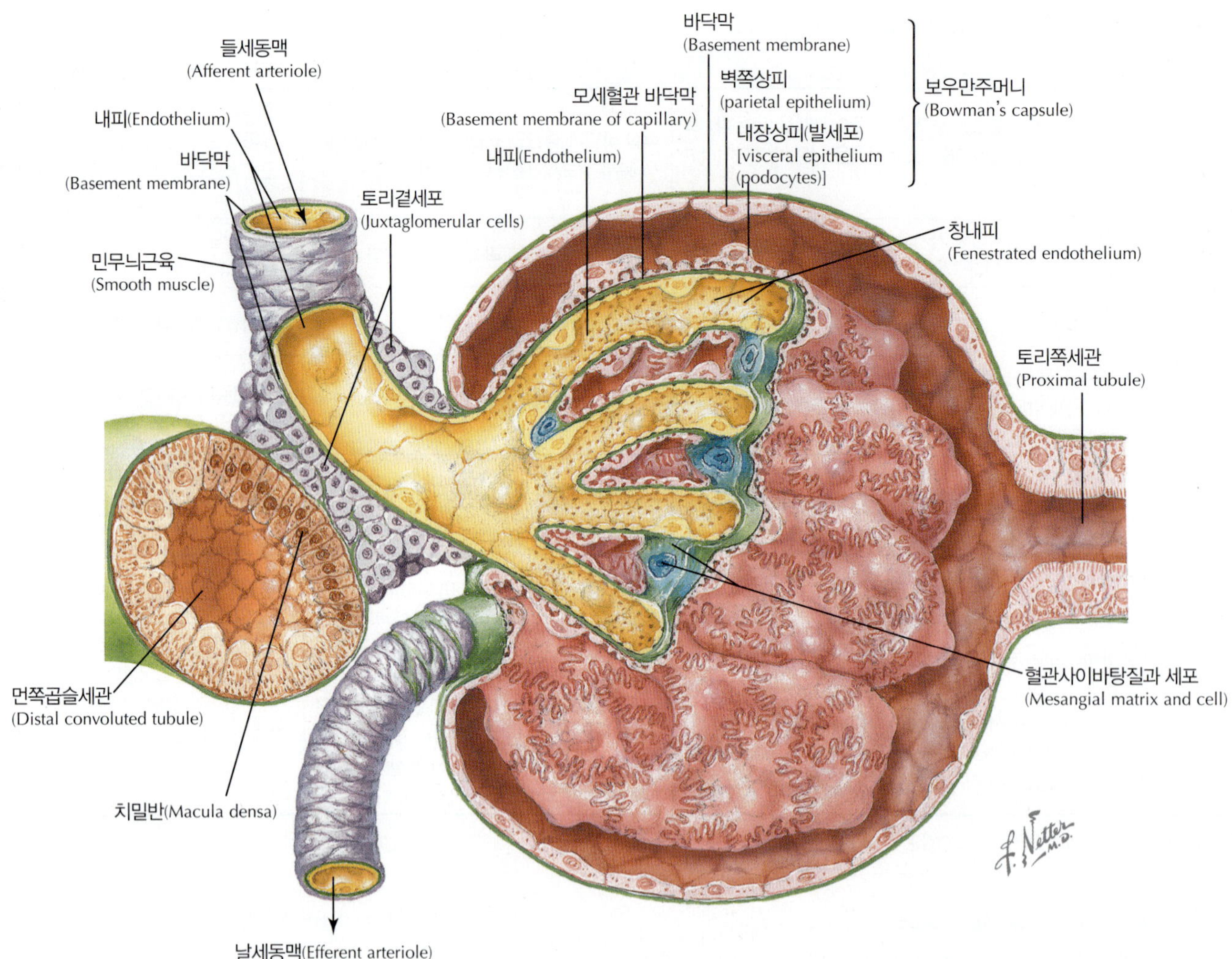

그림 17.3 토리 구조 혈장은 토리모세혈관에서 보우만(Bowman)공간으로 여과되고, 여과된 초여과물은 토리쪽세관으로 간다. 혈액세포성분은 토리 내피장벽을 여과하지 못하므로 초여과물에는 혈액세포나 혈장단백질은 포함되어 있지 않다. 치밀반세포는 토리곁세포를 통해 들세동맥과 접촉하면서 토리곁장치를 구성하고 있다. 치밀반은 먼쪽세관으로 가는 여과액양과 NaCl 양을 감시하고 콩팥혈장유량(자동조절)을 조절한다.

가지 장벽(구멍이 있는 상피[내피세포] → 바닥막 → 발세포 간격 → 여과틈새 → 보우만공간)을 통과해야 하므로, 크기 제한이 존재하며 유효 구멍 크기는 ~30Å(옹스트롱)이다. 물과 포도당, 설탕, 크레아티닌, 요소 등과 같은 작은 분자는 자유롭게 여과된다. 분자 크기가 증가하거나 분자의 순 음전하가 증가함에 따라(예를 들어, 단백질), 여과는 점점 제한된다.

> 손상 후 근육에서 방출되는 작은 단백질인 미오글로빈(myoglobin)은 크기는 단지 20Å이지만 모양에 의해 자유로운 통과가 제한되어 약 75%만 여과된다. 대부분의 단백질은 음전하를 띠거나 분자량이 높아서 토리장벽이 손상되지 않으면 여과되지 않는다. 세뇨관으로 들어오는 단백질은 재흡수될 수 없으며 소변으로 배설된다(단백뇨).

스탈링힘은 모세혈관 안팎으로 수분 이동을 조절한다(1장 참조). 토리여과를 결정하는 압력은 모세혈관 밖으로 수분을 나가게 하는 토리모세혈관 정수압(HP_{GC})과 토리모세혈관 안쪽으로 수분을 끌어들이는 토리모세혈관 콜로이드삼투압(π_{GC}), 모세혈관 정수압에 반대로 작용하는 보우만공간 정수압(HP_{BS}), 보우만공간으로 수분을 끌어들이는 보우만공간 콜로이드삼투압(π_{BS})(보우만공간의 단백질 양은 무시할 정도여서 π_{BS}는 의미가 없다)이 있다. 따라서, π_{BS}가 0라고 가정하면,

$$\text{순여과압력} = (HP_{GC} - HP_{BS}) - \pi_{GC} \quad \textbf{식 17.3}$$

토리모세혈관은 날세동맥(토리 먼쪽 끝에 위치) 수축을 통해 토리모세혈관내 압력을 유지할 수 있기 때문에 다른 기관의 모세혈관(모세혈관 정맥단 압력이 크게 감소)과는 차별화된다. 따라서 모세혈관 전체를 통해 HP_{GC}감소는 거의 없으므로 전

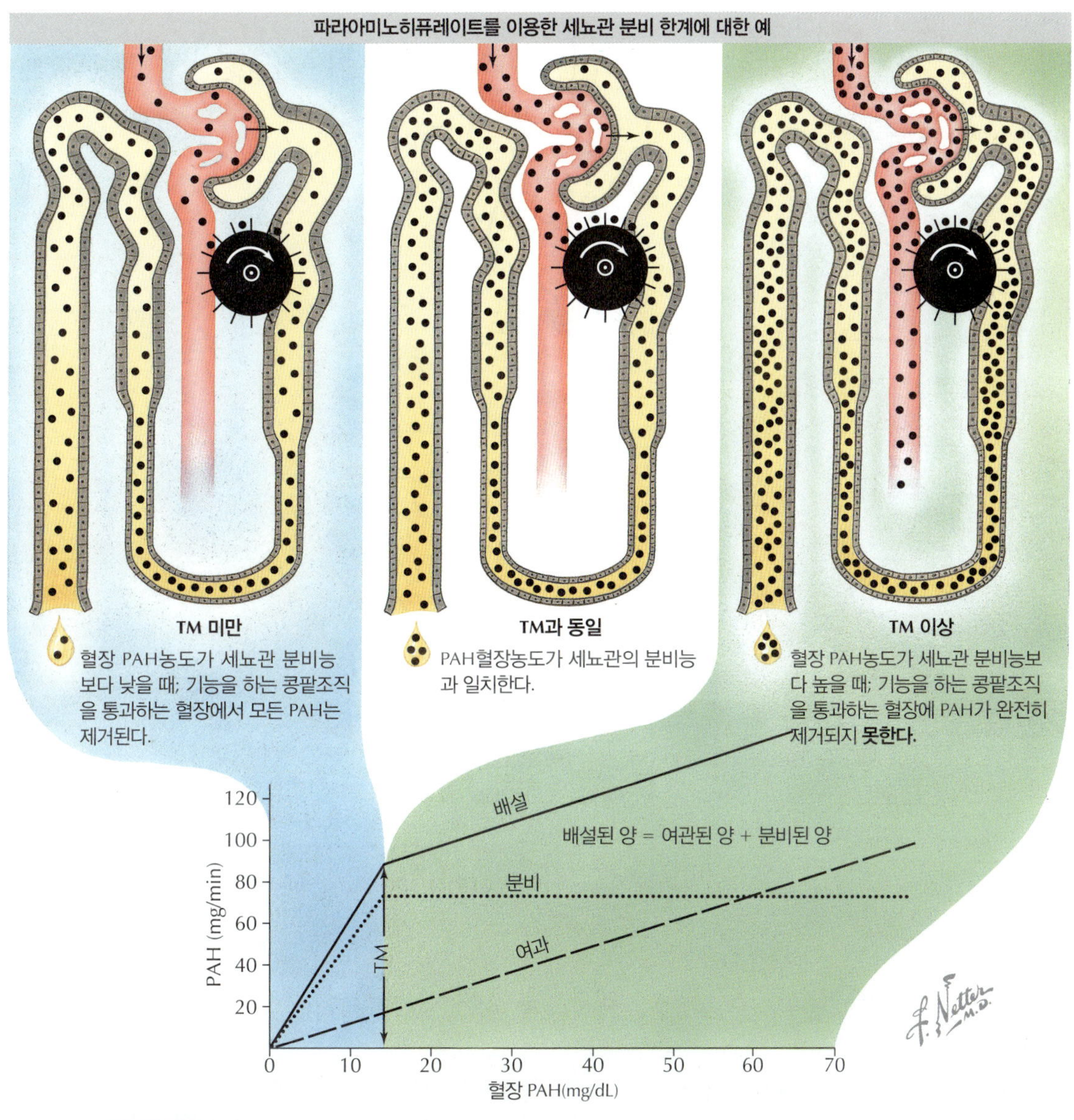

그림 17.4 콩팥에서 파라아미노히퓨레이트 처리 파라아미노히퓨레이트(PAH)는 토리에서 여과되고 또한 토리쪽세관에서 분비된다. PAH혈장농도가 세뇨관최대운반치(TM) 미만이면 PAH는 콩팥을 통과하는 혈액으로부터 효과적으로 제거된다. 그러나 혈장농도가 TM을 초과하면 PAH는 완전히 제거되지 않고 콩팥정맥에서 발견된다.

체 길이에 걸쳐 여과가 일어 난다. 들세동맥과 날세동맥 저항은 교감신경과 순환 호르몬(앤지오텐신II), 근육조절, 세관토리되먹임 신호 등을 통해 조절된다. 즉 토리여과는 콩팥내 및 콩팥외 기전을 통해 조절되고 있다.

토리여과율 *Glomerular Filtration Rate*

GFR은 콩팥 기능의 기준으로 이용된다. GFR은 단위 시간당 콩팥의 모든 토리에서 여과되는 단백질과 세포가 제외된 혈장의 양이다. 건강한 성인의 GFR은 100~125 mL/min이며 남성의 경우 여성보다 높다. 평균동맥압(mean arterial blood pressure, MAP)이 80~180 mmHg 범위내에 있을 경우 상당히 일정한 수준에서 유지되는 GFR은 여러 요소들에 의해 조절된다(그림 17.5).

GFR은 순여과압력과 투과계수 ***Kf***(mL/min × mmHg; 토리모세혈관막의 수분 투과도 및 콩팥단위 수와 크기를 반영하는 전체 표면적의 함수)에 의해 결정된다.

방정식은 다음과 같다:

$$GFR = Kf\,[(HP_{GC} - HP_{BS}) - \pi_{GC}] \qquad \textbf{식 17.4}$$

정상 GFR을 유지하는 것은 과도한 수분과 전해질을 혈액에서

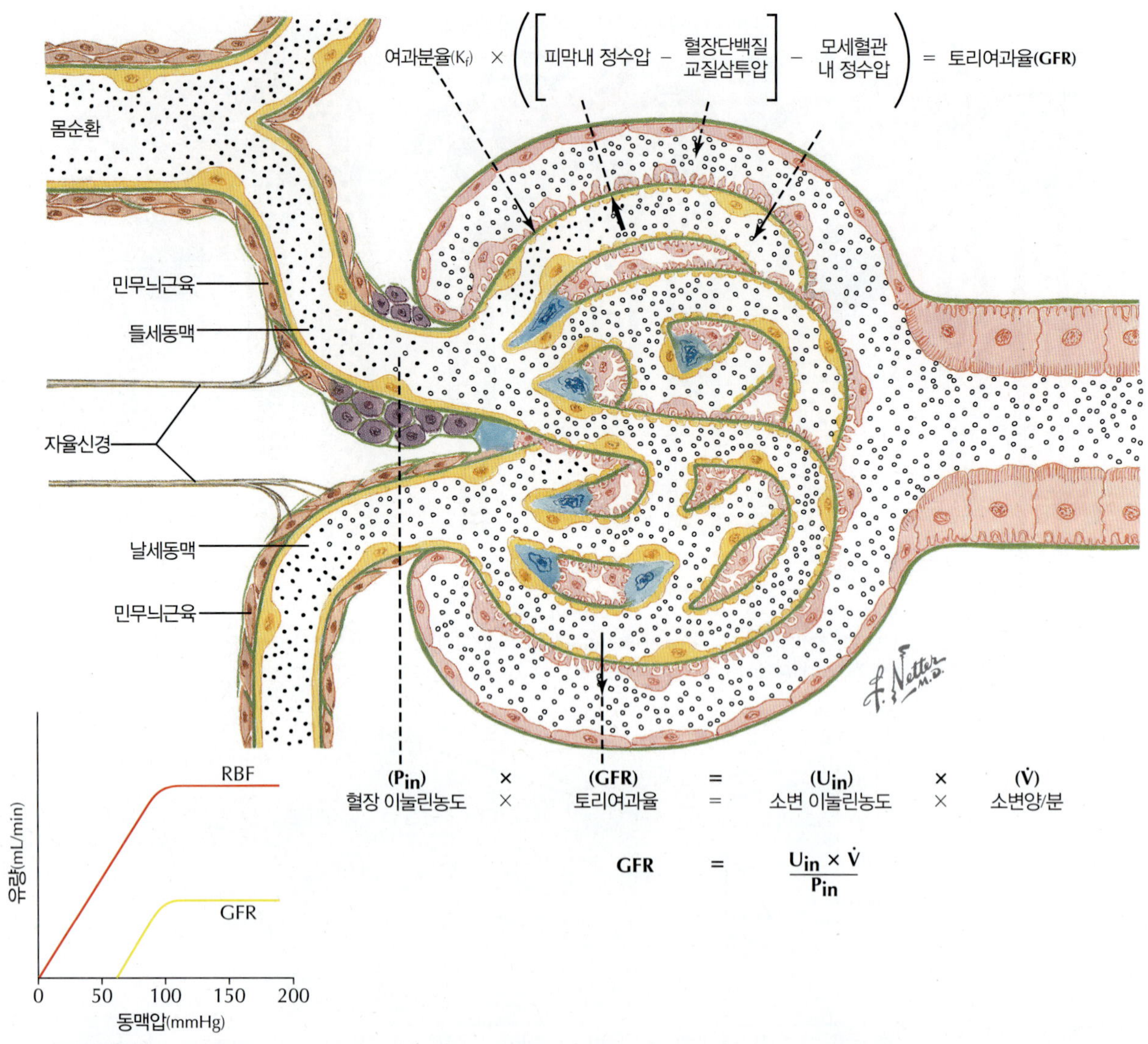

그림 17.5 토리여과 혈액은 들세동맥을 통해 토리모세혈관으로 들어가고 혈장의 ~20%가 콩팥단위에서 여과된다; 토리여과율(GFR)은 여과*(위 방정식)*를 지배하는 힘을 기초로 설명하거나, 혹은 이눌린 청소율*(아래 방정식)*을 기반으로 계산할 수 있다. 그림은 넓은 범위의 평균동맥혈압에 대해 콩팥혈류량(RBF)과 GFR이 일정하게 유지된다는 것을 보여준다; 이 현상은 부분적으로 자동조절 및 세뇨관 토리되먹임을 통해 발생한다(검은 점은 이눌린을 의미).

제거하고 전체적인 항상성을 조절하는 데 중요하다. 식 17.4의 매개 변수 중 하나가 크게 변경되면 GFR에 영향을 줄 수 있다. 예를 들어 출혈로 인해 MAP가 80 mmHg 이하로 떨어지면 HP_{GC}가 감소되어 여과가 줄거나 정지될 수도 있다. HP_{BS}가 증가하거나(예: 콩팥 결석에 의한 말초 막힘), *Kf*가 감소하면(예: 토리굳음증 환자의 경우) 여과가 감소될 수 있다.

일반적으로 콩팥단위에서는 여과와 재흡수, 분비, 배설이 일어난다. 자유롭게 여과된 물질의 정의와 관계는 다음과 같다.

- 물질의 **여과부하**(FL_x)(즉, 단위 시간당 여과된 특정 물질의 양)는 물질의 혈장농도(P_x)와 GFR의 곱이다:

$$FL_x = P_x \times GFR \quad \text{식 17.5}$$

- 물질의 **소변 배설량**(E_x)은 물질의 소변농도(U_x)와 단위 시간당 생산된 소변량의 곱($\dot{V}$)이다:

$$E_x = U_x \times \dot{V} \quad \text{식 17.6}$$

- 대부분의 물질은 재흡수된다(어느 정도까지); 물질의 재흡수율(R_x)은 물질의 여과된 부하에서 물질의 소변 배설량을 뺀 값과 같다.

$$R_x = FL_x - E_x \quad \text{식 17.7}$$

- 일부 특정 물질은 능동적으로 분비가 된다(예: 크레아티닌, PAH, H^+, K^+). 물질 분비율(S_x)은 배설률에서 물질의

여과부하를 뺀 값과 같다:

$$S_x = E_x - FL_x \quad \textbf{식 17.8}$$

주요 물질에 대한 콩팥 취급은 18장에서 논의한다.

콩팥청소율 *RENAL CLEARANCE*

GFR은 콩팥 기능 상태에 대한 주요 척도이기 때문에 정기적으로 확인해야 한다. 이 검사는 여러 가지 방법으로 수행할 수 있다. 물리적 요인과 압력은 모두 실험적으로 측정할 수 있지만 이러한 측정은 환자에게 적용하기가 어렵다. 대신, **콩팥청소율(renal clearance)**원리를 사용한다. 콩팥청소율(C_x)은 *단위 시간당 특정 물질을 제거하는 데 필요한 혈장량*이다. 청소율 방정식은 물질의 소변 및 혈장 농도 이외에도 소변량을 포함하고 있으며, 일반적으로 단위는 mL/min 또는 L/day를 사용한다:

$$C_x = (U_x \times \dot{V})/P_x \quad \textbf{식 17.9}$$

이 방정식은 GFR을 결정하는 데 사용할 수 있다. 물질이 자유롭게 여과되지만 재흡수되거나 분비되지 않으면 물질의 청소율은 GFR과 동일하다. 이 경우, *여과된 양과 배설된 양은 같다* ($FL_x = E_x$):

$$FL_x = P_x \times GFR\text{과 } E_x = U_x \times \dot{V}$$
$$FL_x = E_x\text{이면} \quad \textbf{식 17.10}$$

식은,

$$P_x \times GFR = Ux \times \dot{V} \quad \textbf{식 17.11}$$

방정식을 재정렬하면,

$$GFR = (U_x \times \dot{V})/P_x \quad \textbf{식 17.12}$$

따라서 이러한 물질은 $GFR = C_x$이다.

> RPF는 토리모세혈관으로 들어가는 혈장량이지만, 모세혈관으로 들어가는 모든 혈장이 여과되는 것은 아니다. 여과율(FF)은 RPF 중에 토리여과액이 차지하는 비율이다:
>
> $$FF = GFR/RPF$$
>
> 건강한 평균 성인에서 GFR = 100~125 mL/min이며 RPF = 600 mL/min이다; 따라서 FF는 ~0.20이다(즉, 콩팥에 들어가는 혈장의 ~20%가 여과된다). 개별 콩팥단위에서, 여과되지 않은 혈장은 날세동맥을 빠져나와 세뇨관주위모세혈관으로 들어간다.

> 이눌린청소율(C_{in})이 100 mL/min인 경우, 이것은 매분마다 100 mL 혈장에서 이눌린이 완전히 제거되었음을 의미한다. 건강한 사람에서 0 mL/min인 포도당청소율과 이눌린청소율을 비교하면, 포도당이 제거되는 혈장이 없다는 것을 알 수 있다(따라서 포도당은 소변에서 발견되지 않음). 여과된 물질의 콩팥청소율은 계산할 수 있으며, GFR과 비교하면 물질이 순 재흡수 또는 순 분비되었는지 대한 일반적인 개념을 알 수 있다. 왜냐하면 GFR은 결국 특정 시점에서 발생하는 총여과속도이기 때문이다.
>
> - X의 청소율이 GFR보다 작으면 재흡수가 발생했다.
> - X의 청소율이 GFR보다 큰 경우, GFR만으로 설명할 수 있는 양보다 혈장에서 청소된 분량이 많기 때문에 순 분비가 발생했다.

이러한 요건을 정확히 충족시키는 내인물질은 없지만(즉, 자유롭게 여과되지만 재흡수되거나 분비되지 않으므로 $FL_x = E_x$임), 폴리프룩토오스 분자인 **이눌린(inulin)**은 이러한 기준을 충족한다. 이눌린은 혈액에서 분해되지 않고 자유롭게 여과되며 콩팥에서 재흡수되거나 분비되지 않는다. 이눌린청소율을 측정하기 위해(GFR을 알기 위해), 이눌린을 정맥내로 주입하고, 안정된 혈장농도가 달성되면, 시간별로 소변을 채취한다. 계산된 이눌린청소율(C_{inulin})은 GFR과 같다(그림 17.5 참조).

$$C_{inulin} = GFR \quad \textbf{식 17.13}$$

이눌린 주입은 이 시술의 침습성 때문에 청소율을 측정하기 위해 일상적으로 수행될 수는 없다. 대신, *내인*물질인 **크레아티닌(creatinine)**의 콩팥청소율이 GFR에 근사한 값을 보인다. 크레아티닌은 근육 대사의 부산물이며 콩팥에 의해 자유롭게 여과된다. 재흡수되지는 않지만 세관주위모세혈관에서 콩팥세관으로 약 10% 정도가 분비되므로 크레아티닌청소율은 실제 GFR보다 ~10% 정도 높게 나타난다(그림 17.6).

> 혈장 크레아티닌(P_{Cr})은 임상적으로 GFR을 평가하는 데 사용된다. 대부분의 경우 신체는 크레아티닌을 일정한 속도로 생산하므로 배설률 또한 일정하다. GFR은 크레아티닌청소율[$GFR = (U_{Cr} \times \dot{V}) \div P_{Cr}$]과 동일하므로 크레아티닌배설량($U_{Cr} \times \dot{V}$)이 일정하면 GFR은 $1/P_{Cr}$에 비례한다. 따라서 GFR이 감소하면 적은 양의 크레아티닌이 여과되어 배설되므로 혈장 크레아티닌이 축적된다. 이것을 임상에 적용하여 간단한 P_{Cr}분석을 통해 신속한 GFR근사치를 측정할 수 있다. P_{Cr}은 일반적으로 ~1 mg%이므로 GFR은 1/1 또는 100%에 비례한다. P_{Cr}이 2로 상승하면 GFR은 1/2 또는 50%이다.

콩팥 혈류역학 조절
REGULATION OF RENAL HEMODYNAMICS

내인되먹임 기전과 호르몬, 혈관활동물질, 콩팥 교감신경은 콩팥 혈류역학(흐름 및 저항, 압력)에 영향을 미쳐 GFR을 조절한다.

내인계는 **근육성기전**(myogenic mechanism)과 **세관토리되먹임**(tubuloglomerular feedback, TGF)을 포함한다. 전신혈압이 증가하면 콩팥동맥 및 세동맥은 근육성기전에 의해 직접적으로 수축하며 반응을 한다. 이를 통해 토리모세혈관은 일정한 여과압을 유지할 수 있다. TGF는 토리곁장치의 치밀반이 관여하는 조절기전이다. 콩팥 모세혈관망 양쪽 끝은 세동맥(저항혈관)과 연결되어 있다는 측면에서 매우 특이하다. 들세동맥 또는 날세동맥 수축은 HP_{GC}에 즉각적인 영향을 미쳐 GFR을 조절한다. 치밀반을 지나가는 세관 유량은 들세동맥 저항을 조절할 수 있기 때문에, 토리곁장치를 구성하는 들세동맥과 먼쪽세관은 기능적으로 연결되어 있다고 할 수 있다(그림 17.3 참조).

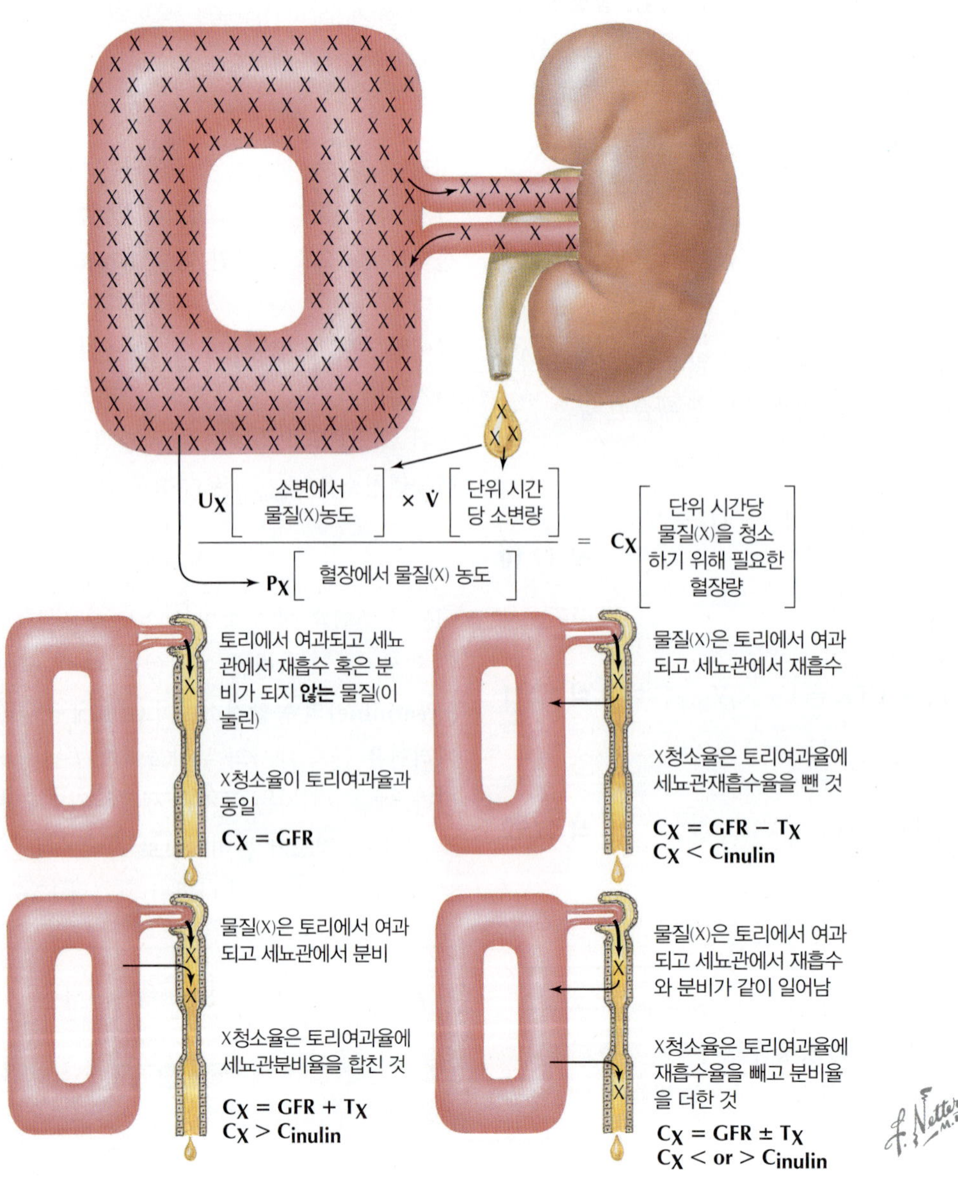

그림 17.6 콩팥청소율 원리 "청소율"은 단위 시간당 어떤 물질을 제거하기 위해 필요한 혈장량을 의미한다. 물질의 콩팥청소율 **(C)**은 콩팥이 그 물질을 어떻게 취급하는지에 대한 정보를 제공한다. 이눌린은 자유롭게 여과되고 재흡수되거나 분비되지 않기 때문에, 여과된 이눌린은 모두 소변으로 배설된다. 따라서 C_{inulin}은 토리여과율(GFR)과 같기 때문에, 어떤 물질의 청소율이 C_{inulin}보다 큰가(순분비를 의미) 혹은 낮은가(순흡수를 의미), 같은가를 통해 어떤 물질의 순 조작 여부를 판단할 수 있다.

먼쪽세관에서의 유량과 세관여과액내 나트륨농도가 낮아지면 들세동맥 저항을 감소시키고 콩팥단위 GFR을 증가시킨다. 반대로 먼쪽세관 유량과 삼투압농도가 높아지면 TGF는 들세동맥 저항을 증가시켜 GFR을 감소시킨다. 전신혈압이 광범위한 범위(MAP 80~180 mmHg)에 걸쳐 변화하여도 이 시스템을 통해 GFR은 매 순간 일정하게 조절된다.

많은 물질(산화질소와 엔도텔린 포함)은 콩팥 혈류역학을 조절하지만 이 장에서는 **레닌-앤지오텐신-알도스테론계(renin-angiotensin-aldosterone system, RAAS)**와 **심방나트륨이뇨펩티드(atrial natriuretic peptide, ANP)**, **교감신경/카테콜아민**, **콩팥내 프로스타글란딘**에 초점을 맞춘다. 전신혈압을 유지하기 위해 **앤지오텐신II**가 생성되고 교감신경계가 활성화되면, 극단적인 상황을 제외하고는 콩팥은 콩팥내 자동조절을 통해 과도한 혈관수축에 반응하여 토리로 혈류가 보존될 수 있도록 한다. 콩팥내 조절과 콩팥외 조절 사이의 균형은 적절한 GFR을 유지하는 데 필요하다.

콩팥의 혈류역학은 다음과 같은 신경과 체액, 주변 분비 기전을 통해 조절된다:

- **RAAS**는 낮은 콩팥혈류에 반응하여 활성화된다. 콩팥혈관 압력수용기의 감소된 늘림은 들세동맥 말단에 있는 토리곁세포에서 **레닌**이 분비되도록 한다. 먼쪽세관내의 삼투압농도 감소나 유량 감소도 치밀반세포에 의해 감지되어 역시 토리곁세포에서 레닌이 방출되도록 한다(그림 20.1 참조). 레닌은 RAAS 활성화를 통한 앤지오텐신II 생성을 유발하여 GFR에 영향을 준다. 앤지오텐신II는 콩팥내와 전신 모두에서 생성된다.
- **앤지오텐신II**는 GFR에 직접 효과와 간접 효과 모두를 나타낸다. 이것은 혈관수축 물질이며 콩팥동맥에 직접 작용하고, *들세동맥*과 *날세동맥*에는 더 강력하게 작용하여 저항 증가를 통해 HP_{GC}을 낮춰 GFR을 감소시킨다. 앤지오텐신II는 실제로 들세동맥보다 날세동맥에 더 큰 영향을 미친다. 동시에 *토리*혈관사이세포를 수축시켜 *Kf*를 낮추어 GFR을 감소시키기도 한다.
- **ANP**는 늘림(높은 혈액량)에 반응하여 오른심방 심장근육세포로부터 분비된다. GFR을 조절하기 위해 ANP는 들세동맥을 확장시키고 날세동맥을 수축시켜 HP_{GC}와 GFR을 증가시킨다. 증가된 GFR은 더 높은 나트륨 및 수분 배설을 유발하여 혈액량을 감소시킨다.
- **교감신경** 및 **카테콜아민 분비**(노르에피네프린 및 에피네프린)는 전신혈압 감소에 반응하여 활성화되어 콩팥동맥과 세동맥에서 혈관수축을 유발한다. 교감신경 활동이 계속 높을 경우 콩팥내 기전은 콩팥 혈관계가 지속적으로 이완되어 있을 수 있도록 이러한 수축에 반대 작용을 한다. 높은 교감신경 활동이 요구되는 상황(출혈과 격렬한 운동)에서, 교감신경 활동은 콩팥내 조절 기전을 무시하고 콩팥혈류와 GFR을 감소시킨다.
- **콩팥내 프로스타글란딘**(프로스타글란딘E_2 및 프로스타사이클린)은 혈관 확장제이며, 주로 세동맥 및 토리혈관사이세포 수준에서 작용하는 앤지오텐신II매개혈관수축에 대항한다. 아스피린과 같은 비스테로이드 항염증제(NSAIDs)는 프로스타글란딘 합성을 차단하여 보상적 콩팥혈관 확장을 억제한다.

출혈로 인한 혈액 손실로 교감신경계와 호르몬시스템(RAAS와 항이뇨호르몬, 알도스테론)이 활성화되면 전신혈압이 유지되고 궁극적으로 혈액량이 회복된다. MAP가 80 mmHg 이하로 떨어지면 높은 수준의 혈관수축이 발생하여 콩팥내 GFR조절기전을 무력화시키고 GFR이 떨어지도록 한다. 비록 혈관수축이 전신혈압을 유지하는 데 유익하지만, 혈액량이 빨리 회복되지 않으면 급성콩팥기능상실(GFR < 25 mL/min)을 초래할 있다.

물질(X)의 배설분율(FE)은 소변으로 배설($U_x \times \dot{V}$)되는 물질의 여과부하($P_X \times GFR$)에 비례한다.

$$FE_x = (U_x \times \dot{V})/(P_x \times GFR)$$

GFR은 이눌린청소율과 동일하고 $C_{in} = (U_{in} \times \dot{V})/P_{in}$이기 때문에 위 방정식은 다음과 같이 단순화할 수 있다.

$$FE_x = [(U/P)_x/(U/P)_{in}] \times 100$$

임상 적용 17.1
토리콩팥염(사구체신염, Glomerulonephritis)

토리는 콩팥 손상이 일어나는 핵심 부위이다. 토리바닥막을 손상시키는 질병과 약물은 음전하를 감소시키고 알부민을 포함한 큰 단백질을 걸러낼 수 없게 한다. 콩팥단위에는 큰 단백질을 재흡수하는 기전이 없으므로 단백질은 소변으로 배설된다(단백뇨). 또한, 혈관사이 기질 침착을 증가시키는 당뇨병과 같은 병은 강직성을 증가시키고 토리 여과영역을 감소시켜 콩팥 기능이 떨어지게 한다.

급성토리콩팥염(**acute glomerulonephritis**)은 보통 어린이와 성인에서 다른 원인에 의해 발생한다. 소아에서는 흔히 사슬알균 감염이 원인이다. 성인에서 급성토리콩팥염은 약물 반응과 폐렴, 면역 장애, 볼거리(유행성귀밑샘염) 등의 합병증으로 발생할 수 있다. 급성토리콩팥염은 무증상(약 50%의 경우)이거나 부종과 낮은 소변량, 두통, 메스꺼움, 관절 통증 등이 발생할 수 있다. 치료는 가능하다면 원인을 파악한 후 스테로이드 혹은 면역억제제로 염증을 줄이는 것이 목표이다. 대부분의 경우 환자는 완전히 회복된다.

대조적으로, **만성토리콩팥염**은 토리모세혈관의 장기염증에 의해 두꺼운 바닥막과 부은 상피세포, 모세혈관 속공간 협착이 초래된다. 만성토리콩팥염의 주요 원인은 당뇨병과 루푸스콩팥염, 국소분절토리경화증, 면역글로블린A콩팥병이다. 콩팥손상이 만성콩팥기능상실(GFR이 10~15 mL/min 미만)로 진행되는 경우는 매우 다양하며, 짧게는 5년 길게는 30년 이상 걸린다. 만성토리콩팥염은 고혈압과 심장기능상실, 요독증, 빈혈 등과 같은 주요 전신 합병증을 유발할 수 있다. 치료는 손상의 원인에 따라 달라지며 당뇨병에 의한 경우는 앤지오텐신II수용체 차단제 또는 앤지오텐신전환효소 억제제가 콩팥 손상을 완화시키는 데 유리하다. 손상이 말기 콩팥기능상실 진행됨에 따라 GFR은 몸에서 생성되는 노폐물을 제거하기에 불충분하여, 요독증이 발생한다. 환자는 일반적으로 GFR이 20 mL/min 미만인 경우 혈액투석을 시작한다. 환자는 상당 기간 투석만으로 버틸 수 있지만, 대부분의 환자는 일반적인 시술인 콩팥이식을 시행하게 된다.

만성토리콩팥염(전자현미경 소견)

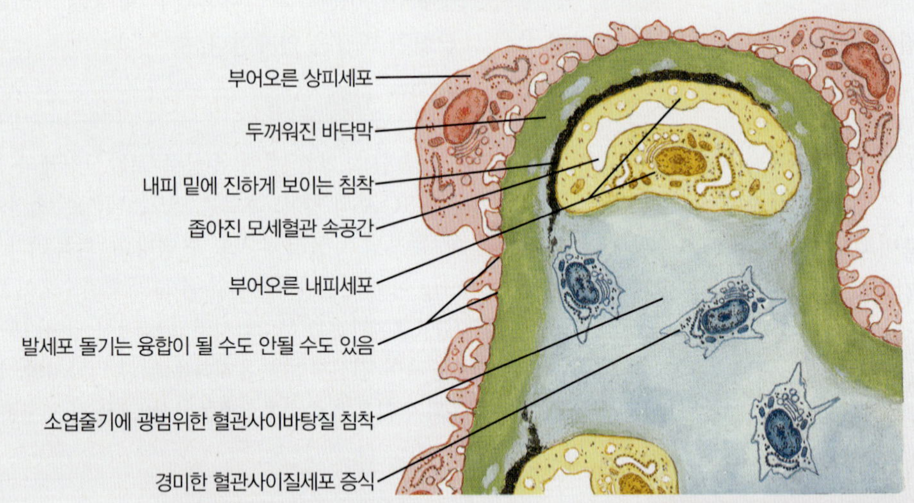

만성토리콩팥염 말기

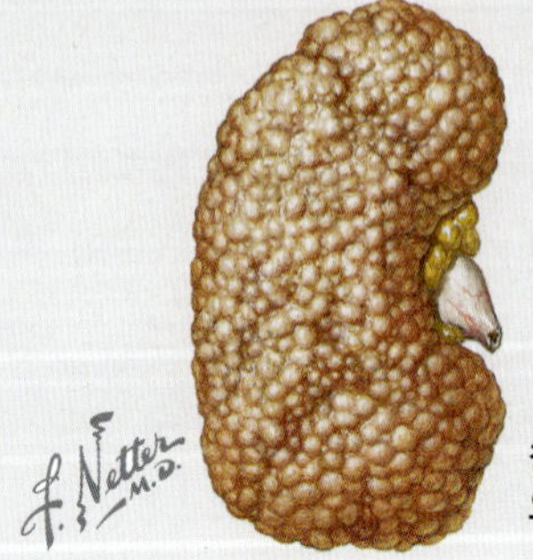

창백하고 수축되어 있으며 거칠고 오돌토돌한 표면의 콩팥

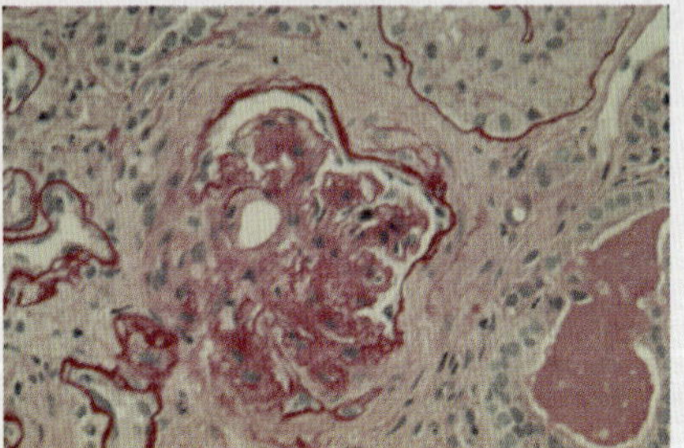

다양한 정도로 노후화가 진행된 토리. PAS로 염색되는 물질 침착과 유리질화, 초승달모양의 섬유질 형성, 세포위축, 사이질섬유증

만성토리콩팥염 위 그림은 부은 상피세포와 심하게 두꺼운 바닥막, 융합된 발돌기, 증가된 기질 단백질 등 만성토리손상의 특징적인 모습을 보여주고 있다. 이러한 이상은 정상적인 여과장벽을 파괴한다. 왼쪽 아래 그림은 콩팥 전체에 대한 심한 토리콩팥염의 영향을 나타내며, 오른쪽 아래 그림은 손상된 토리의 대표적인 현미경 사진을 제공한다. *PAS*, periodic acid-Schiff.

임상 적용 17.2
콩팥 기능 분석(Analysis of Renal Function)

아래 상관 관계는 콩팥 기능과 관련된 다양한 계산에 초점을 맞추고 해당 문제의 예를 제공한다.

일정량의 이눌린(등장 식염수용액에서)을 건강한 25세 남자에게 정맥내로 주입하였다. 3시간 후, 그 남자는 방광을 완전히 비우고, 2시간 후에 소변을 채취했다. 소변 수집 시 혈액 샘플을 채취했다. 혈액과 소변을 분석한 결과 아래와 같으며, 콩팥 기능의 여러 매개변수 분석이 수행되었다.

	소변	혈장
이눌린 농도	1000 mg%	20 mg%
크레아티닌 농도	55 mg%	1 mg%
PAH 농도	300 mg%	1 mg%
나트륨 농도	2.5 mEq/L	140 mEq/L

소변량(UV) = 240 mL

소변 채취 시간 = 2 시간

HCT = 0.42

다음 매개 변수를 계산할 수 있다.

소변유량($\dot{V}$)은 소변이 생성되는 비율이다. 소변량은 일반적인 체액 항상성과 수분 섭취량에 달려 있다. 정상적인 상황에서 수분 섭취가 증가하면 소변량이 증가한다. 음식과 음료를 통해 ~3 L의 수분을 섭취하는 경우, 소변 손실은 약간 줄어들며 불감상실(예: 호흡과 발한)을 통해 균형이 유지된다.

$$\dot{V} = \text{소변량/시간} = 240\text{ mL}/120\text{ min} = 2\text{ mL/min}$$

토리여과율(GFR): 단위 시간당 토리에 의해 여과된 혈장의 부피. 성인의 정상 GFR은~100 mL/min 또는~144 L/day이다. 남성의 GFR은 일반적으로 여성보다 높다.

GFR은 이눌린청소율를 이용하여 측정한다:

$$\begin{aligned} C_{in} &= (U_{in} \times \dot{V})P_{in} \\ &= (1000\text{ mg\%} \times 2\text{ mL/min})/20\text{ mg\%} \\ &= 100\text{ mL/min} \end{aligned}$$

GFR은 크레아티닌청소율을 이용하여 측정할 수 있지만, 크레아티닌 분비에 의해 GFR이 ~10% 정도 높게 나온다:

$$\begin{aligned} C_{cr} &= (U_{cr} \times \dot{V})P_{cr} \\ &= (55\text{ mg\%} \times 2\text{ mL/min})/1\text{ mg\%} \\ &= 110\text{ mL/min} \end{aligned}$$

유효콩팥혈장유량(eRPF)은 토리로 들어가는 콩팥혈장 비이며 여과에 사용된다. eRPF는 PAH청소율(C_{PAH})을 통해 측정할 수 있다.

$$\begin{aligned} \text{eRPE} &= C_{PAH} \\ &= (300\text{ mg\%} \times 2\text{ mL/min})/1\text{ mg\%} \\ &= 6000\text{ mL/min} \end{aligned}$$

유효콩팥혈류량(eRBF)은 토리로 들어가는 콩팥혈류량 비. 일반적으로 심장박출량의 ~20%이다.

$$\begin{aligned} \text{eRBF} &= (\text{eRPE})/(1 - \text{HCT}) \\ &= (600\text{ L/min})/(1 - 0.42) \\ &= 1034\text{ mL/min, or } 1.034\text{ L/min} \end{aligned}$$

여과분율(FF)은 단위 시간당 여과에 사용된 콩팥혈장유량 비

$$\begin{aligned} \text{FF} &= \text{GFR/RPE} \\ &= (100\text{ L/min})/(600\text{ L/min}) \\ &= 0.17, \text{콩팥으로 들어간 양의 } 17\% \end{aligned}$$

나트륨 여과부하(FL_{Na})는 단위 시간 당 여과된 혈장 나트륨 양을 의미

$$\begin{aligned} FL_{Na} &= \text{Plasma Na} \times \text{GFR} \\ &= 140\text{ mEq/L} \times 100\text{ mL/min} \\ &= 140\text{ mEq/min} \end{aligned}$$

소변으로 배설된 나트륨($U_{Na}\dot{V}$ 혹은 E_{Na})

$$\begin{aligned} U_{Na}\dot{V} &= \text{소변내 Na 농도} \times \dot{V} \\ &= 2.5\text{ mEq/L} \times 2\text{ mL/min} \\ &= 140\text{ mEq/min} \end{aligned}$$

재흡수된 나트륨(R_{Na})

$$\begin{aligned} R_{Na} &= PL_{Na} - U_{Na}\dot{V} \\ &= 14\text{ mEq/L} - 0.005\text{ mL/min} \\ &= 13.995\text{ mEq/min} \end{aligned}$$

나트륨배설분율(FE_{Na})은 여과된 나트륨에 대한 배설된 나트륨 비, 일반적으로 여과된 나트륨의 ≥ 99% 재흡수되고 여과된 양의 1% 미만만 배설된다.

$$\begin{aligned} PE_{Na} &= [(U/P)_{Na}/(U/P)_{in}] \times 100 \\ &= [(2.5/140)/(1000/20)] \times 100 \\ &= 0.035\% \end{aligned}$$

나트륨 재흡수분율(FR_{Na})은 여과된 나트륨에 대한 모세혈관으로 다시 재흡수되는 나트륨 비. 재흡수된 비와 배설된 비를 합치면 1이 된다.

$$\begin{aligned} FP_{Na} &= [1 - (U_{Na}\dot{V}/PL_{Na})] \times 100 \\ &= [1 - (0.005/14)] \times 100 \\ &= 99.97\% \end{aligned}$$

18장

콩팥에서 물질운반

Renal Transport Processes

콩팥에서 물질이동 개요

GENERAL OVERVIEW OF RENAL TRANSPORT

보우만공간으로 여과된 혈장이 토리쪽세관으로 들어가면서, 재흡수 과정이 시작된다. 일반적으로 콩팥단위는 가장 큰 재흡수 능력을 가진 토리쪽세관과 그 과정을 미세 조정하는 먼쪽세관 부위를 통해 대부분의 수분과 용질을 재흡수한다. 또한, 세관주위모세혈관은 콩팥 세관의 여러 분절에서 선택적으로 물질(크레아티닌, 파라아미노히퓨레이트, 페니실린)을 분비한다.

토리쪽세관(PT)은 수분과 용질의 대량 재흡수 부위이다. PT는 PT세포의 솔가장자리 두께와 사립체 양에 따라 구분되는 S1 및 S2, S3분절로 나뉜다. 이러한 차이로 인해 각 영역을 통한 높은 재흡수 용량이 서로 다르게 나타난다. S1에서 S3분절로 갈수록 솔가장자리가 점점 더 두꺼워지고, S1영역에서 관찰되는 세포 사립체의 높은 농도는 감소한다. S1에서 높은 수의 사립체는 해당 분절에서의 활발한 능동이동 속도와 일치한다. 여과액은 재흡수되고 이어지는 세관 분절에서는 그 양이 적어진다. 지속적인 재흡수를 위해 표면적이 넓어져야 하므로 솔가장자리는 더 깊어진다.

일반적으로 콩팥단위로 들어오는 총 여과액 중 **토리쪽세뇨관**에서 재흡수되는 것은:

- Na^+와 H_2O는 65~70%
- K^+는 80~85%
- Cl^-는 65%
- 인산염은 75~80%
- 포도당은 100%
- 아미노산은 100%

이러한 대량 재흡수 후, 남아있는 세관여과액에 대한 재흡수 "미세 조정"은 이어지는 콩팥단위 분절에서 일어난다.

나트륨-의존 용질이동

SODIUM-DRIVEN SOLUTE TRANSPORT

나트륨, 염소, 수분 *Sodium, Chloride, and Water*

콩팥은 혈장 나트륨 농도조절에 필수적이며 이를 통해 체액과 전해질 항상성 유지를 가능하게 한다(1장 참조). 필수 영양소의 창자 흡수(26장 참조)에서 알 수 있듯이, 나트륨은 수분과 전해질, 다양한 다른 용질이 콩팥에서 재흡수되는 데 주요 원동력으로 작용한다. 나트륨 운반체가 나트륨(및 다른 용질)을 재흡수하므로, 수분 재흡수를 위한 원동력이 발생된다. 물이 세관을 떠나므로 인해 세관여과액에 남아 있는 전해질과 용질 농도가 증가하고, 이들이 세포내로 확산될 수 있는 더 높은 경사가 제공된다.

세관여과액내 수분의 약 65~70%가 토리쪽세관에서 나트륨 재흡수를 따라 세관주위모세혈관으로 재흡수된다. 토리에서 여과된 나트륨 여과부하(FL)는 높으며(~25,000 mEq/day), 체액 항상성을 유지하기 위해 여과된 Na(FL_{Na})의 99% 이상이 혈액으로 재흡수되어야 한다. 이 재흡수는 바닥가쪽막 **Na^+/K^+ ATPase**펌프에 의해 형성된 농도경사를 따라 이루어지는 꼭대기쪽(속공간쪽) 나트륨이차능동이동에 의해 일어난다. 그림 18.1은 콩팥단위의 여러 분절에서 나트륨 재흡수를 위한 1차 부위와 운반체를 보여준다.

- *토리쪽곱슬세관(proximal convoluted tubule)(S1 및 S2분절)*: **포도당과 아미노산**, **인산염**, **유기산**을 비롯한 몇 가지 물질에 대한 이차능동나트륨공동운반체에 의해 대량 흐름이 일어난다. 토리쪽세관에는 **Na^+/H^+ 역방향운반체**(**Na^+/H^+ antiporters**, 교환기)가 존재하므로 나트륨이 재흡수되는 동안 토리쪽세관 여과액으로 H^+분비가 일어난다.
- *토리쪽곧은세관(proximal straight tubule)(S3 분절)*: **Na^+/H^+ 역방향운반체**는 계속해서 나트륨을 재흡수하고 H^+는 세관여과액으로 분비한다. 나트륨과 수분 재흡수는 **염소** 재흡수를 촉진하는 전기화학적 경사를 제공한다. 물이 재

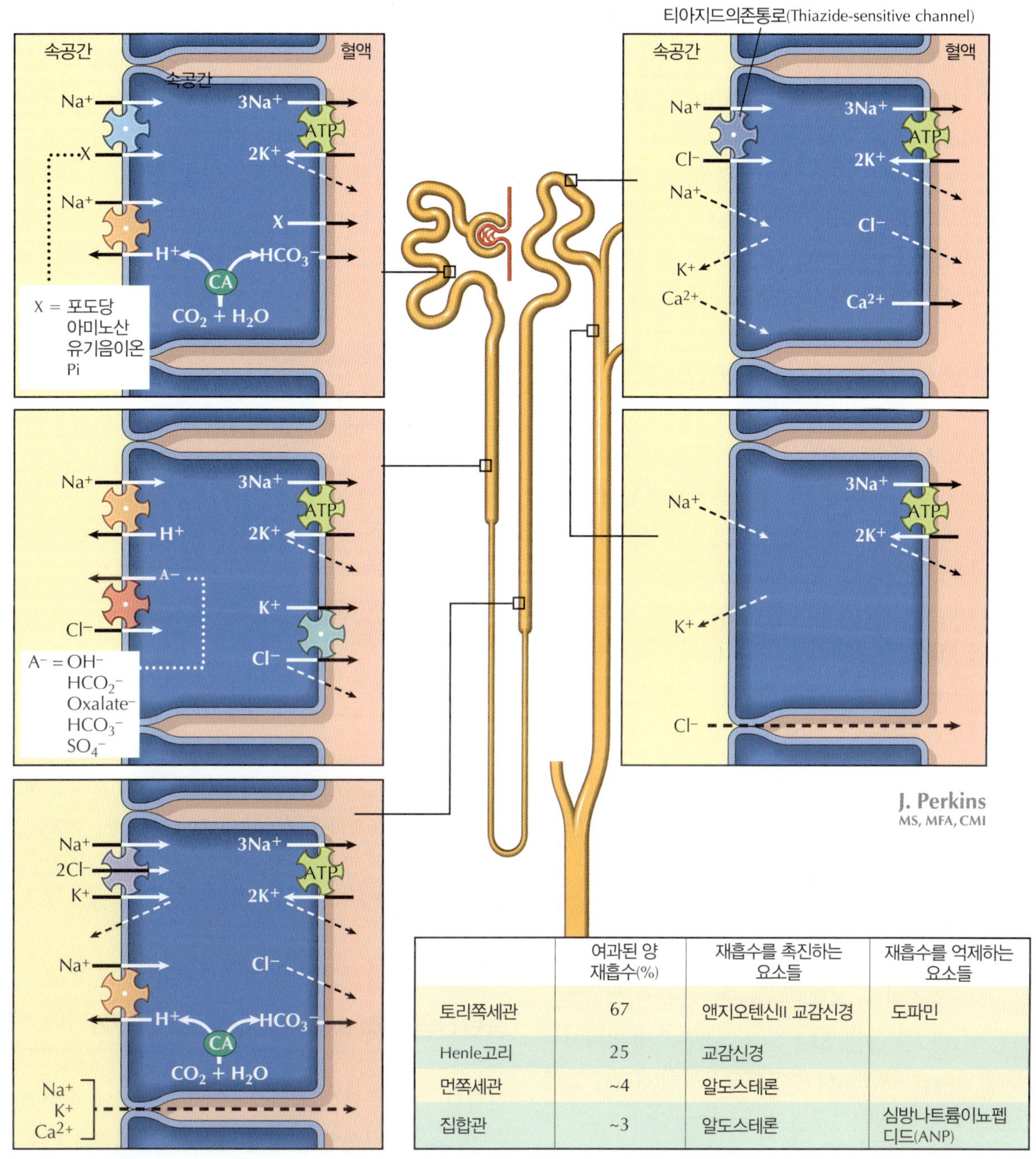

	여과된 양 재흡수(%)	재흡수를 촉진하는 요소들	재흡수를 억제하는 요소들
토리쪽세관	67	앤지오텐신II 교감신경	도파민
Henle고리	25	교감신경	
먼쪽세관	~4	알도스테론	
집합관	~3	알도스테론	심방나트륨이뇨펩디드(ANP)

그림 18.1 나트륨 재흡수가 일어나는 콩팥단위 영역 나트륨 재흡수는 체액과 전해질 적절한 항상성에 중요하다. 여과된 양의 99% 이상이 다양한 운반기전을 통해 재흡수된다. 바닥가쪽막 Na^+/K^+ ATPase펌프에 의해 세포내로의 나트륨 운반 기울기가 유지된다. *CA*, 탄산탈수효소.

흡수됨에 따라 염소농도가 토리쪽세관 분절을 따라 증가한다. 염소는 역방향운반체에 의해 형성된 전기화학경사를 따라 S3분절에 있는 세포로 들어가게 되고 이에 대한 결과로 HCO_3^-와 OH^-, SO_4^-, 옥살산염과 같은 음이온의 꼭대기쪽 분비가 일어난다. Cl^-재흡수는 세포 주변 또는 세포 사이에서도 일어난다(전체 PT는 FL_{Na}의 65~70%를 재흡수한다).

- *Henle가는내림가지*(*thin descending limb of Henle*): 이 부분은 *나트륨*과 대부분의 다른 용질에 대해 *불투과성*이지만 물에 대한 투과성은 있다. 사이질 삼투압 경사에 의해 물은 꼭대기쪽 물통로(아쿠아포린-1)를 통해 재흡수된다. 이로 인해 세관여과액이 Henle오름가지로 들어가기 전까지 좀 더 *농축된다*(이 과정에 대한 더 많은 정보는 19장에서 설명한다).
- *Henle굵은오름가지*(*thick ascending limb of Henle, TALH*): 이 부분은 *물에 대한 투과성은 없지만*, 특수한 꼭대기쪽

Na^+-K^+-$2Cl^-$공동운반체(NKCC-2)는 전해질 재흡수를 촉진하여 먼쪽세관으로 들어가는 세관여과액을 희석시킨다. 이 운반체는 **푸로세미드(furosemide)**와 **부메타미드(bumetanide)**와 같은 **고리이뇨제**의 표적이다. 또한, 세포밖 속공간쪽으로 K^+역유출이 발생하여, 속공간이 양전하를 띠는 세로방향상피전위차(사이질과 비교하여)를 만든다. 이 기전은 양이온(Ca^{2+}, Mg^{2+}, Na^+, K^+)의 세포주변 이동을 초래하기도 한다. NKCC-2외에도 Na^+를 재흡수하고 H^+를 세관내로 분비하는 **Na^+/H^+역방향운반체**도 존재한다(굵은오름가지는 FL_{Na}의 20~25%를 재흡수한다.)

- *먼쪽세관(Distal tubule, DT)*: 초반 DT에는 **티아지드 이뇨제**에 의해 억제 되는 **Na^+-Cl^-공동운반체**가 있다. 후기 DT으뜸세포에는 알도스테론에 의해 증가되는 꼭대기쪽 Na^+통로(상피나트륨통로, ENaC) 및 K^+ (큰칼륨, BK)통로가 존재하며, 이들을 통해 더 많은 Na^+와 물 재흡수 및 K^+분비가 발생한다. (DT는 FL_{Na}의 ~4%를 재흡수한다.)
- *집합관(Collecting duct)*: 말단 DT와 마찬가지로, 집합관 으뜸세포에는 알도스테론에 의해 증가되는 ENaC 및 BK통로가 존재한다. 알도스테론은 α사이세포의 꼭대기쪽 Na^+/H^+교환기를 증가시킨다. 이 기전을 통해 집합관(CD)는 ~3%의 FL_{Na}를 재흡수한다.

포도당 운반 *Glucose Transport*

포도당은 인슐린비의존 나트륨-포도당운반체(SGLT)를 통해 토리쪽세관에서 재흡수된다; 재흡수는 S1 및 S2분절(토리쪽곱슬세관)에서는 SGLT2를 통해, S3분절(토리쪽곧은세관)에서는 SGLT1을 통해 일어난다. 포도당은 포도당운반체(GLUT-2)를 통한 촉진운반에 의해 바닥가쪽막에서 밖으로 나간다.

큰 FL_{Na} 때문에 나트륨 재흡수는 다른 용질의 재흡수를 제한하는 요소로는 작용하지 않는다. 많은 용질에서 속도제한단계는 용질 이동에 사용할 수 있는 특정 운반체 숫자이다. 포도당이 좋은 예이다. 콩팥 나트륨-포도당 운반체는 높은 **운반최대치(transport maximum, TM)**를 가지고 있어, 정상 조건하에서 포도당 FL은 운반체가 모든 용질을 혈액으로 되돌려 운반할 수 있을 정도로 충분히 낮아서 세관여관액과 소변에는 포도당이 남아 있지 않게 된다(그림 18.2). 따라서 포도당의 콩팥청소율은 정상적으로 0이다.

그러나 혈장 포도당 농도가 높아지면(당뇨병 환자의 경우와 같이) 포도당 FL이 증가하고 세관여과액의 포도당이 운반체를 포화시킬 수 있다. 콩팥 문턱값은 첫 번째 콩팥단위가 이 TM을 초과하는 지점을 의미한다; 흡수되지 않은 포도당은 세관여과액에 잔류하여 소변으로 배출된다(**당뇨**). 혈장 포도당농도(따라서 포도당 FL)가 재흡수를 위한 콩팥 문턱값 아래에 있을 때는 세관여과액에 존재하는 모든 포도당이 재흡수된다(그림 18.2 참조). 그러나, 문턱값을 초과하면, 운반체는 포화(즉, TM 초과)되고 포도당이 소변에서 나타난다.

포도당 재흡수에 대한 콩팥 문턱값을 초과하는 혈장농도(당뇨가 관찰됨)는 ~250 mg%이다. 그러나 계산된 혈장 문턱값은 300 mg%이다. 실제 값과 계산된 값의 차이는 콩팥단위의 이질성에 의해 설명되며[*퍼짐(splay)*이라고도 함], 피질 및 수질결 콩팥단위 중에 포도당에 대한 TM이 낮은 것과 높은 것이 있기 때문이다. 일부 콩팥단위의 TM은 혈장 포도당 농도 ~250 mg%보다 낮음에도 불구하고, 평균 TM은 혈장 포도당 수준에 대한 계산된 문턱값(당뇨가 발생)의 기초이다.

이 개념은 당뇨병 환자에게 발생할 수 있는 당뇨를 설명한다. 포도당이 조직내로 효율적으로 운반될 수 없으면, 혈장 포도당 농도가 상승하게 된다. 공복혈당 수준은 당뇨병 환자에서 정상보다 훨씬 높아(80~90 mg%와 비교하여 130 mg% 이상), 포도당 FL 증가를 초래한다. 식사 시, 포도당 FL은 쉽게 일부 콩팥단위의 TM을 초과하여 당뇨를 유발한다. 또한, 포도당은 삼투 효과를 발휘하기 때문에, 당뇨는 이뇨(즉, 증가된 소변 부피를 통한 물 손실)를 초래하게 된다.

중탄산염 처리 *BICARBONATE HANDLING*

적절한 혈장 **중탄산염**은 산-염기 항상성에 필수적이며, 콩팥은 여과된 중탄산염(HCO_3^-)을 100% 재흡수한다. 그러나 이 재흡수는 간접적으로 발생하며, 여러 개의 콩팥단위 분절에서 H^+(양이온 교환 및 능동 H^+펌프를 통한) 분비와 연관되어 있다. 세관 속공간에서 여과된 HCO_3^- 및 분비된 H^+에 의해 형성된 CO_2와 H_2O[솔가장자리에 존재하는 탄산탈수효소(CA)에 의해 촉매되는 반응]는 세포내로 확산된다(그림 18.3). 세포내에서 CO_2와 H_2O은 다시 탄산으로 전환된다(세포내 CA에 의해); HCO_3^-는 콩팥단위 분절에 따라 바닥가쪽막 HCO_3^-/Cl^-교환기 또는 Na^+-HCO_3^-공동운반체를 통해 세포 밖으로 운반된다. 이 과정에서 생성된 H^+는 세관 속공간으로 다시 분비되고 더 많은 HCO_3^+을 재흡수하는 데 사용될 수 있다; CD에서 H^+는 완충되거나 배설될 수 있다(21장 참조). 이 기전은

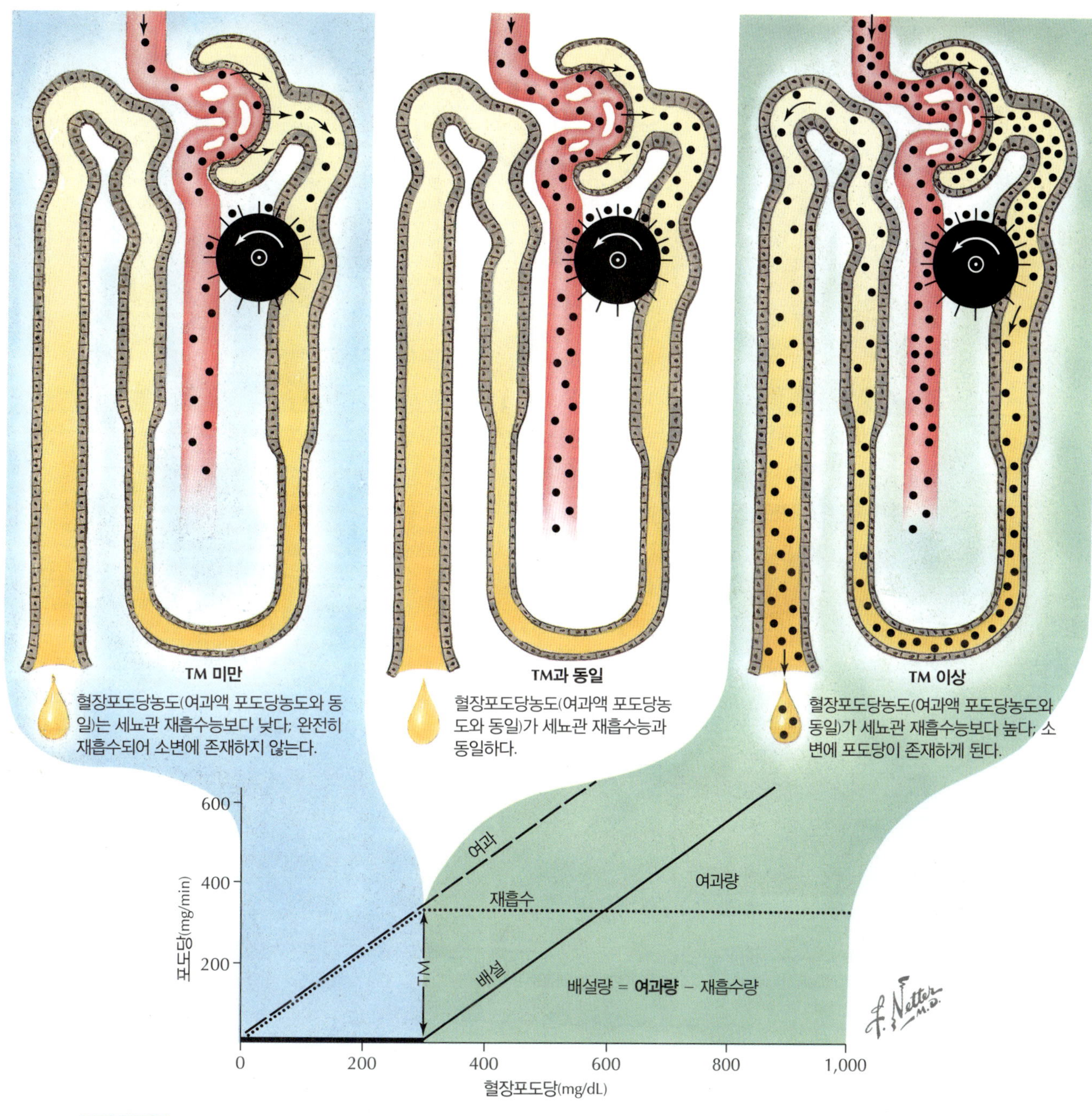

그림 18.2 **콩팥에서 포도당 처리** 포도당은 토리에서 자유롭게 여과되며 나트륨-포도당 공동운반체(인슐린 비의존)에 의해 토리쪽세관에서 100% 재흡수된다. 그러나 당뇨병 환자의 경우처럼 혈당 수치가 상승하면 세뇨관최대재흡수율(TM)을 초과하게 되어 포도당이 소변에 나타난다(*가장 오른쪽 패널*).

콩팥단위의 세 분절에 존재하며, PT(여과된 부하의 80%)와 TALH (15%), CD (5%)에서 여과된 중탄산염 재흡수를 촉진한다.

정상 상태에서 HCO_3^+ 콩팥청소율은 0이며, 이는 소변에는 HCO_3^+가 없음을 의미한다. 중탄산염 조정은 산-염기 항상성의 필수적인 부분이며 21장에서 자세하게 논의될 것이다.

칼륨 처리 *POTASSIUM HANDLING*

모든 주요 전해질과 마찬가지로, 칼륨 균형은 전체 항상성 유지가 중요하며, 식이 섭취량은 소변 및 대변 배설량과 일치해야 한다. 혈장 K^+농도는 비교적 낮은 수준(3~5 mEq/L)으로 유지되어야 하며 콩팥은 K^+배설(및 재흡수)을 조절할 수 있다. 그림 18.4는 콩팥단위를 통한 칼륨 조정과 식이 K^+섭취 효과를 보여주고 있다.

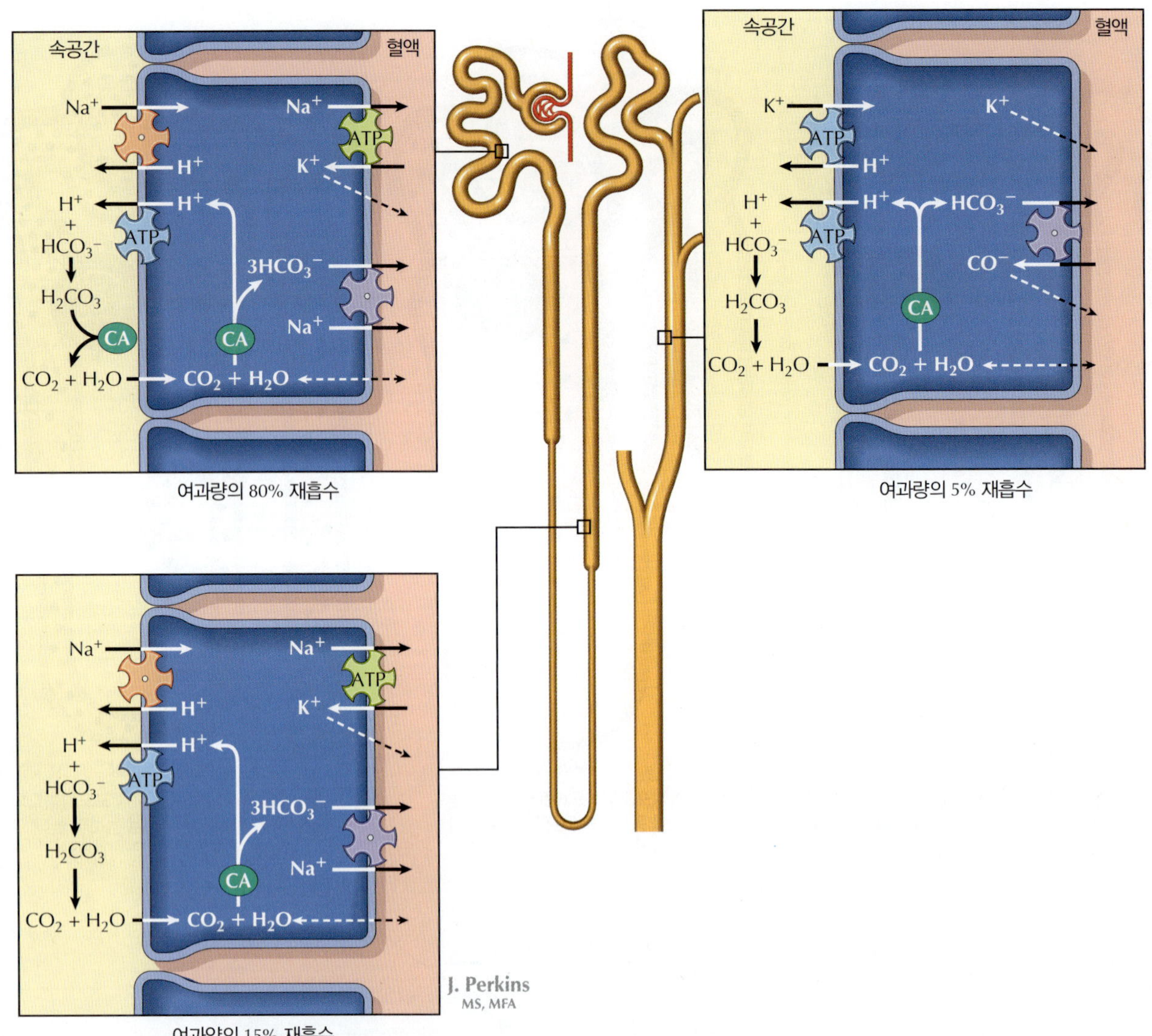

그림 18.3 콩팥에서 HCO_3^- 재흡수 중탄산염은 토리에서 자유롭게 여과되고 H^+분비를 수반하는 과정을 통해 콩팥단위를 따라 재흡수된다. 정상 조건하에서, 여과된 중탄산염의 100%가 재흡수된다. 오른쪽 위 그림은 집합관 α-사이세포를 보여주고 있다(말초 먼쪽세관에서도 발견됨). *CA*, 탄산탈수효소.

칼륨 조정은 콩팥단위 분절에 따라 다르다:

- *토리쪽세관*: 칼륨 재흡수는 세포로 들어가는 것이 아니라 **세포사이이동**(세포 간)에 의해 일어난다. 재흡수는 초기에는 물 재흡수에 의해 시작되는 **용질끌기(solute drag)**를 통해 발생한다. S2 및 S3분절에서, 세관 속공간의 양전위는 전기화학적 경사를 따라 **확산**에 의한 추가적인 세포 주변 칼륨재흡수가 일어나도록 한다(이 기전을 통해 여과된 칼륨의 약 70%가 재흡수된다).
- *Henle굵은오름가지*: TALH의 NKCC-2운반체는 K^+(여과된 칼륨의 ~20%를 차지함)을 이동시키기 위해 나트륨 및 염소 경사를 사용한다.
- *말단먼쪽세관*: 혈장 칼륨농도가 상승하면 부신피질에서 알도스테론이 분비되고, 말단DT의 으뜸세포에 작용하여 바닥가쪽 Na^+/K^+ ATPase뿐만 아니라 꼭대기쪽 칼륨(및 나트륨)통로를 증가시킨다. 추가 Na^+/K^+ ATPase는 세포 내 칼륨을 증가시키고, 칼륨은 농도경사에 따라 세관여과액으로 분비된다(BK통로를 통해).
- *집합관*: DT에서 볼 수 있듯이 칼륨은 알도스테론 민감꼭대기쪽 K^+통로를 통해 으뜸세포로부터 CD로 분비된다. 또한, CD의 α-사이세포 꼭대기쪽 H^+/K^+ ATPase는 세관여과액으로 H^+을 분비시키는 대신 K^+ 재흡수를 초래한다. 정상적인 조건에서 K^+은 순 분비가 일어나므로 소변으로 배설된다. 순 재흡수는 음식에 K^+이 적을 경우 발생한다.

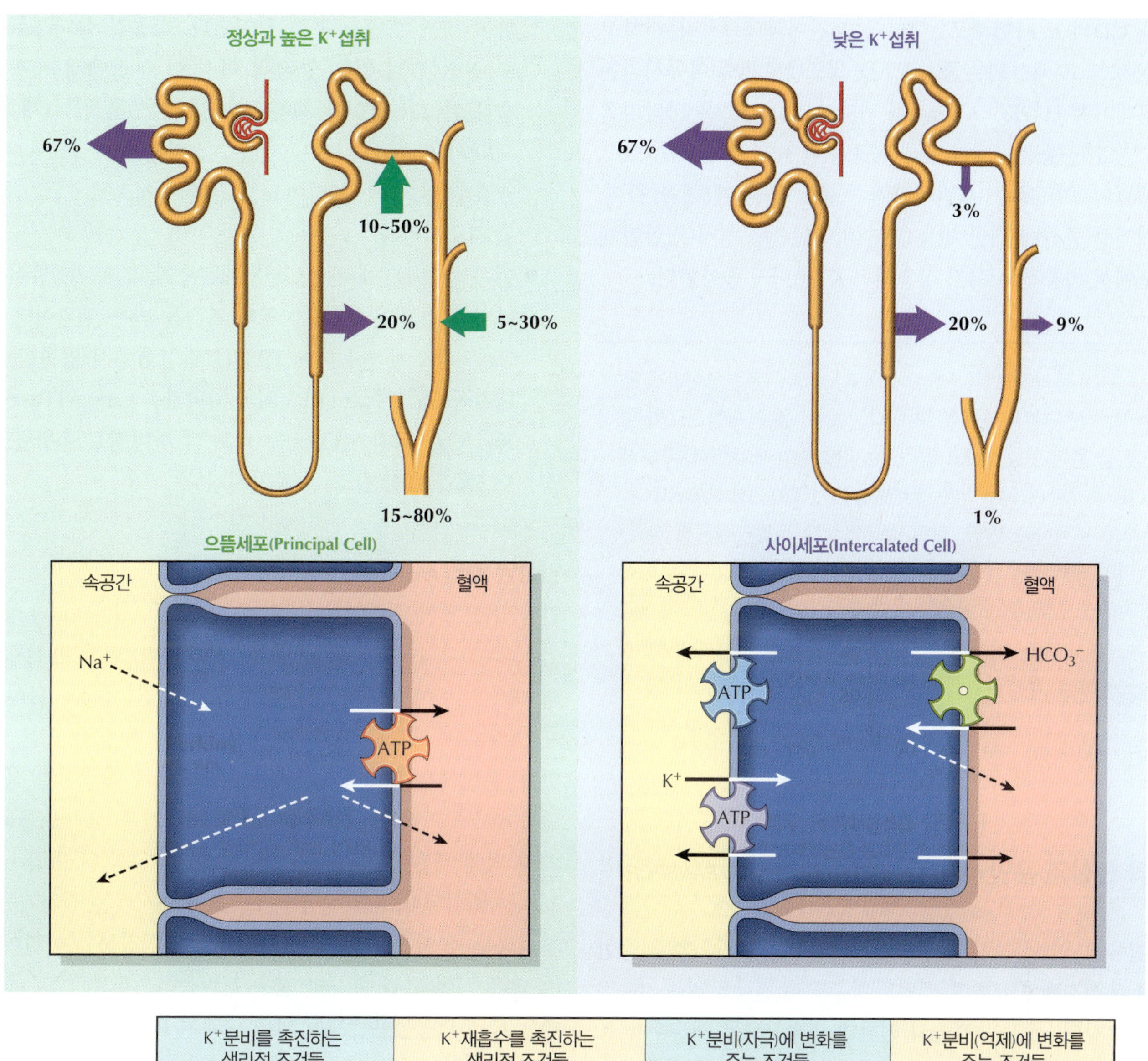

K^+분비를 촉진하는 생리적 조건들	K^+재흡수를 촉진하는 생리적 조건들	K^+분비(자극)에 변화를 주는 조건들	K^+분비(억제)에 변화를 주는 조건들
알도스테론; 고칼륨혈증	낮은 K^+섭취	소변량 증가 급성과 만성 알카리증 만성산증	급성산증

그림 18.4 콩팥에서 칼륨 처리 정상적인 혈장 K^+농도(3.5~5 mEq/L)를 유지하기 위해서 콩팥은 K^+배설을 조절해야 하며, K^+배설량은 식이 섭취량에 따라 변한다. K^+을 적게 섭취하면 콩팥단위 전반에 걸쳐 강력한 K^+재흡수가 촉진되지만 다량의 K^+섭취는 먼쪽세관에서 K^+분비를 자극한다(녹색).

콩팥 칼륨 처리는 다음 요인에 의해 영향을 받는다.

- *식이 칼륨 섭취*: 칼륨 섭취가 많으면 혈장 K^+이 상승하고 알도스테론이 분비된다. 앞서 설명한 바와 같이, 알도스테론은 말단 DT 및 CD의 으뜸세포에서 세관여과액으로 K^+분비를 초래한다. 반대로 식이 섭취가 적으면 으뜸세포에서의 K^+분비가 감소한다. 이 상황에서는, CD의 α-사이세포에 의한 K^+*재흡수*가 우세해진다.
- *혈장량*: 알도스테론은 증가된 혈장 K^+농도에 반응하는 것 이외에도 레닌–앤지오텐신–알도스테론(renin-angiotensin-aldosterone)계를 통한 혈장 감소에 반응하여 방출된다. 앞서 언급했듯이, 증가된 알도스테론은 말단 DT 및 CD의 으뜸세포로부터 K^+분비를 촉진시킨다(20장 참조).
- *산–염기 상태*: 정상적인 전신 산–염기 균형을 유지하기 위해 과다한 산(주로 식이 섭취로 인한)을 완충시켜 소변으로 배출해야 한다(21장 참조). 산 배설을 촉진하기 위

해 CD의 α-사이세포는 H^+을 세관여과액으로 분비하고(완충되고 배설되는 곳), K^+을 세포내로 능동이동시키는 꼭대기쪽 H^+/K^+ ATPase를 가지고 있다. K^+은 바닥가쪽 K^+-Cl^-공동운반체를 통해 세포를 빠져 나간다.

- *세관여과액 유속*: 세관여과액 흐름이 높을 때(예를 들어, 체액량 증가에 대한 반응), K^+에 대한 농도경사(집합관세포에서 속공간으로)가 상승되고 K^+분비가 증가한다.

> 특정 콩팥 나트륨운반체를 목표로 하는 것은 고혈압을 조절하는 데 효과적일 수 있다. 재흡수를 억제함으로써 나트륨과 물 분비가 증가하고 혈액량이 감소하기 때문이다. 푸로세미드 및 푸메타미드와 같은 고리이뇨제는 TALH에서 NKCC-2 운반체를 억제하는 반면, 티아지드 이뇨제는 먼쪽세뇨관 Na^+/Cl^-역방향운반체에 작용한다. 고리이뇨제와 티아지드의 장기 사용은 소변을 통한 K^+손실을 유발할 수 있으며, 따라서 이 약물을 사용할 때 혈장 K^+을 확인해야 한다. 아밀로라이드(amiloride)와 같은 칼륨을 보존하는 이뇨제는 피질 집합관의 으뜸세포에 있는 알도스테론민감 ENaCs을 표적으로 한다. 티아지드와 칼륨보존 이뇨제는 또한 소변을 통한 칼슘 손실을 제한한다.

칼슘과 인산염 운반 CALCIUM AND PHOSPHATE TRANSPORT

혈장 칼슘과 인산염 조절은 태아와 성장하는 어린이의 적절한 뼈와 조직 성장에 중요하며, 성인의 경우도 뼈 건강을 위해 지속적으로 중요하다. 콩팥은 칼슘과 인산염 혈장농도를 재흡수율 조정을 통해 조절한다. 체내 대부분의 칼슘과 인산염(각각 99%와 85%)은 뼈바탕질에 존재한다. 뼈의 지속적인 개조는 활성 비타민 D3와 부갑상샘호르몬(PTH)에 의해 촉진된다. 콩팥에서 인산염과 칼슘 재흡수는 모두 PTH에 의해 조절된다(31장 참조).

칼슘 처리 Calcium Handling

혈장 Ca^{2+}의 약 40%는 단백질과 결합되어 있어 나머지 60%만 토리에서 자유로운 여과가 가능하다. 콩팥은 다음과 같은 콩팥단위 부위에서 여과된 Ca^{2+}의 99%를 재흡수한다(그림 18.5A).

- *토리쪽세관*: Ca^{2+} 재흡수는 Na^+과 물의 대량 재흡수에 의해 유발된 용매끌기에 의해 세포 주변을 통해 일어난다. Ca^{2+} 재흡수의 약 70%가 이 기전을 통해 일어난다.
- *Henle굵은오름가지*: 재흡수는 Na^+ 및 물 재흡수와 병행하여 세포 주변을 통해 일어난다. 속공간 상피세로를 가로 질러 걸려 있는 양전위 역시 이 분절에서 세포 주변을 통한 2가 양이온 재흡수가 일어나도록 한다(재흡수의 ~20%). Ca^{2+}은 나트륨 재흡수를 따라 일어나므로 나트륨 재흡수 변화(예: 고리이뇨제)는 일반적으로 Ca^{2+} 재흡수를 감소시킨다.
- *먼쪽세관*: DT에서는 Ca^{2+} 재흡수의 약 8~9%만이 일어나지만, 이곳은 PTH에 의해 조절을 받는 부위이다. 혈장 Ca^{2+} 감소에 반응하여 PTH(부갑상샘에서 방출됨)는 꼭대기쪽 Ca^{2+}통로(TRPV5)와 바닥가쪽 Ca^{2+}ATPase 펌프, Na^+/Ca^{2+}교환기(Ca^{2+}을 세포 밖 사이질로 운반함; 그림 18.5A와 31장 참조)를 증가시킨다.

인산염 처리 Phosphate Handling

인산염(Pi)은 세포내 고에너지원 생성(예: 삼인산아데노신 형성 및 이용)뿐만 아니라 뼈바탕질 형성에 필요하다. 혈장 Pi (> 90%)의 대부분은 여과되며, Pi 재흡수 및 배설은 음식과 나이에 크게 의존한다. 포도당과 마찬가지로 Pi는 포화될 수 있는 TM이 있다. 운반체는 토리쪽세관에만 존재하므로 정상적인 식이 조건하에서 여과된 인산염의 ~75%는 꼭대기쪽 Na^+-Pi공동운반체에 의해 재흡수된다(그림 18.5B 참조). 여과된 Pi의 나머지 25%는 배설된다; Pi의 일부는 H^+을 완충시키는 적정가능산을 형성하는 데 사용될 수 있다(21장 참조). 성장하는 어린이와 Pi가 낮은 식이 요법 환자의 경우 토리쪽곧은세관과 DT에 존재하는 Na^+-Pi공동운반체에 의해 여과된 Pi가 최대 90% 재흡수된다.

콩팥 Pi 재흡수는 주로 음식과 PTH에 의해 조절되며, 둘 다 꼭대기쪽 Na^+-Pi공동운반체 수에 영향을 미친다:

- *음식*: 음식을 통해 섭취하는 Pi가 높을 경우 꼭대기쪽막 Na^+-Pi공동운반체 수가 감소되어 Pi배설이 증가한다. 반대로 Pi 섭취가 낮을 경우 토리쪽세관뿐만 아니라 토리쪽세관 후반 부위의 솔가장자리에 존재하는 운반체까지 증가하여 Pi 흡수율이 증가되고 소변을 통한 배설량이 감소한다.
- *PTH*: PTH는 낮은 혈장 Ca^{2+}에 반응하여 부갑상샘에서 분비되지만 높은 혈장 Pi농도도 간접적으로 분비를 자극한다. PTH는 꼭대기쪽 Na^+-Pi공동운반체를 줄여 재흡수를 감소시켜 소변으로의 Pi배설을 증가시킨다.

혈장 칼슘 및 인산염 조절은 일정한 골흡수 및 침착 때문에 서로 얽혀 있다. 낮은 혈장 Ca^{2+}에 대한 반응으로 **비타민 D**는 창자에서 칼슘과 인산염 흡수를 증가시키는 반면 PTH는 골흡수를 유도한다. 두 작용 모두 세포외액(ECF)에서 Ca^{2+}와 인산염을 증가시킨다. 콩팥에서 PTH는 칼슘 재흡수를 증가시키지만, 인산 운반체를 감소시켜 소변으로 여분의 ECF 인산염 배설을 증가시킨다.

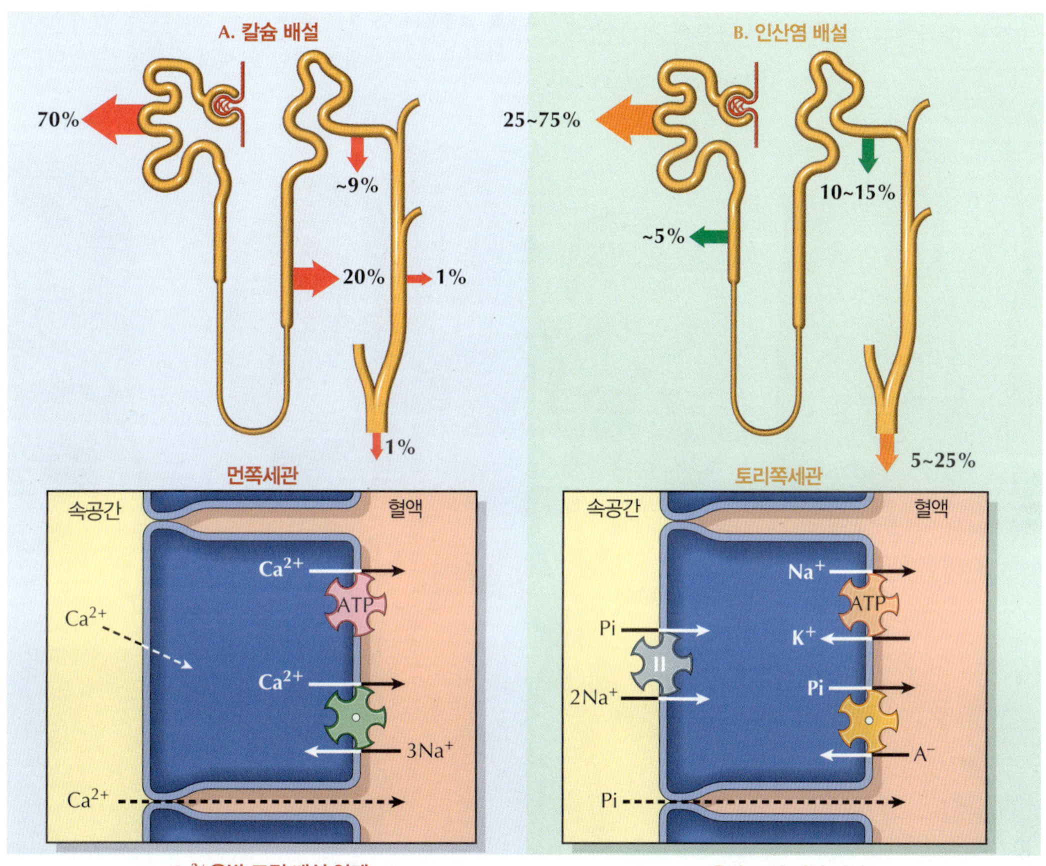

요소	콩팥단위 부위	기전
↑PTH	DCT	Ca^{2+}통로 활성화
↓ECF	토리쪽세관	용매끌기
↑Pi 섭취	DCT	↑PTH분비

요소	콩팥단위 부위	기전
↑PTH	토리쪽세관	↓꼭대기쪽 공동운반체
↓ECF	토리쪽세관	↑용매끌기/공동운반체
↑Pi 섭취	토리쪽세관	↓꼭대기쪽 공동운반체

J. Perkins
MS, MFA, CMI

그림 18.5 콩팥에서 칼슘과 인산염 처리 **A,** 칼슘은 콩팥단위를 따라 대부분 재흡수되고, 거의 배설되지 않는다. 먼쪽세관에서 칼슘 재흡수를 조절하는 부갑상샘호르몬(PTH)은 꼭대기쪽 칼슘통로(TRPV5)뿐만 아니라 바닥가쪽 Ca^{2+} ATPase펌프와 Na^+/Ca^{2+}교환기를 증가시킨다. **B,** 정상 상태에서, 여과된 인산염의 75%가 토리쪽세관에서 Na^+-Pi공동운반체를 통해 재흡수된다. 이 과정은 PTH뿐만 아니라 인산염 섭취량에 크게 의존한다. PTH는 토리쪽세관에서 인산염 재흡수를 억제하여 인산염 배출를 증가시킨다. 인산염을 많이 섭취할 경우도 동일한 효과가 발생한다. 저인산염 식이는 Pi 재흡수를 현저히 증가시키며, 토리쪽곱슬세관에서 먼쪽세관에 걸쳐 운반체 동원을 증가시켜 인산염 배설을 5~10%까지 낮춘다(녹색). *DCT*, 먼쪽곱슬세관; *ECF*, 세포외액.

임상 적용 18.1

콩팥돌(Kidney Stones, Renal Calculi)

콩팥돌은 콩팥에서 형성되는 미네랄의 고체 응집체이다(콩팥돌증, nephrolithiasis). 돌은 또한 요관(요관돌증, ureterolithiasis)에서도 형성될 수 있다. 돌의 크기는 다양하며, 많은 작은 돌은 아무런 문제 없이 요관과 요도를 통과한다. 그러나 돌이 충분히 커지면(2~3 mm) 요관을 막아 강렬한 통증과 구토를 유발할 수 있다. 가장 보편적인 돌은 수산칼슘이며, 칼슘이 아닌 옥살산염 존재로 광물 축적이 증가한다. 치료는 돌 크기와 막힘 지속 기간에 달려 있다. 일반적으로 환자가 심한 증상을 호소하지 않으면 작은 돌은 치료 없이 빠져나갈 때까지 기다린다; 그러나 30일을 초과하는 장기간의 막힘은 콩팥기능상실을 초래할 수 있으므로, 이 경우 스텐트 삽입 및 레이저 또는 초음파를 통한 중재가 수행될 수 있다.

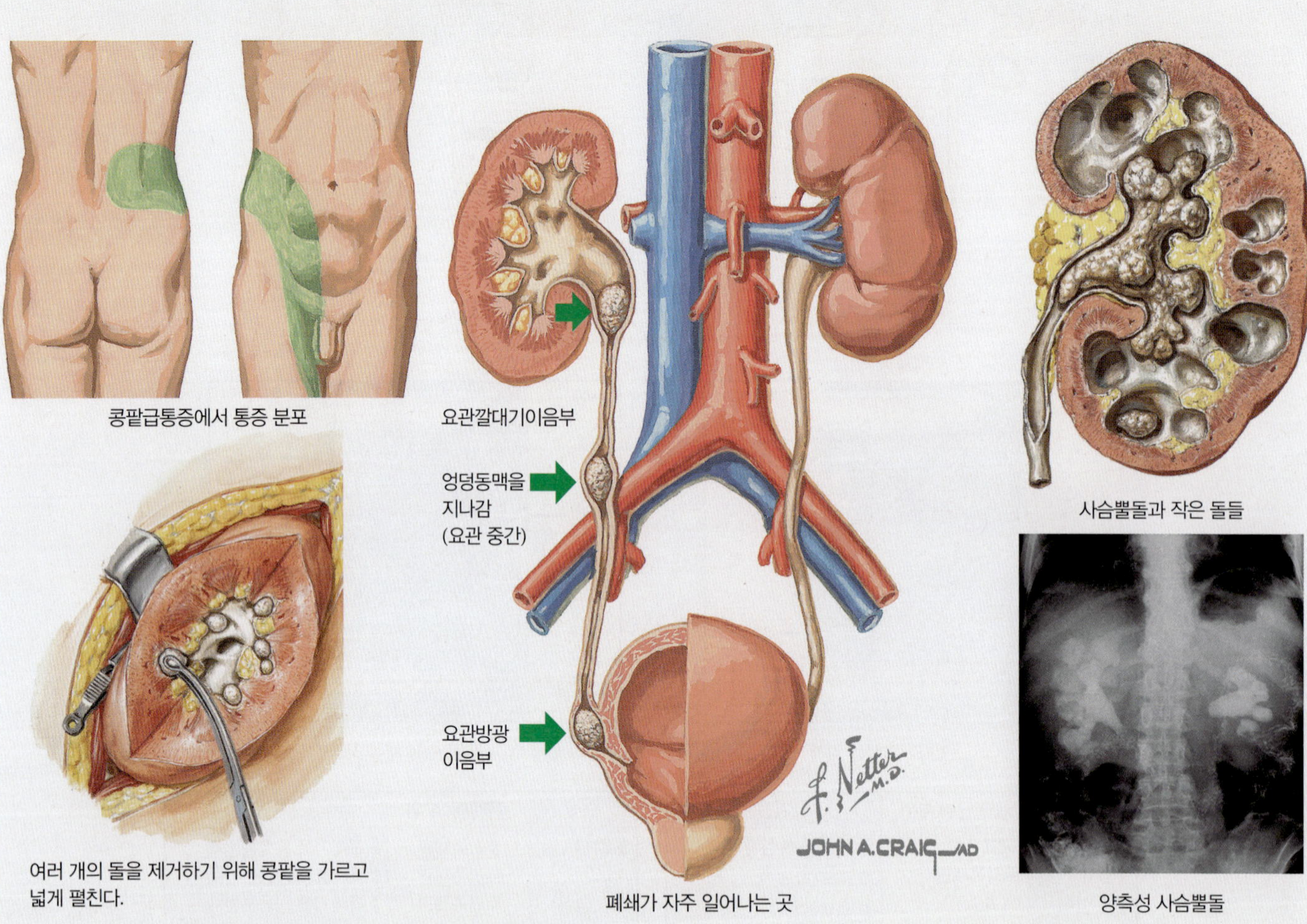

콩팥돌

임상 적용 18.2
저나트륨혈증(Hyponatremia)

저나트륨혈증은 낮은 혈장 나트륨 상태(< 135 mEq/L)로 정의된다. 저나트륨혈증은 낮은 나트륨 농도와 낮은 혈장 삼투압을 초래하는 다양한 원인에 의해 발생할 수 있다. 저나트륨혈증 동안, 체액은 세포내로 이동하여 정상적인 ECF삼투압은 회복되지만 세포 팽창을 유발한다. 이 작용은 특히 뼈로 싸여 있어 팽창에 여유가 없는 뇌 조직에서 중요한 영향을 초래한다.

- 뇌세포내로의 급격한 수분 이동은 정신 상태의 혼란과 발작, 혼수, 사망으로 이어질 수 있는 급성대뇌종창을 초래할 수 있다. 이러한 경우 치료는 ECF 부피를 줄이는 것을 목표로 하며, 이는 세포 밖으로 수분을 끌어내는 것이다. 물 제한 및/또는 항이뇨호르몬(ADH)V2대항제(콩팥을 통한 수분 배출을 증가시킴)는 교란을 교정하는 데 도움이 될 수 있다.
- 오랜 시간 경과로 저나트륨혈증이 초래되면(예를 들어, 애디슨병 환자), 뇌 조직은 삼투질(이노시톨 및 글루타민과 같은 유기 용질)의 세포내 함량을 감소시킴으로써 체액 이동을 보상한다. 이 작용은 세포내로 체액을 끌어들이는 삼투압을 감소시켜 세포가 정상 부피를 유지하도록 한다. 이 효과 때문에 저나트륨혈증 치료는 염분과 체액 균형이 느리게 정상 수준으로 회복되도록 해야 한다. 그렇지 않으면 뇌세포가 수축하여 심각한 세포내 불균형이 유발될 수 있다. 이러한 점진적 저나트륨혈증 교정은 뇌세포내 삼투질이 증가될 수 있는 시간적 여유를 제공한다.

운동 관련 저나트륨혈증(exercise-associated hyponatremia, EAH)은 장기간 운동 시 땀으로 인한 수분과 전해질 손실로 인해 발생할 수 있다(예: 마라톤 및 철인 3종 경기). 대부분의 사람들에서 ECF Na^+농도는 심각하게 떨어지지는 않지만 다음 요소들이 조합되면 심각한 EAH가 발생할 가능성이 높아진다.

- 운동 중에 과다수분공급으로 인한 체액과 전해질 손실의 초기 불균형.
- 다량의 수분 손실로 인해 발생할 수 있는 급성항이뇨호르몬부적절분비증후군(acute syndrome of inappropriate ADH secretion). 증가된 삼투압과 체액 손실은 ADH 분비를 자극할 수 있지만, 이 시스템은 부피 변화보다 ECF삼투압농도 변화에 더 민감하다. 그러나 수분 손실로 인한 부피 감소가 지속되어 심해진 상황에서 탈수된 운동선수가 저장성 음료를 너무 많이 마시면 분비가 증가된 ADH에 의해 집합관에서 과도한 자유수분 재흡수가 일어나 ECF의 나트륨농도가 급격하게 감소한다. 이 상황에서 보충할 필요가 있는 수분량이 나트륨 수준 조절을 넘어서게 된다; ADH 분비가 계속되고 혈장 Na^+는 매우 낮은 수준(< 125 mEq/L)까지 떨어질 수 있다.

초기 증상으로는 붓고, 메스꺼움, 구토, 두통이 나타나며 즉각적인 치료를 하지 않으면 방향감각 상실과 발작, 사망을 초래할 수도 있다. 저나트륨혈증은 물섭취를 제한함으로써 예방할 수 있다(목이 마를 때만 마신다). 운동 중 과다수분이 저나트륨혈증의 직접적인 원인이지만 EAH 발병의 위험 요소는 낮은 체중과 여성, 마라톤에 익숙하지 않은 상황 등이다. ADH V2수용체 대항제는 심한 저나트륨혈증 치료에 사용된다.

수술 후 급성 저나트륨혈증은 노인 환자에서 자주 발생한다. 수술 스트레스는 급성항이뇨호르몬부적절분비증후군 을 초래하여, 자유수분 재흡수가 빠르게 증가되고 ECF Na^+농도가 감소된다. 앞에서 언급한 바와 같이, 치료는 물을 제한(추가 체액 저류를 제한하기 위해)하고 V2대항제로 즉시 시작해야 한다. 저나트륨혈증을 교정하면 정상 기능이 회복된다.

19장 소변 농축과 희석 기전

Urine Concentration and Dilution Mechanisms

Henle고리와 집합관 세포 *LOOP OF HENLE AND COLLECTING DUCT CELLS*

세포외 삼투압농도와 체액량 항상성을 위해서 콩팥은 소변을 농축하고 희석할 수 있어야 한다. Henle고리와 집합관(CD)세포, 곧은혈관(vasa recta)모세혈관은 이러한 기능에 필수적이다.

Henle고리 부위에 용질과 수분의 투과도 차이는 세관여과액의 농축과 희석이 가능하도록 하며, 피질에서 수질을 거쳐 사이질액 삼투압농도 경사가 만들어질 수 있도록 한다. 이러한 경사에 의해 Henle가는내림가지와 CD에서는 용질은 제외하고 물만 재흡수가 된다. 이러한 경사는 수질세관과 CD 주위를 감싸고 지나가는 곧은혈관모세혈관의 느린 혈류에 의해 유지된다.

Henle고리의 내림 및 오름가지는 다음과 같은 특이한 투과 특성을 가지고 있다:

- *Henle고리 가는내림가지는 농축분절이다.* 이 분절에서 물은 투과되고 용질에 대한 투과성은 없기 때문에 재흡수가 되지 않는다(요소는 세관내로 분비되어 세관여과액을 추가로 농축시킨다).
- *Henle고리 굵은오름가지는 희석분절이다.* 이 분절은 물에 대해서는 불투과성을 보이지만, Na^+-K^+-$2Cl^-$(NKCC-2)와 Na^+-Cl^-공동운반체를 통해 전해질을 재흡수하므로 먼쪽세관에 들어가기 전에 여과액을 희석시킨다.

이 기전을 통해 먼쪽세관으로 들어가는 세관여과액 삼투압농도는 ~100 mosm/L로 낮아진다. 증가된 세포외액(ECF) 삼투압농도 또는 낮아진 ECF부피에 반응하여, **항이뇨호르몬(ADH)**은 뇌하수체 뒤엽에서 혈액으로 분비되고 물통로인 **aquaporin (AQP)**-2가 CD꼭대기쪽막에 삽입되도록 한다. 이 작용은 용질이 없는 자유수분 재흡수가 일어나도록 하여 소변이 농축되도록 한다. 그러나 세관여과액과 소변의 농축은 사이질 삼투경사가 세관 속공간으로부터 사이질 공간으로 물을 끌어 낼 수 있을 만큼 충분할 때만 가능하다.

소변 농축 기전 *URINE-CONCENTRATING MECHANISM*

수질 사이질 *Medullary Interstitium*

Henle내림가지와 CD에서 용질 없는 자유수분을 재흡수하는 능력은 수질 사이질액에 존재하는 삼투압농도 경사와 2종류의 콩팥단위 분절 모두에 존재하는 특별한 꼭대기쪽막 물통로(AQP; 2장 참조) 존재에 의해서 가능하다. 물은 삼투압 경사가 존재할 때만 이동한다(그림 19.1). 피질수질 경계부위의 삼투압농도는 ~300 mosm/L이며 수질 사이질의 가장 깊은 부분에서는 ~1200 mosm/L로 상승하므로 상당한 사이질액 농도경사가 형성된다["수질반류배가계(Medullary Countercurrent Multiplier)" 부분 참조]. 이러한 경사가 형성된 상황에서 꼭대기쪽막 물통로가 존재하면 물은 세관으로부터 사이질로 빠르게 확산되어 나오며(더 높은 삼투압 농도로) 곧바로 곧은혈관망으로 들어간다.

> 수분 재흡수에 관여하는 AQP는 콩팥세관에서 발견된다. **AQP-1**통로는 토리쪽곱슬세관과 토리쪽곧은세관, Henle가는내림가지 꼭대기쪽막에 항상 존재한다. 용질에 대해 불투과성을 보이는 Henle가는내림가지에서 이 통로는 세관여과액이 이 분절을 통과하는 동안 농축되도록 한다. CD에서 **AQP-2**통로의 꼭대기쪽막 삽입은 ADH에 의해 자극되고, 용질이 없는 자유수분 흡수가 일어나도록 한다. AQP-1은 삽입 전에 세포내 소포에 저장된다.

수질반류배가계 *Medullary Countercurrent Multiplier*

"반류배가계(countercurrent multiplier)"기전은 피질에서 안쪽 수질로의 사이질내 삼투경사가 형성되도록 한다. 여기에는 Henle고리의 내림 및 오름가지의 조율된 효과와 용질 및 물에 대한 선택 투과성이 중요하다(비디오 19.1). 그림 19.2는 Henle 굵은오름가지에서 용질이 밖으로 운반(사이질액 삼투농도를 증가시킴)되고, 물이 가는내림가지에서 재흡수(굵은오름가지

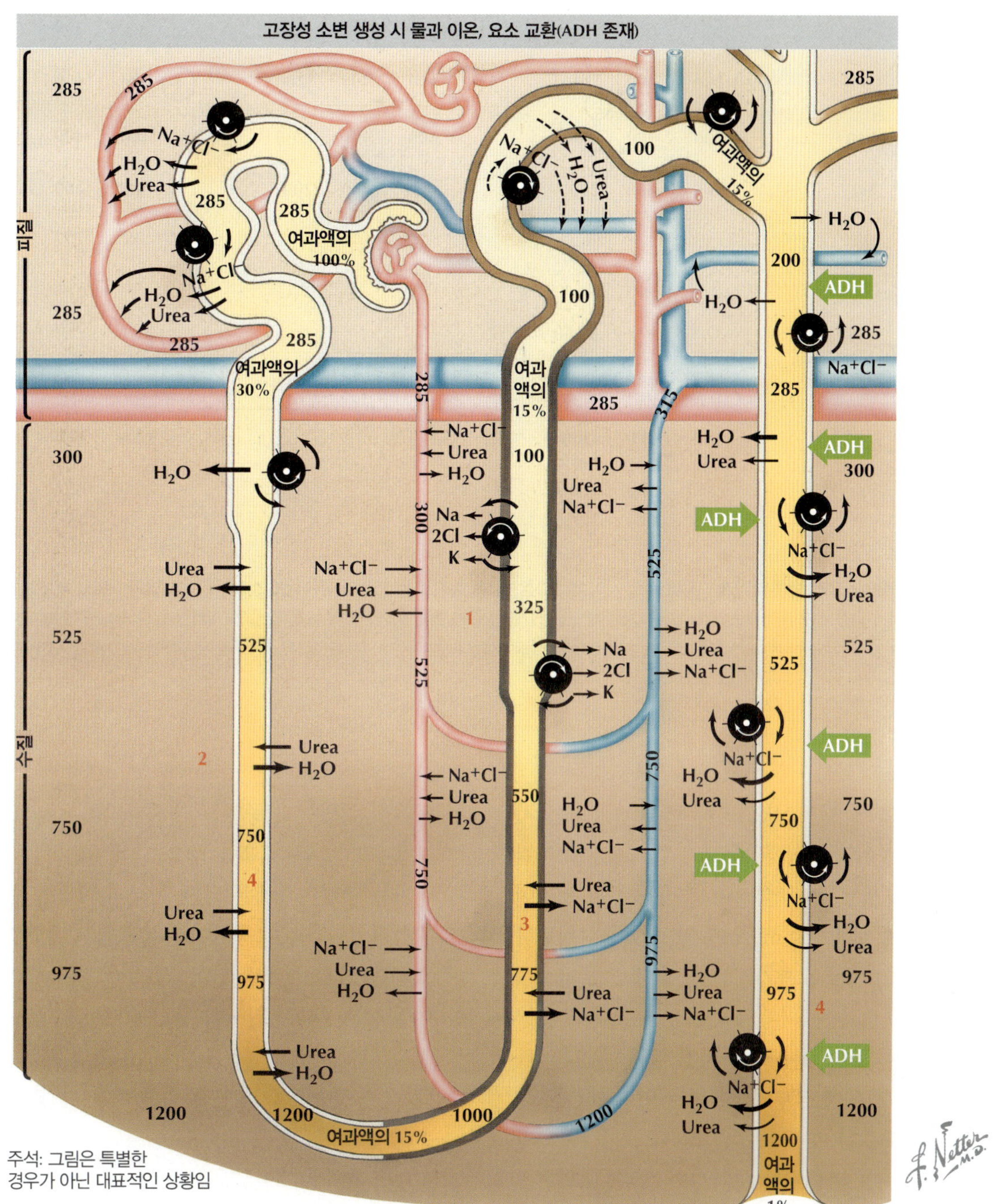

그림 19.1 **수질 사이질과 세뇨관 농도경사** 농도경사는 다음과 같은 단계에 의해 설정된다. *(1)* 물이 아닌 용질이 NKCC-2운반체(희석가지)를 통해 Henle굵은오름가지에서 운반되어 나온다. *(2)* 자유수분이 Henle가는내림가지로부터 재흡수되어 세관여과액 삼투압이 증가한다(농축가지). *(3)* 더 농축된 세관여과액이 내림가지에서 오름가지로 흘러감에 따라 사이질로 더 많은 용질이동이 일어난다. *(4)* 수분재흡수를 통해 세관여과액 삼투압농도를 형성하는 Henle가는내림가지에서 요소를 계속 세관여과액에 남아 있도록 함으로써 요소재순환은 농도경사를 만드는 데 기여하고, 항이뇨호르몬(ADH)이 존재할 때는 수분과 요소 재흡수를 증가시키고, 안쪽수질로 요소가 재순환됨으로써 사이질 농도경사가 만들어진다. *filtr*, 여과액.

로 들어가는 세관여과액을 농축시킴)되는 반복주기를 보여주고 있다. 이 주기는 사이질 농도경사가 완전히 성립(피질 300 mosm/L에서 안쪽 수질의 1200 mosm/L까지)될 때까지 반복된다.

농도경사 생성은 Henle굵은오름고리에서 용질 이동으로부터 시작되며 다음 과정을 통해 이루어진다:

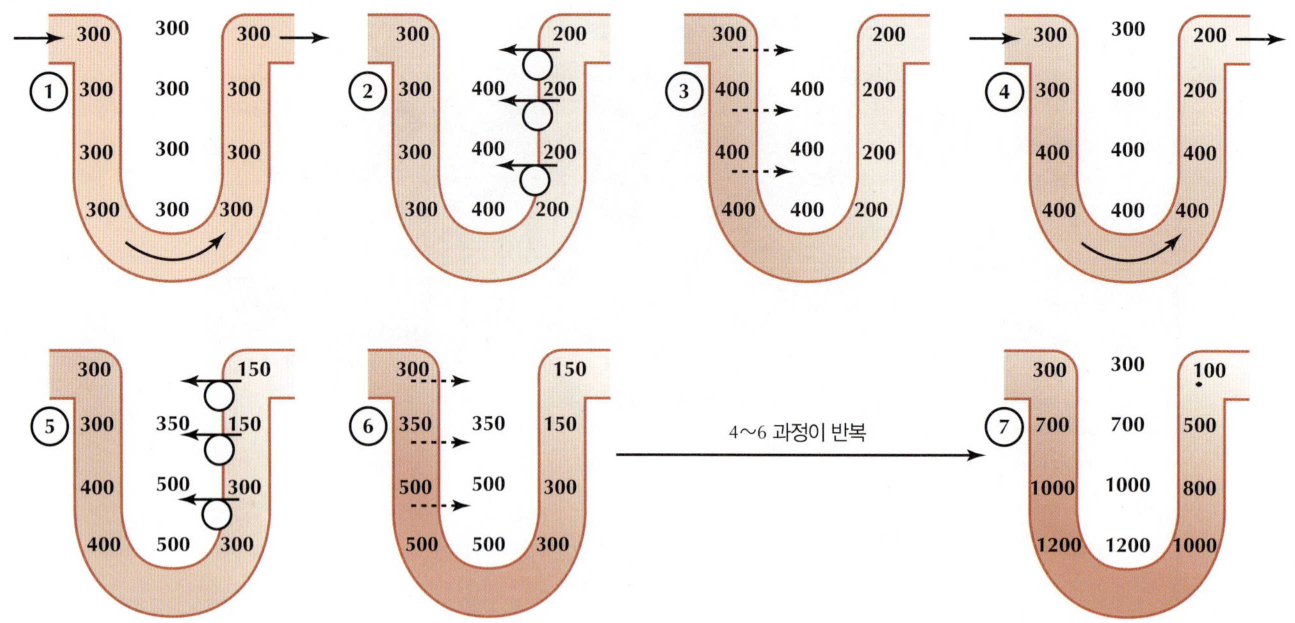

그림 19.2 Henle고리 반류배가계 콩팥 수질 사이질이 고삼투성을 유지할 수 있는 것은 이온운반과 Henle고리의 특별한 부분이 물과 전해질에 선택적 투과성을 보이기 때문이다. 반류배가와 관련된 단계(1~7)는 본문에 설명되어 있으며, 값은 리터당 밀리오스몰(milliosmoles) 단위로 표시되어 있다. 고삼투사이질은 집합관에서 소변 농축이 가능하게 한다(Hall JE: *Guyton and Hall Textbook of Medical Physiology*, ed 12, Philadelphia, 2011, Elsevier를 수정)

- *Henle굵은오름가지에 있는 NKCC-2운반체*는 용질을 사이질로 이동시켜 사이질액 삼투압농도를 증가시키고 세관여과액 삼투압농도를 감소시킨다. 이 과정을 통해 세관여과액과 사이질 사이에는 200 mosm/L의 경사가 형성된다(그림 19.2, 단계 2). 굵은오름가지는 물에 대한 투과성이 없다.
- *증가된 사이질 삼투압농도*는 내림가지의 세관여과액과 해당 영역의 사이질 사이에 삼투평형이 이루어질 때까지 *내림가지로부터 자유수분 재흡수를 일으킨다*(그림 19.2, 단계 3). 내림가지는 용질에 대한 투과성이 없다. 내림가지를 따라 세관여과액이 이동되면서 물 재흡수는 계속되므로 세관여과액 삼투압농도는 지속적으로 증가된다. 사이질액과 세관여과액 사이에 200 mosm/L 농도경사를 유지하기 위해 오름가지로부터 지속적으로 용질만 밖으로 운반되기 때문에 세관여과액내의 수분은 유지가 된다.
- *세관여과액이 내림가지로부터 오름가지로 이동하면, 이런 과정을 통해 더 농축된 세관여과액이 오름가지로 들어간다*(그림 19.2, 단계 4). 더 많이 농축된 용질이 오름가지로 들어가므로 인해 더 많은 용질이 사이질로 이동하여 사이질액 삼투압농도는 더 증가한다(그림 19.2, 단계 5). 사이질 삼투압농도 증가로 내림가지에서 더 많은 자유수분 재흡수가 일어나(그림 19.2, 단계 6), 굵은오름가지로 들어가는 세관여과액은 더 농축된다. 이러한 주기(농축된 세관여과액이 굵은오름가지로 이동되는 것과 용질이 사이질로 이동, Henle내림가지에서 물이 관 밖으로 이동)는 사이질 농도경사가 완전히 성립될 때까지 반복된다. 안쪽 수질의 사이질 삼투압농도는 Henle고리 길이에 의존적이다(고리가 길수록 더 높은 농축 능력을 가짐). 사람이 형성할 수 있는 가장 높은 사이질 농도(안쪽 수질 깊숙한 곳)는 ~1200 mosm/L이므로, Henle고리 바닥에서 세관여과액 농도는 ~1200 mosm/L에 도달할 수 있다.
- 마지막으로 요소 *재활용*은 다음과 같은 이유로 사이질 삼투압 경사를 만들고 유지하는 데 기여하고 있다:
- 요소는 세관여과액에 남아있는 반면, 물은 내림가지에서 재흡수되어 세관여과액 삼투압농도에 기여한다(그림 19.1, 빨간색 번호 3).
- ADH는 수질(피질은 아님) CD에서 물과 요소 재흡수를 증가시킨다. 요소는 안쪽 수질에서 재활용되어 사이질 농도경사 생성에 기여한다(그림 19.1, 빨간색 번호 4).

소변을 농축시키는 능력은 종마다 다르다. 사막 환경에 사는 동물(예: 사막 설치류와 낙타)은 매우 긴 Henle고리를 가지고 있기 때문에 소변을 2000 mosm/L 이상으로 농축시킬 수 있어 엄청난 체액 보존이 가능하다. 이 동물들의 수질 사이질에는 이러한 것들이 가능하도록 추가 삼투질제(소르비톨과 myo-inositol과 같은 ~20%의 추가 "삼투질")가 있는 것으로 알려져 있다.

소변 농축 *Concentration of the Urine*

1장에서 논의한 바와 같이, 혈장(및 세포) 삼투압농도를 유지하기 위해서는 체액 부피가 조절되어야 한다. 혈장량의 심각한 감소(출혈 등에 의해 10% 이상 손실) 혹은 혈장 삼투압농도의 작은 증가(~1%)는 뇌하수체 뒤엽에서 ADH방출을 초래한다. 이 호르몬은 콩팥 CD으뜸세포에 있는 V2수용체에 결합한다(그림 19.3). CD으뜸세포에서 ADH는 꼭대기쪽 AQP-2통로를

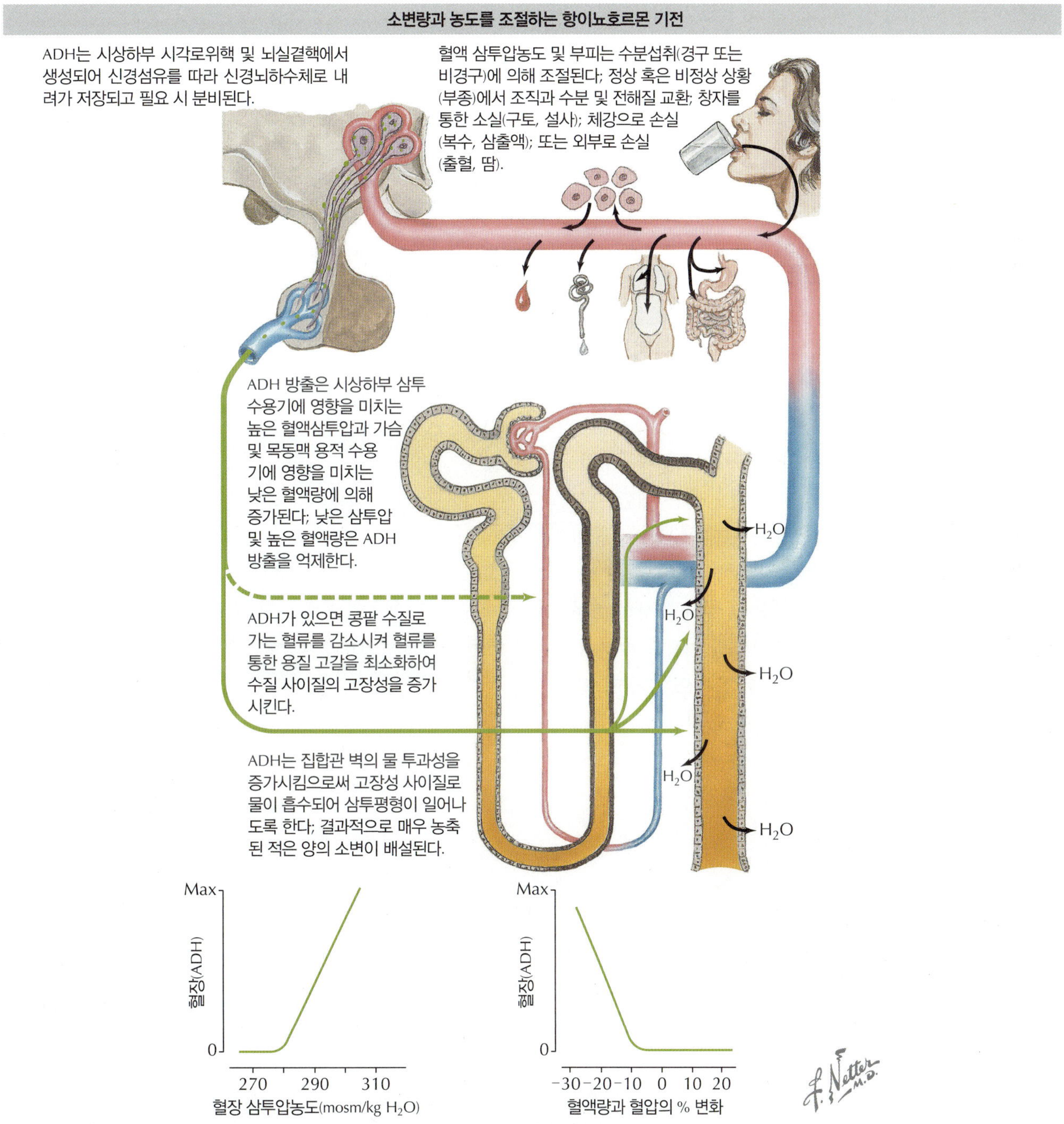

소변량과 농도를 조절하는 항이뇨호르몬 기전

ADH는 시상하부 시각로위핵 및 뇌실곁핵에서 생성되어 신경섬유를 따라 신경뇌하수체로 내려가 저장되고 필요 시 분비된다.

혈액 삼투압농도 및 부피는 수분섭취(경구 또는 비경구)에 의해 조절된다; 정상 혹은 비정상 상황(부종)에서 조직과 수분 및 전해질 교환; 창자를 통한 소실(구토, 설사); 체강으로 손실(복수, 삼출액); 또는 외부로 손실(출혈, 땀).

ADH 방출은 시상하부 삼투수용기에 영향을 미치는 높은 혈액삼투압과 가슴 및 목동맥 용적 수용기에 영향을 미치는 낮은 혈액량에 의해 증가된다; 낮은 삼투압 및 높은 혈액량은 ADH 방출을 억제한다.

ADH가 있으면 콩팥 수질로 가는 혈류를 감소시켜 혈류를 통한 용질 고갈을 최소화하여 수질 사이질의 고장성을 증가시킨다.

ADH는 집합관 벽의 물 투과성을 증가시킴으로써 고장성 사이질로 물이 흡수되어 삼투평형이 일어나도록 한다; 결과적으로 매우 농축된 적은 양의 소변이 배설된다.

H_2O H_2O H_2O H_2O H_2O

Max, 0 — 혈장(ADH) — 270, 290, 310 — 혈장 삼투압농도(mosm/kg H_2O)

Max, 0 — 혈장(ADH) — −30 −20 −10 0 10 20 — 혈액량과 혈압의 % 변화

F. Netter M.D.

그림 19.3 항이뇨호르몬 분비에 대한 콩팥 반응 ADH는 탈수에 의해 뇌하수체 뒤엽에서 순환계로 분비된다. 항이뇨호르몬은 콩팥 집합관에서 물통로를 증가시켜 용질을 제외한 물흡수를 초래하고, 또한 수질집합관에서 요소 재흡수도 증가시킨다. 요소는 수질 사이질에 추가되어 높은 사이질 삼투농도를 만드는 데 기여한다.

증가시켜, 실제적인 소변이 형성되는 시점에서 세관여과액 용질을 효과적으로 농축시킨다.

소변 농축 기전은 ADH 혈장 농도와 CD를 둘러싼 사이질액 삼투압농도에 달려있다. 혈장 ADH는 엄격히 조절되며, ECF 균형을 유지하기 위해 CD세포의 꼭대기쪽막에 지속적으로 물 통로를 삽입하거나 제거하여, 소변내 물을 보전하거나 혹은 배설한다. ADH가 물 재흡수를 위한 사이질 경사를 유지하기 위해 분비되면, ADH의존 요소재활용은 사이질에 추가적으로 요소를 첨가하므로 소변을 농축하는 데 중요한 역할을 한다. 따라서 탈수 → 혈장 삼투압농도 증가 → ADH수치 상승 → AQP 및 수분 재흡수 증가 → 소변 농축 과정이 일어난다. 극단적인 조건하에서 물 손실을 최소한으로 하기 위해 소변은 최대 1200 mosm/L까지 농축될 수 있다.

소변 희석 *DILUTION OF URINE*

과다한 ECF는 콩팥 혈류량과 토리여과율(GFR)을 증가시키고 혈장 삼투압농도를 감소시킨다(뇌하수체 ADH분비를 억제). 콩팥 혈류량 상승은 곧은혈관모세혈관의 혈류를 증가시켜 사이질 용질을 씻어낸다. GFR이 증가하면 세관유량이 증가되어 농도경사 붕괴가 더 복잡해진다. 이를 통해 용질 재흡수가 감소(특히 굵은오름가지에서)되어 사이질액 농축은 제한된다(그림 19.4). ADH가 감소하면 CD에서 꼭대기쪽 AQP-2가 없어져서 수질에서 물과 요소 재흡수가 적어진다. 감소된 요소 재흡수는 사이질 삼투압농도를 제한한다. 그 결과 저장성 소변량이 증가되는 결과가 초래된다(이뇨). 다량의 저장성 수분이 배설되면 ECF양과 삼투압농도는 정상으로 돌아오게 되고, 몇 시간에 걸쳐 사이질 농도경사도 다시 정상으로 된다.

자유수분 청소율 *FREE WATER CLEARANCE*

혈장량 팽창에 따른 소변량 증가는 나트륨 배설과 수분 배설을 수반한다. 저장성 소변을 배출하는 능력은 농축된 소변을 배출하는 능력만큼이나 체액 항상성에 중요하며, 이 기전의 손상은 생명을 위협할 수 있다(18장, 저나트륨혈증에 대한 임상 적용 참조). **자유수분 청소율** 개념은 이뇨 동안 물 배설을 정량화하는 데 유용하다; 소변에 존재하는 용질의 등삼투 배설에 필요한 물을 초과한 수분배설로 정의된다. 자유수분 청소율은 소변량으로부터 삼투압 청소율을 빼서 결정한다.

$$C_{H_2O} = \dot{V} - (Uosm/Posm) \times \dot{V} \qquad \textbf{식 19.1}$$

따라서, 희석뇨에서[예를 들어, 뇨 삼투압/혈장 삼투압(Uosm/Posm)이 1 미만] C_{H_2O}는 양수이며, 이는 물이 배설되었음을 의미한다. 대조적으로, 소변이 농축되면(예를 들어, Uosm/Posm이 1보다 큰 경우), C_{H_2O}는 음수이며, 물이 보존되었음을 암시한다. 소변 삼투압이 혈장 삼투압과 같으면 C_{H_2O}는 0이다.

배뇨는 방광을 비우는 과정이다(micturition, urination). 배뇨는 방광 바깥조임근이 뼈대근육이기 때문에 수의적인 통제하에 있다. 그러나, 배뇨반사 시스템은 교감신경 및 부교감신경 제어하에 있다. 방광이 채워지는 동안, 교감신경은 방광벽 민무늬근육을 이완시키고, 소변이 찰 수 있도록 하며, 안쪽 요도조임근 민무늬근육을 수축시킨다. 방광이 "가득 차게" 되면 기계수용기는 방광의 부교감 수축(배뇨근)과 척수 반사궁으로 신호로 보내 안쪽조임근 이완을 초래한다. 바깥 요도조임근은 뼈대근육이므로 수의적으로 이완되어 배뇨가 일어난다.

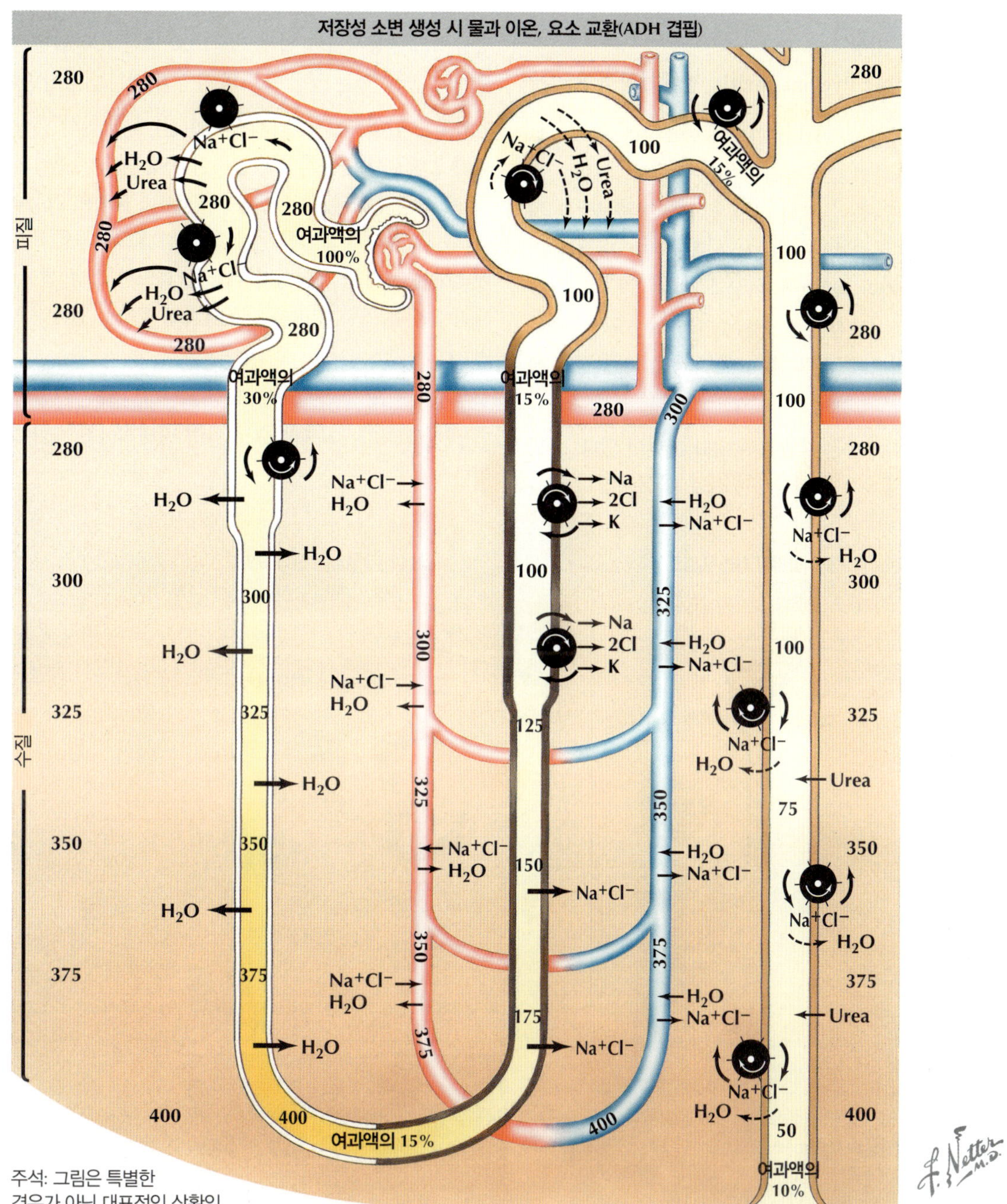

주석: 그림은 특별한 경우가 아닌 대표적인 상황임

그림 19.4 **소변 희석** 과량의 세포외액은 항이뇨호르몬(ADH) 분비를 감소시켜 집합관 물통로를 감소시킨다. 용적 확장으로 곧은혈관을 통과하는 혈류가 증가되면 사이질 농도경사가 붕괴된다. 경사 붕괴와 물통로 감소는 이뇨를 초래한다. *Filtr*. 여과액

임상 적용 19.1
만성신우신염(Chronic Pyelonephritis, 깔때기콩팥염)

신우신염은 박테리아 감염으로 인한 콩팥골반 염증이다. 급성콩팥 감염은 일반적으로 요로 감염으로 발생하지만, 재발할 수 있으며, 각 경우마다 콩팥에 손상을 줄 수 있다. 요로 감염은 일반적으로 창자 미생물에 의한 오염으로 인해 발생하지만, 콩팥에 도달하는 반복 감염, 콩팥 결석 또는 기타 해부학적 이상과 같은 잠재적인 근본 원인들도 고려해야 한다. 신우신염 발생을 증가시키는 요인으로는 당뇨병과 임신, 전립선 비대, 면역력 저하, 성적 행동 및 살정제 사용 등이 있다.

만성신우신염으로 인한 합병증은 감염된 부위와 관련이 있다. 콩팥골반의 민무늬근육은 연동운동을 나타내어 새로 만들어진 소변을 방광으로 이동시키기 위해 요관으로 보낸다. 감염은 섬유화와 흉터로 이어질 수 있는 골반 조직의 농양과 괴사를 유발한다.

반복되는 감염으로 수질(세관과 실질)이 더 많이 손상됨에 따라 사이질 농도경사를 유지하는 능력이 손상된다. 사이질의 높은 삼투압은 ADH 의존 자유수분 재흡수 및 소변 농축이 가능하도록 경사를 만드는데 경사의 소실은 물 섭취 제한에도 불구하고 농축된 소변을 배출하는 능력을 제한시켜 다뇨증(과도한 소변 생산)을 유발한다. 세관 손실은 또한 GFR을 감소시키고 따라서 전체적으로 콩팥 기능이 감소된다.

신우신염은 몇 주간 항생제로 치료한다. 많은 양의 수분 섭취는 소변 생산을 증가시켜 하부요로 감염 박테리아를 제거하는 데 도움이 된다.

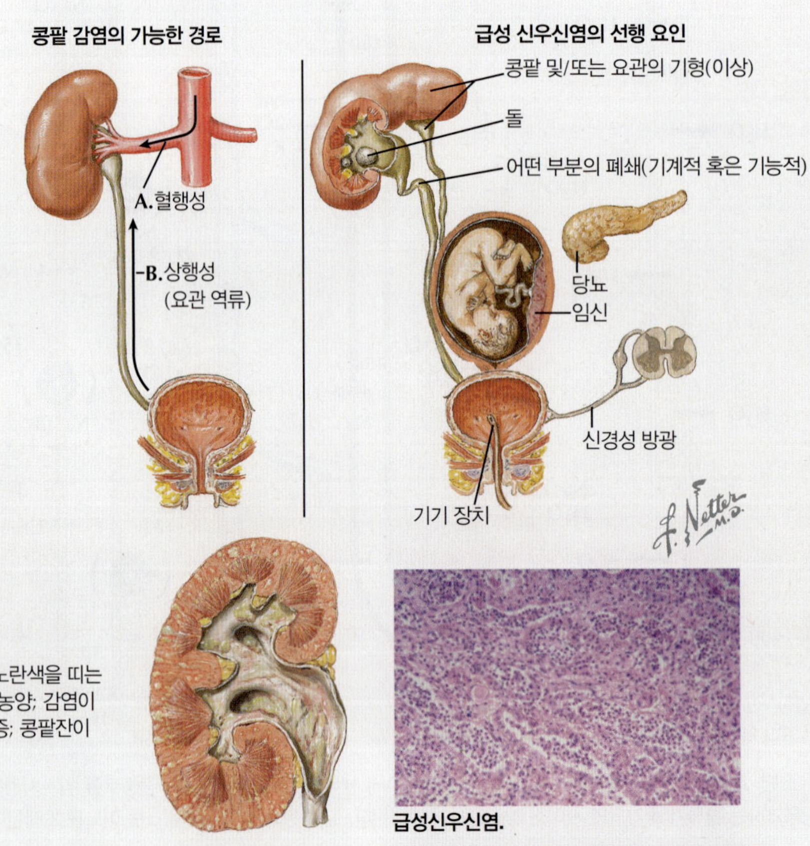

급성신우신염.
피라미드에 방사형의 노란색을 띠는 회색 줄무늬와 피질에 농양; 감염이 동반된 중등도의 수신증; 콩팥잔이 무뎌짐(오름 감염)

급성신우신염.
사이질과 집합관에 다형핵백혈구가 주인 삼출물

만성신우신염.
콩팥 실질이 얇아짐. 쐐기 모양의 피막밑 흉터; 피질수질 접합부 흐려짐; 만성신우신염의 모든 경우는 아니지만 많은 경우에 나타나는 확장되고 섬유화된 골반과 콩팥잔

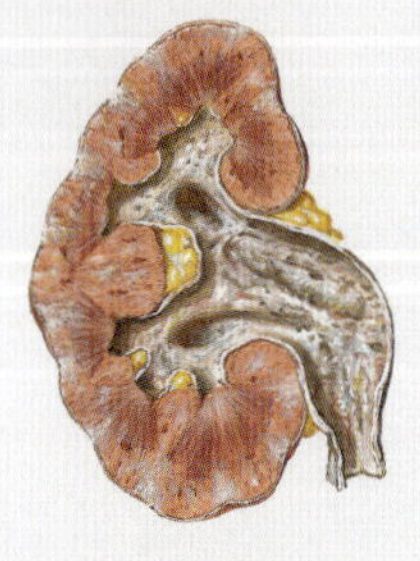

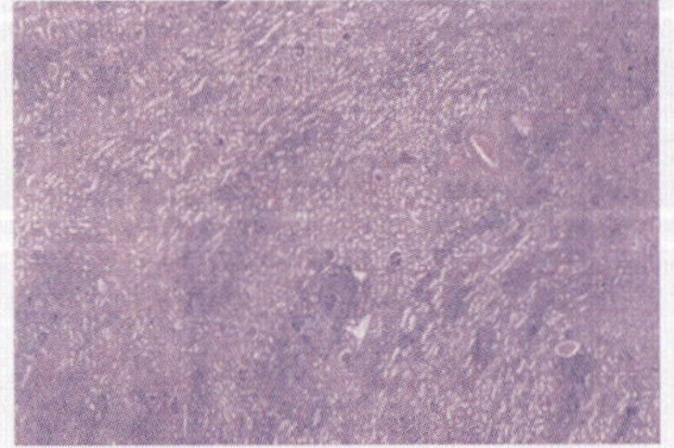

만성신우신염.
비교적 정상 실질이 존재하는 중간 중간 림프구 침윤 영역이 존재

급성과 만성 신우신염

20장 세포외액량과 삼투압농도 조절

Regulation of Extracellular Fluid Volume and Osmolarity

나트륨과 수분 재흡수의 콩팥내 조절 *INTRARENAL REGULATION OF SODIUM AND FLUID REABSORPTION*

세포외액(ECF) 항상성은 중요하므로 콩팥에서 나트륨 취급은 엄격하게 조절되어야 한다. 많은 콩팥내 요소들이 ECF 변화에 반응하여 나트륨(물도 동반된다) 재흡수를 변화시킬 수 있다.

- **토리여과율(GFR)**: GFR이 증가하면 여과된 나트륨 부하(FL)는 증가하지만 토리쪽세관에서 재흡수되는 나트륨 비율(65~70%)은 변하지 않기 때문에 Henle고리로 들어가는 나트륨의 절대량은 증가한다. 먼쪽세관에서 나트륨 흡수분율이 바뀌지 않는다면 더 많은 나트륨이 배설될 것이다. 반대로 GFR이 감소하면 Henle고리에 들어가는 나트륨의 절대량이 감소하고 나트륨 배출도 감소한다(이후 분절에서 재흡수 분율이 변하지 않는 경우).
- **세관여과액 유속**: 콩팥내 기전은 세관여과액 유속을 정상 범위내에 유지되도록 한다. 이는 유속이 낮아지면 Henle고리로의 나트륨 전달이 감소하고 이로 인해 사이질 삼투압 경사가 낮아지고 집합관(CD)에서 물 재흡수 능력이 감소되기 때문이다. 다른 한편, 빠른 세관여과액 유속은 수질 사이질의 삼투경사를 파괴하고, 나트륨과 수분 배설을 증가시킨다. 이러한 이유로, **세관토리관 되먹임기전**은 유속 제어에 중요하다. 세관 유속이 빠를 때, 토리곁장치 치밀반세포에서 들세동맥에 인접한 사이질액으로 ATP를 분비한다. ATP는 아데노신으로 전환되어 들세동맥 수축을 초래하고 토리모세혈관 정수압을 감소시켜 여과를 위한 압력을 낮춘다. 결과적으로 GFR 및 세관 흐름이 감소한다.
- 들세동맥 벽에 있는 **압력수용기**는 혈압 변화에 반응한다. 혈압이 낮아져 압력수용기 늘림이 감소되면 토리곁세포가 자극되어 레닌을 들세동맥으로 분비한다(이 기전은 콩팥내에서 일어나며 중추신경계 혈관 운동중추가 관여하지 않는다). 레닌 효과는 뒤에서 논의한다.
- **수질 혈류량**: 곧은혈관 혈류가 증가하면 수질 사이질 농도경사가 낮아지며 Henle굵은오름가지에서 용질 재흡수가 감소한다. Henle고리에서 나트륨 재흡수가 감소하면 먼쪽세관(DT)과 CD로 들어가는 나트륨과 물이 증가한다. 사이질 농도경사가 낮아져 있기 때문에, CD에서 소변 농축 능력도 줄어들게 되어 나트륨 배설증가(natriuresis)/이뇨(diuresis)가 발생한다.

콩팥에서 나트륨 재흡수에 관여하는 신경체액성 조절 *NEUROHUMORAL CONTROL OF RENAL SODIUM REABSORPTION*

앞서 언급한 콩팥내 조절에 더하여 콩팥에서 나트륨 재흡수 조절에 몇 가지 중요한 신경 및 체액 기전이 관여한다.

- **교감신경**은 여러 가지 기전을 통해 나트륨 재흡수를 증가시킨다. 교감신경은 들세동맥과 날세동맥(α-아드레날린 수용체를 통해)을 지배하고 있다. 교감신경 자극 동안, 세동맥은 수축하여 GFR을 낮춰 나트륨 배설을 감소시킨다; 이 효과는 ECF양이 보존되게 한다. 토리쪽세관에 대한 교감신경 지배도 작용하여, 바닥가쪽 Na^+/K^+ ATPase 활성을 증가시켜 나트륨 재흡수를 촉진한다.
- **레닌–앤지오텐신–알도스테론계**는 콩팥의 물과 나트륨 유지 조절에 중요한 역할을 하며, 이를 통해 ECF양과 용질 구성 조절에 관여한다. 낮은 세관여과액 나트륨 농도와 낮은 세관여과액 유속에 반응하여, 토리곁세포는 단백분해효소인 **레닌**을 생산하여 들세동맥내로 분비한다(그림 20.1B). 그림 20.1A에서 보여주듯이, 레닌은 간에서 분비된 혈장 단백질인 앤지오텐시노겐(angiotensinogen)을 앤지오텐신I으로 가수분해한다. 앤지오텐신I은 폐에서 앤지오텐신 전환효소에 의해 **앤지오텐신II**로 전환된다. 앤지오텐신II는 부신피질에서 광물부신피질호르몬인 **알도스테론** 분비를 자극한다. 콩팥에서 앤지오텐신II는 2가지 효과를 나타낸다: 하나는 토리쪽세관 꼭대기쪽 Na^+/H^+

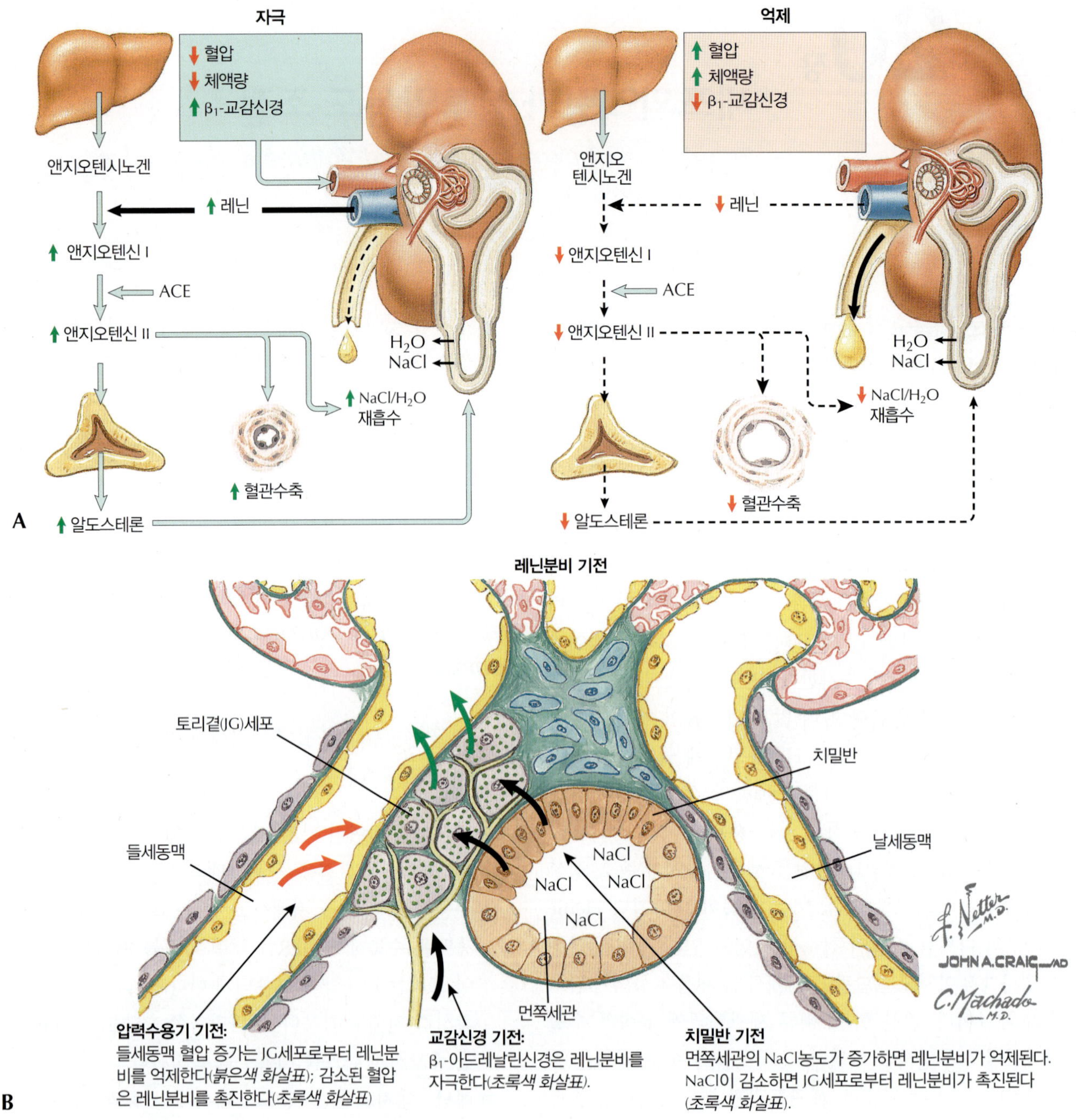

그림 20.1 **레닌분비 기전과 레닌-앤지오텐신-알도스테론계 조절 인자들** 레닌은 먼쪽세관의 감소된 나트륨농도와 유량에 반응하여 토리곁세포에서 분비된다**(B)**. 레닌분비와 나트륨 및 물 재흡수를 촉진하기 위해 시작된 일련의 과정은 그림 **A**(*왼쪽*)에 설명되어 있다. **레닌-앤지오텐신-알도스테론계** 억제는 역시 그림 **A**(*오른쪽*)에 표시되어 있다. *ACE*, 앤지오텐신전환효소.

역방향운반체를 직접 자극하고(나트륨과 물 재흡수를 증가시킴), 다른 하나는 들세동맥과 날세동맥 수축을 통해 GFR을 낮춰 나트륨과 물을 보존한다.

- **알도스테론**은 후반 DT와 CD의 으뜸세포에 작용하여 Na^+ 및 수분 재흡수(및 K^+분비)를 자극한다. 으뜸세포에서 알도스테론은 특이 운반단백질 합성을 증가시킨다: Na^+/K^+ ATPase는 바닥가쪽막에, 상피 나트륨통로(ENaC)는 꼭대기쪽막에 삽입되어 나트륨과 물 재흡수가 증가한다: 또한, 알도스테론은 으뜸세포에서 꼭대기쪽 칼륨통로(big K, BK)의 합성과 삽입도 증가시킨다.
- **심방나트륨이뇨펩티드(atrial natriuretic peptide, ANP)**는 주로 심장 오른심방에 있는 근육세포에서 생성되며, 심방

확장에 반응하여 혈액으로 분비된다(혈액량이 증가함에 따라 발생). ANP는 GFR(들세동맥 확장과 날세동맥 수축)을 증가시키고, DT (Na^+-Cl^-공동운반체 억제) 및 CD (ENaC억제)에서 Na^+ 재흡수를 감소시킴으로써 앤지오텐신II와 반대 작용을 한다. 따라서 ANP는 나트륨배설 증가와 이뇨를 유발하여 ECF양을 감소시킨다.

- **우로딜라틴(urodilatin)**은 혈액량이나 압력이 상승함에 따라 수질내 DT와 CD 세포에서 생성되는 콩팥내 나트륨이뇨펩티드(ANP와 밀접한 관계가 있음)이다. ANP와 유사한 효과를 나타내며 콩팥 밖에서는 발견되지 않는다.

혈장량과 혈장 삼투압농도 변화에 따른 콩팥 반응
RENAL RESPONSE TO CHANGES IN PLASMA VOLUME AND OSMOLARITY

앞에서 논의된 바와 같이, ECF조절은 혈장 삼투압 및 부피 변화가 여러 개의 신경 및 체액 계통을 통해 콩팥에서 소변을 농축/희석하도록 하는 연속적인 과정이다. ECF양 감소와 증가에 대한 반응에서 이러한 시스템의 통합은 그림 20.2 및 20.3에 설명되어 있다. 혈장량이 축소되면(그림 20.2 참조), 체액과 나트륨 보존 시스템이 활성화된다. 체액 감소가 진행되는 동안 콩팥은 다음과 같은 기전으로 반응한다:

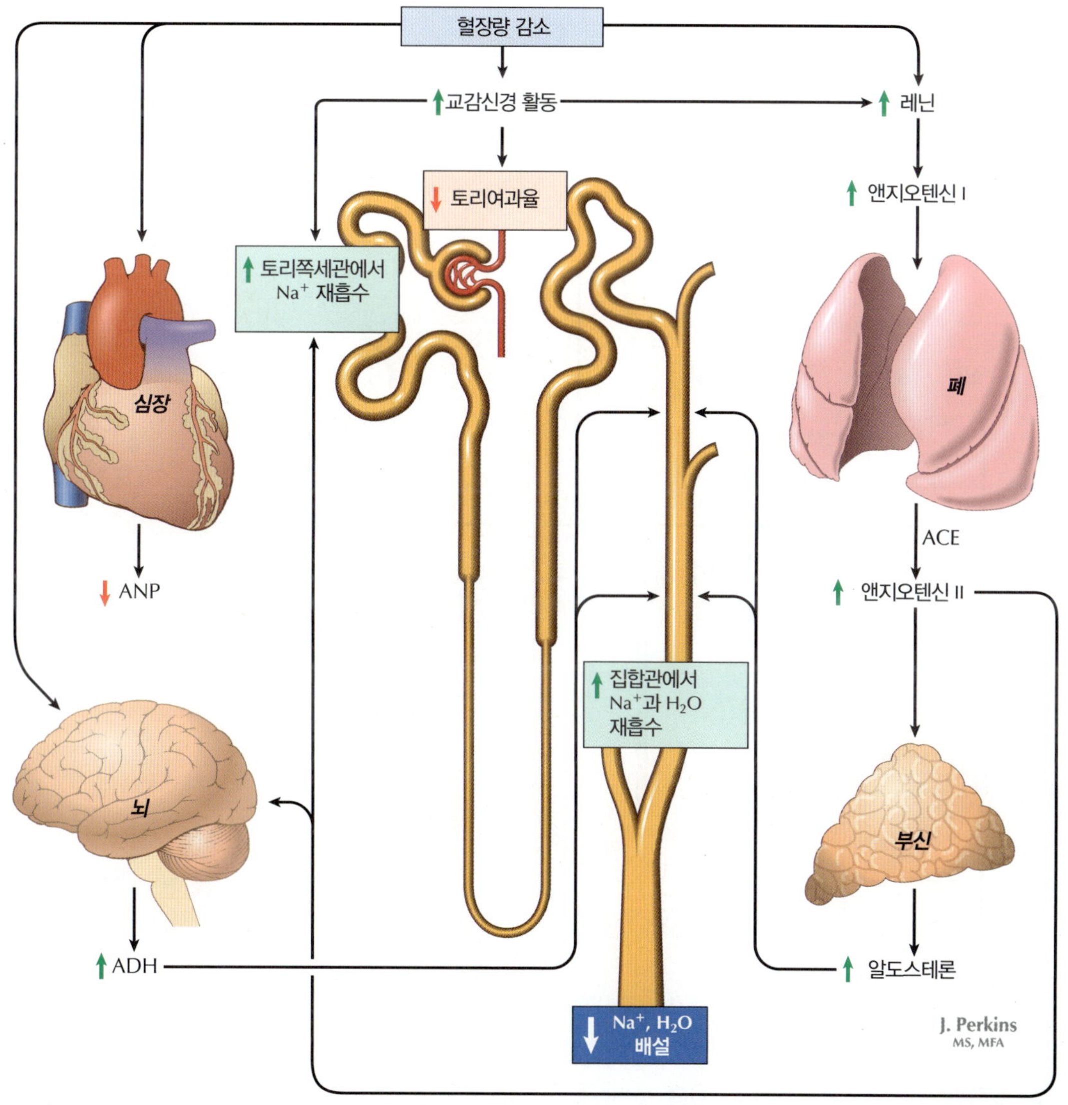

그림 20.2 혈장량 감소에 대한 콩팥반응 혈장량 감소(예, 탈수)에 반응하여, 레닌-앤지오텐신-알도스테론계가 활성화되면 콩팥에서 나트륨 및 수분 유지가 자극된다; 뇌하수체 뒤엽으로부터 항이뇨호르몬(ADH)이 분비되면 콩팥 집합관에서 물흡수가 증가하고, 교감신경이 자극되면 토리여과율이 감소하고 콩팥 나트륨재흡수가 증가한다. *ACE*, 앤지오텐신전환효소; *ANP*, 심방나트륨이뇨펩티드.

- 교감신경계 활동 증가로 콩팥 혈관저항이 증가하고 GFR이 감소한다; 토리쪽세관에서 나트륨(물도 같이) 재흡수가 증가한다.
- **레닌-앤지오텐신-알도스테론계** 활성화는 앤지오텐신II와 알도스테론을 증가시켜 토리쪽세관(앤지오텐신II에 의해)과 DT 및 CD(알도스테론을 통해)에서 나트륨(물도 같이) 재흡수를 증가시킨다.
- 항이뇨호르몬(ADH)증가: CD으뜸세포의 꼭대기쪽막에 물통로인 aquaporin-2를 삽입하여 용질 없는 자유수분 흡수를 향상시킨다.

이러한 기전을 통해 소변을 통한 수분 손실을 줄임으로써 체액 감소를 더욱 제한한다. 혈장량이 확장되면 이러한 기전은 반대로 작용하여 수분 제거와 혈장량 및 ECF 감소가 가능해진다

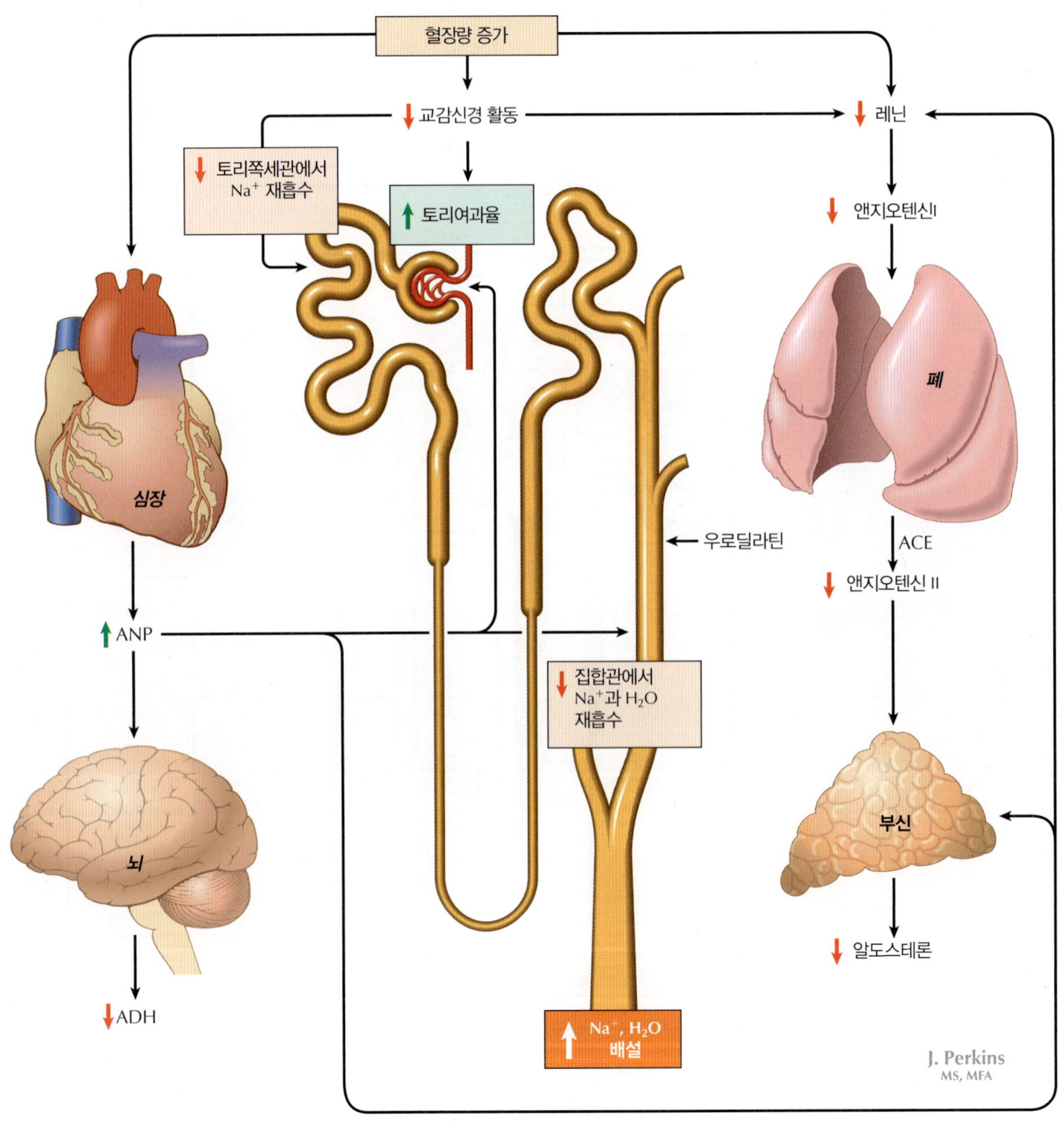

그림 20.3 혈장량 증가에 대한 콩팥반응 혈장량 증가에 대한 반응으로 나트륨 및 수분 유지기전이 감소되며(즉, **레닌-앤지오텐신-알도스테론계** 및 항이뇨호르몬), 심장 오른심방이 확장되어 심방나트륨이뇨펩티드(ANP)가 분비된다. 이는 나트륨 및 물 유지를 감소시켜 콩팥에서 이뇨 및 나트륨이뇨가 유발되어 과도한 수분이 제거된다. *ACE*, 앤지오텐신전환효소.

(그림 20.3). 앞에서 언급했듯이 심장 오른심방으로부터 ANP가 증가하면 다음과 같은 방법으로 나트륨배설 증가 및 이뇨를 유발한다:

- 알도스테론 분비를 억제
- ADH 감소
- 혈관사이세포 이완을 통해 GFR 증가(또한 콩팥혈관 효과를 통해)
- 알도스테론민감Na^+통로(ENaC)를 감소시켜 CD에서 나트륨(및 물) 재흡수를 감소

콩팥에 대한 앤지오텐신II의 강력한 혈관 수축 및 나트륨 보유 효과 때문에 앤지오텐신II억제는 고혈압 치료의 주요 표적이다. **앤지오텐신전환효소억제제(angiotensin-converting enzyme inhibitors)**(예를 들어, 캡토프릴 및 에날라프릴)는 앤지오텐신I에서 앤지오텐신II로의 전환을 방지하는 반면, **앤지오텐신수용체차단제(angiotensin receptor blockers)**(예를 들어, 로사르탄 및 칸데사르탄)는 앤지오텐신II AT_1수용체를 차단한다. 약리학적 작용은 모두 소변을 통한 나트륨 및 수분 배설을 증가시켜 혈압 조절을 촉진한다.

여과된 나트륨의 아주 작은 양이라도 소실되면 심각한 나트륨결핍이 초래될 수 있으므로 항상성을 유지하기 위해 여과된 나트륨의 거의 대부분은 재흡수되어야 한다. 후반 DT와 CD에서 알도스테론에 의한 미세조절은 나트륨 재흡수를 약 2~3%만 증가시키지만, 알도스테론 부족(Addison's disease) 환자에서 이러한 손실은 심한 ECF 나트륨 결핍과 ECF 감소 순환붕괴가 초래될 수 있다.

임상 적용 20.1
요붕증(Diabetes Insipidus)

혈액량 감소에 대한 반응으로 ADH는 뇌하수체 뒤엽에서 분비되며 CD에서 용질 없는 물 재흡수를 자극하여 콩팥이 소변을 농축하고 물을 보존하게 한다. ADH분비 부족으로 **요붕증(diabetes incipidus, DI)**이 발생하는데, 이는 다량의 저장성 소변이 배설되는 질병이다. **중추요붕증(central DI)**은 일반적으로 뇌하수체 뒤엽이나 시상하부에 영향을 주는 외상과 질병 또는 수술에 의해 발생한다. 드물게, DI는 동반되는 ACTH결핍에 의해 가려질 수 있다; 코티코스테로이드 투여는 아래에서 볼 수 있듯이 DI가 나타나도록 할 수 있다. **콩팥기원요붕증(Nephrogenic DI)**은 드물고 ADH수용체가 감소하거나 콩팥 CD에서 aquaporin-2 물통로가 감소하거나 ADH에 대한 세포 민감성이 감소하여 발생한다.

소변을 통한 수분 손실을 보상하기 위해 하루 3~18리터의 물 섭취가 필요하다. 심한 탈수와 심혈관 붕괴, 고나트륨혈증으로 인해 어린이와 노인에서 사망 위험이 높기는 하지만 사망은 드물다. Desmopressin (DDAVP)과 같은 ADH유사체는 중추 요붕증을 치료하는 데 사용된다. 유사체는 내인 ADH와 동일하게 작용하여 CD의 물통로를 증가시킨다. 콩팥기원요붕증은 indomethacin과 dihydrochlorothiazide에 반응할 수 있다. 이뇨제인 dihydrochlorothiazide는 DI를 가진 사람에서 물 재흡수를 증가시키는 역설적인 효과를 가지고 있다.

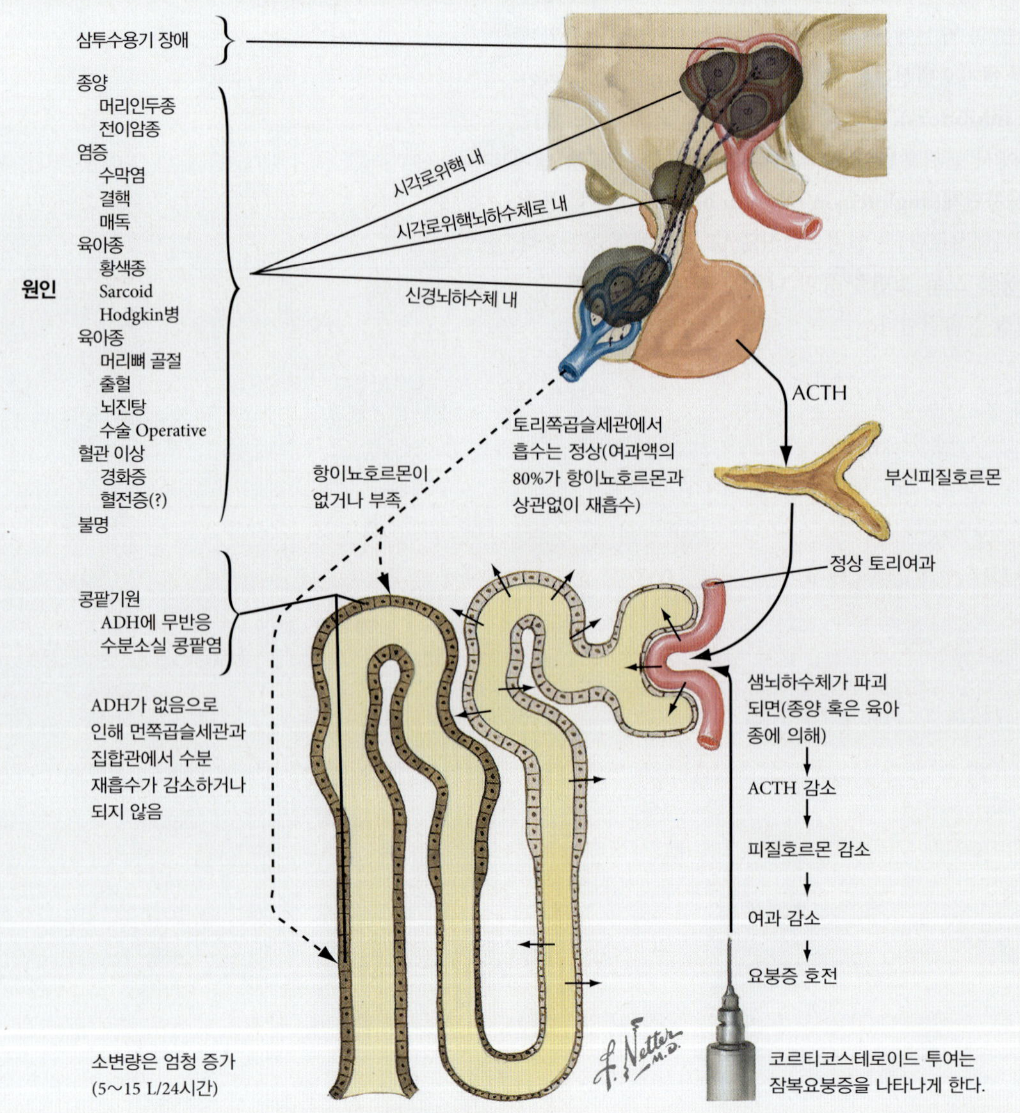

중추요붕증 콩팥에 영향을 미치는 중추요붕증의 원인이 묘사되어 있다. *ACTH*, 부신피질자극호르몬; *ADH*, 항이뇨호르몬.

21장

콩팥에서의 산-염기 균형 조절

Regulation of Acid-Base Balance by the Kidneys

세포외액 pH의 조절 *CONTROL OF EXTRACELLULAR FLUID PH*

인체 산-염기 평형이 왜 중요하며, 이러한 평형을 유지하는 데 있어서 콩팥의 역할은 무엇인가? 16장에서 언급했듯이 정상적인 세포 기능을 위해서는 혈액[및 세포외액(ECF)] pH는 좁은 범위(7.35~7.45) 내에서 유지되어야 한다. 생리적 pH범위는 H^+농도(45~35 nmol/L)로는 매우 좁은 범위에 해당하며, 이는 ECF pH가 엄격하게 제어되어야 한다는 것을 의미한다.

산 균형이 ECF pH를 제어하는 데 중요하기 때문에 매일 ECF에 유입되는 H^+는 손실과 같아야 한다. H^+ 순획득은 식품에 함유된 산(예: 산성 음료 및 단백질) 섭취와 세포 및 단백질 대사, 저환기, 설사(뒤에서 설명하지만 HCO_3^-손실은 H^+획득과 동일하다) 등을 통해서 일어난다. 산의 순 손실은 과다호흡과 구토, 그리고 소변으로 산 배설로 인해 발생할 수 있다. 정상적인 조건에서 정상 대사(황산, 인산, 케토산 등) 및 음식(단백질)을 통해 매일 획득하는 산은 소변으로 배설되는 산과 같다. CO_2는 휘발성산이며 폐로 배설될 수 있지만 혈액에 있으면 용해되어 인체에서 공동으로 사용하는 산으로 작용한다. 그림 21.1은 일반적인 상황을 보여준다.

일반적으로 우리는 매일 40~80 *mmol*의 산을 섭취하고 생산한다. 이 양은 ECF에서 유지되는 ~40 *nanomolar* 수준(pH 7.4)과 비교할 때 엄청나다. 그러므로 과량의 산은 반드시 다음과 같은 방법으로 처리되어야 한다:

- pH가 생리수준(예: 7.35 이하) 이하로 떨어지는 것을 방지하기 위해 **ECF에서 완충**된다.
- 콩팥세관으로 **분비**되고, 완충되어 소변으로 **배설**된다.

산 완충 *Buffering of Acid*

인체는 과도한 산을 세포내외의 완충계를 사용하여 지속적으로 완충하고 조절하며, 혈액을 거쳐 콩팥으로 배설되도록 한다.

세포외 완충 *Extracellular Buffering*

중탄산염(HCO_3^-)은 주요한 ECF완충계이다; 다음 반응을 통해 자유 H^+를 제거할 수 있다:

$$HCO_3^- + H^+ \rightleftharpoons H_2CO_3 \overset{CA}{\Leftrightarrow} CO_2 + H_2O \qquad \textbf{식 21.1}$$

탄산탈수효소(CA) 존재하에서 탄산은 CO_2 및 H_2O로 전환될 수 있다. 이 작용은 ECF 및 조직에서 진행되며, 생성된 CO_2 및

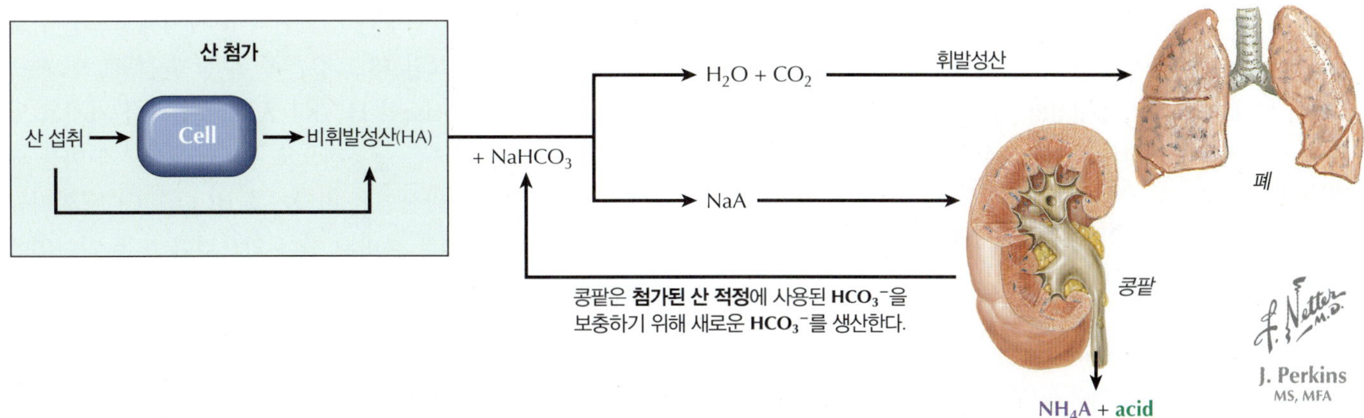

그림 21.1 과다산 제거 개요 음식과 대사과정을 통해 끊임없이 생성되는 새로운 산은 완충(주로 세포외액 중탄산염에 의해)되고, 그리고 적정가능산이나 암모늄 형태로 소변으로 배설되어야 한다.

H_2O는 콩팥세관에서 중탄산염 재흡수와 H^+배설 과정의 일부로서 조직내외로 확산될 수 있다. 혈액에 녹아 있는 이산화탄소는 폐에서 제거될 수 있다. 중탄산완충계에 의해 생성된 CO_2는 산의 순 *획득*에는 기여하지 않는다(H^+가 이 과정에서 소비되기 때문에). 그러나 **저환기** 상황에서 이산화탄소는 산의 순 획득에 기여한다.

16장에서 설명한 것처럼 **Henderson-Hasselbalch 방정식**은 산-염기 상태와 pH 사이의 관계를 설명한다.

$$pH = 6.1 + \log[\text{base/acid}] \quad \textbf{식 21.2}$$

여기서 염기는 혈장 중탄산염(일반적으로 ECF에서 ~24 mmol/L)이며 산은 $P_{CO_2} \times 0.03$(용해상수; 일반적으로 ECF에서는 40 mmHg × 0.03 mmol/L/mmHg = 1.2 mmol/L)이다. 따라서, 정상 조건하에서

$$pH = 6.1 + \log[24/1.2]$$
$$pH = 7.4 \quad \textbf{식 21.3}$$

콩팥은 ECF에 존재하는 염기(유리 중탄산염) 양을 조절한다. 이 작업은 새로운 중탄산염을 생성하거나 과도한 중탄산염을 배설함으로써(예: 알칼리증에서) 수행된다. 또한 콩팥은 ECF에 존재하는 산의 양도 조절한다. ECF가 산성 또는 알칼리성이 되면 호흡을 통해서도 ECF산 상태를 조절할 수 있다. ECF 인산염과 단백질 또한 완충작용에 기여하지만 역할은 미비하므로, 중탄산염 농도와 P_{CO_2}에 기초하여 ECF pH를 계산하면 된다.

> 좋은 완충계의 조건은 무엇인가? 좋은 완충계는 생리적 pH인 7.4에 가까운 pK(산과 염기 형태가 동일한 농도로 있을 때 산의 이온화 상수의 음 대수)를 갖는 것이다. ECF에서 가장 좋은 완충계는 인산염(HPO_4^{2-})이며, pK는 6.8이다[pH 7.4에서 염기/산 비율(HPO_4^{2-}: $H_2PO_4^-$)이 4:1이다]. 그러나 ECF에는 인산염이 상대적으로 낮기(~1 mM) 때문에 효과적인 ECF 완충계가 아니다. 그 대신 **중탄산염**[pK = 6.1이므로 pH 7.4에서 염기:산 비율(HCO_3^-: H_2CO_3)은 20:1이다]은 ECF 농도가 높기 때문에(~24 mEq/L) 주 ECF 완충계이다. 다량의 자유 중탄산염은 추가된 산 부하를 완충하기에 충분하다.

세포내 완충 *Intracellular Buffering*

인산염은 ECF에서 완충 작용을 거의 하지 못하지만, 세포내 농도가 높기 때문에 세포내에서는 주 완충계로서 작용한다. 단백질 역시 세포내 완충작용에 기여한다. 세포내외로의 H^+이동은 양이온 교환(H^+/K^+ 및 Na^+/H^+역방향운반체)을 통해 일어난다. 세포내 및 세포외 완충 과정은 생성되고 섭취된 산이 ECF pH에 미치는 영향을 최소화하고 콩팥으로 산을 이동시켜 배설될 수 있도록 한다.

콩팥세관에서 HCO_3^-와 H^+ 처리
HCO_3^- AND H^+ HANDLING THROUGH THE RENAL TUBULE

HCO_3^-

앞에서 설명했듯이, 중탄산염 재흡수 과정은 토리쪽세관과 Henle굵은오름가지(TALH), 집합관에서 일어나며, 세관 속공간내로의 H^+ 분비에 의존한다(그림 18.3 참조). 세포내에서 재생성된 중탄산염은 바닥가쪽 HCO_3^-/Cl^-교환기를 통해 ECF로 이동되며, 이 기전을 통해 여과된 중탄산염은 효과적으로 ECF로 100% 회수된다. 정상적인 조건에서 소변으로 중탄산염 배설은 없다.

이 상황에 대한 예외는 산-염기 균형이 ECF로부터 HCO_3^-을 제거해야 하는 알칼리증에서 발생한다. 이러한 배설은 CD에서 일어나며, 여기에 존재하는 **β-사이세포**는 HCO_3^-/Cl^-교환기를 통해 세관으로 HCO_3^-를 분비할 수 있다. 이 운반체는 알칼리증 동안만 활성화되어 HCO_3^-손실 및 H^+축적을 초래하여 ECF pH를 감소시킨다.

H^+

H^+는 Na^+와 교환되어 토리쪽세관과 TALH내로 분비되고, 이를 통해 해당 분절에서는 중탄산염 재흡수가 일어난다(18장 참조). 콩팥단위 먼쪽분절에서는 여과된 중탄산염을 *초과*하는 H^+가 분비된다. 이런 현상은 집합관의 **α-사이세**포로부터 분비에 의해 발생된다(그림 18.3, *오른쪽 위 상자 참조*). 이 세포는 꼭대기쪽 H^+ ATPase와 H^+/K^+ ATPase펌프를 가지고 있어 세관여과액으로 H^+를 능동적으로 분비한다. H^+가 이들 세포에서 분비될 때, 중탄산염은 바닥가쪽 HCO_3^-/Cl^-교환기를 통해 재흡수된다. CD로 분비된 산은 암모니아 또는 인산염에 의해 완충되어야 한다(소변 산성화를 최소화하고 H^+의 지속적인 분비가 가능하도록). 콩팥단위에서 H^+분비를 조절할 수 있는 인자는 표 21.1에 나와 있다.

표 21.1 콩팥단위에서 H^+ 분비에 영향을 미치는 요소들

요소	주 작용 부위
증가된 H^+ 분비—일차	
↓HCO_3^- 농도(↓pH)	전체 콩팥단위
↑동맥혈 P_{CO_2}	전체 콩팥단위
증가된 H^+ 분비—이차	
↑HCO_3^- 여과량	토리쪽세관
↓세포외액량	토리쪽세관
↑앤지오텐신II	토리쪽세관
↑알도스테론	집합관
고칼륨혈증	토리쪽세관
감소된 H^+ 분비—일차	
↑HCO_3^- 농도(↑pH)	전체 콩팥단위
↓동맥혈 P_{CO_2}	전체 콩팥단위
감소된 H^+ 분비—이차	
↓HCO_3^- 여과량	토리쪽세관
↑세포외액량	토리쪽세관
↓알도스테론	집합관
고칼륨혈증	토리쪽세관

From Hansen J: *Netter's Atlas of Human Physiology*, Philadelphia, 2002, Elsevier.

순 산배설에 관여하는 콩팥 기전

RENAL MECHANISMS CONTRIBUTING TO NET ACID EXCRETION

섭취/생성된 산 부하는 항상 혈장에서 완충되고, 중탄산염 대사 과정을 통해 콩팥에서 완충계로부터 해리된다. 자유 H^+는 토리쪽세관과 TALH고리, CD속공간으로 분비된다. 분비되면 **암모니아**와 결합하여 **암모늄**으로 된다. **적정가능산(titratable acid, TA)**이 되도록 인산염에 의해 완충될 수도 있다. 암모늄과 TA 생산은 CD에서 H^+를 완충하여 소변 pH를 조절한다.

적정가능산 생성 *Production of Titratable Acids*

TA의 주 형태는 인산($H_2PO_4^-$)이다. 인산염은 강한 완충계(pK 6.8)이지만 낮은 농도(~1 mM) 때문에 ECF에서 쉽게 작용할 수 없다. 그러나 세관액에서는 여과된 인산염(PL_{Pi}) 양이 상당하므로[PL_{Pi} = 1 mmol/L × ~140 L/day(토리여과율) = ~140 mmol Pi/day], 이 PL_{Pi}의 일부는 H^+ 완충과 배설에 사용된다(중탄산염은 완전히 재흡수되기 때문에 세관에서는 사용할 수 없다). TA를 형성할 수 있는 인산염 양은 (1) H^+와 결합할 수 있는 염기인산염(HPO_4^{2-}) 양과 (2) 콩팥에서 처리되는 인산염 양에 의해 결정된다.

- **인산염 완충 작용**: Henderson-Hasselbalch 방정식에 따르면 pH 7.4 혈액에서 산($H_2PO_4^-$)에 대한 염기(HPO_4^{2-})의 양이 4배가 되므로, 염기는 과량의 H^+를 완충하는 데 사용될 수 있다. ~140 mmol/day의 FL_{Pi}에는 완충제로 사용될 수 있는 약 112 mmol/day의 HPO_4^{2-}가 포함되어 있다; 그러나 세관에서 인산염 일부가 처리되기 때문에 모든 HPO_4^{2-}가 사용 가능한 것은 아니다.
- **콩팥에서 인산염 처리**: 건강한 성인의 경우 FL_{Pi}의 ~75%가 재흡수되어 TA생성에 사용할 수 없다. 따라서 여과된 HPO_4^{2-}의 25%인 ~28 mmol/day (112 mmol/day × 0.25 = 28 mmol/day)만 사용 가능하다.

TA는 토리쪽세관에서도 형성될 수 있지만, 혈액이 산성이 되면 추가로 H^+가 α-사이세포에서 능동적으로 분비되고 HPO_4^{2-}에 결합하면 더 많은 TA **($H_2PO_4^-$)**가 생성되어 배설된다. TA는 산 배설의 주 원천이며, TA생성은 증가될 수 있지만(추가적인 산 부하를 완충시키기 위해), TA 형성은 이용 가능한 인산염 양에 의존하기 때문에 배설의 최대 비율은 고정되어 있다; 최대 배설 속도에서도 매일의 산 부하를 제거하기에 HPO_4^{2-}는 충분하지 않다. 따라서 정상 조건에서 산은 NH_3에 의해 완충되고, 산 부하가 증가하면 이를 완충하기 위해 암모니아생성이 증가한다.

암모니아생성 *Ammoniagenesis*

토리쪽세관 세포는 글루타민으로부터 암모니아를 생산할 수 있는데, 글루타민은 세관여과액과 세뇨관주위모세혈관 혈액으로부터 추출된다. 암모니아는 궁극적으로 소변으로 배설될 수 있는 암모늄(NH_4^+)을 형성하여 H^+를 완충한다. TA생산과 마찬가지로, 이 반응의 중요한 측면은 NH_4^+를 배설하는 과정에서 새로운 HCO_3^-가 생성되어 혈장내로 재흡수되는 것이다.

토리쪽세관 세포에서 글루타민은 가수분해되어 글루탐산염과 한 분자의 암모니아(NH_3)를 생성한다. 글루탐산염은 α-케토글루타레이트(ketoglutarate)로 대사되어 또 다른 NH_3분자를 생성한다. 2개의 NH_3분자는 즉시 2개의 H^+와 결합하여 2개의 암모늄이온(NH_4^+)을 형성한다. 추가 α-케토글루타레이트 대사는 2개의 HCO_3^-을 생성한다. 따라서 글루타민 분자 하나는 2개의 HCO_3^-을 생성하며, 이들은 *새로운* **HCO_3^-**로 다시 흡수되고 2개의 NH_4^+는 세관여과액으로 분비된다(그림 21.2, *오른쪽 위* 참조).

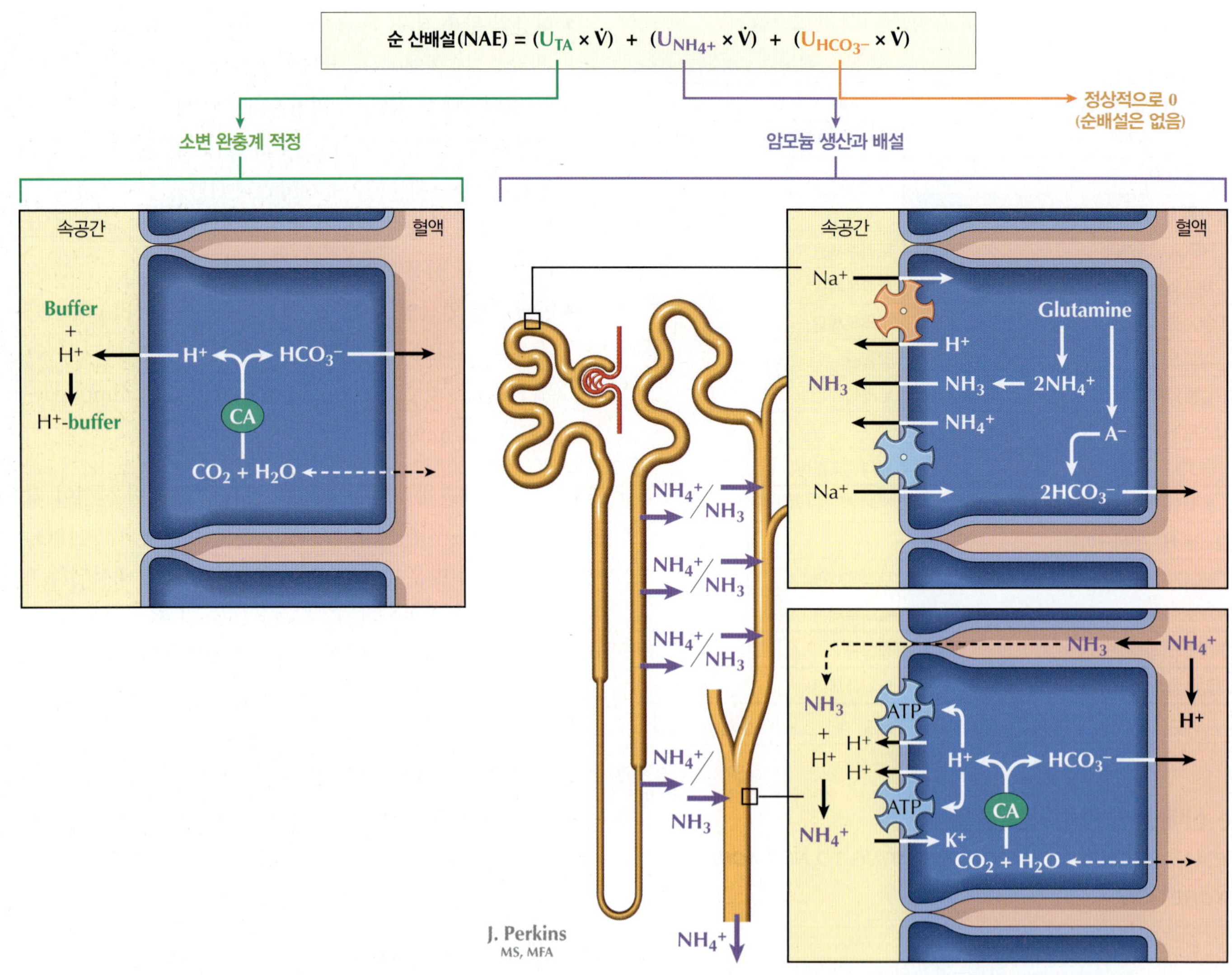

그림 21.2 **콩팥에서 산배설 과정** H^+는 적정가능산(주로 인산)과 암모늄(NH_4^+)으로 배설된다. 두 기전 중 하나를 이용하여 H^+를 배설하면 혈액으로 들어가는 새로운 HCO_3^-가 생성된다. 오른쪽 그림은 토리쪽세관(*오른쪽 위*)과 집합관 α-사이세포(*오른쪽 아래*)에서 H^+분비를 보여준다. 여기서 생성된 적정가능산과 암모늄은 소변으로 배설된다. *CA*, 탄산탈수효소.

토리쪽세관에서 생성된 NH_4^+는 직접 배설되지 않는다. 대신 TALH의 NKCC-2운반체에 의해 K^+와 교환되면서 재흡수된다. NH_3는 사이질액에 머물러 NH_3의 수질 사이질 농도를 증가시킨다. 해리된 H^+는 Na^+와 교환되어 TALH로 다시 분비된다. 사이질 NH_3경사는 NH_3의 CD세관속공간으로의 분비를 촉진한다. NH_3는 즉시 CD내 유리 H^+와 결합하여 소변으로 배설되는 NH_4^+를 재생성한다(그림 21.2, *오른쪽 아래* 참조).

핵심 개념은 TA 또는 암모늄으로 *배설*되는 모든 H^+에 의해 새로운 중탄산염 이온이 생성된다는 것이다. 이 현상은 H^+분비와 암모니아(NH_4^+) 또는 TA로의 배설이 HCO_3^-재흡수를 초래하기 때문에 발생한다(그림 21.2).

순 산배설 *Net Acid Excretion*

산 균형은 산 섭취와 소변으로 배설되는 산의 차이에 의해 결정된다. 정상적인 조건에서 섭취는 배설과 같다. **순 산배설(net acid excretion, NAE)**은 소변으로 배설되는 산의 총량을 의미하며,

$$NAE = TA + NH_4^+ - HCO_3^- \qquad \textbf{식 21.4}$$

여기서 TA는 적정가능산이다. 대부분의 조건에서 소변 HCO_3^-는 0이다(모든 HCO_3^-는 정상적으로 재흡수된다). 그러나 HCO_3^-가 소변에 나타나는 것은 H^+가 ECF에 추가되었음을 의미한다(재흡수되거나 배설되는 중탄산염과 H^+는 반대 방향으로 운반되며 1:1 관계를 가지고 있다). 식 21.4에서 소변 HCO_3^-는 새로 축적된 산을 설명하기 위해 TA와 NH_4^+에서 뺀다.

HCO_3^-배설은 알칼리증 또는 콩팥세관산증의 지표이며, 두 조건 모두에서 HCO_3^-배설에 해당하는 동일한 산 획득이 있다.

소변 pH *Urine pH*

정상적인 소변 pH는 산-염기 상태에 따라 4.4와 8 사이에서 변화하며 평균값은 5.5에서 6.5 사이이다. 실제로 가능한 가장 낮은 소변 pH는 4.4이며 이는 혈액 pH 7.4보다 1000배 더 높은 H^+농도를 의미하며, α-사이세포의 H^+펌프가 H^+를 효과적으로 분비할 수 있는 가장 큰 농도 차이이다. 소변 산도의 최대 값은 심각한 대사산증 상태에서만 가능하다.

산증과 알칼리증 *ACIDOSIS AND ALKALOSIS*

ECF pH가 정상적인 생리적 범위를 벗어나면, 산증(즉, pH < 7.35) 또는 알칼리증(즉, pH > 7.45)이라고 한다. 교란은 다음과 같이 구분된다:

- 원인이 비정상적인 CO_2로 인한 것이면 **호흡**(산증 혹은 알칼리증), 또는
- pH변화가 HCO_3^-변화와 일치하면 **대사**(산증 혹은 알칼리증)

Henderson-Hasselbalch 방정식의 핵심 구성요소인 pH와 P_{CO_2}, HCO_3^-의 혈장 값을 조사하여 산-염기 상태를 평가한다. 동맥혈의 정상 값은 다음과 같다.

- pH = 7.4
- P_{CO_2} = 40 mmHg
- HCO_3^- = 24 mM

pH가 변경되면, pH변화와 일치하는 방향으로 어떤 성분(P_{CO_2} 또는 HCO_3^-)이 변화하였는지를 파악하면 교란의 1차 원인을 알 수 있다. P_{CO_2} 증가 또는 HCO_3^- 감소는 각각 호흡 및 대사 산증을 일으키고, P_{CO_2} 감소 또는 HCO_3^- 증가는 각각 호흡 및 대사 알칼리증을 유발할 것이다(표 21.2, 그림 21.3).

일반적으로 대사교란에 대한 보상으로 호흡수가 변경될 수 있다. 산증에서는 과량의 이산화탄소를 제거하기 위한 과다환기, 알칼리증에서 이산화탄소를 유지하기 위한 저환기가 일어난다(16장에서 논의되었음). 호흡교란에 대한 보상으로 콩팥에서 중탄산염과 산 처리가 변화한다. **대사보상**은 pH를 정상 상태로 되돌리기 위해 수 시간에 걸쳐 콩팥을 통해 산(산증) 또는 중탄산염(알칼리증)을 배설한다. 표 21.2의 예는 *보상되지 않은* 교란을 보여주고 있다. 다음 단락은 주로 대사장애에 초점을 맞춘다.

표 21.2 보상되지 않은 산-염기 장애 시 관찰되는 값

	pH	P_{CO_2} (mmHg)	HCO_3^2 (mM 혹은 mEq/L)
일차호흡산증	7.32	50	24
일차대사산증	7.32	40	18
일차호흡알칼리증	7.54	28	24
일차대사알칼리증	7.54	40	34

산증 *Acidosis*

산증은 산 증가 또는 중탄산염 손실로 인해 발생할 수 있다. 순산 획득은 호흡감소(CO_2 증가) 또는 다음과 같은 대사물질(**대사산증**)에 의한 산 축적으로 발생할 수 있다.

- 케토산(keta acids): 지방산의 β산화에 의해 생성(굶주림과 조절이 잘 안되는 당뇨병 중에 일어나는 현상)
- 인산(phosphoric acid): 토리여과율이 낮아 산을 배설할 수 없는 콩팥기능상실이 있는 경우 발생
- 젖산(lactic acid): 저산소 상태 또는 심장기능상실 시 손상된 조직에서 방출
- 부동액(에틸렌글리콜) 및 Sterno(메탄올 함유)와 같은 물질 섭취

중탄산염 손실은 항상 대사 장애로 인해 발생하며 주로 다음과 같은 경우의 결과로 발생한다.

- HCO_3^-는 Cl^-와 교환되어 창자 속공간으로 분비되고 미즙의 다른 구성 성분과 함께 배설되기 때문에 지속되는 설사로 인해 대변으로 제거되는 양이 증가한 경우
- 토리쪽세관에서 HCO_3^- 재흡수가 불충분하여 소변으로 배설이 증가하는 경우
- 토리쪽세관에서 Na^+/H^+교환기가 작동하지 않아 H^+분비가 감소되어 토리세관에서 HCO_3^- 재흡수가 낮아져(소변에서 중탄산염 손실을 유발함) 발생하는 토리콩팥세관산증(2형)의 경우. CD의 α-사이세포는 여전히 기능을 하므로 일부 산 부하는 배설될 수 있다.

산 첨가 또는 중탄산염 손실로 인해 발생된 산 부하는 전신적으로 완충되어 콩팥에 의해 배설되어야 한다. 획득된 산을 완충하기 위해 유리중탄산염은 산과 결합하여 탄산(H_2CO_3)을 형성하기 때문에 혈장 농도는 감소한다. pH가 7.35보다 낮으면 CO_2를 "제거"하기 위해 호흡을 증가시켜 산 부하를 줄인다. 장기적으로 콩팥에서 주요 보상이 이루어질 것이다. 콩팥세관

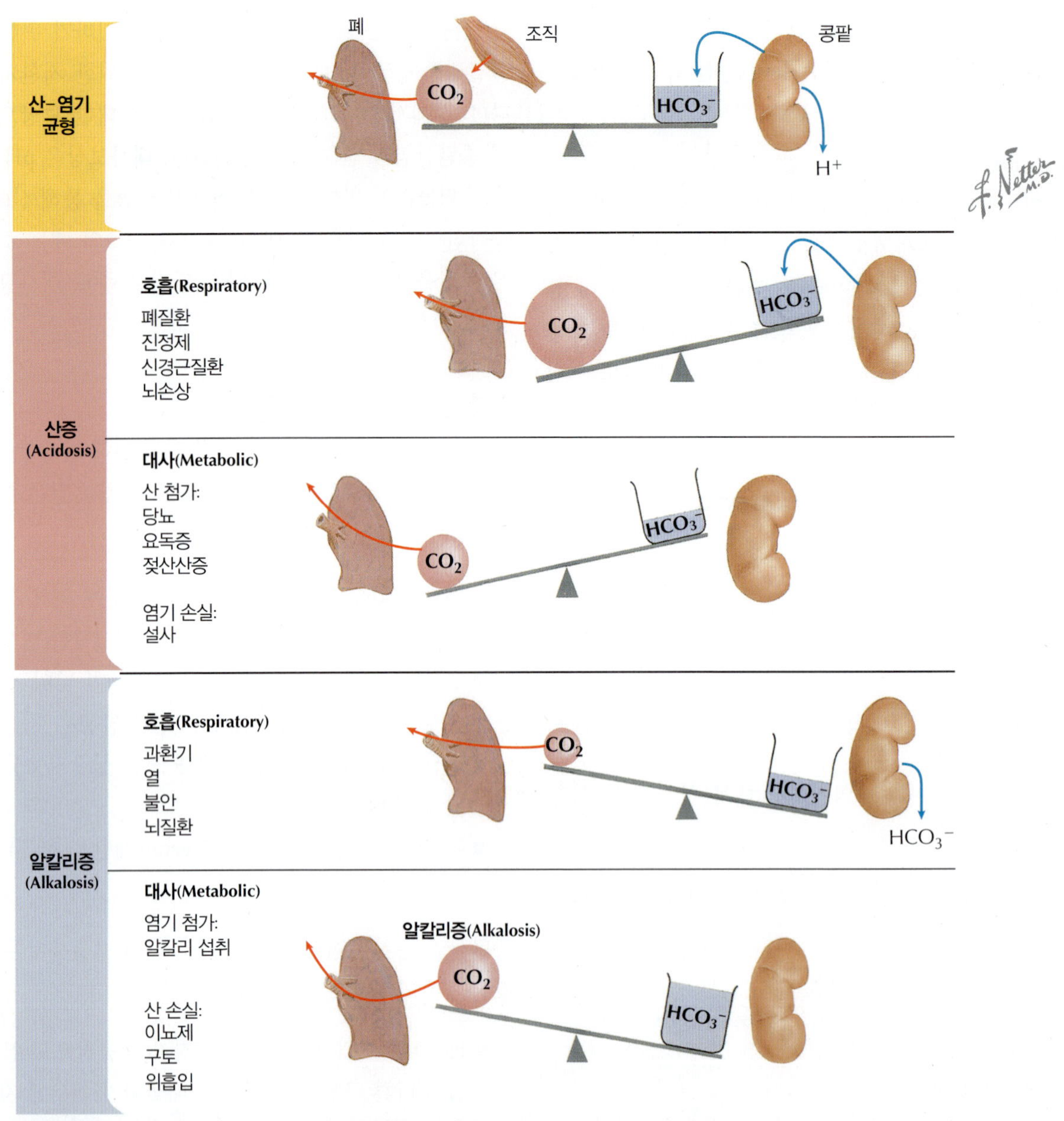

그림 21.3 산-염기 균형에서 폐와 콩팥 역할 정상상태(*위 패널*)에서 콩팥은 여과된 HCO_3^-을 모두 재흡수하고, 하루 동안 생긴 모든 산을 배설하므로 산-염기 상태가 균형을 이룬다. 호흡 및 대사 불균형 모두에서 산 생성(산증) 또는 손실(알칼리증)은 콩팥을 통한 산 혹은 HCO_3^-배설에 의해 보상된다. 혈액 pH가 정상범위(< 7.35 또는 > 7.45)를 벗어나면 과다환기 혹은 저환기를 통한 호흡보상이 일어난다.

으로 분비되는 산 증가는 인산염과 암모니아와 결합하여 TA와 암모늄을 형성하여 배설된다(그림 21.2 참조).

일부 과량의 HPO_4^{2-}가 존재하기 때문에 TA의 즉각적인 증가가 발생할 수 있지만, TA를 배설하는 능력은 재흡수되는 인산염 양에 의해 제한된다. 과량의 H^+에 대한 콩팥의 주 완충은 암모니아(및 NH_4^+형성)에 의해 이루어진다. 산증 동안 암모니아 생성은 몇 시간에서 며칠에 걸쳐 증가되어 암모늄 배설은 크게 늘어난다. 순 산배설이 증가하면 pH가 정상 값으로 상승한다. 심한 당뇨병 케톤산증 경우에는 혈당이 회복될 때까지 콩팥이 정상 pH값을 달성하지 못할 수도 있다.

음이온차이 *ANION GAP*

음이온차이는 산 증가로 인한 산증과 중탄산염 소실로 인한 산증을 구별하는 데 사용된다. 이 진단 도구는 중탄산염을 잃을 수 있는 유일한 방법은 CD β-사이세포와 위창자관에 있는 HCO_3^-/Cl^-교환기를 통해서 일어난다는 것을 이용한다. 따라서 HCO_3^-가 소실되면 Cl^-를 획득하게 되고, 이는 음이온 혈장 농도에 반영된다. 음이온차이는 주요 혈장 양이온인 Na^+와 주요 혈장 음이온인 Cl^- 및 HCO_3^- 간의 농도 차이이다. Cl^- 및 HCO_3^-농도를 Na^+농도에서 빼면 "음이온차이"는 보통 ~8~12 mEq/L이다. 음이온차이는 혈장에 존재하는 약 10

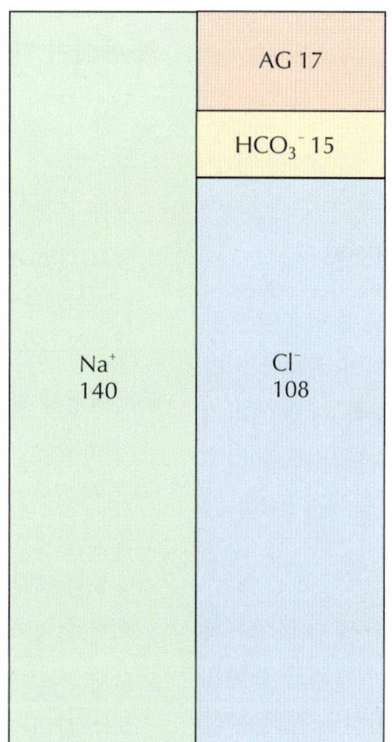

그림 21.4 **혈장 음이온차이** 대사산증에서, 음이온차이(AG) 측정을 통해 pH교란의 원인이 산 첨가인지 염기 소실에 의한 것인지 구별할 수 있다. [값(mEq/L)은 근사치이다.]

종류 음이온(단백질 및 젖산염, 시트르산염, 인산염, 황산염 등)의 농도 합을 나타낸다:

$$AG = Na^{+} - (Cl^{-} + HCO_3^{-}) \qquad \textbf{식 21.5}$$

그림 21.4 *중간 패널*에서 볼 수 있듯이, 산 첨가로 인해 생긴 산증에서는 낮은 혈장 중탄산염(산을 완충시키는 데 사용됨)의 결과로 음이온 간격이 증가한다. 대조적으로 HCO_3^-가 소실되면 Cl^-로 대체되고 음이온차이는 정상이다(그림 21.4 *오른쪽 패널* 참조). 따라서 음이온차이는 산 부하 또는 염기 소실의 특정 원인을 정확하게 파악하지 못한 상황에서도 대사산증의 전반적인 원인을 결정하는 데 도움이 될 수 있다.

알칼리증 *Alkalosis*

알칼리증은 산 소실 또는 HCO_3^-증가로 발생한다. 만성 과다호흡(예: 고지대)은 CO_2 소실을 유발하여 **호흡알칼리증**을 유발한다. **대사알칼리증**은 다음과 같은 경우에서 유래될 수 있다:

- 구토: HCl 형태로 상당한 양의 H^+소실과 부피 축소를 초래
- 과량의 중탄산나트륨 투여
- 만성 이뇨제 사용으로 저칼륨혈증과 부피 축소, 알도스테

알칼리증에서 콩팥 HCO_3^-/Cl^-교환기는 왜 항상 작동하지 않는가? 정상 상태에서 HCO_3^-는 배설되지 않으므로 β-사이세포의 HCO_3^-/Cl^-교환기는 활성화되지 않는다는 것을 염두에 두는 것은 중요한다. 그러나 이러한 교환기는 알칼리증 중에 필요하며 Cl^-속공간 농도에 따라 세관여과액으로 HCO_3^-를 효과적으로 이동시킨다. 만성 구토와 체액 고갈에서 볼 수 있듯이 체액소실 알칼리증에서 먼쪽 속공간 Cl^-는 매우 중요하다.

구토에 의한 H^+소실로 초래되는 알칼리증에 대한 반응으로 콩팥 HCO_3^-/Cl^-교환기가 발현되지만 CD여과액의 Cl^-가 낮기 때문에 기능을 수행하지 못한다. 낮은 Cl^-는 체액 고갈에 반응하여 자극되는 수분 및 나트륨 보유 기전(예, 교감신경계, 레닌-앤지오텐신계, 알도스테론, 항이뇨호르몬)의 결과이다. 염소는 나트륨 및 물과 함께 대부분 재흡수되어 콩팥단위 먼쪽부위로는 거의 들어가지 않는다. 이러한 상황은 교감신경계과 레닌-앤지오텐신계 활성, 알도스텐론, 항이뇨호르몬 분비를 감소시키고 CD로 더 많은 Na^+와 Cl^-가 공급될 수 있는 등장성 용액 투여로 해결할 수 있다. HCO_3^-/Cl^-교환기는 기능을 나타낼 수 있으며, 과량의 HCO_3^-는 알칼리증을 교정하기 위해 배설된다.

론 과다, 염소 고갈이 발생할 수 있으며, 이들 모두가 알칼리증과 관련이 있다.

알칼리증 시 콩팥 CD β-사이세포에 존재하는 HCO_3^-/Cl^-교환기가 활성화되어, 정상 pH에 도달할 때까지 중탄산염 분비와 배설이 가능하도록 한다.

임상 적용 21.1
대사케톤산증(Metabolic Ketoacidosis)

케톤산증의 흔한 원인은 제대로 조절되지 않은 당뇨병이다. 포도당이 효율적으로 세포에 들어갈 수 없는 경우 두 가지의 즉각적인 결과가 나타난다: 혈당 상승과 세포내 포도당이 없을 때 대체 에너지원을 제공하기 위한 지방산 β산화 증가이다. 산화속도가 빠르면, 케토산(또는 케톤체)을 포함한 대사산물이 혈액으로 들어가 pH를 감소시킨다. 이로 인해 몇 가지 문제가 발생한다.

- **산증**: 케톤산증[아세토아세트산(acetoacetic acid) 및 β-하이드록시부틸산(β-hydroxybutyric acid)]은 토리에서 여과되고 소변으로 제거되지만 생산이 배설보다 많다. 혈장 중탄산염은 산 부하를 완충시키기에 충분하지 않을 수 있으며, 심한 경우 유리 중탄산염이 거의 소모되고 혈액 pH가 위험한 수준으로 낮아진다(즉, 7.2 미만). 이 문제에 기여하는 케톤체는 토리세관세포에서 글루타민으로부터의 암모니아 생성을 방해하여 새로운 중탄산염 생성을 감소시킨다(혈장 중탄산염 농도를 더 감소시킨다).
- **당뇨(Glucosuria)**: 콩팥 나트륨-포도당 운반체 능력을 넘어서는 여과 포도당 부하 증가에 의해 포도당은 소변으로 배설된다. 포도당은 물을 끌어당겨 다뇨증(높은 소변량)을 초래한다.
- **체액팽창 및 세포수축**: 혈당이 증가하면 추가적인 삼투압이 증가하여 혈관 공간으로 물을 끌어들인다. 결과적으로 ECF가 확장되고 세포사이 용적이 감소한다. 혈압이 상승하고 전해질과 단백질을 포함한 다른 혈장 성분의 농도가 희석될 수 있다. 궁극적으로 당뇨병 케톤산증은 삼투성 이뇨 및 구토를 초래하여 탈수증을 일으킬 수 있다.
- **독성**: 혈중 케톤산은 독성을 나타내며 혈당치가 교정되지 않으면 혼수 상태 및 사망을 초래할 수 있다. 가장 심각한 결과는 1형(인슐린 의존)당뇨병에서 주로 발생하며 케톤산증성 혼수로 인한 사망은 2형(인슐린 저항)당뇨병 환자에게서 거의 나타나지 않는다. 인슐린 치료로 인해 지방산 β산화와 케토산 생산이 감소되고, 과량의 산은 소변으로 배설된다.

복습문제

Review Questions

17장 개요, 토리여과, 콩팥청소율

1. 자유롭게 여과되는 물질의 청소율이 이눌린 청소율보다 **낮다면** 이 물질은?
   A. 여과되고 완전히 재흡수된다.
   B. 여과되고 완전히 분비된다.
   C. 순 재흡수되었다.
   D. 순 분비되었다.
   E. 분비도 재흡수도 되지 않았다.

2. 당뇨콩팥병은 토리모세혈관 바다막이 두꺼워진다. 토리여과율 감소의 원인은?
   A. 콩팥혈액유량 감소
   B. 토리모세혈관 정수압 감소
   C. 토리여과장벽 투과도 감소
   D. 토리모세혈관 정수압 증가
   E. 토리 여과장벽 투과도 증가

3. 콩팥 기능이 **아닌 것은**?
   A. 알도스테론 생성
   B. 과잉 산 배설
   C. 체액과 전해질 항상성 조절
   D. 비타민D 활성화
   E. 암모니아생성

4. 젊은 성인 남자의 콩팥혈액유량은 1 L/min이다. 만약 이눌린 청소율이 125 ml/min이고 적혈구용적률이 0.4이면 이 남자의 콩팥 여과분율은?
   A. 15%　　B. 20%
   C. 25%　　D. 30%
   E. 35%

5. 콩팥 구조를 **옳게** 설명한 것은?
   A. 곧은혈관은 피질 콩팥단위를 감싸고 있다.
   B. 피질과 수질(수질곁) 콩팥단위는 같은 숫자이다.
   C. 집합관에는 으뜸세포와 사이세포가 존재한다.
   D. 모든 토리는 콩팥 수질에 위치해 있다.
   E. 토리곁장치는 하나의 콩팥단위의 먼쪽세관과 인접한 콩팥단위의 토리를 연결한다.

18장 콩팥에서 물질운반

6. 포도당 재흡수는 어디서 일어나나?
   A. 토리쪽세관　　B. Henle가는내림가지
   C. 굵은오름가지　　D. 먼쪽세관
   E. 집합관

7. 콩팥에서 칼륨 처리에 관여하지 **않는 것은**?
   A. 식이 칼륨　　B. 혈장 칼륨농도
   C. 혈장 알도스테론　　D. 혈장 항이뇨호르몬
   E. 산증

8. 푸로세미드 혹은 부메타니드와 같은 "고리"이뇨제가 작용하는 운반체는?
   A. Na^+-포도당 공동운반체
   B. Na^+/H^+역방향운반체
   C. Na^+/K^+ ATPase
   D. NKCC-2 (Na^+-K^+-$2Cl^-$)공동운반체
   E. 상피나트륨통로(ENaC)

9. 콩팥에서 나트륨을 처리하는 과정에 대해 **옳은** 설명은?
   A. Henle굵은오름가지는 나트륨에 불투과성을 보인다.
   B. 여과된 나트륨의 99.9%는 재흡수된다.
   C. 토리쪽세관(S1-S3)은 여과된 나트륨의 약 40%를 재흡수한다.
   D. 알도스테론은 토리쪽세관에 작용하여 나트륨 재흡수를 증가시킨다.
   E. 항이뇨호르몬은 집합관에 작용하여 나트륨 재흡수를 증가시킨다.

10. 콩팥 중탄산염 처리에 관해 **옳은** 설명은?
   A. 여과된 중탄산염 부하의 전부(100%)가 토리쪽세관에서 꼭대기쪽 HCO_3^-/Cl^-교환기를 통해 재흡수된다.
   B. 콩팥내 중탄산 완충계는 산이 배설되기 전까지 세관여과액 H^+를 완충한다.
   C. 세관여과액과 콩팥 세관세포의 탄산탈수효소는 중탄산염 재흡수에 반드시 필요하다.
   D. 정상 상태에서 약간의 중탄산염이 소변에서 발견된다.
   E. 중탄산염은 오로지 집합관 으뜸세포만을 통해 세관여과액으로 분비될 수 있다.

19장 소변 농축과 희석 기전

11. ADH-민감 물통로(aquaporins)는 어디에 위치하는가?
   A. 토리쪽세관
   B. Henle가는내림가지
   C. Henle굵은오름가지
   D. 먼쪽세관
   E. 집합관

12. 수질 사이질 농도경사를 만들고 유지하는 데 관여하는 요소가 **아닌 것은**?
   A. 먼쪽세관 나트륨 재흡수
   B. Henle굵은오름가지의 NKCC-2공동운반체
   C. Henle내림가지에서의 용질 없는 수분 재흡수
   D. 반류배가계 효과
   E. 요소재활용

13. 만성신우신염 환자에서 다음과 같은 결과를 얻었다.
   소변량 = 3 mL/min
   P_{osm} = 300 mosm/L
   U_{osm} = 200 mosm/L
   이 환자에서 자유수분 청소율은?
   A. −3 mL/min
   B. −1 mL/min
   C. 0 mL/min
   D. +1 mL/min
   E. +3 mL/min

14. 사이질 삼투경사가 파괴될 수 있는 상황이 **아닌 것은**?
   A. 토리여과율 증가
   B. 콩팥혈류량 증가
   C. 곧은혈관 혈류량 증가
   D. 탈수
   E. 고리이뇨제

20장 세포외액량과 삼투압농도 조절

15. 레닌-앤지오텐신-알도스테론계에 관한 **옳은** 설명은?
   A. 높은 세관여과액 나트륨농도에 의해 레닌분비가 자극된다.
   B. 앤지오텐신I은 독보적으로 폐순환계에서 앤지오텐신II로 전환된다.
   C. 앤지오텐신II는 직접 토리쪽세관 나트륨 재흡수를 자극한다.
   D. 먼쪽세관의 높은 세관여과액 유속은 레닌분비를 자극한다.
   E. 알도스테론은 토리쪽세관 나트륨 재흡수를 자극한다.

16. 심한 탈수환자가 응급실로 왔다. 이 환자에서 증가되어 있지 **않은 것은**?
   A. 혈장 심방나트륨이뇨펩티드
   B. 혈장 레닌
   C. 혈장 ADH
   D. 교감신경계 활성도
   E. 혈장 알도스테론

17. 요붕증은?
   A. ADH에 대한 콩팥 V2수용체 감소가 관여한다.
   B. 집합관의 증가된 물통로(aquaporins)가 관여한다.
   C. 많은 양의 고장성 소변 배설이 초래된다.
   D. 주로 소아에서 발생한다.
   E. 많은 양의 저장성 소변 배설이 초래된다.

18. 먼쪽세관에서 나트륨 농도 감소는?
   A. 치밀반세포로부터 레닌분비를 억제
   B. 치밀반세포로부터 레닌분비를 증가
   C. 토리곁세포로부터 ATP방출 증가
   D. 토리곁세포로부터 레닌 방출 증가
   E. 날세동맥 수축을 억제

21장 콩팥에서의 산-염기 균형 조절

19. 콩팥세관 수소 분비가 *증가*되는 경우는?
   A. 세포외액량이 증가되면
   B. 동맥 P_{CO_2}가 감소되면
   C. 대사산증의 결과로 혈장 중탄산염 농도가 감소되면
   D. 혈장 알도스테론이 낮아지면
   E. 혈장 ADH가 낮아지면

20. 순 산배설에 영향을 미치는 요소가 **아닌 것은**?
   A. 암모늄 배설
   B. 중탄산염 배설
   C. 나트륨 배설
   D. 적정가능산 배설
   E. 먼쪽 H^+분비

21. 혈액 검사 결과가 다음과 같다. 산염기 상태는?

pH	P_{CO_2}	HCO_3^-	Na^+	K^+	Cl^-
7.28	26 mmHg	14 mEq/L	136 mEq/L	5.0 mEq/L	100 mEq/L

   A. 대사산증
   B. 산 획득에 의한 대사산증
   C. 설사에 의한 대사산증
   D. 호흡산증
   E. 호흡알칼리증

22. 정상값과 비교하여 보상되지 않은 *급성 호흡알칼리증의 혈장*에 보이는 값은?
   A. 높은 pH와 P_{CO_2}, 정상 HCO_3^-
   B. 낮은 pH와 P_{CO_2}, 높은 HCO_3^-
   C. 높은 pH, 낮은 P_{CO_2}, HCO_3^-
   D. 높은 pH, 낮은 P_{CO_2}, 정상 HCO_3^-
   E. 높은 pH, 낮은 P_{CO_2}, 높은 HCO_3^-

23. 소변으로 배설되는 주 적정가능산 형태는?
   A. $H_2PO_4^-$
   B. 젖산
   C. K_2PO_4
   D. $H_2CO_3^-$
   E. 케톤산

24. 콩팥에서 암모니아생성은?
   A. 먼쪽세관세포에서
   B. 기질로서 글루타민을 사용
   C. ADH에 의해 자극
   D. 알칼리증 시 증가
   E. 항상 최고 활성도를 보임

6절

위창자생리학

GASTROINTESTINAL PHYSIOLOGY

위창자(GI)관을 흥미롭게 만드는 것은 무엇인가? 우리는 하루에도 여러 번 신체에서 이 영역이 작동하고 있음을 감지하고 있다: 우리는 공복통과 "포만"감, 목마름을 느끼고, 창자음을 듣고, 가스를 배출하고 배설에 대한 충동을 느낀다. 또한 GI관련 불편함과 질병은 가장 흔히 대할 수 있는 부분이기도 하다. 유기체의 전체 항상성은 영양소(가스 교환 및 음식, 물) 섭취에 의존하므로, 위창자관은 공급 측면에서 중요한 구성 요소이다.

22장

위창자관 개요

Overview of the Gastrointestinal Tract

위창자관 구조와 일반적 기능

STRUCTURE AND OVERALL FUNCTION OF THE GASTROINTESTINAL TRACT

위창자(GI)관은 입력(입)과 출력(항문) 및 특수한 부위와 관련 기관(간, 췌장, 담낭 등)으로부터 직접적인 입력이 있는 하나의 긴 관으로 생각할 수 있다(그림 22.1). 관을 따라 존재하는 조임근은 관의 주요 부분을 구분하며, 음식이 위로 들어가는 것과 **미즙**(음식과 소화액)이 위를 나와서 창자로 들어가는 것을 조절한다.

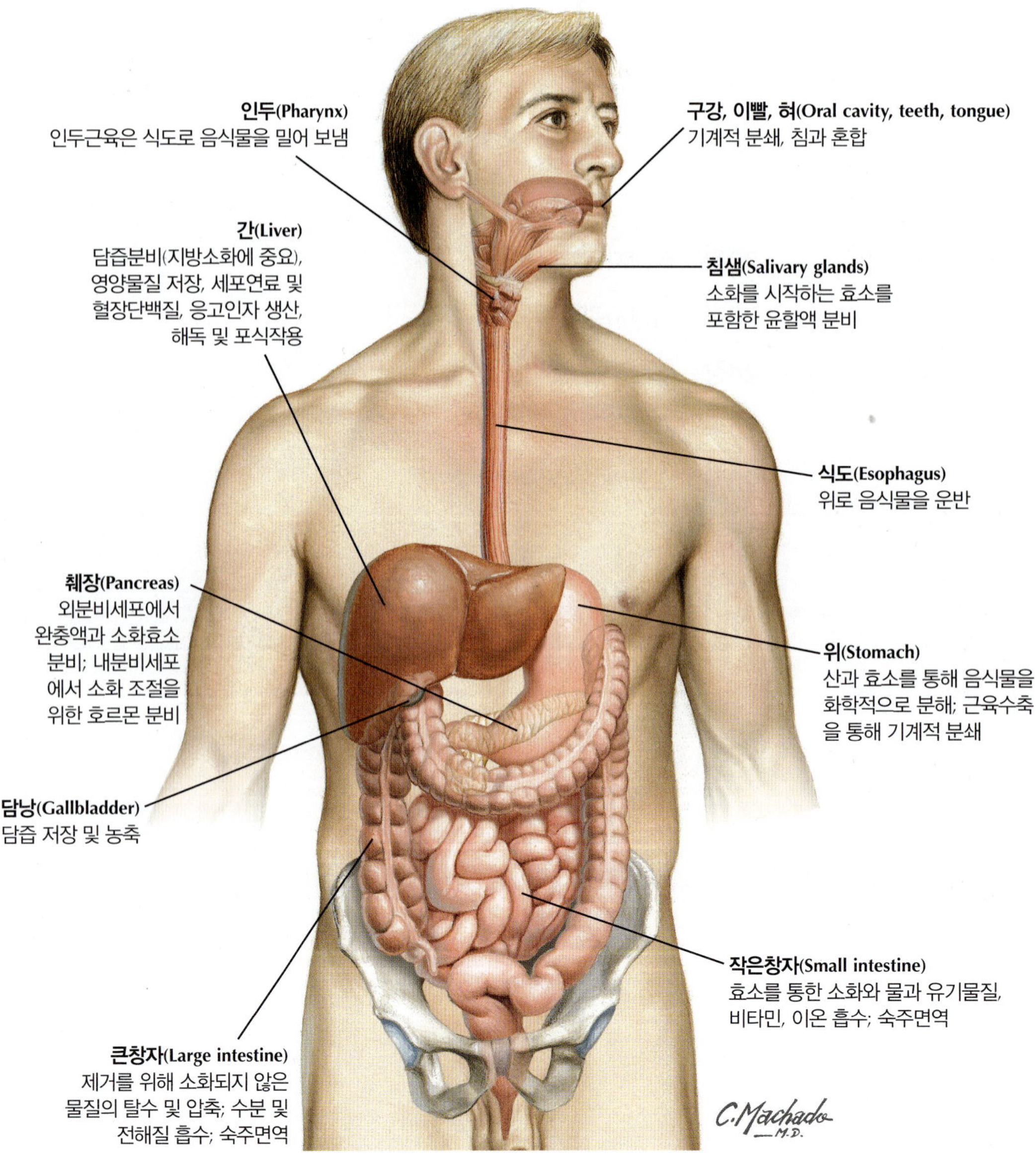

그림 22.1 위창자관 개요 위창자관은 입에서 시작하여 영양분의 소화 흡수에 도움이 되는 다양한 영역으로 구성되어 있다. 각 영역은 효율적인 영양분 처리에 기여한다. 위창자 관련 기관(간 및 췌장, 담낭)은 담즙과 효소, 완충액을 포함하는 중요한 분비물을 제공한다.

간단하게 관을 따라 내려가면:

- **입**: 기계적 소화는 **씹기**(저작, **mastication**)를 통해 이루어지며, 주로 식이 탄수화물과 **녹말**, 일부 **지질**에 대한 화학적 소화가 시작된다. 침은 침샘에서 분비되며, 음식물을 완충하고 소화시키고, 삼킬 수 있도록 윤활 작용도 한다.
- **식도**: 삼키는 동안 상부식도조임근이 이완되면 음식 덩어리가 식도로 들어간다. 식도는 음식 덩어리가 가슴을 통해 위로 들어가는 관이다. 식도 끝부분인 **하부식도조임근 (lower esophageal sphincter, LES)**이 이완되면 음식 덩어리가 위로 들어간다.
- **위**: 위는 음식 저장 및 소화 효소와 염산(HCl)분비, 그리고 **미즙(chyme)**을 만들기 위한 음식과 소화액 혼합을 특징으로 하는 주머니 형태의 기관이다. 위 말단에 위치한 **날문조임근(pyloric sphincter)**은 미즙이 작은창자로 들어가는 것을 조절한다.
- **작은창자**: 작은창자는 **십이지장(duodenum, 샘창자)**(~30 cm 길이)과 **공장(jejunum, 빈창자)**(2.5 m 길이), **회장(ileum, 돌창자)**(~3 m 길이)의 세 부분으로 구성되어 있다. 간과 담낭, 췌장의 분비물은 총담관을 거쳐 오디조임근(sphincter of Oddi)을 통해 십이지장으로 들어간다. 작은창자의 중요한 특징은 흡수를 위해 표면적을 증가시키는 창자 점막에 손가락과 같은 돌기(**villus brush border, 융모솔가장자리**)가 있다는 것이다. 창자관 전체를 통해, 관의 속공간과 몸혈관계 사이에는 단지 한 층의 창자상피세포 또는 **창자세포(enterocytes)**가 존재한다. 이 창자세포층은 작은창자에서 속공간의 내용물을 효과적으로 유지하지만, 흡수가 일어나면 영양분이 혈액으로 빠르고 효과적으로 이동하도록 한다. 그러나, 창자세포는 창자 속공간의 가혹한 환경에 취약하므로, 창자내 완충액 및 점액에 의한 보호를 필요로 한다. 이러한 보호에도 불구하고 창자세포는 3~4일마다 탈락되고 새로운 세포로 대체된다.

  대부분의 소화는 췌장효소 작용에 의해 공장에서 일어난다. 영양분이 구성성분(예: 단당류, 모노글리세리드, 아미노산)으로 소화되면 작은창자 전체에서 흡수가 발생할 수 있지만 공장 중간부분 이전에 대부분의 영양소가 흡수된다. **말단회장 부분**은 비타민B12 흡수 및 담즙 재활용이 일어나는 영역이다. 작은창자에 남아있는 미즙은 **회맹장조임근(돌막창자조임근, ileocecal sphincter)**을 통해 큰창자(colon, 잘록창자)로 이동한다.
- **큰창자**: 큰창자에는 솔가장자리가 없다. 큰창자의 주요 기능은 대변을 생성하기 위해 미즙을 탈수시키고, 배변이 일어나기 전까지 대변을 저장하는 것이다. 큰창자는 맹장(cecum)과 충수(막창자, appendix), 잘록창자, 직장, 항문으로 구성되어 있다. 직장 끝부분에 있는 **속** 및 **바깥 항문 조임근**은 대변 배설을 조절한다.

소화관의 또 다른 중요한 특징은 뼈대근육으로 구성되어 있는 입과 상부식도, 바깥항문조임근을 제외하고 민무늬근육으로 구성되어 있는 것이다. 음식을 씹고 삼키는 입과 배변이 일어나는 항문의 뼈대근육은 수의적 조절이 가능하다. 나머지 영역은 미즙이 추진되고 혼합되도록 하는 **세로** 및 **돌림** 민무늬근육으로 구성되어 있다. 그림 22.2는 이러한 근육층과 위에 특징적으로 존재하는 **빗근(경사근)**을 보여주고 있다. 빗근은 위 운동의 중요한 혼합 기능을 도와준다.

위창자관의 또 다른 특징은 잘 발달된 혈관계와 림프관그물, 다양한 샘에서 나오는 물질의 풍부한 분비, 위창자관에만 있는 독특한 신경계 등이다(그림 22.3).

혈액 공급 *Blood Supply*

위창자관은 소화와 흡수, 미즙 이동을 이루기 위해 많은 혈액 공급이 필요하다. 분비와 흡수, 추진 기능을 위한 산소와 영양소, 호르몬이 혈액을 통해 공급되어야 한다. 또한 창자세포를 통해 영양분을 효율적으로 흡수하기 위해 영양분이 혈류로 들어갈 수 있는 경사를 항상 유지해야 하기 때문에 높은 혈류가 필요하다.

> 소화가 진행되는 동안 위창자관으로의 혈류는 정상보다 3배나 증가하여 대사와 소화 과정이 충분히 이루어지도록 한다. 심장박출량이 증가하고 다양한 조직으로 가는 분포가 변경되어 위창자관으로 더 많은 혈액이 공급될 수 있도록 한다. 정상 휴식 상태에서 다양한 조직을 관류하는 심장박출량 비율은 3절(9장)에 설명되었다.

위창자관 혈액 공급은 내장혈관계(위 및 아래 창자간막동맥)를 통해 이루어지며, 모세혈관계는 모든 융모 속까지 뻗어 있다. 위창자관을 빠져나온 혈액은 **문맥(portal veins)**을 통해 직접 간으로 들어간다(그림 22.4). 이것을 통해 흡수된 물질이 몸순환계로 들어가지 않고, 많은 처리과정이 일어나는 간으로 직접 전달되는 **"최초 통과"**효과가 나타난다.

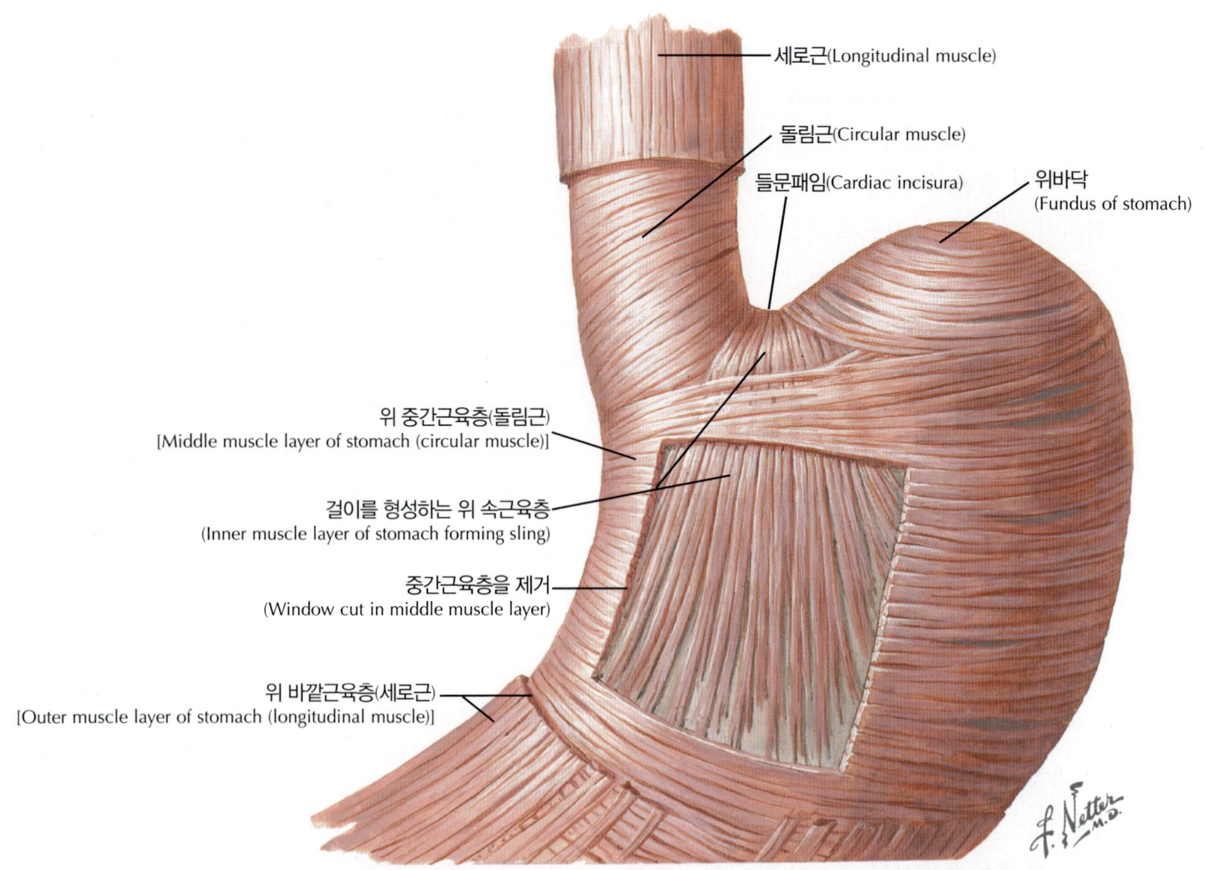

그림 22.2 **위 근육층** 위는 세로 및 돌림, 빗근 근육층을 가지고 있다. 빗근은 미즙을 섞고 갈아주는 역할을 한다.

샘 분비 *Glandular Secretions*

미즙을 효율적으로 이동시키고 소화하기 위해 엄청난 양의 물질이 위창자 속공간으로 분비된다. 매일, 입과 췌장, 작은창자의 샘은 소화 과정을 촉진하기 위해 몇 리터의 침과 완충액, 효소를 생산한다.

림프관 *Lymphatics*

림프관(림프 모세혈관)은 창자 전체에서 발견되며, 작은창자에서는 융모까지 뻗어 있어 지질 흡수에 관여한다. 또한, 림프계는 수분과 단백질이 흡수되는 간에서도 광범위하게 발달되어 있으며, 빗장밑정맥으로 연결되는 가슴관을 통해 이들을 온몸정맥혈로 운반한다. 림프관을 통한 단백질 운반은 혈장 콜로이드삼투압 형성뿐만 아니라 호르몬 및 칼슘, 철분을 비롯한 순환물질이 결합하는 단백질을 제공한다.

위창자관의 일반 기능 *General Functions of the GI Tract*

- **소화**: 기계 및 화학 소화가 위창자관에서 발생한다. **기계**소화는 입에서 씹고, 위에서 갈리는 것에 의한 음식물의 물리적 분해를 의미한다. **화학**소화는 특정 효소와 위산(HCl) 작용을 통해 일어난다.
- **내분비**: 위와 창자, 췌장, 간에서 GI-관련 세포에 의해 많은 호르몬이 생성된다. 일부 호르몬은 온몸순환계로 분비되어 다른 장기뿐만 아니라 위창자관의 다른 부분에 영향을 준다. 주변 분비(paracrine) 방식으로 인접한 위창자 조직에 작용하는 호르몬도 생성된다.
- **배설**: 위창자관을 통하는 동안 영양분이 흡수되고, 대변 배설물(섬유, 기타 소화되지 않은 물질, 세균, 탈락된 세포의 지방)이 배변을 통해 배출된다.
- **보호**: 위창자관은 섭취한 세균과 항원을 위산을 이용한 분해와, 면역반응(면역글로불린A와 Peyer반)을 통해 이들로부터 신체를 보호한다.
- **운동성**: 여러 가지 다른 형태의 추진력이 위창자관을 통해 미즙을 이동시켜 소화와 흡수, 배출을 가능하게 한다. 특정 지역에서 미즙을 이동시키는 능력이 상실되면 심각한 질병이 발생할 수 있다.
- **흡수**: 정교한 GI계의 궁극적인 목표는 몸에 영양분을 공

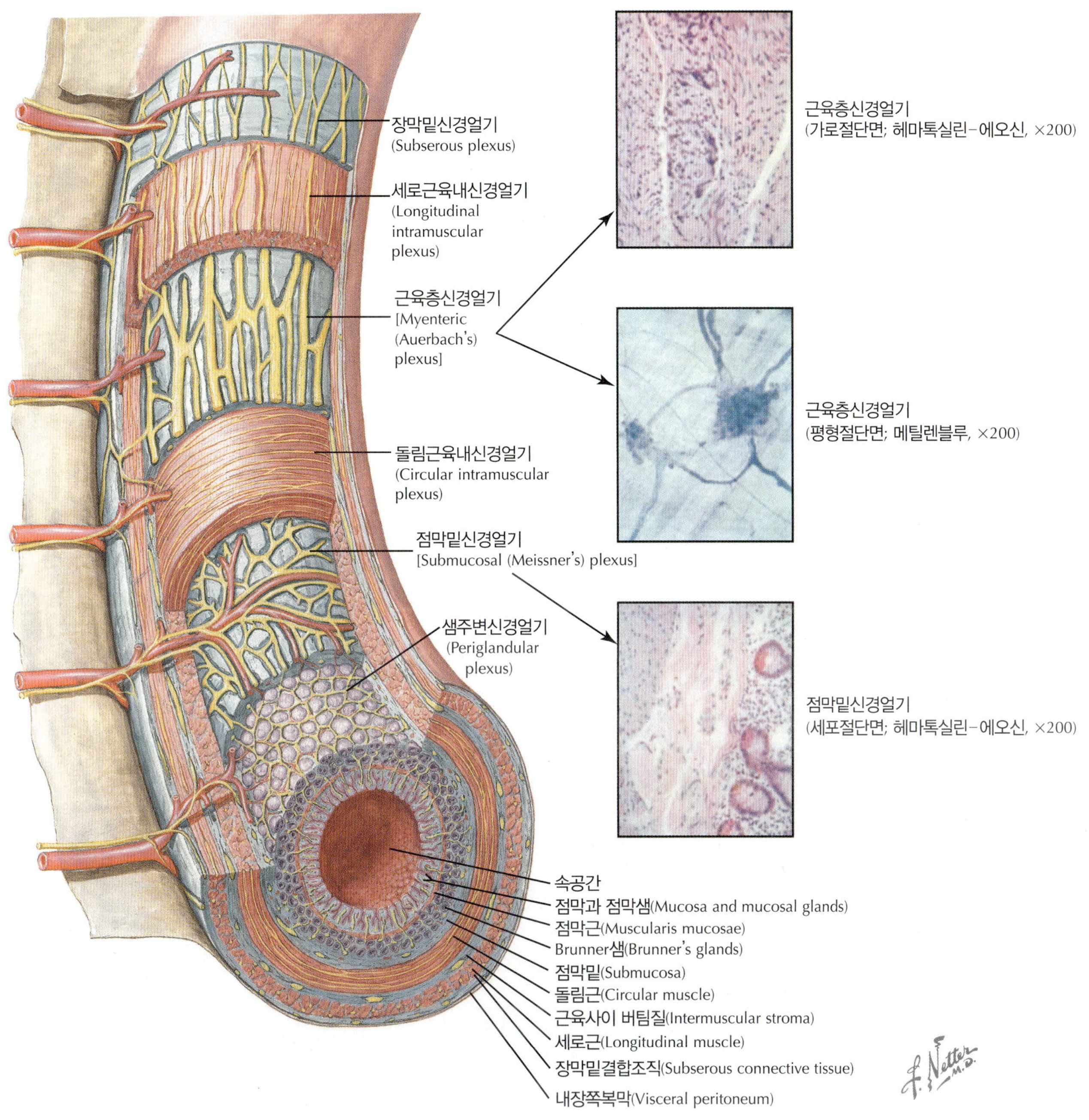

그림 22.3 창자신경계 근육층신경얼기(신경망)는 위창자관 세로 및 돌림 근육층 사이에서 발견되며, 이들 신경 자극은 근육 수축에 영향을 미친다. 점막밑신경얼기는 돌림근육과 점막밑 사이에 위치하고, 자극은 위창자 분비에 영향을 준다. 창자신경은 국소기전을 통해 외부신경 도움 없이 기능을 할 수 있다.

급하는 것이다. 창자는 소화된 영양분 대부분을 흡수하며, 대부분의 흡수는 작은창자 전반부(공장을 통해)에서 발생한다. 흡수는 작은창자 창자세포의 융모에 의해 형성된 큰 표면적에 의해 가능하다.

- **분비**: 점액 및 완충액, 호르몬, 효소 분비는 위창자관 전체에 걸친 윤활과 소화, 운동, 흡수를 촉진한다.
- **저장**: 위와 큰창자 모두 저장 장소 역할을 한다. 위는 음식물이 위산과 효소와 섞이도록 음식물을 수용하며, 미즙으로 작게 분해하여 십이지장으로 들어갈 수 있도록 한다. 저장 기능은 미주신경에 의해 매개되는 **수용이완(receptive relaxation)**에 의해 촉진된다(23장 참조). 수용이완이 발생하지 않으면 식사 중에 섭취되어 위에 들어갈 수 있는 음식물 양이 매우 제한된다. 반대로, 큰창자에서는 미즙이 탈수되어 대변이 생성되고, 배출될 때까지 머문다.

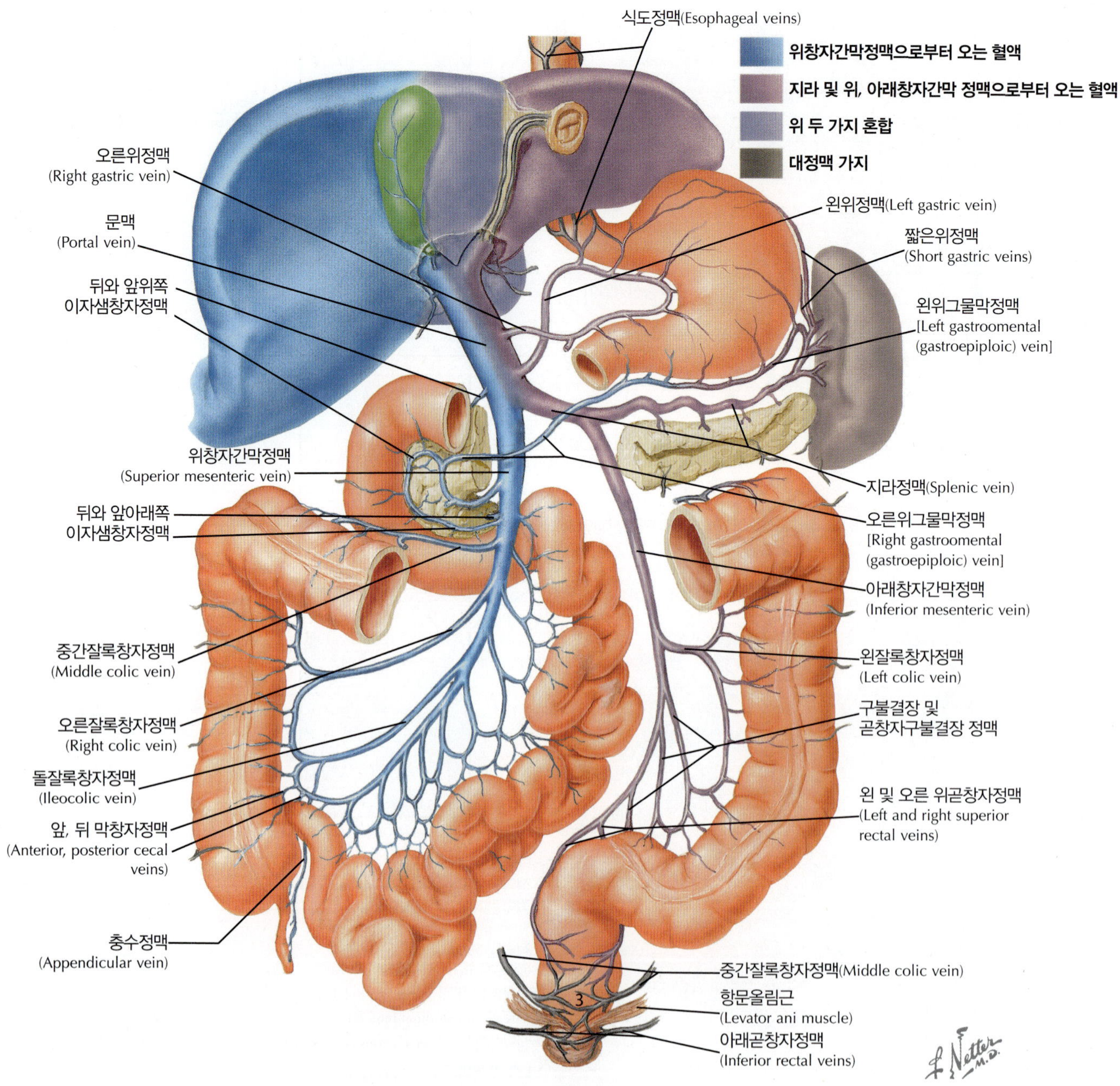

그림 22.4 **문맥계** 문맥혈관은 문맥정맥을 통해 창자에서 간으로 직접 정맥혈을 전달한다.

위창자관은 위창자 분비와 운동성 및 수유 행동과 인슐린 분비를 비롯한 다양한 작용을 조절하는 많은 호르몬을 생성한다. 실제로, Starling과 Bayliss(1902년)에 의해 "순환 호르몬"으로 언급된 첫 번째 물질은 **세크레틴(secretin)**이며, 산성 미즙에 반응하여 십이지장 내분비세포에서 분비된다. 위창자관에 대한 중요한 영향을 주는 것 외에도, 최근 세크레틴은 시상하부와 뇌하수체, 콩팥에 작용하여 삼투조절에 관여하는 것으로 알려졌다.

갈증과 기아: 내환경을 유지하기 위한 행동반응

THIRST AND HUNGER: BEHAVIORAL RESPONSES TO MAINTAIN THE MILIEU INTERIEUR

갈증 *Thirst*

갈증과 굶주림 상황에서 내환경 항상성을 유지하기 위한 행동반응은 적절한 수분과 영양소 섭취를 가능하도록 한다. **갈증**은 세포와 혈관 탈수에 의한 혈장 삼투압농도 상승에 대한 반응이다. 체액 소실은 소변과 대변을 통한 소실뿐만 아니라 땀과 호

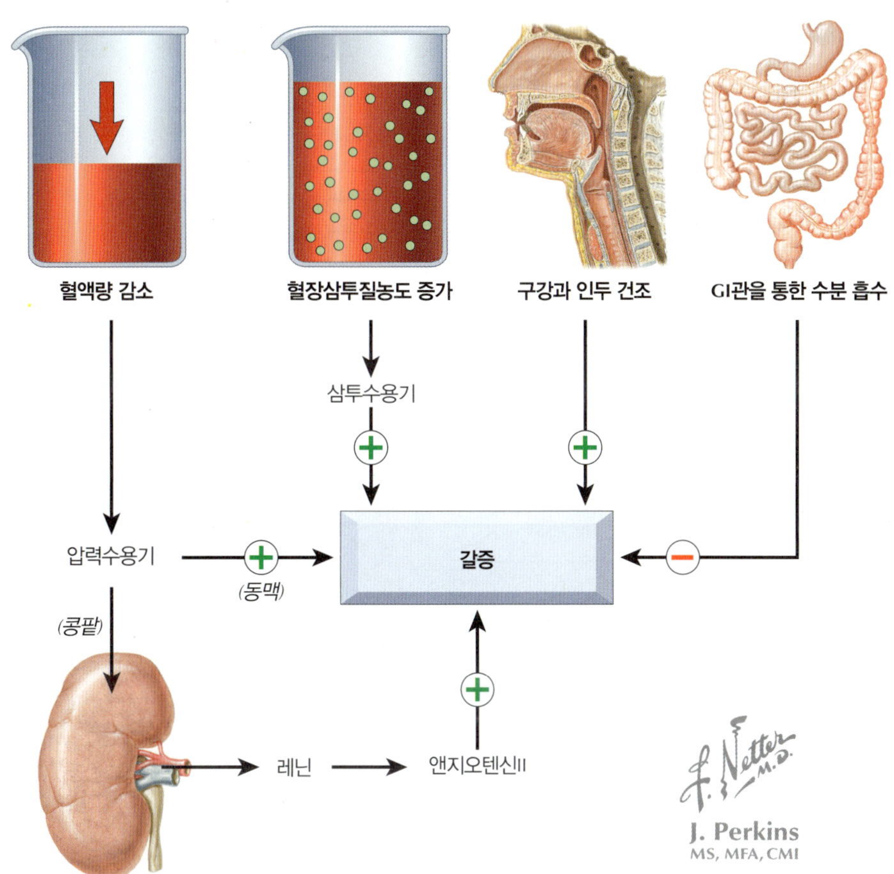

그림 22.5 **갈증** 갈증반응은 혈장삼투압농도의 작은 증가(1~2%) 또는 혈액량의 유의한 감소(12~15%)에 의해 시작된다. 기전은 그림에 표시되어 있다(Widmaier E, Raff H, Strang K: *Vander*, *Sherman* 및 *Luciano*의 *Human Physiology*, ed 9, New York, 2003, McGraw Hill을 수정).

흡으로 인한 **불감상실(insensible loss)**도 원인이 될 수 있다(그림 22.5). 시상하부 삼투수용기가 상승된 혈장 삼투압농도를 감지하거나 또는 동맥압력수용기가 저혈압을 감지하면(종종 세포외액량 감소와 연관됨) 갈증 느낌이 발생할 수 있다. 압력수용기와 삼투수용기는 모두 갈증반응(시상하부를 통해)과 **항이뇨호르몬(ADH, 일명, 바소프레신**이라고도 함) 방출을 조절한다. ADH는 콩팥에서 수분 보존(5절에서 논의되었음) 및 혈관 민무늬근 수축(3절에서 논의되었음) 효과를 나타낸다. 갈증은 중추와 국소 수준에서 통제된다. 마른 입은 물로 입을 헹구면 일시적으로 완화될 수 있다; 그러나, 전반적인 원인이 탈수인 경우, 갈증반응은 금방 다시 나타난다.

혈장 삼투압농도 조절은 매우 중요하여 작은(2%) 변화(예를 들어, 300에서 306 mosm/L)로 갈증과 ADH분비를 유도할 수 있다. 대조적으로, 삼투압농도가 변하지 않으면 동일한 ADH반응을 유도하기 위해 ECF부피는 12~15% 감소가 필요하다. 따라서, 탈수에 의해 갈증이 유발되었다는 것은, 많은 수분이 소실되어 혈장 삼투압농도가 높아져 ADH분비가 일어났다는 것을 의미한다.

식욕과 허기 *Appetite and Hunger*

허기와 관련된 기전이 갈증과 관련이 있는지는 명확하게 규명되어 있지 않지만, 허기는 영양 섭취를 초래하는 강력한 행동 자극이다(그림 22.6). 갈증과 마찬가지로 통제의 주된 장소는 시상하부에 있으며, 시상하부에는 허기와 포만 중추가 있다. 중추의 기본적인 조절인자는 포도당과 지방산과 같은 필수 영양소들이다. 식욕 자극은 저혈당뿐만 아니라 감각입력(예: 냄새를 맡거나 음식을 보는 것)을 통해 발생할 수 있다. 위창자관은 시상하부 수준에서 허기를 자극하는 호르몬[예: 그렐린, 갈라닌, 오렉신)과 허기를 감소시키는 호르몬(예: 글루카곤유사펩티드-1 (GLP-1), 콜레시스토키닌, 펩티드YY]을 방출하여 허기 유발과 관련된 역할을 한다. 포만감과 관련된 또 다른 요소는 혈액내 인슐린과 포도당 수치 상승에 따라 지방조직에서 분비

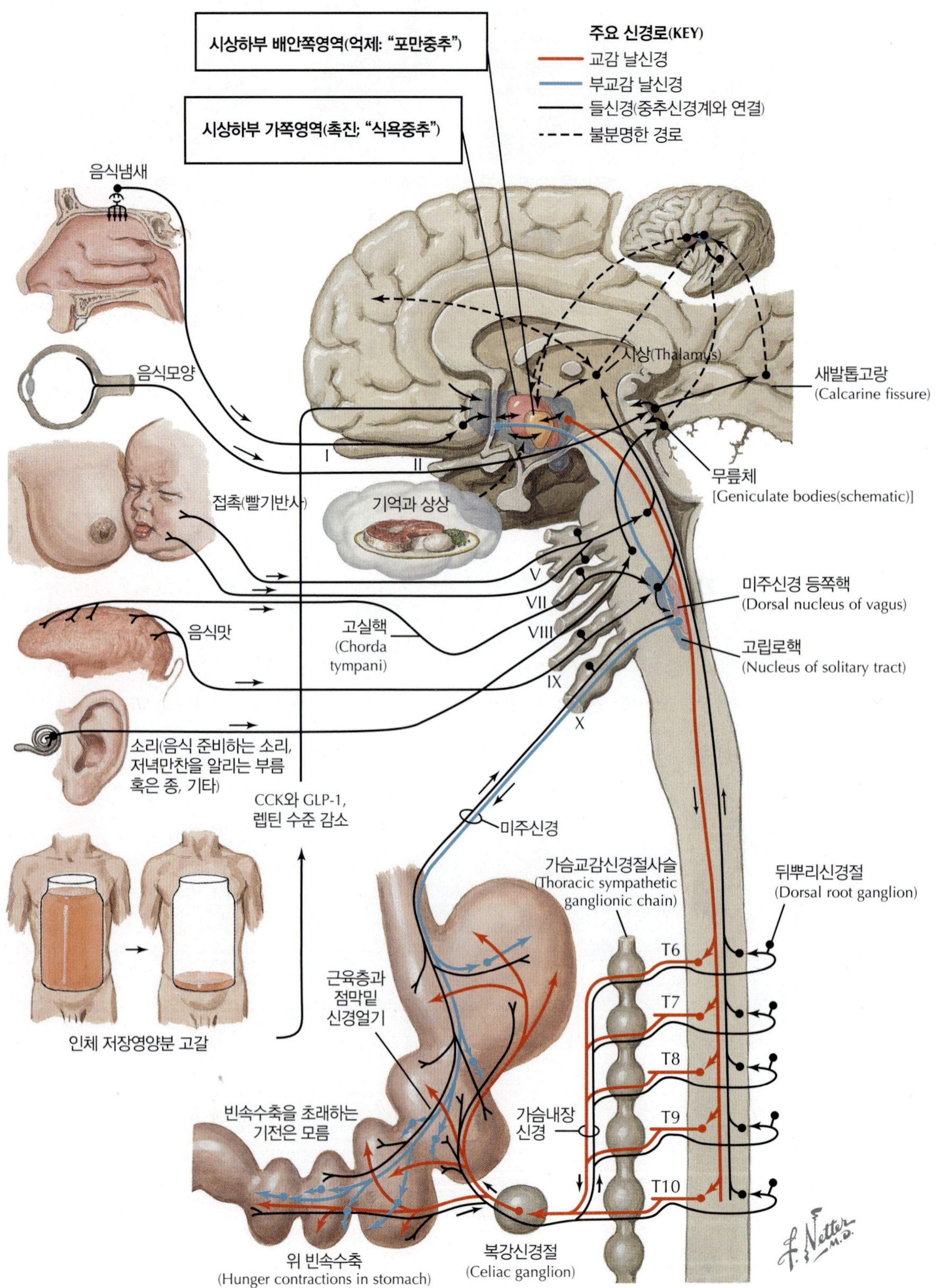

그림 22.6 식욕과 허기 허기짐과 포만감은 완전히 이해되지 않는다. 그러나 일반적인 경로는 설명되어 있다. 시상하부(27장 참조)는 허기(시상하부 가쪽영역)와 포만(시상하부 배안쪽영역) 모두에서 중요한 역할을 하며 내분비 및 신경 입력에 반응한다. 여러 개의 호르몬이 포만감에 관여한다: 콜레시스토키닌(CCK)과 펩티드YY, 글루카곤유사펩티드-1 (GLP-1)은 섭취한 음식에 대한 반응으로 방출되어 허기를 감소시킨다. 또한, 렙틴은 인슐린에 반응하여 분비되며 시상하부 포만중추에 작용한다. 대조적으로, "빈속통증"은 창자신경의 미주신경 자극을 통해 유발되며, 그렐린과 오렉신을 비롯한 다른 위창자 호르몬 방출은 시상하부 식욕중추를 자극한다. *CNS*, 중추신경계.

되는 호르몬인 렙틴(leptin)이다. 렙틴수용체는 시상하부(다른 조직뿐만 아니라)에 존재하며, 렙틴은 포만중추를 자극한다. 시상하부에서는 뉴로펩티드Y가 허기에 관여하며, 식욕유발펩티드(orexigenic peptides)(예: 그렐린 및 오렉신)에 의해 상승되고 식욕부진호르몬 및 펩티드(예: GLP-1 및 렙틴)에 의해 억제된다. 이러한 특정 요인 외에도 허기반응은 몸무게와 에너지 소비에 필요한 영양분을 공급하는 기능에 의해 영향을 받는다.

땀은 저삼투농도이다. 땀의 염(주로 나트륨과 염소)농도는 혈장보다 낮다. 따라서 땀을 흘리면 소금보다 더 많은 양의 ECF가 고갈되어 혈장삼투압농도가 증가한다. 삼투압농도 증가는 갈증 반응 및 소변과 대변을 통한 수분 소실 감소를 초래하여 적절한 혈액량과 혈압을 유지하도록 도와준다.

위창장관에서 수분 이동과 pH 변화
FLUID SHIFTS AND pH THROUGH THE TRACT

일반적으로 하루에 ~2 L의 수분을 섭취하지만, 위창자 내외부로 이동되는 수분 양은 실제로 약 9 L이다. 미즙을 소화하기 위해서 수분 분비가 필요하며, 추가된 양은 영양분이 포함된 상태로 혈류로 재흡수된다(그림 22.7). 분비물 첨가로 미즙 pH가 변한다. 위에서 위산 분비는 pH를 ~2로 낮추어 섭취한 음식의 무분별한 분해가 일어나도록 한다. 작은창자를 산의 부식 효과로부터 보호하기 위해 창자샘세포를 비롯하여 간과 췌장, 담낭에서 완충액(pH ~8)이 십이지장으로 분비된다. 이로인해 십이지장의 처음 몇 cm에 있는 미즙 pH는 ~5까지 올라간다. 위창자관을 통한 완충액 추가는 공장 근위부 pH를 ~7.4까지 증가시킨다. 이러한 pH 증가는 췌장 효소의 최적화에 반드시 필요하다.

우리가 종종 음식 먹기를 기대하거나 먹는 동안 다른 수분 이동은 인식하지 못하지만 침 분비는 느끼며, 때때로 **보보리그미(borborygmi)**라고 불리는 꾸르륵하는 창자음을 들을 수도 있다. 이 소리는 속공간의 수분과 가스 이동에 의한 결과이다.

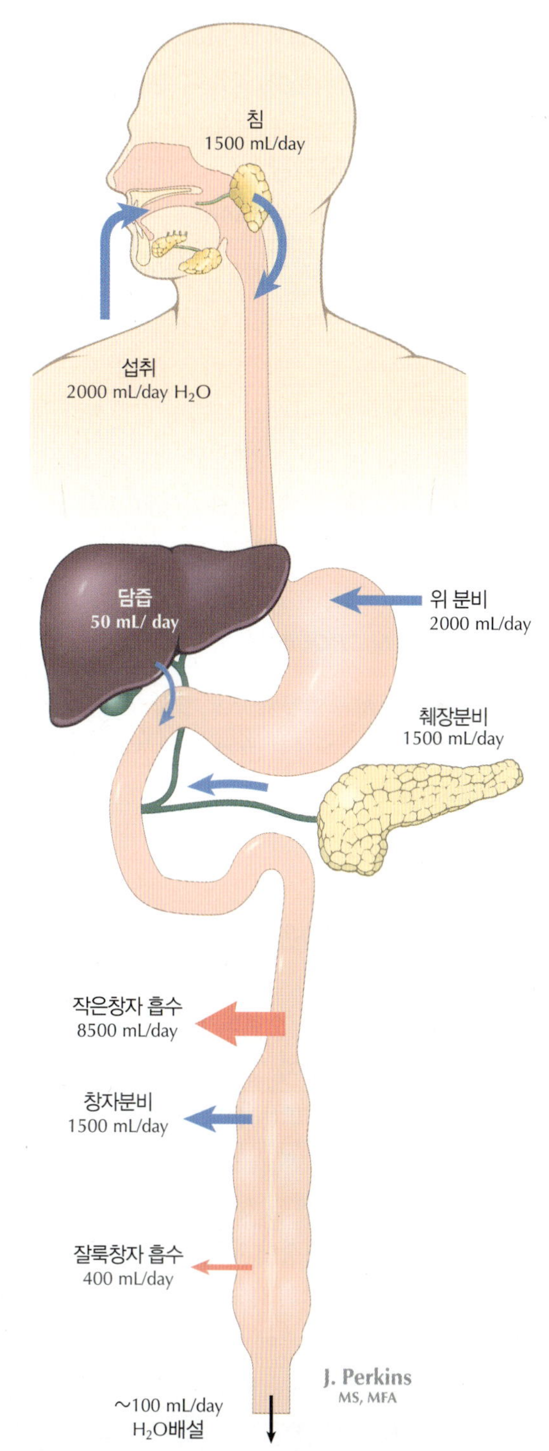

그림 22.7 **위창자관 내에서 수분이동** 인간은 매일 음식물을 통해 ~2 L의 수분을 섭취하고, 영양분의 소화와 흡수를 촉진하기 위해 위창자관에서 ~8 L의 분비액을 추가한다. 완충액과 산, 효소를 포함한 이 분비액은 혈액으로 다시 흡수되고(주로 작은창자에서 흡수) 매일 ~200 mL의 수분만이 변으로 배설된다.

창자신경계 *ENTERIC NERVOUS SYSTEM*

위창자관은 **근육층(myenteric)**과 **점막밑(submucosal) 신경얼기(plexuses)**로 구성된 독특한 내인신경계를 가지고 있다(그림 22.3 참조). **창자신경계(enteric nervous system, ENS)**는 기관의 속공간 상피층에 위치한 기계수용기와 화학수용체, 삼투수용기 입력을 기반으로 독립적으로 기능할 수 있다. ENS는 ENS를 미세조정하고 조절하는 데 관여하는 중추신경계(CNS)와 자율신경계, 호르몬으로부터 입력신호를 받고 있다. 자율신경계가 없어도 ENS는 여전히 기능은 하지만 조정은 다소 불완전하다. 돌림근육층과 세로근육층 사이에 위치한 **근육층(Auerbach)신경얼기**는 근육 조직의 수축과 이완을 조절하여 속공간 내용물의 이동과 혼합을 초래한다. **점막밑(Meissner)신경얼기**는 점막밑과 돌림근육 사이에 위치하고, 국소 수분분비를 조절한다.

내분비기관으로서의 위창자관
GI TRACT AS AN ENDOCRINE ORGAN

위와 창자 상피의 내분비세포는 다양한 호르몬을 합성하여 혈류로 방출한다. 호르몬은 위와 창자를 포함하여 간과 췌장과 같은 위창자계 다른 영역에도 작용한다. 이 호르몬은 GI 기능뿐만 아니라 허기와 포만감, 인슐린 분비도 조절한다. 또한, 일부 호르몬은 주변 분비 방식으로 인접한 세포에 작용한다. 예로는 인접한 벽세포에 대한 소마토스타틴(somatostatin)(위 오목세포에서 생성)의 작용이다. GI호르몬은 24장에서 다룬다.

창자 미생물총 *GUT MICROBIOTA*

세균 미생물총 존재는 하부위창자관의 정상적인 특징이다. 창자에는 1,000종 이상의 세균(주로 그람 양성균)이 발견된다; 많은 사람들이 영양 및 창자 건강에 있어서 이들의 중요성에 대해 연구하고 있다. "건강한" 창자내 공생균은 숙주에게 유익한 몇 가지 기능을 가지고 있다. 세균은 일부 섬유질과 탄수화물 이외에도 미즙의 소화되지 않은 성분을 대사할 수 있다. 이들에 의해 아세트산과 부티르산, 프로피온산과 같은 짧은사슬지방산이 생산될 수 있으며, 바이오틴과 비타민 K2를 합성할 수 있다. 이러한 생성물은 작은창자 및 큰창자 상피세포에서 흡수되어 세포내에서 사용되거나 또는 문맥계 혈액으로 들어갈 수 있다. 부티르산은 잘록창자 상피세포의 에너지원이며, 또한 주요 짧은사슬지방산은 상피세포의 성장 및 분화에 중요한 자극효과를 갖고 있다. 세균은 내장에서 면역능력 발달과 유지를 촉진하여 보호기능도 제공한다. 내장은 내부 및 외부 환경 사이의 광범위한 경계면이기 때문에 면역기능이 중요하다. 세균 균주의 조성 변화(예컨대 항생제 치료, 만성 스트레스, 질병으로 인한)는 창자 면역계에 영향을 미쳐 창자 점막에 급성 또는 만성 염증을 유발하여 설사를 초래할 수 있다.

프로바이오틱스(probiotics)는 창자 건강에 유익한 것으로 생각되는 살아 있는 세균을 함유하고 있는 식사 보충제(요구르트와 같은 유제품)이다. 위창자관에 유용한 세균을 추가하려는 아이디어는 1세기 이상 동안 탐구되어 왔지만, 프로바이오틱스 보충제의 효과를 입증하는 것은 어려웠다. 현재 많은 연구가 프로바이오틱스의 효능 및 전달 방법을 평가하기 위해 진행되고 있다

임상 적용 22.1
대변 미생물총 이식(Fecal Microbiota Transplants)

대변을 이용한 중증설사 치료는 4세기에 Ge Hong에 의해 중국 전통의학에서 최초로 기술되었다. 1950년대 후반에 심한 거짓막잘록창자염(*Clostridium difficile* 감염으로 인한) 치료에 대한 어려움에 대응하여 의사들은 건강한 기증자의 대변을 감염된 잘록창자로 이식하여 효과를 확인하였다. 그들은 잘록창자에 건강한 세균을 다시 채우면 잘록창자염이 해결될 것으로 추정하였다. 이 치료법은 성공적이었지만, 매우 독성이 강한 항생제 내성 *C. difficile* 감염 발생률이 급격히 증가한 2000년 전까지는 사용이 제한되었다. 그 이후로 *C. difficile* 감염이 해결되지 않거나 항생제 치료 후 재발되었을 때 대변 미생물총 이식(FMT)이 사용되었다. FMT는 *C. difficile* 감염 치료에 90%의 성공률을 보였으며, *C. difficile* 포자를 제거하여 재감염도 예방하는 것으로 나타났다.

대변 세균(또는 대변 추출물) 이식은 관장기나 큰창자내시경 또는 코위관을 이용해 주입한다; 각 방법에 따른 결과 차이는 없었다. *C. difficile* 감염은 일반적으로 1회 주입으로 해결되는 반면, 궤양잘록창자염(ulcerative colitis)에 대한 치료는 완화를 위해 여러 번 주입해야 한다.

창자 미생물총 불균형과 위창자관 장애(과민성대장증후군 및 궤양잘록창자염 포함)와의 연관성이 더욱 분명해짐에 따라, 특별한 경우에는 치료 방법으로 FMT를 사용하는 것이 긍정적인 결과를 가져왔다. 창자 미생물총 불균형과 관련된 것으로 여겨지는 다양한 위창자질병뿐만 아니라 전신질환에서 FMT치료 가능성을 확인하기 위한 임상실험이 수행되고 있다.

위창자 기능의 통합조절
INTEGRATED REGULATION OF GI FUNCTION

다양한 수준에서의 입력 및 통합으로 적절한 GI 기능이 수행된다.

- **창자신경계(enteric nervous system, ENS):** 근육층 및 점막밑 신경얼기는 위창자관에만 존재한다. 이 신경망은 부교감신경과 교감신경계뿐만 아니라 호르몬과 펩티드, 미즙의 화학 성분을 감지하는 속공간 수용체로부터 입력을 받는다.
- **중추신경계(CNS):** 중추신경계로 가는 감각입력은 침과 위산 분비에 대한 초기 자극을 제공하며, 많은 반사작용을 통합하는 데 필수적이다. 단순히 냄새를 맡거나 음식을 보는 것만으로도 중추반응을 시작하게 한다. 중추신경계는 교감신경계와 부교감신경계를 통해 작용한다.
- **부교감신경계(PNS):** 일반적으로 PNS는 위창자관에서 분

비와 운동성을 촉진하며, PNS의 많은 작용은 미주신경을 통해 일어난다.

- **교감신경계(SNS):** SNS는 위창자관에서 분비와 운동성을 감소시킨다. 뼈대근육에 더 많은 혈류가 필요하고 창자 관류가 적게 필요한 "맞섬도피" 반응에서 어떤 일이 일어나는지 생각해보면 알 수 있다.
- **속공간수용체(lumenal receptors):** 위창자관은 관의 속공간에 미즙에 반응하고, 국소적으로 ENS에 작용하여 다음과 같은 경로를 통해 운동성과 분비를 조절하는 다양한 수용체를 가지고 있다:

화학, 삼투, 기계수용기
근육층신경얼기
점막밑신경얼기
국소근육/조임근
긴장도 조절
호르몬을 분비하도록
내분비세포 자극

  - **기계수용기**는 민무늬근육 늘림을 감지하여 수축을 자극하는 신호를 생성하여 근육층신경얼기를 통해 전달한다.
  - **화학수용체**는 미즙의 화학조성을 감지하여 산성 미즙이 십이지장으로 유입되는 동안 속공간 pH를 조절하기 위해 운동성과 완충액 분비를 조절한다.
  - **삼투수용기**는 작은 창자에 있는 미즙의 삼투압농도를 감지한다. 이 기능은 작은창자 속공간에 있는 미즙과 모세혈관 사이에는 단지 한 층의 세포로 된 장벽만이 있기 때문에 중요하다. 고장성 미즙은 삼투압을 발휘하여 세포에서 수분(궁극적으로 혈장)을 끌어낸다. 따라서 삼투수용기는 미즙을 완충하기 위해 생산되는 분비물의 양뿐만 아니라 작은창자로 들어오는 미즙 양도 조절한다.
- **호르몬**: 위창자관은 내분비 및 주변분비, 자가분비 인자를 생성하여 위창자관 효율성을 증가시킨다(운동성과 분비 모두).

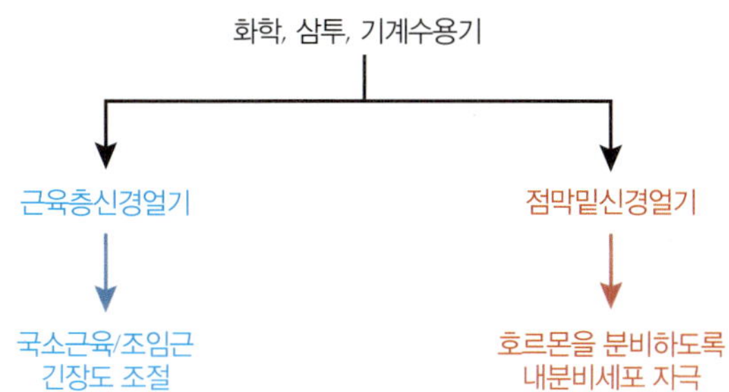

마지막으로, 위창자관의 모든 영역이 조화로운 기능을 수행하는 데 중요하지만, 주로 **미주신경**을 통한 **부교감신경**이 소화 과정 초기의 여러 작용에 관여한다는 것을 명심해야 한다. 신경이 관여하는 다양한 작용은 다음과 같다:

- 침 분비의 뇌상단계(cephalic phase): 안면 및 혀인두 신경을 통해 음식을 보거나 냄새를 맡거나, 시식을 통해 침 분비 시작
- 위산 분비의 뇌상단계 및 위상단계(gastric phases) 동안 음식물이 입안에 있을 때 위산 생산 개시(미주)
- 췌장 분비의 뇌상단계 및 위상단계에서 췌장효소 분비 자극(미주)
- 췌장분비의 장상단계에서 췌장 효소 및 완충액 분비 자극(미주)
- 일차꿈틀운동(숨뇌 삼킴중추로부터 미주신경을 통한 자극) 및 이차식도꿈틀운동(주로 근육층신경을 통한 국소작용; 미주신경이 도움이 될 수 있지만 반드시 필요한 것은 아님) 자극
- 뇌상단계와 위상단계 동안 처음에는 오디(Oddi)조임근을 이완(미주)
- 음식/미즙 유입을 수용하기 위해 위와 십이지장의 수용이완이 일으남(미주)
- 간에서 담즙생성 자극(미주)
- 창자운동성 자극[회장 운동성과 잘록창자 집단이동(colonic mass movements)](상부 잘록창자는 미주신경, 하부 잘록창자는 골반신경이 가스트린과 콜레시스토키닌을 통해 지배)

따라서 위창자관의 부교감신경(주로 미주신경) 지배가 손상되면 소화 및 운동 과정 조절이 어렵게 된다.

23장

위창자관 운동성

Motility Through the Gastrointestinal Tract

전기적 현상 *ELECTRICAL POTENTIALS*

위창자(GI)관의 **운동성**은 혼합 및 추진 운동 모두를 포함하며, 창자 민무늬근육의 기계적 활성에 의해 결정된다. 이러한 운동을 통해 물질이 혼합되고 이동 및 제거된다. 근육수축이 일어나기 위해서는 전기적 변화가 수반되어야 한다.

위창자관의 전기활동은 독특하다. 다른 조직과는 달리 **Cajal사이질세포(interstitial cells of Cajal, ICC)**에 의해 생성되는 **느린파(slow waves)**로 알려진 **안정막전위** 기복이 있다. ICC는 세로근육층과 돌림근육층 사이에 위치하며 위창자관 전체에서 관찰된다. 오랫동안 안정막전위 기복은 Na^+/K^+ ATPase활성으로 인한 막전위의 작은 변화로 인한 것으로 생각되어 왔지만 실제로 그렇지 않다. 느린파의 생성은 더 복잡하고, 민무늬근육과 ICC 그리고 세 번째 유형 세포와의 연결에 의해 발생한다. 민무늬근육과 ICC, 세 번째 유형인 혈소판유래성장인자수용체-α^+세포는 SIP융합체(syncytium)를 형성한다. 이들 SIP세포는 이온통로(특히 K^+)와 느린파를 생성하기 위한 수용체의존 과정에 의해 조절된다. SIP융합체의 일부인 ICC는 위창자관의 서로 다른 영역에서 박동조율기로 작용하여 느린파의 분당 발생빈도를 결정한다. 세포들 사이의 틈새이음(gap junctions) 때문에, 느린파[**기본전기리듬(basic electrical rhythm)**]이라고도 부름)는 위창자관의 비교적 긴 영역으로 전파될 수 있다.

휴식 상태에서 느린파는 −70~−80 mV 사이에서 기복을 보이지만 수축을 일으키지는 않는다. 그러나 느린파가 신경활동이나 순환호르몬에 의해 탈분극(즉, 양전위쪽으로 가면)되면 파 진폭이 커지고, 느린파의 최고점이 문턱값인 −40 mV를 초과하면 세포는 하나 이상의 **활동전위(action potential, spike potential)**를 생성하게 된다.

근육층신경얼기를 지배하는 부교감신경에서 방출된 아세틸콜린과 스브스탠스P (tachykinin)와 같은 신경전달물질은 느린파를 탈분극시켜 활동전위가 생성되도록 하고 수축이 일어나도록 한다(그림 23.1, 23.2). 더 많은 신경전달물질 방출이 일어나면 파 진폭은 더 커져서 더 큰 탈분극을 초래한다. 더 큰 탈분극은 더 많은 활동전위를 발생시켜 수축강도를 증가시킨다. 일부 GI호르몬[콜레시스토키닌(CCK) 및 가스트린]도 역시 느린파를 탈분극시켜 수축을 일으킬 수 있다. 또한, 미즙 구성을 감지하는 화학수용체 혹은 늘림을 감지하는 국소 기계수용기 역시 근육층신경얼기에 신호를 보내 흥분운동신경을 작동시켜 느린파를 탈분극시키고 수축을 일으킨다(그림 23.3). 관의 특정 영역에서 느린파의 고유 진동수는 수축이 일어날 수 있는 최대 빈도를 결정하므로 기본전기리듬은 추진의 최대 속도를 결정한다(표 23.1).

세로토닌(5-hydroxytryptamine)은 위창자관에 있는 창자크롬친화세포와 사이신경세포에서 방출되는 중요한 신경전달물질이다. 인체에서 분비되는 총 세로토닌의 약 90%는 창자크롬친화세포에서 만들어진다. 창자크롬친화세포에서 분비되어 혈액으로 들어간 세로토닌은 민무늬근육에서 느린파를 탈분극시켜 꿈틀운동 형태의 수축을 유발한다. 이 기능이 정상적으로 일어나는 과정이기는 하지만, GI관이 자극을 받으면 세로토닌이 더 많이 방출되어 추가적인 느린파 탈분극이 일어나 수축이 증가된다. 이런 현상이 관의 어느 영역에서 일어나는지에 따라 구토와 설사가 유발될 수 있다.

느린파 탈분극에 의해 생성된 **활동전위**는 전압의존통로를 통한 민무늬근육으로의 **칼슘** 유입으로 인해 발생한다. 칼슘은 칼모듈린에 결합하여 민무늬근육 수축을 유발한다.

또한, 교감신경에 의해 지배받는 억제운동신경은 **혈관작용장펩티드(vasoactive intestinal peptide, VIP)**와 산화질소를 방출하여 느린파를 과분극(즉, 보다 음전위로 이동)시켜 민무늬근육 이완을 초래한다(그림 23.3 참조). 흥분 및 억제 운동신경세포 사이의 상호 작용은 위창자관에서 다양한 추진 및 혼합운동을 일으킨다(“부위별 추진” 참조).

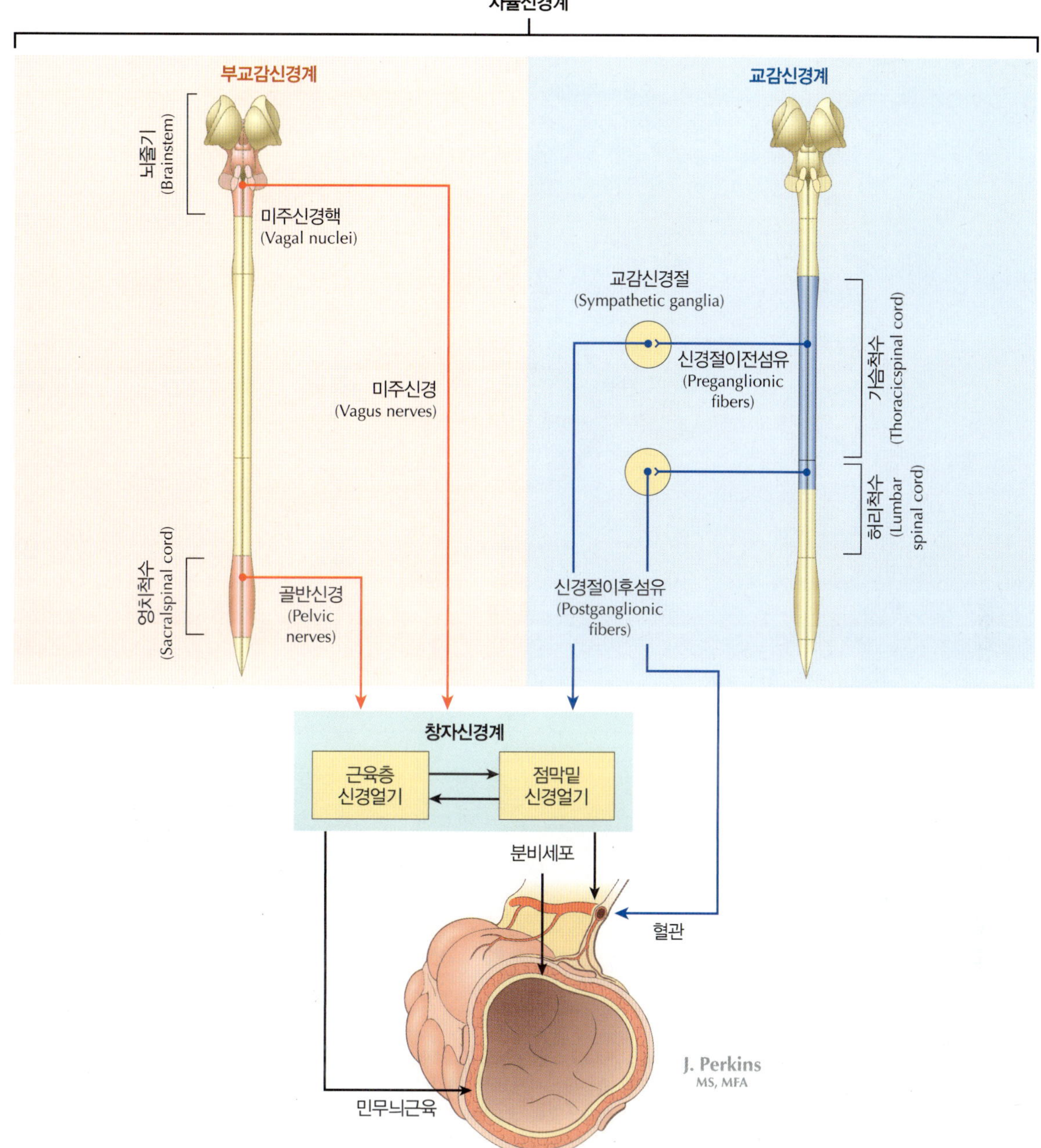

그림 23.1 자율신경계를 통한 창자신경계 조절 이 그림은 창자신경계(근육층과 점막밑 신경얼기)와 자율신경계 사이의 기본적인 연결을 보여주고 있다. 일반적으로, 부교감신경 자극은 창자신경계를 통한 운동성 및 분비를 촉진시키고, 교감신경 자극은 운동성 및 분비를 감소시킨다. 교감신경은 또한 창자혈관에 직접 작용할 수 있으며 자극은 혈관을 수축시켜 영향을 받는 부위로의 혈류를 감소시킨다.

공복기 동안 수축: 이동근육전기복합체

INTERDIGESTIVE HOUSEKEEPING: MIGRATING MYOELECTRIC COMPLEX

금식, 또는 공복기는 장기간의 휴식과 짧은 기간의 수축을 특징으로 한다. **이동근육전기복합체(migrating myoelectric complex, MMC)**라고 불리는 수축은 매번 위 중간부에서 시작하여 말단회장까지 진행한다. 소화되지 않은 물질과 세균을 위와 작은창자에서 큰창자로 밀어내서 섬세한 상부위창자관(작은창자)을 손상으로부터 보호하고, 대부분의 세균을 보다 건조한 환경인 잘록창자내에 격리시켜 과다증식되지 않도록 한다.

MCC는 수축 활동을 기준으로 금식 동안 75~120분마다 발생하며 IV단계로 이루어져 있다. I 및 II, IV 단계는 거의 활동하지 않는다. III단계가 가장 중요하며, 작은창자 모세포(Mo cells)에서 호르몬인 **모티린(motilin)**이 순환계로 방출될 때 발

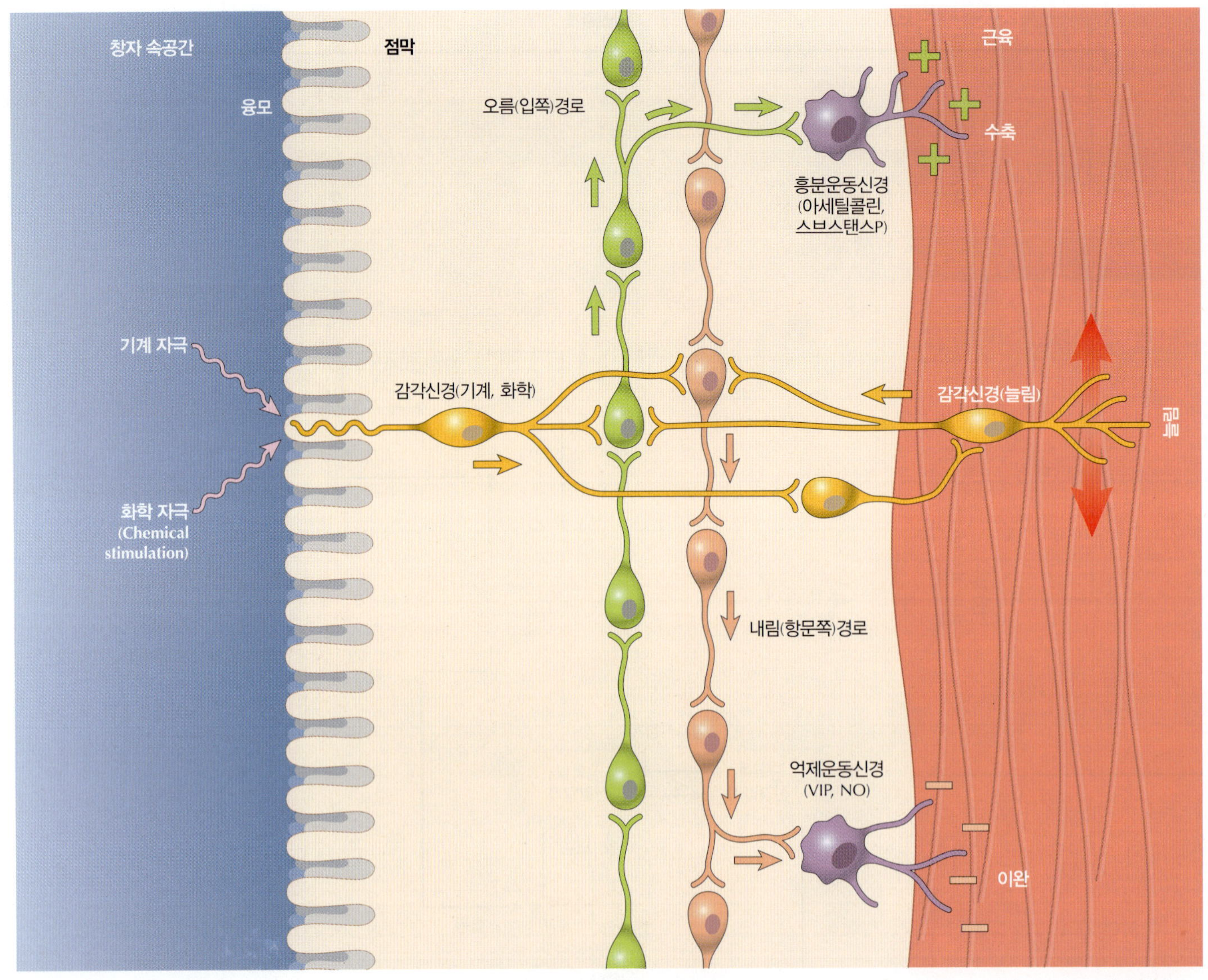

그림 23.2 운동의 국소조절 작은창자 속공간 내 미즙 존재에 대한 반응으로, 기계수용기와 화학수용체가 오름 및 내림 신경을 통해 변환된 신호를 보낸다. 오름(녹색)경로는 미즙 덩어리 뒤쪽에 놓여 있는 흥분운동신경에 연결되어 있어, 탈분극을 통한 느린파와 활동전위를 초래하여 수축이 일어나게 한다. 동시에 내림(*분홍색*)경로는 억제운동신경에 연결되어 근육 내 느린파를 과분극화시켜 덩어리 앞쪽에 이완을 유발한다. 전반적인 결과는 꿈틀수축이며, 덩어리를 항문 쪽으로 움직이게 한다. *NO*, 산화질소; *VIP*, 혈관작용장펩티드.

생한다. 모틸린은 강한 연속적인 수축을 일으키고, 세균과 소화되지 않는 물질을 중간 위에서 잘록창자까지 내려보낸다. III단계는 각 주기에서 6~10분만 지속된다. 모틸린은 창자와 자율신경을 통해 수축을 자극하며, 수축은 입에서 먼쪽으로 30~60 cm을 진행한 후 다시 시작되면서 창자를 따라 좀 더 아래쪽으로 진행한다. 이런 형태는 복합체가 말단회장에 도달할 때까지 반복되고, 새로운 복합체가 위에서 시작된다.

이 주기는 마지막 식사 후 약 3시간 후에 시작되며 다음 음식 섭취까지 반복된다. 음식을 섭취하면 정상적인 추진 형태가 다시 시작된다.

부위별 추진운동 *SITE-SPECIFIC PROPULSION*

입과 식도 *Mouth and Esophagus*

음식은 씹는 과정을 통해 먼저 이동하고, 그 다음 3단계로 구분되는 **삼킴**이 일어난다. 수의적인 **구강**단계에서, 음식 덩어리를 입 뒤쪽으로 보내 인두 부위로 들어가게 하면 촉각수용기가 자극되어 삼킴반사가 시작된다(표 23.2). **인두**단계에서, 음식 덩어리가 인두 뒷쪽으로 움직이면 후두는 후두덮개 쪽으로 이동하여 음식물이 기도로 들어가지 못하도록 하고, 상부식도조임근이 이완된다. 인두근육은 수축하여 음식 덩어리가 상부식도

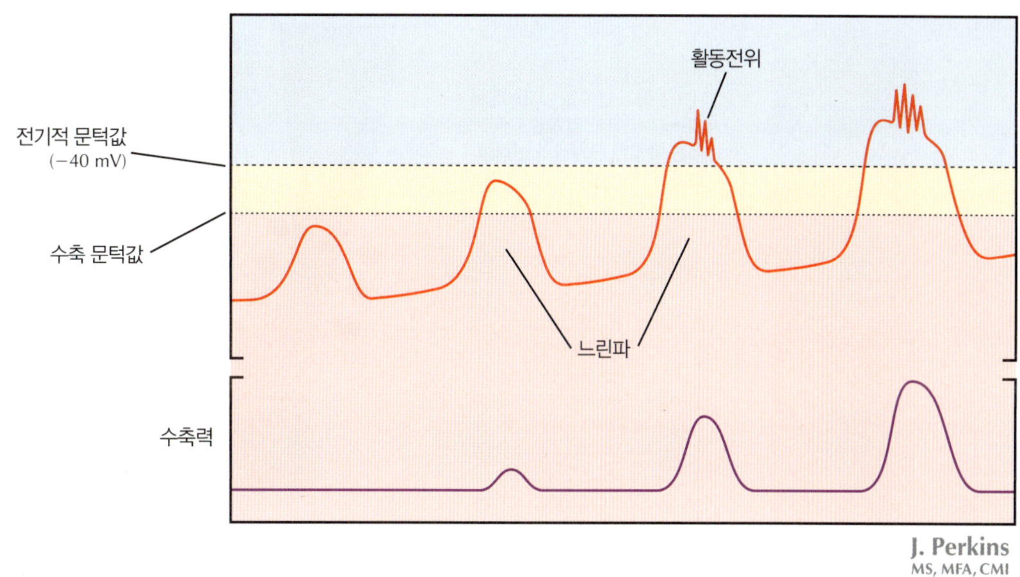

그림 23.3 **느린파** 느린파는 위 중간부위부터 곧은창자까지 관찰이 되며, 위창자 민무늬근육의 안정막전위에 해당한다. 느린파가 −40 mV 이상으로 탈분극되면 민무늬근육 수축을 유발한다.

표 23.1 느린파

영역	느린파 빈도	문턱값 이상으로 탈분극되면 발생하는 결과
위	3/minute	혼합
십이지장	12/minute	추진
공장	10/minute	추진
근위잘록창자	3/hour 11/minute	팽대 형성과 저장 집단이동과 추진
원위잘록창자	10/hour 17/minute	팽대형성과 저장 집단이동과 추진

조임근을 통해 식도로 들어가도록 한다. 인두단계 동안 삼킴반사는 호흡을 멈추게 한다. 마지막 단계는 **식도**단계이다. 덩어리가 식도로 들어가면 운동의 수의적 제어가 불가능해진다. **일차식도꿈틀운동(primary esophageal peristalsis)**파는 숨뇌 삼킴중추에 의해 발생한다(미주신경 날가지가 근육층얼기로 들어간다 → 흥분 신호 → 느린파 탈분극 → 수축). 교대로 발생되는 수축과 이완은 음식 덩어리가 식도를 통해 위로 운반되는 것을 돕는다. 삼키는 동안 덩어리가 건조해서 식도를 통해 빠

표 23.2 위창자관에서 관찰되는 주 반사

반사	작용	유발 자극
삼킴	인두와 상부식도 수축, 호흡 억제	숨뇌의 삼킴중추로 정보를 전달하는 인두 촉각수용기; 인두와 상부 식도는 뇌신경을 통해서, 나머지 식도 부위는 미주신경을 통해 정보가 되돌아간다.
위와 십이지장의 반사이완	음식과 물, 가스가 존재하면 위의 바닥과 몸체를 이완시킨다. 음식덩이가 십이지장으로 들어가면 여기서도 발생한다.	미주신경 섬유가 VIP를 방출
구토	역방향꿈틀운동을 통해 상부 창자와 위에 들어있는 내용물을 분출	구토중추로 가는 미주신경을 통한 인두와 식도, 위, 창자 자극과 교감신경 들섬유; 구토중추로 가는 화학수용체 촉발영역(숨뇌 근처의 맨아래영역) 자극
꿈틀운동	음식덩이 뒤는 수축하고 앞쪽은 이완	창자신경에 대한 기계수용기와 호르몬 작용
위꿈틀	식사 후 잘록창자에서 집단이동	PNS와 호르몬(CCK, 가스트린)
위회장	위 배출에 반응하여 회장의 분절운동 증가	PNS와 호르몬(CCK, 가스트린)
회장위	회장에 미즙이 존재하면 위 배출이 감소	창자와 자율신경계
창자창자사이	세균감염 등에 의해 작은창자의 특정 부위가 과다팽창이 되면 작은창자 나머지 부위가 이완되어 운동성이 상실된다.	창자와 자율신경계
잘록잘록사이	잘록창자 한 부위가 팽창하면 다른 부위가 이완	창자와 교감신경계
직장조임근(배변반사로도 알려져 있음)	대변이 직장으로 들어가면 꿈틀운동을 초래하고 속항문조임근이 이완	국소(창자신경)과 PNS 모두

이러한 반사들은 실무율 형태로 작용하지는 않는다. 많은 것들이 동시에 작용하여 미즙이 효과적으로 움직이도록 한다.
CCK, 콜레시스토키닌; *PNS*, 부교감신경계; *SI*, 작은창자; *VIP*, 혈관작용장펩티드

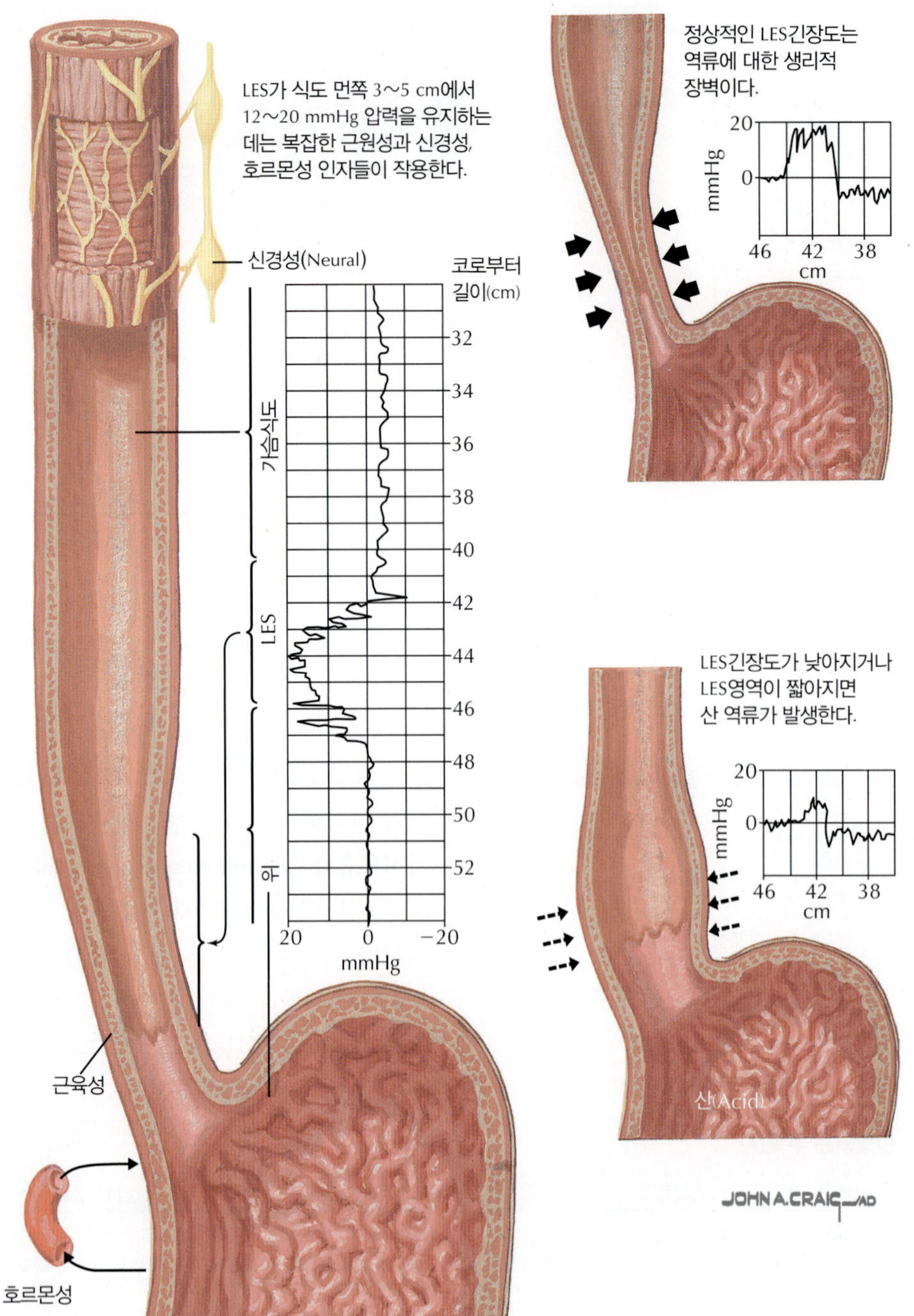

그림 23.4 **하부식도조임근** 하부식도조임근(LES)의 안정 시 긴장도는 정상적으로 매우 높아서 위 내용물이 역류되는 것을 방지한다. 음식물을 삼킬 때, 식도 꿈틀운동은 미주신경에 의해 시작되고, 창자신경을 통해 전파된다. 음식 덩어리가 LES에 도달하면 국소적으로 산화질소와 혈관작용장펩티드가 방출되어 조임근을 이완시키면 음식 덩어리가 위로 들어간다. 휴식 시 LES긴장이 감소하면 산 역류가 발생할 수 있다.

르게 움직이지 않으면 국소 기계수용기가 늘림을 감지하여 **이차식도꿈틀운동(secondary esophageal peristalsis)**이 시작되도록 한다. **하부식도조임근(lower esophageal sphincter)**은 위산 역류를 막기 위해 높은 안정 시 긴장도를 보인다. 이러한 기본 긴장도는 창자신경과 호르몬, 미주신경의 콜린섬유에 의해 유지되며, 교감신경 자극에 의해 증가될 수 있다. 덩어리가 하부식도조임근 가까이 갈수록 억제신경계에 작용하는 미주신경의 비콜린섬유는 VIP와 산화질소를 방출하여 조임근 이완을 유발한다(그림 23.4). 그런 다음 덩어리가 위로 들어간다. 하부식도조임근이 이완되지 않으면 질병이 발생할 수 있다(임상 적용 23.4 참조). 식도도 나머지 위창자관과 마찬가지로 혈관이 풍부하게 분포하고 있어 식도 모세혈관에 손상(예: 산 역류 또는 문맥 고혈압)이 생기면 식도 출혈이 일어날 수 있으며 경우에 따라 심각한 상황을 초래할 수 있다(25장에 있는 임상 적용 25.2 참조).

위 *Stomach*

음식 덩어리가 위에 들어감에 따라 **수용이완**은 위 크기를 증가시켜 음식 저장을 가능하게 한다. 수용이완은 미주신경이 관여하며 VIP 방출을 통해 일어난다. 위가 가득 차면 늘림과 내용물의 화학 성분이 수축을 자극하여, 위 분비물과 음식이 혼합되도록 하여 미즙을 만든다. 미즙이 섞이는 동안, 내용물은 분리되어 탄수화물과 쉽게 소화되는 물질들은 아랫부분(방, antrum)에, 큰 덩어리는 위 몸체에, 대부분의 지방은 위쪽에 떠 있게 된다. 위를 **통과하는 시간**은 섭취한 음식의 양과 종류에 따라 다르다. 작고 쉽게 소화되는 식사(예: 파스타와 설탕과 같은 탄수화물이 높은 식사)는 위를 신속하게 통과한다(30~60분). 더 단단한 음식(고기)과 고지방 함량음식(예: 튀김 음식)은 위를 통과하는 데 훨씬 더 오래 걸린다(3~4시간).

그림 23.5는 위 중간에서 시작하여 방과 날문(유문, 조임근으로 작용함)쪽으로 미즙을 움직이는 수축파를 보여주고 있다. 날문 조임근의 긴장도 조절은 신경경로와 호르몬경로를 통해 이루어진다(표 23.3).

표 23.3 위배출에 대한 신경과 호르몬의 역할

효과기	날문조김근에 대한 작용
교감신경	수축
부교감 미주신경	
ACh 운동신경을 통한 흥분성	수축
VIP 운동신경을 통한 억제성	이완
호르몬—GIP, CCK, 세크레틴	수축

ACh, 아세틸콜린; *CCK*, 콜레시스토키닌; *GIP*, 포도당인슐린자극펩티드; *VIP*, 혈관작용장펩티드

일반적으로 날문 긴장도가 높기 때문에 위가 채워지고, 수축이 시작되면 방으로 이동한 대부분의 산성 미즙은 조임근에서 멀어지는 역진행을 보인다(그림 23.5B, 1 및 2 참조). 수축파가 방으로 이동함에 따라 조임근 이완과 십이지장 팽대로 일부 미즙이 분출되는 **방주기(antral cycle)**가 일어난다(그림 23.5B, 3 참조). 이러한 주기(십이지장으로 분출)는 엄격한 통제하에 있으며, 방과 십이지장으로 미즙이 들어감에 따라 호르몬 방출은 조임근 수축을 통해 위 배출을 감소시킨다(표 23.3 참조). 따라서 미주신경 억제신호를 통한 이완은 방주기를 일으키지만, 다른 요인들은 너무 많은 산성 미즙이 십이지장에 동시에 들어가지 못하도록 한다.

임상 적용 23.1
비만수술(Bariatric Surgery)

수용이완은 위의 저장 기능에 중요하다. 이를 통해 내용물이 위산과 효소가 섞이도록 해서 소화가 일어나도록 한다. 바닥(fundus)으로 가는 미주신경 지배가 없어지면 저장은 일어나지 않으며 위 내압은 급격하게 증가하여 "포만감"을 가지게 되고 더 이상 음식을 섭취할 수 없게 된다. 심한 비만인에서 위 우회술 및 위 스테이플링은 위 저장 능력을 줄이는 근거가 된다.

- **조절 가능한 위 밴딩(adjustable gastric banding)**은 바닥 크기를 제한하여 소량의 음식이 위에 들어갈 수 있도록 한다. 이 시술은 불편함 때문에 음식물 섭취를 제한하도록 하지만 음식물은 손상되지 않은 위로 들어갈 수 있다.
- **수직밴드 위성형술(vertical banded gastroplasty)**은 나머지 위는 그대로 두면서 위 스테이플링과 밴딩을 이용해 작은 주머니를 만드는 가장 흔한 시술이었다. 하지만 상당한 위험성이 있어 최근에는 거의 시행되고 있지 않다.
- **위우회술(gastric bypass)**은 일반적인 수술로 바닥 일부분만 보존하고 바닥을 초기 공장과 연결한다. 이 시술은 음식을 저장하기 위한 공간을 거의 남기지 않는다(약 1큰술). 이 시술에서 위 몸체는 "스테이플링"되어 제거되고 십이지장은 공장과 연결하여 소화액(주로 췌장과 간)이 음식과 섞일 수 있게 한다. 전반적인 효과는 음식 섭취 감소와 체중 감소이다.

비만수술도 구토와 설사, 역류, 수술 부위에서 누출, 감염 등과 같은 어느 정도의 위험은 있다. 비록 병적으로 뚱뚱한 환자들에게만 권장되기는 하지만 비만수술은 체중 감소뿐만 아니라 2형 당뇨병(T2D)환자의 상당수(50% 이상)에서 혈당 수치 정상화 및 혈액내 트리글리세라이드와 콜레스테롤을 감소시켰다. T2D에서 이러한 감소는 포만감을 증가시키는 글루카곤유사펩티드-1 및 펩티드YY의 증가와 관련되어 있다. 글루카곤유사펩티드-1은 또한 췌장 β-세포로부터 인슐린 분비 증가와도 관련되어 있다(인슐린 감수성 및 때로는 인슐린 분비가 T2D에서 감소됨). 이러한 긍정적인 결과로 인해 T2D가 있는 비만환자에 대한 가능한 치료법으로 비만수술이 연구되고 있다. 그러나 여전히 비침습적 치료가 선호된다.

(계속)

임상 적용 23.1
비만수술(Bariatric Surgery)—*(계속)*

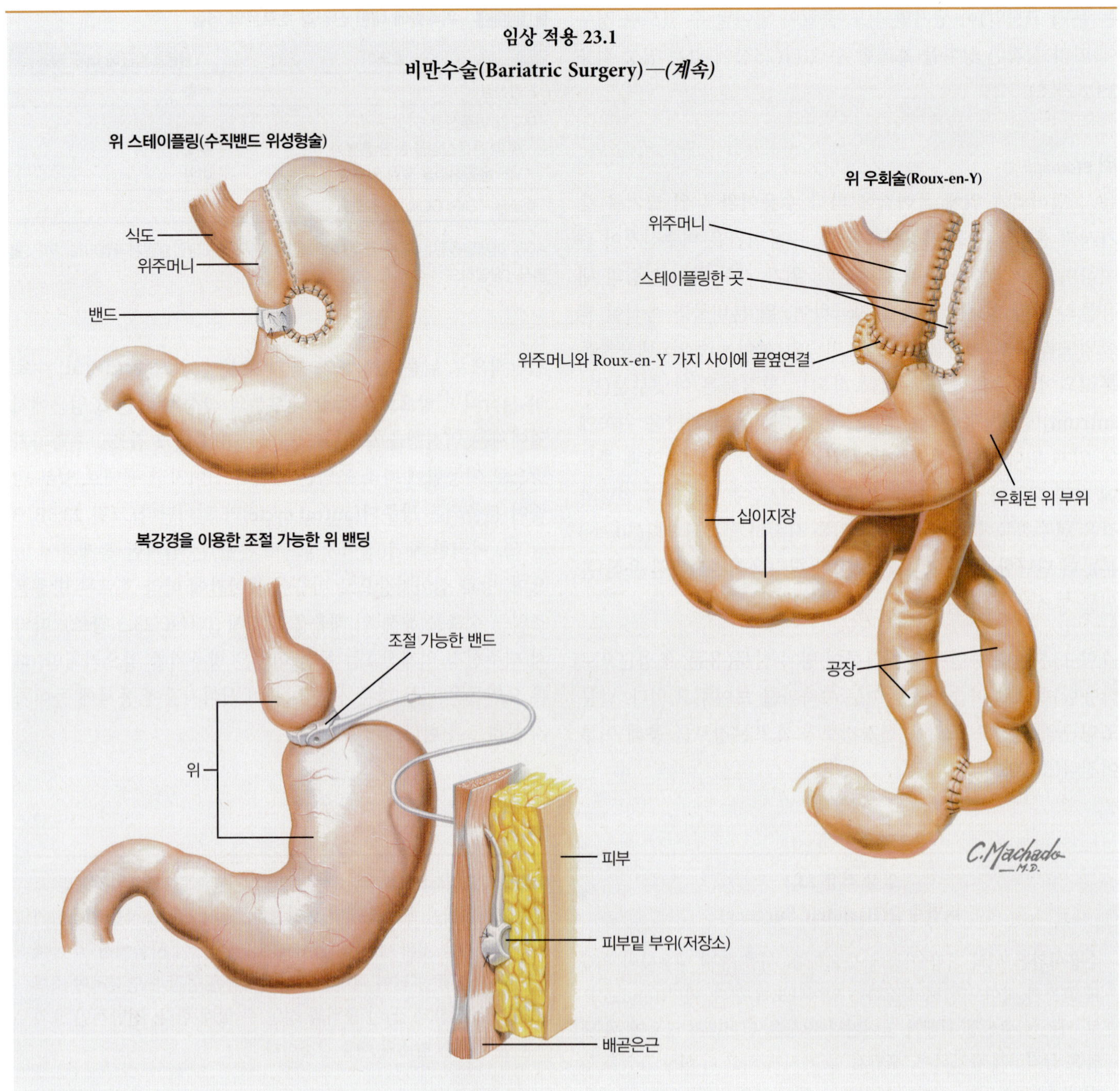

작은창자 *Small Intestine*

작은창자에서는 2가지 유형의 추진이 존재한다: 꿈틀운동과 분절운동이다. **꿈틀운동(peristalsis)**은 "창자 법칙"을 따른다. 수축은 미즙 덩어리 뒤에서 일어나고, 이완은 미즙보다 앞쪽에서 일어난다(그림 23.6과 비디오 23.1). 이 과정은 흥분 및 억제 운동신경세포의 동시 자극에 의해 일어난다(그림 23.2 참조). 이런 식으로, 미즙은 입에서 먼쪽으로 이동된다. 작은창자에서 **급속꿈틀운동(peristaltic rushes)**이 일어나면 미즙이 긴 영역을 따라 빠르게 이동한다. 급속꿈틀운동은 영역에 자극이나 세균이 있을 때 발생한다; 이러한 운동은 자극물의 제거를 용이하게 한다. 급속꿈틀운동이 창자를 통해 빠르게 미즙을 이동시키면 흡수가 제대로 되지 않아 **설사**가 발생할 수 있다(그림 23.6 참조). 창자와 위 내용물이 입쪽으로 빠르게 움직이면 **역방향 꿈틀운동**(구토에서 볼 수 있음)이 발생할 수 있다.

분절운동(segmentation)은 세로근육 이완과 근접해 있는 돌림근육 수축을 통해 미즙의 이동 주머니가 형성된 것이다(그림 23.6 참조). 덩어리 뒤쪽에서 수축하는 꿈틀운동과 달리, 분절

A. 위배출에 영향을 미치는 인자들

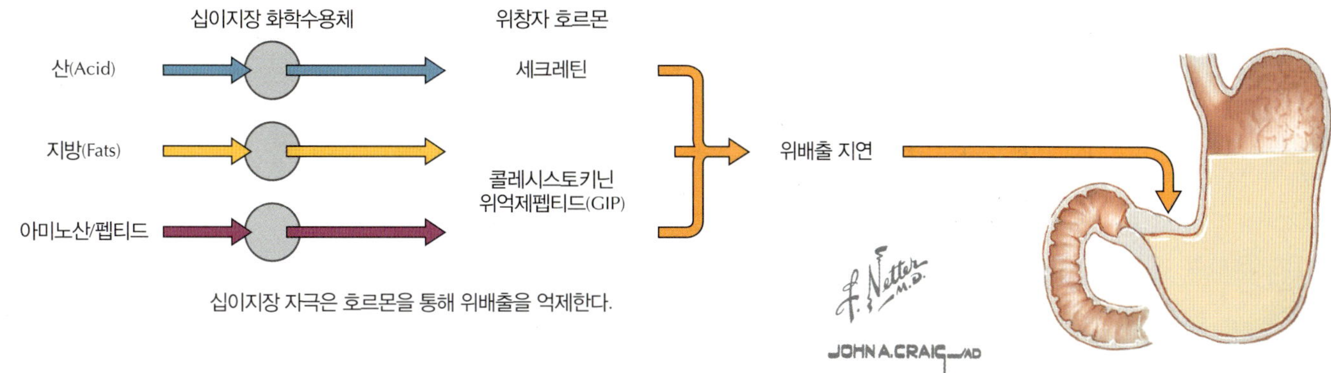

B. 위 운동성 순서

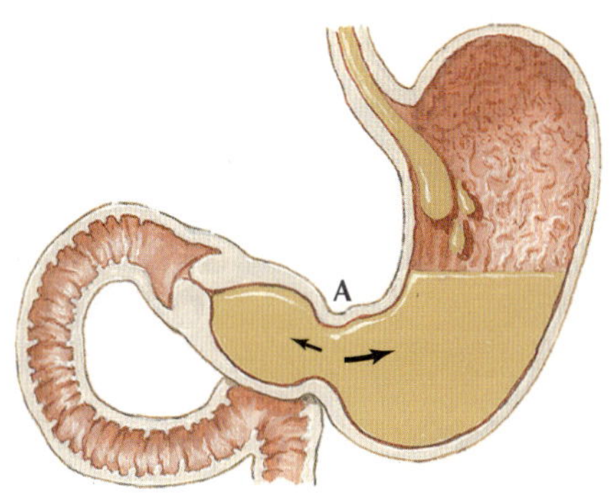

1. 위가 충만되어 있다. 가벼운 꿈틀파(A)가 방에서 시작하여 날문을 향해 간다. 위 내용물은 섞이고 대부분은 위 몸체로 다시 밀려난다.

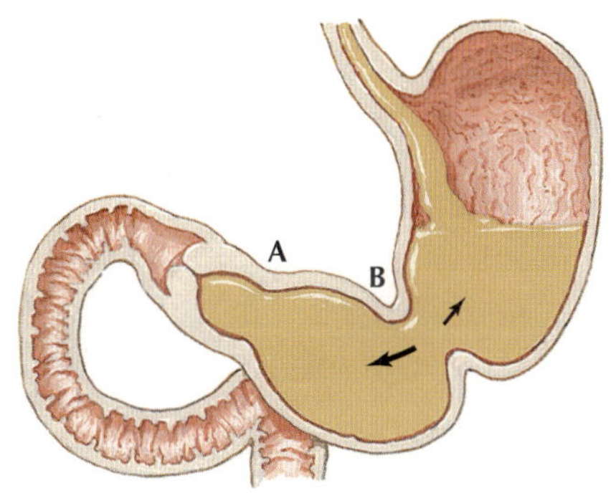

2. 날문을 열지 못한 파(A)는 점차 사라진다. 더 강한 파(B)는 패임부위에서 시작하고 위 내용물을 양쪽 방향으로 짜낸다.

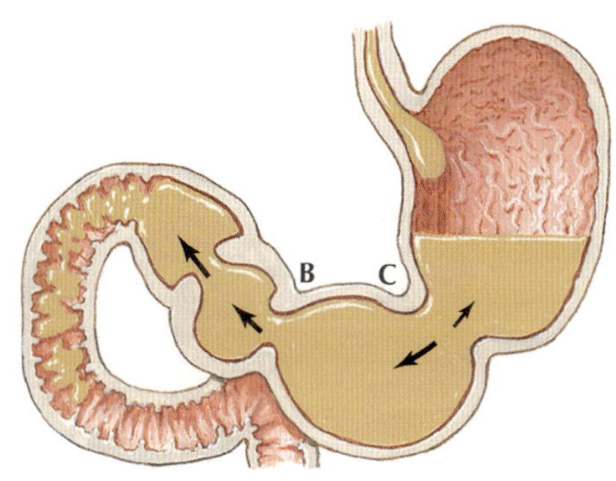

3. 파(B)가 접근함에 따라 날문은 열린다. 십이지장 팽대가 채워지고 일부 내용물이 십이지장 두 번째 부분으로 간다. 파(C)는 패임보다 약간 위에서 시작한다.

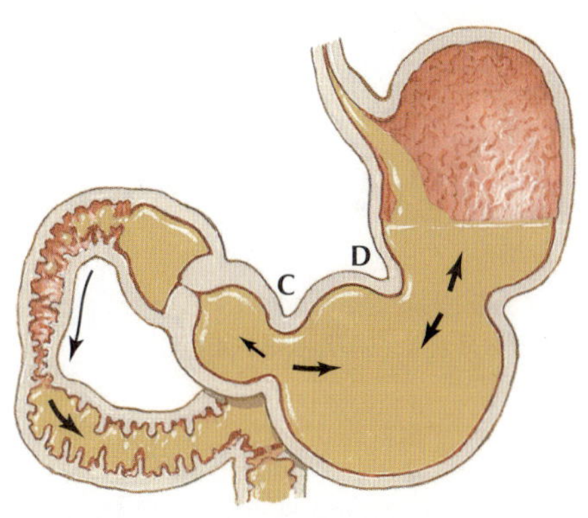

4. 날문은 다시 닫힌다. 파(C)는 내용물을 배출하지 못한다. 파(D)는 위 몸체 좀 더 높은 곳에서 시작한다. 십이지장 팽대는 수축할 수도 있고 혹은 바로 위에서 시작된 꿈틀파가 내용물을 두 번째 영역으로 배출하기 전까지 채워져 있을 수도 있다.

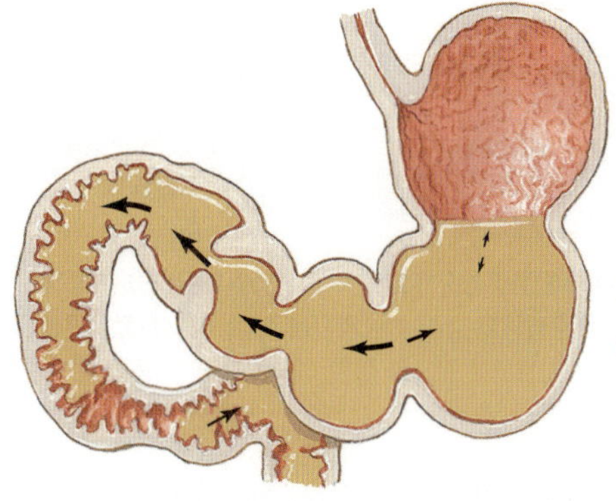

5. 꿈틀파는 위 몸체보다 높은 곳에서 시작한다. 위 내용물은 간헐적으로 배출된다. 십이지장 팽대 내 내용물은 더 많은 위 내용물이 들어옴으로 인해 수동적으로 두 번째 영역으로 밀려간다.

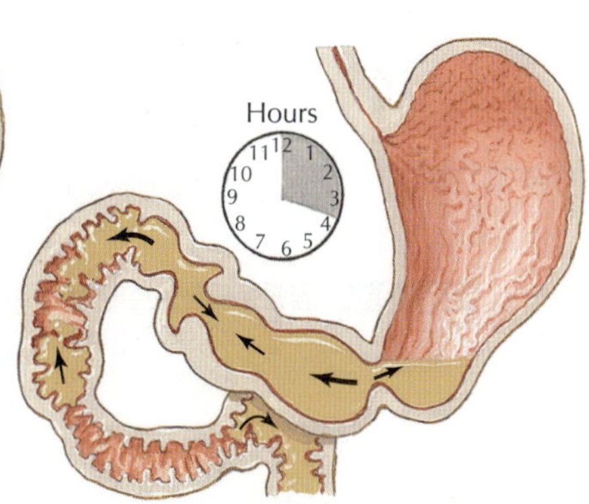

6. 3~4시간 후, 위는 거의 비어 있다. 약간의 위로 역류가 있지만 작은 꿈틀파는 십이지장 팽대를 비운다. 십이지장에는 역방향과 순방향 꿈틀파가 있다.

그림 23.5 **위운동** 위에 음식물이 존재하면 미주신경 자극에 의해 혈관작용장펩티드가 방출되어 위 운동성을 촉진한다. 위 수축은 위 내용물을 날문 쪽으로 밀어 넣지만 대부분의 내용물은 다시 위 몸체로 되돌아간다*(1)*. 미즙 일부가 십이지장으로 들어감에 따라*(3)*, 십이지장호르몬이 혈액으로 방출되고, 위로 다시 순환하여, 위배출을 감소시킨다**(A)**. 따라서 위 운동성 조절에는 국소와 자율신경 그리고 호르몬의 조율된 효과가 관여한다. 전체 순서는 그림 **B**의 *1~6*에 설명되어 있다.

운동은 덩어리 중간에서 수축하여 미즙을 가까운 쪽과 먼 쪽으로 나눈다. 이러한 수축은 율동적으로 발생하며, 작은창자에서 가장 흔하게 볼 수 있는 수축 형태이다. 동시 수축은 파와 같이 움직이기 때문에, "주머니"는 서서히 항문 쪽으로 움직이면서 내용을 앞뒤로 혼합한다. 많은 혼합이 일어나지만, 순수하게 항문 쪽으로의 이동도 있다. 분절운동과 꿈틀운동은 미즙의 소화와 흡수

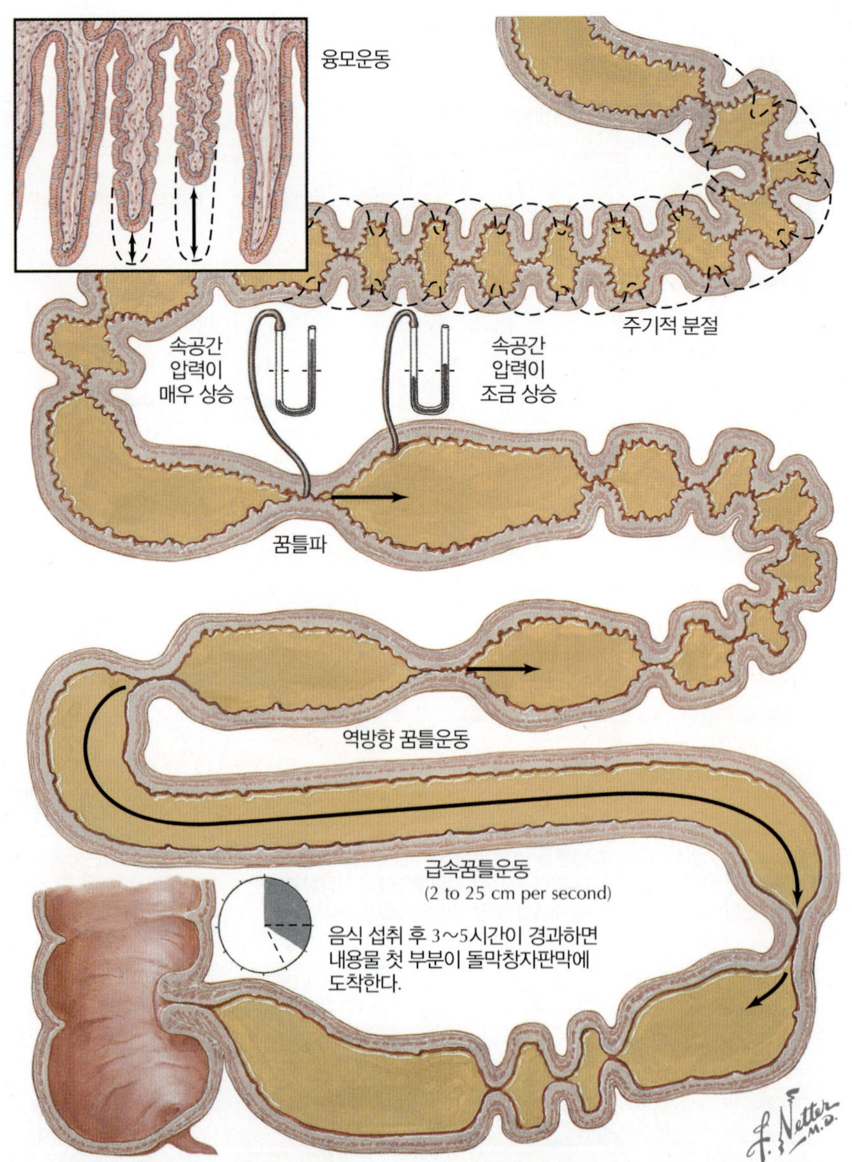

그림 23.6 꿈틀운동과 분절운동 작은창자 운동성은 주로 근육층신경얼기의 국소조절하에 있으며 꿈틀운동과 분절운동으로 구성되어 있다. 분절운동은 미즙주머니를 형성하고 미즙을 혼합하고 밀어내는 역할을 하며, 꿈틀운동은 일반적으로 입에서 먼쪽운동(구강에서 멀어짐)을 만든다. 급속꿈틀운동은 창자가 자극을 받게 되면 발생하며 창자를 통한 미즙의 빠른 이동을 초래한다.

를 위해 작은창자의 인접한 부분에서 발생한다. 이 형태 근육층신경(자율신경 및 호르몬에 의한 미세 조절)에 의해 조율된다.

담낭(쓸개), *Gallbladder*

담낭은 공복기 동안 담즙(대략 30~60 mL)의 농축과 저장을 위한 특수 구조이다(그림 23.7). 미즙이 십이지장에 처음 들어갈 때, CCK는 미즙에 존재하는 지방과 포도당에 반응하여 혈액으로 분비된다. CCK는 미주신경 자극과 함께 담낭의 율동적인 수축을 일으켜 쓸개주머니관(cystic duct)을 통해 담즙을 총담관(common bile duct)으로 밀어낸다. 이외에도 CCK는 **Oddi조임근**을 이완시켜 총담관의 내용물이 십이지장으로 들어갈 수 있도록 한다. 미주신경은 CCK를 자극하여 간접적으로 Oddi조임근을 이완시킬 수 있다.

큰창자(잘록창자) *Large Intestine (Colon)*

잘록창자에는 특수한 형태의 추진운동이 있다: 분절추진과 집단이동이다. 큰창자의 근육 구조는 작은창자 근육 구조와 다르며, **잘록창자띠(taenia coli)**라고 불리는 3개의 세포근육띠가 장기의 길이 방향으로 놓여 있다. 이들이 수축하면 **팽대(haustra)**라고 불리는 주머니를 만든다; 이것이 **분절추진(segmental propulsion)**이 일어나게 한다(그림 23.8). 팽대는 오랜 기간 동안 유지되어 수분이 탈수되고 대변이 만들어질 수 있도록 미즙

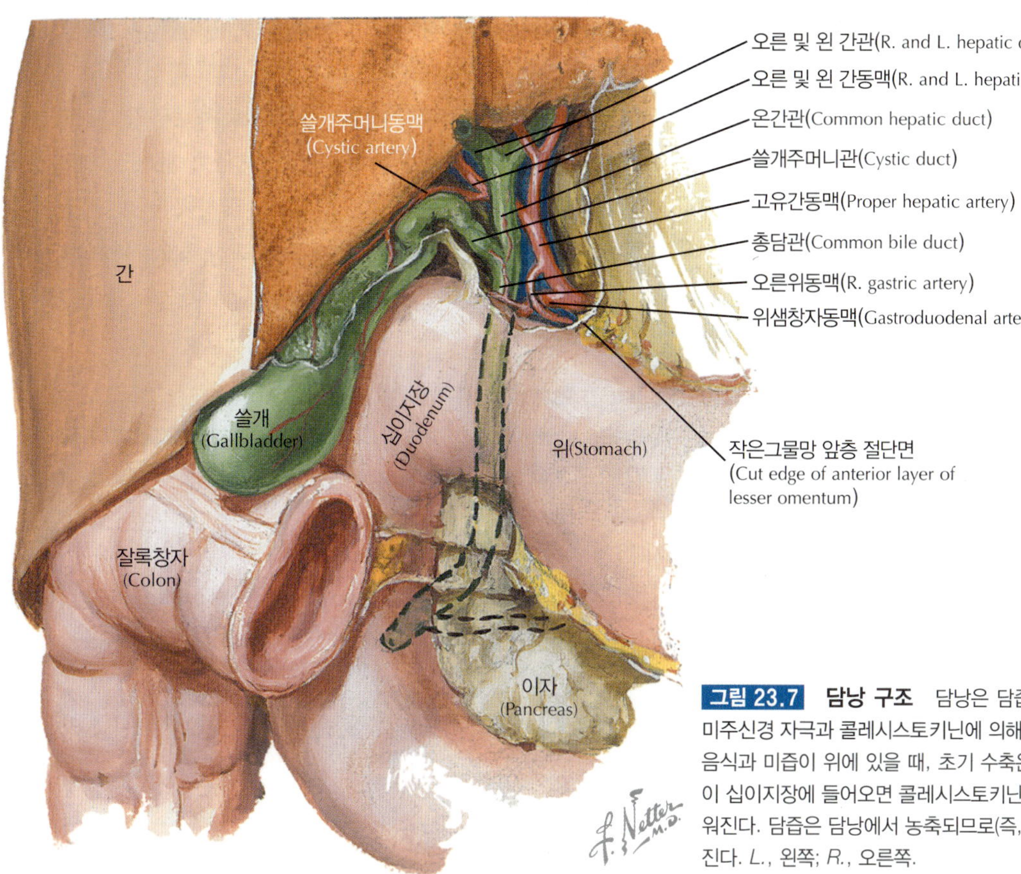

그림 23.7 **담낭 구조** 담낭은 담즙 보관장소로 간과 인접해 있다. 여기에는 미주신경 자극과 콜레시스토키닌에 의해 방출되는 25~50 mL의 담즙이 저장된다. 음식과 미즙이 위에 있을 때, 초기 수축은 미주신경에 의해 유발된다. 이어서, 미즙이 십이지장에 들어오면 콜레시스토키닌이 방출되어 강한 수축을 일으켜 담낭이 비워진다. 담즙은 담낭에서 농축되므로(즉, 염과 물이 제거됨), 더 많은 저장이 가능해진다. *L.*, 왼쪽; *R.*, 오른쪽.

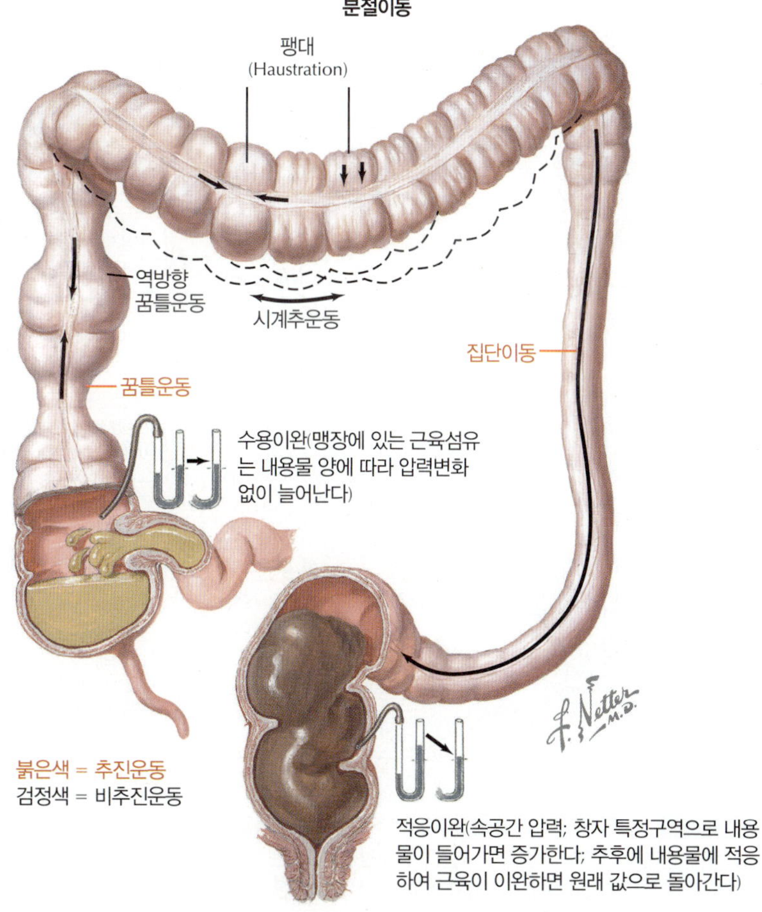

그림 23.8 **잘록창자 운동성** 잘록창자는 저장을 위해 특수화되어 있으며, 세로근육띠(잘록창자띠)가 수축하면 팽대를 형성한다. 이 과정을 분절추진이라고 하며, 매우 느려 추가로 소듐과 수분 흡수가 일어나는 시간 여유를 만든다(잘록창자 흡수). 천천히 움직이기 때문에 미즙은 수분이 제거되어 대변으로 된다. 하루에 몇 번 집단이동을 통해 미즙/대변을 직장 쪽으로 밀어내는 꿈틀운동이 일어난다. 창자 운동성을 증가시키는 요인은 팽대 형성을 최소화하고 집단이동을 증가시켜 설사를 초래한다.

을 "저장"하는 역할도 한다. 돌막창자조임근은 잘록창자로 들어가는 미즙 양을 조절한다. 조임근은 일반적으로 긴장성으로 닫혀 있지만, 말단회장으로의 미즙 움직임에 의해 조임근이 이완되고 소량의 미즙이 잘록창자로 들어가게 된다. **돌막창자조임근(회맹장조임근, ileocecal sphincter)**은 창자신경뿐만 아니라 호르몬(CCK와 gastrin)과 자율신경에 의해 제어된다.

분절추진은 매우 느리지만 **집단이동(mass movements)**은 주기적으로 발생한다(보통 1일에 1~3회). 집단이동은 본질적으로 꿈틀운동이지만, 수축이 좀 더 긴 기간에 걸쳐 나타난다(그림 23.8, 내림잘록창자). 이러한 강한 수축은 원위잘록창자가 이완되었을 때 발생하며, 내림잘록창자를 통해 대변을 직장으로 빠르게 이동하게 한다. 집단이동은 부교감신경(근위잘록창자는 미주신경, 원위잘록창자 및 직장은 골반신경)과 호르몬인 CCK 및 가스트린에 의해 자극된다. 이러한 요인들은 미즙이 상부위창자관에 있을 때(능동적인 소화가 일어날 때) 활성화되며, 대량이 동은 새로운 폐기물이 들어올 수 있도록 하부위창자관의 미즙과 대변을 깨끗하게 비우는 역할을 한다. 반대로, 교감신경 자극(근위잘록창자는 위창자간막, 원위잘록창자는 아래위창자간막과 위아랫배 신경)은 위창자계통에 대한 교감신경의 전반적인 작용과 동일하게 잘록창자 운동성을 억제한다(그림. 23.9).

배변과 직장조임근(배변) 반사
DEFECATION AND THE RECTOSPHINCTERIC (DEFECATION) REFLEX

대변이 직장으로 들어가면 국소기계수용기에 의해 직장 확장이 감지되어 **속항문조임근(internal anal sphincter)** 이완과 꿈틀

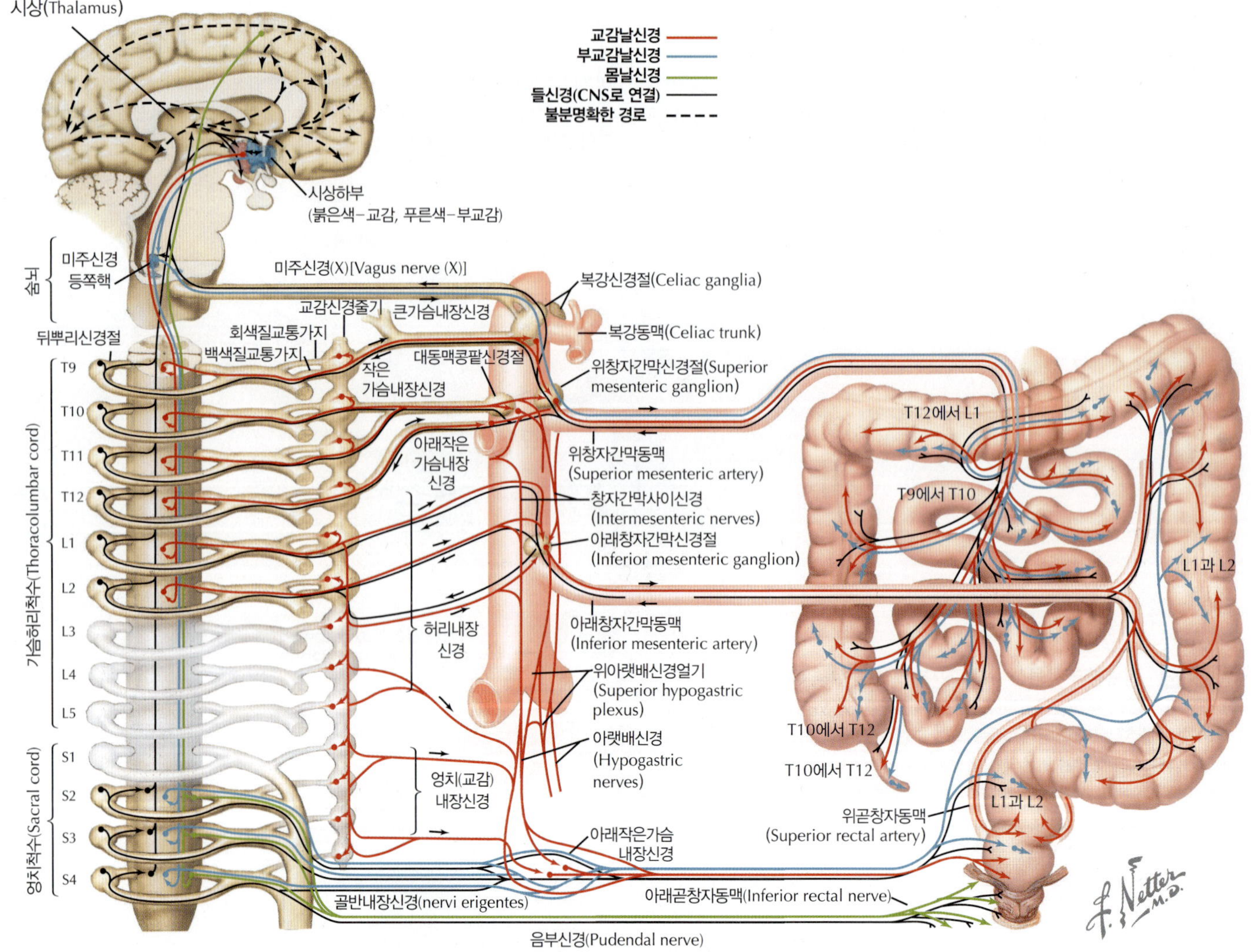

그림 23.9 **잘록창자의 자율신경 지배** 작은창자와 잘록창자는 교감 및 부교감 신경 모두에 의해 지배받고 있다. 척수에서 나온 교감신경섬유는 복강 및 위창자간막신경절, 아래창자간막신경절를 형성한다. 부교감신경섬유는 미주신경(가로잘록창자를 지배)과 골반신경(내림잘록창자 및 구불창자, 곧은창자를 지배)을 형성한다. 교감신경 자극은 운동성과 분비를 감소시키지만, 부교감신경 자극은 운동성 및 분비를 증가시키고 속항문조임근 이완을 초래한다. *CNS*, 중추신경계.

운동을 시작하도록 하는 신호가 근육층신경으로 전달된다. 이를 통해 대변은 더욱 더 직장으로 이동한다. 이러한 국소효과는 부교감신경인 골반신경을 통해 더 강한 수축을 개시하도록 강화된다. 동시에, 들신호가 중추로 보내져, **직장조임근반사(recto-sphincteric reflex)** 혹은 **배변반사(defecation reflex)**라고 하는 **배변에 대한 충동**이 일어나게 한다(그림 23.10). 이 반사는 빠르게 배설에 대한 충동에 반응하여 배변이 일어나지 않도록 수의적으로 **바깥항문조임근(external anal sphincter)**을 수축시킨다. 배변이 일어나지 않으면 직장은 다시 어느 정도 이완되고 속항문조임근도 다시 수축되므로 다른 집단이동에 의해 대변이 다시 직장으로 들어와서 반사가 다시 일어나기 전까지는 바깥문조임근은 이완되어 있을 수 있다. 배변을 위한 적절한 시기에 바깥문조임근은 수의적으로 이완되고, 배안 압력이 증가(**발살바조작, Valsalva maneuver**)하면 배변이 일어난다. 어린아이가 이런 반사를 완전히 조절하기 위해서는 어느 정도 시간이 필요하며 일반적으로 2~4세가 지나야 가능해진다.

운동성 조절 *REGULATION OF MOTILITY*

운동성은 창자신경과 자율신경, 호르몬에 의해 조절된다. 창자

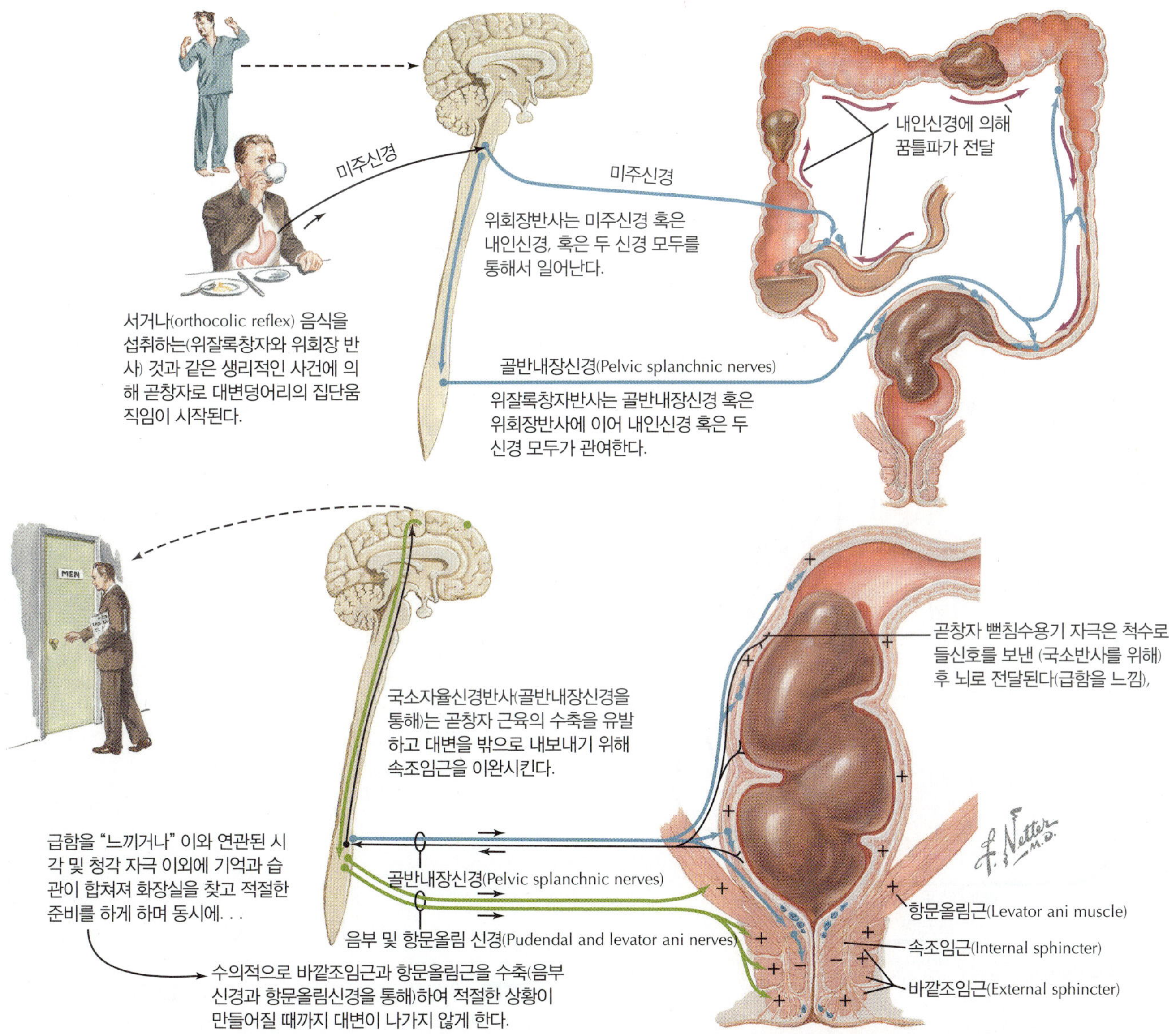

그림 23.10 **배변** 배변으로 이어지는 일련의 사건은 그림에 자세히 설명되어 있다. 배변(또는 직장조임근)반사는 대변에 의한 직장 팽창으로 유발된다. 이 팽창은 근육층신경을 활성화하는 기계수용기에 의해 감지되고, 흥분파는 척수로 전달된 후 반사에 의해 속항문조임근을 이완시킨다. 척수는 신호를 뇌로 전달하여 배설에 대한 충동을 초래한다. 이러한 반사작용을 통해 배변이 일어날 때까지 바깥항문조임근의 수의수축을 유지한다. 배변 중에는 바깥항문조임근이 이완되고 배속 압력을 증가시켜 대변이 직장에서 나가도록 한다.

신경은 자율신경과 호르몬을 통한 신호뿐만 아니라 미즙의 존재와 조성을 감지하는 속공간 수용기에 반응한다. 앞에서 언급했듯이 부교감신경계는 주로 운동성을 촉진하는 반면 교감신경계는 운동성을 저하시키거나 중지시킨다. 일반적으로 대부분의 GI호르몬은 위 운동성 및/혹은 비움을 억제하므로 십이지장으로 들어오는 미즙을 처리할 수 있도록 한다(그림 23.11). 그러나, 가스트린은 예외이다; 위 운동성과 방 주기 활동을 자극하여 위 배출을 증가시킨다. 이들 호르몬이 함께 작용하여 위에서의 미즙 방출을 조절한다. 가스트린과 PNS에 의한 날문 이완은 날문 긴장도를 증가시키는 위억제펩티드와 CCK, 세크레틴 효과에 의해 조절된다.

또한, CCK와 가스트린은 하부 작은창자 및 잘룩창자의 운동성을 증가시키는 효과를 보인다. 이들은 잘록창자에서 집단이동이 시작되도록 하여 소화되지 않은 폐기물이 쉽게 제거되도록 한다. 모티린은 금식 중에 수축을 촉진하는 특별한 기능을 가지고 있다(MMC)(그림 23.11 참조).

구토와 설사 *VOMITING AND DIARRHEA*

구토(vomiting, emesis)는 숨뇌에 있는 구토중추에 의해 중추조절을 받는 반사활동이다. 구토 자극은 침 분비를 일으키고, 구토에 앞서 일반적으로 구역질이 일어난다. 구역질을 하는 동안, 창자와 위 내용물이 식도로 올라오지만 상부식도조임근이 닫혀 있어 입까지는 들어가지 않는다. 반사는 위창자관 내 요인뿐만 아니라 화학수용체 유발영역을 통한 중추요인에 의해서도 자극될 수 있다(박스 23.1).

박스 23.1 구토반사를 시작하는 자극의 예

- 위나 작은창자내의 자극물질, 장 바이러스, 세균(창자 화학수용체를 통한 국소 효과)
- 뇌의 제4뇌실 바닥에 있는 화학수용체 유발영역에서 감지된 전신 자극제
- 두부 손상(뇌진탕, 중추효과)
- 안뜰기관의 비정상적인 자극(자율신경계를 거쳐 화학수용체 유발영역에서 구토중추로 가는 중추효과)

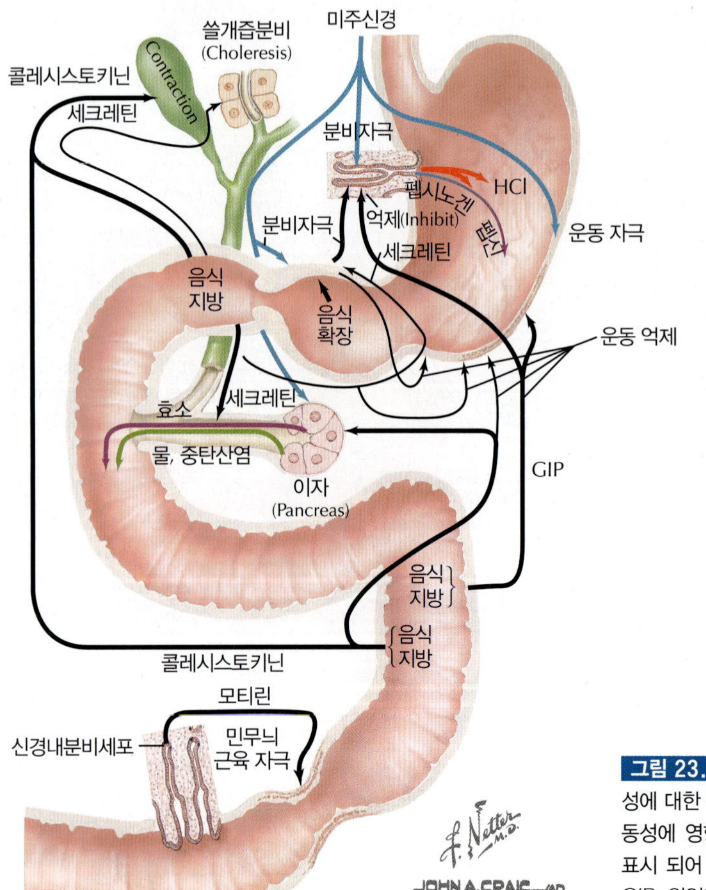

그림 23.11 위창자 운동에 미치는 주요 위창자호르몬 효과 위창자운동성에 대한 위창자호르몬의 주요 효과는 그림에 표시되어 있다. 많은 호르몬이 위 운동성에 영향을 미치지만 모티린(작은창자만)과 가스트린(작은창자와 큰창자 모두, 표시 되어 있지 않음)을 포함하여 일부만 작은창자 및 큰창자 운동성을 자극한다. *GIP*, 위억제펩티드; *HCl*, 염산.

임상 적용 23.2
염증창자질환(Inflammatory Bowel Disease)

과민대장증후군(irritable bowel syndrome, IBS)과 염증창자질환(inflammatory bowel disease, IBD)의 원인은 명확하지 않다. IBS와 IBD 모두 설사와 복통을 유발하지만, 위창자관에 영향을 미치는 이들 질환을 구별하는 것은 중요하다. 이들은 뚜렷한 병리학적 증상의 차이를 보이므로 서로 다른 치료 관리가 필요하기 때문이다. 미국의 경우 IBD 발병률은 10만 명당 28～199명이다.

IBD의 주 유형은 **크론병(Crohn's disease)**과 **궤양잘록창자염(ulcerative colitis, UC)**이다. 두 가지 모두 위창자관의 만성염증을 초래하는 자가면역질환이지만 중요한 특징은 크론병은 위창자관 전체에 걸쳐(입에서부터 항문까지, 물론 직장에서는 잘 발생하지 않음) 발생되며 벽경유 염증이 존재한다. 반면에 UC는 잘록창자에서만 발생하며, 점막과 점막밑에만 병변이 존재한다. 두 종류의 IBD 모두 반복적인 발병(급하게 발생함)과 완화를 특징적으로 보인다.

크론병은 위창자관 모든 부위에 나타날 수 있다. 그러나 종종 회장과 회장잘룩창자, 잘룩창자에 주로 발생한다(**C**). 눈에 띄는 염증은 창자 조직을 침투하여 조약돌 모양을 나타내며(**C**), 배속 농양과 창자피부 또는 창자–내장누(**A**)를 만든다. 대조적으로, UC에서 발견되는 과립형의 표면 궤양 형성은 직장에서 시작하여 맹장 쪽으로 이동한다: 이 병은 드물게, 회장을 침범할 수도 있다. 설사 이외에도 IBD 증상으로는 뒤무직(tenesmus)(배변은 되지 않지만 지속적으로 배변 충동이 있는 것)과 대변절박(urgency), 통증, 드물게는 점액 혹은 고름, 혈액이 섞인 설사(크론병보다 UC에서 혈변이 더 자주 나타남)가 나타난다. 전신적으로 환자는 발열과 피로감, 체중 감소를 보이기도 한다: 병이 오래 지속되면 관절염과 포도막염, 괴저고름피부증(pyoderma gangrenosum)과 같은 자가면역과 관련된 증상들이 발생될 수 있다. 크론병과 UC는 자가면역질환이기 때문에 1차 치료는 경구용 스테로이드와 항생제로 면역억제를 하고 점차 정맥 내 스테로이드와 생물학적 제제(종양괴사인자-α억제제 등) 등을 사용한다. 치료법이 없는 크론병과 달리 심한 UC환자에서 잘룩창자와 직장 제거는 환자를 완치시킬 수도 있다. 후속 수술은 회장주머니직장연결을 통해 새로운 "직장"을 만들어 항문 끝과 연결시킨다(**D**).

환경 요인은 질병에 큰 역할을 하는 것으로 보인다. 소화관 미생물총은 위창자관 장애와 전신면역을 조절하기 때문에 위창자관 균주의 불균형(식이, 스트레스, 비스테로이드성소염제 및 항생제 사용)을 유발하는 요인이 IBD 발병의 위험 인자이다. IBD는 유전적 경향을 가지고 있어 유태인 자손(특히 아슈케나지 유태인)에게 IBD의 발병률이 높다. 흥미롭게도 흡연은 크론병 유발과 관련된 높은 위험인자이지만 UC위험은 감소시킨다.

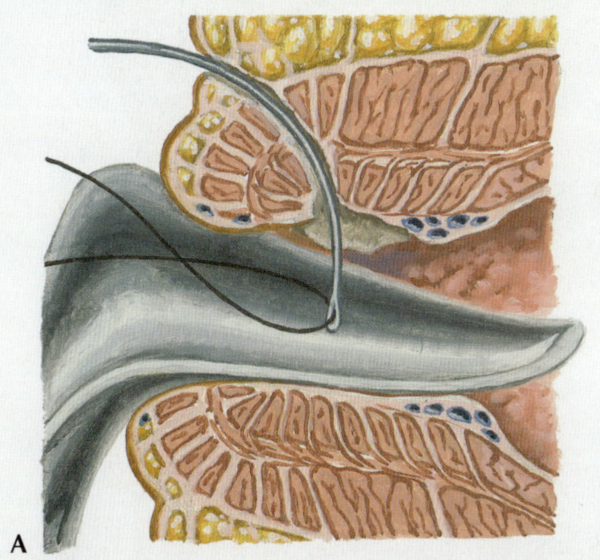

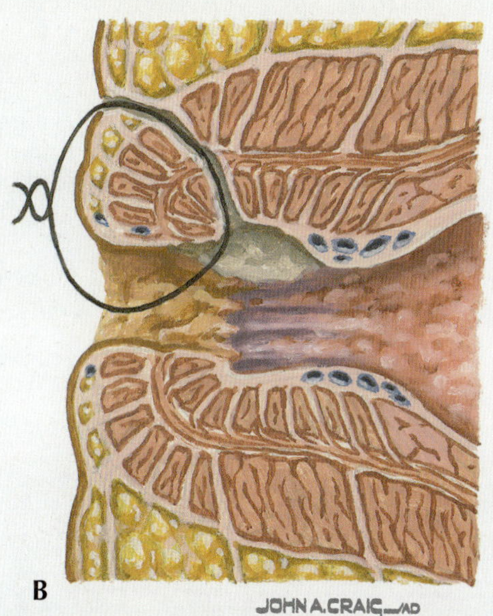

염증창자질환 크론병은 입에서 항문에 이르기까지 위창자관의 모든 부분에 영향을 주어 벽경유 침윤과 염증을 일으키고 농양과 누(**A, B, C**)를 유발할 수 있다. **D**는 회장주머니항문연결를 통해 새로운 직장을 만드는 것을 보여주고 있다; 이러한 시술을 통해 UC를 치료한다.

(계속)

임상 적용 23.2
염증창자질환(Inflammatory Bowel Disease)—*(계속)*

C

(계속)

임상 적용 23.2

염증창자질환(Inflammatory Bowel Disease)—*(계속)*

K. Carter

D

항상성에 대해 생각해보자. 만성 구토나 설사는 상당량의 체액과 전해질이 소실되게 한다. 구토는 H^+와 K^+의 과도한 소실을 초래한다(위산을 통해). 구토가 오랜 시간 지속되면 탈수뿐만 아니라 H^+와 K^+의 소실로 인해 **대사알칼리증**과 **저칼륨혈증**(낮은 혈장 K^+)이 유발될 수 있다.

대조적으로, 만성설사는 탈수증과 HCO_3^-의 과도한 소실로 이어져 **대사산증**을 유발할 수 있다(21장 참조).

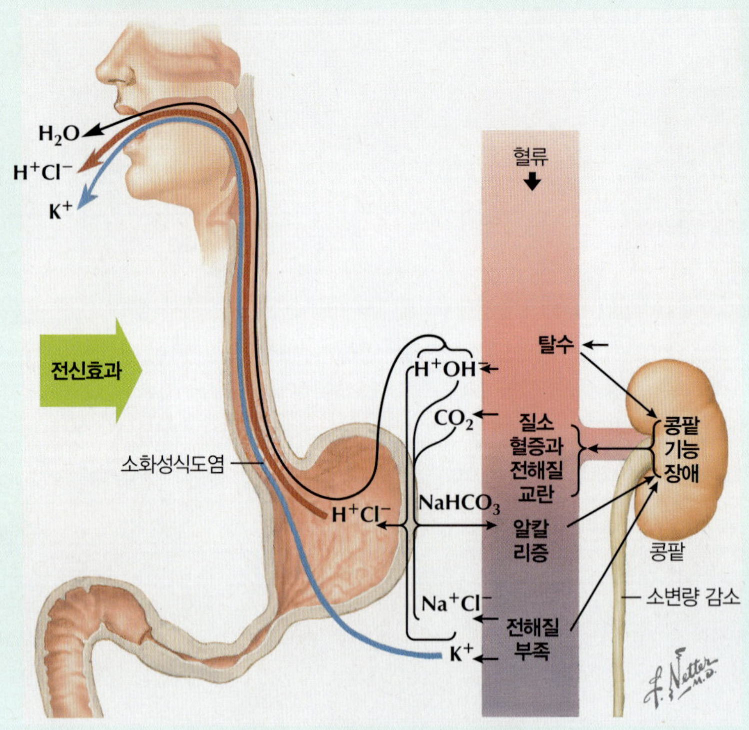

구토 구토는 부적절한 H^+와 Cl^- 소실 뿐만 아니라 세포외 공간으로부터 체액 소실도 초래한다. 지속되는 구토는 탈수와 알카리증, 저칼륨혈증(낮은 혈장 K^+)을 초래한다.

모든 자극에 의해 유발된 사건은 일관성이 있다. 작은창자 중간에서 날문까지 **역방향꿈틀운동**(덩어리의 항문 쪽은 수축하고 입 쪽은 이완)이 일어나며, 날문 이완에 의해 미즙이 위로 들어가게 된다. 위가 가득 차면 배근육의 강한 수축에 의해 위 내용물이 식도로 강제적으로 들어가 구역질을 유발한다. 추가 자극으로 상부식도조임근이 이완되면 내용물이 입안으로 들어간다. 구토물에는 창자 및 위 내용물이 포함되어 있기 때문에 산과 담즙, 전해질이 소실된다. 만성구토는 식도 손상과 대사장애를 일으킬 수 있다. 창자크롬친화세포에서 방출된 세로토닌은 욕지기 및 구토와 관련된 운동성을 유도하기 때문에 5-하이드록시트립타민 대항제인 온단세트론(ondansetron)은 효과적인 항구토제이다.

설사는 미즙과 대변 내용물이 잘룩창자를 지나치게 빠르게 움직일 때 발생한다. 하부위창자관(세균 혹은 바이러스) 자극 혹은 염증질환(IBS, UC, 크론병, 임상 적용 23.2 참조), 신경성 스트레스 등에 의해 발생할 수 있다. 미즙으로부터 남은 물과 소금의 대부분을 흡수하여 대변을 만들기 위해 잘록창자 움직임은 일반적으로 매우 느리다(분절추진). 비정상적인 운동이 발생하면 대변 내용물은 최소한으로 흡수되면서 잘록창자를 통과하므로 설사를 일으킨다. 세균성 자극에 의해 설사가 발생하면 증가된 운동성이 자극물질을 위창자관 밖으로 씻어내는 작용을 한다. 세균 혹은 바이러스가 제거됨으로 인해 설사는 멈춘다.

일반적으로 **삼투설사**가 가장 흔한 유형의 설사이다. 이것은 과다 운동성에 의해 야기되며, 이로 인해 미즙/대변이 하부위창자관을 너무 빨리 지나가서 적절한 수분 및 전해질 흡수가 일어나지 못하기 때문이다. 반대로 **분비설사**는 내장 속공간으로 용질 분비가 증가되어 발생한다. 분비설사의 전형적인 예는 **콜레라 독소**에 의한 경우이다(임상 적용 23.3 참조).

반사 *REFLEXES*

모든 반사작용은 궁극적으로 섭취한 물질의 효율적인 소화 및 제거를 촉진하는 역할을 한다. 가장 중요한 반사작용 중 하나인 직장조임근반사는 배변과 관련하여 앞에서 설명하였다. 다양한 GI 관련 반사가 표 23.2에 설명되어 있다.

임상 적용 23.3
콜레라(Cholera)

콜레라는 *Vibrio cholerae*세균이 원인이며, 주로 오염된 물을 섭취함으로서 대변-구강으로 전염되는 질병이다. 작은창자에서 세균은 콜레라 독소를 생산하고 이것은 창자 상피에 파괴적인 영향을 미친다. 독소가 G단백질의 Gs를 변형시켜 결과적으로 GTP활성이 저해되어 아데닐사이클라제가 장기간 활성화된다. 결과적으로 높은 수준의 cAMP가 낭성섬유종세포막가로방향전도조절자 유전자를 활성화시키고(2장의 임상 적용 2.1 참조), 이는 작은창자 속공간으로 Cl^-를 능동적으로 분비시킨다. Cl^-유출은 Na^+유출(전기적 중립성을 보존)을 수반하고, 물은 전해질을 따라 움직인다. 전해질과 물의 *등장성* 분비는 혈장 삼투압농도를 유지하면서 혈액량을 고갈시킨다. 이로 인해 혈액량은 급속하게 줄어들어 심한 탈수와 쇼크를 일으킨다. 항생제 치료와 정맥 수분공급이 가장 바람직한 치료법이다; 그렇지 못한 경우, 오염되지 않은 물로 경구 재수화치료(물과 전해질, 포도당 함유)를 할 수 있다. 경구 재수화치료에 포함된 포도당은 나트륨과 전해질 흡수를 촉진하여 분비된 Na^+와 Cl^-가 물과 함께 더 많이 혈액으로 되돌아가도록 한다. 결과적으로 설사는 줄어들고 수화가 유지된다. 항생제를 사용하지 않고 오염되지 않은 물만 사용하여도 창자세포는 탈락되고 새로운 세포로 대체되기 때문에 세균은 7~10일 사이에 위창자관에서 제거된다.

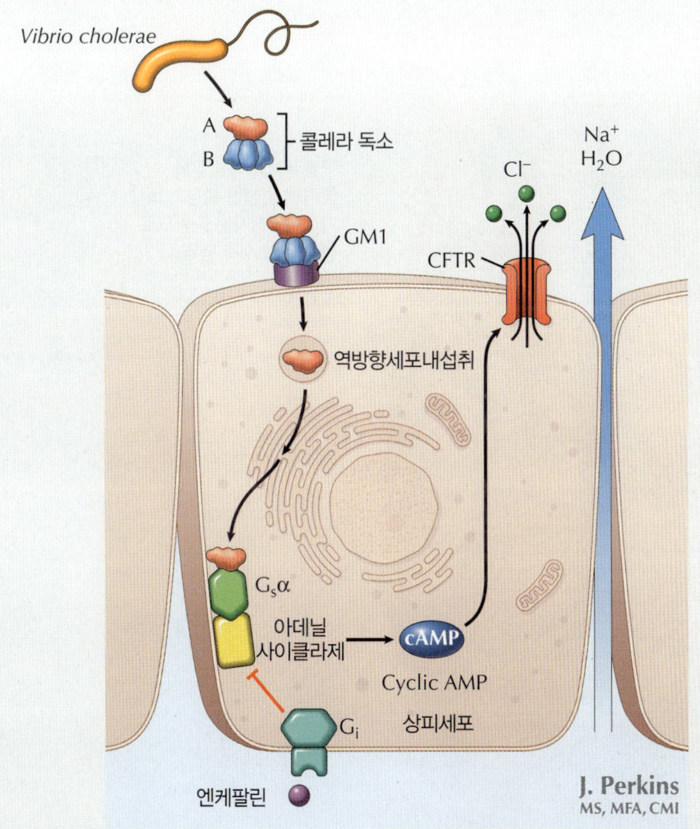

창자세포에서 콜레라 독소 작용 *CFTR*, 낭성섬유종세포막가로방향전도조절자

임상 적용 23.4
민무늬근육 질환: 이완불능과 히르슈슈프룽병 (Smooth Muscle Disorders: Achalasia and Hirschsprung's Disease)

창자신경계(ENS)는 다양한 신호에 반응하고 적절한 연결을 만드는 중앙처리 센터로 생각할 수 있다. 따라서 ENS가 위창자관 중 어느 한 영역에 없다면 질병이 발생한다. 식도이완불능과 히르슈슈프룽병과 같은 민무늬근육 질환은 소화관 중 신경절이 없는 부위가 관여한다(즉, 일부 부위에서 신경 소실).

식도이완불능은 **하부식도조임근**을 포함한 하부식도에서 ENS가 상실되어 발생한다. 신경절이 없는 부위는 수축을 자극할 수 없으며, 하부식도조임근을 이완시키기 위한 신호를 변환할 수 없다. 그 결과, 조임근 긴장도가 매우 높아진다. 하부식도조임근이 이완되지 않으므로 음식과 물이 식도를 통과하는데 몇 초가 아닌 수 시간이 걸린다. 시간이 지남에 따라(수개월에서 수년) 식도는 팽창을 일으켜 매우 고통스러운 통증과 결국 이로 인한 식욕억제 행동이 발생한다. 물론 섭취한 음식물이 식도에 장시간 머물기 때문에 부분적으로 소화가 일어나지만 소화된 내용물에 의해 식도점막이 손상 받게 된다. 식도이완불능의 원인은 알려져 있지 않으며 치료는 대개 부분적으로 문제를 완화시킨다. 약리학적으로 아질산염(예: 이소소르바이드 디니트레이트) 또는 칼슘통로차단제(예: 니페디핀 또는 베라파밀)를 사용하지만 효과는 제한적이다; 일차치료는 풍선 확장이나 수술을 통한 조임근 절개(**esophagomyotomy, 식도근절개술**)를 시행한다. 이 시술은 음식과 물이 하부식도조임근을 통해 위로 들어갈 수 있도록 하지만 대부분 위 역류가 발생한다; 그러므로 환자는 **위식도역류병** 치료를 위한 경구용 약물 치료를 반드시 받아야 한다.

히르슈슈프룽병(또는 **거대잘룩창자**)은 속항문조임근을 포함한 잘록창자 말단에서 ENS가 상실되어 발생하는 선천성 질환이다. 근육층얼기가 관여하는 정상적인 배변반사(직장내 대변 → 늘림 → 속항문조임근 이완)가 일어나지 않기 때문에 배변이 거의 일어나지 않으며 대변은 직장과 잘록창자에 쌓인다. 대변 축적은 잘록창자 확장을 초래한다. 증상으로는 창자의 움직임이 거의 없고 구토가 있다. 약물 치료는 효과적이지 못하다; 신경절이 없는 영역을 외과적으로 제거하면 배변 활동이 회복된다.

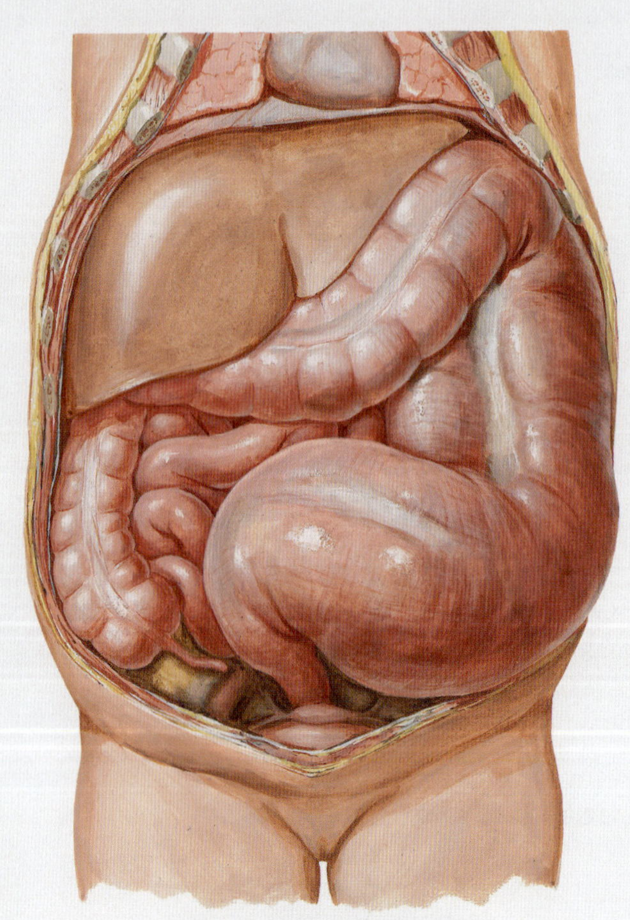

히르슈슈프룽병(거대잘록창자)

구불결장과 내림잘록창자의 엄청한 확장과 비대; 가로잘록창자는 중등도로 침범; 말초수축 영역.

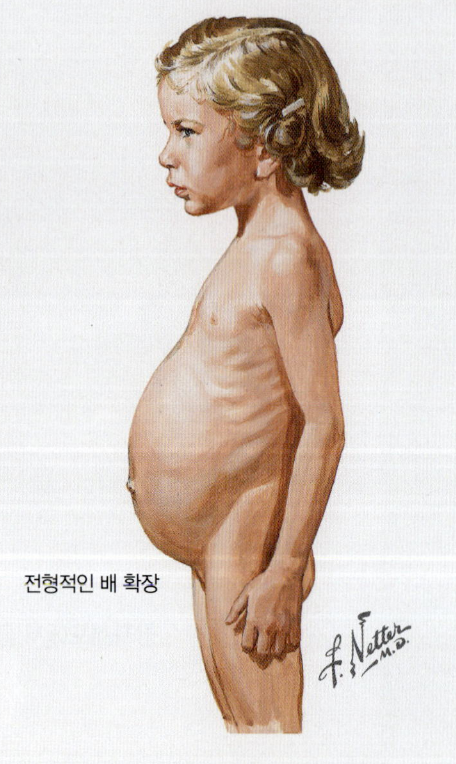

전형적인 배 확장

24장 위창자관 분비

Gastrointestinal Secretions

음식물이 입안에 놓이면 영양분이 위창자관으로 들어올 것을 예상하여 **부교감신경계(PNS)**가 관여하여 침과 위액, 간으로부터 담즙 등이 분비되기 시작한다. 영양분이 위창자관에 들어오면 국소조절을 통해 분비가 증가한다. 영양분이 위에 들어가지 않으면(즉, 음식물을 뱉으면) PNS 활동은 정상으로 돌아가고 GI 분비는 멈춘다.

침 분비와 조절 *SALIVARY SECRETION AND REGULATION*

침샘 분비 *Salivary Gland Secretion*

침 분비는 윤활작용과 냉각, 음식에 소화효소 첨가 등을 통해 식품이 쉽게 섭취(소화)될 수 있도록 한다. 세 쌍의 침샘이 침을 생산한다: 귀밑샘과 아래턱밑샘, 혀밑샘. 이들 침샘으로부터 분비는 뇌신경 VII과 IX의 조절하에 있다(그림 24.1과 24.2 및 표 24.1). 침샘 분비와 관련해서 몇 가지 독특한 측면이 있다:

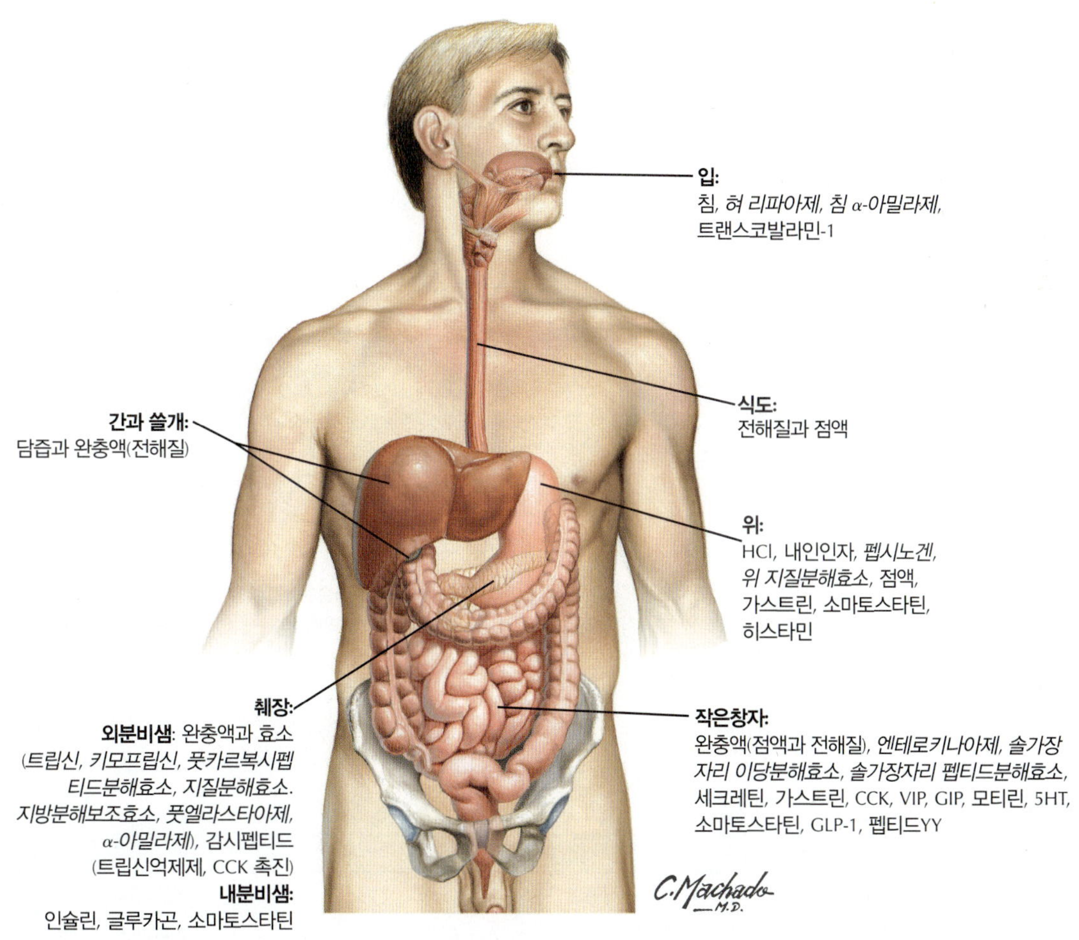

그림 24.1 위창장관내 주요 분비 섭취한 영양소의 소화와 흡수를 위해 관련 분비샘과 기관, 조직에서 위창자관으로 매일 몇 리터의 분비물이 첨가된다. 소화효소와 산, 완충액, 담즙의 일반적인 출처가 표시되어 있다. *CCK*, 콜레시스토키닌; *HCl*, 염산; *5HT*, 세로토닌; *GIP*, 위억제펩티드; *GLP-1*, 글루카곤유사펩티드-1; *VIP*, 혈관작용장펩티드.

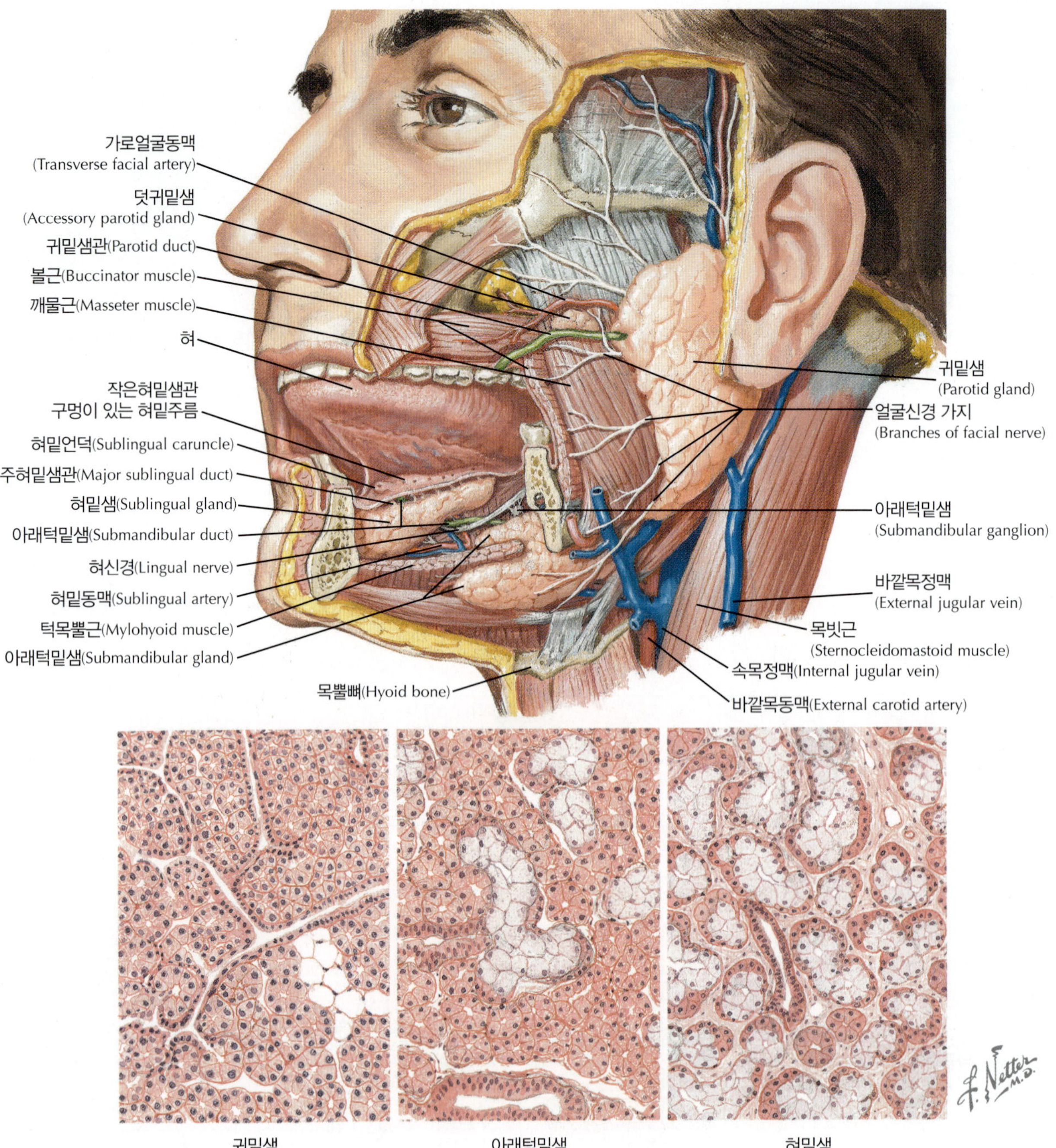

그림 24.2 침샘 구조 인간은 3쌍의 침샘을 가지고 있다: 귀밑샘과 아래턱밑샘, 혀밑샘. 이들은 주로 장액(귀밑샘)과 점액(혀밑) 또는 혼합된(아래턱밑) 침을 분비하도록 특화되어 있다(대표적인 조직학 참조). 매일 약 1.5 L의 침이 분비되며, 먹는 동안 분비물이 가장 많이 분비된다.

표 24.1 침샘 분비

샘	분비물	뇌신경
귀밑샘	무신이 없는 물과 같은 액체(장액), 전체양의 ~25%	혀인두(IX)
아래턱밑샘	장액/점액이 혼합된 액체, 전체양의 ~70%	얼굴(VII)
혀밑샘	점액성 액체, 전체양의 5%	얼굴(VII)

- 침샘은 상대적으로 작지만 많은 양의 침이 생성된다.
- 침은 혈장에 비해 항상 저장성이다.
- 혈장과 비교할 때, 상대적으로 침에는 K^+이 높은 농도로 존재한다.
- 침 분비는 뇌 부교감신경이 침샘으로가는 혈류 조정을 통해 조절한다.

약 1.5 L의 침이 매일 분비되며 대부분은 음식물이 입에 들어올 때 분비된다. 침의 기능은 다음과 같다.

- 음식물(물과 점액)에 윤활작용
- 소화 시작
- 뜨거운 음식을 식혀 입과 위창자관을 보호
- 백혈구와 면역글로불린A, 옵소닌 등을 통한 항균 작용으로 위창자관을 보호
- 혈소판 활성화인자를 통해 지혈을 도움
- 입안을 완충 및 청결하게 하여 구강위생에 관여(삼킴과 침 뱉기를 통해 세균을 제거한다. 반면 수면 중에는 침 양이 적어져 세균이 축적되어 입냄새를 유발할 수 있다.)

녹말과 지질 소화는 입안에서 시작된다. 귀밑샘과 턱밑샘의 장액분비물에는 **침 α-아밀라아제(α-amylase)**(또는 **ptyalin**)가 함유되어 포도당 중합체(oligosaccharides)의 α1-4결합을 파괴하여 전분을 소화시키기 시작한다. 침 α-아밀라아제는 췌장 α-아밀라제와 97% 이상의 상동성을 보인다. 혀의 **폰 에브너(Von Ebner) 샘**은 **혀 지질분해효소(lingual lipase)**가 포함된 장액분비물을 생산한다. 혀 지질분해효소는 저 pH에서 활성화되며, 섭취된 트리글리세라이드를 위에서 가수분해하여 유리 지방산과 디글리세라이드를 생성하는 효소이다. 혀 지질분해효소는 산성 지질분해효소이며 위 지질분해효소와 약 90%의 상동성을 가지고 있다; 이들 산성 지질분해효소는 췌장 지질분해효소(트라이글리세라이드를 2개의 지방산과 하나의 모노글리세리드로 가수 분해)와는 다르다.

침 생산 *Production of Saliva*

침샘은 분비물이 관을 통해 배출되는 외분비샘이다. 일차분비는 관의 막다른 끝인 샘꽈리(acini)에서 일어난다(그림 24.3). 침샘에는 혈관이 잘 발달되어 있으며, 부교감신경은 샘꽈리로의 혈류를 증가시킴으로써 능동분비를 자극한다. 혈장으로부터의 등장성 **초여과액**은 샘꽈리세포를 통해 속공간으로 들어간다. "**일차분비물**"은 장액과 점액 세포(각각 α-아밀라아제와 뮤신 생성)의 추가 생성물과 혼합된다. 분비물이 곧은관을 따라 흐르는 동안 전해질 함량은 관을 통과하는 흐름속도에 따라 변화한다. 즉, 유속이 증가함에 따라 Na^+와 Cl^- 재흡수에 필요한 시간이 짧아져 침내 이들 전해질 농도는 더 높아진다(그림 24.3 참조). 혈액량이 줄어든 상태(탈수 및 출혈)에서 관세포를 통한 Na^+와 물 재흡수는 **항이뇨호르몬(ADH)**과 광물코르티코이드인 **알도스테론**에 의해 증가한다(20장 참조). ADH는 수분 재흡수를 증가(Na^+가 뒤따른다)시키고, 알도스테론은 Na^+ 재흡수를 증가(물이 뒤따른다)시킨다. 따라서, 혈장량이 낮으

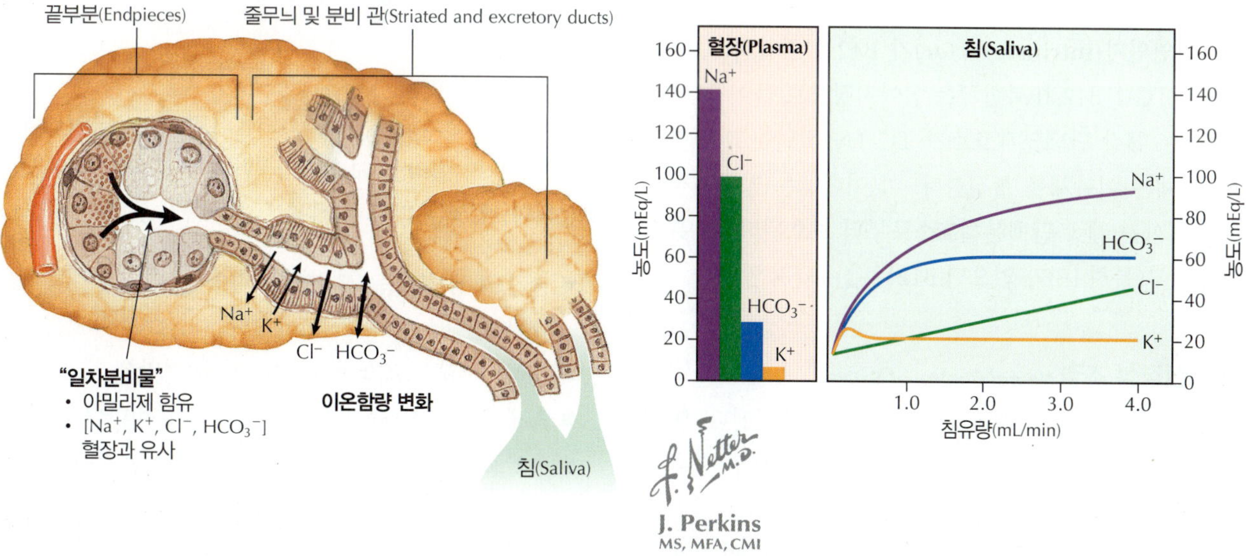

그림 24.3 침샘꽈리세포 침 분비 중에는 부교감신경 자극에 의해 꽈리로의 혈류가 증가하고, 혈장(주로 장액성 액)의 초미세여과물이 꽈리로 들어간다. 세포로부터의 여과액은 분비된 점액과 α-아밀라아제와 혼합되어 꽈리세포 속공간으로 들어가서 일차분비물이 된다. 이 분비물은 관을 통해 입안으로 전달되는 동안 변화된다. 혀 지질분해효소(혀 Von Ebner 샘으로부터 분비)가 입안 침에 첨가된다. 그림은 침 분비 증가에 의한 침 구성 변화를 보여주고 있다. 유속이 증가함에 따라 변화는 적게 일어나고 침은 일차(원래)분비물에 더욱 유사해진다.

임상 적용 24.1

악성빈혈(Pernicious Anemia)

악성빈혈(PA)은 필수 비타민 B12가 부족하여 발생하는 거대적혈모구빈혈의 한 형태다. B12는 적혈구 성숙에 중요한 역할을 한다. B12결핍은 5-메틸테트라하이드로폴레이트(5-methyltetrahydrofolate) 축적을 일으켜 결과적으로 적혈구 세포의 DNA 합성을 제한함으로 인해 거대세포라고 불리는 미성숙하고 깨지기 쉬운 적혈구를 생성하게 된다. 이 질환은 빈혈과 피로, 우울증, 설사, 신경병증통증을 비롯한 다양한 증상을 나타낸다. 성숙한 적혈구 소실로 인한 빈혈과 달리 치료하지 않은 PA는 신경손상(아마도 메틸말로닐 보조효소A의 축적으로 인한)과 사망으로 이어질 수 있다. 일찍 진단되면 PA는 간 저장을 보충하기 위해 B12주사로 치료되며 예후는 양호하다. 진단이 지연되면 B12주사에도 불구하고 질병이 진행될 수 있으며 사망에 이를 수 있다.

PA의 주요 원인은 벽세포의 자가면역 파괴이며, 이로 인해 IF 결핍이 초래되고 되어 결과적으로 비타민 B12결핍이 발생한다. PA는 또한 위 우회술 후에도 발생할 수 있다.

면, 침 생성은 체액을 보존하기 위해 감소한다. 표시된 바와 같이, 유속과 상관없이 침은 항상 혈장에 비해 *저장성*이다.

침이 입에 들어가면, 폰 에브너샘(및 다른 부침샘)의 분비물과 혼합되고 지질분해효소도 침에 첨가된다. 또한 위창자의 필수 비타민 B12(코발라민)는 침에서 발견되는 **트랜스코발라민-1(transcobalamin-1)**(TC-1, R-binder라고도 함)과 결합하여 펩신에 의한 분해로부터 보호된다. 위에서는 위 벽세포에서 분비되는 **내인인자(intrinsic factor)**가 B12에 결합하고, 이를 통해 형성된 TC-1-B12-IF복합체는 십이지장으로 들어간다. 십이지장에서는 췌장 단백분해효소가 TC-1을 절단하고 나머지 B12-IF복합체는 이합체를 형성한다. 이 이합체는 말단회장에서 흡수될 때까지 췌장 단백분해효소로부터 보호된다. 이 흡수 과정 중에 일부(특히 IF)가 없으면 B12는 흡수되지 않는다.

침 분비의 신경성 조절 *Neural Control of Saliva*

침 분비는 혀인두 및 얼굴 부교감신경에 의해 조절된다. 이들 신경은 침샘 혈관을 지배하고 있으며, 자극을 받으면 혈류를 증가시켜 샘꽈리내로 초여과 분비를 증가시킨다. 부교감신경이 절단되면 침 분비가 현저하게 감소하고 침샘이 위축된다. 교감신경 역시 침샘 주위 혈관뿐만 아니라 샘꽈리의 근상피세포를 지배한다. 교감신경 자극(예를 들어, 스트레스 동안)은 혈류를 감소시키지만, 상피세포를 수축시켜 이미 형성된 점액 침을 방출한다. 그 후, 흐름이 감소하여 입안이 마른다. 뇌줄기에 있는 침분비핵은 감각 및 중추신경계의 효과를 전달한다. 예를 들어, 침 분비가 시각적 또는 후각적 입력에 의해 자극되는 경우이다(표 24.2).

표 24.2 침 분비 조절

침 분비 증가	침 분비 감소
부교감신경(CN VII과 IX), Ach, VIP	교감신경, NE
CNS(뇌상, 감각 시기)	체액이 부족할 때 수분과 염분을 보존하는 호르몬(ADH, 알도스테론)
욕지기	수면
식도 팽창	탈수(호르몬 활성화)
씹을 수 있는 향기가 좋은 음식	약물, 화학요법
마르고 신 음식	노화(자율신경계 기능 감소; 샘이 위축됨)
고기와 달고 쓴 음식	

ACh, 아세틸콜린; *ADH*, 항이뇨호르몬; *ANS*, 자율신경계; *CN*, 뇌신경; *CNS*, 중추신경계; *NE*, 노르에피네프린; *VIP*, 혈관작용장펩티드

식도 *Esophagus*

식도 점막의 샘은 장액과 점액 분비물을 생성하여 음식 덩어리에 윤활작용과 위로 쉽게 이동하도록 한다. 만약 음식이 식도에 멈추게 되면 이차꿈틀운동이 발생한다. 증가된 침 분비와 식도에서의 분비는 음식이 위로 쉽게 들어가도록 한다

위샘 분비와 염산 분비 조절
SECRETIONS OF THE GASTRIC GLANDS AND REGULATION OF HYDROCHLORIC ACID SECRETION

위샘 *Gastric Glands*

위액 분비는 소화를 촉진하고 조절하며, 음식 덩어리에 윤활작용을 하며 위 점막을 보호한다. 위액과 음식이 섞여서 **미즙**이 생성된다. 위샘은 다양한 세포로 이루어져 있다(그림 24.4).

- 줄기/재생 세포는 분비샘의 다양한 세포를 대체하도록 분화된다.
- 점액목세포는 점액을 분비하여 위 점막을 보호한다.
- 벽세포는 염산(HCl)과 내인인자를 분비한다.
- 주세포는 펩시노겐과 위 지질분해효소를 분비한다.
- 내분비세포는 소마토스타틴을 분비하고 비만세포는 히스타민을 분비한다.
- 줄기세포는 위오목을 통해 위 속공간으로 이동하여 **표피상피세포(superficial epithelial cells)**로 분화된다. 이 세

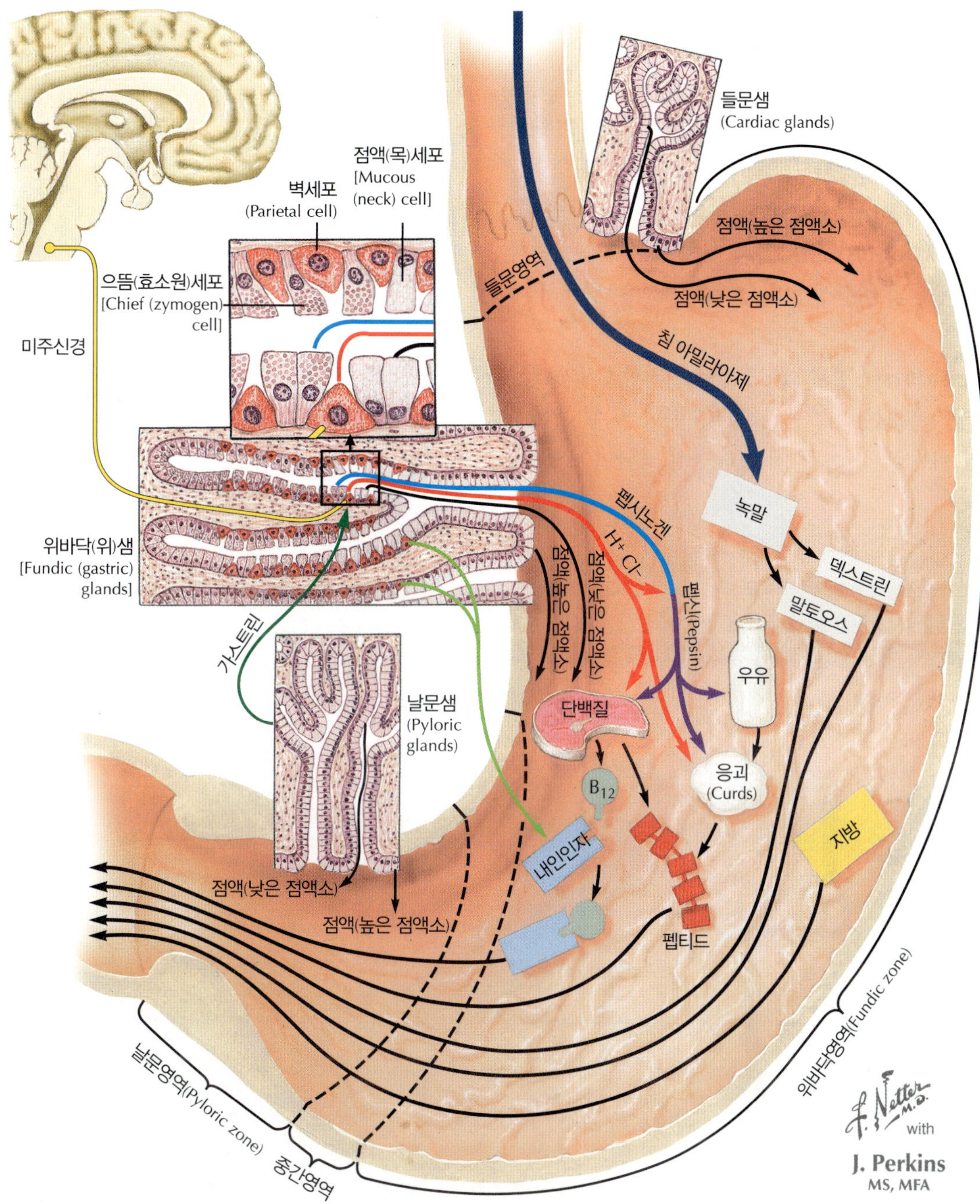

그림 24.4 위에서 소화 위는 농축된 염산(HCl)을 분비하여 음식물을 더 작은 조각으로 분해하고 단백질과 지방을 소화하는 효소인 펩신과 지방분해효소를 활성화시킨다. HCl을 분비하는 벽세포는 비타민 B12와 결합하는 단백질인 내인인자를 분비하여 작은창자에서 췌장 단백분해효소에 의해 비타민이 소화되는 것을 방지한다. 일반적으로 미즙이 십이지장에 도달하기 전에 약 25% 정도의 영양소가 소화된다.

포는 점액과 중탄산염(HCO_3^-)을 분비하여 속공간의 부식성 산으로부터 위 상피를 보호한다. 표면상피세포는 며칠마다 교체된다.

가혹한 물리적 환경 때문에 위(및 장)를 덮고 있는 세포는 지속적으로 대체된다. 이 과정은 상당한 에너지 소비와 새로운 세포를 만들기 위해 단백질과 지질의 지속적인 공급을 필요로 한다.

위샘 세포로부터의 분비

Secretions from the Cells of the Gastric Glands

위 분비는 음식물이 입에 들어올 때 부교감신경(미주신경)에 의해 시작된다. 위 속에 있는 음식/미즙의 존재는 추가적인 분비를 자극한다. 이 분비물은 주로 음식을 소화시키는 역할을 한다; 또한 산 분비 및 장 운동성 조절에 기여하고 비타민 B12

가 소화되지 않도록 한다. 위 분비물은 다음과 같은 물질로 구성된다:

- HCl: 음식물을 소화하고, 섭취한 세균을 죽이고, 비활성 펩시노겐을 펩신으로 전환시킨다.
- IF: 말단회장에서 B12흡수에 필수적이다.
- 펩시노겐(pepsinogens): 산성 환경에서 활성화되는 단백분해효소인 펩신의 비활성 형태; 단백질 소화는 위에서 시작된다.
- 가스트린(gastrin): 위 방과 십이지장에 위치한 G세포에서 분비되는 창자호르몬; 가스트린은 HCl 분비 및 위 운동성(혼합)뿐만 아니라 하부위창자관 운동성(집단이동 포함)을 자극한다.
- 지질분해효소: 지질이 지속적으로 분해되도록 한다.
- 점액: 두꺼운 점액이 HCO_3^-와 함께 분비된다. HCO_3^-는 상피세포 표면의 점액층에 존재하며 효과적인 완충을 통해 속공간의 산성 환경으로부터 세포를 보호한다(그림 24.5)
- 기타 요소: 소마토스타틴은 HCl 분비를 억제하고 히스타민은 HCl 분비를 촉진한다.

일반적으로 위 활동을 자극하는 요소(예: 미주 및 가스트린)은 주세포와 벽세포, 점액세포에서 분비를 유도한다.

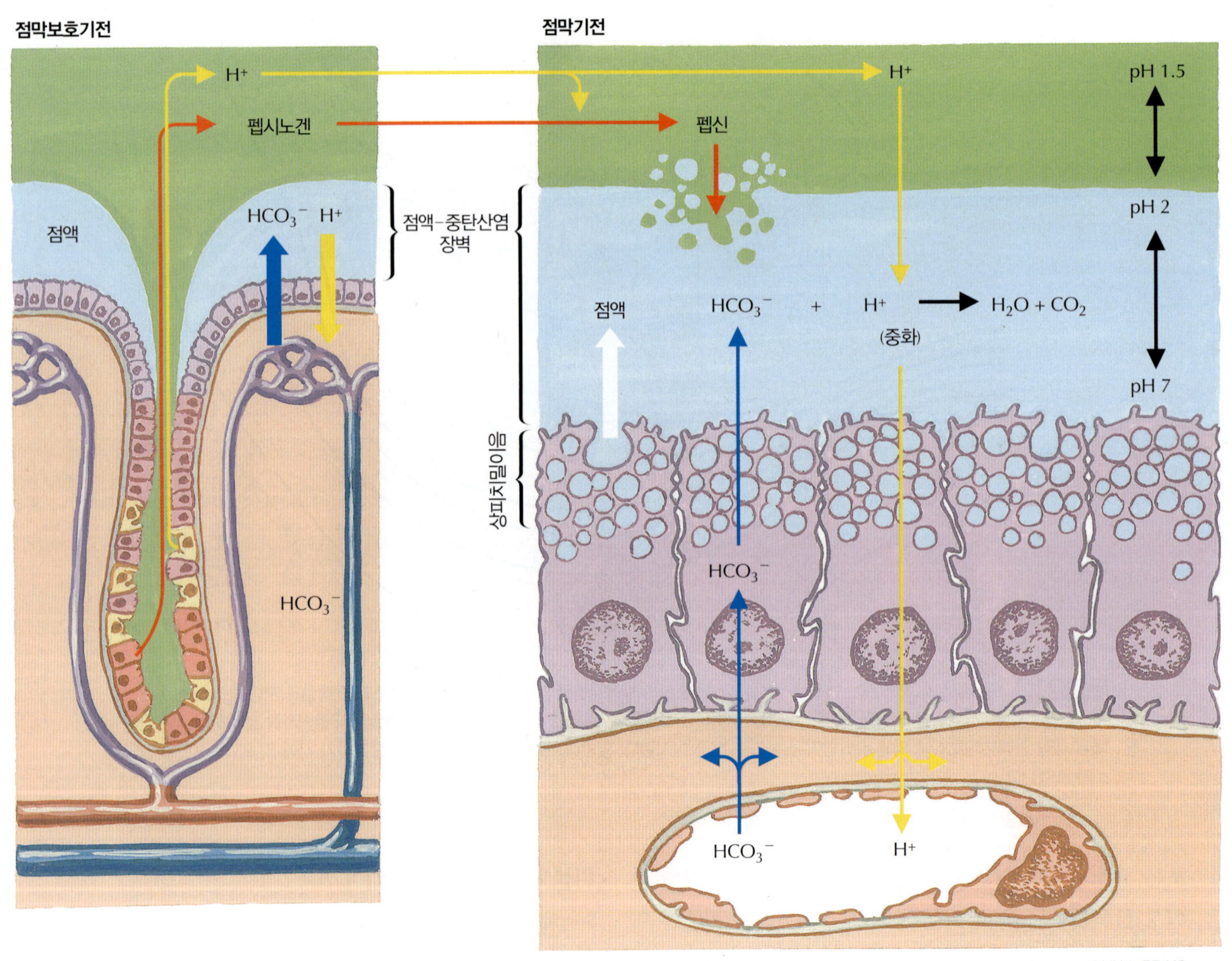

그림 24.5 **위점막 보호** 표면상피세포의 두꺼운 점액은 위 점막 표면에 분비된 중탄산염을 포획한다. 중탄산염 함유 점액층은 부식성 산(~pH 2.0)으로부터 세포를 보호하며 세포 표면 pH를 ~7.0로 유지한다.

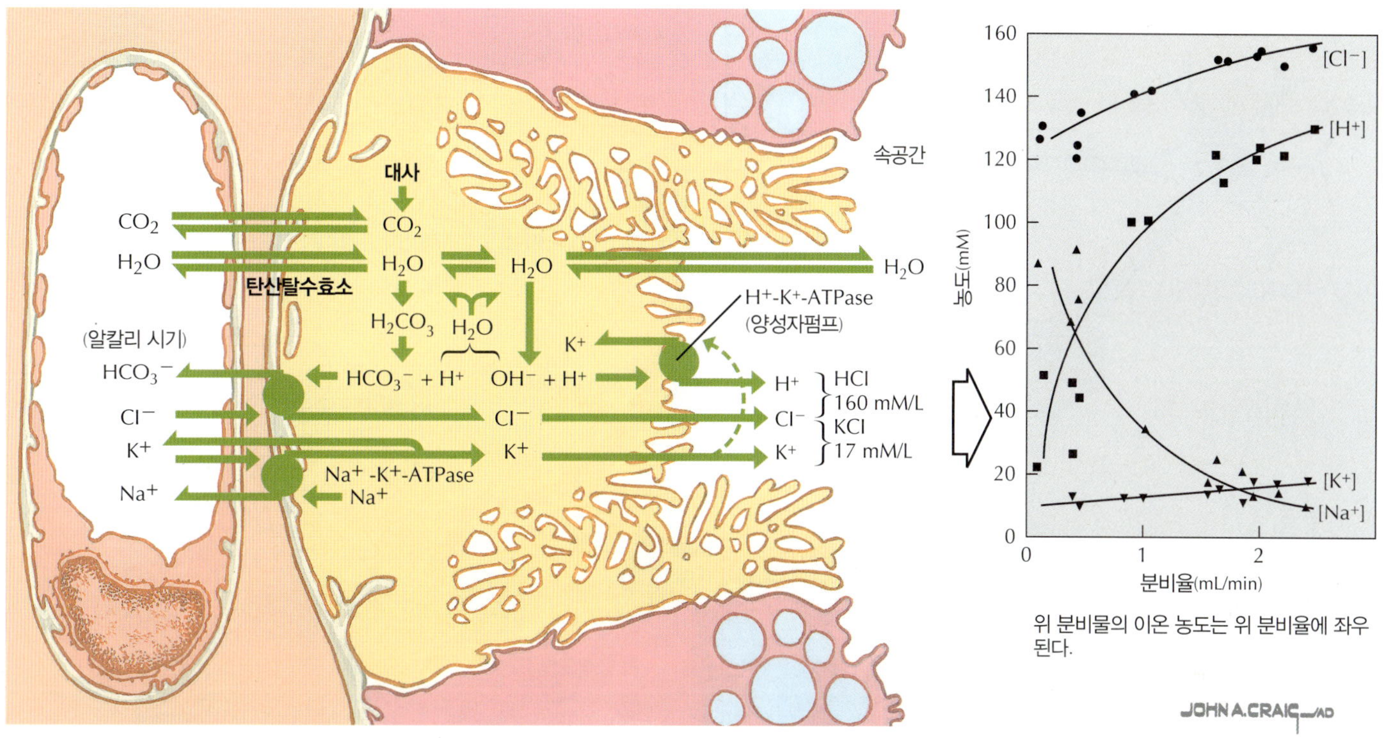

그림 24.6 벽세포에서 염산생산 꼭대기막 H^+/K^+ ATPase(양성자펌프)에 의해 위샘 속공간으로 H^+가 능동분비된다. 한편, 바닥가쪽막의 HCO_3^-/Cl^-교환기는 Cl^-을 벽세포 내로 이동시키고; Cl^-는 꼭대기막 통로를 통해 전기화학적 기울기를 따라 속공간으로 확산된다. 따라서, 농축된 염산(HCl)이 형성된다. HCl생산은 음식물이 위에 존재할 때 활성화되는 미주신경 들섬유와 가스트린, 히스타민에 의해 촉진된다. H^+/K^+ ATPase는 위식도역류성질환 또는 궤양 환자에서 위산 배출을 감소시키는 양성자펌프 억제제의 표적이기도 하다.

위산 생산과 조절 *Production and Regulation of Gastric HCl*

산 분비는 섭취한 물질의 무작위 소화에 중요하다. 그러나 부식성 때문에 여러 가지 요인이 **벽세포(parietal cells)**로부터의 분비를 조절한다. HCl 분비를 제어하는 한 가지 요소는 벽세포 구조이다. 자극받는 동안 벽세포에서는 세포막과 융합된 관소포가 H^+분비를 위한 표면적을 증가시키는 복잡한 소관을 형성한다(그림 24.6). 대조적으로, 자극받지 않는 세포는 잠재적인 H^+분비를 최소한으로 유지하기 위해 위 속공간으로 노출된 면적을 줄인다.

벽세포는 속공간으로 백만 배 농도경사에 반해서 H^+를 분비한다. 농도경사는 혈관으로 H^+누출을 막는 **치밀이음(tight junctions)**에 의해 유지된다. 농도경사에 반한 H^+운반은 꼭대기막 **H^+/K^+ ATPase** 또는 **양성자펌프**에 의해 이루어진다. 이 활성 역방향펌프가 H^+운반의 **속도제한요소**이며, 산 분비 조절에 관여한다. 다음과 같은 측면이 산 생산과 분비에 중요하다.

- 세포내에서 이산화탄소가 탄산으로 전환되는 반응($CO_2 + H_2O \rightarrow H_2CO_3 \rightarrow H^+ + HCO_3^-$)에 의해 생성된 H^+(이 전환을 위해서는 탄산탈수효소가 필요함); H^+은 양성자펌프에 의해 분비된다.
- 바닥가쪽막에서 HCO_3^-/Cl^-교환기를 통해 염소가 세포로 들어가고, 꼭대기막 염소통로를 통해 위샘 속공간으로 확산되어 나간다(농도경사를 따라서)
- 바닥가쪽 HCO_3^-/Cl^-교환기를 통해 세포에서 혈액으로 HCO_3^-가 배출된다; 활발히 분비하는 벽세포에서는 많은 양의 HCO_3^-가 혈액에 들어가서 **알칼리 시기(alkaline tide)**를 초래한다.
- 칼륨은 Cl^-와 함께 속공간으로 되돌아간다.

이 과정을 통해 속공간에서 주로 HCl이 생성되지만 염화칼륨도 일부 생성된다. 산 생산 조절은 **양성자펌프**의 자극 및 억제를 통해 일어난다. 양성자펌프는 산 분비를 줄이기 위한 치료(위식도역류 질환, 궤양 등)의 주 표적이다. 오메프라졸과 히스타민 H_2차단제(예: 라니티딘 및 시메티딘)와 같은 양성자펌프 억제제(PPI)가 이 목적으로 사용된다.

위액의 성분은 분비 속도에 따라 달라진다(그림 24.6 참조). 정지된 비자극 세포는 낮은 속도로 위액을 생성한다; 위액은 보다 높은 농도의 Na^+와 Cl^-(보다 완충된) 및 저농도의 H^+를 함유한다. 그러나 세포가 자극되면 Na^+농도가 떨어지고 H^+농도가 증가하여 더 많은 HCl이 생성된다.

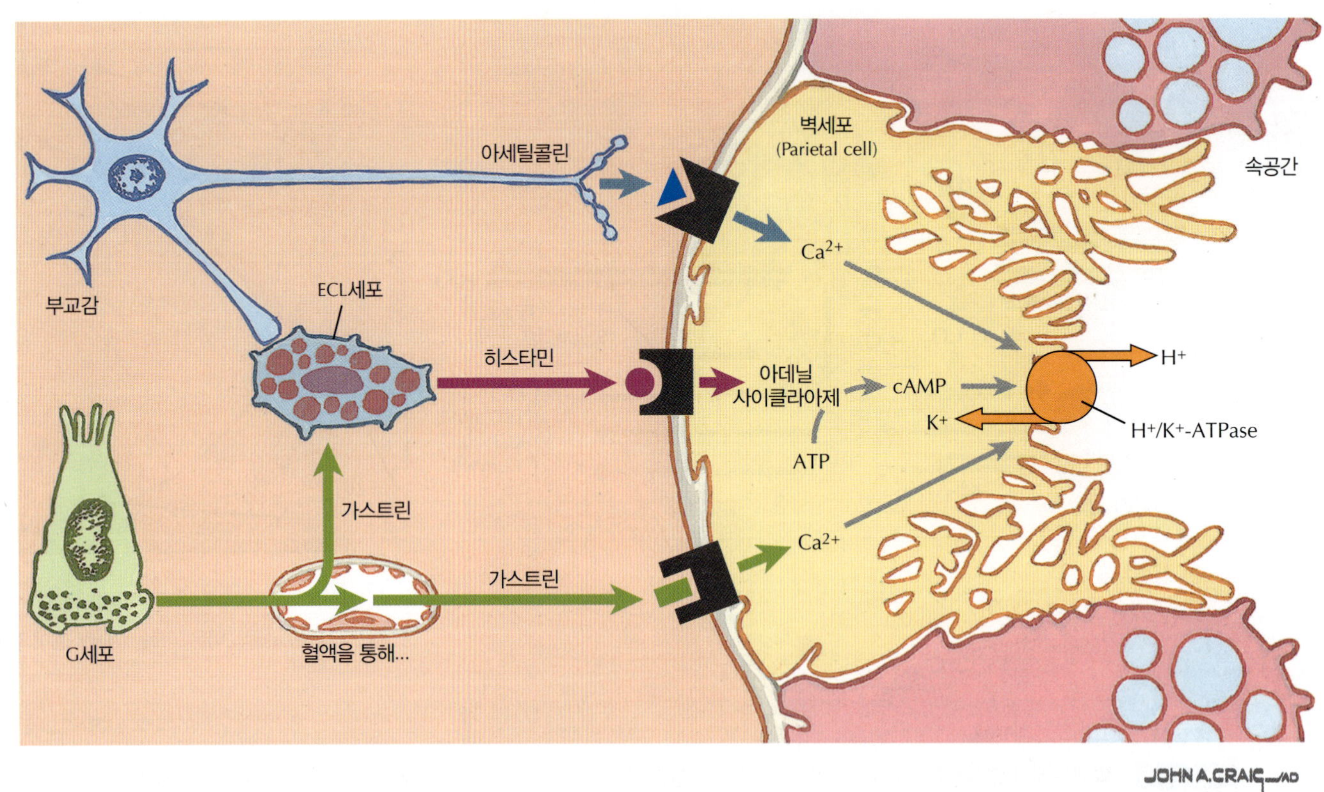

그림 24.7 HCl 분비를 조절하는 신호전달 기전 양성자펌프에 대한 자극은 칼슘 및 cAMP-매개 전령계에 의해 이루어진다. *ECL*, 창자크롬친화유사.

위산 분비 조절 *Regulation of Gastric Acid Secretion*

위산 분비는 3 단계로 구분된다:

- **뇌상(cephalic phase)**: 입안 음식물은 미주신경으로부터 벽세포로 아세틸콜린을 방출하여 산 분비가 시작되도록 한다. 미주신경 섬유는 또한 창자크롬친화유사(ECL)세포와 G세포를 지배하고 있어 히스타민과 가스트린 분비도 자극한다. 히스타민과 가스트린은 산 분비를 촉진한다.
- **위상(gastric phase)**: 음식에 의해 위가 늘어나면 방 G세포에서 가스트린이 방출된다. 혈류에 존재하는 가스트린은 위로 다시 돌아와서 벽세포의 양성자펌프를 자극한다. 동시에, 미주신경은 양성자펌프를 직접 자극할 뿐 아니라, 펌프에 작용하는 가스트린방출펩티드와 히스타민을 증가시킨다.
- **장상(intestinal phase)**: 미즙이 십이지장과 공장에 들어오면 호르몬이 분비되어 산 분비를 조절한다(산 분비를 자극하고 억제하는 다음 요소 참조).

여러 가지 요인들이 산 분비를 **자극한다**.

- *미주신경*은 벽세포에 직접 작용하며, 가스트린과 히스타민 방출 자극과 국소 소마토스타틴 방출 억제를 통해 간접적으로 작용한다(그림 24.7).
- ECL세포에서 분비된 *히스타민*은 점막을 통해 확산되어 인접한 벽세포에 작용하며 산 분비의 주 자극으로 작용한다.
- 혈액을 통해 운반되는 *가스트린*은 ECL세포의 콜레시스토키닌(CCK)B형 수용체에서 작용하여 히스타민을 방출하고 또한 벽세포에 직접 작용한다.
- 혈액을 통해 운반되는 *인슐린*은 G세포에 작용하여 가스트린 분비를 촉진한다.
- *카페인*(포스포디에스트라제 억제제)은 벽세포에서 cAMP를 증가시켜 양성자펌프 활성을 증가시킨다.
- *스트레스*는 잘 이해되지는 않지만 일부 사람에서는 산성 분비를 증가시키며, *헬리코박터 필로리*(위나선균, *Helicobacter pylori*)와 함께 궤양 형성에 보조인자로 작용할 수 있다.

여러 가지 요인들이 산 분비를 **억제한다**.

- *소마토스타틴*은 위샘의 내분비세포에서 분비되는 *소마토스타틴*은 벽세포뿐만 아니라 G세포에 주변분비 방식으로 작용하여 가스트린 작용을 억제한다.
- *포도당의존인슐린자극펩티드*(*glucose-dependent insulinotropic peptide*) 또는 *위억제펩티이드*(*gastric inhibitory peptide, GIP*)는 십이지장과 공장에서 분비되어 G세포에 작용하여 가스트린을 억제한다.
- *세크레틴*은 십이지장과 공장에서 분비되어 G세포에 작용하여 가스트린을 억제한다.
- *펩티드YY*는 지방에 반응하여 위창자관(주로 회장과 잘록창자)의 여러 부위에서 분비되며, 미즙이 상부위창자관을 떠날 때 산과 췌장 분비를 차단한다. 콜린섬유에서의 아세틸콜린 분비를 억제하거나 혹은 소마토스타틴의 주변분비를 자극해서 위산 분비에 영향을 미친다.

이러한 요인들이 산 분비를 조절하지만, 산 분비가 양자택일 현상이 아니라는 것을 알아야 한다; 이런 요인들의 대부분은 소화 기간 동안 분비되는 산의 양을 조절하기 위해 함께 작동한다. 예를 들어, 미주신경과 가스트린, 히스타민이 산 분비를 자극하는 동안, 세크레틴은 가스트린 방출을 조절하기 위해 작용하고, 소마토스타틴과 위억제펩티드는 벽세포에 작용하여 적당한 속도로 산 분비가 일어나도록 한다. 시스템의 동적인 특성은 적절한 기능에 중요하다. 산 분비 강화가 일어날 수 있는 한 가지 이유는 다양한 요인들이 서로 다른 둘째전령물질계를 사용한다는 것이다(그림 24.7 참조).

작은창자 분비: 완충액과 효소, 호르몬
SECRETIONS FROM THE SMALL INTESTINE: BUFFERS, ENZYMES, AND HORMONES

창자움(crypts of Lieberkühn)은 작은창자의 융모 바닥에 위치하고 있으며, 미즙에 존재하는 영양소의 소화와 흡수를 촉진하는 완충액과 효소, 호르몬을 생산하고 분비하는 다양한 세포 종류가 존재한다(그림 24.8). **부루너샘(Brunner's glands)**은 십이지장에 위치하고 찐한 점액을 분비하여 위에서 나온 산성

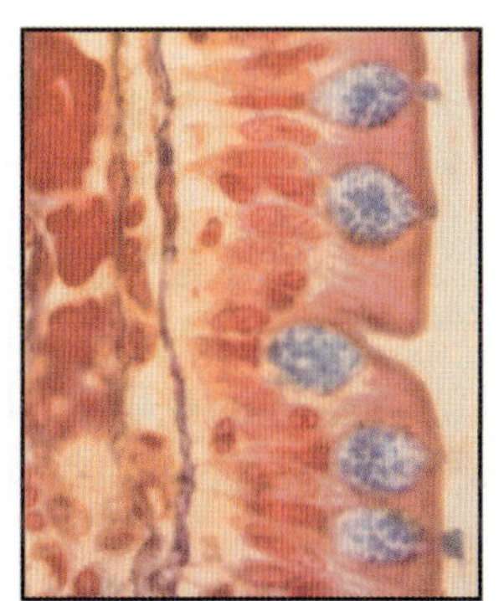
공장융모의 술잔세포와 줄무늬가장자리(azan stain, ×650)

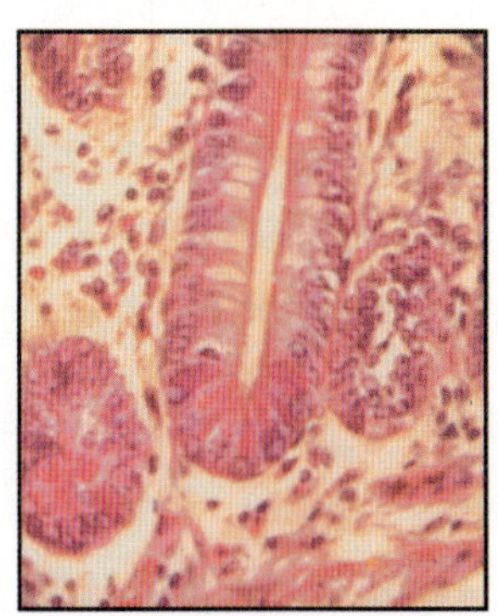
A 과립이 있는 호산성과립세포(Paneth cell)가 존재하는 창자움바닥(헤마톡실린-에오신, ×325)

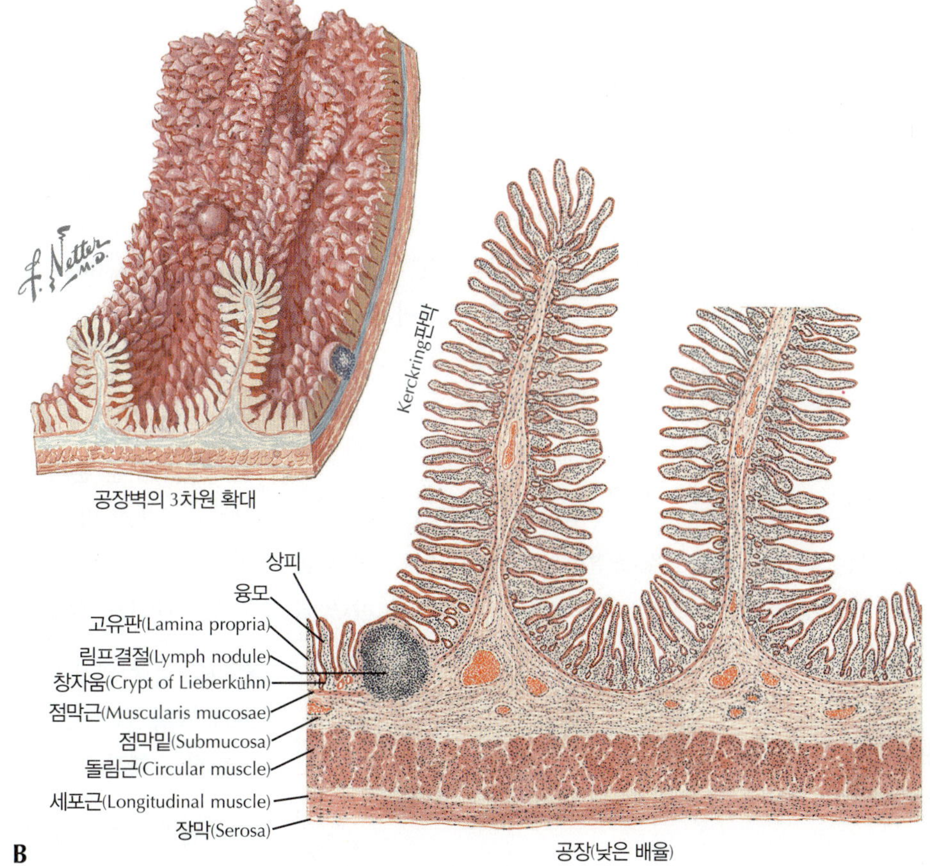

그림 24.8 **창자움(창자샘)과 세포 종류** **A,** 작은창자 점막에 술잔과 호산성과립세포의 현미경 사진. **B,** 작은창자를 덮고 있는 솔가장자리와 융모 돌출 아래에 있는 창자움(crypts of Lieberkühn).

표 24.3 주요 위창자관 호르몬

GI호르몬	분비 장소	일차 자극	일반적인 작용
가스트린	위 방과 십이지장의 G세포	늘림과 펩티드, 아미노산, 미주신경(GRP를 통해)	↑ **위 H^+** ↑ 위 혼합 ↑ 하부 GI관 운동성
세크레틴	십이지장의 S세포	산성 미즙	↑ **체장 완충액(HCO_3^-) 분비** ↑ **담즙과 작은창자 완충액 분비** ↓ 위 H^+ (가스트린 ↓을 통해) ↓ 위 배출
콜레시스토키닌	십이지장과 공장의 I세포	작은 펩티드와 아미노산, 지방	↑ **췌장 효소 분비** 담낭 수축과 오디조임근 이완 ↑ 췌장과 담즙 완충액 분비 ↓ 위 배출 ↑ 하부 GI관 운동성 ↑ 포만감
위억제펩티드, 포도당의존인슐린자극펩티드	십이지장과 공장	지방산, 포도당, 아미노산	↓ **위 H^+ 분비** ↑ **췌장 인슐린 분비** ↓ 위 배출
모티린	십이지장의 Mo세포	공복	↑ **MMC 수축의 3시기**
글루카곤유사펩티드-1	공장과 회장의 L세포	미즙	↑ **포만감** ↑ **인슐린 분비** ↓ 글로카곤 분비

GI, 위창자; *GRP*, 가스트린분비펩티드; *MMC*, 이동근육전기복합체
Hansen J: *Netter's Atlas of Human Physiology*, Philadelphia, 2002, Elsevier 허락하에 수정

미즙으로부터 작은창자 초기 부분을 보호한다. 이 샘은 세크레틴과 미주신경 활동에 의해 자극받는다. **파네트세포(Paneth cells)**는 움 깊숙한 곳에 위치하고 있으며, 세크레틴에 의해 자극받으면 이온과 물을 분비하여 미즙을 완충하는 작용을 한다. 또한 항균 작용을 하는 **리소자임**을 분비한다. **술잔세포(Goblet cells)**는 작은창자 전체에 걸쳐 존재하며 점액을 분비한다. 십이지장에 존재하는 세포는 또한 효소인 **엔테로키나아제(enterokinase)**를 방출하는데, 이 효소는 비활성 효소원인 트립시노겐을 분해하여 활성 효소인 트립신이 형성되도록 한다. 이 활동은 십이지장에서 일어나며, 강력한 단백분해효소를 활성화되게 한다.

작은창자는 소화와 운동성을 조절하는 다양한 내분비 호르몬을 생산하고 분비한다(표 24.3, 호르몬의 주요 작용은 굵은 글씨체). 소화에 대한 영향은 27장에서 자세히 설명한다.

췌장 완충액과 효소 분비

PANCREATIC BUFFER AND ENZYME SECRETIONS

췌장은 내분비 분비물(혈액으로)과 외분비 분비물(십이지장으로 관을 통해)을 합성하고 분비한다. 외분비 분비물은 산성 미즙을 완충시키는 데 도움을 주며 효소를 함유하고 있다; 미즙에 대한 완충작용은 췌장 효소 작용에 필수적이다. 소화의 약 70~75%가 췌장과 솔가장자리 효소에 의해 근위작은창자에서 일어난다. 외분비물은 췌장관에서 총담관으로 들어가면서 간 및 담낭 분비물과 혼합된다. 담관은 **Vater유두(papilla of Vater)**에서 **Oddi조임근**을 통해 십이지장으로 들어간다(그림 24.9A).

산성 미즙에 반응하여 십이지장 S세포에서 혈액으로 방출되는 **세크레틴**은 췌장 샘꽈리중심세포에 있는 수용체와 결합하여 **전해질과 수분 분비**를 자극한다(완충 작용을 위해; 그림 24.9C 참조). 침샘과 마찬가지로 분비물이 관을 통과할 때 전해질 조성에 변화가 일어난다. 분비 속도가 증가하면 액체 조성이 변화하여 HCO_3^-가 풍부해진다(그림 24.9B 참조).

CCK는 십이지장 I세포에서 혈액으로 방출되어 췌장 샘꽈리세포에 작용한다. CCK는 미주신경과 함께 다음과 같은 물질을 포함하는 **췌장효소 분비**를 자극한다.

- **췌장 단백분해효소**: 주요 단백분해효소인 트립신과 키모트립신, 엘라스타아제는 비활성 효소원(트립신노겐과 키모트립시노겐, 풋엘라스타아제) 형태로 저장 및 분비된다.

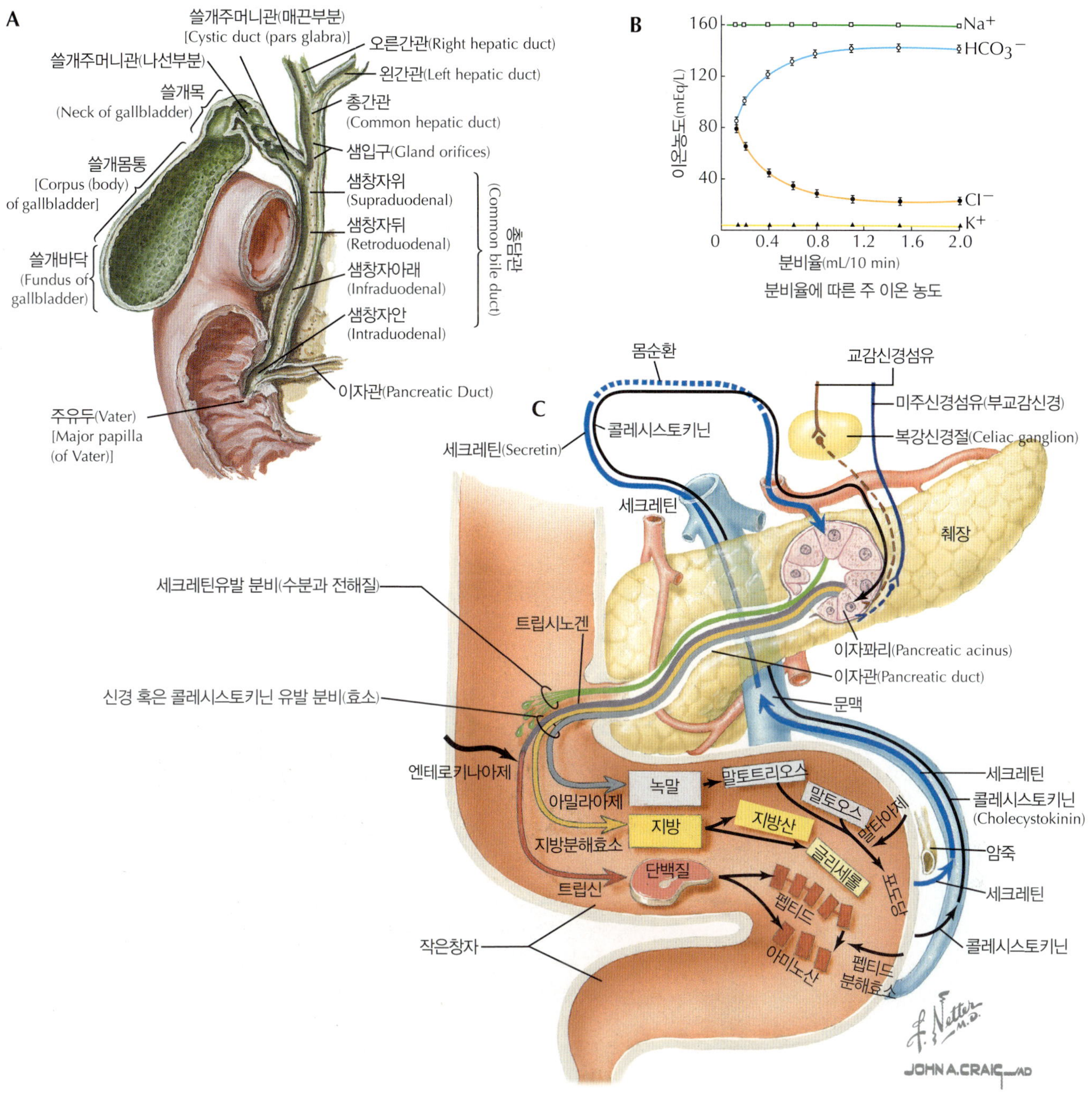

그림 24.9 **췌장 구조와 절단면** **A,** 췌장 및 간, 담낭 분비물은 총담관을 지나 Vater유두에 있는 오디조임근을 통해 십이지장으로 들어간다. **B,** 췌장 분비가 증가함에 따라 전해질 농도가 변하여 중탄산염나트륨이 높은 완충액이 생성된다. **C,** 위와 십이지장의 음식/미즙에 반응하여 미주신경 날신호와 호르몬은 췌장 완충액과 효소 분비를 자극한다.

단백분해효소가 효소원 형태로 저장되어 있어 췌장과 관이 소화로부터 보호를 받는다. 효소원이 십이지장으로 들어가면 십이지장 솔가장자리 경계에 존재하는 **엔테로키나아제**가 트립시노겐을 트립신으로 절단하고, 생성된 트립신은 다른 단백분해효소를 포함하여 추가로 트립시노겐을 활성화(자가활성화)시킨다.

- **췌장 α-아밀라아제**: 침 α-아밀라제로 입에서 전분 소화가 시작된다. 전분 분자를 말토오스와 말토트리오스, 이소말토오스로 가수분해하는 췌장 α-아밀라아제에 의해 작은창자에서도 소화가 계속된다. 아밀라아제는 Cl^-에 의해 활성화된다.
- **췌장 지질분해효소**와 **지질분해보조효소(colipase)**: 췌장 지질분해효소가 트리글리세라이드를 모노글리세라이드와 유리 지방산으로 가수 분해한다. 지질분해보조효소는 이 과정의 보조인자이다. 다른 지질분해효소는 콜레스테롤 에스테르를 콜레스테롤 및 지방산으로 전환시키고, 인

임상 적용 24.2
궤양(Ulcers)

약 25년 전 호주인이 궤양을 가진 환자의 위 및 십이지장 점막에 ***헬리코박터 필로리(Helicobacter pylori)***가 존재한다는 것을 발견하기 전까지는 위와 십이지장 궤양은 주로 **비스테로이드 항염증제(nonsteroidal anti-inflammatory drugs, NSAIDs,** 예: 아스피린) 섭취와 스트레스가 주 원인이라고 알려져 있었다. 이제는 *H. pylori*는 NSAID와 관련이 없는 모든 위궤양과 거의 모든 십이지장 궤양의 원인으로 알려졌다. 세균은 위의 산성(~pH 2)환경에서 어떻게 살 수 있을까? *H. pylori*는 HCl에 내성을 지니고, 요소를 CO_2와 암모니아(NH_3)로 분해하는 **요소분해효소**를 분비하여 점액층에 침투할 수 있기 때문이다. 이 작용은 위 점막을 보호하는 중탄산염 점액층을 파괴시키고 산과 펩신이 점막에 침투하도록 한다. 또한, 암모니아는 점막 조직에서 전염증시토카인을 자극한다. 이 기전이 산과 펩신의 부식 효과와 함께 작용하여 궤양을 유발한다. 흥미롭게도 많은 사람들이 세균을 가지고 있지만(분변으로 오염된 음식이나 물을 통해서), 점막을 파괴하고 상피에 궤양을 일으키기 위해서는 충분한 요소분해효소가 생산되어야 하고 이를 위해서는 절대적인 숫자의 세균이 존재해야 한다. 세균 감염은 장기간에 걸친 항생제와 PPI사용으로 치료할 수 있다.

아스피린과 이부프로펜 및 이와 유사한 약물을 포함한 NSAIDs 또한 위궤양을 일으킬 수 있다. 프로스타글란딘은 세포보호 효과가 있기 때문에(벽세포에서 산 생산을 감소시키고 점액 생성을 증가시킨다), NSAID에 의한 프로스타글란딘(특히 프로스타글란딘E_2)의 억제는 궤양을 유발할 수 있다. 빈 속이나 산 분비를 자극하는 카페인이 있는 상태에서 약을 복용하면 궤양 효과가 높아진다. 스트레스와 커피, 비스테로이드항염증제(NSAID)(특히 공복 시 복용했을 때)는 기존 궤양을 악화시키는 데 추가적으로 작용할 수 있다. PPI 및 행동 수정을 통해 치료를 한다.

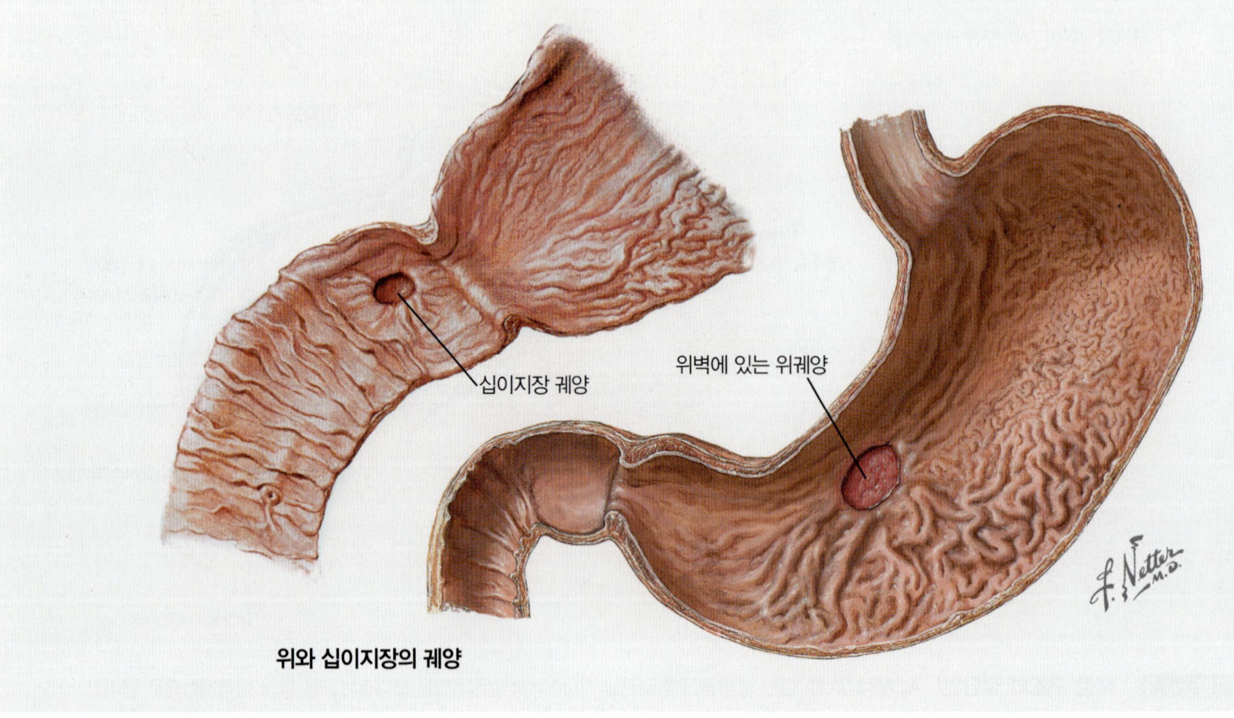

위와 십이지장의 궤양

지질을 리소포스포리피드 및 지방산으로 전환시킨다. 그러나, 췌장 지질분해효소는 지질을 둘러싸고 있는 담즙의 존재 때문에 작은창자에 존재하는 지질에 쉽게 접근할 수 없다. 지질분해보조효소는 전구지질분해보조효소(precolipase)로 분비되고 트립신에 의해 십이지장에서 활성화된다. 지질분해보조효소는 담즙을 비껴 나게 하여 췌장 지질분해효소가 지질에 접근할 수 있도록 한다(26장 참조).

담낭 기능 GALLBLADDER FUNCTION

담낭 기능은 담즙을 저장하고 방출하는 것이다. 음식 섭취 초기에 음식이 위로 들어가면 Oddi조임근을 이완시키기 위해 미주신경이 자극된다. 이완은 담관(담즙 및 전해질)의 내용물을 십이지장으로 방출한다. 나중에, 미즙이 십이지장에 들어오면, CCK가 분비되어 조임근은 완전히 이완되고 담낭이 수축된다.

저장된 담즙은 십이지장으로 분비되어 지질 유화를 시작한다(26장 참조).

잘록창자 분비 *COLONIC SECRETIONS*

잘록창자에서는 점액과 HCO_3^-, H^+, K^+분비가 일어난다. 점액은 미즙이 탈수되어 대변으로 되므로 윤활을 위해서 필요하다. Na^+/H^+교환기를 통한 잘록창자의 나트륨 재흡수는 속공간으로 H^+가 분비되도록 한다. Cl^- 또한 속공간 Cl^-/HCO_3^- 교환기를 통해 일부 흡수된다. 따라서, H^+와 HCO_3^-는 잘록창자 속공간으로 분비된다. 통로를 통한 칼륨 분비는 알도스테론의 2차 효과(예: 체액 고갈 동안)로서 발생하며, 알도스테론은 속공간막에서 ENaC를 증가시켜 추가적으로 나트륨을 흡수한다. 대변 중 HCO_3^-함량이 비교적 높기 때문에 만성설사는 대사산증을 일으킬 수 있다(21장 참조).

GI관 전체에 가스가 형성되어 세포 안팎으로 확산되지만 대부분은 우리가 이동을 인식하지 못한다. CO_2는 끊임없이 생성되지만, 세균 활동에 의해 O_2와 H_2, N_2, 메탄이 생성될 수 있다. 일반적으로 사람은 매일 약 200 mL의 잘록창자 가스를 생산하고 배출한다. 탄수화물과 육류 단백질이 많은 식이를 하게 되면 가스 생산이 증가된다.

임상 적용 24.3

졸링거–엘리슨증후군(Zollinger-Ellison Syndrome)

가스트린종(Gastrinomas)은 가스트린 분비를 조절하는 정상적인 되먹임계를 가지지 않은 가스트린 분비 종양(일반적으로 췌장)이다. 이 종양은 **졸링거–엘리슨증후군**을 일으키는데, 가스트린의 지속적인 분비로 인해 통제할 수 없는 높은 수준의 위 **HCl** 방출과 위 점막 궤양이 유발된다. 또한 높은 산 분비는 십이지장과 초기 공장을 산성화시켜 소화 효소의 작용을 방해하고 담즙이 미즙을 만드는 능력도 저하시킨다. 낮은 십이지장 **pH**가 췌장 지질분해효소를 변성시켜 지질 소화를 현저하게 감소시키기 때문에 이 과정은 특히 지질 소화 및 흡수에 영향을 미친다. 공장의 **pH**가 증가함에 따라 소화가 일어날 수 있지만, 전반적인 효과는 소화 불량과 흡수 장애로 인해 지방변증과 대변에 과량의 담즙염이 존재한다. 치료는 종양을 제거하고 **PPI**를 사용하여 산 분비를 줄이고 궤양 치료가 가능해지도록 한다.

25장 간담낭 기능

Hepatobiliary Function

간 기능 개요 OVERVIEW OF LIVER FUNCTIONS

간은 대사작용과 분비활동 등 많은 중요한 기능 및 독특한 혈관 구조를 가지고 있다. **간세포(hepatocytes)**는 간의 실질을 구성한다. 간의 기본 기능은 다음과 같다:

- **탄수화물과 지질, 단백질 대사:** 간은 전신 혈액 구성 성분과 함께 문맥을 통해 새로 흡수된 영양소를 받아 필요에 따라 처리한다. 간은 알부민과 섬유소원, 면역글로불린, 결합단백질, 콜레스테롤, 지질단백질, 담즙 그리고 기타 중요한 분자를 생성한다.
- **콜레스테롤 생성 및 배설:** 신체는 콜레스테롤이 필요하며, 이 물질은 인체의 많은 세포에서 합성될 수 있다. 간은 필요한 경우 높은 속도로 생산할 수 있다[이 과정에서 최초로 사용되는 효소는 히드록시메틸글루타릴-보조효소A (hydroxymethylglutaryl-coenzyme A, HMG-CoA)환원효소이다]. 콜레스테롤은 또한 담즙을 합성하는 데 사용되기 때문에 담즙이 대변으로 배설되면서 콜레스테롤도 체내에서 제거된다.
- **지방산 β-산화:** 포도당이 없을 때 많은 조직은 대체 에너지원으로 지방산 β-산화를 사용한다. 간은 공복기 동안 β-산화가 충분히 일어날 수 있는 높은 능력을 가지고 있다.
- **담즙산 생산 및 분비:** 담즙은 효율적인 지질흡수를 위해 필요하다. 지질 자체는 창자세포를 덮고 있는 물을 효율적으로 통과할 수 없기 때문이다. 극성을 가지고 있는 담즙은 지질과 결합하여 **미포(micelles)**를 형성한다: 미포는 창자세포를 덮고 있는 비혼합물층(unstirred water layer)을 통해 지질을 이동시킬 수 있다(26장 참조). 담즙이 없다면, 소수성 지질 대부분은 솔가장자리 근처까지 올 수 없을 것이다.
- **내분비 기능:** 간세포는 인슐린유사성장인자-1 (IGF-1)과 간세포성장인자, 앤지오텐시노겐, 시토카인과 같은 호르몬을 생성하여 혈액으로 분비한다. 또한 티록신(thyroxine)을 활성 삼요오드티로닌(triiodothyronine)으로 전환시키고(28장 참조), 비타민D 활성화에도 관여한다(31장 참조).
- **해독:** 간은 **쿠퍼(Kupffer)세포**로 알려진 그물내피세포를 가지고 있다. 쿠퍼세포는 간 굴모양혈관 내피세포층에 고정되어 있는 큰포식세포이다. 혈액이 간을 통과하면 오래되고 손상된 적혈구는 쿠퍼세포에 의해 포식된다. 호르몬 및 약물, 기타 화학물질은 간세포에 의해 대사된다.
- **비타민과 철분 저장:** 간은 정상적인 신체 기능에 중요한 몇 가지 요소(예: 비타민 B12, 엽산, 철분)를 저장한다. 비타민은 몇 주에서 수개월 동안 사용될 수 있는 양이 저장될 수 있으며, B12(코발라민)와 같은 필수비타민의 경우는 식이 공급이 중단되면 간에 저장된 것이 비타민 공급원이 된다. 간은 인체 철분의 25%를 함유하고 있어 중요한 철 저장소이기도 하며, 단백질인 **페리틴(ferritin)**과 결합된 형태로 존재한다. 필요한 경우, 철은 혈액으로 방출되어(트랜스페린에 결합됨) 헤모글로빈 생성을 위해 골수로 들어간다.

간은 적절한 혈당 수준을 유지하고, 폐기물을 배설하고, 단백질을 처리하고, 면역기능에 기여하며, 간접적으로 혈장 단백질 합성을 통해 혈압과 체액 항상성을 조절하는 중요한 기관이다(그림 25.1). 간은 일부가 손상되어도 정상적인 기능을 하는 간세포를 재생할 수 있는 능력을 가지고 있으며, 이러한 보상 작용으로 적절한 대사 기능을 유지할 수 있다. 또한, 간이 높은 수준의 대사 활동을 달성하는 능력은 간에 흐르는 혈류량에 의존한다.

> 간의 재생 능력은 너무 높아 한 사람의 기증자 간을 두 사람의 이식 환자에게 제공할 수 있다. 이식한 간 절편은 원래 간 크기의 거의 100%로 회복된다. 기증자 간에 대한 수요가 공급보다 훨씬 크기 때문에 1989년 이래로 생체 간이식(한 엽을 사용)이 광범위하게 수행되고 있다. 기증자의 잔존 간은 기증받은 환자의 간과 마찬가지로 4~6주 안에 원래 크기와 기능을 회복한다.

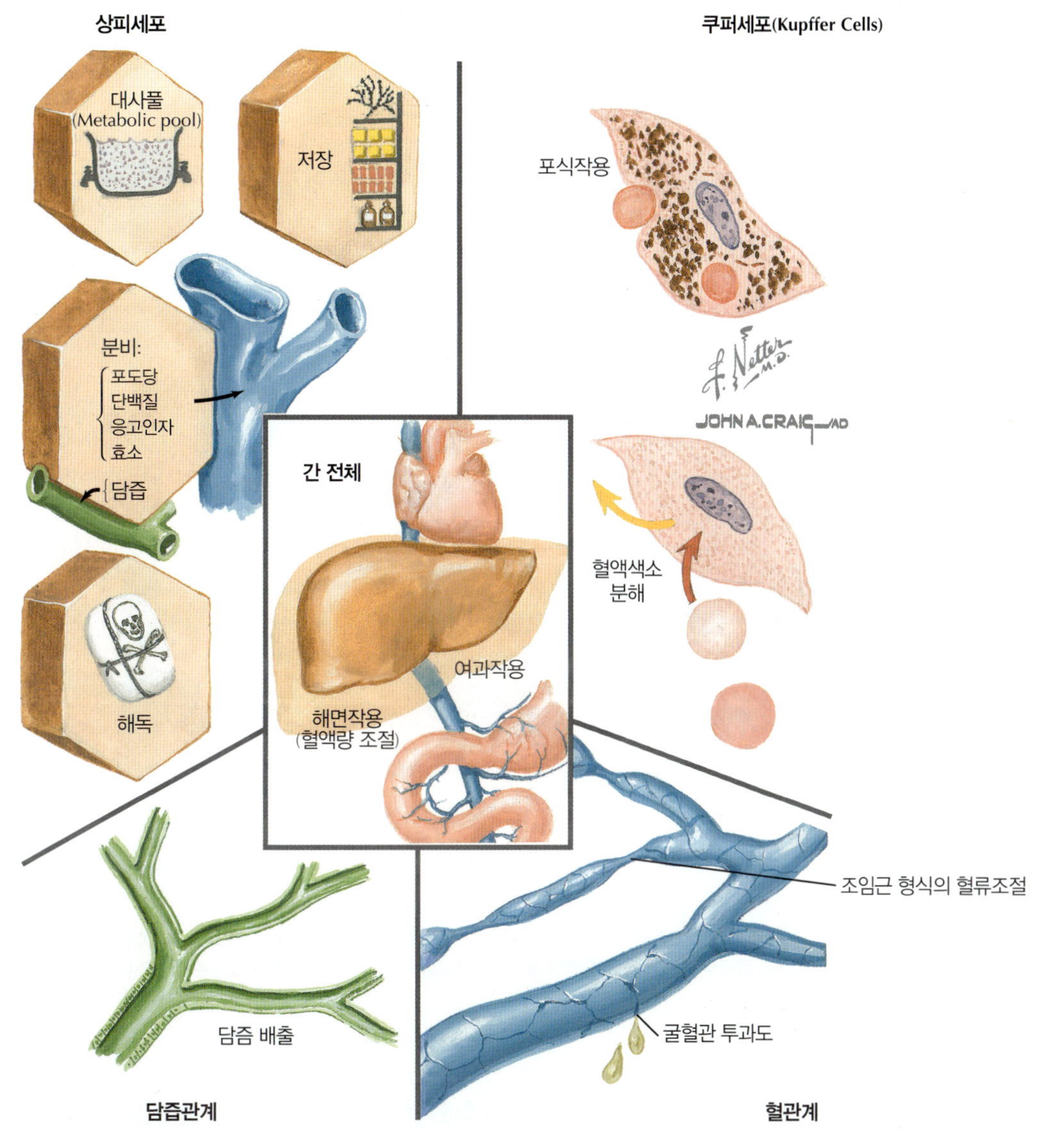

그림 25.1 **간기능 개요** 간은 탄수화물과 단백질, 지질 대사를 비롯한 많은 기능을 수행한다. 포식작용과 노폐물과 세균 제거; 피 해독; 담즙 합성; 혈액량 조절; 비타민 저장.

간 구조와 혈류 *LIVER STRUCTURE AND BLOOD FLOW*

간은 굴모양 모세혈관과 임파선으로 둘러싸인 간세포로 이루어진 스폰지와 같은 기관이다(그림 25.2). 이 구조로 인해 세포로 혈액의 자유로운 흐름이 가능하고, **Disse**굴모양주변 **공간**으로 분비된 세포 생성물은 혈액이나 림프관으로 들어 갈 수 있다. **쿠퍼세포**는 굴모양막에 부착되어 간 전체에 존재한다. 이 세포는 세균과 손상된 적혈구를 포식한다. 간세포는 호르몬과 약물을 대사하고 노폐물을 제거하고 혈액을 "해독"한다. 또한 간세포는 담즙과 전해질 용액을 생성하여 담관으로 이어지는 **담세관(bile canaliculi)**을 통해 배출한다.

정상적인 조건에서 간에는 총 혈액량의 ~8%인 약 400 mL의 혈액이 들어 있으며 이는 간의 "혈액 저장" 능력을 보여준다. 간정맥 압력은 1 mmHg로 매우 낮기 때문에 간 굴모양혈관을 통한 혈액 흐름이 방해받지 않는다. 또한 혈액이 간을 통과하고 대정맥으로 들어가는 데 자유로운 흐름이 가능하도록 한다. 간경화 혹은 간염과 같은 손상이나 간정맥압 상승(울혈심장기능상실) 등으로 인해 간을 통한 혈류 폐쇄가 발생하면 혈액이 차게되고 압력이 상승하여 **문맥고혈압**을 일으킨다(임상 적용 25.2 참조). 간과 관련된 혈액량 또한 1 L까지 증가할 수 있어 **간비대(hepatomegaly)**(간이 커짐)가 유발된다.

간으로의 혈액 공급은 간동맥과 문맥으로 이루어진다. 간동맥을 통해 전신동맥혈은 분당 ~450 mL의 속도로 간에 들어온다. 문맥은 창자로부터 정맥혈(분당 ~1 L)을 전달하고, 동맥혈과

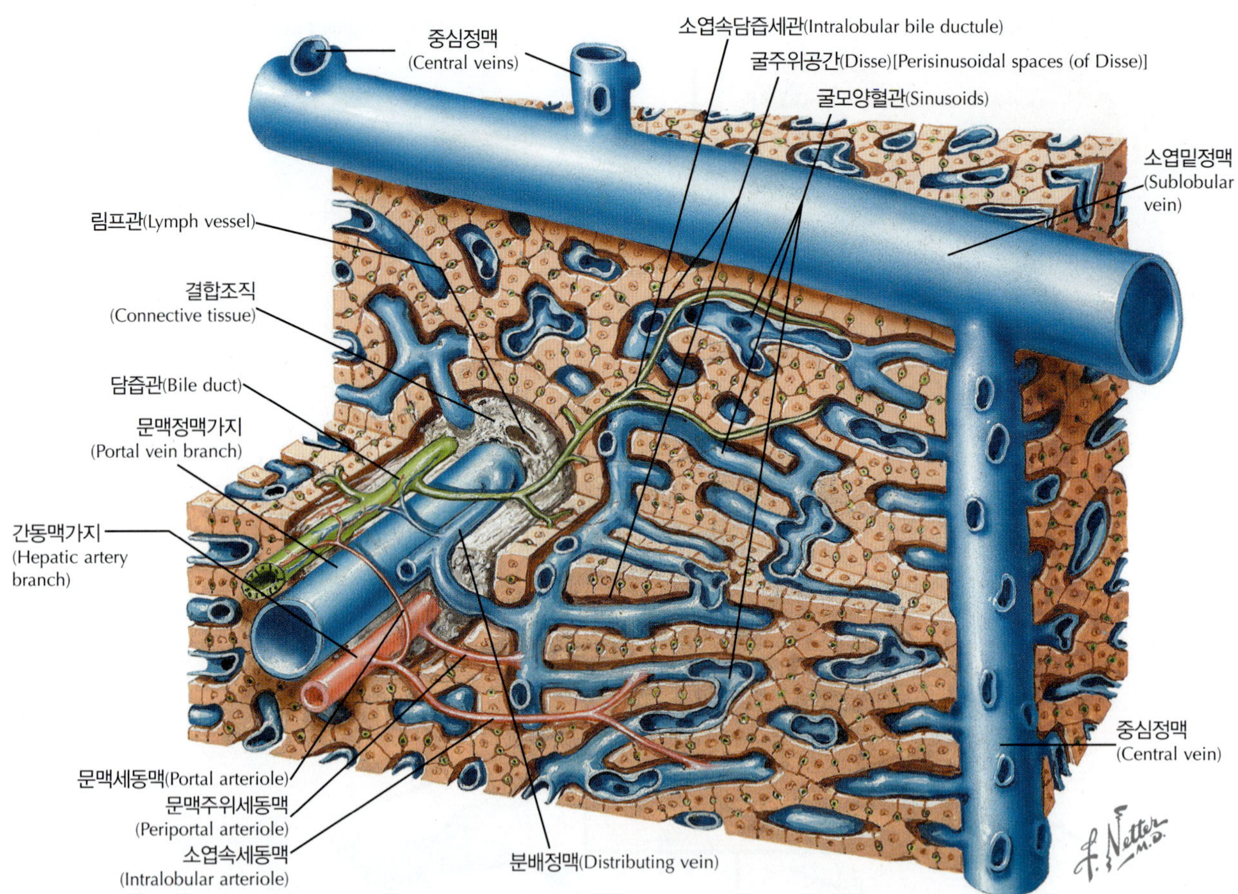

그림 25.2 **간 구조** 간은 문맥과 전신 혈액을 여과하는 일차 기능을 수행하기 위해 매우 발달된 혈관계를 가지고 있다. 굴모세혈관은 간세포를 둘러싸고 있어 혈액을 세포에 효율적으로 공급하고 생산물을 혈액으로 다시 전달할 수 있다. 굴모양혈관에는 손상받거나 노화된 적혈구를 포식하는 고정큰포식세포인 쿠퍼세포가 포함되어 있다.

정맥혈은 굴모양 모세혈관에서 혼합된다. 간을 통한 총 혈류량은 심장박출량의 약 30%이다. 간문맥 혈액이 간으로 들어오면 영양소와 세균, 이물질이 처리되며 이것을 "첫 번째 통과" 효과라고 하며, 혈액이 간정맥을 통해 전신순환계로 들어가기 전에 간은 흡수된 물질을 "제거"할 수 있다. 물론 한 번의 통과로 흡수된 모든 물질이 처리되고 대사되지는 못하지만 많은 양의 물질이 처리된다.

복수(ascites)는 배 복강 내에 존재하는 액체이다. 복수는 간내 혈압 상승으로 야기될 수 있다. 간 모세혈관은 높은 투과성을 갖고 있기 때문에 압력이 증가하면 물은 Disse공간 및 림프관을 빠져나와 복강 내 공간으로 나온다. 울혈심장기능상실과 같이 증가된 정맥압은 복수 혹은 말초**부종**을 유발할 수 있다. 부종은 스탈링 힘의 순 균형이 물이 모세혈관을 빠져나와 사이질 공간(특히 다리)으로 들어가도록 하는 상승된 모세혈관 정수압에 의해서도 발생할 수 있다.

탄수화물과 지질, 단백질의 기본 대사

BASIC METABOLISM OF CARBOHYDRATES, LIPIDS, AND PROTEINS

탄수화물 *Carbohydrates*

간은 혈액 포도당 저장소로 작용하여 포도당을 글리코겐으로 저장하고 혈액내 농도가 낮을 때는 이를 방출한다. 탄수화물은 단당류로 장에서 흡수되어 문맥혈액을 통해 간으로 운반된다. 대부분의 포도당은 간을 빠르게 통과하고, 전신혈액에 남아 있는 포도당은 증가된 인슐린에 의해 조직으로 들어가게 된다. 과잉 단당류는 간에서 다음과 같은 과정에 의해 처리된다:

- **다른 단당류를 포도당으로 전환:** 과당과 갈락토오스는 포도당으로 전환될 수 있다.
- **글리코겐 합성 및 저장:** 여분의 포도당은 중합되어 글리코겐으로 저장된다. 간에 저장된 글리코겐은 공복 중인 12~17시간 동안 포도당을 공급할 수 있다. 혈당 수치가

임상 적용 25.1
빌리루빈과 황달(Bilirubin and Jaundice)

적혈구(RBCs)는 약 120일 동안 생존 가능하며 손상받은 오래된 세포를 대체하기 위해 새로운 세포가 지속적으로 생산된다. 인체 전체의 단핵구포식계(mononuclear phagocytic system, MPS) 세포(특히 간에서 쿠퍼세포)는 오래된 RBC를 제거하여 철분을 재활용하고 폐기물을 제거할 수 있도록 한다. **빌리루빈**은 RBC(혈색소, 헤모글로빈)가 분해된 부산물이며, 담즙에 결합되어 신체로부터 제거되거나(대변을 통해 배설), 우로빌리노겐(urobilinogen) 형태로 소변을 통해 배설된다. 담즙에 빌리루빈이 첨가되면 대변으로 배설되고[스테르코빌린(stercobilin)형태로] 이로 인해 대변 색깔이 결정된다. 담즙 배설경로는 과잉 빌리루빈을 신체로부터 제거하는 데 중요하다.

황달(**jaundice**, icterus)은 혈장 빌리루빈 수치가 상승할 때 발생한다. 환자에서 황달은 눈 흰자위와 피부색과 손발톱이 황색으로 변한다; 대변색은 옅어질 수 있다. **원발황달**은 간질환(간경화), 담관막힘(종양 또는 담석으로 인한) 또는 염증(C형 간염)에서 볼 수 있으며 간기능 장애에서 발생한다. **이차황달**은 RBC의 비정상적인 용해(용혈질환)와 같은 외적원인에 의해 발생한다. 대부분의 경우, 황달 원인을 치료하면, 과잉 빌리루빈은 결국 제거되기(대변 및 소변 배설을 통해) 때문에 황달은 줄어든다. 중요한 차이는 이차황달에서 간기능은 정상이라는 것이다.

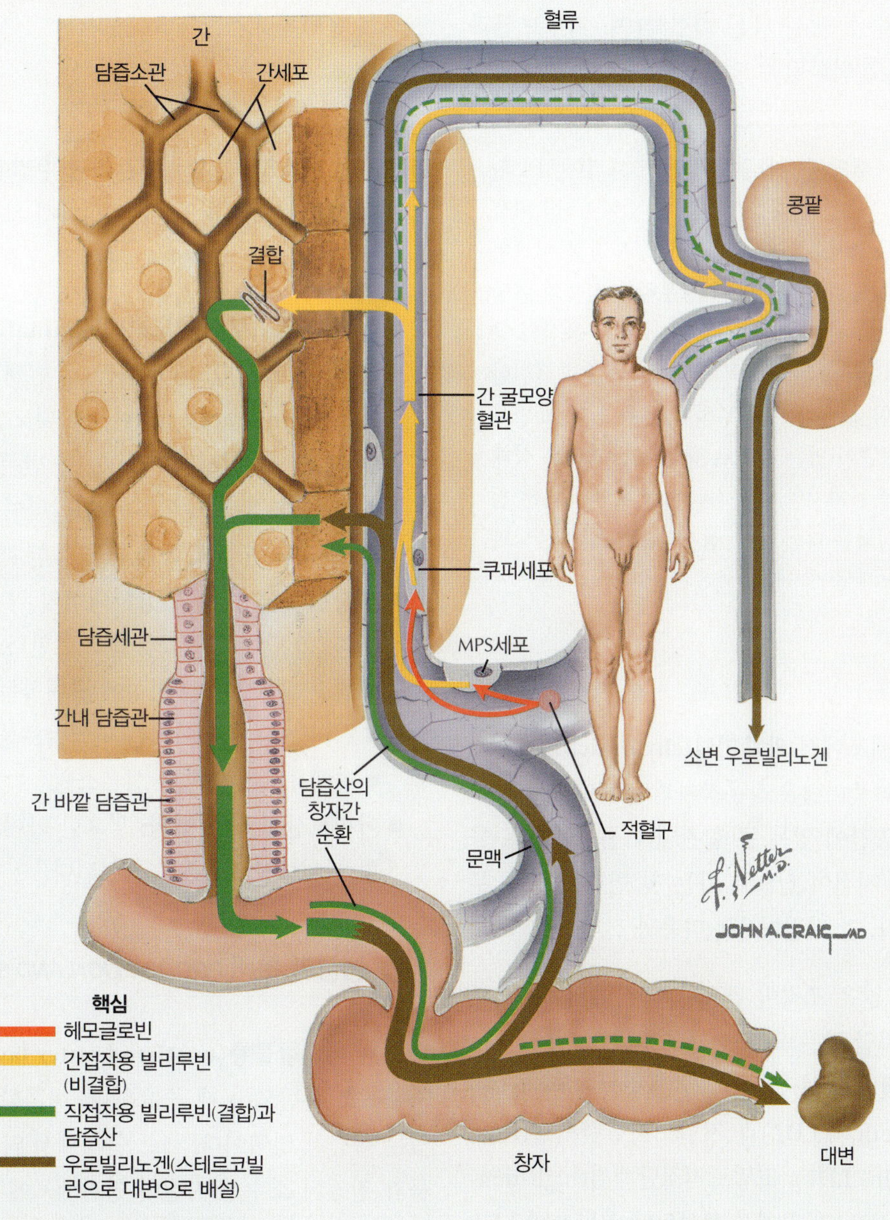

빌리루빈 생성과 배설

낮아지면 글루카곤과 혈당 상승을 초래하는 에피네프린과 성장호르몬 같은 호르몬에 의해 글리코겐이 분해되는 해당작용이 촉진되어 혈액으로 포도당이 방출된다. 글리코겐 사용이 필요하지 않는 상황에서는 혈액으로 방출되지 않는 과량의 포도당은 트리글리세라이드(TGs)로 전환되고 저장을 위해 지방조직으로 운반된다("지질" 참조).

- **포도당신합성(gluconeogenesis):** 간(콩팥에서도 적지만 일어남)은 글리세롤과 피루브산염, 아미노산인 글루타민과 알라닌과 같은 기질로부터 포도당을 만드는 능력이 있다. 포도당신합성은 대체 에너지원을 제공하며 주로 금식과 기아 동안 발생한다.
- **화학화합물 형성:** 과량의 포도당은 시트르산회로와 같은 대사경로에 사용될 수 있는 다른 화합물(예: 피루브산과 젖산, 아세틸CoA)로 전환될 수 있다.

탄수화물 섭취는 혈당 수치를 높이지만 그 효과는 탄수화물의 종류와 음식의 양에 따라 달라질 수 있다. 특정 식품의 **혈당지수**는 100의 혈당지수를 갖는 순수한 포도당과 비교하여 혈당을 상승시키는 정도로 나타낸다. **혈당부하**는 식품의 혈당지수를 고려하여 매개체에 넣는 매개변수이며, 소비된 음식의 양을 의미한다. 따라서 혈당부하는 음식의 혈당지수에 1회 섭취한 탄수화물의 그램을 곱한 값이다. 혈당부하가 높은 식이 요법은 제2형 당뇨병 발병과 관련이 있는 것으로 생각된다. 과당은 상대적으로 낮은 혈당지수를 가지지만, 가공식품에 흔히 사용하는 첨가물인 고과당 옥수수시럽은 다른 설탕 첨가와 동일하게 음식과 음료수의 혈당부하를 크게 증가시킨다.

지질 *Lipids*

대부분의 지질은 창자세포에서 **암죽미립(chylomicrons)**으로 포장된다(26장 참조). 암죽미립은 작은창자의 림프액으로 들어가 궁극적으로는 가슴공간에 있는 큰 혈관내의 몸혈액으로 들어간다. 따라서 흡수된 지질이 간으로 가는 첫 번째 경로는 문맥이 아닌 몸순환계이다. 간 지질대사는 다음과 같다:

- **지방산의 β-산화:** 많은 조직이 필요한 경우 에너지원으로 β-산화를 사용하지만 간은 특히 β-산화가 많이 일어난다.
- **대부분의 지질단백질 형성:** 초저밀도지질단백질(very low density lipoprotein, VLDL)과 저밀도지질단백질(low-density lipoprotein, LDL), 고밀도지질단백질(high-density lipoprotein, HDL)이 간에서 형성된다. VLDL과 LDL은 TG와 콜레스테롤을 조직으로 운반한다. LDL은 죽경화판에 축적되어 심혈관질환을 초래하는 것으로 알려져 있다. HDL은 조직에서 간으로 지질을 운반하며 심혈관계 건강에 유익하게 작용한다.
- **콜레스테롤과 인지질 합성:** 콜레스테롤과 인지질은 막형성에 필요하며, 콜레스테롤은 스테로이드호르몬과 담즙의 전구체이기도 하다. 이러한 중요한 기능 때문에 간은 다른 지질로부터 이들을 형성하여 이들을 공급한다. 간 효소인 HMG-CoA환원효소는 콜레스테롤 합성속도를 제한하는 단계를 촉매하며, 약물로 사용하는 **스타틴(statins,** 콜레스테롤 저하제)은 이 효소를 억제한다.
- **사용하지 않는 글리코겐을 TGs로 전환:** 간 글리코겐은 사용하지 않으면 TG로 전환되고 VLDL형태로 지방조직으로 운반된다.

단백질 *Proteins*

간에서의 단백질 대사는 생존에 필수적이다; 간은 식이를 통해 흡수된 아미노산을 전신 사용을 위해 처리하고 배설을 위한 질소 폐기물 처리에 관여한다. 간의 주요 기능은 다음과 같다:

- **아미노산의 탈아미노화(deamination):** 탈아미노화는 과량의 아미노산을 제거하는 첫 번째 단계이다. 아미노전달효소(aminotransferases)는 아미노산으로부터 아미노그룹을 제거하여 암모니아(NH_3)를 만든다.
- **요소 생산:** NH_3가 CO_2와 결합하여 요소가 형성되면 독소인 NH_3가 완충되고, 소변을 통한 배출을 가능하게 한다.
- **혈장단백질 합성:** 혈장단백질의 약 90%가 간에서 만들어진다. 이 단백질은 다음을 포함한다:
  - 혈장 교질삼투압 형성에 관여하는 알부민
  - 면역 기능에 기여하는 면역글로불린
  - 혈액응고에 필요한 섬유소원
- **아미노산의 상호 변환:** 필요한 아미노산은 다른 이용 가능한 아미노산으로부터 합성된다.

담즙 생성과 분비 *PRODUCTION AND SECRETION OF BILE*

담즙은 **비혼합물층(unstirred water layer)**을 통해 지질이 창자세포로 운반되는 데 중요하다. 비혼합물층은 섬모층과 접해 있는 속공간 영역이다. 세포 근처에서 약간의 흐름이 발생하고, 물과 점액이 소수성 지질이 창자세포에 접근하지 못하도록 장벽을 만든다(탄수화물과 단백질은 이 영역을 통과하는 데 문제가 없다). 소수성 지질이 운반되기 위해서는 양친매성(즉, 친수성 및 소수성 영역 모두를 가짐)인 담즙과 결합하여야 하며, 이를 통해 지질은 비혼합물층을 통과할 수 있게 된다. 담즙과 지질은 **미포**를 형성하고, 이는 비혼합물층을 통해 지질을 창자세포로 운반하는 일종의 택시와 같다(26장에서 더 논의된다). **담즙 고형물**은 담즙염(50%)과 인지질(40%), 소량의 콜레스테롤(~4%), 빌리루빈(~2%) 외에 물과 전해질로 구성되어 있다. 분비된 담즙은 담즙고형물과 물, 전해질로 구성되어 있다.

간에서는 일차**담즙산**(예: 담즙산 및 케노데옥시콜산)은 간세포에서 스테롤고리(콜레스테롤)로부터 합성된다. 담즙 합성과 분비에는 몇 가지 중요한 측면이 있다.

- 간에서 일차담즙산의 한쪽은 아미노산(타우린 또는 글리신)과 결합하여 **담즙염**을 형성한다. 이 결합은 십이지장의 낮은 pH에서 담즙 수용성을 증가시킨다. 일차담즙염은 담세관으로 분비된 후 총담관으로 들어간다(그림 25.2 참조).
- 담즙염은 삼투성이어서, 분비물은 세포로부터 물을 끌어당기고, 이어서 용질(예: 염화나트륨 및 HCO_3^-)을 끌어당긴다. 이 과정을 **용매끌기(solvent drag)**라고 하며, 담즙이 십이지장에 들어갈 때 담즙 완충능력에 기여한다.
- 미포가 형성되고 지질이 창자세포에서 떨어져 나오면 담즙의 대부분은 말단회장에 도달할 때까지 작은창자 속공간에 남아 있는다. Na^+의존운반체는 일차담즙을 문맥을 통해 간으로 돌려보내 재활용되도록 한다. 이 담즙 재활용은 매 식사마다 3~5회 발생하며 재활용을 통해 다량의 담즙을 합성하지 않고 지질을 효율적으로 흡수할 수 있도록 한다.
- 그러나 각 주기마다 담즙의 약 10%가 흡수되지 않고 대변에서 분실되며 이는 콜레스테롤이 신체로부터 제거되는 주요 경로이다. 빌리루빈을 포함한 다른 물질도 함께 배설된다. 담즙산 합성은 문맥순환으로부터 간으로 들어가는 담즙염에 의한 되먹임조절하에 있다. 담즙염 수준이 감소하면 담즙 합성의 속도제한효소인 **콜레스테롤 7α-수산화효소(cholesterol 7α-hydroxylase)**가 증가한다.
- 창자에서 일부 일차담즙산은 세균에 의해 탈수산화(dehydroxylation)되어 **이차담즙산**(데옥시콜산 및 리토콜산)을 형성하는데, 이 담즙산은 비혼합물층을 잘 통과하지 못하므로 훨씬 어렵게 흡수된다.
- 위가 비고 십이지장에 더 이상 미즙이 존재하지 않으면 Oddi조임근이 닫힌다. 담즙이 문맥계를 통해 간으로 되돌아가 재활용되는 것도 중단되며, 다음 식사까지 저장되기 위해 담즙은 이완된 담낭으로 들어간다.

기본 내분비 기능 *BASIC ENDOCRINE FUNCTIONS*

간은 다음과 같은 다양한 내분비 및 주변분비 물질을 생산하거나 변형한다:

- **IGF-1:** 성장호르몬에 반응하여 간에서 순환으로 방출된다. IGF-1은 성장호르몬의 많은 신체적 영향을 매개한다.
- **앤지오텐시노겐**은 앤지오텐신I과 II의 전구체이다(앤지오텐신II가 체액과 전해질 항상성에 중요한 역할을 함).
- **혈소판형성인자(thrombopoietin):** 골수에서 줄기세포를 자극하여 거대핵세포로 분화하여 혈소판을 생성하도록 한다. 혈소판은 혈액응고에 참여한다.
- **간세포성장인자**를 분비하여 국소적으로 간세포 재생을 자극하는 작용을 하며 특히 간이 손상받은 경우 중요하게 작용한다.
- **비타민D 대사:** 간은 콜레칼시페롤(식이 또는 피부에서 합성된)을 수산화하여 25-하이드록시콜레칼시페롤을 형성한다. 이 물질은 여전히 비활성 상태이며 활성 비타민 D인 1,25-디하이드록시콜레칼시페롤이 되기 위해서는 콩팥에서 추가로 수산화되어야 한다. 비타민D는 창자에서 칼슘 흡수의 주요 조절인자이다.

임상 적용 25.2

폐쇄간질환에서 문맥고혈압과 식도정맥류 (Portal Hypertension and Esophageal Varices in Obstructive Liver Disease)

문맥의 증가된 혈압은 간이 아닌 곳의 이상(예를 들어, 울혈심장기능상실과 같은 온몸정맥압 증가) 또는 간질환(예를 들어, 폐쇄간질환)에 의해 발생할 수 있다. 폐쇄간질환은 간경변이나 섬유반흔의 결과로 가장 흔히 발생하며 간을 통한 혈액 흐름을 심하게 감소시킨다. 미국에서는 알코올 중독과 C형 간염 감염이 간경변의 가장 흔한 원인이다. 흥미롭게도 알콜 중독은 간경화 또는 췌장염을 일으키지만 동일환자에서 두 질환이 모두 발생하지는 않는다.

간경변에서 간을 통한 혈액 흐름 방해가 문맥계 압력을 증가시킨다. **문맥고혈압**은 위와 식도에서 오는 혈관의 압력을 증가시켜 이들 혈관의 벽 확대 및 얇아짐을 일으켜 **정맥류**를 형성한다. 정맥류는 얇은 벽과 높은 압력, 증가된 반경으로 인해 파열되기 쉽다. 식도로 가는 혈관의 표면적 특성 때문에 파열은 식도 속공간으로 심한 출혈을 일으켜 즉각적인 의학치료를 필요로 한다. 정맥류는 경화요법(즉, 혈관을 막기 위한 용액 주입) 또는 정맥류의 고무밴드 결찰로 치료할 수 있다. 밴드는 정맥류를 감아 혈액 흐름을 차단한다. 위축된 영역은 치유되어 흉터가 남는다. 문맥고혈압은 또한 **복수** 및 **치질**을 유발할 수 있다.

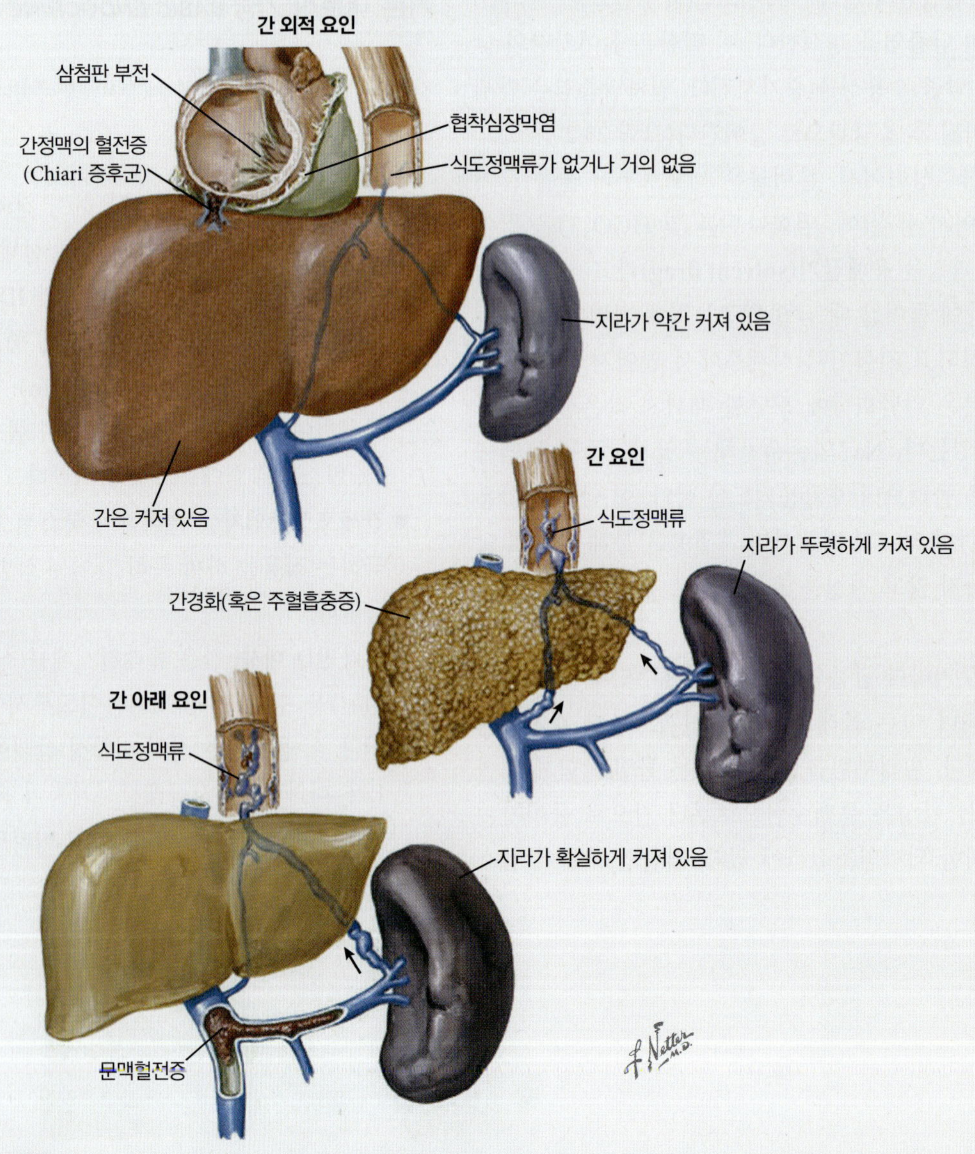

식도정맥류

26장 소화와 흡수

Digestion and Absorption

해부학과 영양소 흡수

ANATOMY AND NUTRIENT ABSORPTION

작은창자에서 영양소 흡수는 손상되지 않은 융모막에 의하여 신체로 효과적인 영양 섭취와 전달이 일어난다. 작은창자 속공간은 돌림주름과 융모, 미세 융모로 구성되어 있다(그림 26.1). 이 구조는 작은창자 표면적을 약 250 m^2로 증가시키고 시스템의 효율을 극적으로 증대시켜 대부분의 영양분 흡수가 공

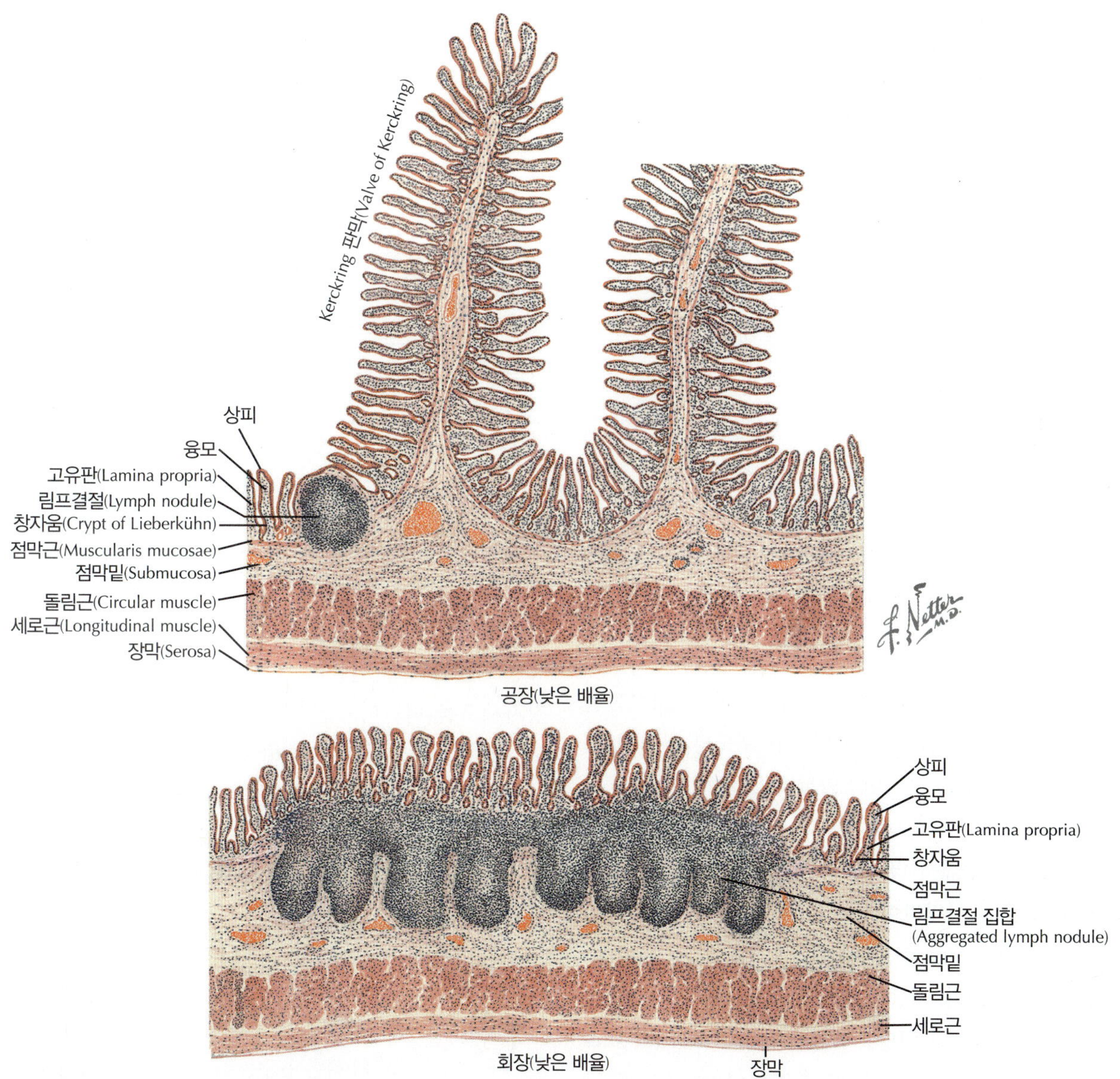

그림 26.1 작은창자 표면 작은창자는 흡수를 위해 직선관 표면에 비해 약 600배 정도 표면적을 증가시키는 고리주름과 융모, 미세융모(즉, 융모 위에 머리털 같은 돌출)를 가지고 있어, 영양소의 효율적인 흡수가 가능하도록 한다. 융모의 상반부에는 솔가장자리 당분해효소와 단백분해효소(탄수화물과 단백질의 최종 소화)가 존재하며, 흡수가 일어나는 곳이기도 하다.

장 중간에서 후기 부분 전에 모두 일어나게 한다. 대략적으로 소화의 25~30%는 십이지장 전에서 발생하고 작은창자에서 70~75%가 일어난다.

융모 상반부에는 탄수화물과 단백질의 최종 소화를 위한 막결합 효소(솔가장자리 효소)가 있으며, 흡수가 일어나는 부위이기도 하다. 융모 바닥 부분은 24장에서 논의된 바와 같이 완충액과 점액이 분비되는 창자움(crypts of Lieberkühn)이 차지한다. 마지막으로, 곁흐름(laminar flow)이 창자 속공간에서 일어나기 때문에, 미즙의 가장 느린 이동은 세포를 보호하기 위해 방대한 양의 점액을 분비하는 창자세포 근처에서 일어난다. 이 과정은 창자세포로 들어가기 위해 분자가 통과해야 하는 **비혼합물층**을 만든다. 이 물층은 대부분의 영양소 이동에는 문제가 되지 않지만 소수성인 지질 기반 분자에는 문제가 된다.

탄수화물 소화와 흡수

CARBOHYDRATE DIGESTION AND ABSORPTION

우리가 섭취하는 음식에 들어있는 대부분의 탄수화물은 **전분**, **설탕**, **젖당**(우유 설탕) 및 다소 적지만 과당 형태이다. **전분**은 식물에 의해 합성된 크고 분지된 가지를 가진 긴사슬 다당류이다. 이것은 음식으로 섭취하는 탄수화물의 대부분을 차지한다. 전분 분자내의 포도당 부분은 α-1,4배당결합(glycosidic linkages)에 의해 결합되며, 분지점에는 α-1,6결합이 존재한다. **설탕**과 **젖당**은 **이당류**이다. 대부분의 사람은 과일과 많은 양의 **과당** 시럽이 첨가된 식품을 통해서 단당류인 과당을 다량 섭취한다. 우리는 올리고당과 이당류를 섭취하지만 단당류만 흡수할 수 있다. 탄수화물 소화는 입에서 시작하여 작은창자에서도 계속된다(그림 26.2):

- **입: 침 α-아밀라아제**는 전분분해를 시작하여 α-1,4결합을 끊고 더 작은 올리고당(두 개의 연결된 포도당 분자로 구성된 이당류인 말토오스와 이소말토오스 외에도 더 큰 올리고당과 다당류)를 만든다. 아밀라아제는 미즙이 위에서 산성이 되면 불활성화 된다.
- **작은창자: 췌장 α-아밀라아제**는 소화를 계속하여 추가로 말토스와 이소말토오스를 형성한다.
- **작은창자 솔가장자리:** 미즙이 융모솔가장자리와 접촉함에 따라 특정 **솔가장자리 이당분해효소(brush border saccharidases)**가 말토오스와 이소말토오스, 설탕, 젖당을 단당류로 분해한다(표 26.1).

전분과 글리코겐, 셀룰로오스는 모두 포도당 중합체이다. 전분은 식물에서 포도당을 저장하는 형태이며 우리 음식에 포함되어 있는 주 에너지 원천이다. 동물은 포도당을 글리코겐 형태로 근육에 저장하지만, 동물이 도살되면 글리코겐이 분해되기 때문에 우리가 소비하는 고기에는 글리코겐이 거의 또는 전혀 포함되어 있지 않다. 셀룰로오스는 녹색식물 세포벽의 구조적 구성 요소이며 사람에서는 칼로리를 제공하지 못한다. 셀룰로오스는 식물 섬유이며, 큰 직선사슬인 β-1,4결합으로 연결된 포도당 분자로 구성되어 있다. 인간은 β연결을 소화할 수 있는 효소를 가지고 있지 않으므로 이 "섬유"는 위창자 속공간에 그대로 남아있다. 섬유는 삼투압을 유발하고 큰창자에서 물을 빨아들여 대변을 느슨하게 하고 양을 증가시킨다. 섬유질을 많이 포함한 음식은 혈액내 콜레스테롤 저하 효과 및 포도당내성 강화(즉, 당뇨병 억제 효과)를 비롯한 기타 건강과 관련하여 이점을 보인다. 다른 포유류와 달리, 소와 같은 반추동물은 셀룰로오스를 포도당 분자로 소화시킬 수 있는 공생세균(symbiotic bacteria)이 위창자관에 존재하기 때문에 셀룰로오스를 식품 공급원으로 사용할 수 있다.

표 26.1 솔가장자리 당류와 생산물

솔가장자리 효소	기질	생산물
말타아제	말토오스	포도당
이소말타아제	이소말토오스	포도당
설탕분해효소	설탕	포도당 + 과당
젖당분해효소	젖당	포도당 + 갈락토오스

작은창자에서 포도당과 갈락토오스는 나트륨포도당결합운반체(sodium-glucose linked transporter, SGLT-1)(이차능동이동)를 통해 나트륨과 창자세포로 운반된다. 과당은 자체 운반단백질인 포도당운반체-5 (GLUT-5)(촉진운반)가 있다. 단당류는 GLUT-2를 이용한 촉진운반을 통해 바닥가쪽막을 통해 창자세포를 떠난다. 사이질 공간을 통해 모세혈관으로 확산되고, 처리를 위해 문맥을 통해 간으로 전달되었다가 전신순환계로 방출된다. GI관(간을 포함하여)에서 포도당운반은 인슐린과 무관하다는 것은 중요하다. 이는 뇌와 췌장 β세포, 콩팥 세관에서의 포도당운반에서도 마찬가지이다. 탄수화물은 효율적으로 소화되고 빠르게 흡수된다.

포도당은 SGLT-1운반체를 통해 창자세포로 흡수되기 때문에 포도당의 빠른 흡수는 나트륨 흡수를 촉진하고 이로 인해 염소와 수분 흡수도 촉진된다. 이 원칙은 탈수증 또는 콜레라와 같은 장질환의 탈수를 치료하기 위한 **경구수분요법**의 기초이다.

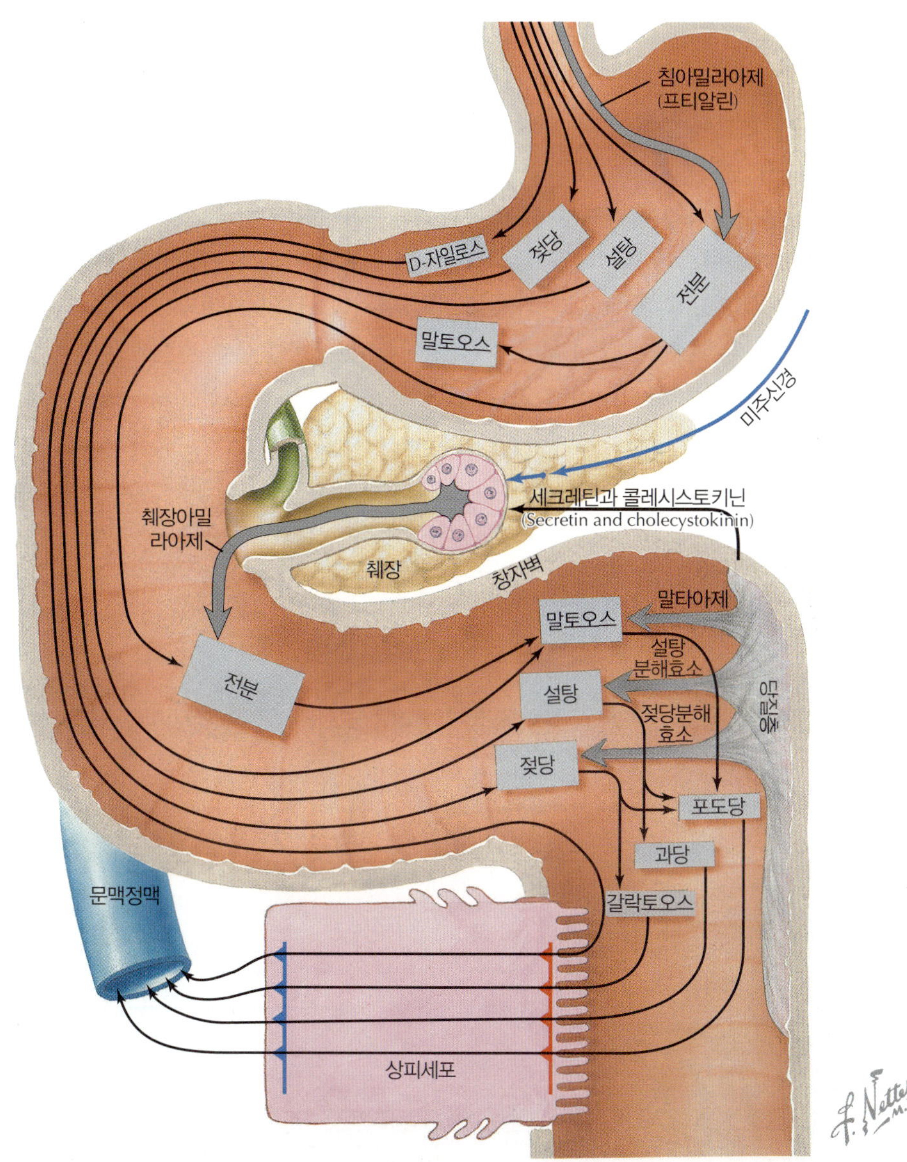

그림 26.2 **탄수화물 소화와 흡수** 전분 소화는 침 α-아밀라아제를 통해 입안에서 시작되며, 작은 말토-올리고당을 생성한다. 작은창자 속공간에서는 췌장 α-아밀라아제가 전분을 계속 소화한다. 동시에 솔가장자리 당분해효소는 말토오스와 이소말토오스(말타아제와 이소말타아제에 의해 포도당이 생성) 및 이당류 설탕(설탕분해효소에 의해 포도당과 과당이 생성), 젖당(젖당분해효소에 의해 포도당과 갈락토오스)을 최종 소화시킨다. 그 이후 단당류는 나트륨과 함께 이차능동이동(포도당과 갈락토오스)되거나 촉진이동(과당, 도시되지 않음)을 통해 창자세포로 들어간다. 작은창자와 간에서 포도당 이동은 인슐린 비의존적이다.

단백질 소화와 흡수
PROTEIN DIGESTION AND ABSORPTION

음식에 포함된 단백질은 다음과 같은 방법을 통해 위에서 소화되기 시작하여 작은창자까지 계속된다:

- **위: 펩시노겐**은 위 으뜸세포에서 분비되고 위산에 의해 펩신으로 활성화된다. 위 펩신은 펩티드내부분해효소(endopeptidase)(췌장효소인 트립신과 키모트립신과 유사)이며 내부 펩티드 결합을 가수분해하여 더 작은 올리고펩티드를 생성한다. 펩신은 십이지장의 높아진 pH에 의해 불활성화된다.
- **작은창자: 췌장 단백분해효소**는 올리고펩티드를 소화시켜 더 작은 펩티드가 되도록 한다. 24장에서 언급했듯이, 췌장 단백분해효소는 콜레시스토키닌에 대한 반응으로 주로 효소원 형태로 십이지장으로 분비된다. 십이지장에서 **엔테로키나아제**(창자움에 있는 세포에서 속공간으로 분비됨)가 트립시노겐을 활성 단백분해효소인 트립신으로 전환시키고, **트립신**은 다른 펩디드내부분해효소(키모트립신과 엘라스타아제)와 펩티드말단분해효소(exopeptidases, 카르복시펩티드분해효소A와 카르복시펩티드분해효소B)

를 활성화시킨다. 일단 활성화되면, 트립신은 지속적으로 트립시노겐을 활성화시킬 수 있다. 췌장 단백분해효소는 계속해서 펩티드 결합의 가수분해를 수행하여 더 작은 올리고펩티드를 만든다(그림 26.3).

- **작은창자 솔가장자리:** 다양한 **솔가장자리 펩티드분해효소 (brush border peptidases)**가 아미노산과 디펩티드, 트리펩티드를 가수분해하여 흡수될 수 있도록 한다.
- **창자세포: 세포질 펩티드분해효소**는 디펩티드와 트리펩티드를 분해하여 아미노산으로 전환시킨 후 세포를 빠져나가 모세혈관으로 들어갈 수 있도록 한다.

작은창자에서는 대부분의 단백질은 펩티드에 특이적인 H^+공동운반체를 통해 디펩티드와 트리펩티드 형태로 창자세포로 흡수된다. 아미노산은 염기성인지, 산성인지, 중성인지에 따라 서로 다른 Na^+의존운반체를 가진다. 일단 창자세포내에서 디펩티드와 트리펩티드는 세포질 펩티드분해효소에 의해 아미노산으로 가수분해된 후 촉진운반을 통해 세포를 떠나 모세혈관내로 들어간다. 소량의 디펩티드와 트리펩티드는 불명확한 운반기전에 의해 세포를 통해 혈액으로 운반될 수 있다.

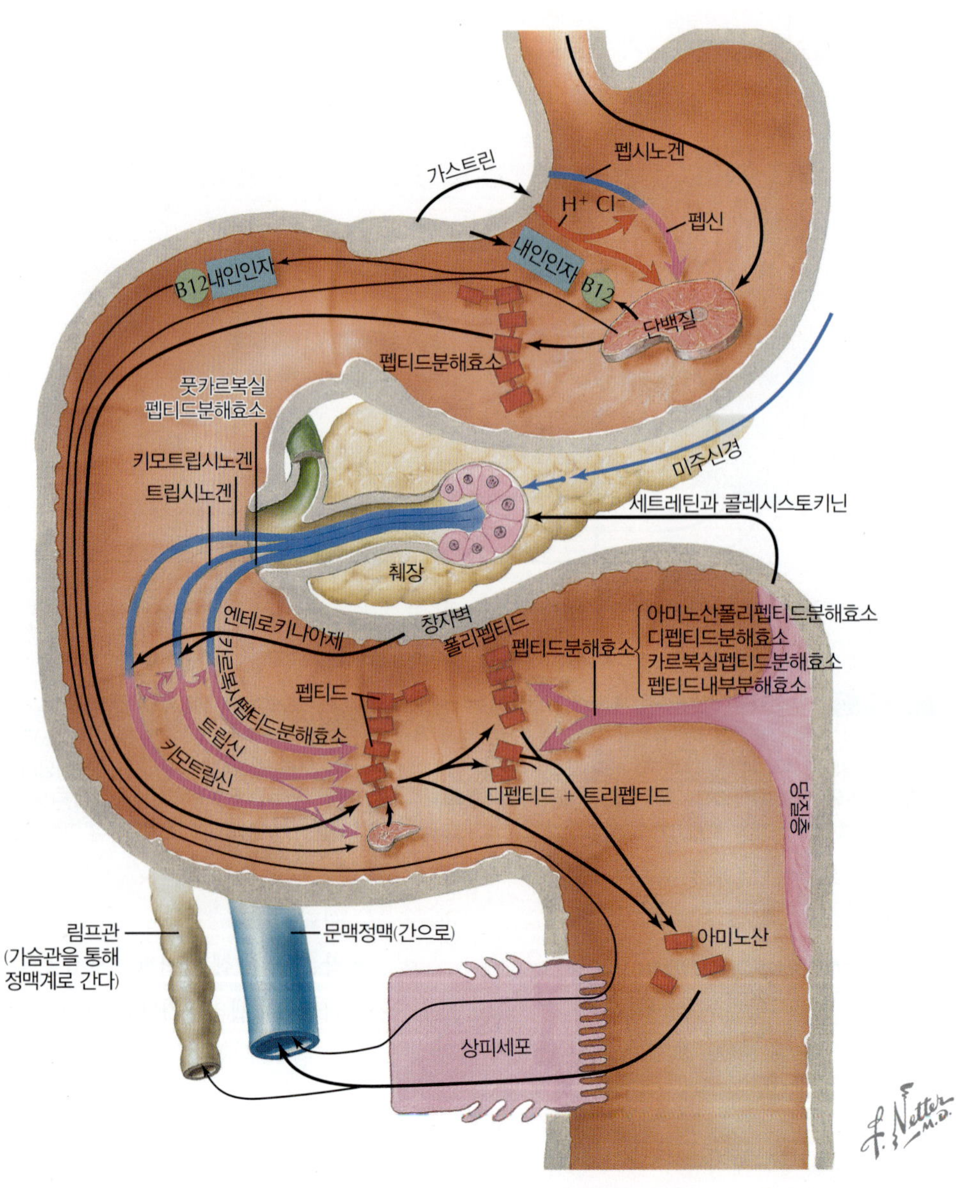

그림 26.3 **단백질 소화와 흡수** 단백질 소화는 위에서 단백질을 더 작은 폴리펩티드로 분해하는 HCl과 펩신 작용으로 시작된다. 작은창자 속공간에서는 췌장 단백분해효소(예: 트립신과 키모트립신, 카르복시펩티드분해효소)가 활성화되어 더 작은 펩티드 사슬을 생성하기 위해 소화를 계속한다. 최종 소화는 디펩티드와 트리펩티드, 단일 아미노산을 생성하는 솔가장자리 단백분해효소에 의해 일어난다. 이들은 나트륨(아미노산의 경우)과 함께 이차능동이동 혹은 H^+(디펩티드 및 트리펩티드)와 결합하여 세포내로 이동한다. 세포에서 디펩티드와 트리펩티드는 세포질 펩티드분해효소에 의해 분해되어 아미노산으로 전환된다.

앞서 언급한 바와 같이, 효소원(zymogens)인 췌장 단백분해효소의 저장 및 분비는 췌장 조직의 소화를 예방하는데 도움이 된다. 췌장은 또한 **트립신억제제**를 생성하여 소량의 트립신이 췌장과 관에서 활성화되어 조직을 손상시키는 것을 방지한다. 많은 양의 활성 트립신이 존재하는 작은창자에서 유사하게 창자상피에서 트립신억제제(특히, 췌장 분비 트립신억제제)가 분비되어 창자점막 손상을 보호한다. 췌장 분비 트립신억제제는 또한 창자 상피세포 성장을 자극하는 것으로 알려져 있다.

지질 소화와 흡수 *LIPID DIGESTION AND ABSORPTION*

대부분의 식이지질(~98%)은 트리글리세라이드(TG)이며 나머지는 콜레스테롤에스테르 및 인지질이다. 지질은 흡수될 수 있는 분자로 쉽게 가수분해된다; 그러나, 이들의 소수성 때문에 작은창자 솔가장자리의 흡수세포로 쉽게 접근할 수 없다. 따라서, 지질을 효율적으로 비혼합물층을 통해 창자세포로 이동시키기 위해 복잡한 기전이 존재한다. 성인의 상부위창자관에서 많은 지질소화가 일어나지는 않지만 혀와 위 지질분해효소는 신생아에서 지질 가수분해에 중요한 역할을 한다는 것을 알아야 한다. 지질소화는 다음과 같은 위치에서 발생한다:

- **입: 혀 지질분해효소**는 Von Ebner 샘에서 침으로 분비되고 TG를 가수분해하여 디글리세라이드와 유리 지방산(FFA)으로 전환시킨다. 효소는 위에서 계속 작용한다.
- **위:** 위 오목 으뜸세포에서 분비되는 **위 지질분해효소**는 TG를 가수분해하여 디글리세라이드와 지방산을 형성한다. 성인에서 위 지질분해효소는 지질소화에 큰 역할을 하지 못한다.
- **작은창자:** 콜레시스토키닌이 췌장 샘꽈리세포에 작용하면 췌장에서 다양한 형태의 **지질분해효소**가 활성 형태로 분비된다. **췌장 지질분해효소**는 TG를 모노글리세라이드 및 FFA로 가수분해한다. **전구지질분해보조효소(procolipase)**가 분비되면, 트립신에 의해 십이지장 속공간에서 활성화된 후 췌장 지질분해효소의 작용을 촉진하는 지질분해보조효소를 형성한다; **콜레스테롤에스테르 가수분해효소**는 콜레스테롤에스테르를 콜레스테롤 및 FFA로 가수분해한다; **포스포리파아제A2 (phospholipase A2)**는 인지질을 라이소포스포리피드와 FFAs로 가수분해한다. 이러한 분해 생성물은 모두 창자세포내로 확산될 수 있다; 그러나 비혼합물층을 통과하기 위해서는 먼저 미포와 결합하여야 한다.

미포 형성 *Micelle Formation*

대부분 지질은 식사 후에 작은창자로 들어가는 미즙 마지막 부분에서 발견된다. 십이지장에서 지질 방울은 담즙에 둘러싸여 유화되지만 흡수되기 전에 췌장 지질분해효소에 의해 소화되어야 한다. 지질분해보조효소는 지질분해효소 작용에 중요하다. 담즙을 지질로부터 옮겨 지질을 가수분해하는 지질분해효소가 지질로 접근할 수 있도록 한다. 미포는 담즙염과 이렇게 소화된 지질소화산물의 응집체이다. 담즙의 극성(친수성) 말단은 바깥쪽으로 위치하고, 소수성 중심은 작은 지질이 융합되도록 한다. 미포의 기능은 지질을 가용화시켜 비혼합물층을 통해 지질이 흡수되는 창자세포의 꼭대기 표면으로 이동되도록 하는 것이다.

미포 형성 및 지질 흡수는 다음 단계로 구성되어 있다(그림 26.4):

1. 담즙의 세제작용은 지방방울을 유화시켜 소화를 위해 표면적이 증가되도록 작은 지방방울을 형성한다.
2. 지질분해보조효소는 지질에 담즙을 옮겨 췌장 지질분해효소가 TG를 모노글리세리드와 FFA로 가수분해하도록 한다. 콜레스테롤에스테르 가수분해효소와 포스포리파아제A_2는 콜레스테롤에스테르와 인지질을 가수분해한다(이 효소는 담즙에 의해 영향을 받지 않는다).
3. 상당한 양의 담즙과 소화된 지질이 존재할 때, 이들 물질은 **미포**를 형성하며, 담즙산의 친수성 말단은 바깥으로 향하고, 안쪽 친지질성 말단은 지질 생성물을 둘러싼다.
4. 미포가 비혼합물층을 통해 창자세포로 확산되면, 지질은 미포를 떠나 창자세포막을 통해 확산되고 담즙은 속공간에 남는다.
5. 담즙염은 작은창자를 통해 말단회장까지 이동하면, 대부분의 일차담즙염은 Na^+의존운반체를 통해 창자세포로 들어간다. 담즙은 세포에서 문맥순환으로 확산된 후 간으로 돌아간다.

세포내 지질 처리 *Intracellular Lipid Processing*

일단 지질이 창자세포내로 확산되면, 트리글리세라이드와 콜레스테롤에스테르, 인지질은 무과립세포질그물(smooth endo-

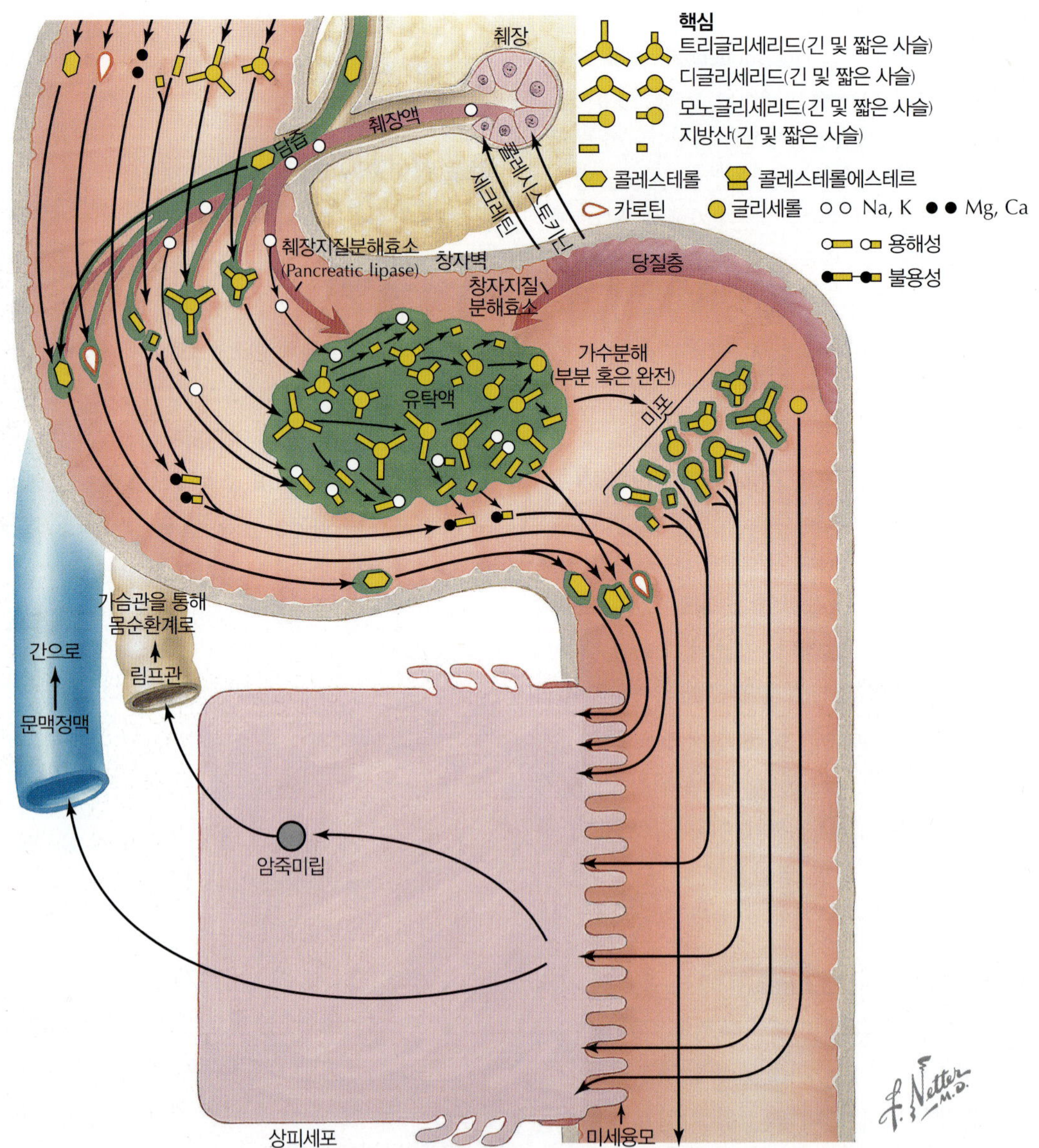

그림 26.4 지질 소화와 흡수 일부 지질 소화는 혀와 위 지질분해효소에 의해 십이지장 이전에 발생하지만 대부분의 소화는 췌장 지질분해효소에 의해 작은창자 속공간에서 발생한다. 지질은 비혼합물층을 통과해서 창자세포로 들어가기 위해 먼저 담즙과 함께 미포로 합쳐지는 과정을 거쳐야 하므로, 소화 및 흡수의 전반적인 과정이 복잡하다. 지질이 창자세포내로 확산을 통해 들어가면 무과립세포질그물에서 자유지방산으로 재에스테르화된 후, 림프 속으로 수송되기 위해 암죽미립 형태로 포장되어 가슴관을 통해 정맥계로 들어간다. 일부 용해성 지방(글리세롤과 짧은사슬 및 중간사슬 지방산)은 미포 형성 없이 창자세포에 들어갈 수 있으며 문맥순환으로 들어가기에 충분히 작다.

plasmic reticulum)에서 재형성된다(그림 26.4 참조). 지질은 창자세포에서 합성되는 아포지질단백질(지질결합단백질)(특히 아포지질단백질B)을 사용하여 **암죽미립(chylomicrons)**이라고 불리는 미세한 지질방울로 모인다. 암죽미립은 세포외배출에 의해 창자세포에서 빠져나와 림프관으로 들어간다; 암죽미립은 크기가 너무 커서 모세혈관으로는 들어갈 수 없다. 암죽미립은 가슴관을 경유하여 왼빗장밑정맥을 통해 몸순환 혈액으로 들어간 후 처리를 위해 간으로 간다. 적은 수의 짧은사슬지방산은 암죽미립에 융합되지 않으므로 직접 문맥혈액으로 들어가 간으로 간다. 이 경로는 중요하지 않다.

아포지질단백질 B-48 (apolipoprotein B-48)은 **암죽미립** 형성과 창자세포로부터 빠져나오는 데 중요하다. 이것이 없으면, 지질은 창자세포를 빠져나올 수 없으므로 지방이 창자세포에 축적된다. 융모세포가 교체되고 속공간으로 탈락됨에 따라 지질이 대변으로 배설된다. **무베타지질단백혈증(abetalipoproteinemia)**은 지용성비타민과 함께 음식으로부터 지질 흡수가 불가능한 결과를 초래한다.

전해질과 수분 흡수

ELECTROLYTE AND WATER ABSORPTION

하루에 섭취되는 ~2 L의 수분 이외에도 약 7 L 이상의 수분이 영양분의 소화와 흡수를 촉진하기 위해 여러 영역의 위창자관에 추가된다. 영양분과 전해질이 흡수되면서 9 L의 수분이 흡수된다. 작은창자내에서 다양한 흡수기전이 여러 부분에서 작용한다(그림 26.5).

- **공장:** 작은창자의 넓은 표면은 소화와 흡수가 효율적으로 일어나도록 한다. 영양분과 체액, 전해질의 대부분은 공장의 중반부터 후반 부분까지 흡수되지만, 상당한 전해질과 체액 흡수가 회장에서도 발생한다. **나트륨** 흡수는 영양분과 수분 흡수를 위한 원동력으로 작용하며, Na^+/ K^+ ATPase는 속공간내 Na^+가 세포내로 들어가는 데 필요한 낮은 세포내 농도가 유지되도록 한다(영양분과 NKCC-2, Na^+/H^+교환기와 같이 이차능동이동을 통해). **중탄산염**은 세포내 이산화탄소 대사에 의해 형성되고 촉진운반에 의해 바닥가쪽막을 통해 세포에서 빠져나온다(그림에 표시되지 않음); 이산화탄소 대사에 의해 형성된 H^+는 Na^+와 교환되어 속공간으로 들어간다. 이 과정을 통해 추가 나트륨이 흡수된다. **물**은 전해질 이동에 의해 생성된 삼투압 경사를 따라 이동한다(그림 26.5A 참조).
- **회장:** 언급한 바와 같이 설탕과 아미노산에 대한 Na^+의 존운반체는 회장에도 존재하며, 이 중복성은 공장에서 흡수가 감소되었을 때 영양소 흡수가 추가적으로 일어날 수 있도록 한다. **나트륨**은 공장에서와 같은 방식으로 흡수된다; 그러나 회장에서는 세포에서 형성된 중탄산염이 **HCO_3^-/Cl^- 역방향운반체**를 통해 속공간으로 *분비*되어 **염소** 흡수를 촉진한다. **염소**는 촉진운반을 통해 바닥가쪽막에서 창자세포를 떠난다(그림 26.5B 참조).

A. 공장

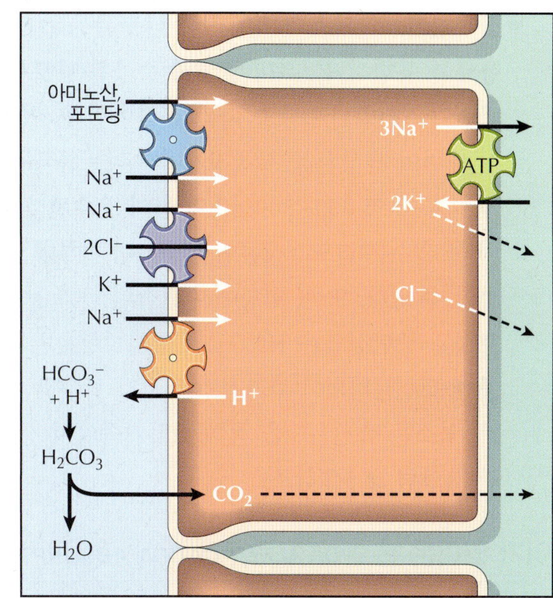

B. 회장

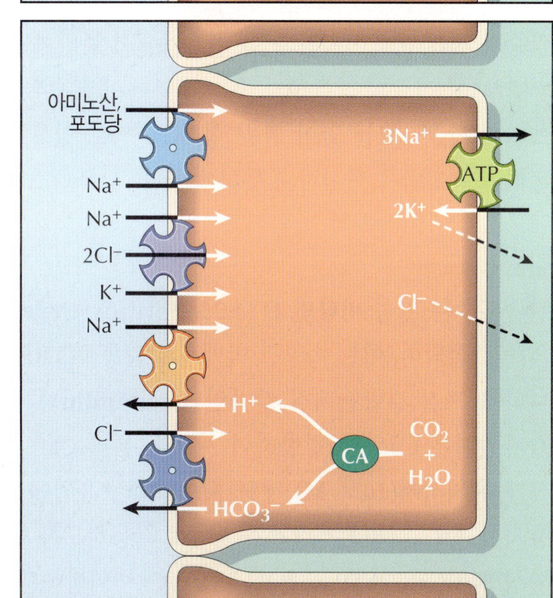

C. 잘록창자

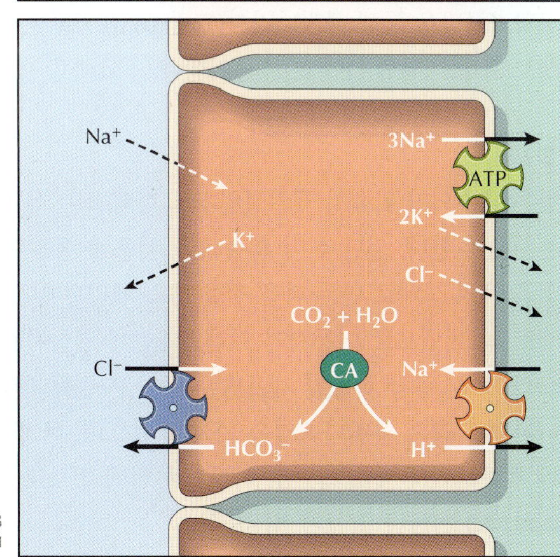

J. Perkins
MS, MFA, CMI

그림 26.5 전해질과 수분 이동 **A,** 공장과 회장에서 나트륨흡수는 포도당과 칼락토오스, 아미노산, 염소이온 등과 같은 다른 물질 이동을 나트륨이동이 촉진하는 것과 같은 다양한 기전을 통해 일어난다. 이 기전은 수분 흡수를 위한 삼투압 경사를 만든다. **B,** 회장은 Cl^-와 교환하여 창자 속공간으로 HCO_3^-를 분비하고, Cl^-는 바닥가쪽막에서 촉진이동을 통해 밖으로 나간다. **C,** 잘록창자는 알도스테론 영향에 민감하게 반응하며, 결과적으로 나트륨흡수[상피나트륨통로 (ENaC)를 통해]와 칼륨분비[큰포타슘(BK)통로]가 증가된다. 물이 삼투압 경사에 의해 이동함에 따라 미즙은 탈수가 되고 대변이 형성된다. *CA*, 탄산탈수효소.

- **잘록창자:** 알도스테론은 상피 나트륨통로(ENaC)와 **BK 통로**를 통한 칼륨 *분비*에 의해 속공간 **나트륨** 흡수를 자극한다. 물이 나트륨을 따라 움직이면서, 미즙은 탈수되어 대변이 생성된다. 잘록창자에서 나트륨 흡수에 의해 대개 하루에 약 400~500 mL의 물이 흡수된다. 큰창자에서의 물 흡수는 알도스테론이 상승하면 하루에 ~1 L까지 증가할 수 있다. 또한, 회장에서 관찰된 바와 같이, 세포에서 형성된 중탄산염은 HCO_3^-/Cl^-역방향운반체를 통해 속공간으로 분비되어 추가적인 염소가 흡수될 수 있도록 한다. **염소**는 촉진운반을 통해 바닥가쪽에서 창자세포를 나간다(그림 26.5*C* 참조).

이가 양이온 흡수 *DIVALENT CATION ABSORPTION*

칼슘과 철분은 십이지장과 공장 초기에서 중반까지(즉, 공장의 전반부)에 이르는 작은창자 초기 부분에서 흡수된다. 작은창자 초기의 낮은 pH는 철이 환원 형태(Fe^{2+})로 있도록 하며 양이온이 불용성염을 형성하지 못하게 한다.

칼슘 *Calcium*

칼슘흡수는 활성 **비타민 D** (1,25-dihydroxycholecalciferol)에 의해 조절되며, 이는 속공간 막에서 칼슘통로(TRPV-6)뿐만 아니라 세포질 결합단백질 **칼바인딘(calbindin)**을 증가시킨다. 칼바인딘은 Ca^{2+}에 결합하여 세포내 유리 Ca^{2+}수준을 매우 낮게 유지시켜(10^{-7} M) 세포내로의 Ca^{2+}유입에 대한 경사를 유지하고, Ca^{2+}의존전령계가 제대로 작동하도록 한다. Ca^{2+}은 활성화된 Ca^{2+} ATPase펌프와 Na^+/Ca^{2+}역방향운반체를 통해 바닥가쪽막을 통해 빠져나간다(그림 26.6). Ca^{2+} ATPase의 활성도 또한 비타민 D에 의해 증가한다.

철 *Iron*

철은 흡수되기 위해서 제일철인 Fe^{2+}형태 또는 유기 헴 형태로 존재해야 한다. 일단 헴이 흡수되면, 세포내 헴옥시게나아제는 철을 유리 상태로 만든 다음 철을 세포 페리틴에 결합시키거나 세포 밖 혈액으로 이동시켜 트랜스페린에 결합시킨다. Fe^{2+}흡수의 경우, 공장 속공간 세포막은 유리 Fe^{2+}를 세포내로 수송하는 2가 금속 운반단백질을 가지고 있으며, 여기에서 페리틴과 결합하거나 세포 밖으로 이동하여 혈액 속으로 들어가 트랜스페린과 결합한다(그림 26.6B 참조).

혈액에서 트랜스페린에 결합된 철분은 헤모글로빈과 적혈구 합성을 위해 골수로, 또는 저장을 위해 간과 췌장으로 수송된다. 전형적으로 매일 ~1 mg의 철분이 흡수되며, 이는 창자세포가 매일 떨어져 나가 발생하는 ~1 mg의 철분 손실과(세포내 페리틴 저장고에서) 균형을 이룬다. 철분 이용률이 증가하면(예: 성장하는 어린이 및 월경 중인 여성) 철분 섭취가 증가하거나 빈혈이 발생한다.

A. Ca^{2+}

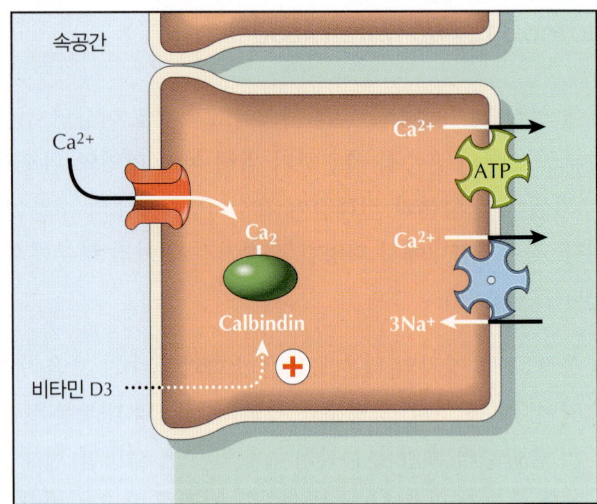

B. 철

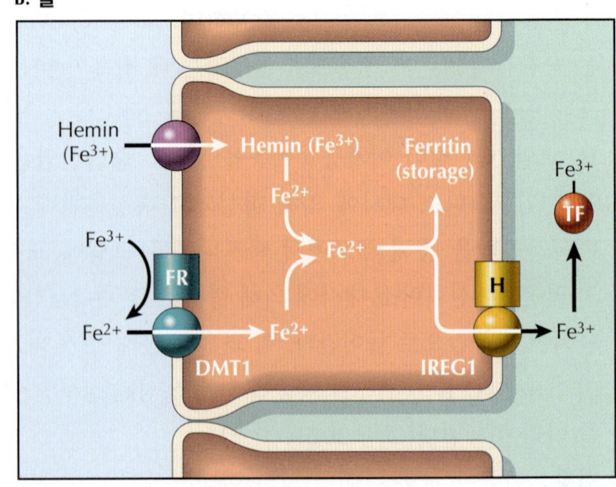

그림 26.6 칼슘과 철 흡수 A, 칼슘은 TRPV-6 Ca^{2+}통로를 통해 창자세포로 들어와 세포질 칼바인딘과 결합한다. 세포 밖으로 이동은 Ca^{2+} ATPase와 Na^+/Ca^{2+}교환기를 통해 이루어진다. 활성 비타민 D는 칼바인딘 생성과 Ca^{2+}펌프 활성을 증가시켜 Ca^{2+}흡수를 촉진한다. **B,** 섭취된 철은 유기(헴) 및 무기 형태이다. 헴은 창자세포로 들어갈 수 있고, 세포 내에서 헴옥시게나아제에 의해 철(Fe^{2+})이 유리되면 페리틴 저장고에 결합되거나 세포막단백질인 헤파에스틴(H)을 통해 세포 밖으로 수송되어 혈액내 트랜스페린(TF)과 결합한다. 철은 헤모글로빈과 적혈구 생산을 위해 골수로 혹은 저장을 위해 간으로 이동한다. 3가 철 형태(Fe^{3+})인 무기철분은 속공간막의 철환원효소(FR)에 의해 Fe^{2+}로 환원되며, Fe^{2+}는 이가금속이온운반체 1 (DMT1)을 통해 창자세포로 유입되어 이전에 설명한대로 처리 된다. *IREG1*, 철 조절운반체-1.

표 26.2 비타민 흡수

비타민	흡수 장소	기전
수용성 비타민		
Vitamin C	회장	Na^+결합/이차능동
Thiamin (B1)	공장	Na^+결합/이차능동
Riboflavin (B2)	공장	Na^+결합/이차능동
Biotin	공장	Na^+결합/이차능동
Vitamin B12	회장	촉진확산
Pyridoxine (B6)	공장과 회장	수동확산
지용성 비타민		
Vitamin A	공장과 회장	수동확산
Vitamin D	공장과 회장	수동확산
Vitamin E	공장과 회장	수동확산
Vitamin K	공장과 회장	수동확산

From Hansen J: *Netter's Atlas of Human Physiology*, Philadelphia, 2002, Elsevier.

비타민 흡수 *VITAMIN ABSORPTION*

지용성 비타민 A 및 D, E, K는 미포에서 창자세포로 운반되지만 비타민 A와 D는 소수성이 적고 창자세포에 독립적으로 접근할 수 있다. 표 26.2는 작은창자에서 비타민 흡수 부위와 기전을 자세히 설명하고 있다.

비타민 B12 흡수 *Vitamin B12 Absorption*

비타민 B12(코발라민)는 필수 비타민이며 말단회장에 흡수될 때까지 소화되지 않도록 보호되어야 한다. B12를 보호하는 과정은 입안에서부터 시작된다.

- 침에 존재하는 **트랜스코발라민-1 (transcobalamin-1)** (TC-1, R-binder라고도 함)은 위에서 비타민 B12와 결합하여 펩신에 의한 소화를 막는다.
- **내인인자(IF)**는 위 벽세포에서 분비된다. IF는 위에서 B12-TC-1복합체와 결합한다. 복합체가 십이지장에 들어갈 때, TC-1은 트립신에 의해 떨어져 나간다.
- **B12-IF복합체**는 **이량체화**되어 B12을 췌장 단백분해효소로부터 보호한다. 이량체는 작은창자를 따라 말단회장까지 이동하며, 여기에서 운반단백질과 결합하여 창자세포로 들어간다. B12는 세포질에서 **트랜스코발라민-II**에 결합한 후 세포를 빠져나와 골수(적혈구 성숙을 촉진하는 곳) 또는 저장을 위해 간으로 운반된다(그림 26.7).

말단회장의 외과적 제거는 담즙 재활용과 비타민 B12흡수 손실을 비롯한 여러 문제를 야기한다. 이 상황에서는 간에서 담즙 생성은 증가하지만 정상적인 식사에 포함된 지방 흡수에는 충분하지 않으며 지방변증이 발생할 수 있다. 비타민 B12결핍증을 치료하기 위해 몇 개월마다 주사를 시행한다(과량의 B12가 간에 저장되어 있기 때문에 자주 주사를 맞지 않아도 된다).

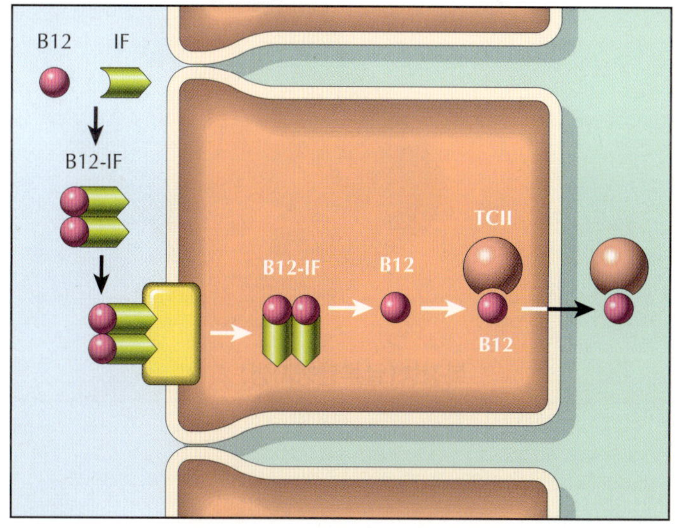

그림 26.7 비타민 B12 흡수 비타민 B12(코발라민)는 위 벽세포에서 분비된 내인인자(IF)와 결합하여 작은창자에서 소화되지 않도록 보호된다. B12-IF이합체는 말단회장의 창자세포에서 수용체에 의해 인식되고 복합체는 내재화된다. B12는 저장을 위해 혈액을 통해 간을 통과하거나 적혈구 성숙을 위해 골수로 운반하기 위해 트랜스코발라민II (TCII)와 결합한다.

임상 적용 26.1
복강병(Celiac Disease, Gluten Enteropathy)

복강병[스프루(sprue)라고도 함]은 밀에 있는 **글루텐단백질**에 노출되어 혈장세포가 항체(면역글로불린 A 및 G)를 생성한 자가면역 상태이다. 항체는 창자 조직과 교차 반응하여 염증을 일으켜 융모막을 평탄하게 하고 움 과형성을 초래한다. 흡수를 위한 표면적이 감소되고 솔가장자리 효소 활성이 손상된다. 융모 위축과 함께 솔가장자리 효소 손실은 탄수화물과 단백질의 최종 소화를 감소시키고 미세영양소와 거대영양소의 전반적인 흡수 장애를 일으킨다. 하부 위창자관에서 소화되지 않은 영양소 존재는 세균에 의한 가스 생성을 촉진하여 경련과 악취가 많은 가스와 대변을 일으킨다. 설사와 체중 감소, 빈혈, 비타민 결핍증이 발생할 수 있다.

250명 중 1명은 어느 정도의 글루텐창자병이 있는 것으로 생각되지만, 대부분의 경우는 GI증상이 거의 없거나 전혀 없는 "침묵" 스프루로 간주된다. GI합병증 외에도, 밀에 대한 면역 반응은 호흡기문제(예: 비염 및 천식) 및 피부질환(예: 습진, 포진 피부염 및/또는 두드러기)을 유발할 수 있다. 일차적인 치료는 음식에 글루텐이 포함되지 않도록 하는 것이다.

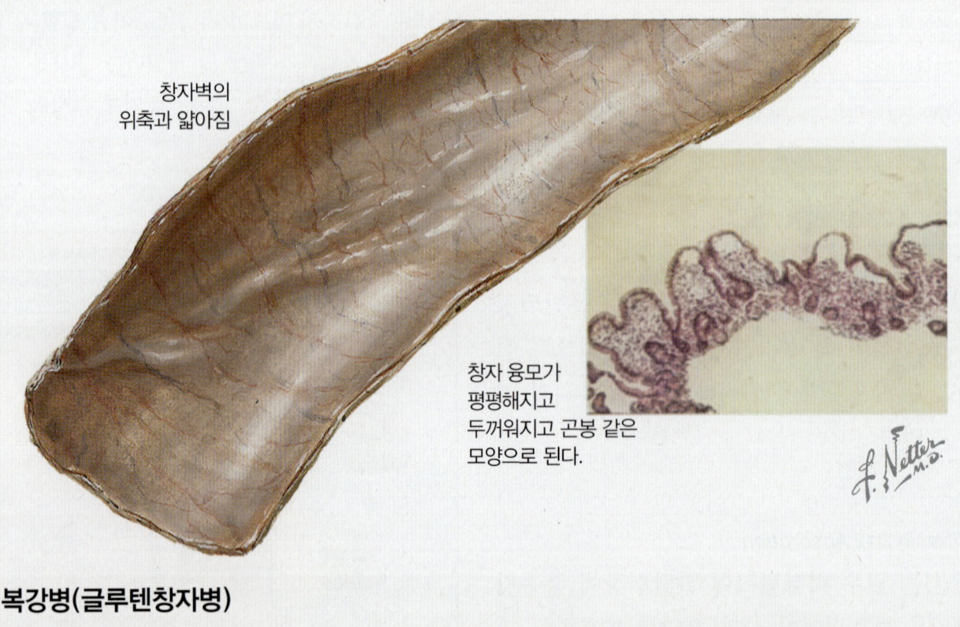

복강병(글루텐창자병)

복습문제

Review Questions

22장 위창자관 개요

1. 위창자관의 기능이 **아닌** 것은?
   - A. 내분비호르몬 분비
   - B. 소화효소 분비
   - C. 미즙으로부터 영양분 흡수
   - D. 온몸혈류 조절
   - E. 미즙 저장

2. 위창자관 운동성과 분비 조절에 관여하지 **않는** 요소는?
   - A. 십이지장 호르몬
   - B. 화학수용체
   - C. 자율신경
   - D. 창자신경
   - E. 성장호르몬

3. 위창자관을 지배하는 *외인*신경이 제거되면?
   - A. 작은창자에서 추진운동이 일어나지 않는다.
   - B. 작은창자에서 추진운동은 일어나지만 작은창자내로 분비는 사라진다.
   - C. 전체 위창자관에서 분비가 사라진다.
   - D. 관 전체에 걸쳐 운동성과 분비가 국소 기계수용기와 화학수용체, 삼투수용기, 호르몬에 의해 자극받는다.
   - E. 큰장자의 운동성과 분비만 영향을 받는다.

4. 위창장관으로 가는 미주신경 날가지 흥분에 의해 자극되지 **않는** 것은?
   - A. 하부창자(회장과 근위잘록창자) 운동성
   - B. 침 분비
   - C. 위산 분비의 뇌상
   - D. 위에서 발생하는 수용이완
   - E. 간 담즙 생산

5. 위창자관의 세균은?
   - A. 잘록창자에서만 발견된다.
   - B. 위창자관에서 면역기능을 조정한다.
   - C. 물질을 긴사슬지방산으로 대사시킨다.
   - D. 항생제를 사용하지 않았다면 모두 프로바이오틱스이다.
   - E. 장에서 자극효과는 없다.

23장 위창자관 운동성

6. 위창자관 민무늬근육에서의 활동전위는?
   - A. 상부위창자관에서만 관찰된다.
   - B. 느린파가 −40 mV 이상으로 탈분극되면 자극된다.
   - C. 하부위창자관에서만 관찰된다.
   - D. 민무늬근육내로 나트륨이온이 유입되어 발생한다.
   - E. 외인신경에 의해서만 자극받는다.

7. 기본 전기리듬을 구성하는 느린파는?
   - A. 늘림과 아세틸콜린, 가스트린에 의해 과분극된다.
   - B. 전체 위창자관을 통해 일정한 속도로 발생한다.
   - C. 안정막전위의 기복이다.
   - D. 교감신경 자극에 의해 탈분극된다.
   - E. 잘록창자에서는 관찰되지 않는다.

8. 작은창자에서 꿈틀운동은?
   - A. 기본적으로 미즙의 화학조성에 반응하여 발생한다.
   - B. 수축이 발생한 장소로부터 앞쪽과 뒤쪽으로 진행한다.
   - C. 미즙 덩어리보다 근위부(입쪽) 근육의 수용이완이 발생한다.
   - D. 미즙 덩어리의 근위부 근육의 수축이 발생한다.
   - E. 부교감신경 지배에 의존적이다.

9. 이동근육전기복합체(MMC)에 관해 **틀린** 설명은?
   - A. MMC는 소화되지 않은 섬유와 세균을 잘록창자로 "쓸어보내는" 일련의 수축현상이다.
   - B. 부교감신경계가 MMC수축을 조절한다.
   - C. 각 주기에 MMC의 주 수축은 III시기에 일어난다.
   - D. 호르몬인 모티린은 III시기 수축을 자극한다.
   - E. MMC는 공복 동안 발생하고 음식을 섭취하면 멈춘다.

10. 25세 여성이 반복된 복통과 복부 팽만, 간혹 식사 후 2시간에 구토가 있다고 병원에 왔다. 이런 증상에 의해 간혹 회사를 결근하였고 증상은 하루 혹은 이틀 동안 지속되었으며 이 기간 동안 장 움직임이 없었다. 복부 CT에서 잘록창자에 반점과 두꺼워진 분절이 보였으며 회장 중간부위에도 협착이 있다. 이 환자의 병명은?
   A. 작은창자 폐쇄
   B. 크론병
   C. 궤양잘록창자염
   D. 복강병
   E. 과민대장증후군

24장 위창자관 분비

11. 위 속공간으로 들어가는 분비물이 **아닌** 것은?
   A. 염산
   B. 지질분해효소
   C. 점액
   D. 위억제펩티드
   E. 내인인자

12. 벽세포에서의 위산분비를 조절하는 것과 방식은?
   A. 세크레틴에 의해 직접적으로
   B. 펩티드YY에 의해 직접적으로
   C. 미주신경에 의해 직, 간접적으로
   D. 소마토스타틴에 의해 간접적으로
   E. 가스트린에 의해 간접적으로

13. 위산분비에 대한 설명 중 **옳은** 것은?
   A. 히스타민은 산 분비를 억제한다.
   B. H^+/K^+ ATPase펌프 차단은 알칼리시기를 증가시킨다.
   C. 바닥가쪽 HCO_3^-/Cl^-교환기는 벽세포내 Cl^-를 감소시킨다.
   D. 산 분비에 대한 부교감신경 자극은 산 분비 뇌상에 한정되어 있다.
   E. 양성자펌프(H^+/K^+ ATPase) 활성은 산 분비의 속도제한요소이다.

14. 속공간막을 통해 창자 상피세포로 나트륨이온이 들어가는 기전이 **아닌** 것은?
   A. 나트륨 농도경사에 따른 확산
   B. Na^+/K^+ ATPase를 통한 능동운반
   C. 특정 아미노산과 공동운반
   D. 단당류와 공동운반
   E. H^+과 교환을 통해

15. 췌장 분비에 관해 **옳은** 설명은?
   A. 십이지장으로 췌장효소 분비는 기본적으로 가스트린에 의해 자극받는다.
   B. 십이지장으로 췌장효소 분비는 기본적으로 교감신경에 의해 자극받는다.
   C. 세크레틴은 낮은 십이지장 pH에 대한 반응으로 분비되며, 췌장에 작용하여 전해질 완충용액 분비를 자극한다.
   D. 췌장 단백분해효소는 활성형으로 분비된다.
   E. 췌장 지질분해효소는 모든 지질을 소화한다.

16. 음식 섭취 초기에 미주신경 자극에 의해 분비가 늘어나지 **않는** 것은?
   A. 펩신
   B. 가스트린
   C. 내인요소
   D. 글로카곤유사펩티드-1
   E. 염산

25장 간담낭 기능

17. 간 기능이 **아닌** 것은?
   A. 콜레스테롤 합성
   B. 비타민 생산
   C. 지방산 β-산화
   D. 담즙산 생산
   E. 단백질 대사

18. 간을 통한 혈류가 폐쇄(간경화 혹은 간염에 의해)되면:
   A. 위창자 소화와 흡수에 아무 효과가 없다.
   B. 담즙 분비에 아무 효과가 없다.
   C. 담즙 분비를 증가시킨다.
   D. 문맥압이 증가된다.
   E. 간에 저장되는 혈액량이 감소한다.

19. 간세포내에서 일어나는 지질대사는?
   A. 초저밀도와 저밀도 지질단백질을 포함하여 대부분의 지질단백질 형성
   B. 포스포리피드 순 분해
   C. 콜레스테롤 순 분해
   D. 스테로이드 호르몬 형성
   E. 해당사항 없음

20. 담즙염은?
   A. 식이 지방을 가수분해
   B. 미포 형성에 반드시 필요
   C. 작은창자 전체를 통해 문맥 혈액으로 효과적으로 흡수
   D. 산성 미즙을 완충하는 데는 관여하지 않는다.
   E. 말단회장이 없어져도 생산이 영향을 받지 않는다.

21. 창자 융모위축(복강병)은 간 기능에 어떤 영향을 미치는가?
   A. 해당경로에서 과당이 포도당으로 전환되는 것이 증가한다.
   B. 지방산의 β-산화가 감소한다.
   C. 혈장단백질 생산이 감소한다.
   D. 요소 생산이 증가한다.
   E. 아미노산의 탈아미노화가 일어나지 않는다.

26장 소화와 흡수

22. 단백질 흡수를 지연 혹은 감소시키는 기전은?
   A 위 소마토스타틴 분비 억제
   B. 창자세포 바닥가쪽막에 있는 Na^+/K^+ ATPase의 증가
   C. 위 펩시노겐 분비 자극
   D. 십이지장과 공장에서 pH가 3
   E. 콜레시스토키닌 분비

23. 탄수화물 소화에 관해 **옳은** 설명은?
   A. 탄수화물 소화는 창자에서 시작한다.
   B. 창자 솔가장자리 소실은 탄수화물 소화에 아무 효과가 없다.
   C. 이당분해효소는 창자움으로부터 십이지장으로 분비된다.
   D. 전분 소화는 α-아밀라제에 의해 시작된다.
   E. 대부분의 탄수화물 소화는 십이지장 전에 일어난다.

24. 미즙이 위와 십이지장에 존재하면 발생하는 현상이 **아닌** 것은?
   A. 가스트린에 의해 창자 완충액 자극
   B. 미주신경에 의해 간 담즙 생상 자극
   C. 콜레시스토키닌에 의해 췌장효소 분비 자극
   D. 세크레틴에 의해 창자 완충액 분비 자극
   E. 엔테로키나제에 의해 트립시노겐이 트립신으로 변환

25. 복강병 환자에서?
   A. 위 궤양은 일반적이다.
   B. 섬유증은 창자 흡수를 감소시키고 문맥혈류를 낮춘다.
   C. 창자 섬모가 편평해져 효소에 의한 소화가 감소하고 흡수 면적도 줄어든다.
   D. 점액의 분비과다에 의해 흡수가 차단된다.
   E. 점액의 분비저하에 의해 창자 속공간이 산성화되어 효소에 의한 소화가 감소한다.

26. 비타민 B12(코발아민) 흡수에 관여하는 요소가 **아닌** 것은?
   A. 말단회장의 온전함
   B. 창자세포내 B12 농도
   C. 침에 TC-1 존재
   D. 위즙에 내인인자 존재
   E. 회장에 비타민 B12-내인인자 결합부위 존재

27. 42세 여성이 회장 폐쇄로 회장 말단 1/3을 제거하는 수술을 받았다. 이 처치로 발생할 수 있는 결과는?
   A. 간 담즙 생산이 저하된다.
   B. 미포 형성이 안 된다.
   C. 비타민 B12가 흡수되지 못한다.
   D. 장 운동이 사라진다.
   E. 수분 흡수가 증가한다.

7절 내분비생리학

ENDOCRINE PHYSIOLOGY

내분비계통은 신경계통과 함께 내부 환경을 통제하고 종의 성장 및 발달, 번식에 중심적인 역할을 한다. 내분비계는 많은 내분비샘뿐만 아니라 일반적으로 내분비샘으로 생각되지 않는 뇌 및 기타 기관도 포함한다. 이들은 모두 표적조직의 기능 조절을 위해 혈류로 호르몬을 분비한다. 정상적인 생리기능에 대해 이해하기 위해 이 복잡한 시스템에 대한 지식이 필요하며, 내분비계통 기능 장애로 인한 결과를 이해하는 것은 임상영역에서 매우 중요하다. 인체의 거의 모든 생리과정은 호르몬에 의해 영향을 받으며, 내분비계통의 많은 질병이나 기능장애는 임상상황에서 많이 직면한다; 당뇨병과 갑상샘 질환, 일부 형태의 불임은 내분비 장애의 대표적인 예이다.

27장 내분비학 개요 및 뇌하수체와 시상하부 호르몬

General Principles of Endocrinology and Pituitary and Hypothalamic Hormones

호르몬 합성 *HORMONE SYNTHESIS*

호르몬은 내분비샘 또는 조직에서 혈액으로 분비되는 물질로, 다른 조직 수용체와 결합하여 특정 생리과정에 영향을 준다. 내분비계통 구성은 그림 27.1에 나와 있다. 화학적으로, 호르몬은 **펩티드**(예: 인슐린 및 성장호르몬), **스테로이드**(예: 에스트로겐 및 테스토스테론, 코티솔) 또는 **아민** 혹은 이들의 유도체(예: 에피네프린 및 티록신)으로 분류된다. 신경호르몬은 뉴런에서 분비되는 호르몬의 일종(예, 바소프레신 및 옥시토신)이다.

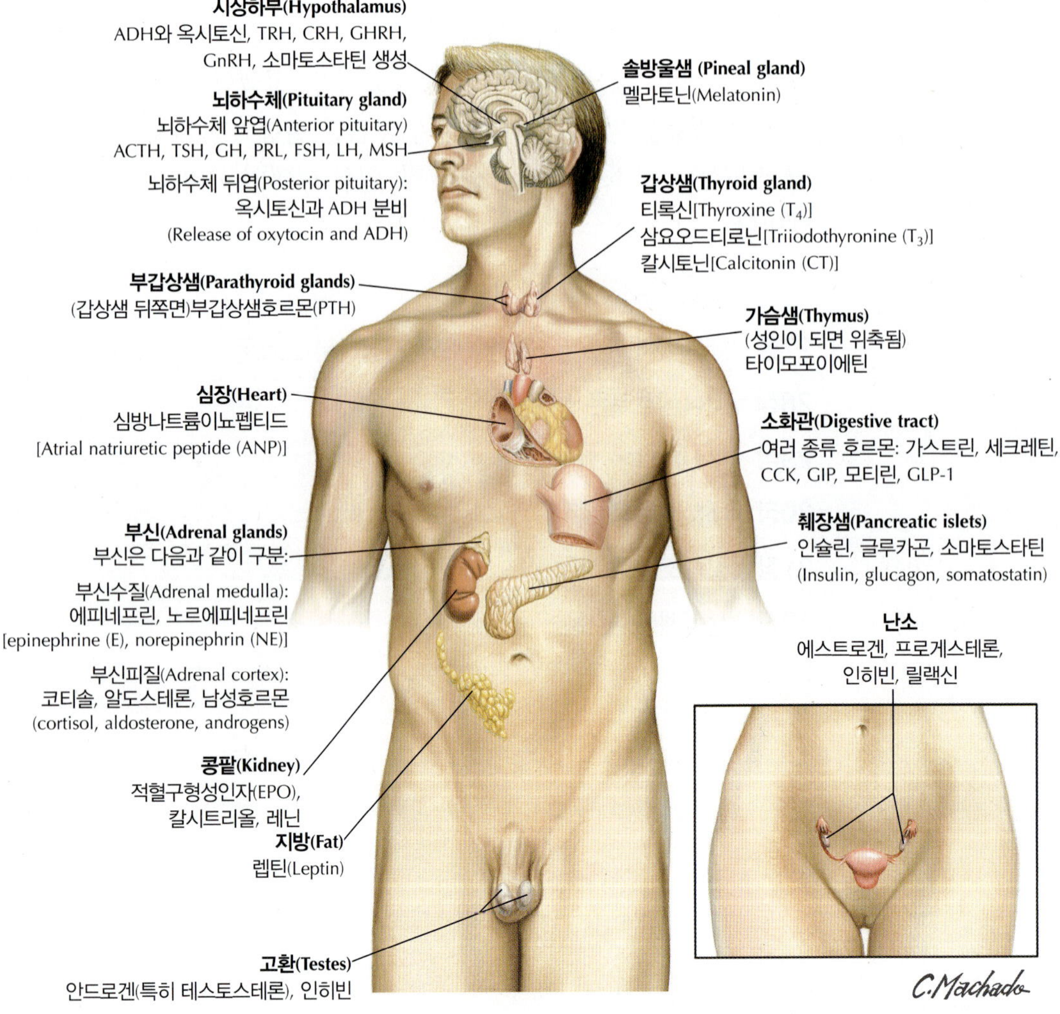

그림 27.1 **내분비계통 구성** 호르몬은 인체 내분비기관에서 혈액으로 분비되어 다양한 표적기관의 생리 기능에 영향을 준다. *ACTH*, 부신피질자극호르몬; *ADH*, 항이뇨호르몬; *CCK*, 콜레시스토키닌; *CRH*, 부신피질자극호르몬분비호르몬; *FSH*, 난포자극호르몬; *GH*, 성장호르몬; *GHRH*, 성장호르몬분비호르몬; *GIP*, 위억제펩티드; *GLP-1*, 글루카곤유사펩티드-1; *GnRH*, 생식샘자극호르몬분비호르몬; *LH*, 황체형성호르몬; *MSH*, 멜라닌세포자극호르몬; *PRL*, 프로락틴; *TRH*, 갑상샘자극호르몬분비호르몬; *TSH*, 갑상샘자극호르몬.

펩티드 합성 *Peptide Synthesis*

펩티드 호르몬을 암호화하는 유전자는 전사되어 특이적인 mRNA를 생성하고, 이어서 리보솜에서 암호해독 되어 전구풋호르몬(preprohormone)을 형성한다. 전구풋호르몬은 단백질 호르몬 전구물질로서, 세포질그물로 이동을 유도하는 "신호펩티드"를 포함하고 있다. 세포질그물에서 신호펩티드는 분리되고 풋호르몬(prohormone)만 남는다. 풋호르몬은 골지체로 운반된 후 분비소포로 들어간다. 소포내에서 풋호르몬은 다시 분해되어 최종 활성 형태 호르몬이 된다. 펩티드호르몬 분비는 소포 내용물이 방출될 때 일어난다.

스테로이드 합성 *Steroid Synthesis*

스테로이드호르몬은 음식을 통해 공급되거나 혹은 아세틸-CoA로부터 새롭게 합성되는 전구물질인 콜레스테롤로부터 합성된다. 콜레스테롤로부터 스테로이드호르몬 합성에 관여하는 스테로이드 생성경로는 29장과 32장에서 다룬다. 아래 주요 스테로이드호르몬은 이들 경로를 통해 합성된다:

- 코티솔
- 알도스테론
- 테스토스테론 및 기타 남성호르몬
- 에스트라디올 및 기타 에스트로겐
- 프로게스테론

코티솔과 알도스테론, 부신남성호르몬은 부신피질(29장)에서 합성된다. 테스토스테론은 고환에서 생성되며, 에스트라디올과 프로게스테론은 난소에서 합성된다(32장). 활성형태 비타민D는 또 다른 스테로이드호르몬이다; 이것은 불활성 전구물질인 콜레칼시페롤(식이에서 흡수되거나 피부에서 합성됨)이 간과 콩팥에서 변화과정을 거쳐 활성비타민D로 된다(31장).

호르몬 작용기전 *MECHANISMS OF HORMONE ACTION*

호르몬은 내분비샘 또는 조직에서 혈액으로 분비되어, 표적조직에 도달하면 막 또는 핵 수용체와 결합한 후 일련의 과정을 거쳐 호르몬의 생리효과를 초래한다.

스테로이드호르몬(예: 테스토스테론과 에스트라디올, 프로게스테론) 및 갑상샘호르몬, 활성비타민D는 지용성이므로 쉽게 표적세포로 들어가 핵수용체에 결합하여 유전자 전사를 초래한다. 생산된 mRNA는 생화학 및 생리 과정을 조절하는 단백질로 암호해독된다(그림 27.2).

펩티드호르몬과 카테콜아민 대부분은 이형삼량체G단백과 연결된 막수용체에 결합한다. 이후 세포 기능을 조절하는 cAMP와 cGMP, IP_3와 같은 둘째전령물질을 생성(또는 생성 억제)하는 일련의 과정이 시작된다. 둘째전령물질은 기존의 효소와 다른 단백질에 직접 작용하거나 혹은 전사인자를 유도 또는 활성화시키고, 경우에 따라 간접적으로 세포 기능에 영향을 줄 수 있다. 반면 성장호르몬(GH)은 단량체G단백과 연관된 막수용체와 결합하며, 작용에는 티로신키나아제 및 다양한 전사인자가 관여한다.

사전적 의미에서, 호르몬(내분비샘 분비물)은 혈액에 의해 운반되어 멀리 떨어진 조직에 작용하지만, 최근에는 **자가분비** 및 **주변분비**, **신경내분비**를 포함하는 조금 더 큰 의미의 조절물질로 해석되고 있다(그림 27.2 참조). 호르몬의 공통적인 특징은 분비되어 동일한 세포 종류(자가분비) 또는 다른 세포 종류에 영향을 미치는 것이다.

내분비샘으로서 시상하부와 뇌하수체의 일반적 기능 *GENERAL ENDOCRINE ROLES OF THE HYPOTHALAMUS AND PITUITARY GLAND*

시상하부와 **뇌하수체**는 많은 내분비 기관의 기능을 조절한다(그림 27.3과 27.4). 시상하부는 사이뇌 배쪽에 위치하며, 뇌하수체 줄기를 통해 나비뼈에 있는 공간인 **안장(sella turcica)**에 위치해 있는 **뇌하수체(hypophysis)**와 연결되어 있다. 뇌하수체는 **뇌하수체 앞엽(adenohypophysis, 샘뇌하수체)**과 **뇌하수체 뒤엽(neurohypophysis, 신경뇌하수체)**으로 알려진 2개의 엽으로 구성되어 있다.

뇌하수체 뒤엽은 시상하부 핵에서 기원하는 축삭이 포함된 뇌하수체 줄기를 통해 연결되어 있어 시상하부의 연속이라고 할 수 있다. 뇌하수체 뒤엽은 신경호르몬인 **항이뇨호르몬[ADH; 바소프레신(vasopressin)**이라고도 함]과 **옥시토신(oxytocin)**을 저장하고 분비한다. 이들 호르몬은 주로 시상하부 시각로위핵 및 뇌실곁핵에서 합성되어 뇌하수체 뒤엽으로 축삭이동을 통해 운반된다.

뇌하수체 앞엽(뇌하수체 뒤엽과는 다름)은 시상하부와 직접 연결은 되어 있지 않고, 대신 뇌하수체 문맥순환계를 통해 혈관으로 연결되어 있다. 시상하부는 바소프레신과 옥시토신을 합

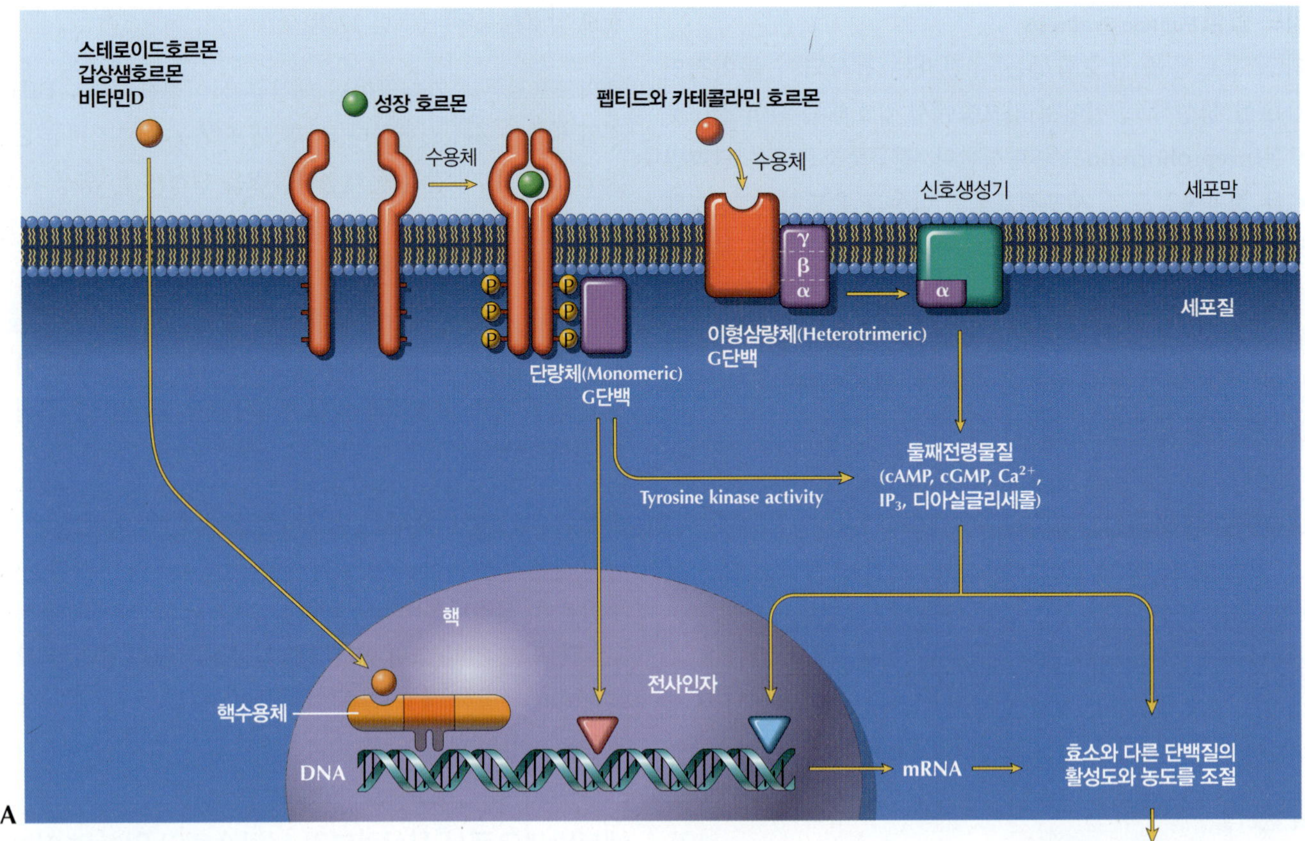

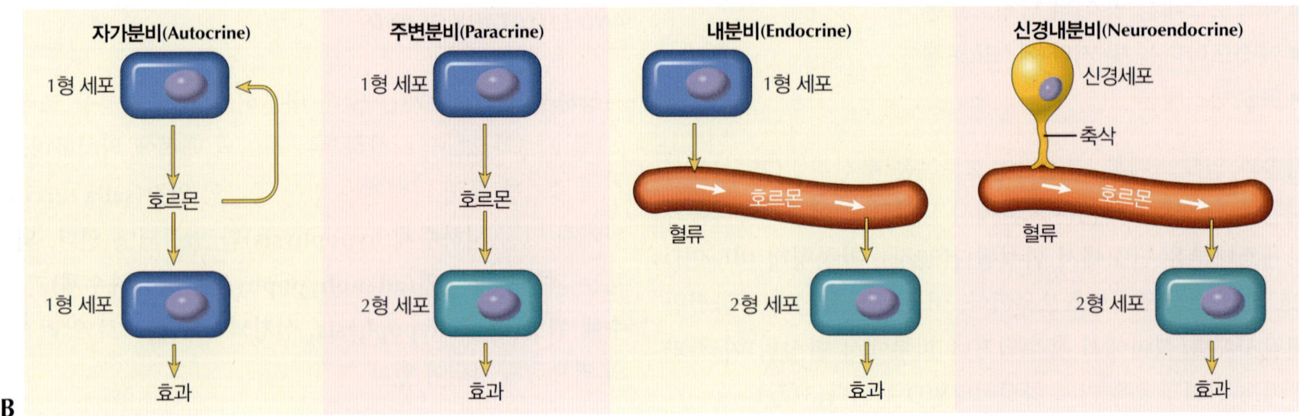

그림 27.2 호르몬 작용 개요 호르몬은 특정 세포막 또는 세포질, 핵 수용체와의 결합을 통해 표적세포에 작용하여 생리적 변화를 초래하는 일련의 과정이 진행되도록 한다**(A)**. 수용체와 결합하면 둘째전령물질(예를 들어, cAMP와 cGMP, IP_3) 생성 또는 유전자 전사 조절을 초래할 수 있다. 고전적 호르몬(내분비 분비물)은 "관이 없는 샘"에서 분비되고 혈류를 통해 작용부위로 운반되는 것들을 말한다. 최근에 내분비 개념은 자가분비 및 주변분비, 신경내분비를 포함하는 광역의 의미로 사용되며, 고전적 내분비는 그중 한 부분을 차지하고 있다**(B)**.

성하는 것 외에도, **뇌하수체 문맥**을 통해 뇌하수체 앞엽으로 운반되어 자극호르몬 분비를 조절하는 **시상하부 분비 또는 억제 호르몬**을 합성하고 분비한다(그림 27.4 참조). 이 문맥순환계를 통해 시상하부호르몬은 몸순환에 희석되지 않고 뇌하수체로 직접 운반된다. 뇌하수체 앞엽에서 분비되는 주요 호르몬은 다음과 같다.

- **갑상샘자극호르몬(thyroid-stimulating hormone, TSH):** 갑상샘호르몬 합성과 분비를 자극
- **부신피질자극호르몬:** 부신피질 스테로이드 합성을 촉진

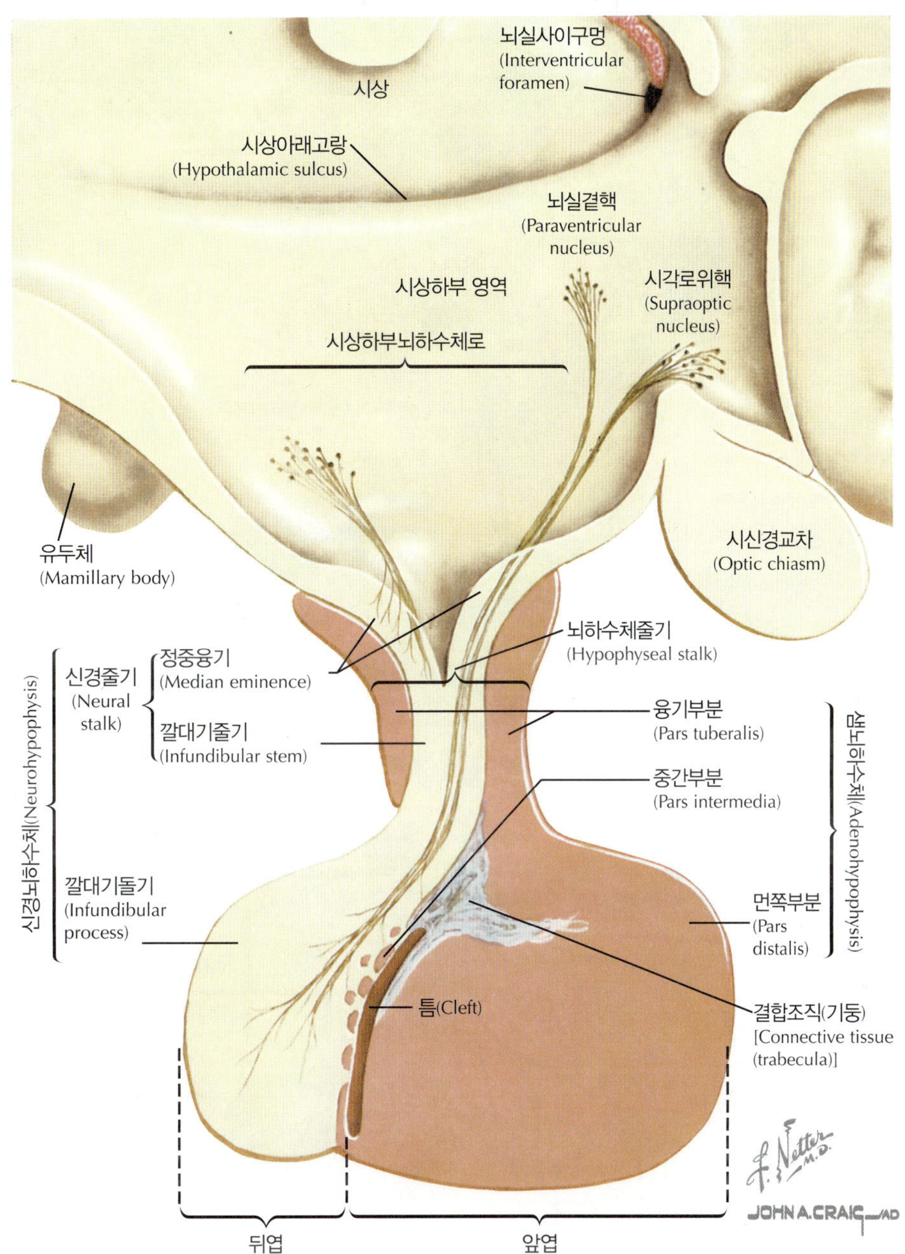

그림 27.3 시상하부와 뇌하수체 구조 뇌하수체 앞엽(샘뇌하수체)과 뇌하수체 뒤엽(신경뇌하수체)은 서로 다른 배아조직에서 유래되었고 기능도 완전히 다르다. 시상하부 핵의 축삭은 뇌하수체 뒤엽까지 뻗어 있으며 호르몬(옥시토신과 바소프레신)을 전신 혈류로 방출 할 때까지 저장하고 있다; 시상하부 핵으로부터의 또 다른 축삭은 정중융기까지 확장되어 뇌하수체 앞엽으로 직접 가는 뇌하수체 문맥순환으로 여러 호르몬을 분비한다. 이들 호르몬은 뇌하수체 앞엽에 작용하여 다양한 자극호르몬이 전신혈류로 분비되는 것을 억제 혹은 촉진한다.

- **생식샘자극호르몬**[황체형성호르몬(**LH**)과 난포자극호르몬(**FSH**)]: 고환과 난소에서 스테로이드 생성과 생식자발생(gametogenesis)을 촉진
- **프로락틴:** 유방에서 젖 생산을 촉진.
- **성장호르몬(GH):** 간과 다른 표적 조직에서 **인슐린유사성장인자(IGFs)** 합성을 촉진한다. 간에서 생성된 IGF는 순환계로 분비되는 반면, 다른 조직에서 생성된 IGF는 자가분비 형태로 분비되어 국소적으로 작용한다. GH는 성장촉진 및 동화작용을 한다.

다양한 뇌하수체호르몬은 *표적 샘에서 호르몬* 분비를 자극하기 때문에 *자극호르몬*(*tropic hormone*)이라고 불린다(예: 생식샘자극호르몬은 생식샘에서 스테로이드 합성과 분비를 자극한다).

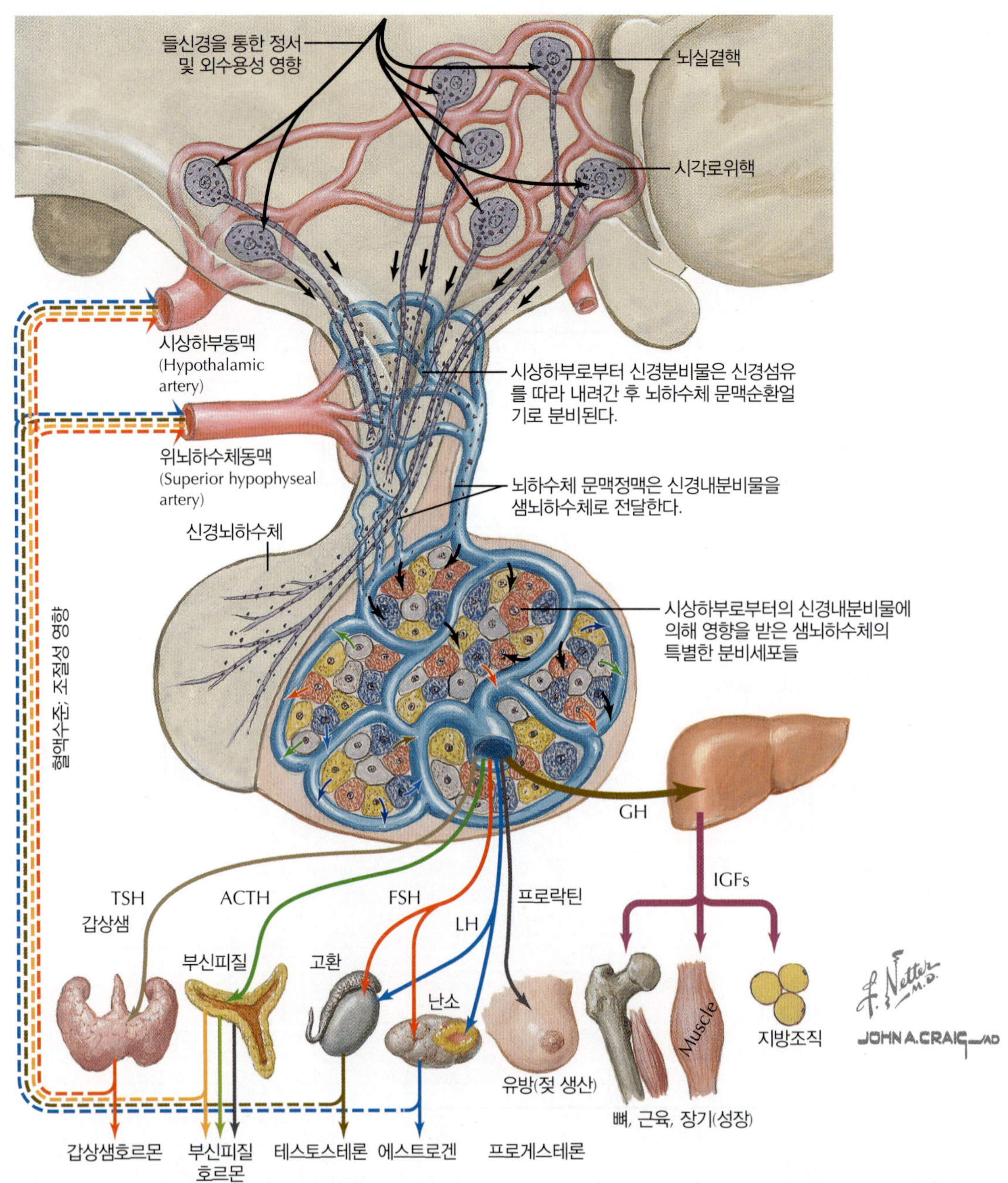

그림 27.4 **뇌하수체 앞엽의 기능** 뇌하수체 앞엽은 뇌하수체 문맥순환으로 분비되는 분비 및 억제 호르몬에 의해 조절된다; 이들 호르몬은 일반 순환계에 들어가지 않고 이 문맥순환을 통해 뇌하수체 앞엽에 직접 도달한다. 이런 요소들의 통제하에, 뇌하수체 앞엽의 특정 분비세포에서는 하위 내분비샘에 작용하는 6 종류의 주요 자극호르몬(TSH 및 ACTH, FSH, LH, 프로락틴, GH)이 분비된다. 자극호르몬과 표적기관 호르몬은 서로 되먹임기전을 통해 연결되어 있으며, 이를 통해 표적기관에서 생성되는 호르몬의 혈액내 농도를 조절하고 있다. *ACTH*, 부신피질자극호르몬; *FSH*, 난포자극호르몬; *GH*, 성장호르몬; *IGF*, 인슐린유사성장인자; *LH*, 황체형성호르몬; *TSH*, 갑상샘자극호르몬.

내분비계통에서 되먹임기전과 수용체 조절

FEEDBACK SYSTEMS AND RECEPTOR REGULATION IN THE ENDOCRINE SYSTEM

혈액내 호르몬 수치는 간혹 일정 범위내에서 주기적인 변화를 보이기도 하지만 되먹임기전에 의해 정상 범위내에서 조절된다. 이러한 되먹임기전은 항상성의 중요한 측면이며 이를 통해 호르몬 수준과 생리 효과가 조절되고 있다. 많은 호르몬에서 관찰되는 주기적인 분비 변화는 항상성 반응에 중요하며, 월경주기와 같은 복잡한 과정뿐만 아니라 일상적인 활동에서 보이는 일주기 변화도 있다. 또한 많은 시상하부 및 뇌하수체 호

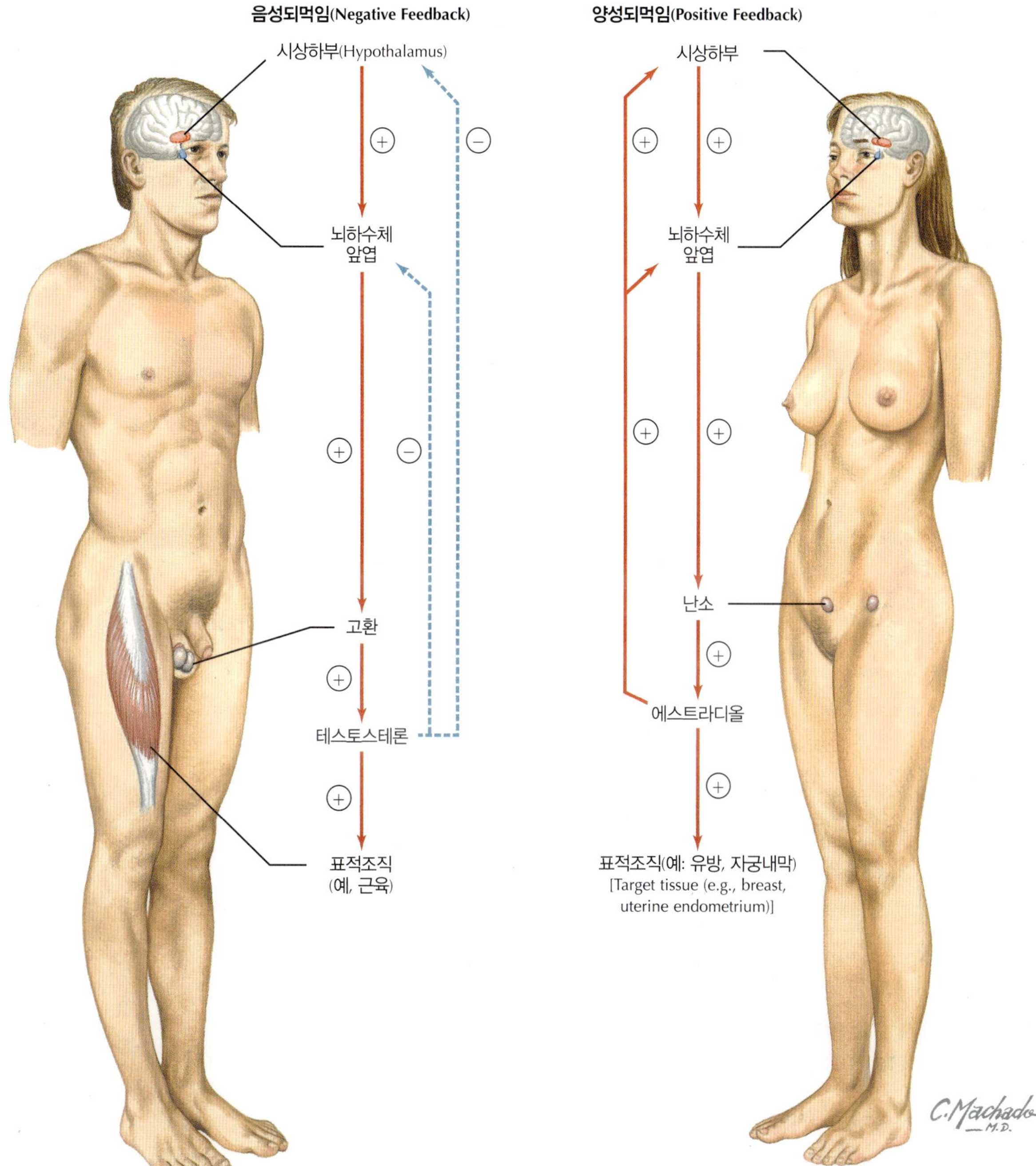

그림 27.5 음성 및 양성 되먹임조절 대부분의 경우, 시상하부–뇌하수체–표적기관축은 음성되먹임기전에 의해 조절되며, 뇌하수체 앞엽 자극호르몬은 시상하부에 음성되먹임 효과를 나타내며, 표적기관 호르몬은 시상하부와 뇌하수체 앞엽 모두에 음성되먹임 효과를 보인다. 그림에서 설명된 시상하부–뇌하수체–고환축에서 알 수 있듯이 이 기전을 통해 표적기관 호르몬 수준은 정상범위를 유지한다. 몇 가지 특별한 경우에 양성되먹임이 일어날 수 있다. 예를 들어, 월경주기 중 후기 난포 및 배란기 동안, 높은 수준의 에스트라디올은 시상하부 분비호르몬 및 자극호르몬의 더 큰 분비를 초래하여 월경주기 중간에 배란이 일어날 수 있도록 뇌하수체호르몬의 급격한 분비를 유발한다.

르몬은 호르몬 분비와 작용의 미세 조정을 위해 박동형태로 분비되기도 한다.

음성되먹임 *Negative Feedback*

호르몬 혈중 농도는 비교적 좁은 범위내에서 정상적으로 조절되며 간혹 주기적 변화를 보이기도 한다. 일반적으로 **음성되먹임기전**을 통해 호르몬의 혈액내 농도가 증가되면 합성이 억제되어 정상적인 수준을 유지되도록 한다(그림 27.5). 예를 들어, 시상하부호르몬인 **생식샘자극호르몬분비호르몬(GnRH)**에 반응하여 분비되는 뇌하수체호르몬인 **LH**은 중요한 남성 성호르몬인 **테스토스테론** 합성을 자극한다(그림 27.5 참조). 정상 성인 남성의 테스토스테론 농도는 LH와 GnRH생성에 대한 테스토스테론의 음성되먹임과 짧은되먹임고리(32장 참조)에 의해 유지된다. 시상하부와 뇌하수체, 표적 내분비샘으로 구성된 내분비계에서 되먹임고리는 다음과 같이 구분한다.

- **긴고리되먹임**: 테스토스테론에 의한 GnRH 및 LH(및 FSH) 억제와 같이 내분비축에 있는 시상하부와 뇌하수체 호르몬이 표적샘 호르몬에 의해 억제되는 경우
- **짧은고리되먹임**: 뇌하수체 앞엽호르몬이 연관된 시상하부 호르몬(예: LH에 의한 GnRH억제) 분비를 억제하는 경우
- **매우짧은고리되먹임**: 시상하부 호르몬 분비가 동일한 호르몬에 의해 억제되는 경우

이러한 다중 되먹임기전은 호르몬 수준의 미세 조정과 많은 호르몬에서 관찰되는 주기적 변화 생성에 관여한다.

양성되먹임 *Positive Feedback*

음성되먹임이 내분비계의 주요 항상성 조절기전이지만 드물게는 **양성되먹임**도 관여한다. 인체에서 양성되먹임기전은 항상성 유지에 필요할 때만 작동하므로 자체 제한적 성격을 가지고 있다. 가장 좋은 양성되먹임 예는 월경주기 동안 관찰할 수 있다(그림 27.5 참조). 후기난포기 단계에서, **에스트라디올** 수치는 임계점 이상으로 상승하면 양성되먹임이 발생한다. 높은 에스트라디올 농도는 시상하부의 GnRH분비와 뇌하수체 LH 및 FSH의 급격한 분비증가를 유발하여 배란이 일어나게 한다. 양성되먹임은 배란과 난포세포가 **황체**로 전환될 때 끝나게 된다.

수용체 조절 *Receptor Regulation*

호르몬에 대한 세포 반응은 호르몬에 대한 특정 수용체 존재에 달려 있다. 호르몬에 대한 반응은 호르몬 농도도 중요하지만, 수용체 수 또는 호르몬에 대한 결합 친화도 변화을 통해 호르몬 수용체 수준에서도 내분비계 조절이 일어난다. 일부 경우에는, 호르몬은 자신이 결합하는 수용체 수 또는 수용체의 결합 친화도 **하향 조절**(downregulation, 감소)을 통해 일종의 음성되먹임이 일어나도록 한다. 예를 들어, 난소가 높은 농도의 LH에 노출이 되면 세포막 LH수용체가 감소된다. 호르몬은 수용체 수 또는 친화도 증가를 통해 수용체의 **상향 조절(upregulation)**을 일으킨다. 예를 들어, GH는 일부 표적 조직에서 수용체 수를 증가시킨다. 호르몬이 자체 수용체 수에 영향을 줄 때, 이 과정을 **상동 조절(homologous regulation)**이라고 한다. 호르몬이 다른 호르몬의 수용체 수(상향 또는 하향)에도 영향을 미칠 수 있으며, 이런 경우는 **이종조절(heterologous regulation)**이라고 한다.

뇌하수체 뒤엽 호르몬
POSTERIOR PITUITARY HORMONES

ADH와 **옥시토신**은 모두 시상하부 핵에서 합성된 전구풋호르몬(preprohormone)으로부터 유래된 노나펩티드(9개 아미노산으로 구성된 펩티드)이다. 전구풋호르몬 분할은 ADH와 옥시토신과 함께 **뉴로피신**을 생성한다. 뉴로피신은 ADH와 옥시토신을 포함하고 있는 소포를 합성된 곳에서 신경축삭을 따라 뇌하수체 뒤엽으로 운반하는 운반단백질 기능을 가지고 있다. 호르몬을 포함하고 있는 소포는 뇌하수체 뒤엽에 있는 신경종말에 저장된다. 시상하부 신경세포 탈분극에 의해 생성된 활동전위가 축삭을 따라 신경종말로 전파되면 Ca^{2+}유입이 일어나고 소포내 내용물의 세포외배출이 일어난다.

항이뇨호르몬 *Antidiuretic Hormone*

ADH는 이름에서 알 수 있듯이 항상성을 위해 수분유지("항이뇨")가 필요한 상태에서 분비된다. ADH의 합성 및 분비, 생리작용은 그림 27.6에 나와 있으며 13장과 19장에서 자세히 설명되었다. 항이뇨 효과 이외에도 ADH는 혈관 민무늬근육 수축을 일으키는 혈압상승제이기도 하다(따라서 "바소프레신"이라는 이름을 가지고 있다). ADH는 주로 다음 두 가지 자극 중 하나에 반응하여 분비된다:

- **혈장의 고삼투질농도**; 시상하부 삼투수용기에 의해 감지
- **혈액량저하증** 및 **저혈압**; 동맥 및 심방 압력수용기에 의해 감지

ADH를 분비시키는 자극은 혈량저하증(hypovolemia)이나 저혈압보다 고삼투질농도(예: 수분 박탈이나 탈수증에 의한 경우)가 훨씬 더 중요하다. 혈압의 정상적인 변화는 ADH분비에 중요한 자극은 아니지만, 혈액량의 현저한 감소(출혈 중인 경우)는 콩팥에서 수분 재흡수가 필요한 상황이므로 혈압 항상성과 수분 보충, 혈관 민무늬근육 수축에 관여하는 ADH분비를 초래한다.

호르몬의 생리작용은 20장에서 상세하게 다루었다. 요약하면 (그림 27.6 참조), ADH작용은 콩팥에서 물을 선택적으로 처리하는 것이다. 후반먼쪽세관과 집합관에서 물 투과성을 증가시켜 콩팥에서 물 재흡수를 증가시킨다.

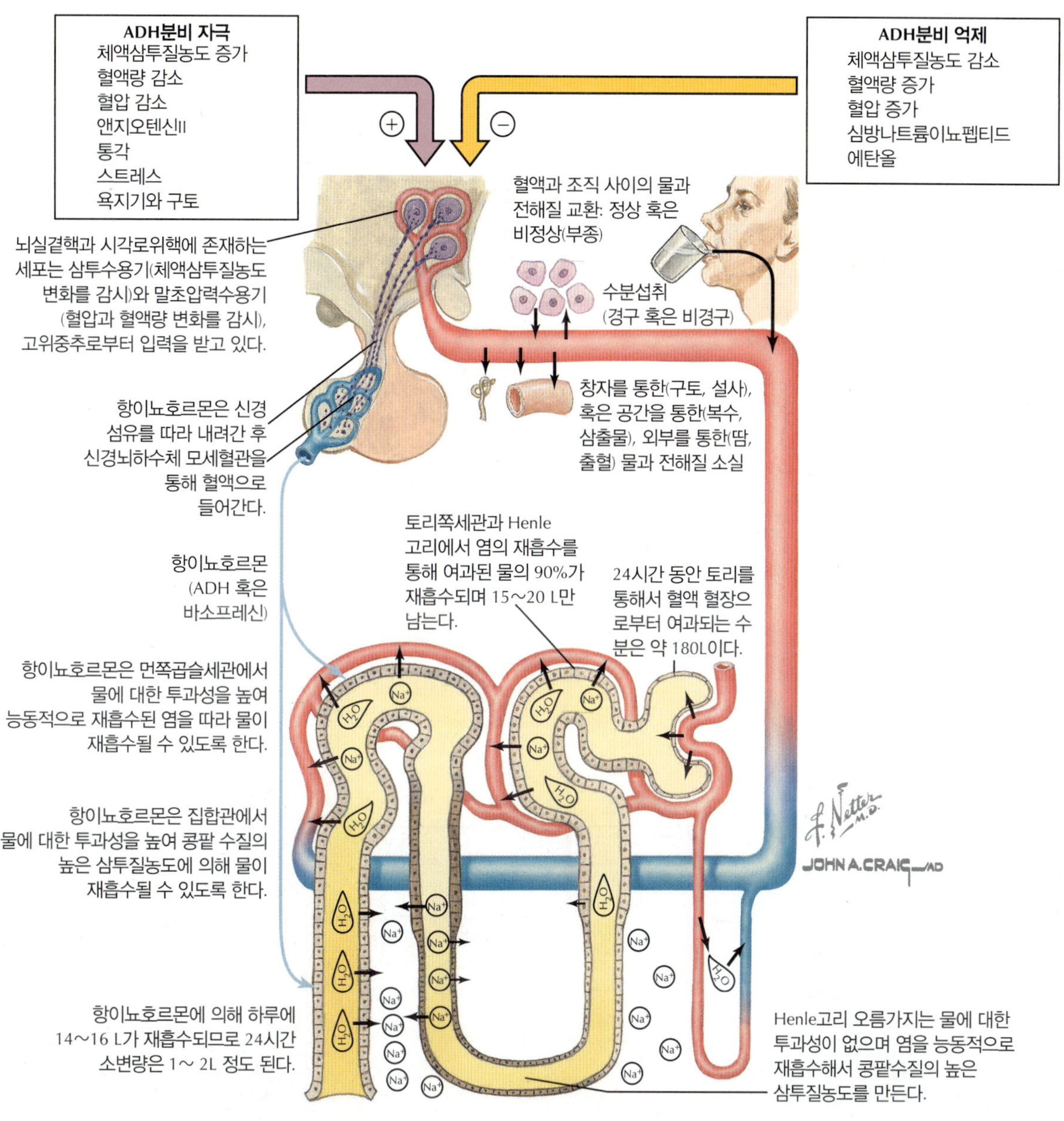

그림 27.6 뇌하수체 뒤엽 기능(항이뇨호르몬) 항이뇨호르몬(ADH, 바소프레신이라고도 함)은 주로 시상하부 시각로위핵(및 뇌실곁핵)에서 합성되어 뇌하수체 뒤엽에 저장되고 분비된다. 주요 기능은 수분균형을 조절하는 것이다; 세포외액 삼투질농도 증가와 혈압감소에 반응하여 분비되며, 주요 기능은 콩팥에서 물을 재흡수하는 것이다. 혈장내 ADH농도가 높으면 소량의 농축된 소변이 생성된다.

옥시토신 *Oxytocin*

뇌하수체 뒤엽에서 분비되는 다른 호르몬인 옥시토신은 모유 수유와 출산에 중요한 역할을 한다(그림 27.7). 따라서 옥시토신은 다음과 같은 행동에 반응하여 분비된다:

- 모유 수유
- 자궁목 및 질 자극

모유 수유하는 동안, 신경뇌하수체에서 분비된 옥시토신은 유방 젖샘으로부터 **젖 분비**를 초래한다. 실제 젖생산은 다른 호르몬인 프로락틴에 의해 특이적으로 자극된다. 자궁목과 질 팽창 역시 옥시토신 분비를 자극하고, 분비된 호르몬은 **자궁을 수축**시킨다. 그러나 분만 유도 또는 진행에 있어서 실제 생리적 역할은 잘 알려져 있지 않다. 옥시토신은 또한 남녀 모두에서 오르가즘 중에 분비되어, 남성 사정 중 정자 수송 및 여성 생식기내에서의 정자 수송에 역할을 하는 것으로 알려져 있다. 또한, 옥시토신은 중추신경계 효과를 통해 인간을 포함한 포유동물 짝짓기에도 관여하는 것으로 보인다.

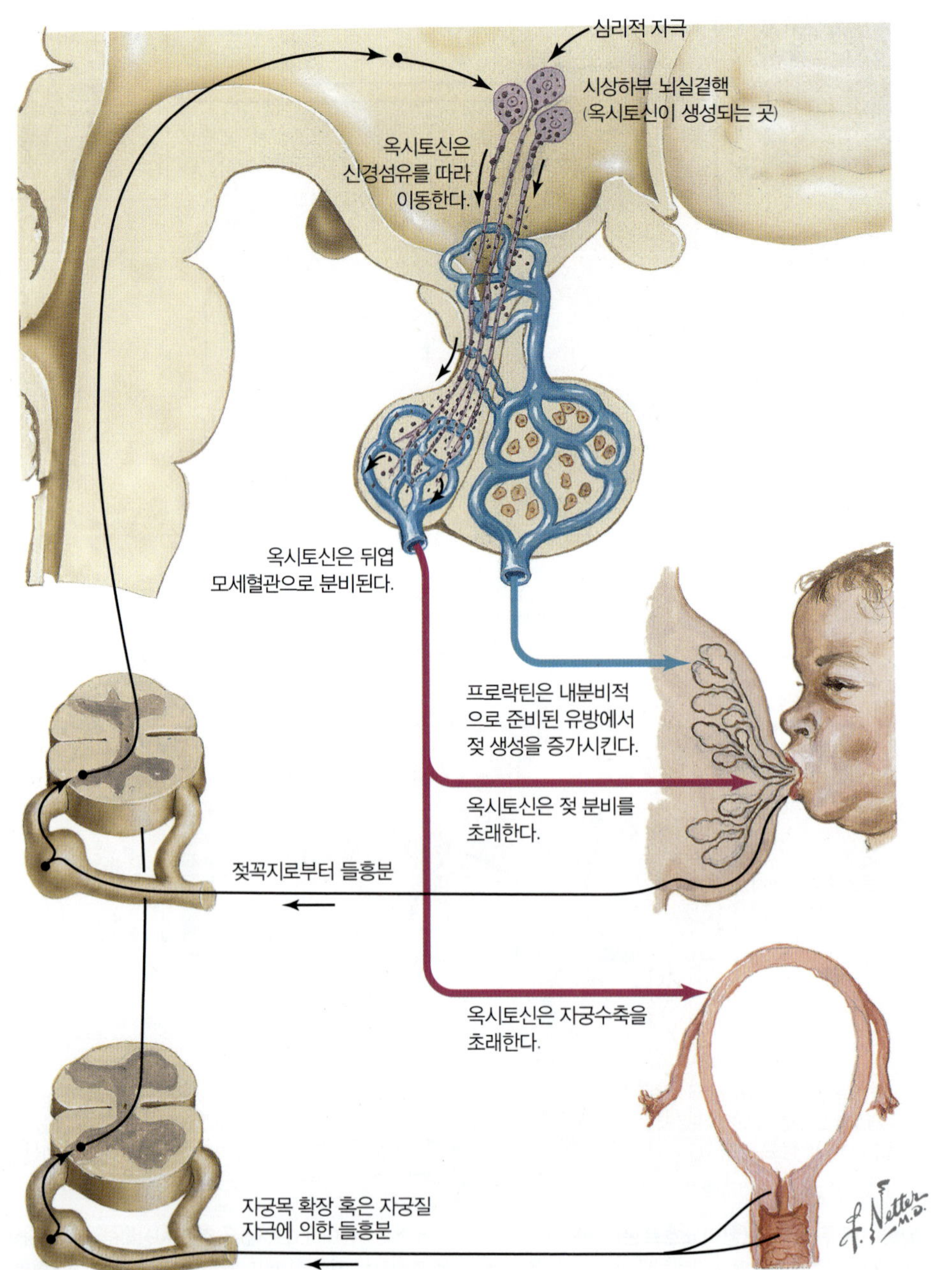

그림 27.7 뇌하수체 뒤엽 기능(옥시토신) 옥시토신은 시상하부 뇌실곁핵(시각로위핵에서도 합성)에서 주로 합성되며, 뇌하수체 뒤엽에 저장되고 분비된다. 주요 기능은 젖분출과 자궁수축을 촉진하는 것이다.

임상 적용 27.1
합성 옥시토신을 이용한 분만 유도
(Induction of Labor by Synthetic Oxytocin)

사람에서 분만 유도 또는 진행에 있어서 옥시토신의 생리적 역할은 잘 알려져 있지 않지만, 약물로서 고용량으로 사용하면 강한 자궁수축을 유발한다. 따라서 합성 옥시토신은 의학적으로 인위적인 분만 유도 또는 진행이 필요한 임상 상황에서 자주 사용된다. 일반적인 펩티드 약물과 같이, 위창자관에서 분해되므로 경구 투여는 효과적이지 않으므로 정맥내 주입으로 사용한다.

뇌하수체 앞엽 호르몬 *ANTERIOR PITUITARY HORMONES*

6가지 주요 뇌하수체 앞엽 호르몬은 펩티드, 단백질 또는 당단백질이며, 샘뇌하수체내 특별한 세포에서 합성되어 분비된다.

- **생식샘자극세포(gonadotrophs)**는 두 종류의 생식샘자극호르몬(LH와 FSH)을 생산한다.
- **갑상샘자극세포(thyrotrophs)**는 TSH를 합성한다.
- **코르티코트로프성세포(corticotroph)**는 부신피질자극호르몬을 합성한다.

- **프로락틴생산세포(lactotrophs)**는 프로락틴을 생산한다.
- **성장호르몬분비세포(somatotrophs)**는 GH를 생산한다.

이들 호르몬의 합성과 분비는 뇌하수체 문맥순환을 통해 뇌하수체 앞엽에 도달하는 시상하부 호르몬과 다양한 되먹임회로에 의해 조절된다. 일부 경우에는, 호르몬은 시상하부 분비호르몬 또는 억제호르몬 어느 하나에 의해 주로 조절된다; 다른 경우에는 시상하부 분비호르몬과 시상하부 억제호르몬에 의해 동시에 조절되기도 한다. 뇌하수체 앞엽 호르몬은 GH와 프로락틴을 제외하고 표적샘 호르몬을 다루는 장에서 논의한다.

성장호르몬 *GROWTH HORMONE*

GH (**somatotropin**으로도 알려져 있음)는 191개 아미노산으로 구성된 단일사슬 폴리펩티드이며, 구조적으로는 **프로락틴** 및 **사람융모몸젖샘자극호르몬(human chorionic somatomammotropin,** GH유사 효과가 있는 태반호르몬으로서 사람태반락토겐이라고도 함)과 유사하다. 이름에서 암시하듯이 GH는 사람 성장 과정에 꼭 필요한 호르몬이다. 성장호르몬은 일생 동안 기본적인 분비 이외에 **하루에 몇 번의 분비** 증가를 보인다. 분비 증가는 특히 수면 중에 발생하며, 사춘기의 성장 발달 동안은 더 많이 자주 관찰된다; 기본 분비는 어린 아이에서 가장 높다. 일반적으로 남자 아이의 성장 발달은 약 12세에서 시작되며, 키 증가는 개인 간 차이가 많지만 16세에서 17세 사이에 끝난다. 여자 아이의 성장 발달은 약 1년 정도 일찍 시작되어 약 2년 먼저 끝나며 역시 상당한 변동성을 가지고 있다.

성장호르몬 분비 조절 *Regulation of GH Secretion*

뇌하수체 앞엽 성장호르몬분비세포에서 분비되는 성장호르몬은 2종류의 시상하부 호르몬에 의해 조절된다(그림 27.8):

- 성장호르몬 분비를 촉진하는 **성장호르몬분비호르몬(GHRH)**.
- 성장호르몬 분비를 억제하는 **소마토스타틴(somatostatin)**

성장호르몬 효과의 대부분은 직접적인 것이 아니라, 간에서 **소마토메딘** 합성 및 분비와, 특정 표적조직에서 소마토메딘 생산을 자극함으로써 나타난다. 소마토메딘은 **IGFs**라고도 한다; 이들 중 가장 중요한 것은 성장호르몬에 반응하여 간 및 다른 조직에서 생성되는 **IGF-1**이다. IGF-1은 표적 조직 수용체에 결합하여 인슐린이 수용체와 결합하여 작용하는 것과 유사하게 티로신키나아제 활성화를 통해 세포내 효과를 일으킨다.

IGF-1은 성장호르몬에 의해 간에서 생성되고 혈류로 분비된다; 이것은 표적조직에서 직접 생산되기도 한다. IGF-1의 혈장 농도는 간에 대한 성장호르몬 자극에 의해 결정되지만, 조직에 대한 성장호르몬 효과는 순환계에 존재하는 IGF-1보다는 표적조직의 IGF-1 국소 생산이 더 중요할 것으로 생각된다.

GH와 IGF-1은 모두 시상하부와 뇌하수체 앞엽에 음성되먹임 효과를 나타낸다; GHRH는 자신의 분비를 스스로 억제한다(매우짧은고리되먹임). 대사 산물 또한 성장호르몬 분비에 직, 간접적으로 영향을 준다: 포도당과 유리지방산은 GHRH 분비를 억제하지만 아미노산은 성장호르몬의 뇌하수체 분비를 자극한다.

성장호르몬과 IGF-1효과 *Effects of GH and IGF-1*

성장호르몬과 IGF-1의 주 역할은 소아기와 청소년기의 신체 성장과 발달 촉진 및 성인의 대사와 신체 조성 조절이다(그림 27.8 참조). 이러한 일반적인 효과는 IGF-1에 의해 매개되는 특별한 작용이 반영된 것이다:

- **선형성장 자극**; 뼈 및 연골에서의 아미노산 섭취와 단백질 합성 증가와 이들 조직의 증식을 통해 나타남(아동기와 청소년기)
- **근육량 증가**; 근육의 증가된 아미노산 섭취와 단백질 합성을 통해 나타남(동화 작용)
- **비만감소**; 지방 분해 촉진에 의한 나타남
- **기관 크기 증가**; 세포 증식과 단백질 합성에 의해 나타남

근육 및 뼈, 다른 기관 성장에 대한 IGF-1작용은 RNA 및 DNA 합성 촉진 이외에 세포의 아미노산 흡수 및 단백질 합성에 대한 직접적인 영향에 의해 나타난다.

지난 20년간의 연구를 통해 성장 및 식욕, 비만과 관련된 여러 호르몬이 발견되었다. 그렐린은 위와 시상하부 궁상핵에서 생성되는 26개 아미노산으로 구성된 아실화 펩티드호르몬이다. 공복 자극과 성장호르몬 분비, 그리고 식이 섭취와 성장 자극 사이 연관성을 제공하는 작용을 한다. 공복과 관련해서는 지방 조직에서 생성되며 포만을 유발하는 호르몬인 렙틴과 반대 효과를 나타낸다. 현재 이들을 포함한 다양한 호르몬들과 비만과의 관계에 초점을 맞춘 많은 연구들이 이루어지고 있다.

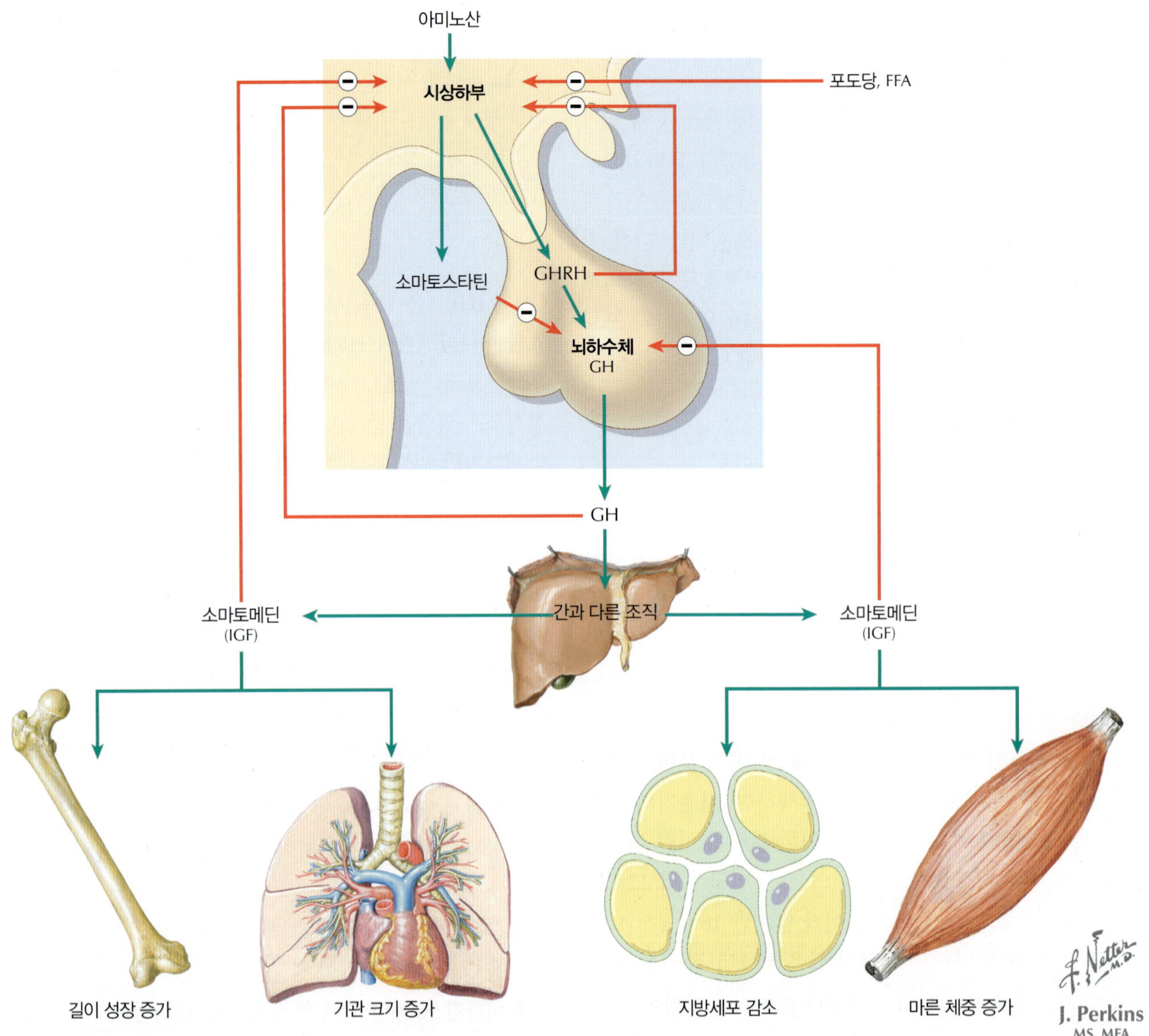

그림 27.8 성장호르몬 뇌하수체 앞엽에서 성장호르몬(GH) 분비는 성장호르몬분비호르몬(GHRH)과 소마토스타틴(SS)에 의해 조절된다. 시상하부에 대한 IGF 및 GH, GHRH, 다른 인자의 효과 방향성(음성 또는 양성) 표시는 이들 인자가 뇌하수체에서 성장호르몬 분비(시상하부 GHRH와 SS 분비 조절을 통해)에 궁극적으로 양성 혹은 음성 효과를 나타내는 것을 의미한다. 성장호르몬은 어린이 성장 및 발달, 대사 조절에 중요한 역할을 한다. 이러한 효과는 간 또는 특정 표적조직에서 생성되는 소마토메딘에 의해 매개된다. *FFA*, 유리지방산; *IGF*, 인슐린유사성장인자.

성장호르몬은 신진 대사 효과와 인슐린과 상반되는 작용에 의해 **당뇨병발생호르몬(diabetogenic hormone)**으로도 알려져 있다.

성장호르몬 작용은:

- 근육 및 지방 조직의 포도당 섭취를 억제하여 **혈당 수치를 증가**시킨다.
- 지방 조직의 지방분해 작용을 통해 **혈장 유리지방산을 증가**시킨다.
- **인슐린 저항성을 유도**하고 **혈장 인슐린 수치를 증가**시킨다.

프로락틴 *PROLACTIN*

프로락틴은 성장호르몬과 구조적으로 유사한 198개 아미노산으로 구성된 단일사슬 폴리펩티드이다. 임신 중이거나 수유중인 여성은 뇌하수체 앞엽의 프로락틴생성세포(lactotroph) 숫자가 증가하고 혈장 프로락틴 농도가 상승한다. 하지만 정상적인 상황에서는 낮은 수준으로 분비된다. 프로락틴의 주된 작용은 유방 성장과 젖 생산을 자극하는 것이다.

임상 적용 27.2
성장호르몬 과다 및 부족
(Growth Hormone Excess and Deficiency)

사춘기 전 소아에서 성장호르몬 결핍은 성장 저해를 초래하고 사춘기 시작을 지연시킬 수 있다. 성장호르몬 결핍은 성장호르몬이 분비되지 않는 경우를 비롯하여 낮은 GHRH생산, 뇌하수체 또는 시상하부 손상, IGF생산 결핍을 포함한 다양한 원인으로 인해 발생할 수 있다. 환아는 재조합 인간성장호르몬 요법으로 치료할 수 있다. 성장호르몬 결핍은 성인에서는 뇌하수체 종양에 의해 종종 발생할 수 있다. 이러한 경우는 근육량 손실과 체중 증가, 심리사회적 영향을 포함한 여러 증상이 나타날 수 있다; 인간성장호르몬 요법은 경우에 따라 유익하다.

성장호르몬 과다의 가장 흔한 원인은 성장호르몬분비샘종이다. 이 종류의 종양은 매우 천천히 자라기 때문에 보통 중년에서 발견된다; 수술이 가장 일반적인 치료법이다. 성인기 성장호르몬 초과는 손과 발, 턱의 뼈가 두꺼워지고, 턱과 이마가 튀어 나오며, 혀가 커지고(큰혀증), 심혈관 및 콩팥 합병증, 당뇨병 및 기타 효과들을 보이는 **말단비대증(acromegaly)**이 발생한다. 사춘기 이전 성장호르몬 초과는 드물며 **뇌하수체 거인증(pituitary gigantism)**을 유발한다.

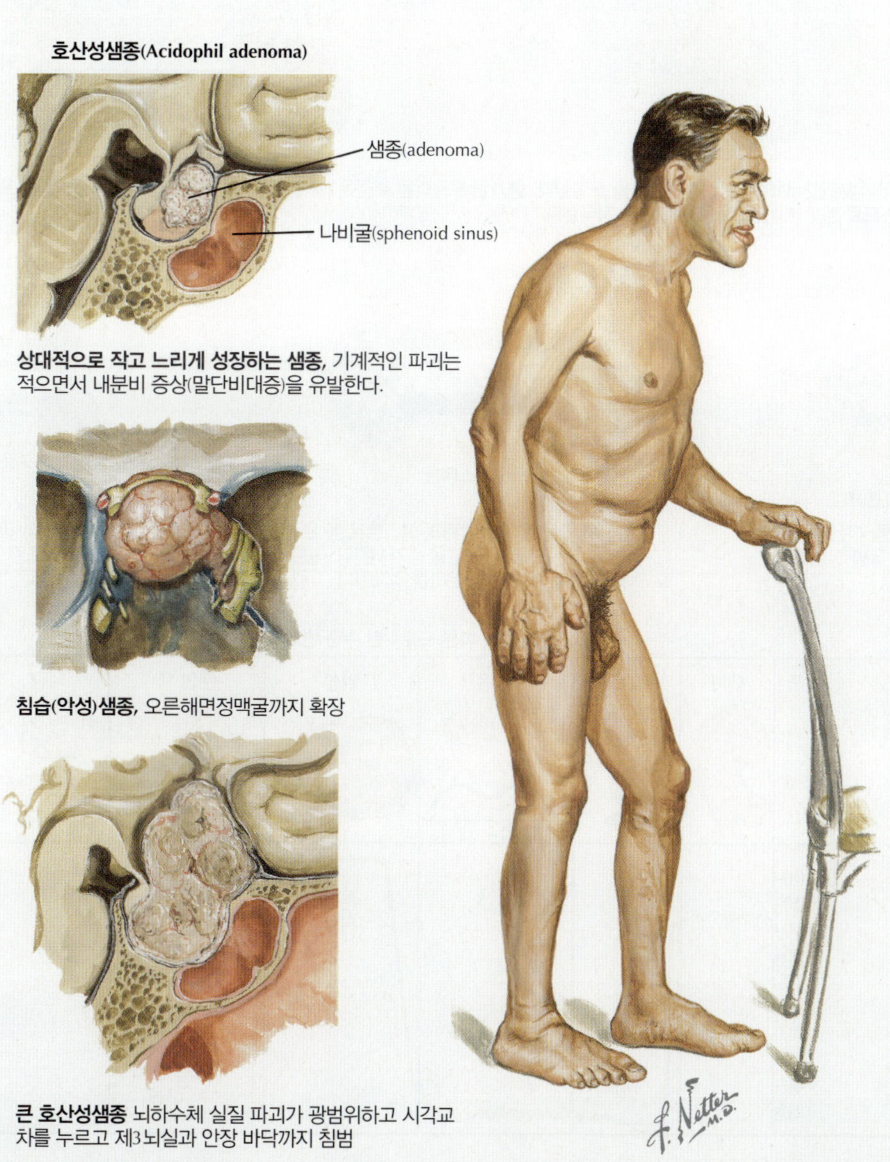

성장호르몬분비샘종 성장호르몬분비샘종에 의한 효과는 크기 및 성장률, 침습력에 따라 다양하다. 큰 종양은 뇌하수체 파괴와 다른 종류의 뇌하수체호르몬 결핍을 유발하며, 시신경교차와 시력에 영향을 줄 수 있다. 성장호르몬 과잉은 성인(오른쪽)에서 턱 돌출과 큰혀증 그리고 기타 효과를 포함한 말단비대증을 나타낸다.

프로락틴 분비 조절 *Regulation of GH Secretion*

뇌하수체 앞엽에서 프로락틴 분비 조절에 관여하는 시상하부 호르몬(그림 27.9):

- **도파민**(본문에서는 **프로락틴억제인자**로 표시)은 프로락틴 분비를 억제한다.
- **갑상샘자극호르몬분비호르몬**: TSH 이외에 프로락틴 분비도 자극한다.

프로락틴은 시상하부의 도파민 분비를 자극함으로써 자체 분비에 음성되먹임 효과를 나타낸다.

짧은고리 되먹임

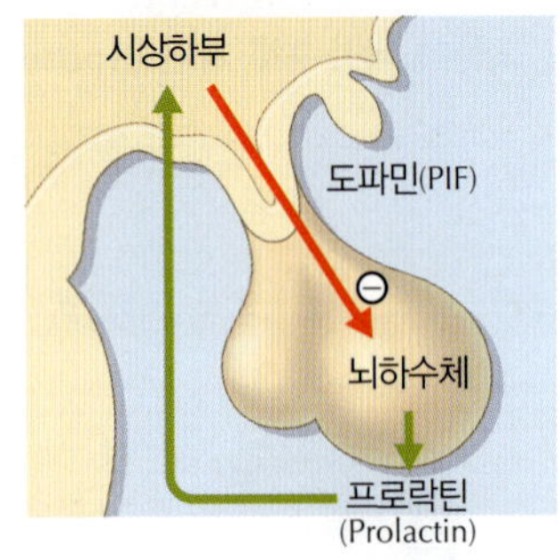

다른 조절인자

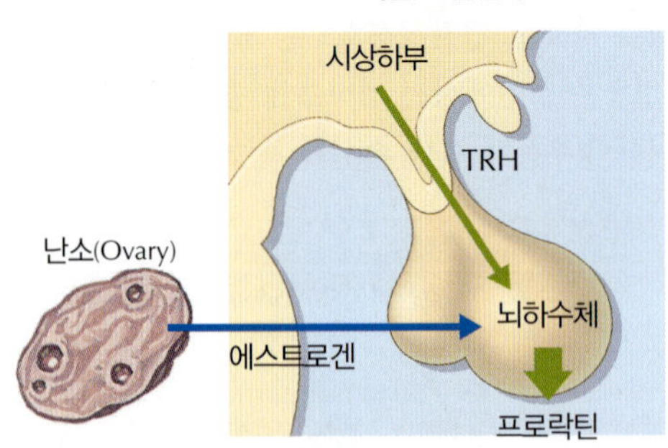

도파민으로 생각되는 프로라틱억제인자(PIF)는 프로락틴 분비를 조절한다. 증가된 프로락틴 수준은 PIF 분비를 증가시켜 되먹임기전을 통해 프로락틴 분비를 억제한다(짧은고리 되먹임 억제). 에스트로겐과 TRH는 프로락틴 분비를 자극한다.

유방 발달

프로락틴
GH
에스트로겐
프로게스테론
부신피질코르티코이드

GH과 에스트로겐, 프로게스테론, 부신피질코르티코이드와 함께 프로락틴은 유방 발달에 필요하다.

임신

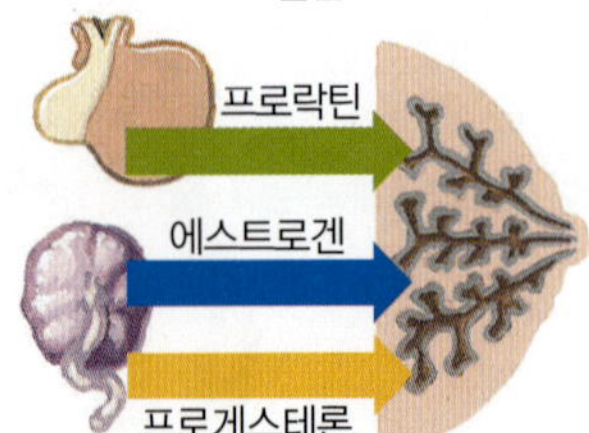

임신 중 상승된 프로락틴과 에스트로겐, 프로게스테론은 꽈리엽 발달을 증가시킨다. 높은 에스트로겐 수치는 젖분비를 억제한다.

수유

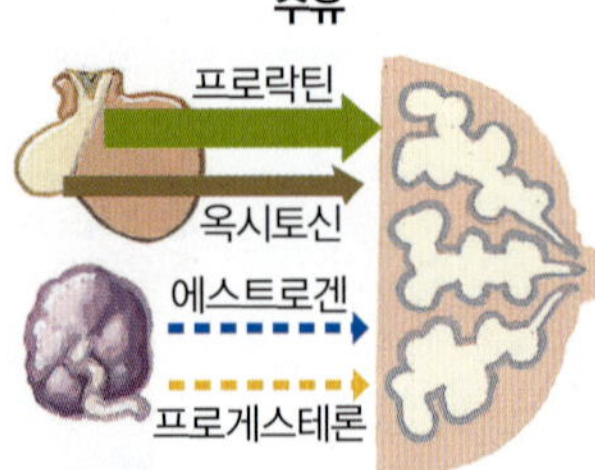

프로락틴 존재하에서 에스트로겐과 프로게스테론의 갑작스런 감소는 젖 생성을 초래한다. 옥시토신은 젖 분비를 자극한다.

연령과 몸 상태에 따른 프로락틴 수준 변화

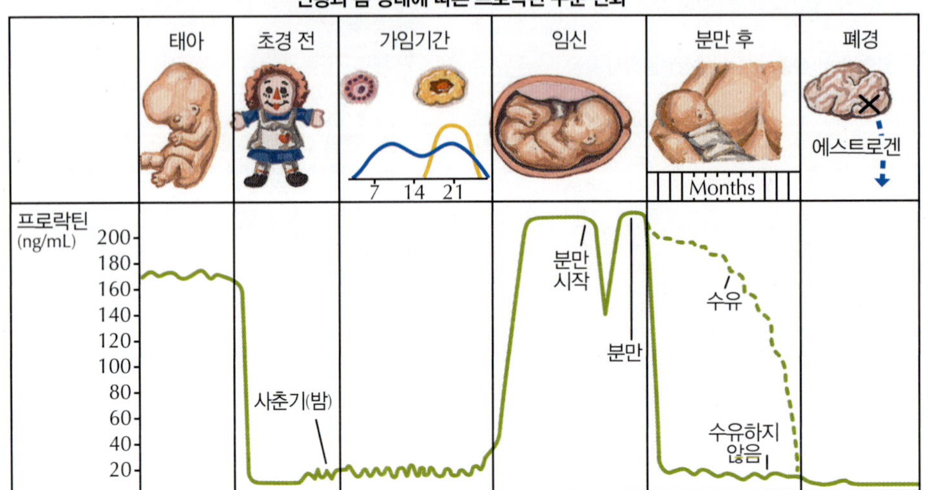

그림 27.9 프로락틴 뇌하수체 앞엽에서 프로락틴 합성과 분비는 주로 도파민(프로락틴분비억제인자, PIF)에 의한 긴장성 음성 통제하에 있다. 주요 기능은 유방발달과, 임신, 수유에 있다. 태아 발달과 임신, 산후 기간(여성이 모유 수유 중인 경우)은 그 수치가 상승한다. *GH*, 성장호르몬; *TRH*, 갑상샘호르몬분비호르몬.

프로락틴 효과 *Effects of Prolactin*

대부분의 경우, 프로락틴 합성과 분비는 주로 도파민 작용에 의해 억제된다. 사춘기 동안 프로락틴은 다른 호르몬과 함께 **유방 발달**을 촉진한다. 임신 중 프로락틴과 에스트로겐, 프로게스테론은 유방의 **말단꽈리 및 도관 발달**을 자극한다. 임신 중 프로락틴은 자궁내막 및 다른 조직에서도 생산된다. 에스트로겐과 프로게스테론은 프로락틴의 수치를 높게 유지시키지만, 동시에 프로락틴의 젖 생성 효과를 억제한다.

분만 후, **젖을 빠는 행위**는 프로락틴 합성과 분비를 촉진한다. 에스트로겐 및 프로게스테론 수치가 감소되므로 더 이상 프로락틴의 젖 생성 효과가 억제되지 않는다. 젖샘에 존재하는 수용체에 프로락틴이 결합하면 티로신키나아제 활성화와 전사 조절을 통해 궁극적으로 젖 단백질 합성이 일어난다. 프로락틴은 **생식샘자극호르몬분비호르몬**을 억제해서 여성 생식주기가 일어나지 않게 한다. 이로 인해 모유 수유 중에는 이론적으로 임신이 되지 않는다.

여성의 생식내분비 축에 대한 억제 효과 때문에 분만 후 첫 6개월 동안 모유 수유는 완벽하지는 않지만 효과적인 피임 수단으로 작용한다. 아기가 모유 수유만으로 영양을 공급받는 경우, 산모가 월경 주기를 보이지 않는 한 이 기간 동안에는 임신이 불가능하다. 개발도상국에서는 산업화 초기에 영아에 대한 분유 수유 증가로 인해 간혹 출산율이 높아지기도 한다.

28장 갑상샘호르몬

Thyroid Hormones

갑상샘호르몬(TH)은 신체 모든 기관에 생물학적 작용을 하며, 태아 및 출생 후, 사춘기 동안 정상적인 성장과 발달에 매우 중요하다. 갑상샘호르몬은 기초대사율 유지에 중요하기 때문에 성인에서 갑상샘 과다 및 결핍은 다양한 생리 과정에 영향을 미치며 다양한 질병을 유발할 수 있다. 갑상샘기능저하증(hypothyroidism)으로 인한 "커진 목" 또는 갑상샘종에 대한 치료법은 약 5000년 전 중국 전통의학에서도 언급되고 있다.

갑상샘 구조 *STRUCTURE OF THE THYROID GLAND*

갑상샘은 갑상샘반지연골 아래의 기관(trachea) 앞쪽에 위치한 방패 모양의 내분비샘이다(그림 28.1). 이 샘은 오른과 왼엽(lobe) 그리고 잘록(isthmus)으로 구성되어 있으며 무게는 약 20그램이다. 모든 내분비샘과 마찬가지로 호르몬 합성을 위한 영양분 공급과 호르몬 수송을 위해 혈관계가 잘 발달되어 있다. 샘의 기능적 단위는 **소포(follicle)**(그림 28.2)이다. 소포세포는 갑상샘호르몬 합성을 위한 당단백질 전구체인 갑상샘글로불린(Tg)을 소포 속공간으로 분비하고, **콜로이드**는 변형된 Tg로 구성된다. 소포세포는 상피세포층으로 둘러싸여 있다. 소포 사이에 간혹 발견되는 소포곁세포는 "C"세포라고도 하며 **칼시토닌**을 생성한다(31장 "칼슘 조절의 주요 부위" 참조). 갑상샘자극호르몬(TSH)에 대한 G단백질결합수용체는 소포세포 바닥막에 존재한다.

갑상샘호르몬 합성과 분비 흡수 *SYNTHESIS, RELEASE, AND UPTAKE OF THYROID HORMONES*

갑상샘호르몬 합성과 분비 *Synthesis and Release of Thyroid Hormones*

갑상샘은 TH의 두 가지 주요 형태인 **삼요오드티로닌(triiodothyronine, T_3)**과 **티록신(thyroxine, T_4)**을 합성한다(그림 28.3). T_3가 T_4보다 생물학적으로 약 4배 더 강한 활성을 보이지만, 생산 및 분비되는 양은 T_4가 T_3보다 약 20배 *더 많다*. TH의 합성과 분비는 뇌하수체 앞엽에서 분비되는 TSH에 의해 조절된다(27장 참조). TSH는 갑상샘에 있는 G단백결합수용체와 결합하여 *각 생합성 단계*에 작용하는 cAMP생성을 자극한다(다음 본문 및 그림 28.4 참조).

갑상샘호르몬 합성 과정 *Steps in Thyroid Hormone Synthesis*

갑상샘호르몬 합성에 필요한 요소는 소포세포내에서 다음과 같은 단계를 거쳐 결합한다(그림 28.4).

1. 티로신에 포함된 **갑상샘글로불린(thyroglobulin, Tg)** 분자는 세포질그물에서 생산되고, 골지체에서 소포(vesicles)로 포장되고, 소포 속공간으로 세포외배출된다.
2. **요오드이온(Iodide, I^-)**은 바닥가쪽막 Na^+/I^-공동운반체(I-trap)를 통해 소포세포로 들어간다. 요오드이온은 꼭대기막에 있는 I^-/Cl^-역방향운반체를 통해 소포 속공간으로 빠져나간다.
3. 소포 속공간에서 요오드이온은 **갑상샘과산화효소(thyroid peroxidase)**에 의해 요오드(iodine)로 산화되고 갑상샘글로불린 티로신 잔기의 벤젠 고리에 있는 H^+와 치환된다.
4. 하나의 요오드와 결합하면 **모노요오드티로신**(monoiodotyrosine, MIT)이 형성되고, 두 개의 요오드가 결합하면 **디요오드티로신(diiodotyrosine, DIT)**가 형성된다. 이러한 반응을 **유기화(organification)**라고 한다. **갑상샘**과산화효소는 2개의 DIT 결합을 촉매하여 $\mathbf{T_4}$가 형성되도록 한다. 일부 DIT는 MIT와 결합하여 $\mathbf{T_3}$을 형성하기도 한다. 이들은 갑상샘글로불린과 연결되어 있다.
5. 완성된 갑상샘글로불린은 MIT 및 DIT, T_4, T_3(많은 양부터 적은 순으로)와 결합되어 있으며, 소포세포로 다시 세포내이입되거나, 다시 분비될 때까지 콜로이드 상태로 저장된다. 갑상샘호르몬은 Tg와 결합된 상태로 *몇 주 동안* 저장될 수 있다; 이 현상은 다른 호르몬이 저장되는 것과는 다르다.
6. TSH에 의해 자극된 단백질 분해를 통해 콜로이드로부터

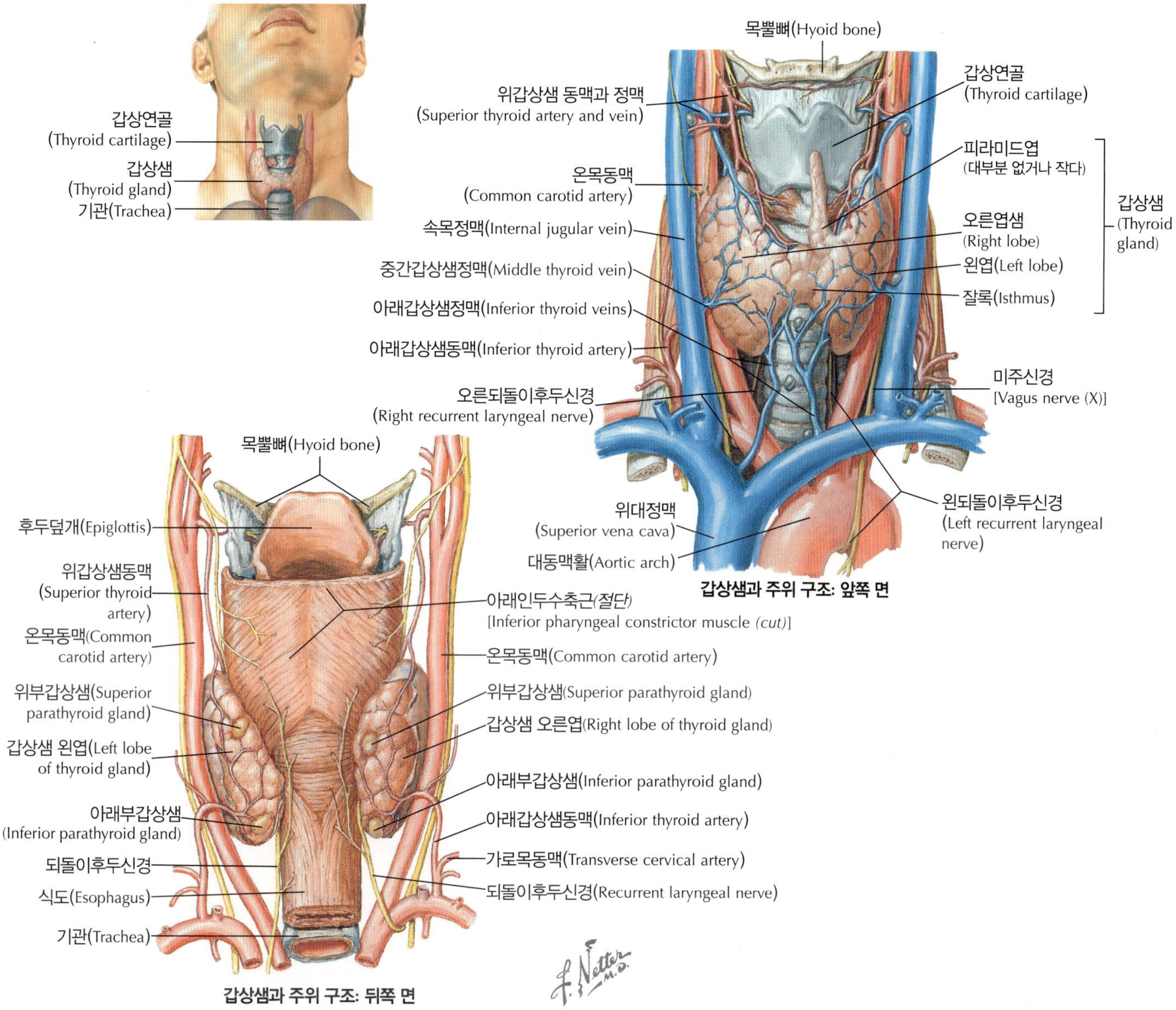

갑상연골 (Thyroid cartilage)
갑상샘 (Thyroid gland)
기관(Trachea)

목뿔뼈(Hyoid bone)
위갑상샘 동맥과 정맥 (Superior thyroid artery and vein)
갑상연골 (Thyroid cartilage)
피라미드엽 (대부분 없거나 작다)
온목동맥 (Common carotid artery)
속목정맥(Internal jugular vein)
오른엽샘 (Right lobe)
왼엽(Left lobe)
갑상샘 (Thyroid gland)
중간갑상샘정맥(Middle thyroid vein)
잘록(Isthmus)
아래갑상샘정맥(Inferior thyroid veins)
아래갑상샘동맥(Inferior thyroid artery)
미주신경 [Vagus nerve (X)]
오른되돌이후두신경 (Right recurrent laryngeal nerve)
위대정맥 (Superior vena cava)
왼되돌이후두신경 (Left recurrent laryngeal nerve)
대동맥활(Aortic arch)

갑상샘과 주위 구조: 앞쪽 면

목뿔뼈(Hyoid bone)
후두덮개(Epiglottis)
위갑상샘동맥 (Superior thyroid artery)
아래인두수축근(*절단*) [Inferior pharyngeal constrictor muscle (*cut*)]
온목동맥(Common carotid artery)
온목동맥(Common carotid artery)
위부갑상샘(Superior parathyroid gland)
위부갑상샘(Superior parathyroid gland)
갑상샘 오른엽(Right lobe of thyroid gland)
갑상샘 왼엽(Left lobe of thyroid gland)
아래부갑상샘(Inferior parathyroid gland)
아래부갑상샘 (Inferior parathyroid gland)
아래갑상샘동맥(Inferior thyroid artery)
가로목동맥(Transverse cervical artery)
되돌이후두신경
식도(Esophagus)
되돌이후두신경(Recurrent laryngeal nerve)
기관(Trachea)

갑상샘과 주위 구조: 뒤쪽 면

F. Netter M.D.

그림 28.1 **갑상샘 구조** 갑상샘은 기관 앞쪽 및 반지연골 아래쪽에 위치한 혈관이 매우 잘 발달된 기관이다. 인구의 약 15%에서 작은 피라미드엽(그림과 같이)이 있다.

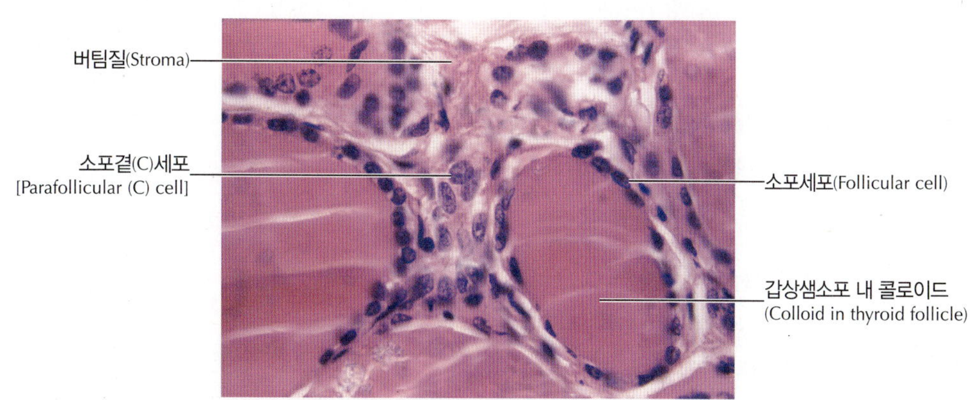

그림 28.2 **갑상샘의 조직학적 구조** 갑상샘 소포세포 사이에 산재해 있는 것은 칼슘조절 호르몬인 칼시토닌을 분비하는 소포곁세포 또는 C세포이다. (Ovalle WK, Nahirney PC: *Netter's Essential Histology*, ed 2, Philadelphia, 2013, Elsevier.)

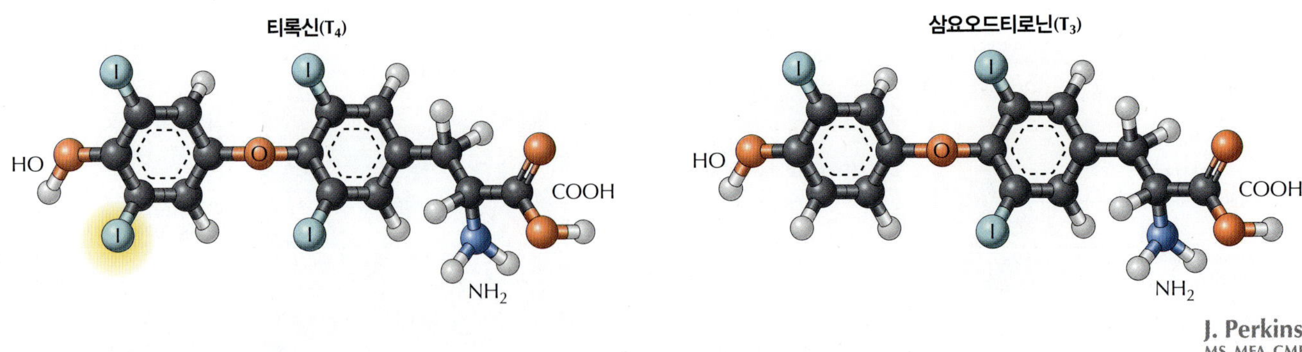

그림 28.3 **T_3와 T_4구조** 갑상샘호르몬(TH)의 두 가지 유형은 티록신(T_4)과 요오드를 하나 더 첨가하면 T_4가 되는 삼요오드티로닌이다. 순환하는 TH 대부분은 T_4이며, 거의 모든 순환 TH는 티록신결합단백질과 결합되어 있다.

구성 분자가 방출된다. MIT와 DIT는 합성 과정에 다시 사용되고, T_3와 T_4는 바닥가쪽막을 통해 혈액으로 빠져 나간다.

> **역방향T_3 (rT_3)**은 아주 적은 양이 갑상샘에서 합성되며, 요오드 결합 위치가 T_3와 다르다. rT_3는 생물학적 활성이 거의 없다; 정상적인 조건에서 rT_3는 아주 소량만 존재하지만 만성질환 및 태아, 기아 상태에 있는 사람에는 많은 양이 존재하기도 한다. T_4가 말단기관 조직에서 처리 될 때 더 많은 양의 rT_3가 만들어진다.

> **프로필티오우라실(propylthiouracil)**은 **갑상샘과산화효소** 차단과 요오드 **유기화**에서부터 말초조직에서 T_4가 T_3로 전환되는, 갑상샘호르몬 생성의 모든 생합성 단계에서 작용하므로 갑상샘기능항진증 치료에 사용한다.

침샘 및 젖샘, 위를 포함한 여러 조직이 요오드를 흡수할 수 있지만, 갑상샘과산화효소에 의한 산화는 갑상샘에서만 일어난다.

TSH가 오랜 기간 동안 상승되면 갑상샘세포에 자극 효과를 나타내어, 갑상샘조직 비대와 **갑상샘기능항진증(hyperthyroidism)**을 일으킨다.

- TSH 분비는 시상하부에서 분비되는 갑상샘자극호르몬분비호르몬 및 T_3와 T_4 혈액내 농도가 낮아지면 자극된다(TSH 분비에 대한 T_4의 효과는 T_3로 전환이 필요하다). 에스트로겐 또한 자극 효과가 있다.
- TSH 분비는 T_3 또는 T_4, 소마토스타틴, 도파민의 혈액내 농도가 증가하면 억제된다. 성장호르몬과 높은 농도의 코티솔은 TSH 분비를 억제한다.

TSH는 궁극적으로 T_3와 T_4를 혈액으로 방출하는데, T_3와 T_4의 대부분은 알부민과 **티록신결합글로불린(thyroxine-binding globulin)**을 포함한 단백질과 결합한다. T_4는 혈장단백질에서 떨어져 나와 표적세포로 들어간다. T_3로의 탈요오드 과정을 통해 활성화되기 때문에 티록신결합글로불린은 일종의 T_4 혈장 저장소이다. 갑상샘호르몬에 대한 혈장결합단백질의 높은 친화성 때문에, 혈액내 "유리" T_3 및 T_4는 상대적으로 매우 낮은 수준이지만, 유리 T_3와 T_4가 생리 및 임상적으로 중요한 작용을 한다.

혈액내 존재하는 유리 T_3와 T_4는 시상하부와 뇌하수체 모두에 되먹임으로 작용하여, 갑상샘자극호르몬분비호르몬과 TSH를 모두 감소시킨다(그림 28.4 참조). 이 되먹임기전은 적절한 수준의 갑상샘호르몬 분비를 유지하는 데 중요하다.

표적조직에서 갑상샘호르몬 이동

Thyroid Hormone Uptake at Target Tissues

유리 T_4 및 T_3는 표적세포로 확산하고, 세포내에서 T_4는 **5′-deiodinase**에 의해 T_3로 전환되는데, T_3 및 rT_3는 거의 동일한 농도로 생성된다. 활성화된 T_3는 핵갑상샘호르몬수용체와 결합한 후 **갑상샘호르몬 반응요소(TH response element)**와 복합체를 형성하여 유전자 전사를 자극한다(그림 28.5). 갑상샘호르몬 반응요소는 성장호르몬수용체 유전자와 심장 및 근육세포질세망 Ca^{2+}-ATPase유전자, Na^+/K^+ ATPase소단위를 코딩하는 유전자를 포함하는 다양한 유전자에서 발견된다. 따라

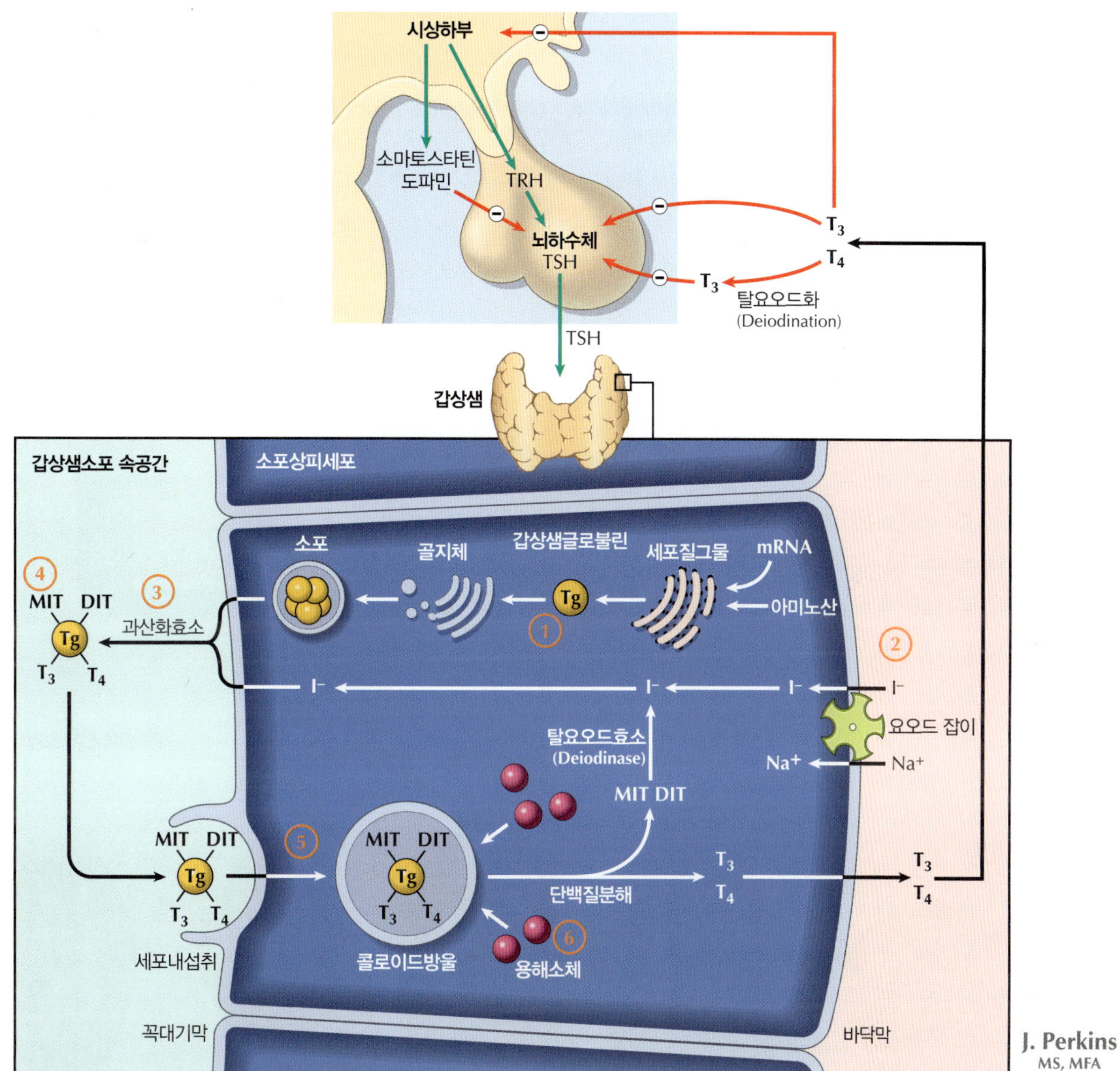

그림 28.4 **갑상샘호르몬 합성과 조절** 갑상샘은 티록신(T_4)과 삼요오드티로닌(T_3)을 합성 및 저장하고 이들 호르몬을 순환계로 분비하는 소포상피세포로 구성되어 있다. 합성은 갑상샘자극호르몬(TSH)에 의해 조절되며, TSH는 다시 갑상샘호르몬에 의해 음성되먹임 조절이 된다. 갑상샘호르몬 합성과 저장은 이 그림에서 대략적으로 설명하고 있다: *(1)* 세포질그물에서 갑상샘글로불린 분자가 생성되어 골지체에서 소포(vesicles)로 포장되고 소포 속공간으로 세포외 배출된다. *(2)* 음식을 통해 흡수된 요오드화물(iodide, I^-)은 바닥가쪽막 Na^+/I^-공동운반체(I-trap)를 통해 소포세포로 들어온다. 요오드화물은 세포 꼭대기쪽에서 I^-/Cl^-역방향운반체를 통해 속공간으로 세포에서 빠져나온다. *(3)* 소포 속공간에서 I^-는 갑상샘과산화효소에 의해 요오드로 산화되고, 갑상샘글로불린 티로신 잔기의 벤젠고리에 있는 H^+과 치환된다. *(4)* 요오드가 하나 결합되면 모노요오드티로신(MIT)을 형성하고 두 개의 요오드가 결합하면 디요오드티로신(diiodotyrosine, DIT)이 형성된다. 이 반응을 *유기화(요오드화)*라고 한다. 갑상샘과산화효소는 또한 DIT와 다른 DIT와의 결합을 촉매하여 T_4를 형성한다. 일부 DIT는 MIT와 결합하여 T_3를 형성한다. 이 산물들은 갑상샘글로불린(Tg)과 연결된 상태로 남아 있다. *(5)* 완전한 Tg는 MIT 및 DIT, T_4, T_3(많은 양부터 적은 양 순서로)와 결합되어 있으며, 소포세포로 다시 세포내섭취되어 분비될 때까지는 콜로이드 상태로 저장된다. *(6)* 콜로이드의 단백질 분해는 TSH에 의해 시작되고 구성 분자가 방출된다. MIT와 DIT는 합성 과정에 다시 사용되고, T_3와 T_4는 바닥가쪽막을 통해 빠져나와 혈액으로 들어간다. *TRH*, 갑상샘자극호르몬분비호르몬.

서 갑상샘호르몬은 성장과 심박수, 일반적인 대사율과 같은 다양한 기능을 제어할 수 있다. 일반적으로 갑상샘호르몬이 정상 농도 이하인 경우에는 동화작용과 다른 호르몬 합성을 초래하지만, 높은 수준에서는 단백질과 호르몬을 분해하는 이화작용을 나타낸다.

갑상샘호르몬 작용 *Actions of Thyroid Hormones*

갑상샘호르몬은 사실상 모든 계통에 영향을 미치며, 세포 및 조직 수준에서 작용하여 일반적으로 신진대사 및 성장 과정을 증가시킨다(그림 28.5 참조). 세포내에서 갑상샘호르몬은 다른 호르몬뿐만 아니라 단백질 생성을 촉진한다; Na^+/K^+ ATPase

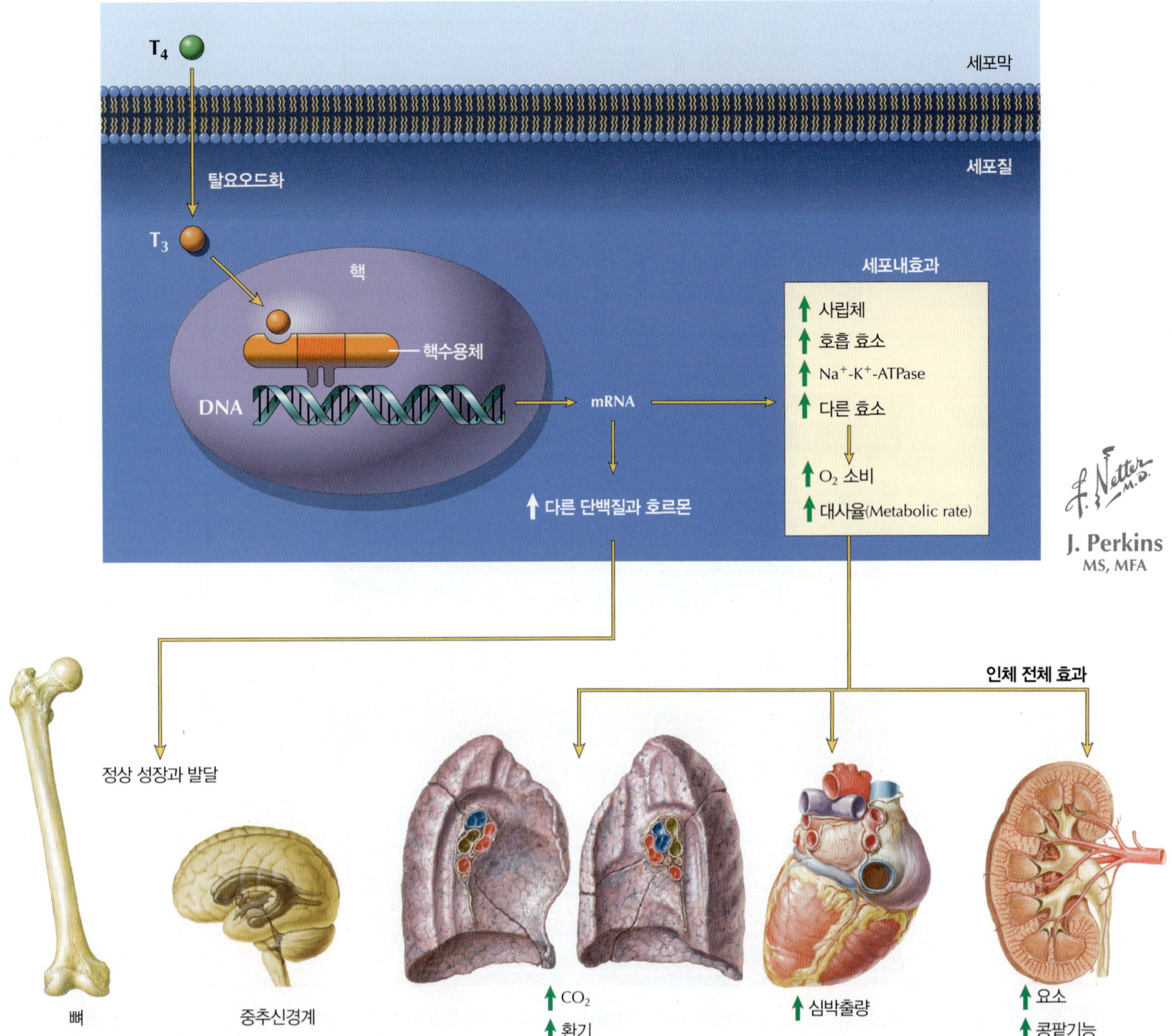

그림 28.5 갑상샘호르몬 작용 티록신(T_4)은 5′-deiodinase작용에 의해 표적 조직에서 활성형인 삼요오드티로닌(T_3)으로 전환된다. T_3는 핵수용체와 결합하여 다양한 단백질과 효소의 전사 과정을 시작한다. 갑상샘호르몬의 전반적인 효과는 대사율과 산소소비를 증가시키는 것이다; 표적장기에 대한 일반적인 효과가 그림에 설명되어 있다.

및 다른 효소 발현을 증가시킨다. O_2소비를 늘리는 사립체 수를 증가시킨다; 갑상샘호르몬의 이러한 작용은 다음 구조 및 계통에서 볼 수 있다.

- 뼈와 조직: 정상적인 성장과 발달 및 골세포 증식
- 뇌 및 신경계: 정상적인 성장 및 발달에 기여
- 폐: 환기 증가
- 심장: 심장박출량 증가
- 콩팥: 콩팥 기능 증가
- 신진대사: 음식 섭취 촉진; 지방세포에서 지방분해 증가시켜 유리지방산을 순환계로 방출; 지방조직 감소; 근육량 감소; 체온 상승

그러므로 갑상샘호르몬은 신진대사와 성장에 주요한 영향을 미치며, 분비속도와 생성과정의 결함은 중요한 장애를 가져올 수 있다.

임상 적용 28.1
갑상샘기능 이상: 갑상샘기능저하증
(Diseases of Thyroid Function: Hypothyroidism)

갑상샘기능저하증 또는 갑상샘호르몬 농도 감소는 요오드 결핍 이외에도 자가면역질환에 의해서 발생할 수 있다. 선진국에서는 요오드를 음식을 통해 보충을 하지만, 많은 국가에서 요오드 결핍이 건강을 심각하게 위협하고 있다. **요오드 결핍**은 Tg유기화를 심하게 감소시켜 결과적으로 갑상샘호르몬 생성 감소를 초래한다. 선진국 갑상샘 질환의 대부분은 면역계통 기능장애 때문에 발생한다. 갑상샘호르몬이 감소하는 가장 흔한 원인은 갑상샘글로블린 또는 갑상샘과산화효소(**하시모토갑상샘염 환자**에서 발생)에 대한 항체 생산이다. 이 항체는 갑상샘에 작용하며 갑상샘호르몬 생산과 분비를 감소시키고, 결국에는 샘을 파괴한다.

- **크레틴병**(**cretinism**)은 소아의 선천성 갑상샘기능저하증이며, 성장 장애와 정신 지체, 운동신경 기능 장애, 변비 등의 증상을 보인다.
- 성인 갑상샘기능저하증에서는 **점액부종**(**myxedema**)이 초래되며, 이외에도 지방 축적 증가와 비오목부종(nonpitting edema), 추위못견딤, 변비, 저혈압, 피곤, 우울증 등의 증상을 보인다.
- 요오드 결핍이나 자가면역질환으로 인한 갑상샘기능저하증의 경우 혈액내 갑상샘호르몬 농도가 낮아져 뇌하수체와 시상하부에 대한 음성되먹임이 감소하므로 혈액내 갑상샘자극호르몬 수치는 증가한다. 갑상샘저하증은 합성티록신으로 치료할 수 있다.

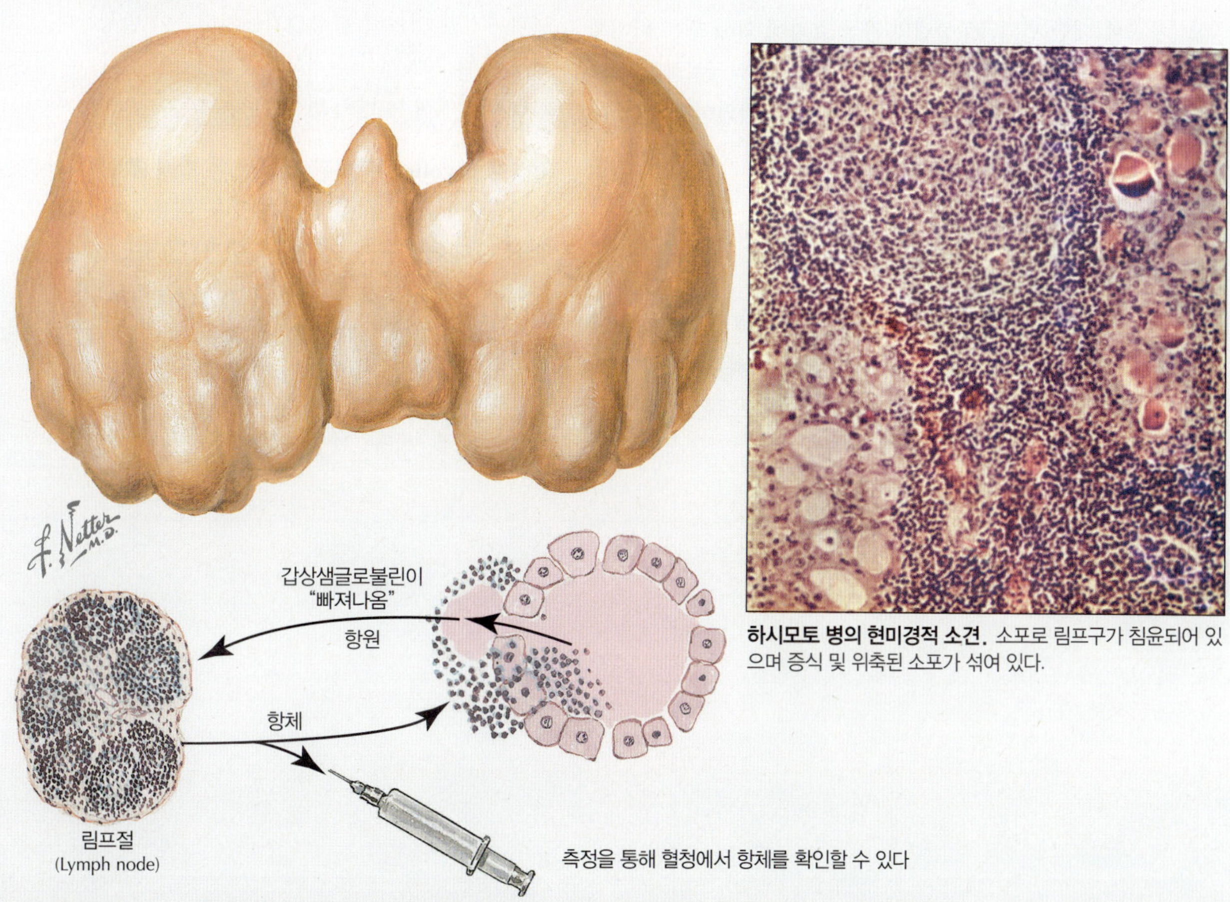

하시모토 병의 현미경적 소견. 소포로 림프구가 침윤되어 있으며 증식 및 위축된 소포가 섞여 있다.

하시모토갑상샘염(Hashimoto's Thyroiditis) 하시모토갑상샘염은 비교적 흔한 갑상샘기능저하증 형태이며, 갑상샘글로불린 혹은 갑상샘과산화효소에 대한 자가면역항체가 원인이다. 이 질환에서 갑상샘호르몬 생성은 감소(증가된 혈액내 TSH)되며, 궁극적으로는 갑상샘 파괴가 초래된다.

임상 적용 28.2
갑상샘기능 이상: 갑상샘기능항진증 (Diseases of Thyroid Function: Hyperthyroidism)

갑상샘기능항진증(hyperthyroidism) 혹은 갑상샘호르몬 과다 생산은 높은 대사율(정상보다 30~60% 높음)과 체중 감소, 식욕 증가, 빈맥, 과도한 창자 운동성, 근력 약화를 초래한다. 갑상샘기능항진증의 가장 흔한 원인은 면역세포가 갑상샘세포를 표적으로 하는 항체를 생산하는 면역질환인 그레이브스병(Graves' disease)이다.

- **갑상샘자극면역글로불린(thyroid-stimulating immunoglobulins)**은 갑상샘의 TSH수용체에 결합하여 TSH와 동일한 생물학적 작용을 나타낸다. 증가된 혈액내 갑상샘호르몬이 뇌하수체 TSH는 억제하지만, 갑상샘자극면역글로불린 생성에는 되먹임 조절을 할 수 없으므로 갑상샘호르몬 합성과 방출은 계속된다. 갑상샘세포에 대한 면역글로불린의 자극 효과에 의해 샘은 비대해지고 **갑상샘종(goiter)**을 초래할 수 있다. 이 면역글로불린이 **그레이브스병**에서 **갑상샘기능항진**이 나타나는 원인이며, 혈액내 갑상샘호르몬은 증가하지만 TSH는 *감소*하는 특징을 보인다. 그레이브스병은 눈 뒤에 당단백질과 물의 침착에 의해 유발되는 특징적인 증상인 안구돌출증(exophthalmos, 눈 튀어나옴)이 나타날 수 있다.
- 갑상샘기능항진증은 뇌하수체 또는 갑상샘종양에 의해서도 발생할 수 있다. 그레이브스병과 달리, **TSH 분비 뇌하수체종양**에 의한 **갑상샘기능항진증**은 *혈액내 TSH와 갑상샘호르몬 모두가 증가한다.*
- 드물지만 혈액내 갑상샘호르몬이 심하게 증가하면 환자가 급성 불편함을 느끼는 **갑상샘발작**이 발생한다. 관찰되는 증상으로는 빈맥과 불면증, 극적인 기분 변화, 운동과다 등이 있다. 치료하지 않으면 급속히(며칠 이내에) 울혈심부전과 순환허탈, 사망으로 진행될 수 있다.
- 프로필티오우라실 및 매티마졸(methimazole)과 같은 약물은 갑상샘호르몬 합성 및 분비를 억제하는 데 사용할 수 있다. 방사성 요오드를 이용한 갑상샘 제거 또는 암 치료를 위한 갑상샘 절제술을 시행한 후에는 티록신 대체 요법이 필요하다.

TSH수용체와 갑상샘과 산화효소에 대한 항체를 모두 가지고 있는 자가면역갑상샘 질환을 앓고 있는 많은 사람들은 그레이브스병과 하시모토갑상샘염이 혼합되어 있다. 초기에는 갑상샘기능항진증이 나타나지만 이어서 갑상샘기능저하증이 발생한다. 그레이브스병 환자의 약 70%에서 하시모토갑상샘염이 있다. 두 질환 모두 남성보다 여성에서 더 많이 발생한다.

갑상샘종(**goiter**, 확대된 갑상샘)은 갑상샘기능저하증과 갑상샘기능항진증 모두에서 발생할 수 있다. 예를 들어, 요오드결핍 환자와 TSH 분비종양 환자 모두에서, 증가된 TSH 수치는 갑상샘 성장을 자극하기 때문이다. 두 경우 모두 상승된 TSH가 갑상샘세포에 성장효과를 나타내기 때문에 발생한다. 하지만 갑상샘종으로 나타나기까지는 몇 년이 걸린다.

(*계속*)

임상 적용 28.2
갑상샘기능 이상: 갑상샘기능항진증—*(계속)*
(Diseases of Thyroid Function: Hyperthyroidism)

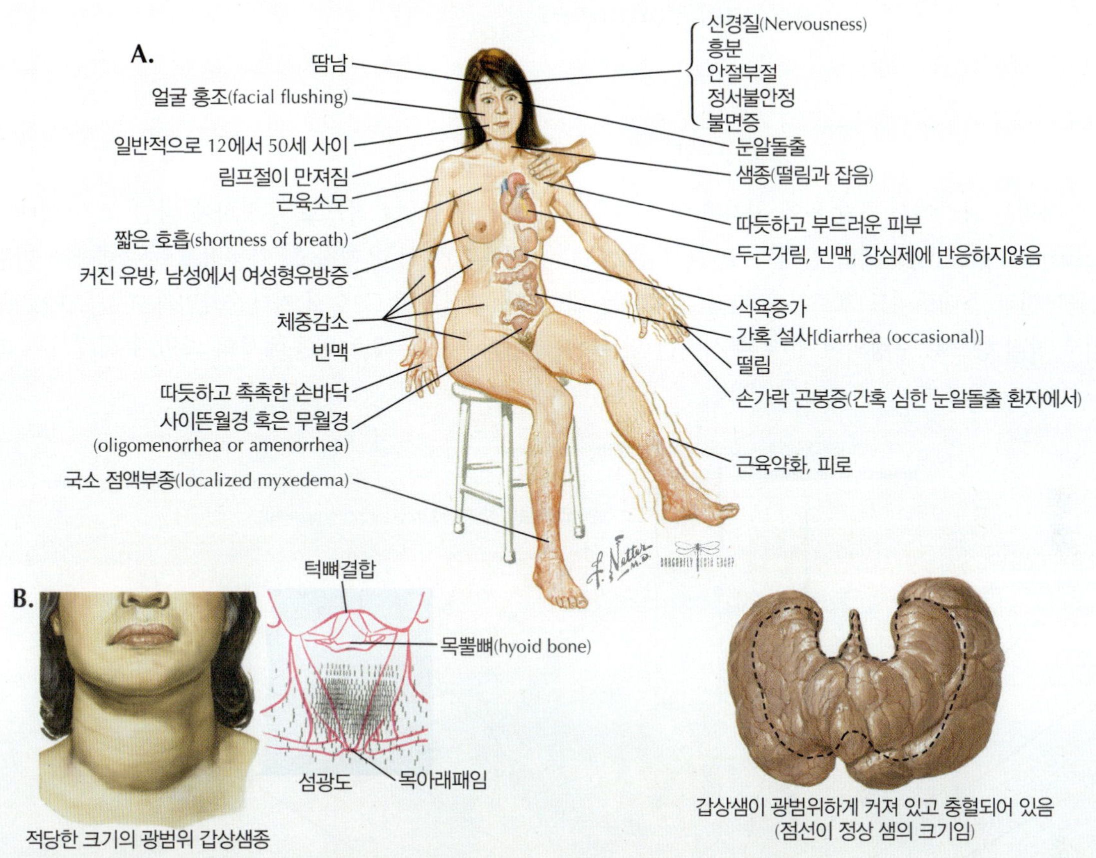

갑상샘기능항진증의 임상증상 **A,** 그레이브스병과 같은 갑상샘기능항진증은 대부분의 조직에 영향을 미쳐 신진대사율이 30%에서 60%까지 증가된다. 갑상샘호르몬이 높아지면 다양한 증상이 나타난다. **B,** 갑상샘확대(갑상샘종). 갑상샘종은 갑상샘기능저하증과 갑상샘기능항진증, 그리고 TSH 또는 면역글로불린에 의한 갑상샘세포의 과다성장에 의해서도 발생할 수 있다.

29장 부신호르몬

Adrenal Hormones

한 쌍의 **부신**은 복막뒤 공간에서 콩팥 위에 위치해 있기 때문에 **콩팥위샘(suprarenal glands)**으로도 알려져 있다(그림 29.1). 이 샘은 카테콜아민과 스테로이드 호르몬을 각각 생성하는 내부 수질 및 외부 피질 층으로 구성되어 있다. 부신수질 및 부신피질은 발생학적으로 뚜렷하게 다른 조직(외배엽 신경능선과 내배엽)에서 유래하고, 기능적으로는 별개의 기관으로 간주된다. 부신은 주로 수질 카테콜라민과 피질 스테로이드가 모두 분비되는 스트레스 반응에서의 역할에 대해서는 많이 논의되지

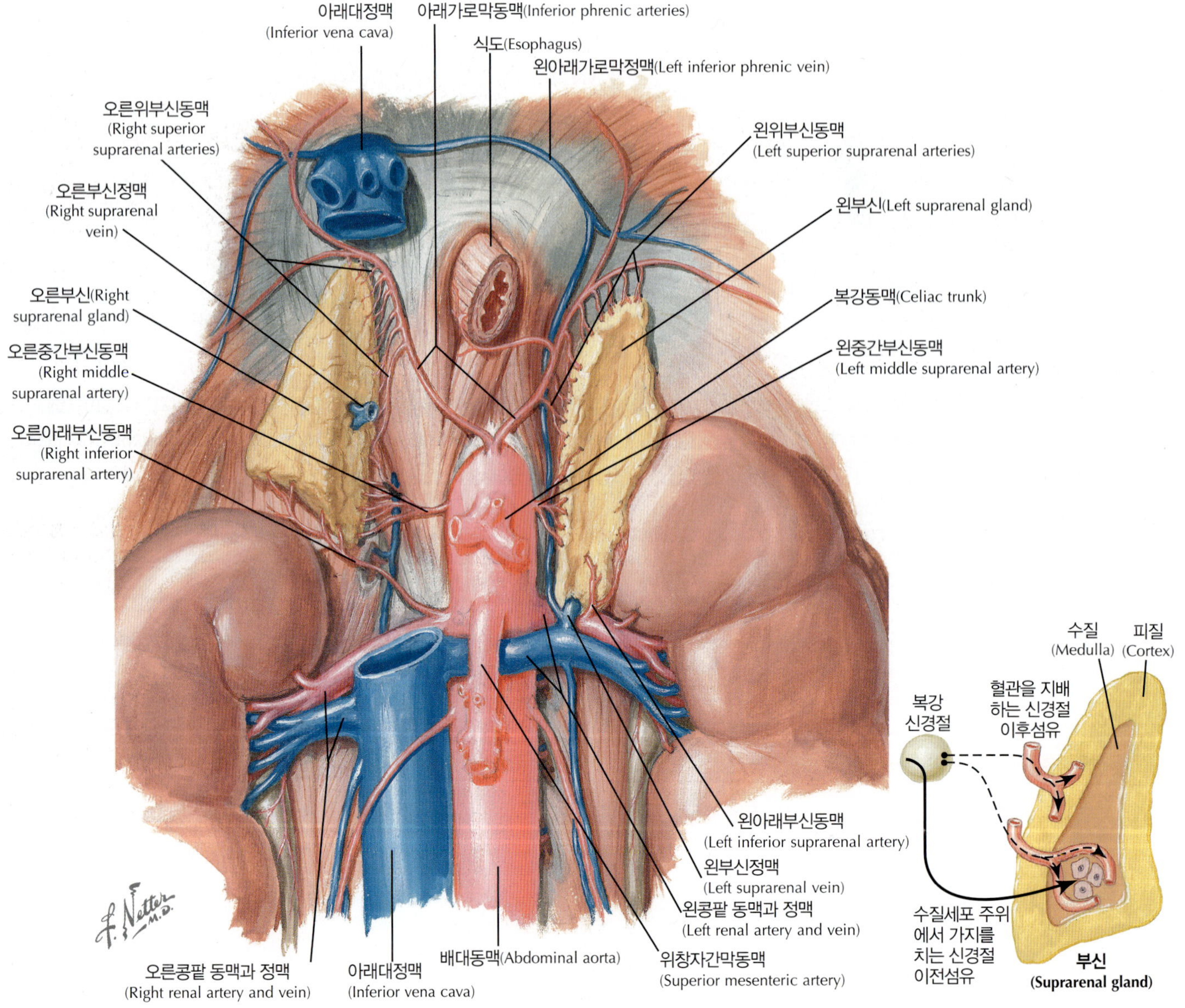

그림 29.1 **부신 구조** 두 개의 부신은 콩팥 위 복막뒤공간 가로막 아래에 위치해 있다. 부신 외부 피질은 스테로이드 호르몬을 생성하는 반면 내부 수질은 카테콜라민을 합성하고 방출한다.

만, 이러한 반응은 이들이 관여하는 매우 다양한 생리역할 중에 극히 일부에 해당한다.

부신구조 *ADRENAL GLAND STRUCTURE*

사람 **부신피질(부신겉질, adrenal cortex)**은 조직학적으로 뚜렷이 구분되는 세 개의 층으로 구성되어 있다(그림 29.2).

- 바깥 **토리층(zona glomerulosa): 알도스테론**인 광물부신피질호르몬 합성
- 중간 **다발층(zona fasciculata):** 글루코코르티코이드 호르몬인 **코티솔(cortisol)**생산
- 안쪽 **그물층(zona reticularis):** 남성호르몬(androgens, 안드로겐)인 **디하이드로에피안드로스테론(dehydroepiandrosterone)**과 **안드로스텐디온(androstenedione)**을 생산

부신수질(부신속질, adrenal medulla)은 피질 밑 샘 중심에 있다. 부신수질은 교감신경계의 신경절이후세포로 간주되며, 주로 에피네프린(노르에피네프린도 소량 포함)을 혈류로 분비하는 크롬친화세포로 구성되어 있다.

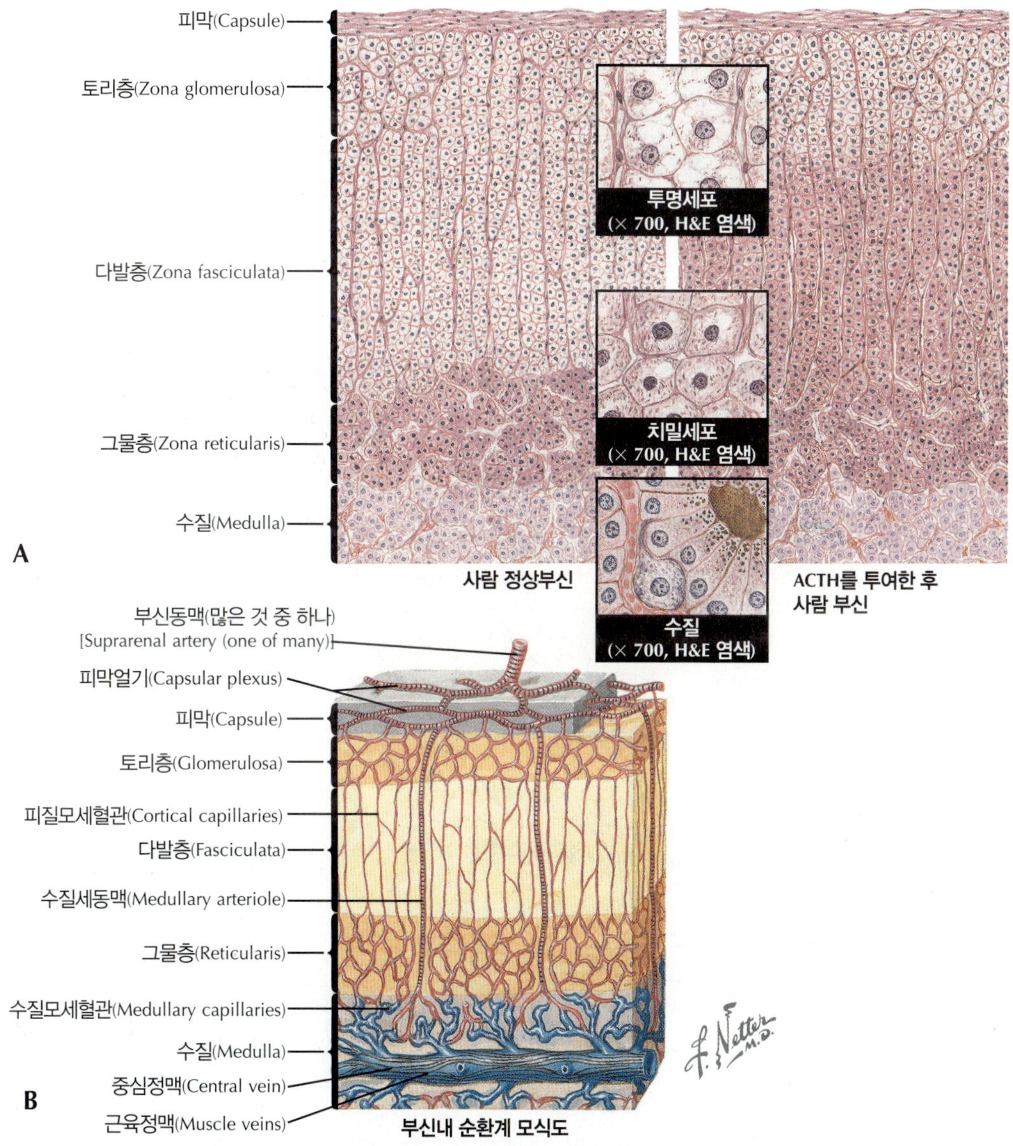

그림 29.2 부신의 조직학적 특징 혈관이 잘 발달되어 있는 부신은 외부피질과 내부수질로 되어 있다. 피질은 3층인 토리층과 다발층, 그물층으로 구성되어 있으며, 각 층은 스테로이드호르몬인 알도스테론과 코티졸, 부신남성호르몬을 합성한다. 부신피질자극호르몬(ACTH)를 투여하면 주로 다발층과 그물층에서 세포크기 증가와 스테로이드 생합성 증가가 관찰된다**(A)**. 수질 크롬친화세포는 교감신경계 활성화에 반응하여 카테콜라민(주로 에피네프린)을 합성하여 혈류로 분비한다. 부신으로의 혈액 공급은 부신동맥에 의해 이루어진다**(B)**. *H&E*, 헤마톡실린 및 에오신.

부신피질호르몬 합성과 조절

SYNTHESIS AND REGULATION OF ADRENAL CORTICAL STEROID HORMONES

그림 29.3은 부신스테로이드의 생합성경로이다. 부신피질에서 새롭게 생성되거나 저밀도지질단백 콜레스테롤 형태로 피질로 옮겨진 콜레스테롤이 이들 호르몬의 전구물질이다. 그림 29.3에는 복잡한 경로가 모두 표시되어 있지만, 실제로 각 피질층에는 일부 경로만이 선택적으로 존재한다. 예를 들어, 토리층세포는 알도스테론 합성에 관여하는 효소를 포함하고 있으며, 다발층세포는 코티솔 생산에 필요한 효소를 가지고 있다.

시상하부-뇌하수체-부신(HPA)축(그림 29.3 참조)은 스트레스와 불안(축을 활성화시킴) 및 수면/각성 주기를 포함한 다양

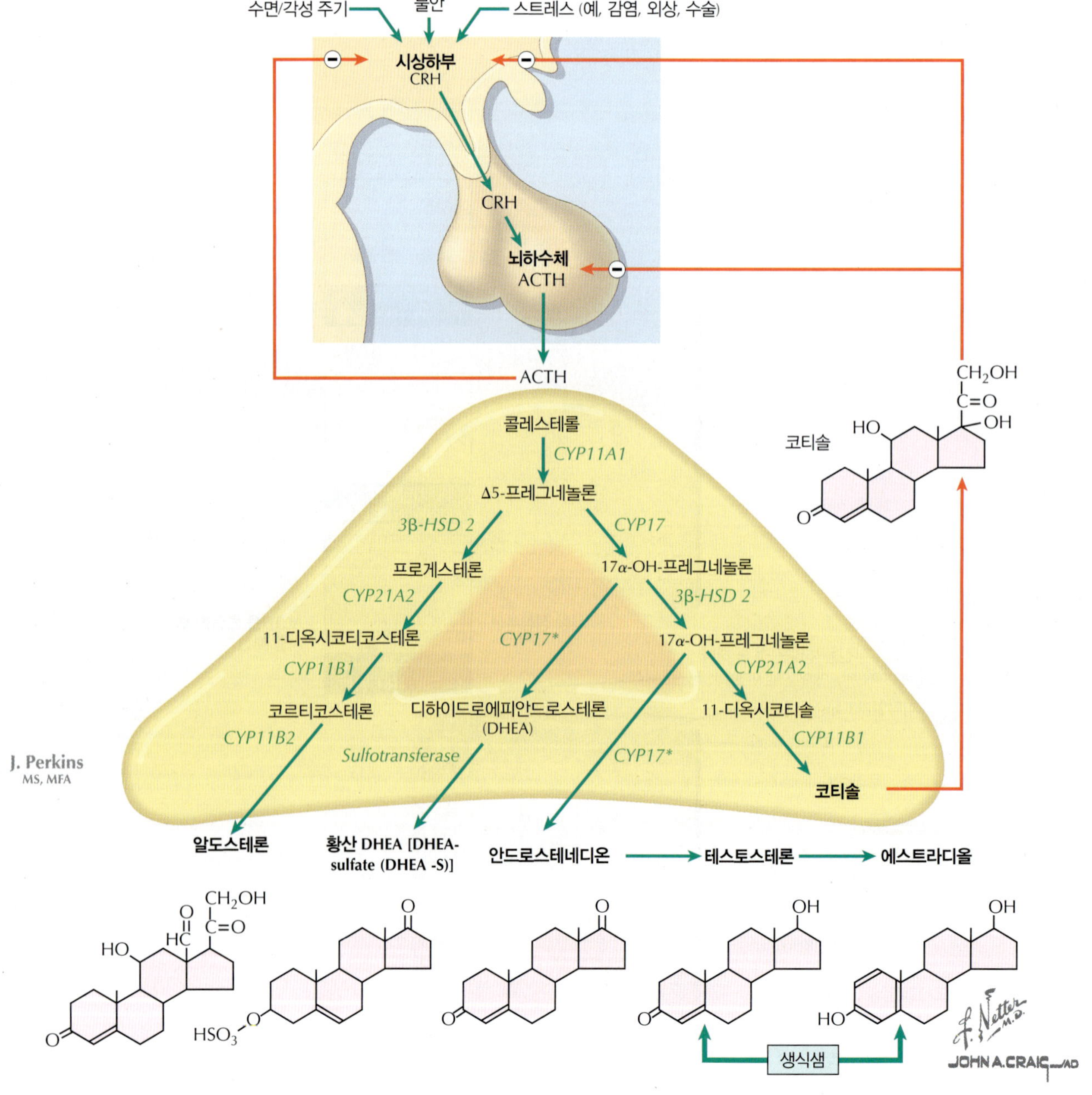

그림 29.3 부신피질호르몬 광물부신피질호르몬(알도스테론)과 글루코코르티코이드(코티졸), 부신남성호르몬(디하이드로에피안드로스테론 및 안드로스텐디온)은 그림과 같은 합성경로를 통해 콜레스테롤로부터 합성된다. 부신피질자극호르몬(ACTH)은 CYP11A1효소를 통해 콜레스테롤이 Δ5-프레그네놀론으로 전환되도록 한다; Δ5-프레그네놀론이 어떤 물질로 전환되는지는 부신피질의 각 영역에 존재하는 효소에 의해 결정된다. 부신은 또한 소량의 다른 스테로이드(예: 테스토스테론과 에스트라디올)도 합성한다. ACTH와 시상하부 부신피질자극호르몬분비호르몬(CRH)에 대한 음성되먹임 조절은 코티졸에 의해 이루어진다.

한 생리 상황에 영향을 받는다. 시상하부 뇌실곁핵에서 생성되고 시상하부-뇌하수체 문맥계로 분비되는 41개 아미노산 펩티드인 **부신피질자극호르몬분비호르몬(CRH)**은 앞뇌하수체 부신피질자극호르몬분비세포를 자극하여 **부신피질자극호르몬(ACTH)**을 합성하고 분비되도록 한다. ACTH는 부신피질에서 **콜레스테롤이 프레그네놀론(pregnenolone)**으로 전환되는 것을 촉진한다. 이 자극은 다음과 같은 결과를 초래한다:

- 다발층에서 코티솔 합성 증가
- 그물층에서 남성호르몬 생산을 강하게 증가(남성호르몬 생산은 다른 요인들에 의해 영향 받을 수 있음)
- 토리층에서 알도스테론 생산에 대한 *허용* 효과(알도스테론 합성에 ACTH가 필요하지만, 그 자체만으로는 충분한 자극으로 작용하지 못하고 주로 다른 요인들에 의해 일차적으로 조절된다).

39개 아미노산 폴리펩티드 호르몬인 ACTH는 **풋아편흑색소부신피질자극호르몬(pro-opiomelanocortin, POMC)**이라고 불리는 241개 아미노산 풋호르몬(prohormone)으로부터 합성된다. POMC는 시상하부와 뇌줄기를 비롯한 여러 다른 부위에서도 생산되지만, 앞뇌하수체 부신피질자극호르몬분비세포에서 만들어지는 ACTH가 POMC 중 가장 중요한 생리 기능을 가지고 있다. POMC에 속하는 것들로는 ACTH와 **β-리포트로핀(β-lipotropin), α-멜라닌세포자극호르몬(α-melanocytestimulating hormone, α-MSH)**, β-MSH, 내인아편유사제인 **β-엔도르핀(β-endorphin)** 등이 있다. 이들 물질 중 일부의 인체내 생성은 매우 제한적이며 잘 알려져 있지 않다. 예를 들어, α-MSH는 뇌하수체 중간영역에서 생성되면 피부색소 침착을 촉진한다(그림 27.3 참조). 그러나, 중간영역은 태아에서는 α-MSH를 생성하지만, 성인의 경우는 중간영역이 거의 혹은 전혀 없다. 흥미롭게도, α-MSH는 ACTH의 처음 13개 아미노산을 구성하기 때문에, ACTH가 과량으로(예: ACTH 분비 종양) 생성되면 피부 색소침착 증가를 초래할 수 있다.

HPA축 활성화가 부신에 미치는 일차적인 효과는 코티솔 방출이다. ACTH는 CRH방출 변화에 따라 맥동적으로 분비되며, 깨기 전 이른 아침 시간에 최고치를 보이며, 수면 직전에 분비 최저치를 보인다. 스트레스(예: 저혈당 및 심한 운동, 심한 통증, 수술, 외상, 감염)는 HPA축을 활성화시켜 코티솔 방출을 유발하는 주요 자극이다.

HPA축의 음성되먹임 조절은, 뇌하수체와 시상하부에 작용하는 코티솔에 의한 긴고리되먹임과 시상하부 CRH분비에 대한 ACTH의 짧은고리되먹임으로 이루어져 있다(그림 29.3 참조).

코티솔 작용 *ACTIONS OF CORTISOL*

HPA 활성화에 의해 분비되는 **코티솔**은 다양한 생리 효과를 나타낸다(그림 29.4). 다른 스테로이드호르몬과 마찬가지로 표적세포의 특정 세포질수용체와 결합한다. 수용체-호르몬 복합체는 핵으로 전이되어 특정 유전자 전사에 영향을 준다. **글루코코르티코이드(glucocorticoid)**라는 용어는 코티솔이 혈당 수치를 높인다는 사실에 기인한다; 스테로이드 합성 경로를 통해 합성된 대표적인 호르몬은 **코르티코스테론(corticosterone)**이며 글루코코르티코이드 활성을 가지고 있다. 코티솔의 많은 효과는 **허용작용(permissive)**이다. 즉, 호르몬이 직접적으로 특별한 효과를 일으키지는 않지만 다른 자극에 대한 반응이 발생하는 데 절대적으로 필요하다. 예를 들어, 코티솔은 포도당신합성(예, 특정 포도당합성 아미노산 혹은 젖산염, 피루브산염, 글리세롤로부터 포도당 합성)에 관여하는 효소 *합성*을 자극한다. 일반적으로 글루코코르티코이드는 **신진대사**와 **항염증**, **면역억제 효과**를 가지고 있다(그림 29.4 참조).

코티솔의 분비는 일간주기를 가지고 있으며 신체 활동이 시작되기 전 이른 아침 시간대에 최대 혈장 농도를 보인다(정상적인 수면-각성 주기인 경우). 이러한 코티솔 상승은 일상생활에서 발생하는 스트레스에 대해 우리 몸이 준비할 수 있도록 하는 것으로 알려져 있다. 이 주기는 중추 및 말초 "주기조정기"에 의해 제어된다: 시상하부교차위핵(suprachiasmatic nucleus)은 HPA축과 자율신경계(유사한 일간주기 패턴을 나타내는)의 중추주기조정기 역할을 한다. 반면 말초에서는 부신의 ACTH에 대한 민감도가 일간주기를 보인다. 이러한 중추 및 말초 요소에 의해 이른 아침 혈장 코티솔 농도가 최고치를 나타내는 것으로 보인다.

글루코코르티코이드의 대사효과 *Metabolic Effects of Glucocorticoids*

정상 농도에서 코티솔은 다음과 같은 주요 신진대사 효과를 나타낸다:

- **포도당신합성** 자극(간에서 포도당신합성에 관여하는 효소의 합성 촉진을 통해 일어나는 일종의 허용작용이다)
- 포도당신합성을 위한 기질을 제공하기 위한 **단백질분해대사(protein catabolism)** 촉진

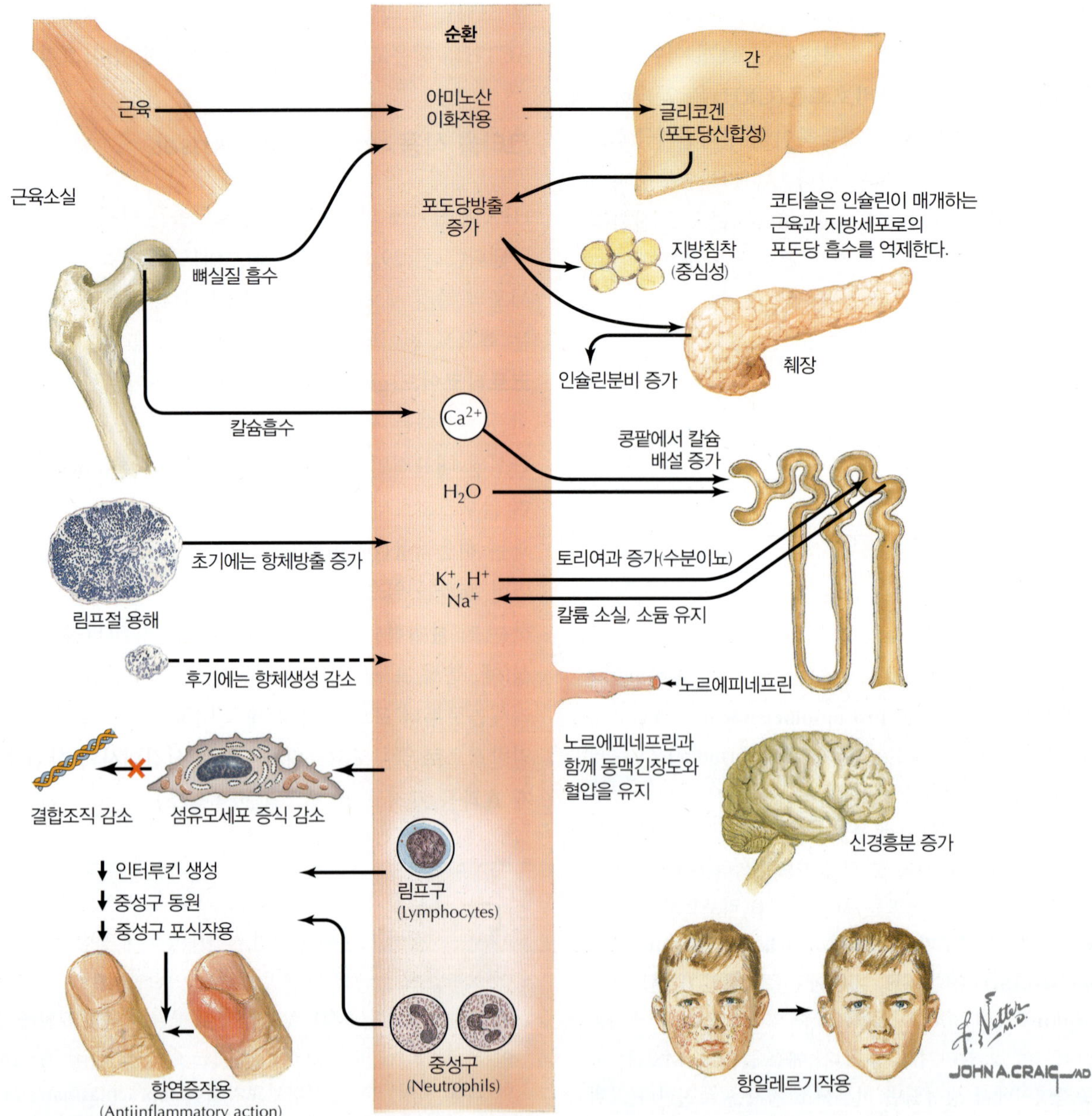

그림 29.4 **코티졸 작용** 정상 생리 수준에서 코티졸은 다양한 대사효과(본문 참조)와 다른 호르몬 작용을 증가시키는 역할을 한다. 약리적 수준 또는 과량으로 분비된(예를 들어, 만성 스트레스 동안) 경우에 관찰되는 코티졸 효과 중 일부가 그림으로 설명되어 있다. 고농도인 경우 콩팥에 대해 광물부신피질호르몬과 유사한 효과를 나타낸다.

- 지방조직에서 **지방분해(lipolysis)** 유발
- 근육과 지방조직에서 **인슐린에 의한 포도당 세포내 이동 억제**(포도당신합성 자극 이외에도 이 작용 때문에 코티솔은 **당뇨병유발** 호르몬으로 간주)

이러한 다양한 효과의 결과로, 정상 농도의 글루코코르티코이드는 포도당신합성을 초래하지만, 영양분이 부족하지 않는 상황에서는 간에서 포도당이 글리코겐 형태로 저장되는 것을 촉진한다. 이러한 작용은 금식 기간 동안 혈당을 유지하는 데 매우 중요하다.

많은 다른 호르몬의 경우와 마찬가지로, 높은 글루코코르티코이드 농도에 의한 결과를 정상 작용을 통해 예측할 수는 없다. 높은 혈액내 글루코코르티코이드 농도는 다음과 같은 대사 작용을 초래한다:

- 단백질 분해대사 및 단백질 합성 억제로 인한 **근육소모(muscle wasting)**와 **피부 얇아짐(thinning of skin)**(다량의 코티솔은 **분해대사 호르몬** 임)
- 뼈파괴세포와 뼈모세포 활성도 불균형으로 인한 **뼈흡수(bone resorption)**

- 구심(몸통, truncal)지방 축적에 따른 **구심비만(centripetal obesity)**
- 콩팥을 통한 **나트륨 축적** 및 **칼륨 소실**(코티솔은 글루코코르티코이드수용체 이외에 광물부신피질호르몬수용체에 결합한다; 일반적으로 콩팥에서 코티손(cortisone)으로 전환되므로 콩팥세뇨관에 대한 영향은 거의 없지만, 코티솔 농도가 높을 경우에는 광물부신피질호르몬 활성을 나타낸다)

글루코코르티코이드의 다른 작용 *Other Effects of Glucocorticoids*

글루코코르티코이드의 다른 중요한 작용에는 **항염증** 및 **면역억제**, **혈관 효과**가 있다.

- **아라키돈산 대사산물**(예: 프로스타글란딘 및 트롬복산, 류코트리엔)과 **혈소판 활성인자** 생성 억제
- T림프구와 이들에 의해 생성되는 **인터루킨** 및 **인터페론**, **종양괴사인자** 생성 감소
- 섬유아세포 생산 및 결합조직 발생 감소
- 초기에는 **항체 생성**이 증가되지만 장시간 코티솔이 과대하게 증가되면 생산이 감소
- 노르에피네프린에 대한 혈관민무늬근의 반응성 증가(코티솔은 혈관이 아드레날린성 자극에 대해 정상적으로 반응하고, 이를 통해 정상적인 혈압 조절을 나타내는 데 중요하게 작용한다)

부신남성호르몬 작용 *ACTIONS OF ADRENAL ANDROGENS*

부신피질 그물층을 자극하여 남성호르몬을 합성하고 분비되게 하는 데는 주로 ACTH가 관여하지만, 이외에도 추가적인 요소들이 관여한다. 정상적으로 여성에서 남성호르몬의 유일한 공급원은 부신이므로, 부신남성호르몬과 디하이드로에피안드로스테론, 안드로스텐디온은 여성에서 주목할 만한 효과를 나타낸다. 여성에서 부신남성호르몬의 영향으로는 음모 발달과 피부기름샘 비대(여드름), 성욕 자극, 그리고 골다공증 억제가 있다. 남성에서 부신남성호르몬은 사소한 역할을 하며, 고환에 의해 생성된 테스토스테론이 주요 남성호르몬으로 작용한다. 그러나 소아기 중반기에 남녀 모두에서 부신남성호르몬 생산이 증가하므로 호르몬은 초기 사춘기 변화에 기여한다(32장 참조). **성증발생(adrenarche)**는 6세에서 10세 사이에 발생하는 부신피질의 성숙이며, 이로 인해 세개의 피질 영역이 뚜렷이 구분되고 그 결과 부신남성호르몬 생성이 시작한다. 부신남성호르몬 수치는 약 20세에 최고치에 달하며 나이가 들수록 점차 감소한다.

알도스테론 조절과 작용 *REGULATION AND ACTIONS OF ALDOSTERONE*

광물부신피질호르몬인 알도스테론은 **세포외액량**과 **K^+ 항상성** 조절인자이다(그림 29.5). 이것은 주로 콩팥 집합관과 먼쪽세관 후반부에 작용하며, 다음과 같은 효과를 나타낸다:

- **Na^+ 재흡수** 및 결과적인 수분저류와 **세포외액량 증가**(과다한 경우 고혈압 초래)
- **K^+ 배설**(과다한 알도스테론은 저칼륨혈증을 유발)
- **H^+ 배설**(과다한 알도스테론은 대사알칼리증 유발)

콩팥세뇨관 외에도 알도스테론은 창자(특히 잘록창자) 및 침샘, 땀샘에서의 Na^+ 및 K^+ 처리에도 영향을 준다.

부신 토리층세포의 알도스테론 분비에 대한 주요 자극 및 억제인자는 다음과 같다(그림 29.5 참조).

- **고칼륨혈증**(혈장 K^+ 농도 증가): 부신에 직접 작용하여 알도스테론 분비 증가; 알도스테론은 콩팥에 작용하여 혈장 K^+ 농도를 낮춘다.
- **앤지오텐신II**: 알도스테론 분비를 자극한다. 혈액량이 줄면 콩팥에서 레닌 분비가 일어나고, 분비된 레닌은 혈장 단백질인 앤지오텐시노겐을 앤지오텐신I으로 분해한다. 앤지오텐신I은 앤지오텐신전환효소에 의해 다시 앤지오텐신II로 분해된다(5절, "콩팥생리학" 참조). 알도스테론은 Na^+와 수분 저류를 촉진하여 혈액량을 증가시킨다.
- **심방나트륨이뇨펩티드(atrial natriuretic peptide)**는 알도스테론 분비를 억제한다. 심방나트륨이뇨펩티드는 혈액량이 증가하면(예: 울혈심부전의 경우) 심장근세포에서 분비된다. 알도스테론 분비억제는 혈액량 감소를 초래한다.

알도스테론 합성에는 ACTH가 필요하지만, 앞서 언급한 요인들이 합성 및 분비에 보다 중요한 조절 역할을 한다. 코티솔 및 부신남성호르몬과 동일하게 알도스테론은 아침 일찍 가장 많이 분비된다. 알도스테론의 생리역할은 5장 "콩팥생리학"에서 보다 자세히 논의되었다.

임상 적용 29.1

항염증제 및 면역억제제로서의 글루코코르티코이드 (Glucocorticoids as Antiinfl ammatory and Immunosuppressive Drugs)

항염증 및 면역억제 특성에 기초하여, 코티솔 및 각종 합성 글루코코르티코이드(예를 들어, 덱사메타손)는 심각한 염증 및 알레르기 반응, 자가면역 반응, 이식거부 등을 억제하기 위한 치료제로 사용한다. 그러나 면역억제 및 근육소모, 골다공증, 고혈당, 신경흥분과 이와 관련된 정신과적 영향, 궁극적으로 부신부전(HPA축에 대한 음성되먹임에 의해)을 비롯한 여러 심각한 잠재적 부작용이 있기 때문에, 스테로이드를 이용한 전신 치료는 가능한 하지 않는다. 항염증스테로이드를 전신적으로 사용한 후에는 내인성 코티솔 생산이 재개될 수 있도록 약물을 천천히 줄여야 한다.

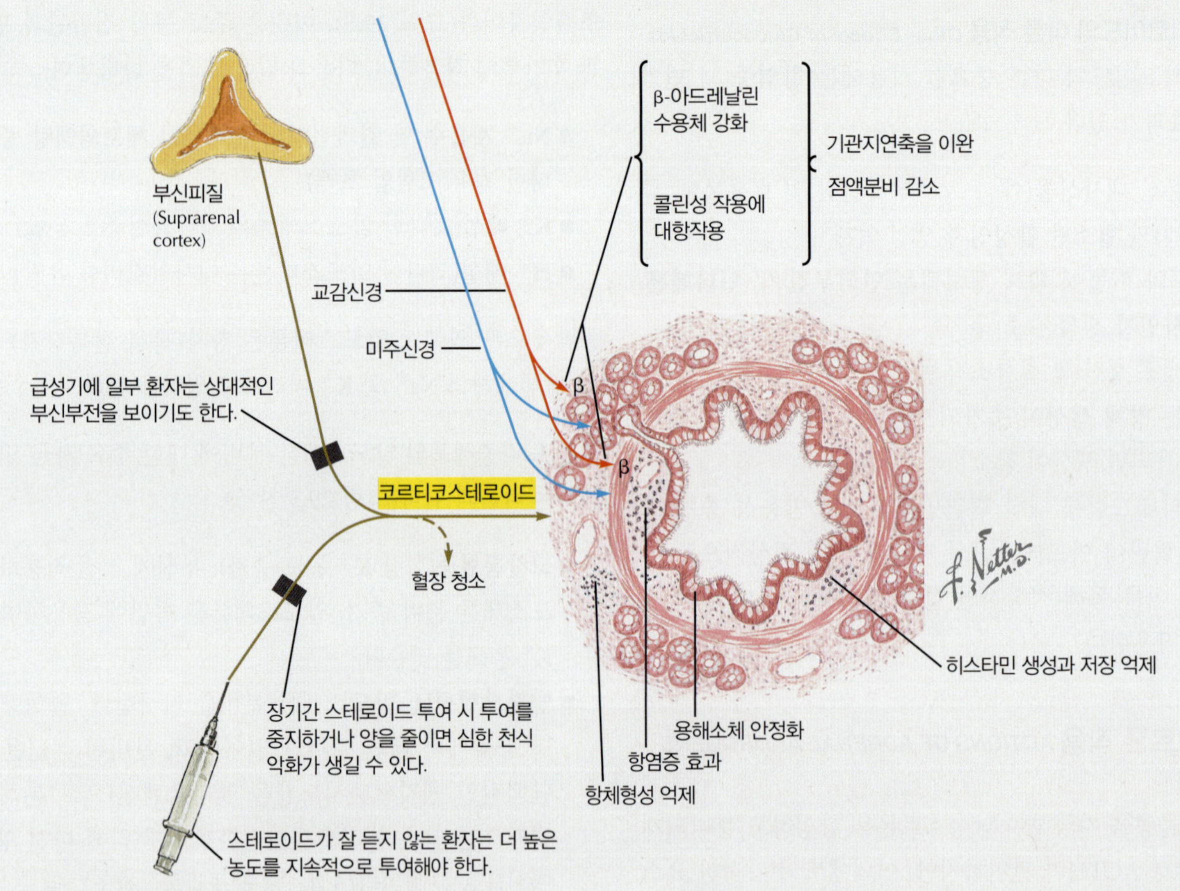

기관지천식에서 코르티코스테로이드 작용 천식 발작이 빈번하거나 심한 환자에서 예방용 약물로 흡입 코르티코스테로이드를 사용하는 이유는 항염증 효과 때문이다.

부신수질 *THE ADRENAL MEDULLA*

다음에 있는 설명 이외에 부신 카테콜아민의 생리 효과는 이 책 전반에 걸쳐 논의되었던 다양한 계통의 생리특징과 7장에서 다룬 자율신경계 기능과 관련하여 설명되었다.

부신 중심부를 구성하는 부신수질은 기능적으로 피질과 구별되며 교감신경계의 신경절이후효과기로서 역할을 한다. 부신수질의 **크롬친화세포(chromaffin cells)**는 교감신경계 활성화에 반응하여 카테콜아민을 합성하여 혈류로 분비한다. 교감신경절이후신경은 주로 **노르에피네프린**을 분비하지만, 크롬친화세포에서 분비되는 카테콜아민의 70~80%는 **에피네프린**이다. 신경절이후신경의 경우와 마찬가지로 **신경펩티드Y**를 포함한 다수의 교감신경보조전달물질도 합성하고 분비한다. 분비된 부신 카테콜아민은 아드레날린수용체 아형에 따른 에피네프린과 노르에피네프린의 결합 친화력 차이로 인해 교감신경에서 분비된 노르에피네프린과는 일부 다른 생리효과를 신체 전반에 걸쳐 보인다(그림 29.6).

임상 적용 29.2
쿠싱증후군(Cushing's Syndrome)

쿠싱증후군은 높은 농도의 혈액내 코티솔에 의한 내분비 질환이다. 뇌하수체 또는 다른 곳의 ACTH 분비 종양 혹은 부신 증식 또는 종양, 글루코코르티코이드 약물 사용으로 인해 발생할 수 있다. 부신 스테로이드 효과를 바탕으로 예측할 수 있는 쿠싱증후군 증상 및 징후는 다음과 같다.

- 팔다리 근육 소모를 동반한 구심비만
- "달덩이 얼굴"(둥근얼굴)
- 피부가 얇고 멍이 잘 듬
- 피부 색소침착(ACTH가 상승된 경우, 이 장 앞부분 참조)
- 고혈압
- 고혈당 및 인슐린저항성
- 골다공증

덱사메타손억제검사(dexamethasone suppression test)는 고코티솔증(hypercortisolism)의 원인을 진단하는 데 유용하다. 뇌하수체에서 ACTH분비(부신에서 부신코티솔 생성을 초래)는 일반적으로 덱사메타손(글루코코르티코이드 약물) 투여로 억제되지만, 뇌하수체 ACTH 분비 종양은 그러한 억제에 대한 감수성이 감소되어 있다. 고코티솔증이 부신종양에 의해서 발생된 경우는, 코티솔 생산이 투여된 글루코코르티코이드(덱사메타손)에 영향을 받지 않는다. 글루코코르티코이드 농도가 높은 원인이 확인되고 적절하게 해결되면(일반적으로 수술을 통해) 스테로이드 대체 치료가 일반적으로 필요하다.

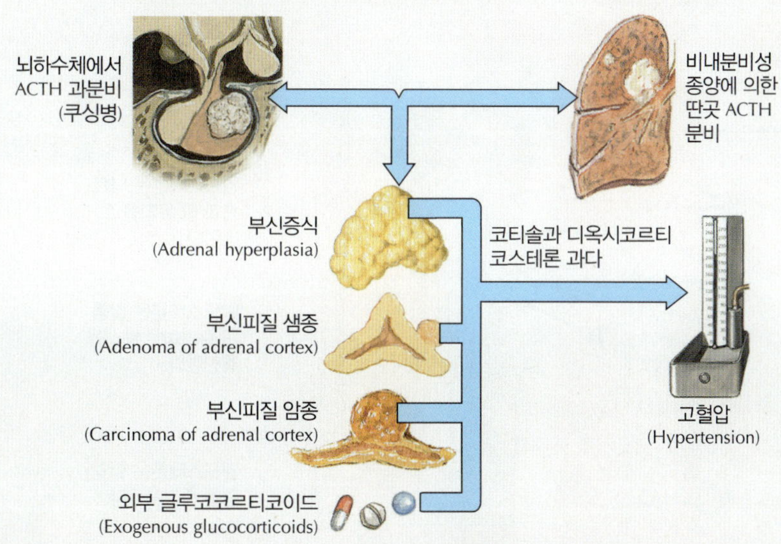

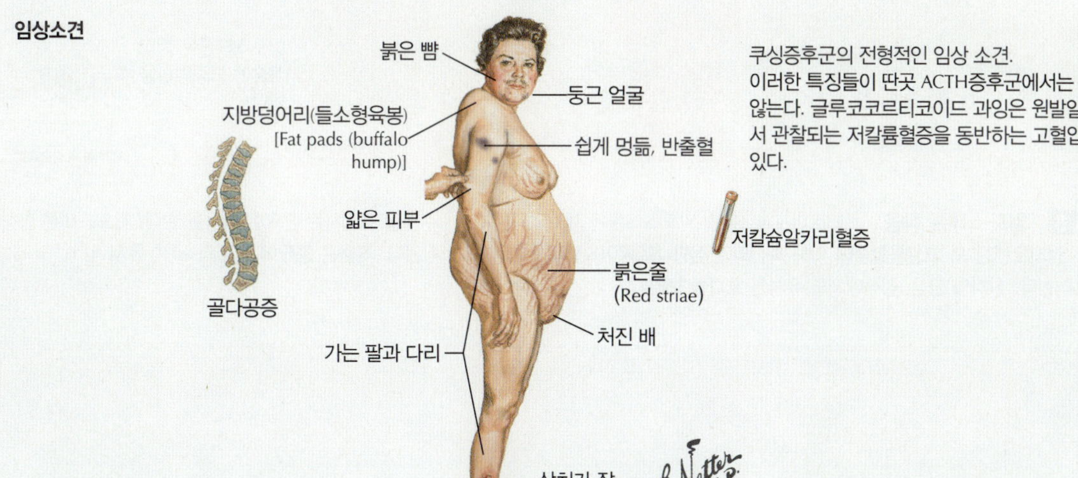

쿠싱증후군의 원인 쿠싱증후군은 혈장 글루코코르티코이드 수치를 증가시키는 다양한 경우에서 발생할 수 있다. *ACTH*; 부신피질자극호르몬.

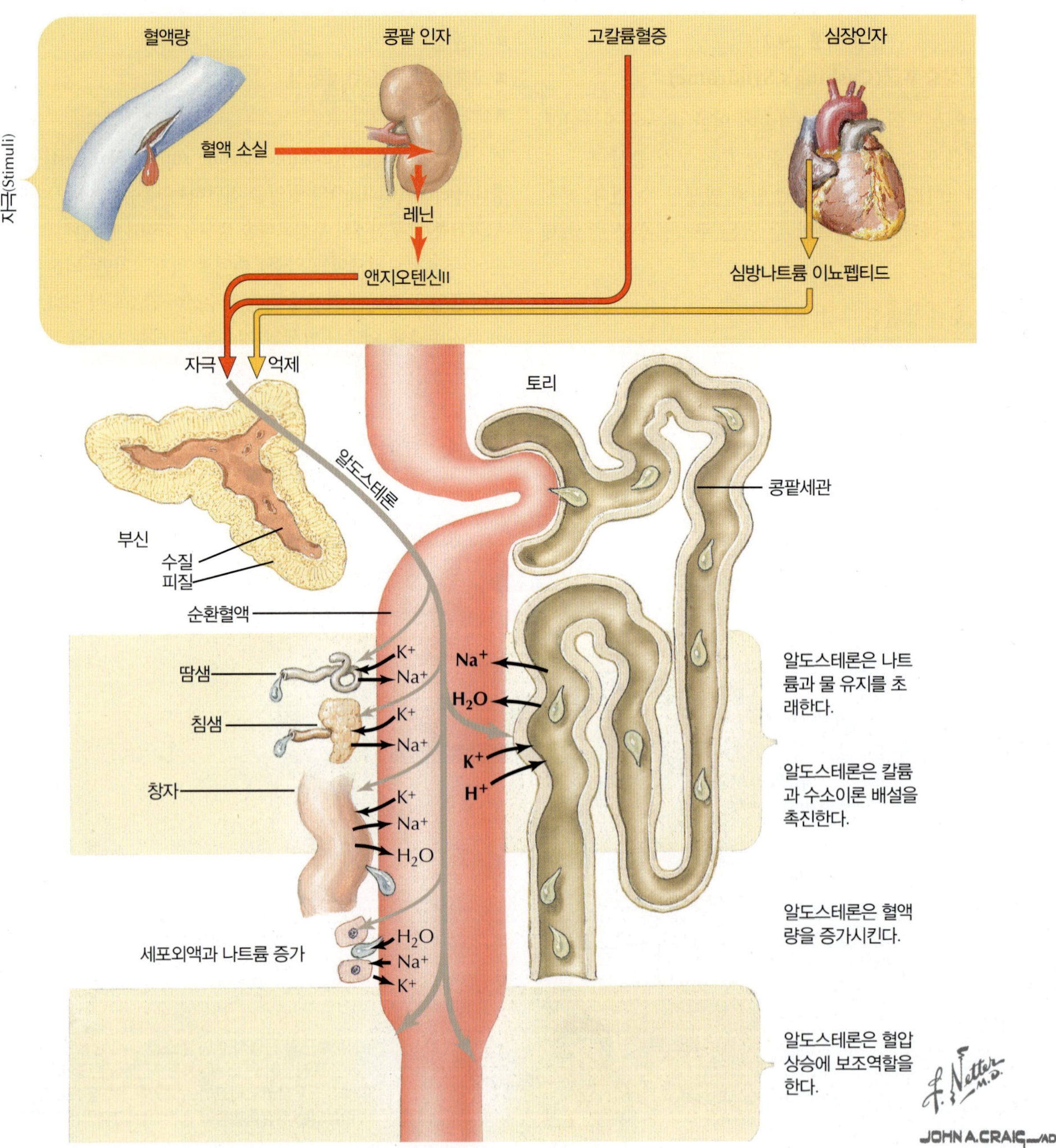

그림 29.5 **알도스테론 작용** 스테로이드호르몬인 알도스테론은 세포외액량과 K^+ 수준을 조절하는 중요한 기능을 한다. 알도스테론 합성과 분비는 앤지오텐신II와 고칼륨혈증에 의해 촉진되며 심방나트륨이뇨펩티드에 의해 억제된다. 작용은 콩팥에서 물과 Na^+ 유지 및 K^+와 H^+ 배설을 초래한다; 창자와 땀샘, 침샘에서도 유사한 효과를 보인다.

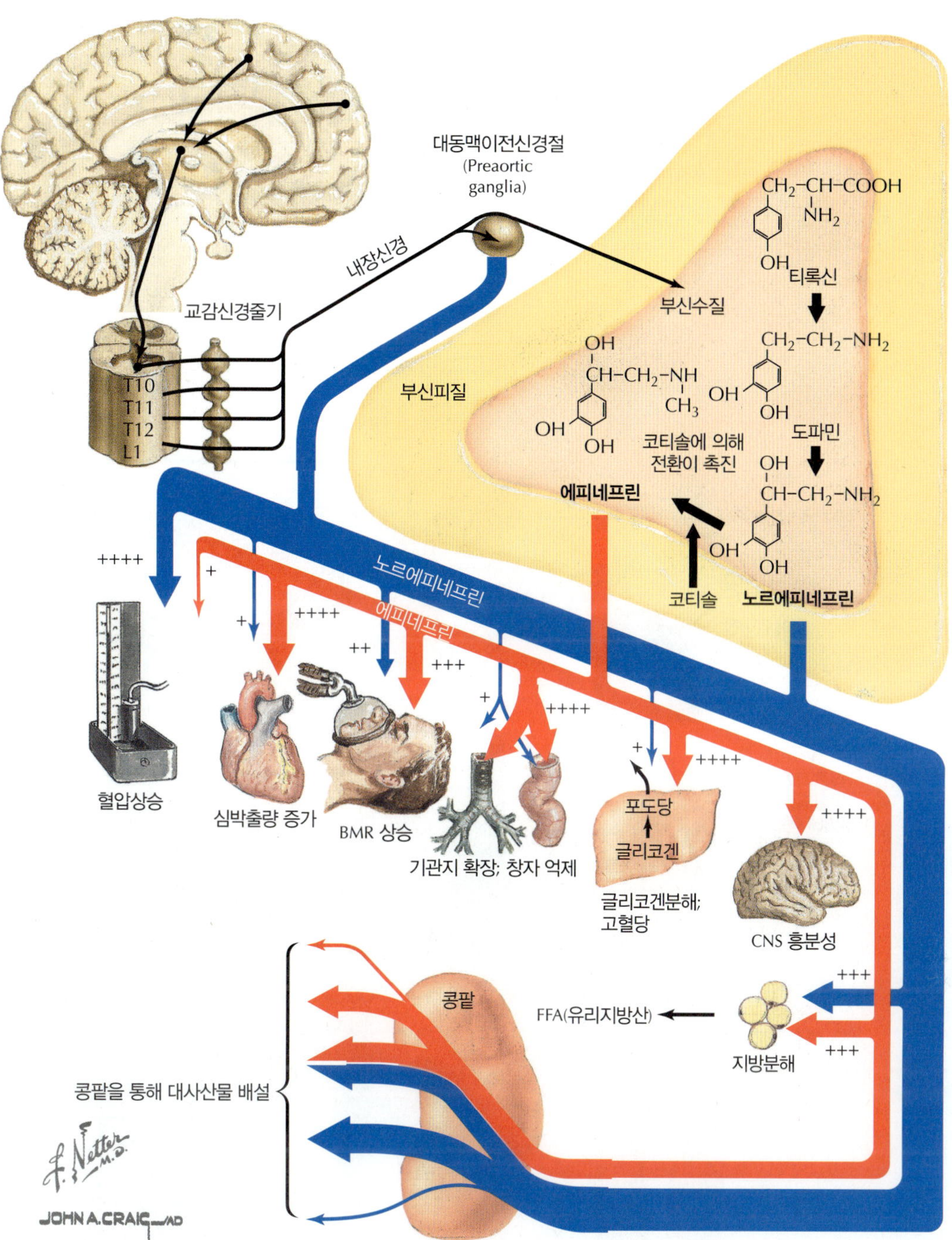

그림 29.6 부신수질 기능 부신수질은 교감신경계 활성화에 의해 에피네프린(80%)과 노르에피네프린(20%)을 혈류로 분비한다. 에피네프린과 노르에피네프린의 여러 영역에서의 역할은 상대적인 강도를 포함하여 그림에 설명되어 있다. *BMR*, 기초대사율; *CNS*, 중추신경계.

임상 적용 29.3
애디슨병(Addison's Disease)

애디슨병은 드문 내분비 질환으로서 자가면역 또는 결핵에 의한 샘 파괴와 드물게 유전 질환을 포함한 다양한 원인의 결과로 부신에서 스테로이드 합성되지 않는 질환이다. 쿠싱증후군의 경우와 마찬가지로 호르몬의 정상적인 작용을 기반으로 부신스테로이드 결핍 효과를 예측할 수 있다. 부신부전 증상과 징후는 다음과 같다:

- 스트레스에 대한 저항력 부족
- 저혈당
- 피로와 체중 감소
- 피부의 과다 색소침착(ACTH 상승으로 인해; 이 장 앞부분 참조)
- 저혈압
- 소금 식욕(salt appetite)

부신호르몬의 심각한 결핍에 의한 애디슨 위기는 의학적으로 응급상황이며, 구토와 설사, 저혈압, 실신, 의식 상실, 경련, 저혈당을 나타낸다. 애디슨병에 걸린 환자는 장기간 글루코코르티코이드 대체 요법과 때로는 광물부신피질호르몬 치료가 필요하다.

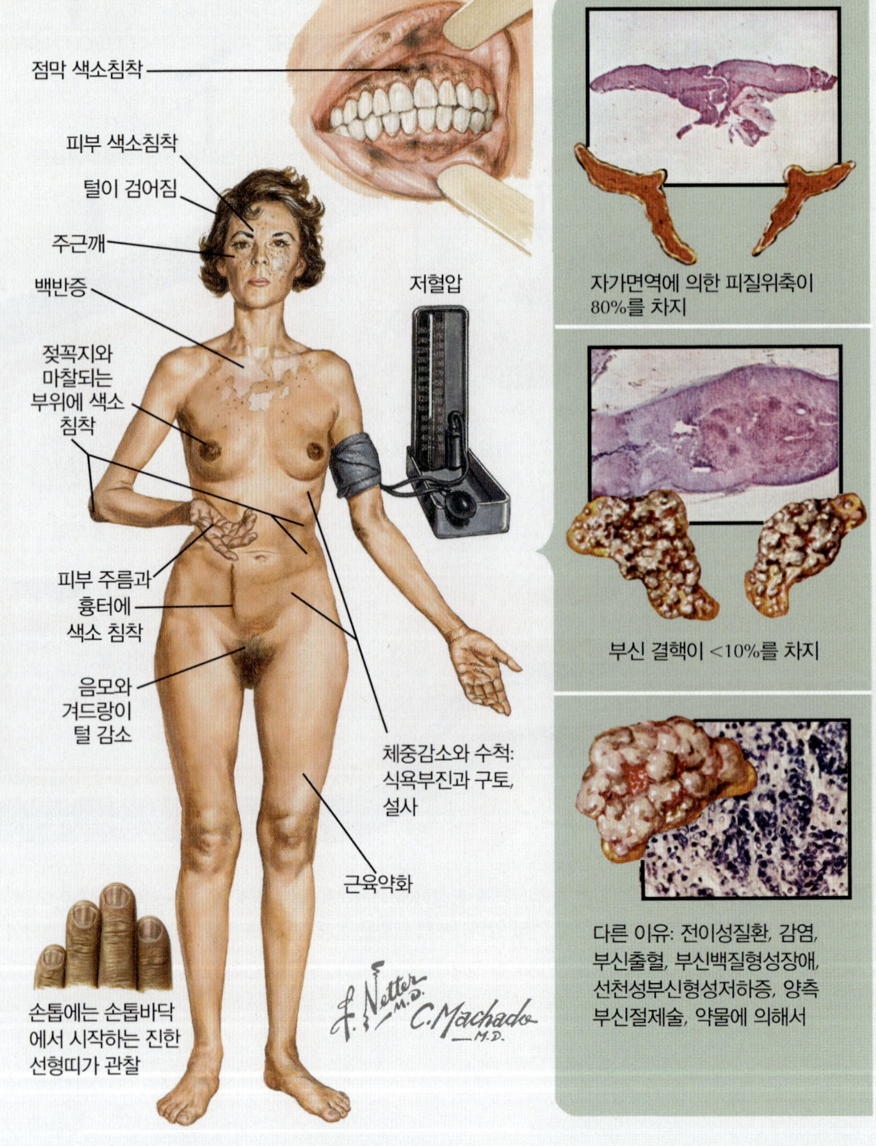

만성원발성부신피질부전(애디슨병, chronic primary adrenocortical insufficiency) 부신위축과 결핵에 의한 부신 파괴 혹은 다른 이유로 부신피질 부전이 발생하면 부신피질스테로이드 생성이 낮아져 음성되먹임에 의해 ACTH 수치는 상승한다. 증상은 코르티코스테로이드 결핍뿐만 아니라, a멜라닌세포자극호르몬과 유사한 구조를 가지고 ACTH가 증가된 효과 즉 피부색소 침착도 나타난다.

30장 내분비이자(췌장)

The Endocrine Pancreas

이자(췌장)는 위창자 기능과 혈당 조절에 중요한 역할을 한다. 외분비이자(효소 및 완충제) 생성물은 탄수화물 소화 및 혈액으로의 흡수에 관여하고, 내분비이자(인슐린 및 글루카곤, 소마토스타틴)생성물은 혈당 수치를 조절하기 때문에 이자는 포도당의 인체 및 세포 유입 조절을 위한 통합처리장치로 간주할 수 있다.

이자호르몬의 일차적인 역할은 사람의 혈중 포도당 농도를 기저수준인 70~90 mg%으로 유지시켜주는 것이다. 이자호르몬은 포도당의 기저수준을 유지하기 위해 음식이 유입되는 동안 포도당을 세포내로 이동시키며(인슐린의 저혈당 효과), 공복기 동안 세포 밖으로 포도당을 이동(글루카곤의 고혈당 효과)시킨다. 이러한 전반적인 균형은 일차적으로 간과 근육, 지방 조직에서 이자호르몬에 의한 포도당 대사 활동 통합에 의해 이루어진다.

이자 구조 *STRUCTURE OF THE PANCREAS*

6절에서 언급했듯이 외분비이자는 중요한 소화 기능과 완충 기능을 수행한다. 기능세포의 약 99%는 외분비이자를 구성하고 나머지가 내분비 기능을 담당한다(그림 30.1). 주요 내분비 부분은 세 가지 세포 종류로 구성된 **랑게르한스섬(islets of Langerhans)**으로 이루어져 있다:

- **글루카곤(glucagon)**: α세포에서 생성되며 저장된 포도당을 혈액으로 이동시킨다.
- **인슐린(insulin)**: β세포에서 생성되며 세포내로 포도당 이동을 자극한다.
- **소마토스타틴(somatostatin)**: δ세포에서 생성되며 인슐린과 글루카곤 분비를 억제한다.

섬에서 α세포는 β세포 사이에 흩어져 있는 방식으로 배열되어 있다. α 및 δ세포보다 인슐린을 생산하는 β세포가 더 많이 존재한다.

이자폴리펩티드는 이자섬 F세포로부터 분비되는 또 다른 내분비 호르몬이다. 정확한 기능은 명확하지 않지만 이 펩타이드는 고단백질 식사와 저혈당, 운동과 같은 자극에 의해 증가되고 이자 외분비(완충제와 효소) 및 내분비(인슐린) 분비를 억제하는 작용을 한다. 사람이 식사를 하는 동안 이자폴리펩타이드는 콜레시스토키닌 효과를 조절하는 작용을 한다(24장 참조).

중요한 주변분비(paracrine, 세포 대 세포) 작용도 섬에서 존재한다. 섬 내부에는 모세혈관망이 잘 형성되어 있어 인슐린(β세포에서 유래)은 주변분비 방식으로 글루카곤을 생산하는 α세포로 운반된다. 인슐린은 자체분비뿐 아니라 글루카곤 분비도 억제하며, 소마토스타틴은 인슐린과 글루카곤 분비 모두를 억제한다. 이러한 기전을 통해 혈당 수준에 대한 이자 반응의 정교한 조절을 가능하게 한다.

두 종류의 포도당운반체인 **촉진포도당운반체(facilitated glucose transporters, GLUT)** 및 **나트륨의존포도당운반체(sodium-dependent glucose transporters, SGLT)**를 통해 포도당은 세포내로 들어간다. 10가지가 넘는 포도당운반체가 확인되었지만 새로 발견된 여러 가지 동형의 기능은 명확하지 않다. 주요 운반체는:

- **GLUT1**은 모든 성숙된 세포막에 존재하며 세포호흡과 생존을 유지하기 위해 충분한 포도당을 세포에 공급하는 작용을 한다. 이것은 또한 혈액-뇌장벽 막에서 높은 농도로 발견되며, 운반체는 혈액내 존재하는 포도당에 의해 양성조절(즉, 증가된 포도당은 GLUT1운반체 수를 증가시킴)된다.
- **GLUT2**는 뇌와 간, 이자 세포막에 존재하며 이들 조직내로 포도당이 쉽게 들어갈 수 있도록 한다. 또한 GLUT2는 작은창자와 콩팥 토리쪽세관 *바닥가쪽*막에 위치하고 있어 포도당이 세포 밖으로 나갈 수 있도록 한다. 이 운반체는 인슐린에 의해 조절되지 않는다.
- **GLUT3**는 주로 신경세포와 태반에서 발견된다.

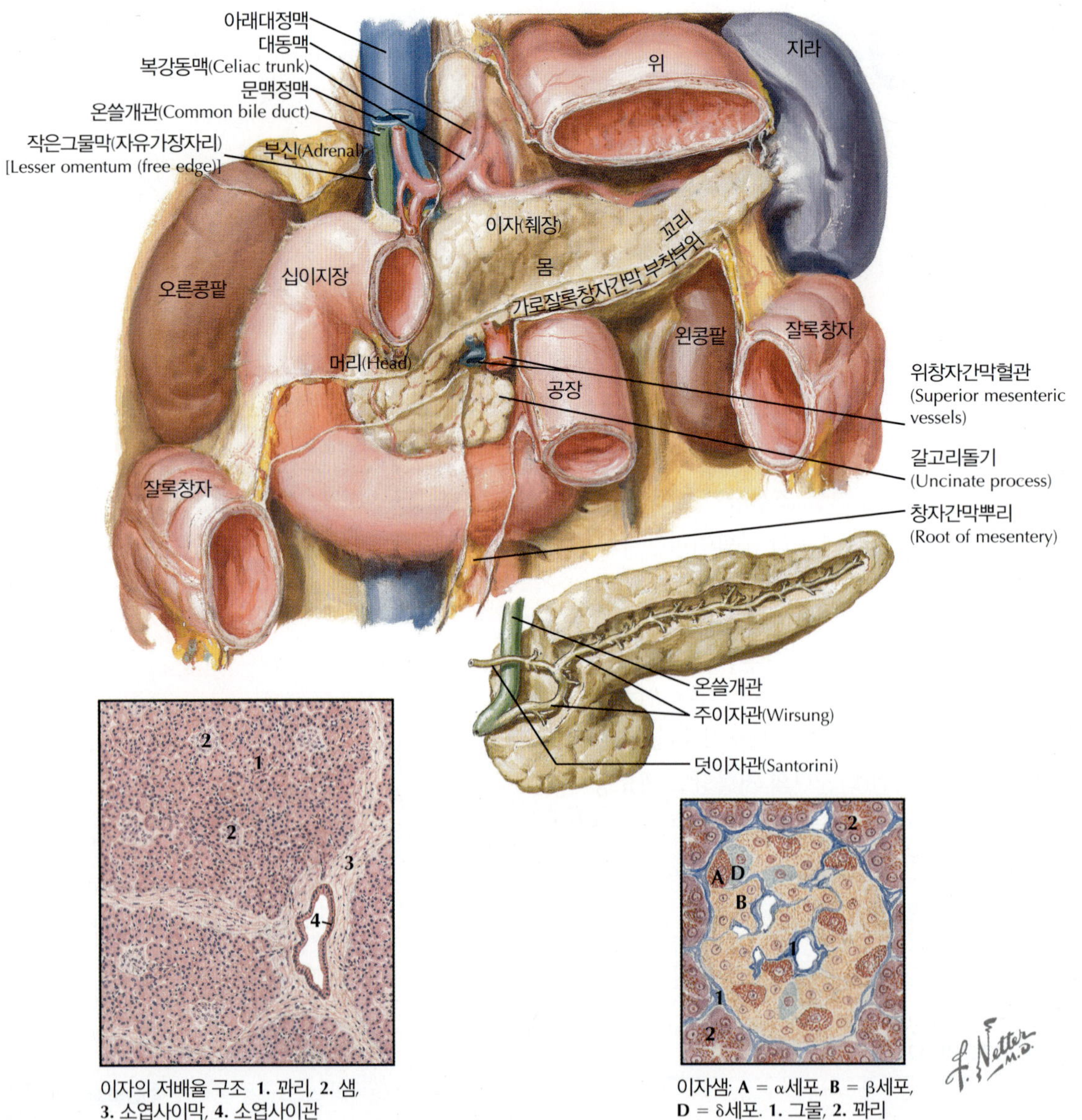

그림 30.1 내분비기관으로서 이자 구조 이자는 외분비 기능 때문에 위창자관의 핵심 구성 요소이다. 또한 내분비 호르몬 생성을 통해 혈당 조절에 주요하게 작용하고 있다. 이자 대부분(~99%)은 위창자관으로 관을 통해 완충액과 효소를 생성하고 분비하는(외분비 기능) 꽈리세포로 구성되어 있다(*왼쪽 하단 현미경 사진*). 내분비 이자는 랑게르한스섬을 형성하는 세포로 구성된다. 샘세포는 인슐린(α세포)과 글루카곤(β세포), 소마토스타틴(δ세포)을 생성한다.

- **GLUT4**는 뼈대근육과 골격근, 심근, 지방세포에서 발현되고 **인슐린에 의해 작동하는 포도당운반체**이다.
- **GLUT5**는 인슐린과 관계없이 작동하는 과당 운반체이다.
- SGLT1은 나트륨과 같이 포도당을 운반(2차능동이동)시키며, 콩팥 토리쪽세관과 맥락얼기, 작은창자 등의 *꼭대기쪽*막에서 SGLT2와 같이 발현된다. 이 운반체는 인슐린과 상관없이 작동한다.
- SGLT2 역시 콩팥 토리쪽세관과 맥락얼기, 작은창자 등의 *꼭대기쪽*막에서 SGLT1과 같이 발현되며, 나트륨과 포도당을 운반한다. 이 운반체는 인슐린과 상관없이 작동한다.

인슐린 합성과 분비, 작용

SYNTHESIS, SECRETION, AND ACTIONS OF INSULIN

혈당 조절은 β세포에서 풋호르몬으로부터 만들어진 51개 아미노산으로 구성된 펩티드호르몬인 **인슐린**의 생성과 분비, 작용을 통해 일어난다. 풋호르몬은 활성인슐린분자인 A와 B사슬과 이를 연결하는 "C"펩티드 3개의 부분으로 구성되어 있다(그림 30.2). 세포질그물에서 C펩티드에 의해 연결되어 있는 풋인슐린의 A와 B사슬 사이에 이황연결다리(disulfide bond)가 형성된다. 골지체에서 풋인슐린으로부터 C펩티드가 떨어져 나와 활성 인슐린이 형성된다. 혈액으로 분비되기 전에 인슐린과 C펩티드는 과립에 저장된다.

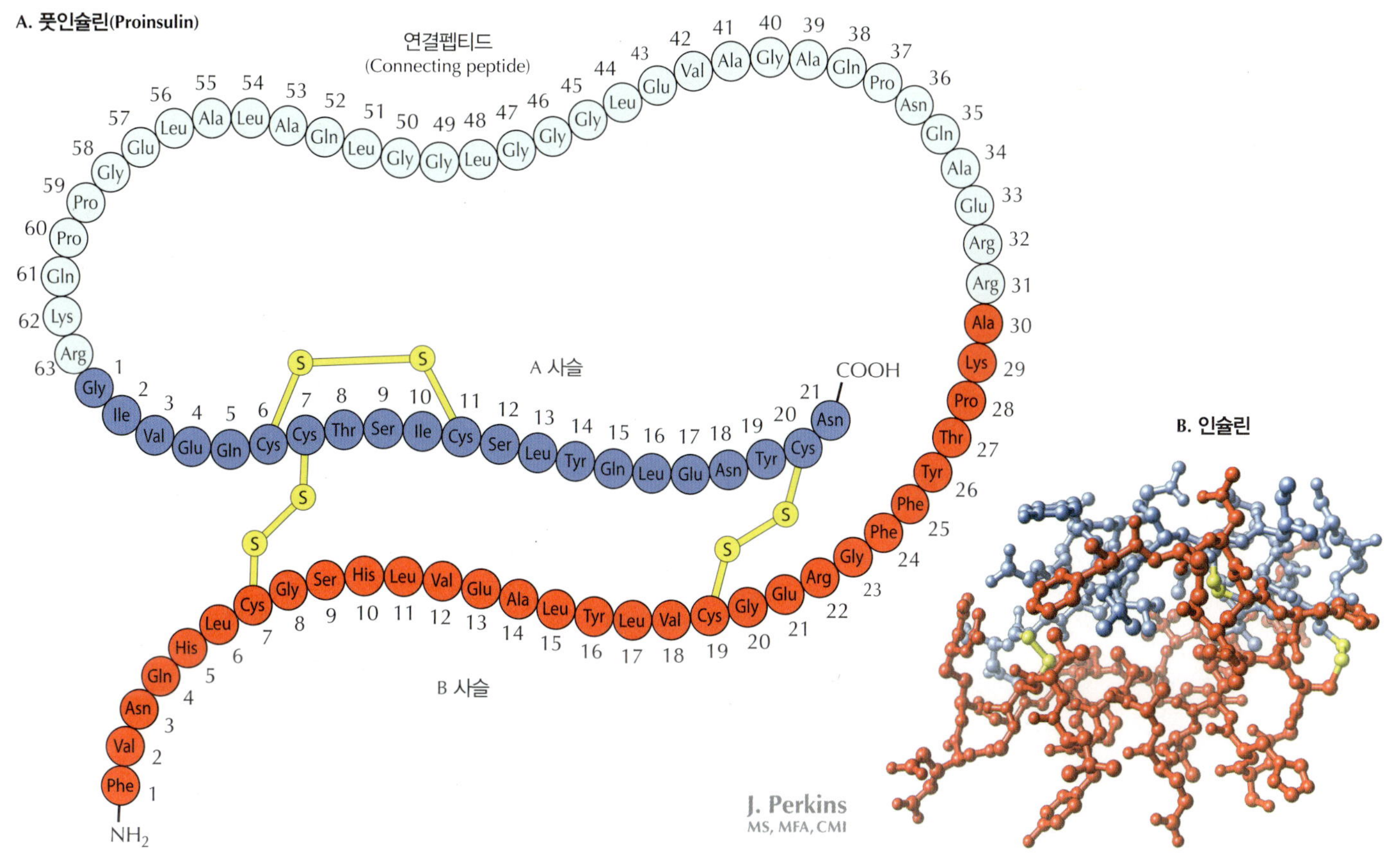

그림 30.2 **인슐린구조** **A,** 풋인슐린 분자에는 연결펩티드뿐만 아니라 완성된 인슐린의 A사슬(*청색*)과 B사슬(*적색*)에 대한 펩티드 서열이 포함되어 있다. 세포질그물내에서 A사슬과 B사슬 사이에 두 개의 이황결합이 형성된다. 연결하는 "C"펩티드는 골지체에서 떨어져 인슐린과 C펩타이드를 생성한 후 분비과립내에 저장된다. 활성 인슐린의 3차원 구조는 **B**에 설명되어 있다.

> 인슐린을 함유하고 있는 과립 내용물이 방출될 때 인슐린과 **C-펩티드 조각** 모두가 분비되기 때문에 혈액에서 C펩티드 양은 인슐린 생산을 반영한다. 따라서 임상적으로 C펩티드는 인슐린 주사를 처방받는 당뇨병 환자에게서 내인 인슐린 분비를 판단하는 데 적용되고 있다.

인슐린의 분비는 혈중 포도당 수준과 창자 펩티드에 의해 자극받으며, 혈중 포도당 농도가 증가하면 다음의 작용들이 일어난다(그림 30.3A 참조).

- 포도당은 **GLUT2**운반체를 통해 이자 β세포로 들어간다.
- 세포내 포도당 대사는 ATP 농도를 증가시키고 K^+ 유출을 억제한다. 이로 인해 β세포는 탈분극되고 전압의존성 Ca^{2+}통로가 열린다.
- Ca^{2+}유입은 혈액으로 인슐린과 C펩티드가 분비되도록 한다.

혈당뿐만 아니라 창자에서 유래된 **인크레틴**[**incretins**, 포도당 인슐린자극펩티드(GIP)와 글루카곤유사펩티드(GLP-1)], 혈액 내 아미노산과 지방산의 증가, 그리고 아세틸콜린의 국소 방출도 인슐린 분비를 촉진한다(그림 30.3B). 이러한 요소들은 공통적으로 인슐린 수준을 증가시키기 위한 자극으로 식후 상태를 반영하는 것이다. 마지막으로 글루카곤은 phospholipase C의 조절을 통해 세포내 Ca^{2+}를 증가시켜 인슐린 분비를 자극할 수 있으며, 따라서 글루카곤의 고혈당 효과를 조절하게 된다.

인슐린 분비는 혈당치가 낮거나, 교감신경계가 자극될 때(즉, 노르에피네프린 및 에피네프린 수치가 상승할 때), 그리고 국소 소마토스타틴 수치가 상승할 때 억제된다.

전반적으로 인슐린은 포도당의 세포내 유입과 글리코겐 저장 및 생성, 지방분해의 감소를 유도하며(그림 30.4), 이러한 동화작용은 식간(공복상태)에 저장되어 있는 영양소를 이용할 수 있도록 한다.

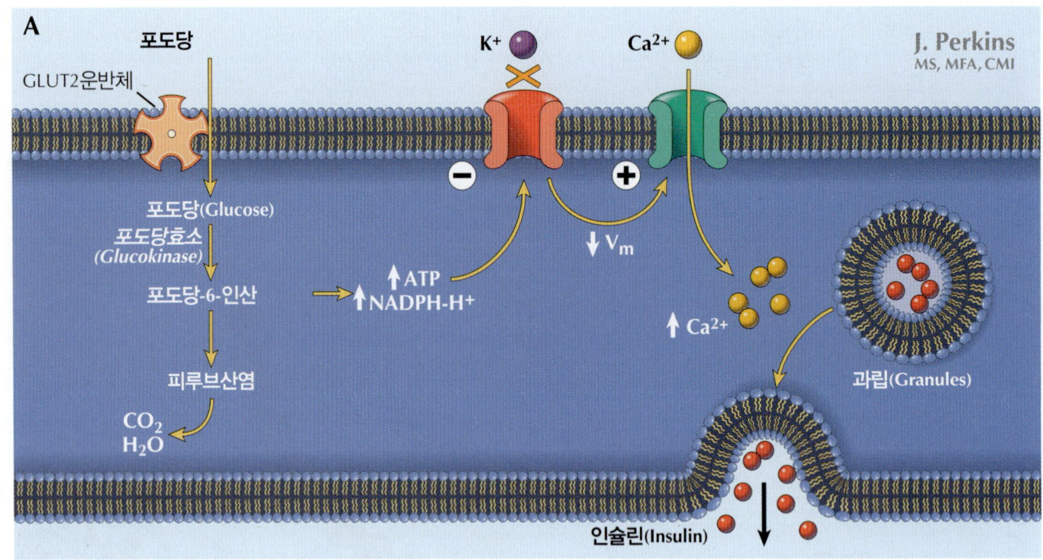

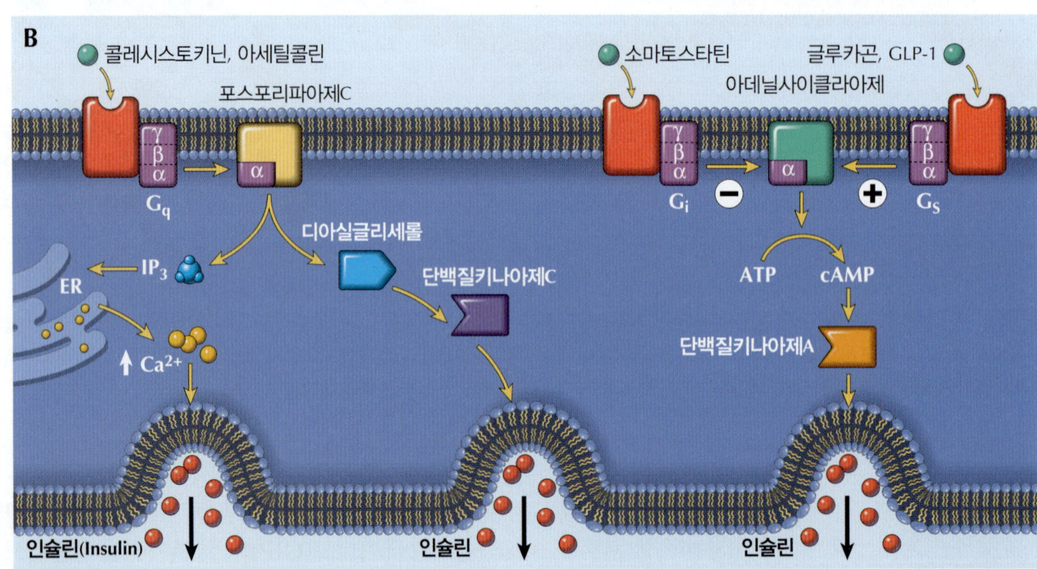

그림 30.3 인슐린 합성과 분비 포도당은 인슐린 합성 및 분비 조절에서 가장 중요한 요소이지만, 위창자펩티드와 국소적인 글루카곤 및 소마토스타틴도 분비 조정에 기여한다. **A,** 포도당이 인슐린 분비를 자극하는 Ca^{2+}유입을 증가시키는 작용. **B,** 국소 글루카곤과 위창자펩티드[콜레시스토키닌(CCK)과 글루카곤유사펩티드-1 (GLP-1)], 아세틸콜린(ACh)에 의한 수용체 매개 인슐린 분비 자극 및 국소 소마토스타틴에 의한 인슐린 억제. *ER*, 세포질그물; *GLUT2*, 포도당운반체2; *IP_3*, 삼인산이노시톨; *NADPH*, 니코틴아마이드아데닌디뉴클레오티드인산

인슐린수용체는 대부분의 조직에서 발현되지만, 수용체 농도는 간과 근육, 지방 조직에서 가장 높다. 인슐린 수용체는 두 개의 세포외 α소단위와 두 개의 세포막횡단 β소단위로 구성되어 있다. α소단위에 인슐린이 결합하면 세포내 다른 단백질의 인산화뿐만 아니라 β소단위 인산화도 자극한다. 따라서 다양한 세포내 단백질 인산화를 자극하는 인슐린은 다음과 같은 작용을 통해 저혈당 효과를 일으킨다.

- 세포막 **GLUT4** 운반체를 증가시켜 세포내로 포도당을 효율적으로 이동
- 저장을 용이하게 하기 위해 과다한 포도당으로부터 글리코겐 생산을 증가
- 글리코겐 저장을 유지하기 위한 글리코겐 분해 억제
- 포도당 생성과 혈액으로 포도당이 이동하는 것을 저해하기 위해 포도당신합성을 억제

이러한 모든 요인들에 의해 인슐린이 존재할 때 혈당치는 급격하게 감소한다. 또한 인슐린은 다음과 같은 작용을 통해 지질대사에 영향을 미친다:

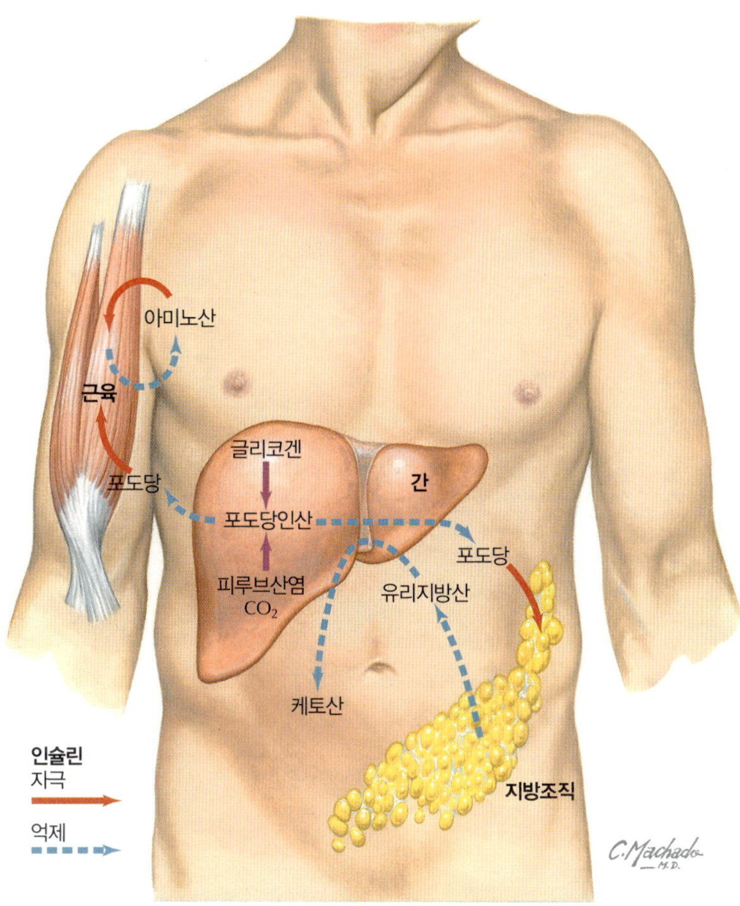

그림 30.4 **인슐린 작용** 인슐린은 "연료 저장" 호르몬으로 간주되며, 포도당(글리코겐)과 지방산(지방 조직에서 트리글리세리드) 저장을 촉진한다. 인슐린은 포도당운반체4 (GLUT4)를 통한 세포내로의 포도당 이동을 촉진하고, 포도당을 글리코겐 형태로 저장한다. 주요 글리코겐 저장고는 근육과 간이다. 인슐린은 또한 지방합성을 자극하고, 지방조직에서 지방 분해를 억제하여 트리글리세리드 저장고를 유지하고, 케토산 생산을 감소시킨다. 또한 인슐린은 뼈대근육으로 아미노산 흡수를 증가시켜 단백질로 저장되게 한다. 결과적으로 인슐린은 혈당 및 지방산, 케토산을 감소시킨다.

- 지방조직에서 호르몬에 민감한 지질분해효소를 억제하여 지방분해를 감소시켜 혈액내 유리지방산 양을 줄인다.
- 지방산 산화 억제(특히 간에서)를 통한 케토산 형성 감소

일단 수용체 인산화가 일어나면 전체 수용체 복합체는 내재화된 다음 분해, 저장 혹은 세포막에 재삽입된다. 또한, 인슐린은 분해 증가와 합성 감소를 통해 자신의 수용체를 하향 조절하는 능력을 가지고 있다.

> 인슐린은 중요한 대사 호르몬이다; 이것 없이 대부분의 세포는 포도당을 흡수할 수 없다. 예외는 뇌와 간 조직, 작은창자, 콩팥 토리쪽세관(*인슐린비의존*포도당운반체의 존재로 인해 적절한 정상 포도당 흡수가 이루어짐)과 *운동 중인* 근육(GLUT4가 인슐린 활동과 독립적으로 상향 조절됨)이다. 인슐린 발견 전까지 제1형 당뇨병은 치명적인 질병이었다.

글루카곤 합성과 분비, 작용

SYNTHESIS, SECRETION, AND ACTIONS OF GLUCAGON

글루카곤은 랑게르한스섬 α세포에서 펩호르몬으로 생산되는 29개 아미노산으로 구성된 펩티드호르몬이다. 인슐린과 마찬가지로, 세포내 처리를 통해 활성 글루카곤 분자는 고밀도 과립 형태로 세포내에 존재한다.

글루카곤 분비는 주로 저혈당에 의해 자극되고, 인슐린은 섬 내에서 주변분비 방식을 통해 글루카곤 분비를 억제한다. 대개가 인슐린과 글루카곤의 수준을 모두 증가시키는 아미노산 섭취에 의해 글루카곤 조절이 관찰되기도 한다. 글루카곤 분비는 혈액내 높은 포도당과 지방산 수치에 의해서도 억제된다.

인슐린과는 반대로, 글루카곤은 혈액으로 포도당 방출을 통해 저장된 세포 에너지 사용을 촉진한다(그림 30.5). G단백결합

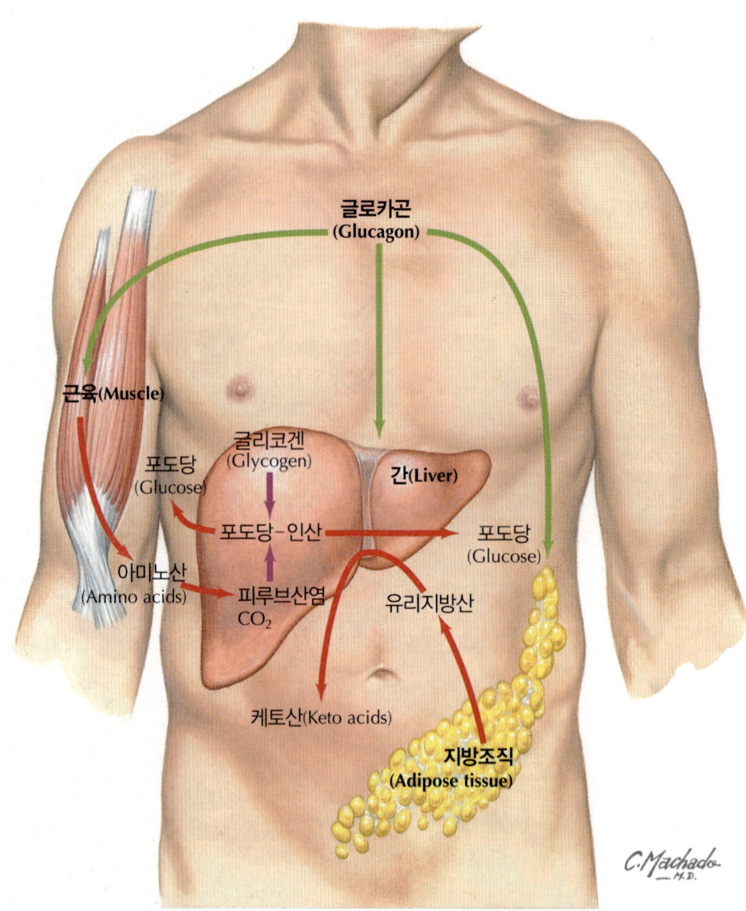

그림 30.5 글루카곤 작용 글루카곤은 대사 요구를 충족시키기 위해 글리코겐 및 단백질, 지질을 분해하여 혈액내로 포도당과 아미노산, 지방산, 케토산을 방출하므로 "연료 동원" 호르몬으로 간주된다. 글루카곤은 혈당치가 낮아지면 간에서 글리코겐 분해 및 포도당 생성을 촉진하여 혈당을 증가시킨다. 글루카곤은 지방 조직에서 지방분해 및 간에서 케토산으로 산화되는 지방산 방출을 촉진한다. 마지막으로, 글루카곤은 근육에서 단백질합성을 억제하여 간에서 포도당신합성을 통해 포도당으로 전환하는 데 필요한 아미노산을 제공한다.

글루카곤수용체는 세크레틴-글루카곤 수용체 군의 한 종류이며, 세크레틴 및 GIP 수용체와 상동성을 공유한다. 인슐린수용체가 광범위하게 분포하는 것과는 달리, 글루카곤수용체는 주로 간과 콩팥 세포막에서 발견된다(물론 지방과 심장, 이자, 기타 조직에도 존재). 간은 저장된 글리코겐을 분해 또는 방출할 수 있으며, 글루카곤의 작용내에서 높은 비율의 지방산 산화 능력을 갖고 있기도 하다. 또한 글루카곤은 간과 콩팥에서 포도당신합성을 촉진한다.

글루카곤이 수용체와 결합하면 cAMP생산이 증가되어 다양한 효소를 인산화시키는 키나아제가 활성화된다. 이 효소는 다음과 같은 작용을 통해 글루카곤에 의한 고혈당 효과가 나타나도록 한다:

- 간 해당작용 억제
- 포도당신합성 증가
- 저장된 글리코겐 분해와 혈액으로 포도당 방출 증가

이러한 효과들을 통해 혈당치가 급격하게 증가한다. 또한, 글루카곤은 지방산의 β-산화를 증가시킴으로써 지질대사에 영향을 미친다.

식간의 일반적인 공복 상태에는 글루카곤에 의한 포도당 동원과 인슐린에 의한 세포로의 포도당 공급 사이에 균형이 존재하지만, 공복기간이 증가하면 글루카곤 영향이 우세해져 저장된 글리코겐이 고갈되고, 포도당신합성과 지방산화 속도가 증가하게 된다. 지방산이 아세틸조효소A (acetyl coenzyme A)로 전환되는 산화가 증가함으로 인해 **케톤체**(아세토아세테이트와 하이드록시부티레이트)가 생성되어 인체에 산이 첨가되는 결과를 초래한다(21장 참조).

인슐린과 글루카곤 분비는 모두 특정 **아미노산**에 의해 자극을 받는다. 이 현상은 다소 모순적일 수 있다. 그러나 단백질 함량은 높지만 탄수화물이 적은 식사를 하면 인슐린이 증가하여 아미노산과 포도당의 세포내 이동이 촉진되어 혈장 포도당 농도가 낮아진다. 이때 *글루카곤이 증가하지 않으면* 저혈당이 유발된다. 즉 상황에 따라 글루카곤은 인슐린 반응을 조절하기도 한다.

또한 인슐린과 글루카곤 모두 간세포로 아미노산 이동을 증가시켜 혈장내 아미노산 농도를 감소시키지만 각각의 목적은 다르다. 인슐린은 펩티드 합성을 촉진하는 반면, 글루카곤은 포도당 생성에 아미노산을 사용하므로 금식 상태에서 아미노산을 포도당합성에 사용될 수 있도록 한다.

소마토스타틴 합성과 분비, 작용

SYNTHESIS, SECRETION, AND ACTION OF SOMATOSTATIN

소마토스타틴의 기능은 잘 알려져 있지 않지만 혈당치를 조절하는 데 크게 관여하지 않는 것으로 알려져 있다. 소마토스타틴은 섬의 δ세포에서 생산되는 14개의 아미노산으로 구성된 펩티드이며, 주변분비를 통해 인슐린과 글루카곤 *모두*를 억제한다. 이 작용은 혈당 수치 조절에 한 단계 더 많은 제어를 추가한다. 이자에서 생성된 소마토스타틴은 뇌와 창자에서 생산되는 것과 동일한 호르몬이며, 다른 조직에서와 마찬가지로 인접한 세포에 국소적으로 작용한다.

소마토스타틴은 섭취한 모든 영양분과 글루카곤에 반응하여 분비되고 인슐린에 의해 억제된다.

임상 적용 30.1

당뇨병(diabetes mellitus)

당뇨병은 손상된 인슐린 기능에 의해 고혈당증이 초래되는 질병이다. 당뇨병은 병인에 따라 두 가지로 분류된다. **1형 당뇨병(type 1 diabetes, T1D)**은 이전에는 소아당뇨병(juvenile diabetes) 또는 인슐린의존당뇨병으로 불리었고, **2형 당뇨병(type 2 diabetes, T2D)**은 성인발병당뇨병 또는 비인슐린의존당뇨병으로 알려져 있다.

T1D는 자가면역 공격으로 이자 β세포가 점진적으로 파괴되어 결국 인슐린 분비가 줄어들고, 이로 인해 고혈당이 발생한다. 자가면역(T림프구) 파괴는 바이러스 감염에 의해 유발될 수 있지만, 정확한 원인은 잘 알려져 있지 않다. 고혈당 발병은 급속하게 일어나며 보통 20세가 되기 전에 분명하게 나타난다. 인슐린 부족은 즉각적인 문제를 발생한다. (1) 포도당이 세포내로 효율적으로 들어갈 수 없고, (2) 지방세포에서 포도당이 결핍되면 지방합성이 감소하고 지방분해가 증가하여 혈액내로 지방산이 방출되고, 이것은 간에서 케톤체로 산화되어 케톤산증(제21장 참조)을 초래한다. 이 상태는 산-염기 균형을 안정화시키고 인슐린을 주사함으로써 치료된다. 평생에 걸쳐 혈당치와 인슐린 주사의 주의 깊은 관리가 필요하다.

대조적으로, **T2D**는 표적조직에서 인슐린수용체 감소로 인한 **인슐린 저항(insulin resistance)**에 의해 발생한다. 인슐린이 없거나(T1D), 수용체가 감소하면(T2D) 표적세포에서 GLUT4 운반체가 증가하지 않아 포도당이 세포 안으로 효율적으로 들어가지 못해 혈액내 포도당 수치가 상승한다. 인슐린저항성은 유전적 요소를 가지고 있지만, 수용체 하향조절은 비만에 의해 악화된다. 멕시코계 미국인을 비롯한 남서부 아메리카 원주민, 아프리카계 미국인 등 몇몇 민족은 T2D에 대한 강한 유전적 소인이 있다. 또한 아프리카계 미국인 여성과 아메리카 원주민 여성에서 같은 인종의 남성보다 T2D발병률이 높기 때문에 인슐린저항성에 성호르몬도 관여하는 것으로 추측된다. 비만 혹은 체중미달에 상관없이 T2D환자가 기저 혈당치가 올라가기 전에 인슐린에 대한 감수성 상실이 발생하면 β세포는 정상 혈당을 유지하기 위해 더 많은 인슐린을 분비하게 된다. 따라서 경구포도당 부하에서 당뇨병전기인 사람은 비당뇨인과 비교하여 최대 2배의 인슐린 분비와 보다 오랫동안 인슐린 분비가 일어난다. 당뇨병이 보다 현저해지면(즉, 기저 고혈당증) 인슐린 분비는 감소하고 고혈당은 더욱 복잡한 상황으로 전개된다. 비만에 의해 유발된 T2D에서 체중 감소 및 운동은 고혈당을 조절하는 데 도움을 줄 수 있다.

조절되지 않는 고혈당은 다음 증상을 유발할 수 있다:

- 다뇨증(polyuria), 소변내 존재하는 포도당에 의한 삼투 효과
- 다음증(polydipsia), 다뇨에 의한 체액 손실을 보상하기 위해
- 다식증(polyphagia), 포도당이 조직에 들어갈 수 없어 조직이 "기아상태"가 되어 허기가 자극
- 대사성 케톤산증(주로 T1D환자)

장기간 전혀 통제되지 않거나 혹은 제대로 통제되지 않은 당뇨병에서는 다음과 같은 상황이 발생되거나 혹은 관여될 수 있다:

- 망막병증과 실명
- 콩팥병증 및 콩팥부전
- 고혈압과 심장 관상동맥 질환, 심장부전
- 뇌혈관 질환
- 말초혈관 질환

(계속)

임상 적용 30.1
당뇨병(diabetes mellitus)—*(계속)*

T1D는 일차적으로 인슐린 주사(식이 요법 및 운동과 함께)로 치료하지만, T2D는 다음과 같은 방법으로 치료할 수 있다:

- 식이요법과 운동(운동은 세포막에서 GLUT4운반체를 증가시킨다)
- 인슐린 주사
- β-세포 인슐린 분비를 증가시키는 술포닐우레아(sulfonylureas)와 메글리티나이드(meglitinides)의 경구투여
- 티아졸리디네디온(thiazolidinediones)을 사용하면 근육과 지방 조직의 인슐린 감수성을 높이고 간에서의 포도당 생성을 감소시킨다.

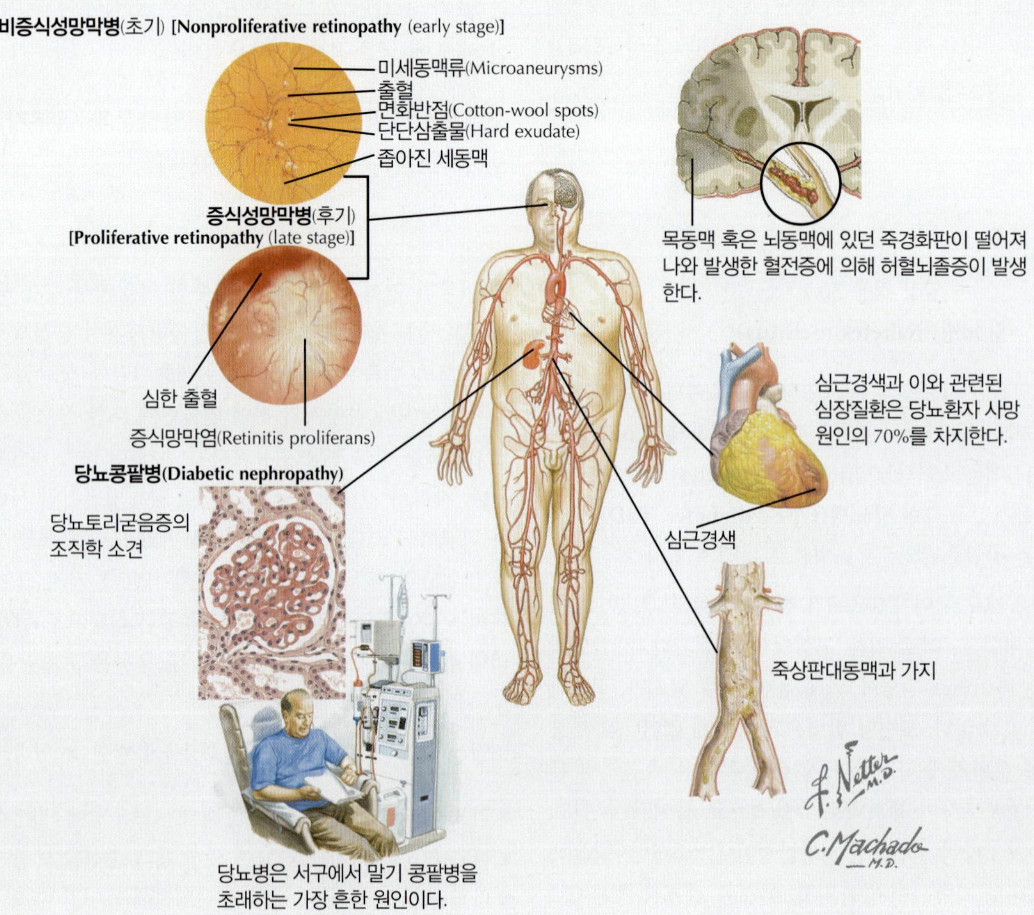

당뇨병에 의한 작은혈관과 큰혈관 합병증 혈관 합병증은 1형 또는 2형 당뇨병에서 모두 발생할 수 있으며 망막병증(실명을 유발할 수 있음)을 비롯하여 심혈관 질환, 뇌혈관 질환, 당뇨병콩팥병증을 포함한다. 이 합병증은 당뇨병 환자에서 높은 이환율 원인으로 작용한다.

31장 칼슘조절호르몬

Calcium-Regulating Hormones

칼슘항상성 개요 *OVERVIEW OF CALCIUM HOMEOSTASIS*

5절과 6절에서 논의한 바와 같이, 칼슘과 인산은 주로 뼈대사와 관련이 있기 때문에, 이 두 무기질의 항상성은 밀접한 연관이 있다. 다양한 호르몬들이 두 무기질을 조절하지만 이 장에서는 주로 칼슘의 조절에 초점을 맞추었다. 혈장 칼슘농도는 정상적으로 약 9 mg/dL를 유지하기 위해 엄격한 통제 시스템하에 있으며, 혈장 칼슘의 약 40%는 단백질과 결합되어 있다. 칼슘은 심장근육과 뼈대근육, 민무늬근육 수축 이외에도 뼈 무기질침착, 신경자극 전달, 혈액응고 등 무수한 기능에 중요하게 작용한다. 따라서 혈장농도 변화(고칼슘혈증 또는 저칼륨혈증)는 심각한 결과를 초래할 수 있다(임상 적용 31.1~31.4 참조).

칼슘조절에 관여하는 주요 장기 *Main Sites of Calcium Regulation*

창자 및 콩팥, 뼈는 칼슘 항상성에 필수적이다.

- **위창자(GI)관**: 정상적인 식사를 하는 성인은 1일 1000 mg 전후의 칼슘을 섭취한다. 창자에서 섭취한 칼슘량의 1/3이 흡수되지만 침과 GI 분비물을 통해 추가로 칼슘이 손실되므로 실제로 약 100~200 mg의 칼슘이 혈액으로 흡수된다. **1,25-디히드록시콜레칼시페롤**(**1,25-dihydroxycholecalciferol**, 활성 형태의 **비타민**D)은 창자에서 칼슘 흡수를 촉진한다.
- **뼈**: 대부분의 인체내 칼슘(~99%)은 골격 뼈에 저장되어 있으며, 무기질화되어 있지 않은 칼슘은 대부분은 **풋뼈**내에 존재한다. 이 세포외 저장고에 있는 칼슘은 혈장으로 다시 들어가거나 뼈 무기질화에 사용될 수 있다. 따라서 칼슘은 뼈와 혈장 사이를 쉽게 이동하면서 항상성 조절이 되고 있다. 대부분 단기간의 혈장 칼슘 항상성은 부갑상샘 호르몬(parathyroid hormone, PTH) 작용을 통해 이루어지며, 뼈흡수를 자극하여 혈장에 칼슘을 첨가한다. 활성비타민D는 지속적인 뼈 재형성 과정에 필요하다. 비타민D는 뼈 침착을 위한 기질을 제공하고, 뼈 칼슘 저장고로 칼슘 유입을 증가시킨다; 또한 뼈파괴세포 수를 증가시켜 뼈흡수를 촉진한다.
- **콩팥**: 위창자 계통은 매일 100~200 mg의 칼슘을 흡수한다; 그러므로 균형을 유지하기 위해서는 100~200 mg을 콩팥에서 배설해야 한다. 이 양은 콩팥에서 여과된 칼슘양의 약 2%이며, PTH에 의해 여과된 칼슘의 98%가 재흡수된다는 것을 의미한다.

뼈 재형성은 교환 가능한 칼슘-인산염 무기질 저장고에 무기질 침착과 흡수가 지속적으로 일어나는 과정이다. 뼈에서, **뼈모세포(osteoblasts)**는 뼈 침착을 촉진하는 반면, **뼈파괴세포(osteoclasts)**는 뼈흡수(즉, 뼈에서 무기질을 흡수해서 세포외액으로 보냄)를 촉진하는 식세포이다. 이 두 세포의 활동이 균형을 이루고 있으면 뼈흡수와 뼈침착은 동일하게 일어난다. 지속적으로 뼈를 개조하는 능력은 중요하며 (1) 뼈와 근육이 스트레스를 받거나 운동을 할 때 뼈 강도는 증가되고 (2) 성장기 아이들은 뼈도 같이 성장해야 한다. 고령자에서 볼 수 있듯이 뼈 재형성이 감소하면 뼈는 쉽게 부서진다.

혈장 칼슘농도 변화에 관여하는 요소

Factors That Alter Plasma Calcium Concentration

혈장 칼슘의 40%는 칼슘결합단백질(주로 알부민)에 결합한다. 약 10%는 다른 음이온(중탄산염을 비롯한 인산염, 구연산염)과 결합되기 때문에 50%의 칼슘만 유리(이온화)되어 있고 생물학적으로 활성을 나타낸다. 혈장 칼슘은 칼슘조절호르몬인 비타민D와 PTH에 의해 엄격하게 조절되며 칼시토닌도 일부 관여한다. 혈장 칼슘농도의 호르몬 비의존적 변화는 다음과 같은 상황에서 발생한다:

- **산-염기 질환**: 산증에서 알부민은 Ca^{2+}와 결합하는 대신 과량의 H^+를 완충하는 데 사용되므로 혈장내 유리 Ca^{2+}양은 증가한다. 반대로 알칼리증에서는 알부민과 결합된 H^+가 방출되고 Ca^{2+}가 결합하므로 혈장 유리Ca^{2+}양은 감소한다.

- **혈장 단백질농도 변화**: 혈장 칼슘의 40%가 단백질과 결합하기 때문에 혈장단백질 농도 변화는 칼슘의 총량과 직접 관련이 있다. 단백질 감소는 칼슘 총량을 감소시키고 단백질 증가는 혈장 칼슘 총량을 증가시킨다.
- **혈장 음이온농도 변화**: 혈장 인산염농도 변화가 특히 중요하다. 인산염 양이 증가하면 칼슘-인산염 복합체 수가 증가하여 이온화된 칼슘 수치가 감소한다. PTH는 칼슘과 인산염을 모두 조절하고 이온화된 혈장 칼슘농도 변화를 제한하는 데 도움을 준다.

칼슘조절호르몬 합성과 작용

SYNTHESIS AND ACTIONS OF CALCIUM-REGULATING HORMONES

부갑상샘호르몬 *parathyroid Hormone*

PTH 합성

PTH는 혈장 칼슘농도를 조절하는 주요 호르몬이다. PTH는 부갑상샘 **으뜸세포(chief cells)**에서 110개 아미노산으로 구성된 전구풋호르몬 형태로 합성된다(그림 28.1 참조). 그런 다음 세포질그물에서 풋호르몬으로 분해되고, 골지체에서 다시 84개의 아미노산으로 구성된 활성펩티드호르몬으로 분해된다. PTH는 세포질에서 분비소포내에 포장되고 필요할 때까지 소포에 저장된다(그림 31.1).

PTH 작용

PTH는 지속적으로 합성되며 저농도의 PTH가 혈액으로 일정하게 방출된다. 혈장내 이온화된 칼슘이 미세하게 감소하면 추가적으로 PTH가 혈액으로 방출되고, 혈장 칼슘을 정상 수준으로 회복시키기 위해 뼈와 콩팥(콩팥에서 비타민D를 활성화 시켜 창자에서 간접적으로 작용하도록 한다)에 작용한다(그림 31.2). PTH는 두 가지 주요 부위에서 G단백결합수용체를 통해 cAMP 합성을 자극하여 혈장 칼슘 및 인산염 농도에 영향을 준다.

- **콩팥**: PTH는 (1) *먼쪽세뇨관*에서 칼슘 재흡수를 증가시키고 토리쪽세뇨관에서 인산염 재흡수를 억제하고 (2) 비타민D의 활성 형태인 1,25-디하이드록시콜레칼시페롤 합성을 증가시킨다. PTH가 없거나 콩팥 기능 상실은 비타민D 대사 및 기능을 손상시킬 수 있다. PTH의 콩팥 작용은 혈장 칼슘농도의 신속한 회복을 촉진한다.
- **뼈**: PTH는 뼈흡수를 증가시켜 칼슘을 혈액으로 방출한다. 이 작용은 **뼈세포뼈분해(osteocytic osteolysis)**를 통해 일어나며, 칼슘은 무기질화되어 있지 않은 인삼염 저장고로부터 빠르게(1~2시간 이내) 동원된다. **뼈파괴세포뼈분해 (osteoclastic osteolysis)**는 무기질화되어 있는 뼈를 파괴하며 이 과정은 12시간 이상 시간이 소요된다. 혈장 칼슘의 보다 심각하고 오랜 기간 감소(즉, 수일 내지 수 주)하면, PTH는 뼈파괴세포의 증식을 자극하여 추가적으로 무

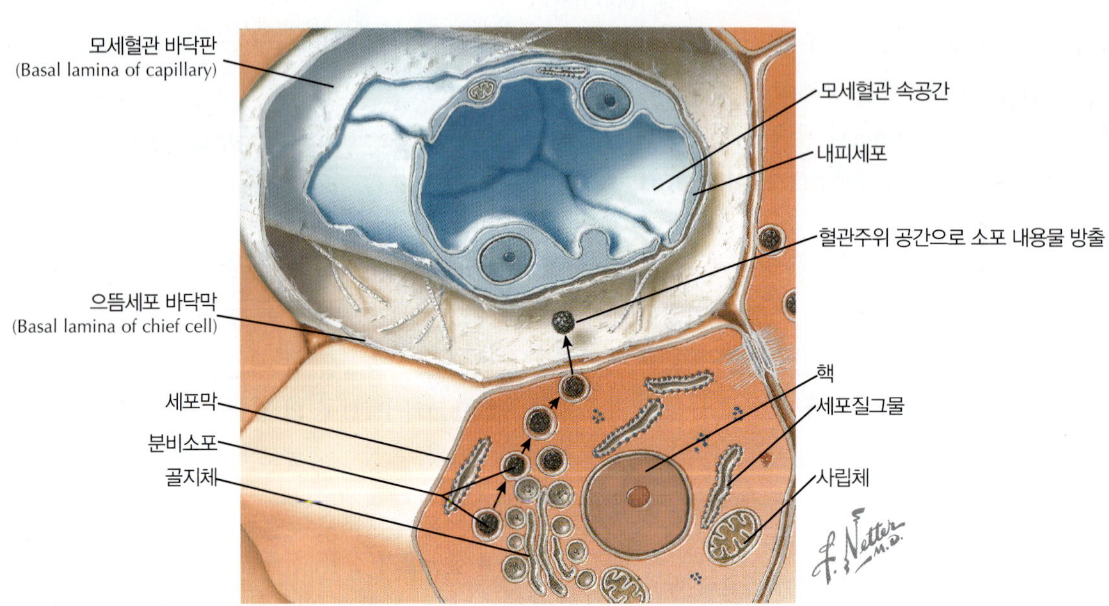

그림 31.1 부갑상샘호르몬 분비 PTH는 부갑상샘 으뜸세포에서 합성된다. 활성호르몬은 소포에 저장되어 분비될 때까지 세포질에 머문다. 혈장 칼슘농도의 작은 감소에 의해 PTH 분비가 자극되고, 세포외액 칼슘농도는 신속하게 증가된다.

임상 적용 31.1
혈장 칼슘농도 변화에 따른 효과
(Effects of Altered Plasma Calcium Concentration)

혈장 칼슘농도 상승(**고칼슘혈증**, **hypercalcemia**)은 창자에서 칼슘 흡수가 증가, 혹은 콩팥에서 칼슘 배설이 감소, 또는 뼈흡수를 증가시키는 질환에 의해 발생할 수 있다. 혈장 칼슘이 30% 증가하면 (~12 mg/dL까지) 신경계 활동이 저해되고, 배뇨 증가를 비롯한 콩팥돌 또는 담석 형성, 변비, 혼수, 심각한 신경학적 합병증으로 인한 반사저하 등의 증상이 초래된다. 혈장 칼슘 양이 지속적으로 증가하면(15~17 mg/dL이상) 혼수 상태와 사망이 발생할 수 있다.

반대로, **저칼슘혈증(hypocalcemia)** 또는 혈장 칼슘농도 감소는 감각 및 운동 신경과 근육세포에 과다흥분성을 초래하여 무감각 및 저림 이외에도 근육수축과 **테타니(tetany, 강직)**가 유발된다. 혈장 칼슘농도가 약 30% (~6 mg/dL)로 낮아지면 테타니가 일어나고, 4 mg/dL로 떨어지면 사망할 수 있다. 저칼슘혈증은 비타민D 결핍 혹은 부갑상샘기능저하증, 식이 칼슘 결핍에서 비롯될 수 있다. 불충분한 칼슘 섭취에 의한 영향은 아래 그림에 설명되어 있다.

앞에서 언급했듯이, 혈장 칼슘 변화는 PTH와 비타민D가 관여된 질환에서 나타날 수 있다(임상 적용 31.2 및 31.3, 31.4 참조).

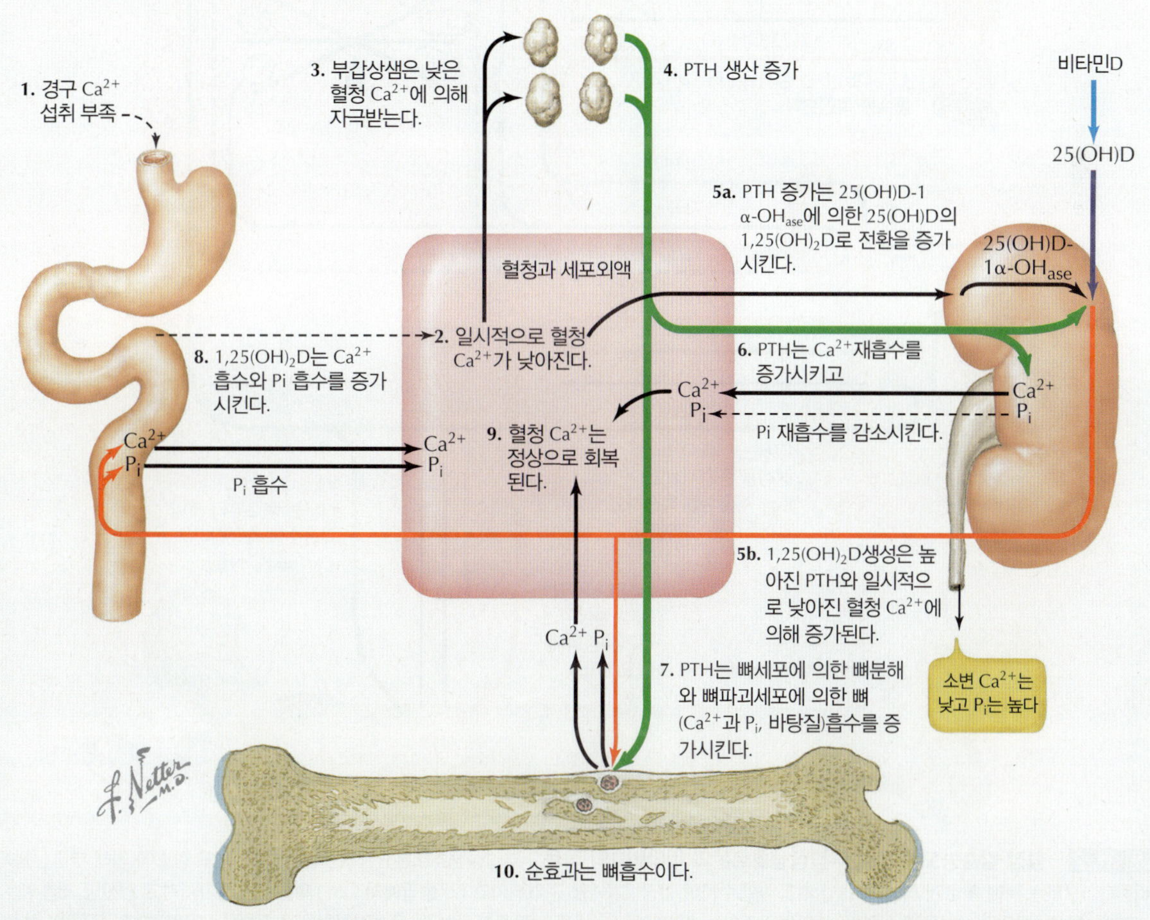

식이 칼슘 결핍(dietary calcium deficiency) 부적절한 칼슘 섭취는 *(1)* 혈장 칼슘농도를 감소시키며 *(2)*, 부갑상샘호르몬(PTH) 분비를 자극한다*(3과 4)*. PTH는 콩팥에서 활성 비타민D 생성을 증가시키며*(5)*, (이 작용은 창자의 칼슘 흡수를 증가시킴) *(8)*, 콩팥의 칼슘 재흡수 증가와 인산염 재흡수 감소를 유도한다*(6)*. 그리고 칼슘과 인산염 뼈흡수를 증가시킨다*(7)*. 이 모든 기전은 칼슘농도를 증가시켜 정상범위*(9)*에 도달하도록 한다. 지속적 칼슘 결핍(저칼슘혈증)이 있는 경우, 혈장 칼슘은 심각한 뼈 탈무기질화 *(10)*를 통해 칼슘 수준이 유지되며, 심각한 증상이 초래될 수 있다. P_i, 무기 인산염.

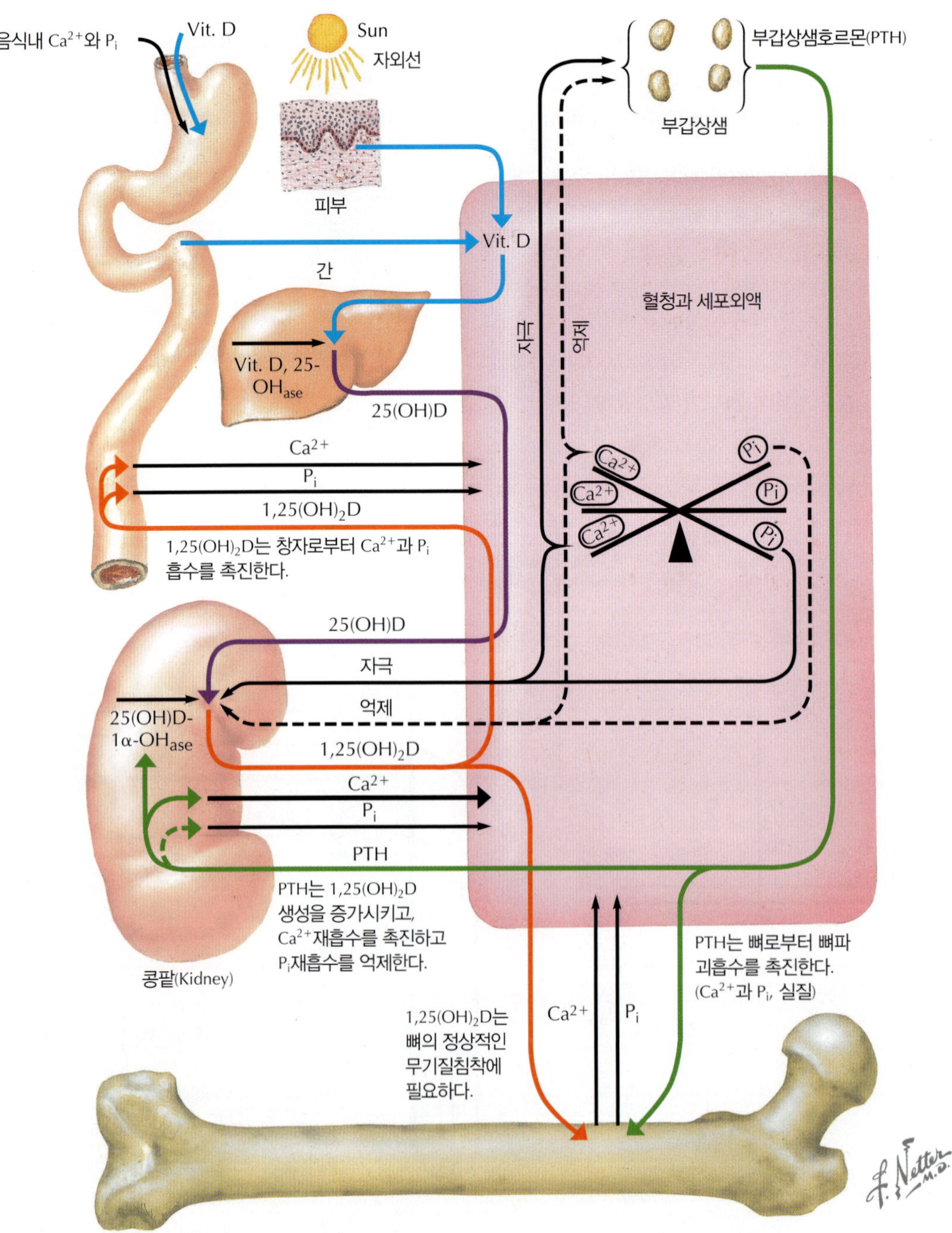

그림 31.2 혈장 칼슘농도에 대한 부갑상샘호르몬과 비타민D의 작용 부갑상샘호르몬(PTH)은 혈장 Ca^{2+}농도 감소에 의해 부갑상샘에서 분비된다. PTH는 뼈에 빠르게 작용하여 (1) 뼈를 재흡수하여 혈장 Ca^{2+}를 증가시키고 (2) 콩팥에서 Ca^{2+}재흡수는 증가시키고 인산염 재흡수는 감소시키며, 활성비타민D 생성을 촉진한다. 비타민D 증가는 창자에서 Ca^{2+}흡수를 증가시켜 뼈 무기질침착을 촉진한다. 전반적으로, PTH의 빠른 효과로 혈액 Ca^{2+}이 증가되고 항상성이 회복된다. P_i, 무기인산염.

기화된 뼈를 파괴한다. 최종 결과는 뼈의 탈무기질화를 통해 혈장 칼슘과 인산염이 증가하게 된다.

부갑상샘의 으뜸세포에는 혈장 칼슘농도를 감시하는 G단백결합칼슘감지수용체가 있다. 이러한 감시를 통해 혈장 칼슘농도가 변할 때 신속한 반응이 가능하다: 혈장 칼슘농도가 감소하면 PTH가 수 초 내에 분비되고 뼈에서 칼슘을 신속하게 동원하고

PTH 관련 단백질은 PTH의 칼슘 동원 효과를 모방한다. 이것은 민무늬근을 포함한, 유방, 중추신경계 등 다양한 조직에 존재하며, 정상적인 뼈와 이빨, 유방 발달을 촉진하는 것으로 알려져 있다. 또한 PTH 관련 단백질은 유방암 및 콩팥세포암, 편평세포암과 같은 특정 종양에서 분비되며, 악성 종양에서 관찰되는 체액 고칼슘혈증의 원인으로 작용한다.

비타민D 생산을 자극한다. 따라서 PTH는 칼슘항상성에 중추적인 역할을 한다.

비타민D

비타민D 합성

비타민D 또는 **콜레칼시페롤(cholecalciferol)**은 지용성 세코스테로이드(secosteroid)비타민이다. 활성형은 인체에서 생성되고 핵수용체에 작용하기 때문에 호르몬이라고 여겨진다. 이것은 음식을 통해 혈액으로 들어가거나 자외선 작용에 의해 피부에서 7-디히이드록시콜레스테롤(7-dehydroxycholesterol)로부터 생성된다. 비타민D의 최초 형태는 간에서 25-히드록시콜레칼시페롤로 전환된 다음 콩팥에서 마지막 수산화(hydroxylation)과정을 통해 활성 형태인 **1,25-디히드록시콜레칼시페롤**로 전환된다. 활성비타민D는 혈장단백질과 결합하고, 혈장 칼슘농도를 높이고 뼈의 무기질화를 촉진하는 작용을 한다.

비타민D 작용

혈장 칼슘농도가 감소하면 PTH가 증가하여 콩팥 1-α-수산화효소(1-α-hydroxylase)를 자극하여 활성비타민D 생성을 증가시킨다. 앞에서 언급했듯이 PTH는 뼈에서 인산칼슘의 흡수를 증가시키고 콩팥에서 칼슘 재흡수를 증가시켜 전체적으로 혈장 칼슘농도를 증가시키는 결과를 초래한다(그림 31.2). 활성비타민D는 핵에 있는 스테로이드수용체와 결합하여 다음과 같은 부위에 작용한다:

- **작은창자**: 활성비타민D는 세포내 **칼빈딘(calbindin**, Ca^{2+} 결합단백질)과 바닥가쪽 Ca^{2+} ATPase를 증가시킴으로써 칼슘 흡수를 촉진시킨다. 칼빈딘은 세포질내 유리Ca^{2+}와 결합하여 꼭대기막 칼슘통로(TRPV6)을 통한 세포내로의 칼슘유입을 촉진하여 칼슘의 창자 흡수를 증가시킨다. 활성비타민D는 또한 인산염 흡수를 증가시킨다; 증가된 혈장 인산염은 콩팥에서 배설된다(PTH작용을 통해).
- **뼈**: 활성비타민D는 뼈파괴세포 수를 늘림으로써 뼈 재형성을 증가시킨다. 호르몬은 뼈 무기질화와 흡수 사이의 적절한 균형을 위해 필요하다.

비타민D 합성과 작용에는 시간이 필요하며, 결과적으로 식품으로부터 칼슘 섭취를 증가시킨다. 따라서 단기간의 혈장 칼슘농도는 PTH에 의해 조절되지만, 장기적인 칼슘 항상성에는 PTH에 의한 비타민D 활성화가 중요하다. 혈장 칼슘농도가 안정화되면 칼슘은 비타민D 작용에 의해 뼈에 축적될 수 있다.

혈액내 활성비타민D 수치는 되먹임에 의해 엄격하게 조절된다. 정상 상태에서 혈장의 25-히드록시콜레칼시페롤 농도는 식이 비타민D 섭취량이 크게 증가해도 일정하게 유지된다. 또한 25-히드록시콜레칼시페롤 형태로 간에서 몇 달 동안 저장될 수 있으며, 필요한 경우 방출되어 또 다른 조절 계통을 통해 활성비타민D로 전환된다. 비타민D 수치의 전반적인 조절은 매우 중요하다. 활성비타민D의 과잉 생산(드물기는 하지만)은 실제로 뼈의 탈무기질화를 일으킬 수 있다.

칼시토닌 *calcitonin*

칼시토닌은 갑상샘 소포곁세포에서 생산되는 32개 아미노산으로 구성된 펩티드호르몬이다[그림 28.2, 소포곁(C)세포 참조]. 혈장 칼슘농도가 증가하면 방출되어 다음 부위에서 G단백질결합수용체를 통해 작용한다.

- **콩팥**: 칼슘과 인산염 배설을 증가시킨다.
- **뼈**: 뼈파괴세포 활동을 감소시켜 뼈흡수를 감소시킨다.

소포곁세포가 소실되어도 칼슘 항상성에 큰 영향을 미치지 않기 때문에 칼시토닌의 생리 효과가 인간에게 중요한지는 명확하지 않다. 칼시토닌은 심각한 부갑상샘항진증(고칼슘혈증) 치료에 식염수를 이용한 체액팽창과 비스포스포네이트와 함께 임상적으로 사용되기도 한다.

임상 적용 31.2
칼슘과 관련된 병태생리: 부갑생샘기능항진증 (Calcium-Related Pathophysiology: Hyperparathyroidism)

부갑상샘기능항진증은 과다한 PTH분비와 관련되어 있으며, 고칼슘혈증(높은 혈장 칼슘농도)과 저인산혈증(낮은 혈장 인산염농도)을 초래한다.

원발부갑상샘기능항진증(primary hyperparathyroidism)은 대개 PTH를 생성하지만 되먹임 조절을 받지 않는 부갑상샘 종양에 의해 유발된다. 상승된 PTH는 콩팥에서 비타민D 활성화를 증가시켜, 결과적으로 창자 흡수와 콩팥 재흡수, 뼈흡수 증가를 초래하여 혈장 칼슘이 증가되고, 콩팥에서 인산염 배설이 증가됨으로써 혈장 인산염은 감소한다. 콩팥 칼슘 재흡수가 증가하더라도, 여과된 칼슘량이 크게 증가하기 때문에 소변을 통한 칼슘과 인산염 배출이 증가하여 콩팥돌 형성 기회가 증가한다. 많은 환자들이 무증상이지만 혈장 칼슘농도가 높아지면 다음과 같은 증상이 나타난다: 칼슘인산 및 칼슘옥살산염에 의해 콩팥돌 혹은 담석, 과도한 재흡수로 인한 뼈 통증, 변비와 다뇨증, "불평" 또는 "정신과적 증상"(일반적으로 좋지 않은 상태와 우울증, 피로감 때문에). 치료는 종양의 수술적 제거이다.

이차부갑상샘기능항진증(secondary hyperparathyroidism)은 주로 낮은 혈장 칼슘농도에 대한 반응으로 발생한다. 이차갑상샘기능항진증은 비타민D 결핍 및/혹은 만성콩팥기능상실으로 인해 혈장 칼슘농도가 낮아져 이 문제를 해결하려 하기 위해 부갑상샘에서 PTH가 과다하게 분비되기 때문에 발생한다. 따라서 PTH수치는 상승하지만 비타민D 수치가 낮기 때문에 혈장 칼슘 수치는 낮거나 정상이다. 치료는 주로 비타민D를 투여한다.

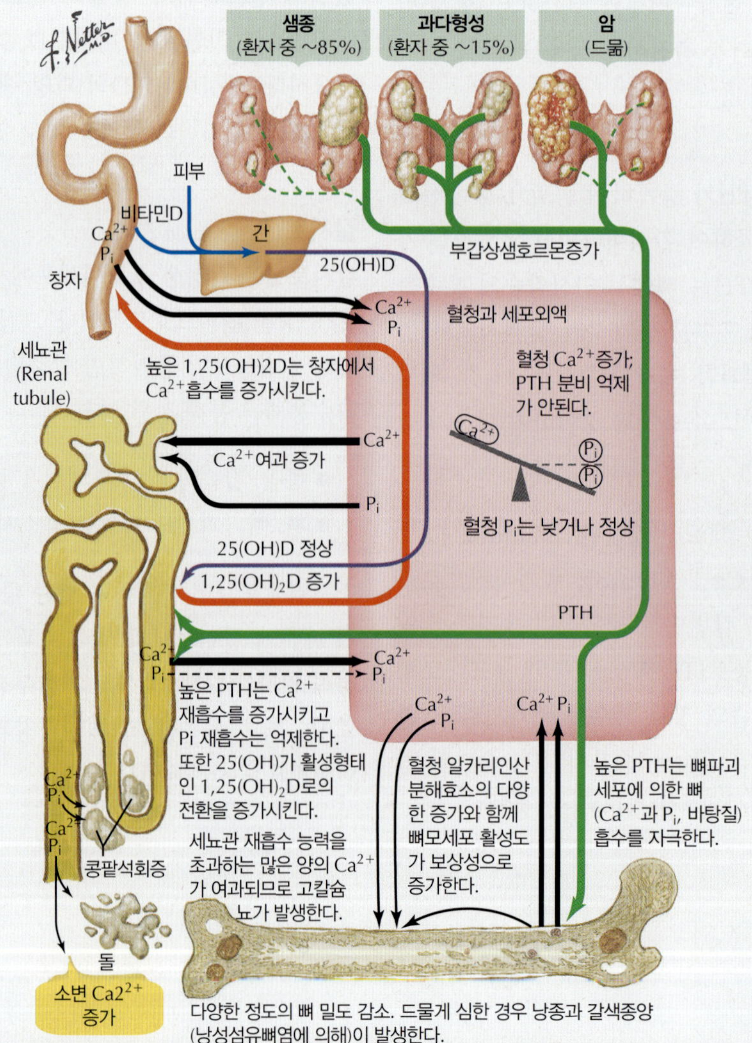

부갑상샘기능항진증의 병태생리 대부분의 부갑상샘기능항진증은 PTH 과분비를 일으키는 부갑상샘 종양에 의해 발생한다. 상승된 PTH는 뼈흡수와 콩팥 칼슘 재흡수, 활성비타민D 생산(창자 칼슘흡수를 증가)을 증가시킨다. 이 과정은 고칼슘혈증을 초래하여 여러 증상을 유발할 수 있다. P_i, 무기 인산염.

임상 적용 31.3
칼슘 관련 병태생리: 부갑상샘기능저하증 (Calcium-Related Pathophysiology: Hypoparathyroidism)

부갑상샘기능저하증은 PTH결핍이며 저칼슘혈증(낮은 혈장 칼슘농도)과 고인산혈증(높은 혈장 인산염농도)을 초래한다. 부갑상샘기능저하증은 갑상샘이나 부갑상샘 수술 이후에 흔히 발생하며, 세포외액 칼슘의 감소는 감각 및 운동신경세포와 근육세포의 흥분성을 증가시킨다. 이러한 흥분성 증가는 입술과 손가락에 저림과 무감각 같은 감각 변화뿐만 아니라 경련이나 수축과 같은 운동 변화를 유발할 수 있다. 심한 저칼슘혈증은 강축성 근육수축과 간질을 일으킬 수 있어 이러한 증상이 나타나면 치료를 시작해야 한다. 초기 치료는 우선 정맥내 칼슘 투여(혈장 농도가 위험할 정도로 낮으면)하고 이후에 활성비타민D가 함유된 경구 칼슘보충제를 사용한다. 치료하지 않은 만성부갑상샘기능항진증에서는 백내장과 탈모(털빠짐), 치아 사기질 약화 이외에도 근육수축과 간질이 발생할 수 있다. 드물게 낮은 혈장 칼슘농도(4 mg/dL)가 지속되는 경우는 혼수 및 사망으로 이어질 수 있다. 생명을 위협하는 상태인 경우, 환자는 칼슘의 정맥내 투여로 치료받아야 한다; 혹은 비타민D 및 경구 칼슘제재로 치료하는 것도 혈장 칼슘농도를 유지하는 데 효과적이다.

거짓부갑상샘기능저하증(pseudohypoparathyroidism)은 부갑상샘기능저하증(즉, 낮은 혈장 칼슘농도와 증가된 혈장 인산염농도)과 동일한 현상을 보인다; 그러나 주원인은 뼈와 콩팥에 있는 PTH 수용체의 G_s단백질 결함이다. PTH가 결합할 수는 있지만, PTH에 의해 cAMP 경로가 활성화되지 않으므로 PTH수치는 증가되어 있지만 콩팥과 뼈에서 칼슘 수송이 이루어지지 않는다.

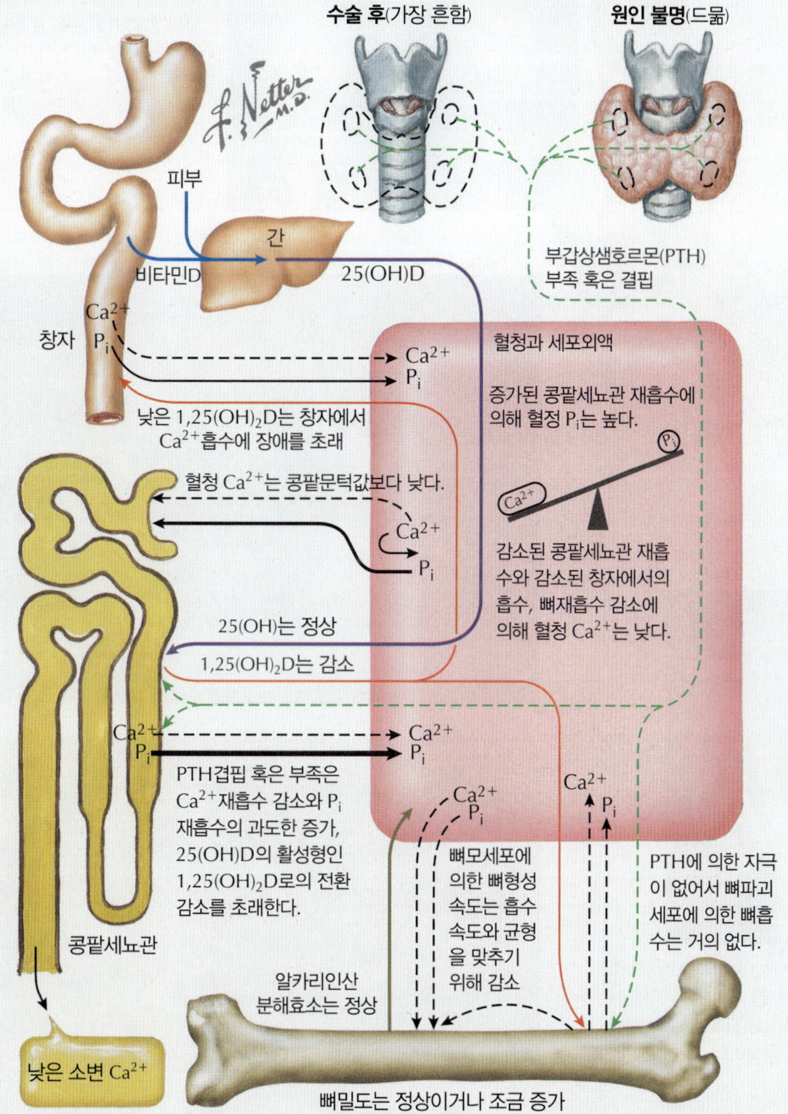

부갑상샘기능저하증 병태생리 부갑상샘기능저하증은 일반적으로 갑상샘 또는 부갑상샘 수술 후에 발생하며, 부갑상샘호르몬이 부족하면 활성비타민D 생성이 줄고 콩팥에서 칼슘 재흡수 감소와 뼈흡수 감소가 발생한다. 혈장 칼슘농도가 낮은 저칼슘혈증이 발생하면 신경세포와 근육세포 흥분성이 증가하여 연축과 경련이 초래되고 심한 경우 강축까지도 발생한다. P_i, 무기 인산염.

임상 적용 31.4

칼슘 관련 병태생리: 비타민D 결핍 (Calcium-Related Pathophysiology: Vitamin D Defi ciency)

음식에 비타민D가 포함되고, 사람들이 햇빛에 정기적으로 노출되는 경우에는 **비타민D 결핍**은 거의 발생하지 않는다. **구루병(rickets)**은 어린 시절에 비타민D가 부족하면 발생하는 질병이다. 비타민D가 부족하면 뼈 무기질화를 위한 칼슘과 인산염이 부족하여 성장이 지연되고 뼈가 변형된다. 성인까지 비타민D 결핍이 지속되면 새로운 뼈의 무기질화가 감소되어 뼈연화증**(osteomalacia)**이 유발된다. 이 상태는 특히 체중 부하 뼈에서 분명히 드러나서 심각한 안굽이무릎(bowlegged) 자세가 유발된다. 성인에서 뼈연화증은 흔하게 발생하지는 않지만 비타민D가 지용성이어서 대부분은 대변으로 소실되기 때문에 만성 지방변증에서 발생될 수 있다. 콩팥구루병이나 콩팥뼈형성장애(renal osteodystrophy)는 만성콩팥손상으로 인한 뼈연화증의 한 종류이다. 콩팥에서의 칼슘과 인산염 조절장애에 따른 직접적인 효과 이외에, 손상된 콩팥에서는 PTH가 25-히드록시콜레칼시페롤을 활성 1,25-디히드록시콜레칼시페롤로 전환시킬 수 없기 때문에 활성비타민D 생성 감소에 따른 호르몬 효과도 나타난다.

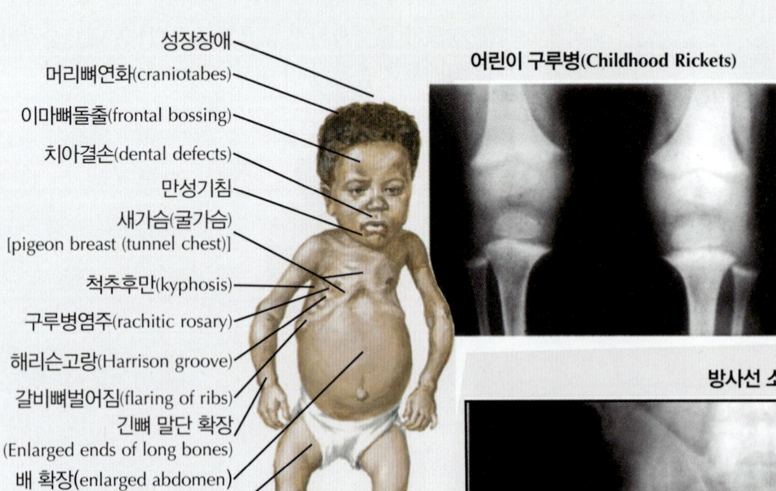

임상 소견
(정도에 따라 전체 혹은 일부가 나타난다.)

어린이 구루병(Childhood Rickets)

정강뼈와 넙다리뼈의 뼈몸통끝 벌렁임. 성장판이 두꺼워지고 불규칙하며 파이고 축 방향으로 넓어진다. 임시 무기질화 영역이 흐릿하고 불명료하다. 뼈 피질이 얇아지고 수질은 듬성듬성해진다.

방사선 소견

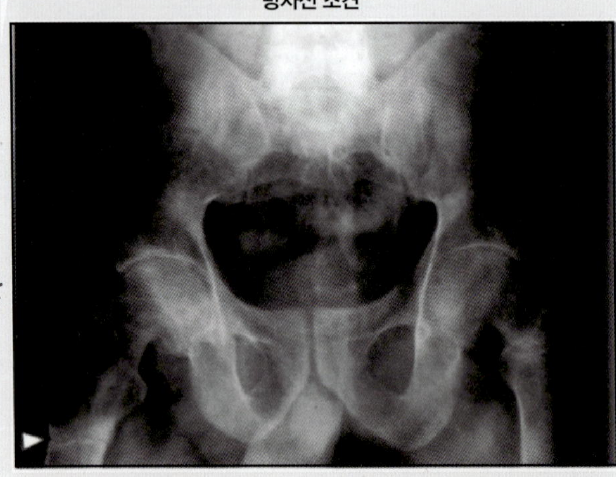

방사선 사진상 얼룩덜룩하게 희박해진 골반뼈와 굽은넙다리뼈, 깊어진 절구, 오른넙다리뼈의 돌기밑거짓골절이 관찰됨.

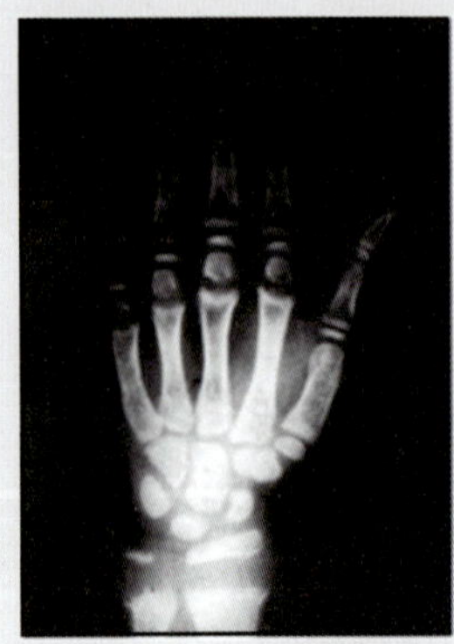

구루병 손의 방사선 사진에는 손허리뼈와 첫마디뼈의 골밀도 감소와 불규칙한 기둥, 얇은 피질이 관찰된다. 특히 노뼈(radius)와 자뼈(ulna)의 뼈끝선 폭이 증가하는 것이 특징적이다.

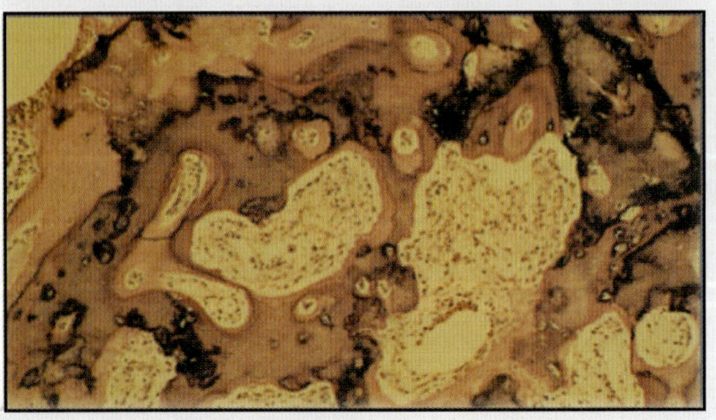

구루병뼈의 단면은 많은 무기화되지 않은 풋뼈(풋뼈 연결선)에 의해 둘러싸인 가는 기둥이 드문 드문 있으며, 증가된 재흡수에 의해 공동이 존재한다.

구루병 비타민D 결핍의 주요 증상은 뼈 무기질화에 있다. 그림에서 알 수 있듯이 소아에서는 비타민D 결핍은 구루병을 초래한다. 성인에서 비타민D 결핍은 뼈연화증을 발생한다.

32장 생식계통호르몬

Hormones of the Reproductive System

성호르몬은 태아 발육과 성분화, 사춘기 신체 변화 및 생식생리학에 관여한다. **성호르몬(sex hormone)**이라는 용어는 성스테로이드(주로 에스트로겐과 프로게스테론, 테스토스테론, 부신남성호르몬)를 지칭하지만, 시상하부와 뇌하수체, 생식샘, 태반 호르몬 등도 생식 기관에서 중요한 역할을 한다. 생식계통과 관련된 내분비 문제는 비교적 흔하다. 예를 들어, 인구의 약 10% 정도에서 내분비 이상증에 의한 불임이 발생한다.

태아기 동안 생식기관 발달과 분화

FETAL DEVELOPMENT OF THE REPRODUCTIVE ORGANS AND DIFFERENTIATION OF GENITALIA

사람 성별은 유전학(남성 XY유전자형 대 여성 XX유전자형)과 생식기관(고환 또는 난소), 표현형("남성다움" 또는 "여성다움"의 외관)으로 특징지을 수 있다. 유전학적 성은 수정 시 결정되지만, 발달 첫 5주 동안 태아의 생식샘 성은 미분화된 채로 남아 있다(그림 32.1).

생식샘의 성별 발달 *Development of Gonadal Sex*

미분화 생식샘은 Y염색체의 ***SRY*유전자** 조절에 의해 **고환(testes)**으로 발전한다; 생식샘 성별이 완전하게 발달하기 위해서는 Y염색체와 다양한 상염색체에 존재하는 다른 유전자가 필요하다. 발달 8~9주부터, 고환의 **라이디히세포(Leydig cells)**는 **테스토스테론**을 분비하기 시작한다. 반면 난소 발달은 임신 9주에 시작되고 두 개의 X염색체가 필요하다. 난소내의 생식세포는 **난조세포(oogonia)**를 형성한 후, 증식되고 바로 감수분열을 시작하여 **1차난모세포 시기(primary oocyte stage)**로 이어진다. 이 단계에서 감수분열은 사춘기 이후 월경주기가 시작되어 활성화되기 전까지 정지된다.

태아발달의 미분화 단계 동안 두 쌍의 관—**울피안관[wolffian ducts, 중간콩팥관(mesonephric duct)**이라고도 함]과 **뮐러관(müllerian ducts)**—이 남녀 모두에서 발달한다(그림 32.1 참조). 테스토스테론 영향으로 울피안관은 부고환과 정관, 정낭을 포함한 남성 생식기관으로 발전한다. **뮐러억제인자(müllerian inhibitory factor)**는 태아 고환 **세르톨리세포(Sertoli cells)**에서 분비되는 이합체 당단백질 호르몬으로 뮐러관 퇴행을 유발한다. 이런 두 종류 현상의 조합으로 남성 생식기관 발달로 이어진다. 고환과 고환 분비물이 없으면 뮐러관은 유지되고 발달하여 자궁관과 자궁, 상부 질을 형성하며 울피안관은 퇴행된다.

> 임신 초기 태아 고환에서의 테스토스테론 합성과 분비는 임신 동안 모체 난소 프로게스테론 생성에 반드시 필요한 호르몬인 **융모생식샘자극호르몬(chorionic gonadotropin)**으로 알려진 태반호르몬에 의해 이루어진다. 첫 3개월 이후, 남성 태아에서 남성호르몬 생산을 유지하기 위해서는 태아 뇌하수체 **항체형성호르몬(luteinizing hormone, LH)**이 필요하다. 마찬가지로 여성 태아에서 에스트로겐은 뇌하수체 LH에 반응하여 난소에서 분비된다. 출생 후, 뇌하수체 생식샘자극호르몬은 사춘기까지 거의 분비가 되지 않는다. 사춘기 발달과 생식 기능, 임신에서 생식샘자극호르몬의 역할은 다음의 본문에서 논의한다.

생식기관의 성별 발달 *Development of Genital Sex*

초기 발달 동안 외부생식기 또한 미분화된 형태로 존재한다(그림 32.2). 분화는 임신 9~10주부터 시작된다. 남성호르몬이 없으면 여성생식기관이 생성된다. 남성 태아에서는 고환에서 생성되어 순환계로 분비되는 테스토스테론이 원시 생식기에서 **디히드로테스토스테론(dihydrotestosterone, DHT)**으로 변환된다. DHT는 남성 생식기관 형성을 자극한다(테스토스테론의 DHT로 전환은 울피안관 분화에 대한 테스토스테론 작용과는 무관하다).

표현형 성 *Phenotypic Sex*

표현형 성별은 남성다움 또는 여성다움을 나타내는 겉 모습이다. 유전자 성은 XX 혹은 XY유전자형에 의해서, 생식샘 성은 X염색체의 특정유전자와 여러 개의 상염색체 유전자에 의해

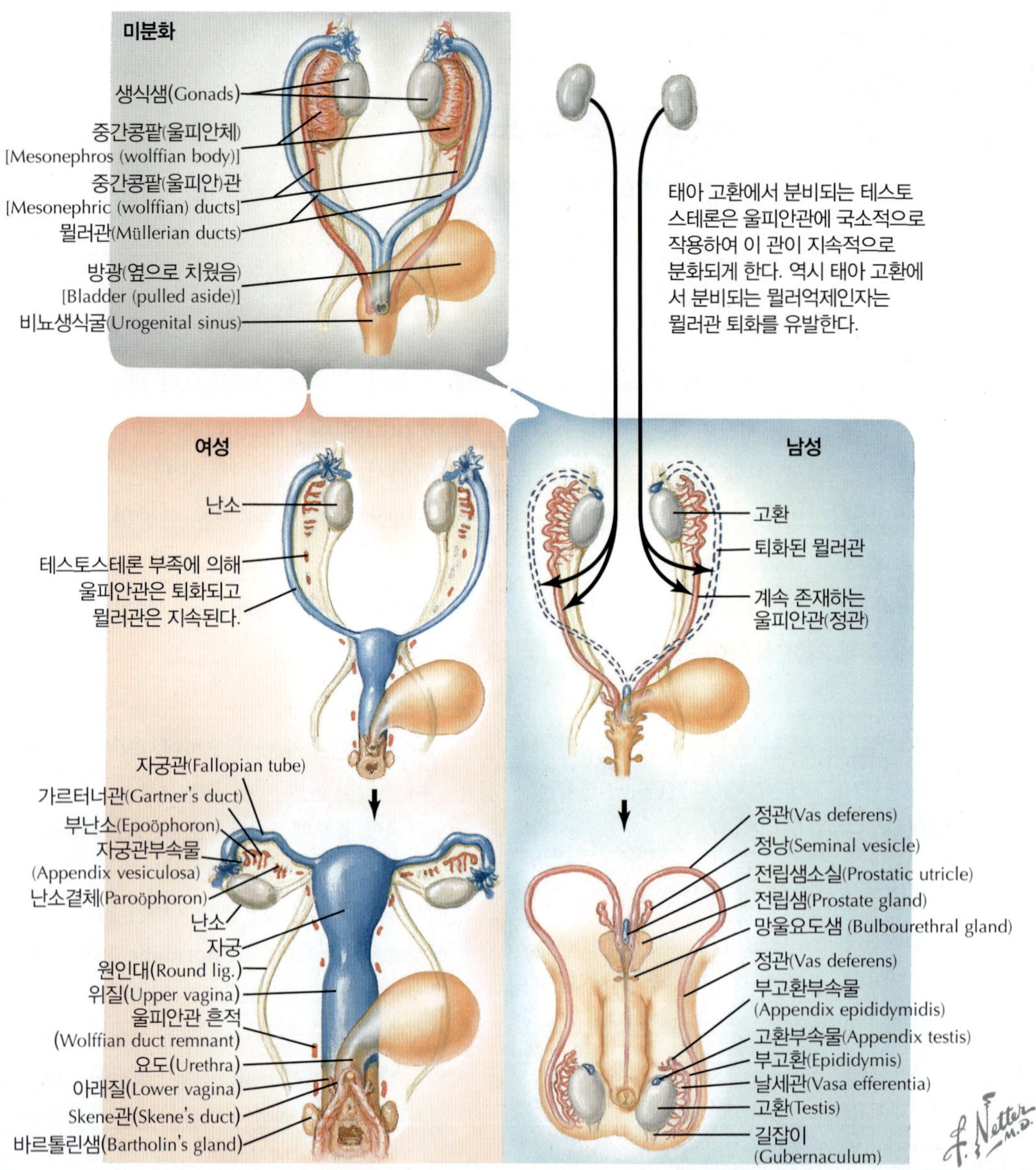

그림 32.1 생식샘과 생식관 형성 초기 배아의 미분화된 생식샘과 관은 X 및 Y염색체에 의해 암호화된 다양한 생성물 영향에 의해 남성 또는 여성의 생식샘과 관으로 분화한다. 특히, Y염색체의 *SRY*유전자 산물은 생식샘을 고환으로 분화시킨다. 고환에서 테스토스테론 생산은 울피안관이 지속되고 분화되도록 한다. 고환에서 분비되는 뮐러억제인자는 뮐러관 퇴화를 유발한다. 여성 태아에서는 테스토스테론이 없기 때문에 생식샘이 난소로 발달하고 울피안관은 퇴화한다.

결정되며, 표현형 성은 생식샘호르몬에 의해 결정된다. 테스토스테론 존재하에 남성 생식기가 발달한다; 이것이 없으면 여성형 생식기관이 우세하게 발달한다. 여성다움의 다른 표현형 특성은 남성호르몬 부재와 에스트로겐 존재에 의해 촉진된다. 예를 들어 남성호르몬수용체가 없는 남성호르몬무감각증후군 환자의 경우 XY유전자형임에도 불구하고 여성 표현형을 보인다.

사춘기 *PUBERTY*

사춘기가 시작되기 1~2년 전부터 부신 그물층에서 남성호르몬 생성이 시작된다. 주요 부신남성호르몬은 **디하이드로에피안드로스테론(dehydroepiandrosterone)**과 **안드로스텐디온(androstenedione)**이다. 이 현상을 **성증발생(adrenarche)**이라고 하며 사춘기와는 구별된다. 부신남성호르몬 분비는 다음과 같은 특징을 초래한다:

- 음모와 겨드랑털이 나타남
- 성인 신체 냄새
- 여드름과 지용성 피부

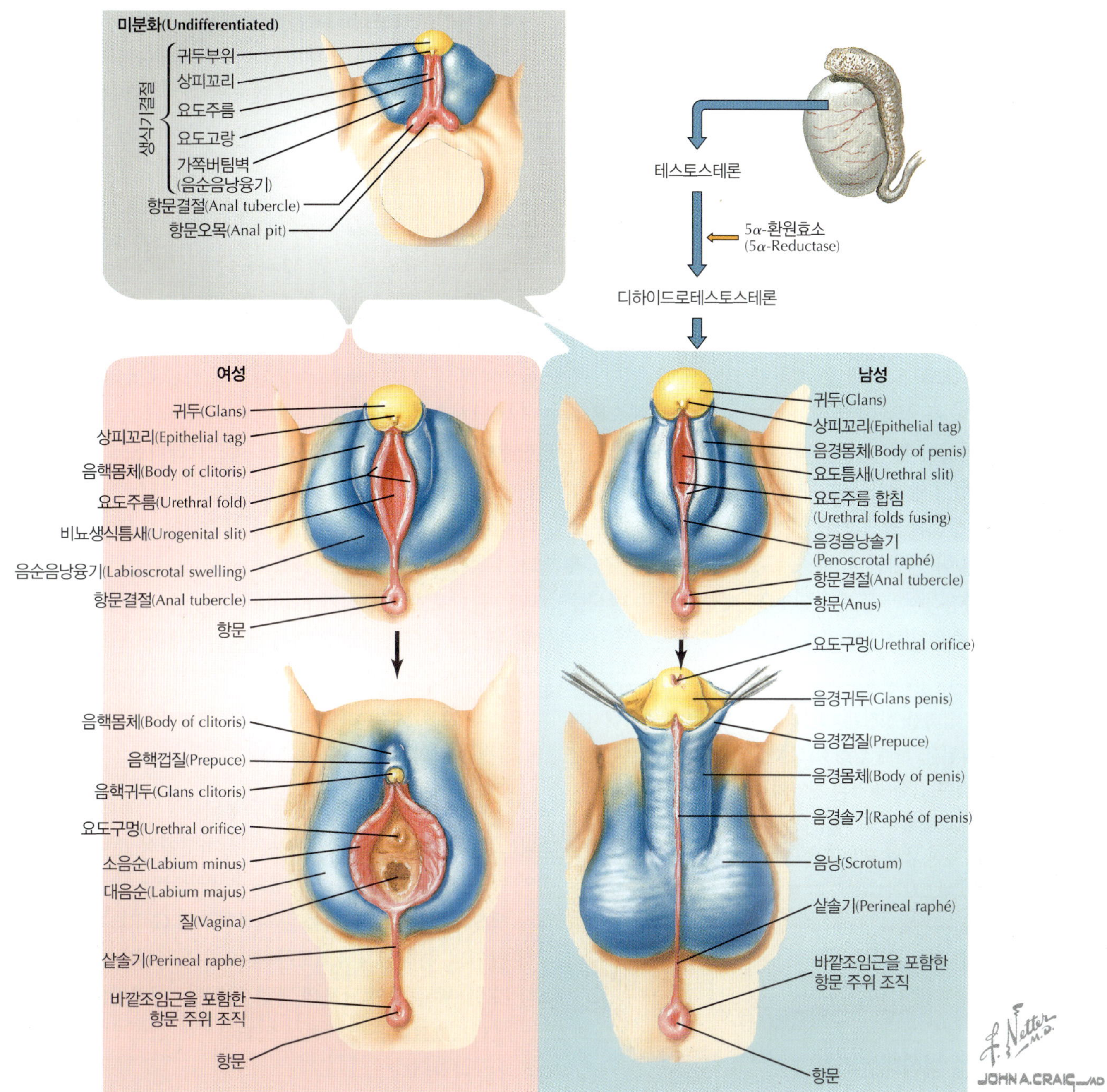

그림 32.2 **외부생식기 분화** 테스토스테론이 없으면 미분화된 외부생식기가 여성의 것으로 발달한다. 테스토스테론은 디하이드로테스토스테론으로 전환된 후 미분화된 구조에서 남성 외부생식기가 형성되도록 한다. 남성과 여성 생식기 구조 사이의 상동성은 색으로 구분하였다.

사춘기 호르몬 조절 *Hormonal Regulation of Puberty*

사춘기의 실제 과정은 시상하부와 뇌하수체 앞엽 성숙과 관련이 있다. 시상하부가 성스테로이드에 의한 음성되먹임에 덜 민감해짐에 따라 10개의 펩티드(decapeptide)로 구성된 **생식샘자극호르몬호르몬방출호르몬(gonadotropinreleasing hormone, GnRH)**의 시상하부 분비가 증가하고 박동성이 된다. 따라서 생식샘자극호르몬인 **난포자극호르몬(follicle-stimulating hormone, FSH)**과 **LH**의 박동성 뇌하수체 분비가 완성되고, 생식샘 성숙과 성호르몬 합성을 자극한다. **에스트라디올(estradiol**, 주요 에스트로겐 혹은 "에스트로겐성 호르몬")과 **프로게스테론**은 여성에서 생산되는 주요 성호르몬이며, **테스토스테론**은 남성의 주요한 성스테로이드이다(시상하부 뇌하수체-생식샘 축에 대한 자세한 내용은 이 장 뒷부분에서 설명). 부신남성호르몬은 사춘기와 그 이후 여성에서 생리적 기능을 계속 유지하지만, 남성의 경우는 테스토스테론에 의해 부신남성호르몬 영향은 가려진다. 남성에서는 일부 테스토스테론이

에스트라다이올로 전환되고, 이 호르몬은 남성 사춘기에서 중요한 기능을 한다. 사춘기에 생기는 다음과 같은 생리 및 해부적 변화는 다양한 호르몬 작용의 결과이다:

- 생식샘자극호르몬 분비 증가로 인해 생식샘 성숙과 성스테로이드가 합성되고 분비된다.
- 다른 생식기관과 외부생식기 성숙은 여성에서는 에스트라디올에 의해서, 남성에서는 테스토스테론에 의해 이루어진다.
- 2차 성징이 생긴다(즉, 생식과 직접적으로 관련이 없는 "남성다움" 또는 "여성다움"). 이러한 특징에는 신체 및 얼굴의 모발 분포와 유방 발달, 체지방 분포, 근육 발달, 목소리의 높낮이 등 성별에 따른 변화가 포함된다. 에스트로겐은 주로 여성의 특성을 담당하는 반면 테스토스테론은 남성의 2차 성징 발달을 위한 주요 자극이다.
- 급속한 선형성장이 발생한다. 이것은 남녀 모두에서 주로 에스트라디올이 관여한다; 에스트로겐성 호르몬은 긴 뼈의 성장을 촉진하지만 동시에 이 뼈의 뼈끝판 최종 폐쇄를 촉진하여 성장을 멈추게도 한다.

사춘기의 급속한 성장은 일반적으로 소년보다 소녀에서 일찍 시작된다. 한때 남성호르몬(테스토스테론과 부신남성호르몬)이 급격한 신장 증가의 원인이라고 믿어졌다. 그러나 최근의 연구에 따르면 테스토스테론은 뼈 부피와 밀도를 증가시키고, 에스트라디올이 남녀 모두에서 급속한 성장을 일으키는 주원인 호르몬이다. 에스트라디올은 긴 뼈 성장을 자극하지만 동시에 성장판 폐쇄도 촉진한다. 사춘기가 먼저 시작된 여성은 남성보다 성인 신장이 작다.

월경주기와 여성 생식내분비학

THE MENSTRUAL CYCLE AND FEMALE REPRODUCTIVE ENDOCRINOLOGY

사춘기 후기 청소년기 소녀들이 **초경(menarche)**으로 알려진 첫 번째 월경을 경험한 후, 시작되는 **월경주기(menstrual cycles)**는 **폐경(menopause)**까지 계속된다(임신에 의해 중단되지 않는 한). 월경주기는 평균 28일이며 다음 세 단계로 구성된다(그림 32.3, 비디오 32.1):

- **난포기(follicular phase)**는 자궁내막 증식과 난소 난포 발달을 특징으로 한다.
- **배란기(ovulatory phase)**는 완전히 성숙된 하나의 난포가 파열되고 난자를 방출하는 단계이다.
- **황체기(luteal phase)**는 난포세포가 **황체(corpus luteum)**로 전환되고, 자궁 내막이 더욱 증식되는 특징을 보인다. 수정된 난자가 착상하지 않으면 황체는 퇴화되고 월경이 뒤따른다. 이 기간 동안 증식된 자궁내막이 제거되고 출혈이 3~5일 동안 발생한다.

난포기 *Follicular Phase*

난소내 난포 발달은 그림 32.4에 나와 있다. 각 주기 동안, 월경 개시 후(보통 주기의 "첫째 날"), 몇 개의 원시난포는 FSH의 영향하에 발달을 시작하고, **난포기**라는 용어는 주기의 앞쪽 반을 의미한다. LH은 발달 중인 난포의 **속난포막(theca interna)**에서 남성호르몬을 분비시키며, 분비된 남성호르몬은 난포 **과립층세포(granulosa cells)**에서 **에스트라디올**로 전환된다. 이러한 전환은 FSH에 의해 자극을 받는다. 에스트라디올은 자궁내막 증식을 일으키고, 샘발달과 자궁내막 나선형 동맥의 성장과 수정난 착상이 가능하도록 준비를 하게 한다. 이러한 이유 때문에 난포기를 **증식기(proliferative phase)**라고도 한다. 또한, 에스트라디올은 묽은 자궁경부점액 분비를 초래하여 정자가 쉽게 자궁으로 들어갈 수 있도록 한다. 궁극적으로 발달 중인 난포 중 하나만 남아서 **성숙난포(graafian follicle)**가 되고 나머지는 퇴화한다.

난포기 동안, 이러한 호르몬은 음성되먹임 기전에 의해 제어된다(그림 32.5A). FSH와 LH는 시상하부에서 분비되는 GnRH의 박동성 분비에 의해 박동성으로 분비된다. 난소 과립층세포가 생산하는 에스트라디올은 시상하부의 GnRH분비와 뇌하수체 앞엽의 생식샘자극호르몬 분비에 음성되먹임으로 작용한다. 또한, 발달 중인 난포의 과립층세포는 **인히빈(inhibin)**이라는 펩티드호르몬을 분비하여 FSH분비에 선택적인 음성되먹임 효과를 나타낸다.

배란기 *Ovulatory Phase*

난포기가 끝날 때까지, 에스트라디올은 **양성되먹임**이 유발되는 수준까지 상승한다(그림 32.5B). LH 급증과 이보다는 낮지만 FSH가 같이 작용하여 주기 중간에 성숙한 난자가 배출되는 **배란**을 일으키고, 난자는 섬모운동을 통해 자궁관으로 들어간다(그림 32.3 참조). 흥미롭게도 성숙한 난자는 매달 난소에서 번갈아 생산되지만 만약 여성에게 기능을 하는 난소가 하나뿐이라면 남은 난소는 매월 성숙한 난자를 생성한다.

황체기 *Luteal Phase*

그 다음 뒤따르는 주기는 파열된 난포가 **황체(corpus luteum)**

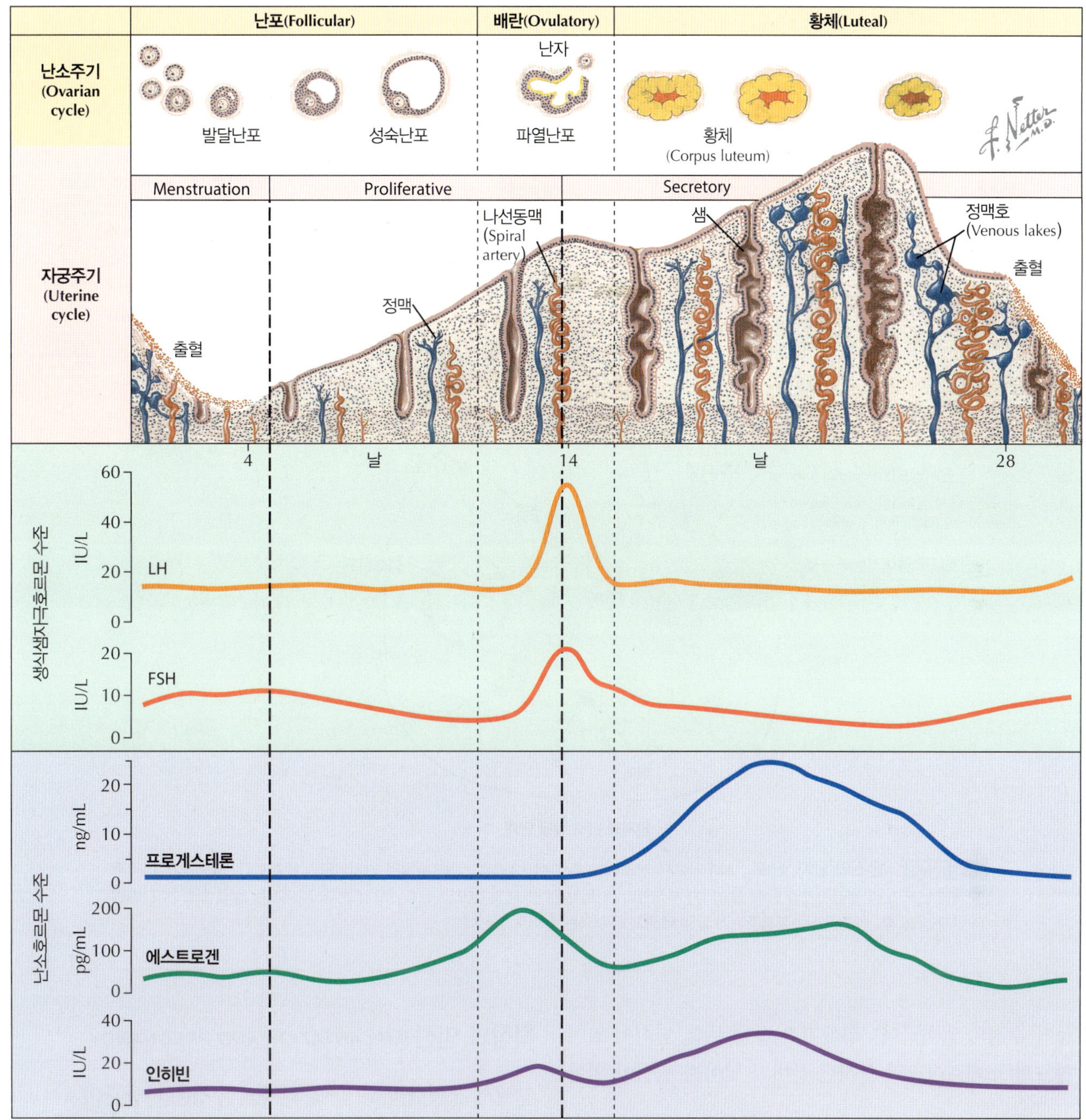

그림 32.3 월경주기 여성 월경주기 동안 시상하부 및 뇌하수체 앞엽 조절하에 난소 및 자궁에서 변화가 일어난다. 난포기 동안 생식샘자극호르몬에 반응하여 몇 개의 일차난포에서 지속적인 발달이 진행되고, 난포 발달에 필요한 에스트라디올로 전환되는 남성호르몬도 합성한다. 하지만 최종적으로 하나의 난포만 완전히 성숙하고 나머지는 퇴화한다. 자궁내막은 에스트라디올에 반응하여 증식한다. 주기 중반 근처에서 에스트라디올은 *양성되먹임*을 일으키는 수준까지 올라가며, 따라서 뇌하수체 앞엽에서 황체형성호르몬(LH)과 난포자극호르몬(FSH) 방출이 배가된다. 계속되는 황체기 동안, 성숙난포는 황체가 되어 프로게스테론과 에스트라디올을 분비한다. 자궁은 지속적인 증식 및 분비 변화를 보인다. 임신이 되지 않으면, 자궁내막 박리와 월경이 일어나고 새로운 주기가 시작된다.

를 형성하는 황체기이다. 속난포막세포 및 과립층세포는 각각 난포막황체 및 과립층황체 세포가 된다; 난포막황체세포는 남성호르몬 생산을 계속하는 반면 과립층황체세포는 프로게스테론과 인히빈, 그리고 보다 적은 양의 에스트라디올을 생산한다. 에스트로겐과 프로게스테론, 인히빈은 되먹임기전에서 음성되먹임 요소로 작용한다(그림 32.5A 참조).

프로게스테론에 의해 자궁 내막은 추가 증식 및 분비 변화가 일어난다; 이러한 이유로 황체기를 **분비기(secretory phase)**라고 한다. 자궁경부 분비물은 진하게 되어 자궁내로의 정자 이동이 어려워진다. 난자가 성숙난포로부터 방출된 후 짧은 기간 동안만 생존할 수 있기 때문에 수정은 배란 후 하루 내지 이틀 이내에 일어나야 한다(일반적으로 난자가 자궁관 내에서 이동

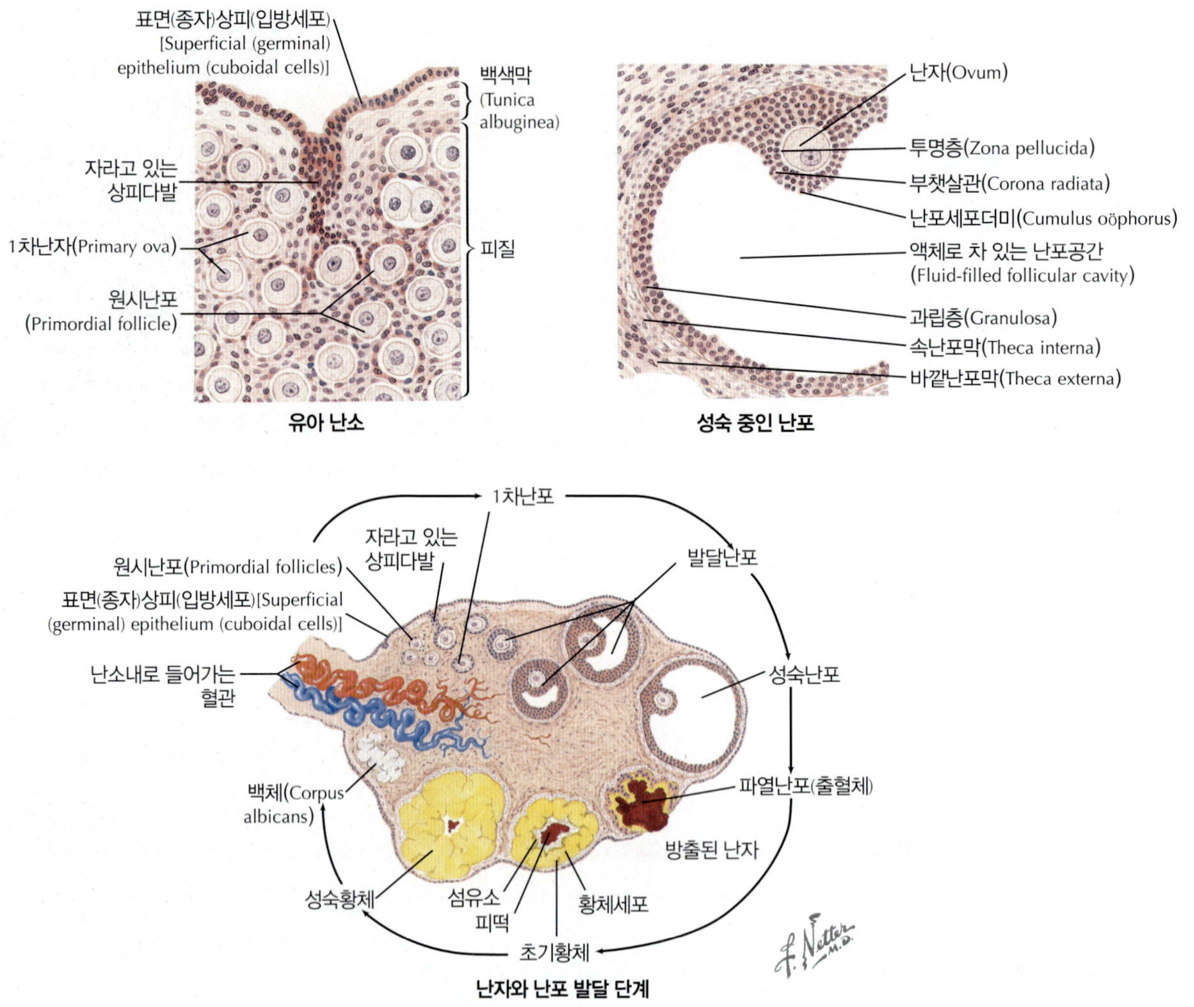

그림 32.4 **난소와 난자, 난포** 사춘기까지, 난소에는 휴면 상태에 남아있는 수많은 원시난포가 존재한다. 사춘기가 끝난 후 몇 개의 난포가 각 월경주기와 함께 성숙되기 시작한다. 하지만 단 한 개의 난포만 성숙난포가 된다. 나머지는 결국 퇴화한다. 배란과 난자 방출 후, 성숙난포는 월경주기가 끝날 때까지 유지되는 황체로 바뀐다.

하는 동안 수정이 일어난다). 황체기가 끝날 무렵, 임신이 일어나지 않으면 스테로이드와 인히빈 분비가 낮아져 월경이 일어난다.

인히빈과 액티빈은 FSH분비에 서로 반대 효과를 나타내는 이량체 단백질이다. 인히빈은 고환의 세르톨리세포(Sertoli cell)와 난소의 과립층세포에서 합성되고, 뇌하수체의 FSH 합성과 분비에 대한 음성되먹임 작용에 일부 관여한다(그림 32.5 참조). 한편, 액티빈은 FSH 합성 및 분비를 자극한다. 인히빈과 액티빈은 다른 기관과 조직에서 생산되며 추가 기능을 한다. 예를 들어, 액티빈은 상처 복구 및 발달 과정에 역할을 한다. 인히빈은 진단검사의 일부로 혈청에서 측정된다. 예를 들어 모체 혈청에서 다른 변화와 함께 인히빈(특히 인히빈A)이 증가하면 태아의 다운 증후군을 의심하게 된다.

착상과 임신 *IMPLANTATION AND PREGNANCY*

앞에서 설명한 바와 같이, 난자의 수정은 자궁관내에서 일어난다. 정자가 난자내로 들어가면 두 번째 감수분열이 완료된다(모든 난모세포는 여성이 사춘기에 도달할 때까지 첫 번째 감수분열에서 멈춰 있다; 각 주기 동안 방출되는 “성숙난자”는 더 발달되고 정자가 들어올 때까지 두 번째 감수분열에서 멈춰 있다). 이어서, 수정란의 유사분열이 시작되고 주머니배가 형성된다. 배란 후 약 5일이 되면, 주머니배는 자궁 내막을 뚫고 착상이 된다. 난포성숙에서부터 주머니배 착상까지의 연속된 사건은 그림 32.6에 나와 있다.

태반은 주머니배의 **영양막세포(trophoblast)**와 자궁내막의 **탈락막세포(decidual cells)**로 구성된다. **영양막**은 **인간융모생식샘자극호르몬(human chorionic gonadotropin, HCG)**으로

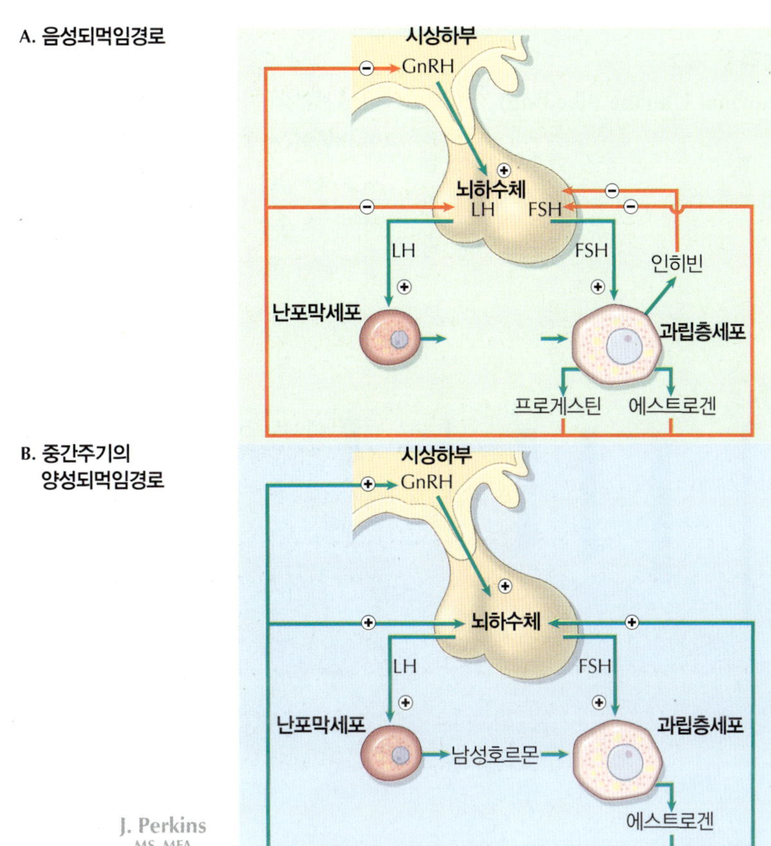

그림 32.5 월경주기의 호르몬 조절 월경주기 동안 시상하부–뇌하수체–난소축에서는 양성과 음성 되먹임이 모두 일어난다. 처음에는 생식샘자극호르몬분비호르몬(GnRH)이 뇌하수체의 황체형성호르몬(LH)과 난포자극호르몬(FSH) 분비를 자극한다; 난포가 성숙함에 따라 생성된 에스트로겐에 의해 축에서 음성되먹임이 발생한다**(A)**. 그러나 후기 난포기에서 혈액 에스트라디올이 높은 수준에 도달하면 양성되먹임이 시작되고**(B)** LH와 FSH의 급등 분비가 일어나서 배란이 유발된다. 황체기에서 축은 다시 음성되먹임에 의해 조절된다**(A)**. 황체에 의해 생성된 에스트라디올과 프로게스테론, 인히빈은 생식샘자극호르몬 방출에 음성되먹임으로 작용한다.

임상 적용 32.1

주기법과 경구피임약 (The Rhythm Method and Oral Contraceptives)

평균 월경주기는 기간이 28일(월경 첫날부터 시작)이지만, 주기 기간은 개별적으로 다를 수 있다. 배란은 대략 주기 중간에 발생하지만 더 정확하게는 *다음 월경이 시작되기 14일 전*에 발생한다. 즉, 26일 주기인 경우에 배란은 12일째 일어나고, 30일 주기에서는 배란은 16일째에 일어난다. 정자는 여성 생식기관에서 며칠 동안 생존할 수 있지만 성숙난자는 방출 후 짧은 시간 동안만 생존한다.

임신이 되려면 배란 5일 전부터 배란 후 1일 사이에 성관계가 필요하다. 그러나 배란이 언제 일어날지 정확히 예측할 수 없으므로(다음 월경 시작 날짜를 확실하게 예측할 수 없기 때문에) 피임을 위한 "주기법"은 대부분의 다른 피임법에 비해 안정성이 낮다. 다양한 주기법에서 성관계는 배란 예상 날짜 전후로 며칠 동안 피해야 한다. 예를 들어, 표준일방법(Standard Days Method)에서, 주기가 26일에서 32일 사이인 여성은 주기 중 8일에서 19일 사이에 성교를 피해야 한다. 일반적으로, 주기법이 완벽하게 사용되면 1년 동안 오직 몇 퍼센트의 실패율을 보이지만 그렇지 않은 경우 최대 25%의 실패율을 보인다.

월경주기 조절을 위한 경구 피임약으로는, 가장 일반적으로 에스트로겐과 프로게스틴(즉, 프로제스테론 유사 약물) 조합을 사용한다. 일반적으로 호르몬을 함유한 약을 21일 동안 복용한 다음 1주일 동안 약을 복용하지 않거나 매일 가짜 약을 복용한다. 경구투여 호르몬에 의해 생식샘자극호르몬 방출이 억제되어 배란이 일어나지 않아서 임신은 예방된다. 출혈(월경)은 21일 후에 호르몬을 섭취하지 않음으로써 발생한다. 완벽하게 사용하면 피임률은 매년 0.3%이지만 실제 실패율은 1년 동안 수 %이다.

임상 적용 32.2
비정상 자궁출혈(Abnormal Uterine Bleeding)

정상 월경 출혈은 황체기 이후 생식샘호르몬 수치 감소에 의해 발생한다. 월경 동안 심한 출혈(월경과다)과 주기 동안 불규칙한 출혈 등이 호르몬 불균형으로 인해 발생할 수 있다. 비정상적인 자궁 출혈은 자궁 또는 부속기(난소 및 자궁관)의 다양한 장애뿐만 아니라 비임신부와 가임여성에서는 전신 질환으로 인해 발생할 수 있다. 임산부의 경우 출혈은 태반혈관 파열 혹은 임박한 유산에 의해 발생할 수 있다. 태반이 자궁경부 위로 연장되는 전치태반은 임신 첫 석 달 후 출혈과 관련이 있다. 비정상적인 자궁 출혈의 여러 원인이 설명되어 있다.

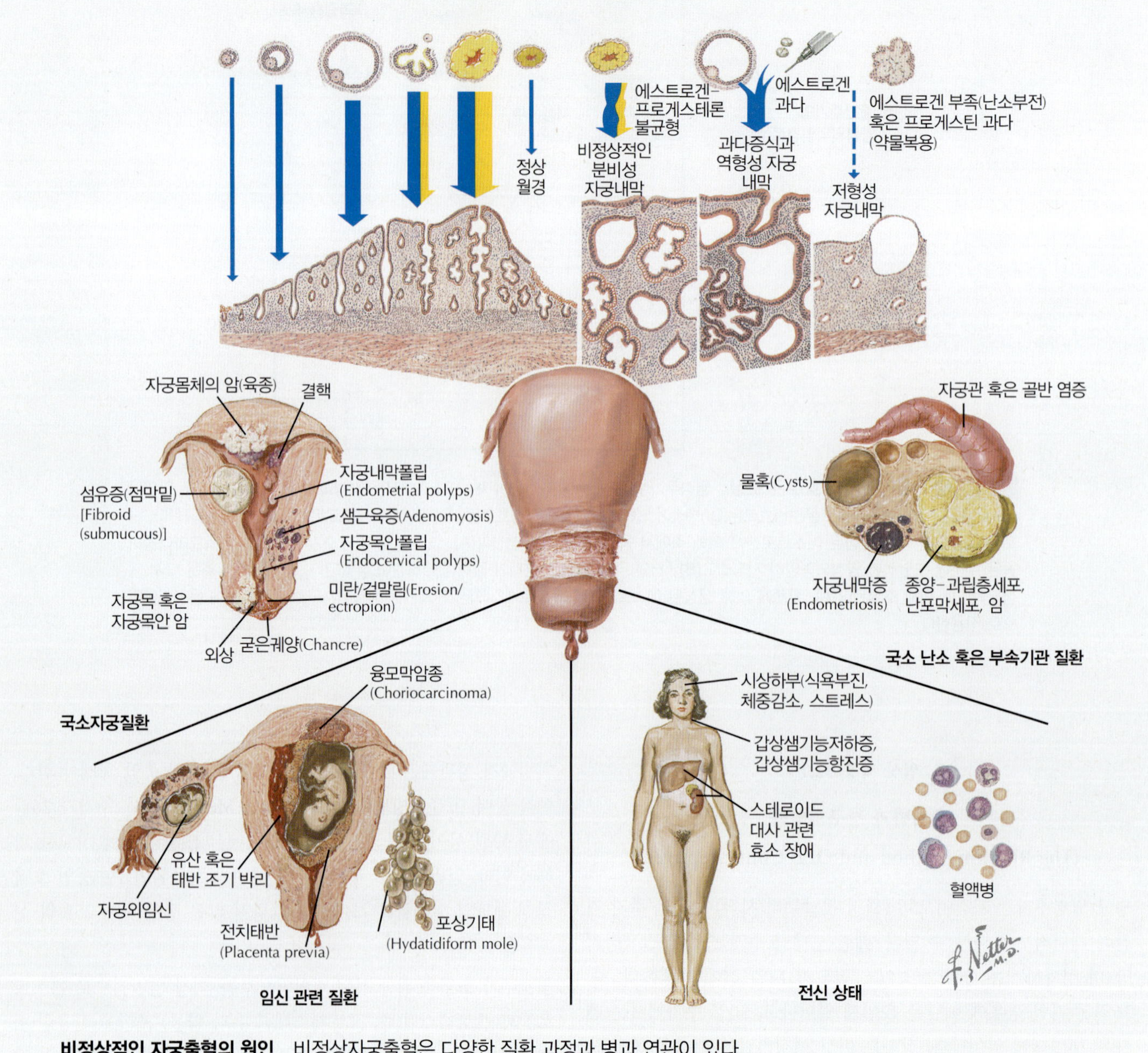

비정상적인 자궁출혈의 원인 비정상자궁출혈은 다양한 질환 과정과 병과 연관이 있다.

알려진 호르몬을 분비하는데, 이는 LH와 유사한 작용을 한다. HCG는 월경주기가 끝날 때 생기는 황체 퇴화로부터 황체를 "구한다." 이로 인해 에스트라디올과 프로게스테론 합성이 계속되고, 임신유지를 위한 증식된 자궁내막과 지속적인 분비 상태가 유지된다. HCG는 임신 처음 석 달에 중요하다. 그 다음 석 달째부터는 태반 자체가 자궁을 유지하기 위해 대량의 **프로제스테론**과 **에스트로겐**(주로 **에스트리올**)을 분비한다.

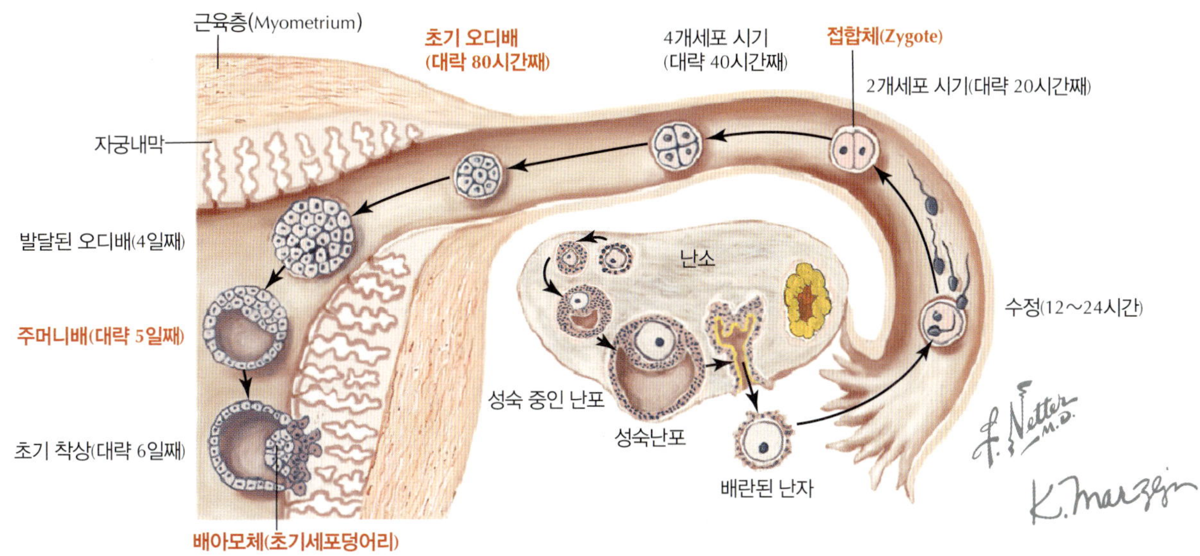

그림 32.6 수정과 착상 성숙난포 파열 시 난자는 자궁관으로 들어온다. 수정은 난자 혹은 접합체를 자궁으로 이동시키는 자궁관에서 일어난다. 접합자는 5일이 되면 주머니배가 되고 자궁내막에 착상할 수 있다.

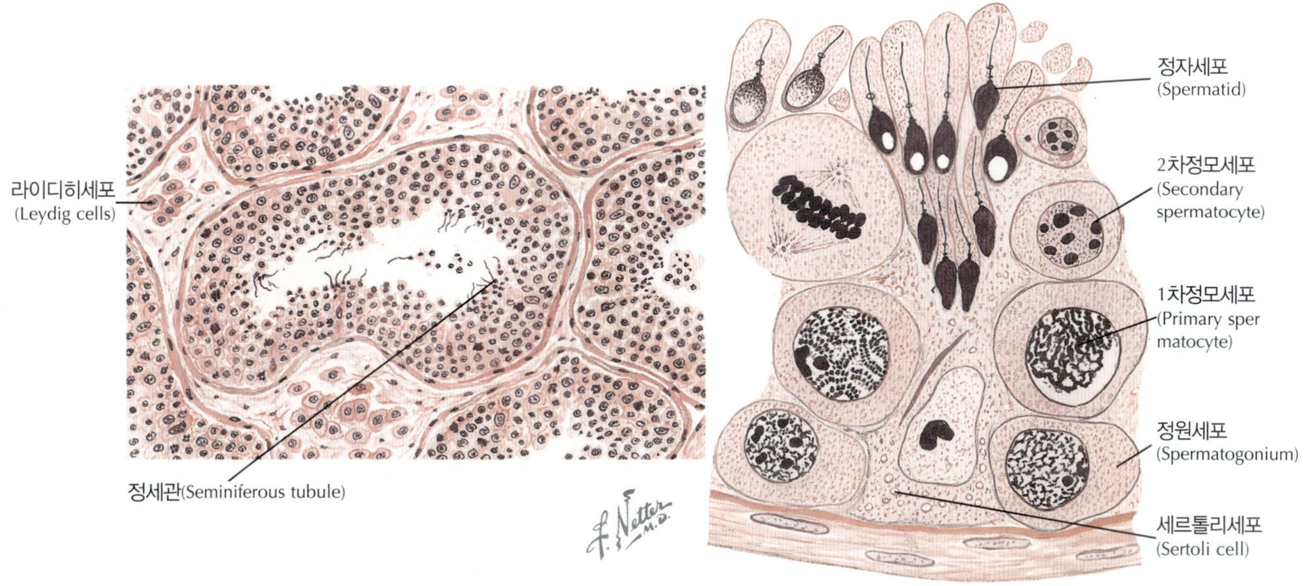

그림 32.7 고환과 정자생성 고환에는 정자형성이 일어나는 곱슬정세관이 있으며 세관 사이에는 성인 남성에서 테스토스테론을 합성하는 라이디히세포가 있다(*왼쪽 그림*). 세르톨리세포는 세관상피를 구성한다(*오른쪽 그림*). 1차정모세포에서 정자로의 분화는 세르톨리세포 사이에서 시작되어 부고환에서 완료된다.

남성 생식내분비학 *MALE REPRODUCTIVE ENDOCRINOLOGY*

고환은 남성의 생식자 발생 및 스테로이드 생성 부위이다. 정자 형성은 고환의 꼽슬정세관내에서 일어나며, 세관 사이에 위치한 **라이디히세포**는 테스토스테론을 생성한다(그림 32.7). **인히빈**호르몬은 정세관 안쪽에 존재하는 세르톨리세포에서 합성되고 방출된다. 세르톨리세포는 남성 생식세포가 발달할 수 있는 구조를 제공하고, 정세관를 따라 부고환까지 정자가 흘러갈 수 있도록 하는 액체를 분비한다. 정자는 부고환에서 추가로 성숙되고 사정 전까지 저장된다. 혈액으로부터 유래되는 잠재적인 해로운 물질로부터 발달 중인 정모세포가 보호 받도록 세르톨리세포 돌기는 치밀이음을 통해 "혈액-정자" 장벽을 형성한다.

고환기능의 내분비 조절 *Endocrine Regulation of Testicular Function*

고환기능(생식자발생과 스테로이드합성 모두)은 시상하부

임상 적용 32.3
HCG 측정(Measurement of HCG)

광범위하게 사용하는 자가 관리 검사를 포함한 대부분의 임신검사는 HCG측정을 기반으로 한다. 혈액검사가 더 민감하고 일찍 임신을 감지할 수 있지만, 소변검사를 통해서도 주머니배가 착상된 후 며칠 이내에 HCG를 검출할 수 있다. HCG의 연속 측정은 자궁외 임신이나 유산 위험이 문제가 되는 임신 초기 조기감시에 유용할 수 있다. 왜냐하면 HCG는 성공적인 착상 후에 정상적으로 빠르게 상승하기 때문이다.

정자형성(Spermatogenesis)은 1차정모세포(primary spermatocytes)를 형성하고, 또한 추가적인 정원세포를 만들기 위한 정원세포(spermatogonia) 유사분열도 시작되는 복잡한 과정이다(여성은 출생 시까지 고정된 수의 1차난모세포를 보유하지만 남성의 생식세포 수는 고정되어 있지 않다). 1차정모세포 감수분열은 2차정모세포를 생산하고, 그 다음 추가 분화를 거쳐 홑배수정자세포(haploid spermatid)인 정자(spermatozoa)를 생산한다. 최종 생산물인 성숙한 정자는 머리 부분과 에너지 생산을 위한 사립체가 풍부한 중간 부분, 운동성이 있는 꼬리 부분으로 구분된다. 머리 부분은 난자 침투에 필요한 단백질 분해효소가 포함된 뚜렷한 첨단체(acrosome)를 가지고 있다.

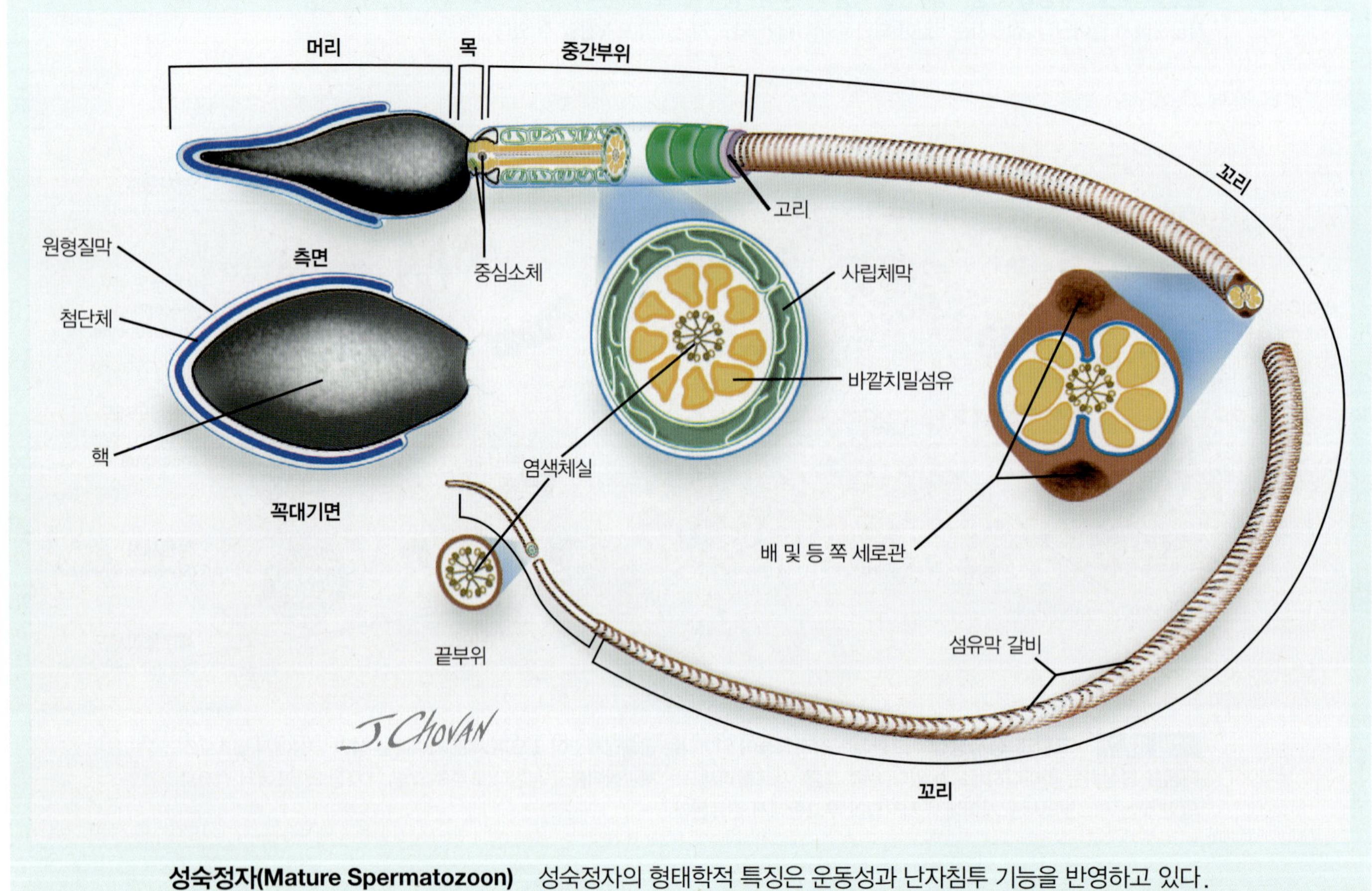

성숙정자(Mature Spermatozoon) 성숙정자의 형태학적 특징은 운동성과 난자침투 기능을 반영하고 있다.

와 뇌하수체에 의해 조절된다(그림 32.8). 시상하부 핵에서 생성된 GnRH는 뇌하수체 문맥계로 분비되어(여성에서와 같이 GnRH분비는 남성에서도 박동성이다), 뇌하수체 앞엽 생식샘자극호르몬분비세포에서 LH와 FSH의 방출을 자극한다. LH는 테스토스테론 합성 첫 단계(CYP11A10에 의해 콜레스테롤을 Δ5-프레그네놀론으로 전환)를 자극하는 반면, FSH는 세르톨리세포에 작용하여 테스토스테론과 결합하여 정세관에서 성자형성을 촉진하는 **남성호르몬결합단백질(androgenbinding protein)**합성을 자극한다(그림 32.7 참조). 시상하부-뇌하수체-고환 축의 음성되먹임은 테스토스테론에 의한 GnRH 및 LH 방출 억제와 세르톨리세포에서 생성되는 인히빈을 통한 FSH 분비 억제에 의해 발생한다.

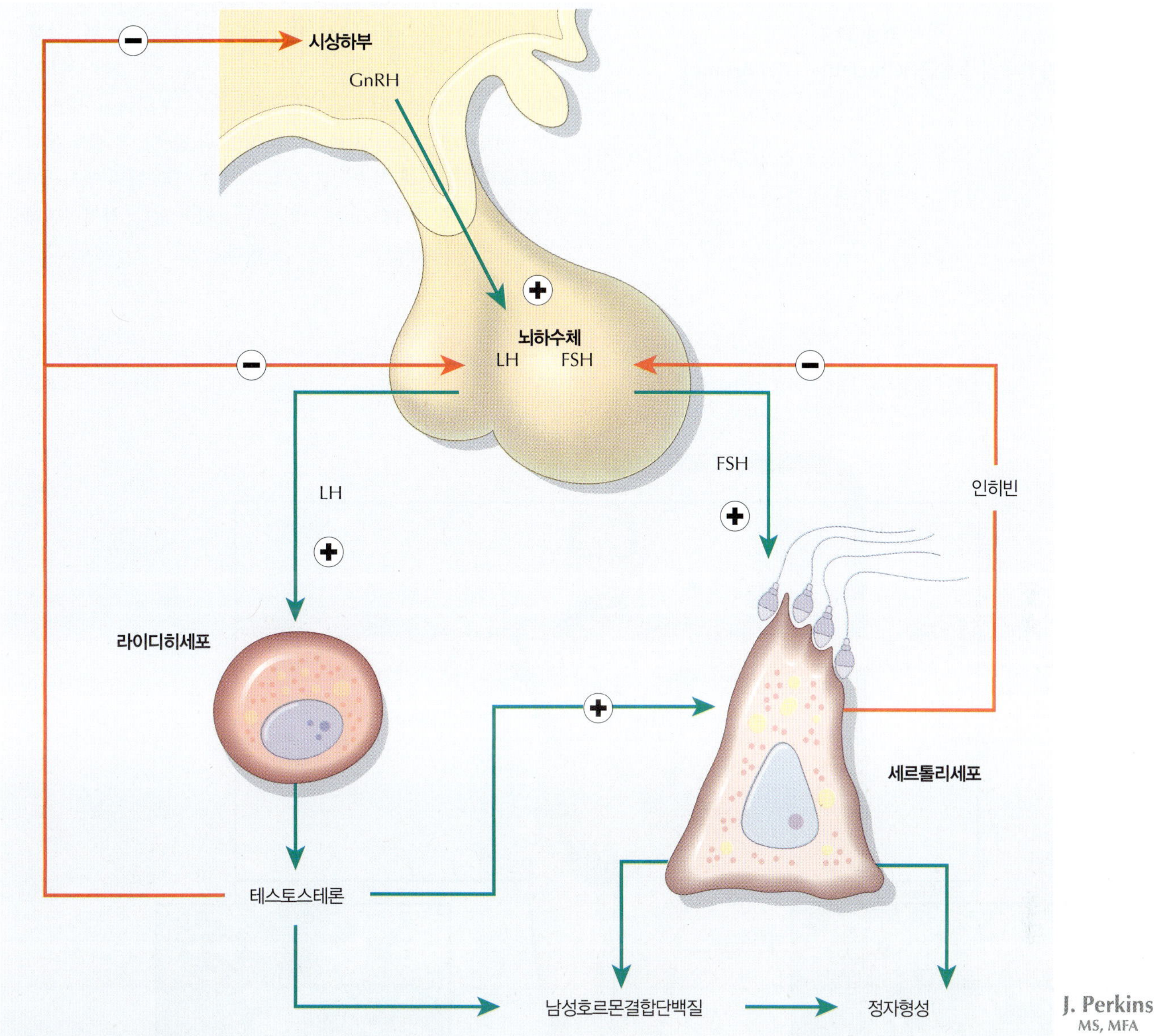

그림 32.8 **고환기능 조절** 시상하부에서 분비되는 생식샘자극호르몬분비호르몬(GnRH)은 뇌하수체 앞엽의 황체형성호르몬(LH)과 난포자극호르몬(FSH) 분비를 자극한다. LH는 고환의 라이디히세포에서 테스토스테론 합성을 자극하며, 테스토스테론과 FSH는 정자 형성에 필요하다. FSH는 안드로겐결합단백질 생산을 유도한다; 남성호르몬은 남성호르몬결합단백질과 결합함으로써 세관내에서 농축되고 정자형성을 촉진한다. 세르톨리세포는 인히빈을 생성하여 테스토스테론과 함께 축에 음성되먹임 효과를 나타낸다(인히빈은 FSH 분비를 특이적으로 억제한다).

테스토스테론의 비생식적 기능

Nonreproductive Actions of Testosterone

앞에서 언급한 사춘기에서 관찰되는 테스토스테론의 비생식적 기능 이외에도 증가된 근육량과 남성형 모발 분포 및 대머리 발달, 목소리가 굵어지는 것도 테스토스테론의 작용이다. 테스토스테론의 일부 작용(예: 생식기관 분화와 전립선 발달, 성장과 남성형 모발 분포, 대머리)은 **디히이드로테스토스테론**으로의 전환이 필요하지만, 다른 작용은 테스토스테론의 직접 효과이다.

성호르몬결합글로불린과 **남성호르몬결합단백질**은 간과 고환에서 각각 생성되는 동일한 단백질이다. 성호르몬결합글로불린은 혈류를 순환하는 혈액내 테스토스테론과 에스트라디올의 주요 운반체이다(성호르몬은 적은 양만 유리호르몬 형태로 존재한다). 남성호르몬결합단백질은 고환에 의해 생성되며 남성호르몬에 의해 정자형성이 촉진되는 정세관 내에서 테스토스테론을 농축하는 데 사용된다.

임성 적용 32.4
클라인펠터증후군(Klinefelter's Syndrome)

남성 불임은 감염이나 부상의 결과로 정관이 막히는 것을 비롯하여; 볼거리와 일부 성병 감염에 의한 낮은 정자 숫자(정자부족증); 만성 질환과 내분비 문제, 고환 손상에 의한 정자 생성 결핍; 발기부전; 독소 노출 등 많은 다양한 원인이 있다. 일부 경우에는, 불임이 유전적 원인에 의해 생길 수도 있다. 예를 들어, 클라인펠터증후군은 47, XXY 유전자형을 특징으로 한다. 이 증후군에 걸린 사람은 표현형은 남성이지만 여성형 유방(유방 확대)을 포함하여 식별 가능한 신체적 특징이 있으며 거의 불임이다(그림 참조). 이 증후군 환자는 생식샘저하로 인해 성호르몬 수치가 낮고 이로 인해 생식샘자극호르몬 수치는 상승하고 고환 크기는 감소되어 있다. 클라인펠터증후군 유병률은 1000명당 1~2명 정도이다.

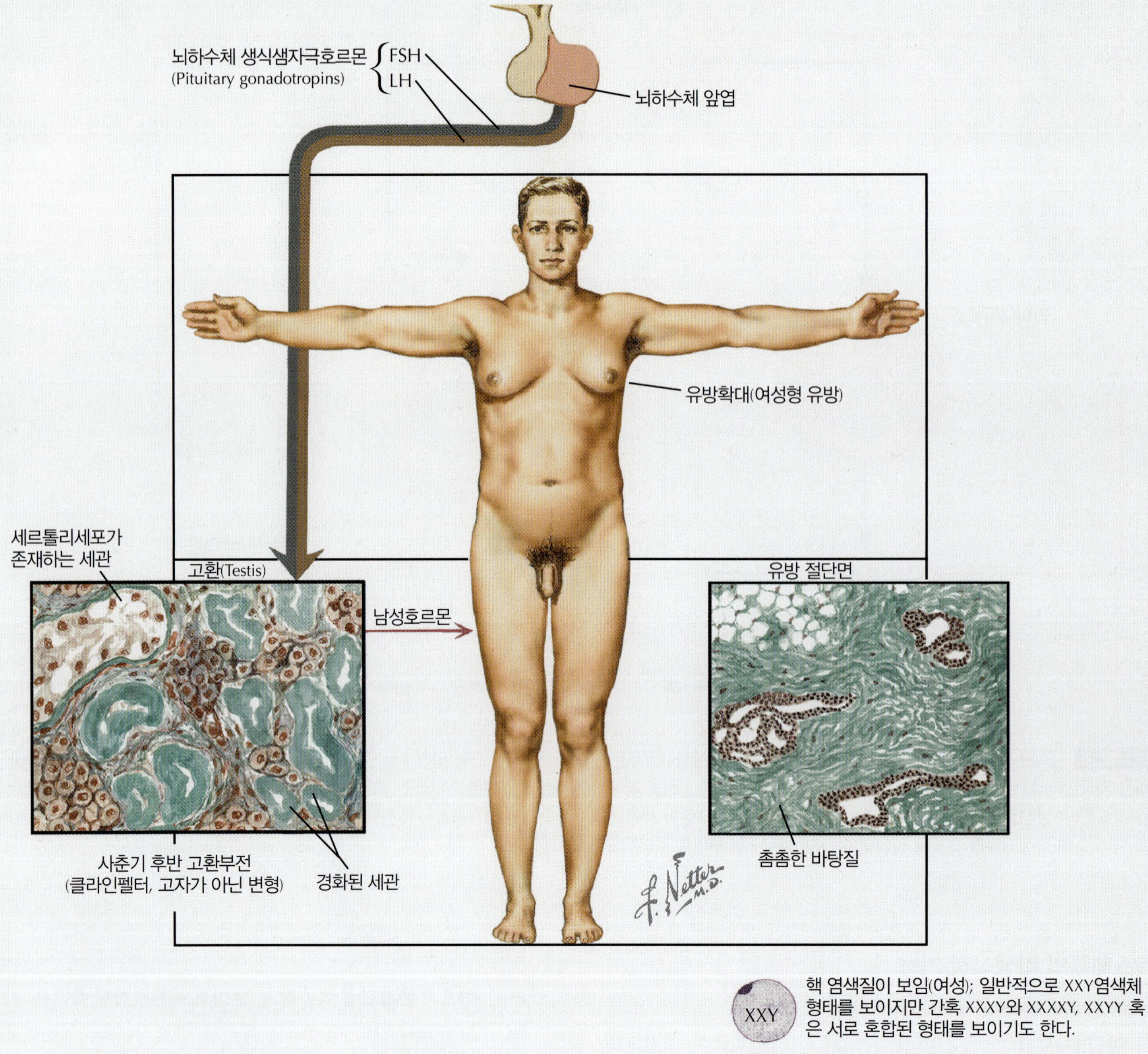

뇌하수체 생식샘자극호르몬 (Pituitary gonadotropins) { FSH, LH

뇌하수체 앞엽

유방확대(여성형 유방)

세르톨리세포가 존재하는 세관

고환(Testis)

남성호르몬

유방 절단면

사춘기 후반 고환부전 (클라인펠터, 고자가 아닌 변형)

경화된 세관

촘촘한 바탕질

F. Netter M.D.

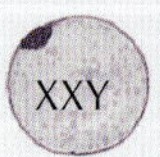

핵 염색질이 보임(여성); 일반적으로 XXY염색체 형태를 보이지만 간혹 XXXY와 XXXXY, XXYY 혹은 서로 혼합된 형태를 보이기도 한다.

클라인펠터증후군 환자의 고환 부전 두 개의 X염색체(47, XXY 유전자형) 존재는 정세관 발생장애와 불임 이외에도 일차생식샘저하증(즉, 낮은 고환 성호르몬 수치와 결과적으로 높은 생식샘자극호르몬 수치)를 보인다. *FSH*, 난포자극호르몬; *LH*, 황체형성호르몬.

복습문제

Review Questions

27장 내분비학 개요 및 뇌하수체와 시상하부 호르몬

1. 핵수용체와 결합하여 작용을 시작하는 호르몬은?
   A. 부신피질자극호르몬
   B. 바소프레신
   C. 에피네프린
   D. 인슐린유사성장인자-1
   E. 갑상샘호르몬

2. 호르몬 작용은 무엇에 의해 조절되는가?
   A. 호르몬 수용체와의 결합력
   B. 호르몬 수용체 숫자
   C. 혈장단백질과 결합 정도
   D. 혈액내 호르몬 농도
   E. 모두 다

3. 뇌하수체 뒤엽에서의 바소프레신(항이뇨호르몬) 분비를 자극하는 것은?
   A. 체액 삼투압농도 감소
   B. 혈액량 감소
   C. 심방나트륨이뇨펩티드
   D. 에탄올
   E. 고혈압

4. 옥시토신은?
   A. 몸순환으로 직접 분비된다.
   B. 뇌하수체 뒤엽에서 합성된다.
   C. 자궁수축을 억제한다.
   D. 분만 유도 및 진행과 관련된 생리기능이 잘 알려져 있다.
   E. 191개의 아미노산으로 구성된 펩티드이다.

5. 성장호르몬 분비는?
   A. 주로 수면 중에 맥동성으로 분비된다.
   B. 특별한 시상하부신경호르몬에 의해 자극된다.
   C. 소마토스타닌에 의해 억제된다.
   D. 다양한 표적세포에서 인슐린유사성장인자 합성을 초래한다.
   E. 모두 다

28장 갑상샘호르몬

6. 갑상샘호르몬 분비는?
   A. 증가된 혈장 에스트로겐 농도에 의해 억제된다.
   B. 높은 혈장 삼요오드티로닌(T_3)에 의해 자극된다.
   C. 높은 티록신결합글로불린(TBG)에 의해 억제된다.
   D. 높은 혈장 티록신(T_4)에 의해 자극된다.
   E. 갑상샘자극호르몬(TSH)에 의해 자극된다.

7. 성인에서 갑상샘기능저하증 증상은?
   A. 고혈압, 추위못견딤, 설사
   B. 고혈압, 비오목부종, 추위못견딤
   C. 저혈압, 고체온, 설사
   D. 저혈압, 고체온, 비오목부종
   E. 저혈압, 비오목부종, 추위못견딤

8. 혈장에서 갑상샘호르몬은 어떤 상태로 존재하는가?
   A. 주로 T_3 형태로 존재한다.
   B. 주로 T_3 형태이며 단백질과 결합되어 있다.
   C. TBG와 완전히 결합되어 있다.
   D. 주로 T_4 형태이며 대부분 단백질과 결합되어 있다.
   E. 유리 T_3와 T_4 형태로 존재한다.

9. 갑상샘호르몬 되먹임 조절을 **옳게** 설명한 것은?
   A. 높은 순환 유리 T_3와 T_4 농도는 갑상샘자극호르몬분비호르몬(TRH)을 증가시킨다.
   B. 높은 순환 유리 T_3와 T_4 농도는 TSH를 증가시킨다.
   C. 높은 순환 유리 T_3와 T_4 농도는 TRH를 감소시킨다.
   D. TRH가 낮아지면 TSH가 증가된다.
   E. TSH가 낮아지면 순환 유리 T_3와 T_4 농도가 증가된다.

29장 부신호르몬

10. 부신피질자극호르몬에 의해 부신이 자극되면 직접으로 분비가 현저하게 증가되는 호르몬은?
   A. 에피네프린
   B. 노르에피네프린
   C. 코티솔
   D. 남성호르몬
   E. 알도스테론

11. 항염증 작용을 가진 호르몬을 분비하는 부신 영역은?
   A. 수질
   B. 그물층
   C. 다발층
   D. 토리층
   E. 정답 없음

12. 여성에서 부신 남성호르몬의 중요한 작용은?
   A. 성욕자극
   B. 피지샘 증식
   C. 음모 발달
   D. 겨드랑이털 발달
   E. 모두 다

13. 부신에서 알도스테론 분비를 자극하는 것은?
   A. 저칼륨혈증
   B. 높은 혈장 Na^+농도
   C. 앤지오텐신II
   D. 심방나트륨이뇨펩티드
   E. 모두 다

14. 애디슨병의 전형적인 증상과 징후가 **아닌** 것은?
   A. 낮은 스테레스에 대한 반응
   B. 고혈당
   C. 피로와 체중 감소
   D. 피부 과색소침착
   E. 저혈압

30장 내분비이자(췌장)

15. 인슐린 작용은?
   A. 포도당운반체1 (GLU1)를 통해 세포내로 포도당 이동
   B. 모든 조직내로 포도당 이동
   C. 뇌세포내로 포도당 이동
   D. 이자내로 포도당 이동
   E. GLUT4를 통해 조직내로 포도당 이동

16. 혈장 포도당농도 증가에 따른 인슐린 분비조절에 관여하는 과정은?
   A. GLUT1운반체를 통해 이자 β세포내로 포도당 이동; ATP가 증가되어 K^+유출을 감소시킴; β세포 탈분극; Ca^{2+}유입; 인슐린과립 방출
   B. GLUT1운반체를 통해 이자 β세포내로 포도당 이동; β세포 과분극; Ca^{2+}유출; 인슐린과립 방출
   C. GLUT2운반체를 통해 이자 β세포내로 포도당 이동; ATP가 증가되어 K^+유출을 감소시킴; β세포 탈분극; Ca^{2+}유입; 인슐린과립 방출
   D. GLUT2운반체를 통해 이자 β세포내로 포도당 이동; β세포 과분극; Ca^{2+}유출; 인슐린과립 방출
   E. GLUT4운반체를 통해 이자 β세포내로 포도당 이동; β세포 탈분극; Ca^{2+}유입; 인슐린과립 방출

17. 인슐린 분비를 자극하는 요소는?
   A. 글루카곤유사펩티드-1
   B. 아미노산
   C. 포도당인슐린자극펩티드
   D. 지방산
   E. 전부 다

18. 인슐린이 저혈당을 초래하는 기전은?
   A. 포도당신합성 증가
   B. 근육에서 글리코겐 저장 감소
   C. 글리코겐 분해 증가
   D. 뇌세포막의 GLUT1운반체 증가
   E. 지방조직과 뼈대근육, 심장근육 세포막에서 GLUT4운반체 증가

31장 칼슘조절호르몬

19. 혈장 칼슘농도가 감소하면 초래되는 결과는?
   A. 1,25-디하이드록시콜레칼시페롤 생성이 감소
   B. 25-하이드록시콜레칼시페롤 생성이 감소
   C. 뼈 무기질화 증가
   D. 뼈흡수 증가
   E. 혈장 칼시토닌 증가

20. 부갑상샘호르몬은?
   A. 혈장 칼슘 증가에 반응하여 혈장으로 분비
   B. 콩팥에서 칼슘 재흡수 증가와 인산염 재흡수 감소를 초래한다.
   C. 콩팥 먼쪽세관에서 칼슘 재흡수를 감소시킨다.
   D. 뼈 무기질화를 증가시킨다.
   E. 뼈파괴세포에 의한 뼈 분해를 감소시킨다.

21. 원발부갑상샘항진증과 관련이 있는 것은?
   A. 콩팥돌 발생　B. 뼈 통증
   C. 변비　D. 피로
   E. 모두 다

22. 혈장 칼슘에 대해 **옳은** 설명은?
   A. 혈장 칼슘은 항상 알부민과 결합되어 있다.
   B. 혈장의 이온화된 칼슘은 혈장 인삼염이 증가하면 증가된다.
   C. 혈장 칼슘은 산증에서 감소한다.
   D. 혈장 단백질이 낮아지면 총 혈장 칼슘은 증가된다.
   E. 부갑상샘호르몬에 의해 혈장 칼슘은 증가된다.

32장 생식계통호르몬

23. 태아 발생 동안 남성 생식기 형성에 직접적으로 관여하는 것은?
   A. 테스토스테론
   B. 디하이드로테스토스테론
   C. 디하이드로에피안드로스테론
   D. 안드로스테네디온
   E. 에스트론

24. 사춘기 급성장은 주로 어느 호르몬이 관여하는가?
   A. 칼시토닌
   B. 비타민 D
   C. 에스트라디올
   D. 테스토스테론
   E. 디하이드로테스토스테론

25. 난포 과립층세포에서 남성호르몬을 에스트라디올로 전환되도록 자극하는 호르몬은?
   A. 황체형성호르몬
   B. 난포자극호르몬
   C. 옥시토신
   D. 성장호르몬
   E. 프로락틴

26. 사춘기 이전의 여성 생식세포는 생식자발생 어떤 시기에 머물러 있는가?
   A. 난조세포
   B. 1차난모세포
   C. 2차난모세포
   D. 난자
   E. 접합자

27. 인히빈이 직접적인 음성되먹임을 통해 분비를 억제하는 호르몬은?
   A. 프로락틴
   B. 난포자극호르몬
   C. 황체형성호르몬
   D. 테스토스테론
   E. 생식샘자극호르몬분비호르몬

문제풀이 PROBLEM SOLVING

1절 세포생리학 및 체액 항상성, 세포막 물질이동

1장 세포와 체액 항상성

1. **B.** 안티피린은 체액을 통해 확산되어 총체액량을 측정하는 데 사용할 수 있다; 이눌린은 세포에 들어가지 않으므로 ECF 부피를 측정하는 데 사용할 수 있다. 지표희석 공식을 사용하여, 주입된 지시약의 양을 혈장 농도로 나눈 값은 구획의 부피가 된다. 이 방법으로 총체액량(안티피린으로 측정)은 36 L이고, ECF(이눌린으로 측정)는 12 L; ICF는 24 L이다. ECF (12 L)의 1/4은 혈장이며(3 L) 3/4은 ISF (9 L)이다.
2. **D.** 스탈링힘 중에 모세혈관 밖으로 작용하는 힘은 모세혈관 정수압(HP_c)과 사이질 교질삼투압(π_i)이며, 모세혈관 안쪽으로 이동에 작용하는 힘은 사이질 정수압(HP_i)과 모세혈관 교질삼투압(π_c)이다. 따라서 모세혈관 밖으로 (30 + 8) − (3 + 28) = 7 mmHg만큼의 힘이 작용한다.
3. **D.** 물은 모든 구획을 통해 분배된다; 따라서 ECF와 ICF 양 모두 증가할 것이다. 부피가 증가되어 구획의 삼투압은 감소한다.
4. **A.** 적혈구를 고삼투압 용액에 넣을 경우에 수축된다; 300 mM NaCl은 600 mOsm/L 용액이다.
5. **D.** 80 kg의 사람에서 TBW는 48 L이다. 확장 전 ECF는 16 L이었고 ICF는 32 L이었다. NaCl 용액은 ECF에 남아 ECF 구획을 18 L로 증가시킨다.

2장 세포막 물질이동

6. **C.** 전압조절통로는 매우 선택적이며, 개폐는 막전압에 의존적이다.
7. **D.** 바닥가쪽막 Na^+/ K^+ ATPase 또는 "나트륨펌프"는 2개의 칼륨이온과 교환하여 3개의 나트륨이온을 세포 밖으로 퍼내기 위해 1차 능동운반을 사용한다. 낮은 세포내 Na^+ 농도는 꼭대기막에 존재하는 몇 가지 다른 2차 능동공동운반체(예: Na^+-아미노산, Na^+-포도당) 및 역방향운반체(예: Na^+/Ca^{2+}, Na^+/H^+) 작동을 위한 농도경사를 형성한다.
8. **B.** Ouabain과 digoxin은 Na^+/ K^+ ATPase를 억제하는 심장 배당체로서 세포막을 가로질러 나트륨과 칼륨이 평형이 되도록 한다. 이것은 나트륨의존 운반과정을 멈추게 하고 막전위를 탈분극시킨다.
9. **C.** 낭성섬유증은 염소를 세포 밖으로 운반하는 염소통로에 결함이 있다(낭성섬유증세포막횡단조절자, *CFTR*).
10. **B.** 민무늬근 수축은 칼모듈린에 결합하는 칼슘이온 유입 후에 발생한다. 복합체는 미오신키나아제를 활성화시켜 액틴과 미오신 사이의 상호 작용과 수축이 일어나게 한다.

2절 신경계통과 근육

3장 신경과 근육 생리학

1. **A.** 나트륨이온의 투과성 감소는 세포 과분극을 초래한다. 일반적으로 세포내로의 나트륨 유입은 실제 안정막전위에 영향을 미치며, 칼륨농도 및 투과성을 기준으로 예측한 값보다 덜 음전위를 가지게 한다. 반면에 칼륨이온의 투과성 감소는 세포의 탈분극을 초래하여 칼슘이온의 유입이나 나트륨 또는 칼륨이온의 세포외 농도를 증가시킨다.
2. **C.** 문턱값 전위에 도달하고 전압의존나트륨통로가 열리면 신경세포에서 활동전위가 발생한다. 일부 흥분성 세포에서는 Ca^{2+}통로가 열려 활동전위가 발생하기도 하지만 전압의존 Na^+통로가 신경세포 활동전위의 0기 상승에 관여한다.
3. **D.** 축삭의 말이집형성은 축전용량을 줄이고 막저항을 증가시킨다. 결과적으로 전류는 축삭 내부는 통과하지만 막은 통과하지는 않는다. 말이집형성은 전도속도를 크게 증가시킨다.
4. **A.** 축삭 탈분극이 시냅스단추에 도달하면, 전위의존 Ca^{2+}통로가 열리고 Ca^{2+} 유입이 초래되고 소포방출을 통해 시냅스 틈새로 신경전달물질이 방출된다.
5. **D.** 한 종류의 큰 Na^+ 및 K^+ 통로에 의해 끝판전위 동안의

탈분극이 발생되지만, 신경 활동전위는 여러 종류의 이온통로가 관여하고 탈분극은 주로 Na^+ 유입에 의해 생성된다. 끝판전위와 활동전위 모두에서 탈분극은 빠르다. 신경 활동전위의 특징은 +40 mV로의 탈분극에 전압의존통로가 관여하고 재분극은 증가된 K^+ 전도도와 관련된다. 하지만 끝판전위에서는 이런 특징이 없다.

4장 신경계통 구조와 일반 기능

6. **E.** 척수의 신경조직은 3개의 막(수막)으로 덮여 있다. 가장 안쪽은 연질막이며 중간 거미막, 바깥 경질막으로 구성되어 있다.
7. **B.** 뇌척수액은 맥락얼기에서 생성되고 거미막과립에서 흡수되어 중추신경계의 정맥계와 모세혈관으로 들어간다.
8. **E.** 두 대뇌반구를 기능적으로 그리고 해부학적으로 연결시키는 연결경로는 뇌들보와 앞교차와 뒤교차, 해마교차이다.
9. **C.** 다리뇌는 호흡 조절에 관여하지만 숨뇌는 심혈관계 및 호흡 기능의 조절과 통합을 포함하는 자율조절이 일어나는 주요 장소이다. 시상과 시상하부는 뇌줄기의 일부가 아니다.
10. **A.** 뇌줄기의 일부인 숨뇌는 해부학적으로 척수에 연속되어 있다.

5장 감각생리학

11. **A.** 특히 손끝과 손바닥, 발바닥, 입술, 얼굴, 혀, 생식기(털이 없는) 피부의 진피유두에 위치한 마이스너소체는 점을 식별하고 떨림과 같은 느린 주파수 자극을 감지하는 작은 수용영역을 가진 빠르게 적응하는 수용기이다. 파치니소체는 압력과 진동의 급격한 변화에 반응한다; 메르켈원반의 디스크는 압력과 접촉, 특히 피부가 들어가는 것에 반응한다; 털집수용기는 피부 표면의 움직임에 반응한다; 루피니소체는 피부와 관절의 늘림에 반응한다.
12. **B.** 광수용기는 세포막의 Na^+ 투과도를 감소시켜 세포막 과분극을 유발하여 광수용체에서의 신경전달물질 분비를 억제하는 기전을 통해 빛을 감지한다.
13. **E.** 속귀 달팽이관의 막미로에는 안뜰계간과 고실계단, 중간계단이라고 하는 3개의 관이 있다. 중간계단은 세포내액과 유사한 조성를 가지고 있는 내림프로 차 있다. 나머지 두 개의 관에는 세포외액과 조성이 유사한 외림프로 차 있다.
14. **E.** 머리에서 각가속도이 발생하면 서로 수직으로 배치된 세 개의 반고리관 사이의 압력 변화의 형태는 머리 움직임의 방향에 의존한다. 이러한 압력 변화의 결과로 섬모가 구부러져 과분극 또는 탈분극이 일어나고 털세포에서 신경전달물질 분비가 변화한다. 그 결과, 털세포에서 끝나는 들신경 섬유의 발화율이 변경된다. 이 신호는 VIII뇌신경을 통해 다리뇌의 안뜰핵으로 전달된다.
15. **C.** 고막 진동은 망치뼈와 모루뼈, 등자뼈(합쳐서 *작은뼈*로 알려진 중간귀의 작은뼈들)로 전달된다. 등자뼈는 안뜰창과 직접 연결되어 있으며 소리를 이곳으로 전달한다.

6장 몸운동계통

16. **A.** 무릎의 무릎힘줄을 두드리면 네갈래근의 근육방추가 늘어나고 Ia들신경이 탈분극되어 척수로 신호를 전달해서 반사가 일어난다. 신경은 α-운동신경과 시냅스를 하여 네갈래근으로 신호를 다시 보내 수축을 일으킨다. 이 늘림반사는 단일시냅스반사이다. 골지힘줄반사는 근육 긴장이 과도할 때 근육 손상을 예방하는 이중시냅스반사이다. 굽힘회피반사는 다중시냅스반사이며 통각자극에 대한 반응으로 일어난다.
17. **E.** 피질척수로는 일차운동피질과 전운동, 보조운동 영역, 운동피질 뒤쪽의 몸감각 영역으로부터 오는 섬유를 전달한다. 이것은 피질에 의해 제어되는 미세운동 활동을 위한 가장 중요한 경로이다. 언급된 다른 경로는 균형 및 자세의 뇌줄기 제어를 포함한 운동 기능의 다른 측면에 관련된다.
18. **C.** 소뇌는 동작을 조정하고 미세 조율한다. 소뇌피질의 날신호는 모두 조롱박세포에서 유래하는 억제성이다. 이 억제 출력은 과립세포을 거쳐 작용하는 이끼섬유와 오름섬유로부터 흥분입력과 소뇌피질 사이신경으로부터의 억제입력에 의해 조절된다.
19. **B.** 소뇌와 마찬가지로 바닥핵도 운동피질에 부속적인 역할을 한다. 운동피질로부터의 입력과 시상을 통해 운동피질로 출력을 보내 바닥핵은 부드러운 움직임과 자세조정 기능을 한다.
20. **B.** 중간뇌의 위둔덕은 시각핵으로부터 입력을 받는다. 덮개척수로를 통해 머리와 목, 눈 근육 조절에 관여한다.

7장 자율신경계

21. **B.** 교감신경계의 신경절이전신경은 가슴허리척수(T1에서 L3)의 중간가쪽사이와 중간중간사이 세포 기둥에서 기원한다. 축삭은 사슬 신경절로 연결되며, 여기에서 신경절이후신경과 시냅스한다. 부교감신경 시스템의 신경절이전신경의 세포체는 뇌줄기에 있다.

22. **D.** 부교감신경계의 신경절이후신경은 신경효과기 연결에 존재하는 무스카린수용체에 작용하는 아세틸콜린을 분비한다. 교감신경계의 신경절이후신경은 주로 노르에피네프린과 에피네프린을 분비하는데, 이는 효과기관 및 조직에 존재하는 다양한 아드레날린수용체에 작용한다. 교감신경 및 부교감신경 신경절이전신경 모두 니코틴수용체에서 작용하는 아세틸콜린의 분비를 통해 신경절에서 신경전달이 이루어진다.
23. **C.** β_2아드레날린수용체는 교감신경 기관확장을 매개한다. 혈관 민무늬근 수축과 동공확대는 교감신경신경절이후신경에서 분비되는 노르에피네프린과 에피네프린이 α_1수용체와 결합하여 발생한다; 증가된 수축성은 β_1수용체에 의해 매개된다. 땀샘 분비는 아세틸 콜린을 분비하는 비정형 교감신경절이후 신경섬유에 의해 자극된다.
24. **E.** 대부분의 영역에서 땀샘 분비는 교감신경에 의한 아세틸콜린 분비의 결과이다. 아세틸콜린은 무스카린수용체에서 작용하여 분비를 유발한다.

3절 심장혈관계통

8장 혈액

1. **E.** 효과적인 지혈 기능은 응고인자뿐만 아니라 정상적으로 기능하는 혈소판을 필요로 한다. 비타민K는 여러 혈액 응고인자의 합성에 필요하다.
2. **C.** 적혈구용적률은 전혈에서 적혈구가 차지하는 부피 백분율이다. 1.6 L은 4.0 L의 40%이다.
3. **B.** 혈액 단핵세포는 혈류를 떠나 조직에 들어갈 때 분화되어 대식세포가 된다.
4. **A.** 혈장에서 응고 단백질을 제거하면 혈청이 된다.

9장 심장과 순환계 개요

5. **B.** 온몸정맥은 일반적으로 혈액량의 60% 이상을 함유하고 있어 혈액 저장소 역할을 한다. 혈액량을 회복할 수 있을 때까지 혈압을 유지하는 데 도움이 되는 보상 방법으로 출혈이나 탈수 중에 정맥으로부터 혈액을 동원할 수 있다.
6. **C.** 왼심실의 수축은 바닥꼭지 축을 따라 심장이 짧아지는 강력한 방 수축을 만들어 높은 저항을 가진 온몸순환으로 혈액을 퍼내기에 충분한 큰 압력을 만든다.
7. **A.** 관상동맥 순환은 휴식 시 심장박출량의 약 4%를 받는다; 순환의 다른 부분 중에 뇌는 약 15%, 간과 위창자관은 24%를 각각 받는다.
8. **C.** 폐는 오른심실의 모든 박출량을 받는다.

10장 심장 전기생리학

9. **E.** 활동전위 고원기에 이어 L형Ca^{2+}통로의 점진적인 비활성화는 K^+통로의 활성화 및 신속한 재분극으로 이어진다. Na^+통로가 열리면 0기 상행각이 발생한다; 이것은 내향정류 K^+전류의 감소된 전도도를 수반한다. L형Ca^{2+}통로의 열림은 주로 고원기(2기) 형성에 관여한다; Na^+통로의 비활성화 및 전압의존 K^+통로 열림은 고원기로 이어지는 짧은 재분극(1기)을 일으킨다.
10. **E.** 다중유도 심전도는 심장 리듬과 전도에 대한 정보를 제공한다; 허혈의 존재와 위치 정도; 심장의 방위와 방의 크기; 변화된 전해질 수준과 약물에 의해 초래된 비정상적인 상황. 하지만 심장박출량, 일회박출량, 박출분율 혹은 다른 흐름과 관련된 변수에 관한 직접적인 정보는 제공하지 않는다.
11. **B.** 전도속도는 활동전위의 0기 상행각 기울기의 함수이다. 방실결절에서 속도가 느려지므로 심방과 심실 탈분극 사이에 잠시 멈춤이 생긴다. 결과적으로, 심실수축이 일어나기 전에 심실충만을 위한 심방수축이 일어날 수 있도록 심방수축과 심실수축 사이에 일시적인 멈춤을 만든다.
12. **E.** 심장 활동전위의 고원기는 전압의존느린L형Ca^{2+}통로를 통한 내향Ca^{2+}전류와 막전압의존지연정류K^+통로를 통한 외향K^+전류에 의해 형성된다. 이 시기 동안 근육세포는 다른 탈분극에 대해 불응기를 보인다.

11장 혈류와 혈압, 저항

13. **B.** 평균 동맥압은 동맥압 곡선이 형태면에서 복잡하고 이완기가 수축기보다 지속 시간이 길기 때문에 단순히 이완기 및 수축기 동맥압의 산술 평균이 아니다. 통상 정상 심박수에서, 평균 동맥압은 이완기 혈압 + 맥박 압력의 1/3을 더한 것과 거의 같다. 이 문제에서 이완기 혈압은 80이고 맥압의 1/3은 16.7이다. 따라서 평균 동맥압은 약 97 mmHg이다.
14. **A.** 가장 높은 맥박압은 왼심실에서 관찰되며, 정상적인 휴식 압력은 약 120/0 mmHg이다. 높은 수축기 혈압은 고저항 온몸순환으로 혈액을 퍼내는 데 필요한 반면, 낮은 이완기압은 확장기 동안 심실을 충만시킬 수 있다. 폐순환내에서 가장 높

은 맥박압은 오른심실에서 발생한다(휴식 시 ~ 25/0 mmHg).

15. **E.** 포아세유 법칙에 따르면, 유량은 관 반경의 4승에 비례한다. 따라서 관의 반경을 두 배로 하면 다른 변수가 일정하게 유지하는 조건에서 유량은 16배 증가한다. 압력경사를 두 배로 늘리거나 액체의 점도를 반으로 줄이거나 관 길이를 반으로 줄이면 유량이 두 배가 된다. 점성을 두 배로 하면 유량은 50% 감소한다.

16. **C.** 액체의 높은 점도는 층류가 만들어지게 한다. 적혈구용적률이 감소되어 혈액 점도가 낮아지면 흐름은 소용돌이 형태가 되며 잡음이 발생한다. 직경이 넓은 관과 액체 유속이 빠른 경우, 높은 밀도의 액체, 맥동성 흐름은 모두 소용돌이 흐름을 촉진한다.

17. C. 벽 장력(T)은 라플라스 법칙 $T = P_t r$에 의해 정의되며, 여기서 P_t는 벽경유 압력이고 r은 혈관 반경이다. 사이질 압력의 감소는 벽경유 압력을 증가시켜 벽 장력을 증가시킨다. 감소된 반경과 혈관 정수압 또는 벽경유 압력은 낮은 벽 장력과 관련이 있다.

12장 심장 펌프

18. **D.** 등용적수축 시기는 심실 수축으로 인해 심실 압력이 상승하여 심방 압력을 초과할 때 시작되며 방실판막이 닫힌다. 따라서 오른심실의 등용적수축 기간은 삼첨판의 폐쇄로 시작된다.

19. **A.** 심장주기 동안 왼쪽 심장에 있는 판막은 오른쪽에 있는 해당 판막보다 먼저 닫힌다(승모판은 삼첨판보다 먼저 닫히고 대동맥판은 폐동맥판 전에 닫힌다). 반면에 오른쪽에 있는 판막은 왼쪽의 해당 판막보다 먼저 열린다(폐동맥판은 대동맥판보다 먼저 열리고 삼첨판판은 승모판보다 먼저 열린다).

20. **E.** 주로 유아와 어린이에서 발생하는 호흡굴부정맥에서 심장박동수는 들숨 중에 증가하고 날숨 동안 감소한다. 이것은 들숨 동안 증가된 정맥환류로 인해 저압심방압력수용기의 늘림이 발생하여 반사에 의해 심장박동수가 증가된다.

21. **E.** 교감신경계가 활성화되면 나열된 모든 효과가 나타난다. 심장에 미치는 영향(심장박동수와 수축성 증가)에는 아드레날린 신경전달물질이 β_1수용체에 결합되어 나타난다; 동맥 및 정맥 수축은 α_1수용체에 아드레날린 신경전달물질이 결합하여 발생한다.

22. **B.** 심장근육의 힘-속도 관계는 수축속도와 후부하(수축력) 사이에 역관계를 나타낸다. 수축성이 증가하면 수축의 최대 힘일 때와 마찬가지로 최대 수축속도(V_m, 후부하가 0일 때 발생)가 증가한다. 속도가 0일 때 힘-속도 관계의 x절편은 등척수축 중의 최대수축력을 의미한다.

23. **B.** 혈관기능곡선은 중심 정맥압이 종속변수인 상황에서 중심정맥압과 심장박출량 간의 관계를 나타낸다; 심장기능곡선은 심장박출량이 종속변수일 때의 관계를 나타낸다. 두 곡선의 교차점은 평형에서 정상적인 휴식 상태에서 심장박출량과 중심정맥압(약 5 L/min 심장박출량과 약 2 mmHg의 중심정맥압)에 있다.

13장 말초순환계

24. **C.** 내피세포로부터 산화질소 분비는 민무늬근을 이완시켜 혈관확장을 일으킨다. 이 효과는 세포내 유리Ca^{2+}을 감소시켜 민무늬근 이완을 일으키는 둘째전령인 cGMP에 의해 매개된다. 동맥 혈관 이완은 하류의 모세혈관 정수압을 높인다. 산화질소는 또한 혈관 벽에 혈소판 부착을 억제한다.

25. **A.** 많은 조직과 기관에서 높은 관류압력으로 인해 혈류가 증가하면 예상되는 혈류 상승에 이후에 혈류량은 다시 기본 속도로 돌아간다. 근원성 가설에 따르면, 이러한 자동조절은 증가된 벽경유 압력에 반응한(즉, 늘림에 반응하여) 민무늬근 수축이 관여한다.

26. **D.** β_2수용체 결합은 혈관확장을 일으키는 반면, α_1과 α_2 수용체 결합은 혈관 수축을 초래한다. β_1수용체는 심장에서 발견되며, 이 수용체에 의해 매개되는 주요 효과는 심장박동수와 수축성, 전도속도 증가이다.

27. **A.** 동맥압력수용기는 중추 심장혈관중추에 들신경 자극을 보냄으로써 높은 동맥압에 반응하여 교감신경 활동을 감소시키고 부교감신경 활동을 증가시킨다. 높은 압력뿐만 아니라 맥박압에도 반응한다.

28. **C.** 왼쪽 관상동맥 흐름은 조기 확장기 동안 가장 높다. 심장수축에 의한 심근 혈관의 압박으로 수축기 동안은 혈류가 감소한다. 심장이 이완되면 이 압축이 풀린다; 이것은 수축기의 낮은 흐름 동안 심근에 축적되는 혈관 확장 대사산물의 효과와 결합하여 조기 확장기의 왼쪽 관상동맥 혈류를 크게 증가시킨다.

4절 호흡생리학

14장 폐 환기와 관류 및 가스 확산

1. **A.** 폐동맥압 상승은 폐 미세순환계 혈관의 수동 팽창과 이전에 닫혀 있는 일부 혈관의 개방(동원)을 초래한다.
2. **D.** 폐활량계는 폐용량(일회호흡량, 날숨예비용적, 들숨예비용적, 폐활량, 들숨용량)의 변화를 측정하지만, 총폐용량과 잔기용적, 기능잔기용량은 측정할 수는 없다. 이 세 가지 값을 결정하려면 질소 제거 혹은 헬륨희석, 체적변동기록법 중 하나를 이용하여 간접적으로 측정해야 한다.
3. **C.** 서있는 위치에서, 폐의 환기 및 관류는 모두 폐 하부에서 가장 크고 폐 상부에서는 가장 나쁘다. 그러나 관류의 수직 경사는 환기 경사보다 훨씬 크다. 따라서 환기-관류 비는 폐 상단으로 갈수록 높아진다. 이 비율은 무용공간에서는 무한대에 접근하고, 션트 영역에서는 0에 접근한다.
4. **B.** 막을 통한 가스 확산은 Fick 법칙을 따르는 수동적인 과정이다. 이는 분압경사와 표면적, 가스 확산 상수와는 직접적으로 관련되며 막 두께와는 반비례 관계가 있다.
5. **C.** 폐의 중간 부분인 2구역에서는 허파꽈리압은 폐동맥압과 폐정맥압 사이로 떨어져 환기와 관류는 대략 균형을 이루며 비율이 약 1이 된다.
6. **C.** 대기 중의 기체 분압은 총 대기압 × 기체 분율 농도와 동일하다. 이 경우 700 mmHg의 21%는 147 mmHg이다.

15장 호흡역학

7. **B.** 기능잔기용량은 정상적이고 조용한 호흡에서 날숨 후 폐용적이다. 이 시점에서, 기계적 힘은 균형을 이루고, 가슴벽의 바깥쪽 탄성되감기 압력은 폐의 안쪽 탄성되감기 압력과 균형을 이룬다.
8. **C.** 호흡계 전체적으로 중간 크기 기도(4세대에서 8세대)에서 가장 큰 저항이 발생한다. 점차 말초 기도로 진행하면 관수는 급격히 증가하지만 기도의 직경은 감소한다. 두 가지 요소 모두 고려하면 중간크기 기관지에서 저항이 가장 크다(총체적으로).
9. **A.** 점진적으로 더 많은 노력을 하면 날숨 동안 최대유속은 증가하지만 날숨 흐름-용량 곡선의 하향면을 따라 가기 때문에 흐름은 노력비의존적이다.
10. **B.** 심한 만성폐쇄폐병인 폐기종은 폐 순응도 증가와 폐 탄성되감기 감소를 특징으로 한다. 탄성되감기 감소의 결과로 동일압력점이 날숨 초기에 형성되며 공기가 폐에 갇히게 되고 결과적으로 총폐용량과 기능잔기용량, 잔기용적의 증가를 초래한다. 폐기능검사에서 날숨유속과 FEV_1이 감소한다.
11. **A.** 허파꽈리와 작은 기도의 공기-액체면에 존재하는 표면활성제에 의해 표면장력이 낮아져 폐순응도는 증가되어 호흡작업이 줄어든다. 표면활성제는 phospholipid dipalmitoyl phosphatidyl choline를 포함하고 있다. 표면활성제 부족은 신생아에서 호흡곤란증후군을 초래한다.

16장 산소와 이산화탄소 운반 및 호흡 조절

12. **A.** 적혈구용적률 증가는 동맥혈에서 산소가 결합하는 혈색소 양의 비례적인 증가를 초래한다. 100 mmHg P_{O_2}에서 혈색소는 산소에 의해 포화되므로 P_{O_2}가 증가되어도 용존산소는 약간 증가되므로 산소함량은 아주 적은 증가만 초래된다. 마찬가지로 동맥혈에 있는 혈색소는 거의 산소로 포화되어 있으므로 허파꽈리 환기를 증가시켜도 산소함량에 아주 적은 효과만 나타낸다. 2,3-DPG 증가와 혈액 pH 감소는 산소혈색소 해리곡선을 오른쪽으로 이동시켜 결합되어 있는 산소를 감소시킨다.
13. **C.** pH가 정상 수준인 7.4 미만이며 산증이 있음을 의미한다; P_{CO_2}가 상승되어 있으면 이것은 호흡산증을 의미한다(높은 P_{CO_2}가 낮은 pH의 원인임).
14. **D.** 높은 고도에 대한 급격한 적응에서 저산소혈증은 호흡빈도를 증가시킨다. 심장박동수도 상승한다. 2,3-DPG는 혈액 내에서 증가되어 산소혈색소 해리곡선을 오른쪽으로 이동시켜 조직 수준에서 산소를 혈색소로부터 보다 쉽게 해리시킨다. 콩팥 보상은 혈장 중탄산염 농도를 상승시킨다. 그러나 장기적으로 적혈구용적률 증가(적혈구 수와 혈액내 혈색소 농도 증가)는 중요한 보상 기전이며 혈액의 산소 운반 능력을 증가시킨다.
15. **B.** 중추 화학수용체는 주로 뇌척수액으로 쉽게 확산되어 pH를 변화시키는 동맥 P_{CO_2} 변화에 반응하여 동맥혈 P_{CO_2}가 상승하면 호흡을 자극한다. 혈액-뇌 장벽은 HCO_3^- 또는 H^+에 대해 대부분 불투과성이다. 말초 화학수용체는 동맥 P_{O_2}와 pH, P_{CO_2} 변화에 반응한다.
16. **D.** 운동 중 호흡의 초기, 신속한 조정은 관절수용기에서 뇌의 호흡중추로 가는 고유감수성 들신경과 근육 활성화를 위한 운동 경로에서 호흡중추로 가는 곁가지, 그리고 추가로 정의되지 않은 요소로 인한 입력에 의해 발생한다. 운동을 계속하는 동안 호흡의 추가 상승은 화학수용체와 관련된 되먹임기전과

체온 변화로 인해 발생한다.

17. **E.** 태아에서 헤모글로빈F는 산소에 대한 높은 친화성으로 인해 태반 순환에서 혈액의 산소화를 촉진한다.

5절 콩팥생리학

17장 개요, 토리여과, 콩팥청소율

1. **C.** 이눌린은 자유롭게 여과되고 재흡수되거나 분비되지 않으며 여과된 모든 이눌린이 배설되므로 이눌린청소율(Cin)은 토리여과율과 동일하다. 따라서, 자유롭게 여과된 물질의 청소률이 Cin보다 작으면, 재흡수가 전체적으로 일어 났음을 의미한다(그러나, 분비가 발생했는지 여부는 알 수 없다).
2. **C.** 증가된 세포외 기질 단백질은 토리 바닥막을 두꺼워지게 하여 여과장벽을 증가시켜 혈장에 대한 투과성을 감소시킨다.
3. **A.** 알도스테론은 부신 피질 토리층에서 생성된다.
4. **B.** 여과분율은 토리여과율(GFR)을 콩팥혈장유량(RPF)으로 나눈 값이다. 콩팥 혈장유량은 [RBF × (1 − 적혈구용적률)], 또는 600 mL/min와 같다. Cin이 GFR과 같기 때문에 여과 분율은 125 mL/min ÷ 600 mL/min 또는 ~ 20%이다.
5. **C.** 콩팥집합관에는 으뜸세포(알도스테론에 민감)와 사이세포(산−염기 항상성에 기여)가 존재한다.

18장 콩팥에서 물질운반

6. **A.** 포도당은 Na^+-포도당 공동운반체를 통해 토리쪽세관에서 100% 재흡수된다.
7. **D.** 혈장 항이뇨호르몬은 콩팥에서 칼륨 취급에 직접적인 영향을 미치지 않지만 다른 조건에서는 분비(음식 혹은 혈장 칼륨이 높고 알도스테론이 있는 경우) 또는 재흡수 증가(음식 혹은 혈장 칼륨이 낮고 산증이 있는 경우)를 유발한다.
8. **D.** 고리이뇨제는 Henle굵은오름가지의 NKCC-2 공동운반체를 표적으로 삼는다. 운반체가 차단되면 용질은 먼쪽까지 이동하고(알도스테론이 없으면 나트륨 재흡수가 거의 일어나지 않는 곳), 대부분의 액체는 소변으로 배설된다. 이 운반체가 반류배가계의 핵심 요소이므로 고리이뇨제를 사용하는 경우, 이뇨에 지속적으로 기여하는 수질 사이질 농도경사를 제거하는 추가적인 효과도 나타낸다.
9. **B.** 본질적으로 여과된 모든 나트륨은 재흡수되며, 대부분(~70 %) 토리쪽세관(S1-3)에서 일어난다. 알도스테론은 말초먼쪽세관에서 ENaC통로를 증가시켜 나트륨 재흡수를 향상시킨다. 항이뇨호르몬은 집합관에서 물 재흡수를 증가시킨다.
10. **C.** 중탄산염 재흡수는 관의 속공간과 세포내에 있는 탄산탈수효소(CA) 작용을 통해 일어난다. 콩팥세관의 중탄산염과 H^+는 탄산과 빠르게 평형을 이룬다; CA는 탄산을 CO_2와 H_2O로의 전환을 촉매하고, 생성된 CO_2와 H_2O는 세포내로 확산된다. 세포에서 CA은 다시 탄산을 합성하고 탄산은 H^+와 HCO_3^-로 전환된다. H^+는 속공간으로 다시 운반되고 HCO_3^-는 바닥가쪽막을 통과하여 Cl^-와 교환되어 혈액으로 운반된다.

19장 소변 농축과 희석 기전

11. **E.** 집합관 세포에서 V2 수용체에 항이뇨호르몬이 결합하면 꼭대기막에 물통로 삽입을 자극한다. 이로 인해 나트륨 이동 없이 수분만 재흡수된다.
12. **A.** 먼쪽세관에서 나트륨 재흡수는 수질 농도경사에 영향을 미치지 않는 반면, 나머지 다른 요인들은 모두 경사를 생성하고 유지하는 데 중요한 역할을 한다.
13. **D.** 자유수분청소율(C_{H_2O}) = V − [(U_{osm}/P_{osm}) × V], 또는 + 1 mL/min. 양수값은 물이 소변에 존재하는 용질의 등삼투 배설에 필요한 양을 초과하여 제거되었음을 의미한다.
14. **D.** 탈수는 사이질 농도경사에 영향을 주지 않는다. 다른 모든 변화(고리이뇨제 투여 또는 토리여과율 혹은 콩팥혈류량, 곧은혈관혈류량 증가)는 재흡수를 위한 경사를 감소시킬 수 있다.

20장 세포외액량과 삼투압농도 조절

15. **C.** 앤지오텐신II는 콩팥에 2가지의 직접적인 작용을 한다: 토리쪽세관 나트륨 재흡수 증가와 토리 들 및 날 세동맥 수축이다. 이러한 작용은 나트륨과 물의 재흡수를 증가시킨다. 레닌은 먼쪽세관의 *낮은* 나트륨농도와 *낮은* 여과액 유속에 반응하여 토리곁세포에서 분비된다. 알도스테론은 말단먼쪽세관과 집합관에서 나트륨 재흡수를 자극한다.
16. **A.** 혈액량 감소는 교감신경에 의한 혈관수축 및 나트륨과 체액 유지 시스템을 자극한다. 심방나트륨이뇨펩티드는 부피 팽창에 의해 *증가된* 심방늘림에 반응하여 심장 근육세포로부터 분비된다. 따라서, 탈수동안 순환계내에 존재하는 심방나트륨이뇨펩티드는 낮다.

17. **E.** 요붕증(DI)은 주로 중추성이며(콩팥기원요붕증은 드물다), 시상하부 또는 뇌하수체에 영향을 주는 외상 또는 질병, 수술에 의해 발생한다. 중추요붕증은 항이뇨호르몬이 부족해서 집합관 꼭대기막에 물통로가 존재하지 못하므로 소변이 농축되지 못한다. 이로 인해 방대한 양(3~18 L/day)의 저장성요가 배설된다.
18. **D.** 먼쪽세관의 나트륨농도가 감소하면 치밀반에 의해 감지되고, 이로 인해 토리곁세포(토리곁기구)에서 레닌 분비가 초래된다.

21장 콩팥에서의 산-염기 균형 조절

19. **C.** 혈장 중탄산염은 대사산증에서는 낮아지고 집합관의 α사이세포는 H^+ 분비를 증가시킨다.
20. **C.** 순 산배설량은 소변내 암모늄과 적정가능산을 합친 것에서 배설된 중탄산염을 뺀 값에 의해 결정된다. 이것은 나트륨 배설에 의존하지 않는다.
21. **B.** pH가 7.4 미만이면 상태는 산증이다. 낮은 혈장 중탄산염(<24 mEq/L)도 산증을 반영하기 때문에 이 질환은 대사성이다. 음이온차이(AG)를 통해 산증이 산첨가에 의해 발생하였는지 염기소실에 의한 것인지를 구분할 수 있다: $AG = Na^+ - (Cl^- + HCO_3^-)$, 또는 $136 - 114 = 22$이다. 일반적인 음이온 간격은 대략 8~12이며 차이의 증가는 산 첨가를 반영한다. 염기소실(주로 설사) 즉 HCO_3^- 소실은 혈장 Cl^- 증가를 초래하므로 AG에는 변화가 없다.
22. **D.** 호흡알칼리증에서 높은 pH는 낮은 P_{CO_2}와 일치한다(1차 교란의 원인으로 혈장 "산" 감소를 의미함). *보상되지 않은* 호흡알칼리증에서 혈장 HCO_3^-는 정상이다.
23. **A.** 인산($H_2PO_4^-$)은 소변으로 배출되는 1차 적정산이다. 인산염은 pK 값이 소변 pH 근처이고, 적정산으로 전환 및 배설에 사용할 수 있는 인산염(HPO_4^{2-})이 다량(여과된 인산염의 ~25%) 존재하므로 소변에서 매우 우수한 완충제로 작용한다.
24. **B.** 글루타민은 토리쪽세관 세포에서 대사되며, 궁극적으로 2개의 NH_3(2개의 H^+와 즉시 결합하여 2개의 NH_4^+를 형성)와 2개의 HCO_3^-를 생성한다. 이것은 산배설의 중요한 과정이다.

6절 위창자생리학

22장 위창자관 개요

1. **D.** 위창자관은 온몸혈류를 직접 조절하지 않는다.
2. **E.** 성장호르몬은 위창자관 운동성 또는 분비에 명백한 영향을 미치지 않는다.
3. **D.** 위창자관은 내인신경계(창자신경)를 가지고 있으며, 외인신경뿐만 아니라 속공간수용체와 호르몬의 신호에 반응한다. 외인신경 입력에 장애가 발생하면 운동성과 분비는 계속되지만 효율적이지 않다.
4. **B.** 미주 날신경은 안면신경과 혀인두 신경에 의해 조절되는 침분비를 제외한 모든 활동을 조절한다. 미주신경은 국소 내인신경과 같이 작용하여 2차식도꿈틀운동을 만든다.
5. **B.** 창자 세균총은 창자 면역능 발달과 유지를 자극하여 보호기능을 제공한다.

23장 위창자관 운동성

6. **B.** 위창자관에서의 활동(가시)전위는 느린파가 −40 mV 이상으로 탈분극될 때 민무늬근으로의 칼슘유입으로 인해 발생한다. 이 기전은 관 전체에 걸쳐 발생하며, 탈분극은 국소늘림(기계수용기가 내인신경에 작용)과 외인신경, 펩티드에 의해 발생할 수 있다.
7. **C.** 기복은 SIP(민무늬근, *I*CC, *P*DGFR-α^+ 세포) 융합체에 의해 생성되는 막전위의 작은 변화의 결과이다. 느린파는 위중간부위에서 잘록창자에 걸쳐 다른 빈도로 발생한다.
8. **D.** 꿈틀운동은 음식덩어리의 가까운 쪽(입쪽)은 수축하고 음식덩어리 먼쪽(항문쪽)은 이완되어 미즙의 항문쪽 이동을 초래하는 창자법칙을 따른다.
9. **B.** MMC에 부교감신경계가 관련되어 있다는 증거는 없다.
10. **B.** 나열된 많은 질환이 이 여자에서 나타나는 증상을 초래할 수 있지만, 잘록창자의 비후와 회장 협착은 작은창자와 큰창자 어디에서는 발생할 수 있는 크론병을 의심하게 한다.

24장 위창자관 분비

11. **D.** 위억제펩디드는 작은창자의 십이지장 및 공장 세포로부터 분비되는 내분비 호르몬이다. 다른 물질은 위 속공간으로 직접 분비된다.

12. **C.** 미주 들신경은 벽세포를 직접 자극하거나 가스트린분비펩티드(가스트린 분비 초래) 증가와 소마토스타틴 방출 억제를 통해 간접적으로 위산분비를 촉진한다.
13. **E.** 양성자펌프 활동은 산 분비를 유도하고 조절 호르몬 및 펩티드, 신경의 표적이다.
14. **B.** *바닥가쪽막*에 위치하고 낮은 세포내 Na^+를 유지시켜 속공간으로부터 Na^+이동이 일어날 수 있도록 하는 Na^+펌프(Na^+/K^+ ATPase)를 제외한 모든 기전에 의해 나트륨은 속공간막을 통해 세포내로 들어간다.
15. **C.** 세크레틴은 산성 미즙에 반응하여 십이지장과 초기공장의 S세포에서 분비되는 호르몬이다. 세크레틴은 췌장 샘꽈리세포에 존재하는 수용체와 결합하여 췌장관으로 전해질 완충액 방출을 자극한다.
16. **D.** 미주신경은 혈액으로 가스트린 방출(G세포로부터)을 자극할 뿐만 아니라 벽세포(HCl, IF)와 으뜸세포(펩신)에서 위속공간으로의 분비를 자극한다. GLP-1은 주로 회장에서 발견되며 미즙내 영양소에 반응하여 분비된다.

25장 간담낭 기능

17. **B.** 간은 비타민 생산을 제외한 나열된 모든 기능을 수행한다. 간은 비타민B12와 철을 포함한 다양한 중요한 비타민과 미네랄을 저장한다; 간은 또한 비타민D를 수산화시킨다.
18. **D.** 간을 통하는 혈액 흐름의 폐쇄는 창자로부터 간으로 혈액을 운반하는 문맥 압력을 증가시킨다. 결과적으로 문맥고혈압이 발생한다. 폐쇄는 담즙 분비 또한 감소시킨다.
19. **A.** 간세포는 지방과 단백질, 콜레스테롤을 처리 및 저장하기 위해 이들을 다른 조직으로 운반하는 지질단백질 생성하는 주요 부위이다.
20. **B.** 담즙은 양치매성이며, 소수성 지질을 창자세포에 인접한 비혼합물층을 통해 운반하는 데 필수적이다. 담즙의 친수성 말단이 바깥쪽을 향하고, 소수성 말단이 안쪽을 향한 상태에서 지질과 결합하여 미포를 형성되도록 하여 지질을 창자세포로 효율적으로 운반될 수 있도록 한다.
21. **C.** 융모위축은 단백질과 탄수화물을 최종 흡수될 수 있는 형태로 만드는 솔가장자리 단백질분해효소와 이당분해효소뿐만 아니라 영양소 흡수를 위한 표면적을 감소시킨다. 따라서 단백질과 탄수화물 흡수가 크게 영향을 받고 혈장 단백질 생성이 감소한다.

26장 소화와 흡수

22. **D.** 작은창자에서 단백질의 효율적인 소화는 생리적 pH (pH 7~8) 근처에서 최적의 촉매 활성을 갖는 췌장 단백질분해효소에 좌우된다. 낮은 속공간 pH는 촉매 활성을 현저하게 감소시키고 흡수될 수 있는 성분으로 소화되는 단백질의 양을 감소시킨다.
23. **D.** 전분은 주요 식이 탄수화물이며, 소화는 입안에서 침 α-아밀라아제에 의해 시작된다. 약 25%의 소화가 십이지장 전에 일어난다; 췌장 α-아밀라아제는 나머지 전분을 말토올리고당으로 분해한 다음 창자 솔가장자리 포도당분해효소(말타아제, 이소말타아제, 설탕분해효소, 젖당분해효소)는 올리고당과 이당류(설탕과 젖당)를 단당류(포도당 및 갈락토스, 과당)로 분해한다.
24. **A.** 위방과 십이지장에 미즙이 존재하면 위산분비의 강력한 촉진제인 가스트린 분비를 자극한다. 가스트린은 완충액 분비를 촉진하지는 않는다.
25. **C.** 복강병은 밀의 글루텐 단백질에 의해 시작된 자기면역반응으로, 융모 내막이 평평해지고 움이 확장된다. 상부 융모의 감소는 탄수화물과 단백질 소화시키는 솔가장자리 효소를 심각하게 감소시키고, 흡수를 위한 표면적 역시 감소시킨다.
26. **B.** 비타민B12는 필수 영양소이며 단백질 분해효소 활성으로부터 보호받고 창자세포로의 흡수를 촉진하는 다양한 기전을 가지고 있다. 세포내 B12 농도에 의해 흡수가 제한되지 않는다.
27. **C.** 담즙 재활용과 비타민B12 흡수가 회장 말단에서 일어나기 때문에 작은창자의 이 부분을 제거하면 B12 흡수(담즙 재활용 역시)가 제한된다. 담즙 배출의 증가는(담즙의 삼투성 특성 때문에) 수분 흡수를 감소시킨다.

7절 내분비생리학

27장 내분비학 개요 및 뇌하수체와 시상하부 호르몬

1. **E.** 갑상샘호르몬과 비타민D, 스테로이드호르몬은 지용성이며 표적세포로 쉽게 확산되어 들어가 핵수용체에 결합한 후 유전자 전사를 초래한다. 펩티드호르몬과 카테콜아민은 막 수용체와 결합하여 궁극적으로 세포 기능 조절을 유도하는 세포내 신호전달체계를 시작한다.

2. **E.** 호르몬의 세포 작용은 호르몬수용체의 세포내 또는 세포막에서의 숫자와 친화력뿐만 아니라 혈액내 호르몬 농도에 따라 달라진다. 또한 일부 호르몬(특히 스테로이드와 같은 지용성호르몬)은 단백질에 결합하여 혈액 속에서 운반된다. 특히 혈액내 유리형태의 호르몬은 세포 수용체와 결합할 수 있다.
3. **B.** 콩팥에서 수분흡수를 증가시키는 바소프레신은 혈액량 감소와 체액 삼투압농도 증가, 혈압감소에 의해 분비가 증가된다.
4. **A.** 9개의 아미노산으로 구성된 펩타이드인 옥시토신은 뇌하수체 뒤엽에서 혈액 순환으로 직접 방출되지만 시상하부의 뇌실곁 및 시각로상부 핵에서 합성된다. 옥시토신은 뇌하수체 후엽에 존재하는 신경 종말로 축삭이동에 의해 운반된다. 작용은 모유 수유 동안 젖 방출과 자궁 수축이다. 분만 유도와 진행과 관련된 생리기능에 대해서는 잘 알려져 있지 않다.
5. **E.** 성장호르몬은 뇌하수체 앞엽에 있는 성장호르몬분비세포에서 기본적인 분비 이외에도 수면 중 맥동성으로 분비된다. 성장호르몬 분비는 시상하부 성장호르몬분비호르몬에 의해 자극되고 소마토스테틴에 의해 억제된다. 조직에서는 인슐린유사성장인자 합성 자극을 통해 작용한다.

28장 갑상샘호르몬

6. **E.** 뇌하수체 TSH는 갑상샘호르몬 분비에 대한 일차 자극이다.
7. **E.** 성인의 갑상샘기능저하증은 점액부종과 저혈압, 지방 축적, 취위못견딤, 우울증을 수반하는 점액부종을 초래한다.
8. **D.** T_3와 T_4는 모두 갑상샘에서 분비되지만, T_3에 비해 T_4 양이 20배 많이 분비된다. T_3와 T_4의 대부분은 알부민과 티록신결합글로불린을 비롯한 단백질과 결합한다.
9. **C.** 갑상샘호르몬 생성의 되먹임조절은 다음과 같이 설명된다. 증가된 혈액내 유리 T_3와 T_4는 뇌하수체 갑상샘자극호르몬과 시상하부 갑상샘자극호르몬분비호르몬 분비를 억제하고 결과적으로 갑상샘호르몬 생성을 감소시킨다.

29장 부신호르몬

10. **C.** 부신피질에서 코티솔 합성 및 분비는 뇌하수체 앞엽 호르몬인 부신피질자극호르몬(ACTH)에 의해 조절된다. ACTH는 모든 부신 스테로이드 합성에 필요하지만, 안드로겐과 알도스테론 합성 및 분비는 주로 다른 기전에 의해 제어된다. 부신수질에 의한 카테콜아민의 분비는 교감신경계에 의해 조절된다.
11. **C.** 다발층에서 분비되는 코티솔의 많은 작용 중에서 항염증과 항면역 효과가 있다. 그물층은 안드로겐을 분비하고, 토리층은 알도스테론을 분비한다. 부신수질은 카테콜아민을 분비한다.
12. **E.** 디하이드로에피안드로스테론과 안드로스텐디온은 주요 부신 남성호르몬이다. 부신이 순환하는 남성호르몬의 유일한 중요한 공급원인 여성에서는 나열된 모든 효과가 이 호르몬에 의해 발생한다.
13. **C.** 부신 토리층에서의 알도스테론 분비의 1차 자극은 고칼륨혈증과 앤지오텐신II이다. 알도스테론 합성과 분비는 심방나트륨이뇨펩티드에 의해 억제된다.
14. **B.** Addison병의 증상과 징후는 부신에서 생성되는 스테로이드호르몬 부족을 반영한다. 따라서 스트레스에 대한 저항성이 감소하고 저혈당증과 피로, 체중 감소, 피부 색소침착(부신피질자극호르몬 증가에 의해), 저혈압, 소금 식욕이 나타난다.

30장 내분비이자(췌장)

15. **E.** GLUT4운반체는 대부분의 세포막에 존재하는 인슐린민감성 운반체이다; 이들 운반체를 세포막에 삽입하면 포도당의 세포내 이동이 촉진된다.
16. **C.** GLUT2운반체는 췌장과 작은창자, 뇌, 간에 많이 존재하며, 세포내로 포도당이 들어가는 것을 촉진한다. 췌장 β세포에서 포도당 대사는 ATP를 증가시켜 K^+ 유출을 감소시킨다. 이것은 β세포를 탈분극시켜 Ca^{2+} 유입 및 인슐린(및 C-펩티드) 분비를 유발한다.
17. **E.** 나열된 모든 요소는 인슐린 분비를 자극한다.
18. **E.** 인슐린은 지방조직과 심장근육, 뼈대근육 내로 포도당 이동을 촉진하는 GLUT4운반체를 증가시켜 저혈당 효과를 나타낸다. 인슐린은 이들 조직에서 포도당신합성과 글리코겐 분해를 감소시키고 글리코겐 저장을 증가시킨다.

31장 칼슘조절호르몬

19. **D.** 혈장 칼슘농도가 감소하면 부갑상샘호르몬(PTH)이 분비되어 뼈흡수를 증가시켜 칼슘이 혈액으로 방출되도록 한다. PTH는 또한 콩팥에서 칼슘 재흡수를 증가시킨다.
20. **B.** PTH는 혈장 칼슘농도 감소에 의해 혈장으로 분비된다. 콩팥의 먼쪽세관에서 칼슘 재흡수가 증가하고 토리쪽세관에서는 인산염 재흡수가 감소한다. 또한 25-히드록시콜레칼시페롤을 활성비타민D (1,25-dihydroxycholecalciferol)로 전환시

켜 창자에서 칼슘 흡수를 증가시킨다.

21. **E.** 원발부갑상샘기능항진증은 일반적으로 음성되먹임 기전이 없는 부갑상샘 종양에 의해서 주로 발생하며 궁극적으로 혈장 칼슘농도가 증가된다. 상승된 부갑상샘호르몬(PTH)은 25-히드록시비타민D의 활성비타민D로의 콩팥 전환을 증가시켜 창자의 칼슘 흡수를 증가시킨다. PTH는 뼈흡수를 증가시키며(뼈 통증을 유발할 수 있음), 콩팥에서 칼슘의 여과 부하 증가는 돌 형성(calculi)을 유발할 수 있다. 증상은 또한 변비와 다뇨증을 포함한다. 전반적으로 이러한 증상은 피로와 전반적인 불안감을 유발할 수 있다. 이러한 "돌과 뼈, 신음소리 및 짜증 소리"는 부갑상샘기능항진증의 특징적인 증상이다.

22. **E.** 부갑상샘호르몬은 콩팥 먼쪽세관에서 칼슘 재흡수를 증가시키고 뼈흡수(칼슘을 혈액으로 방출시킴)를 증가시키고 비타민D를 활성화시킨다. 활성화된 비타민D는 칼슘의 창자흡수를 증가시키고 뼈 무기질침착을 자극한다.

32장 생식계통호르몬

23. B. 외부생식기 분화는 안드로겐이 없으면 여성 생식기로 진행된다. 남성 태아에서 고환은 테스토스테론을 생성하며 원시 생식기 구조에서 디하이드로테스토스테론(DHT)으로 전환된다. DHT는 남성 생식기 형성을 촉진한다.

24. **C.** 사춘기 동안 발생하는 선형 성장은 남녀 모두에서 주로 에스트라디올에 의해 발생한다. 에스트로겐 호르몬은 긴 뼈의 선형 성장을 증가시키고 궁극적으로 뼈끝판 폐쇄를 촉진한다.

25. **B.** 발달 중인 난포에서 안드로겐은 속난포막세포에서 합성되고 분비된다. 과립층세포에서 안드로겐의 에스트라디올로의 전환은 난포자극호르몬에 의해 자극된다.

26. **B.** 태아가 발달하는 동안 난소의 배아세포는 난조세포로 되고 증식과 감수분열이 일어난다. 난조세포는 일차난모세포가 되고 이 상태에서 멈춘다.

27. **B.** 난포자극호르몬(FSH)은 세뇨관의 세르톨리세포에 작용하여 안드로겐 결합단백질 합성을 자극한다. 이 단백질은 테스토스테론과 결합하여 정자 형성을 촉진한다. 세프톨리세포는 또한 뇌하수체 앞엽에서의 FSH분비를 억제하는 인히빈을 합성한다.

색인 *INDEX*

한글

ㄱ

ㅈ

영어

A

B

C

D

E

F

G

Q

R

S

T

U

V

W

Z

기타

SUSAN E. MULRONEY
ADAM K. MYERS

인체생리학

NETTER'S
ESSENTIAL
PHYSIOLOGY

2ND EDITION

SUSAN E. MULRONEY
ADAM K. MYERS

인체생리학

NETTER'S ESSENTIAL PHYSIOLOGY

2ND EDITION

SUSAN E. MULRONEY
ADAM K. MYERS

인체생리학

NETTER'S
ESSENTIAL
PHYSIOLOGY

2ND EDITION